国家卫生和计划生育委员会"十三五"规划教材

专科医师核心能力提升导引丛书

供放射诊断与治疗学专业临床型研究生及专科医师用

医学影像技术学

主　编　余建明　刘广月

副主编　倪红艳　李文美　钟镜联　陈　晶

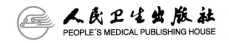

人民卫生出版社

PEOPLE'S MEDICAL PUBLISHING HOUSE

图书在版编目（CIP）数据

医学影像技术学/余建明，刘广月主编. —北京：
人民卫生出版社，2017
ISBN 978-7-117-25307-9

Ⅰ.①医… Ⅱ.①余…②刘… Ⅲ.①医学摄影-
研究生-教材 Ⅳ.①R445

中国版本图书馆 CIP 数据核字（2017）第 248834 号

人卫智网	www.ipmph.com	医学教育、学术、考试、健康， 购书智慧智能综合服务平台
人卫官网	www.pmph.com	人卫官方资讯发布平台

医学影像技术学

主　　编：余建明　刘广月
出版发行：人民卫生出版社（中继线 010-59780011）
地　　址：北京市朝阳区潘家园南里 19 号
邮　　编：100021
E - mail：pmph @ pmph.com
购书热线：010-59787592　010-59787584　010-65264830
印　　刷：三河市潮河印业有限公司
经　　销：新华书店
开　　本：850×1168　1/16　印张：34
字　　数：1028 千字
版　　次：2017 年 11 月第 1 版　2017 年 11 月第 1 版第 1 次印刷
标准书号：ISBN 978-7-117-25307-9/R·25308
定　　价：109.00 元

打击盗版举报电话：010-59787491　E-mail：WQ @ pmph.com
（凡属印装质量问题请与本社市场营销中心联系退换）

编　　者（以姓氏笔画为序）

王世威（浙江中医药大学附属一院）　　　陈　晶（中南大学湘雅医学院附属海口医院）

巴建涛（中国医学科学院北京协和医院）　林建华（广州医科大学附属第二医院）

刘广月（南京大学医学院附属鼓楼医院）　罗来树（南昌大学第二附属医院）

刘世恩（青岛大学医学院）　　　　　　　周学军（南通大学附属医院）

刘伟伟（山东中医药大学附属医院）　　　胡鹏志（中南大学湘雅三院）

李文美（广西医科大学第一附属医院）　　钟镜联（中山大学孙逸仙纪念医院）

李祥林（滨州医学院）　　　　　　　　　倪红艳（天津市第一中心医院）

杨　明（南京医科大学附属儿童医院）　　黄　政（华中科技大学同济医学院附属协和医院）

余建明（华中科技大学同济医学院附属协和医院）　黄小华（川北医学院）

宋清伟（大连医科大学附属第一医院）　　曹国全（温州医科大学）

张国明（遵义医学院附属医院）

编写秘书　范文亮（华中科技大学同济医学院附属协和医院）

主 编 简 介

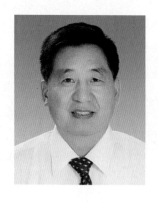

余建明　三级教授,主任技师,硕士研究生导师。中华医学会影像技术分会第七届主任委员,伦琴学者,全国医学影像技术学科建设终身成就奖和首席专家,全国医学影像技术临床实践技能培训基地(湖北)主任暨特聘教授。全国高等学校医学影像技术专业国家卫生和计划生育委员会"十三五"规划教材评审委员会主任委员,全国高职高专医学影像技术专业教育教材建设评审委员会副主任委员,全国行业教育教学指导委员会委员,华中科技大学《医学影像技术学》精品课程负责人。中国医学装备协会普通放射装备专业委员会副主任委员。全国卫生专业技术资格考试专家委员会委员,全国卫生人才评价培训研究和管理专家,全国大型医疗设备上岗考试和放射医学技术职称考试命审题专家。湖北省医学会放射技术分会主任委员,湖北省放射医学质控中心副主任兼办公室主任,湖北省职业卫生技术评审专家,湖北省辐射类建设项目环境影响评价审查专家。《中华放射学杂志》《中华放射医学与防护杂志》《临床肝胆病杂志》编委,《临床放射学杂志》《放射学实践》常务编委。主持省部级课题 8 项,获得省科学进步二等奖,正副主编教材 15 部,正副主编专著 10 部,以第一作者或通讯作者在权威和核心期刊发表专著八十余篇。

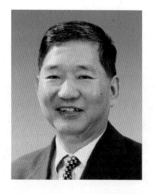

刘广月　主任技师,硕士研究生导师。中华医学会影像技术分会委员,中华医学会影像技术分会数字 X 线摄影学组组长。江苏省医学会影像技术分会前任主任委员。南京市医学会影像技术分会前任主任委员、江苏省中西医结合学会影像技术学分副主任委员。2016 年担任苏州中华放射学大会执行主席。全国大型医疗设备上岗考试和放射医学技术职称考试命审题专家,江苏省医疗事故鉴定专家,江苏省高级职称评审专家。第一作者获专利 6 项、第一作者获得南京市科技进步三等奖和南京市医学引进三等奖各 1 项,第二作者获得华东地区科技图书二等奖 1 项、南京鼓楼医院行风十佳先进人物。主编出版专著 4 部,副主编全国高等学校暨国家卫生和计划生育委员会"十三五"医学影像技术专业《医学影像检查技术学》本科纸质和数字规划教材,参编国家名词委的《医学技术名称》。

副主编简介

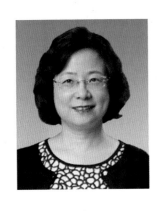

倪红艳 博士,研究员,硕士研究生导师,天津市第一中心医院磁共振部门负责人。2003.07 — 2006.01 美国 Rochester 大学医学中心放射科访问学者。

现任中华医学会影像技术分会副主任委员,天津医学会影像技术分会副主任委员,中国医学装备协会普通放射装备专业委员会常务委员,天津市放射诊断质控中心委员,天津医学高等专科学校影像技术专业学科带头人,中华医学会医学科学研究管理分会临床研究管理学组委员,天津医学会临床科研管理分会常务委员,天津市生物医学工程学会理事,天津市物理学会常务理事,《中华放射学杂志》通讯编委,《国际医学放射学杂志》《天津医药》编委,《临床放射学杂志》和《磁共振成像》审稿专家。

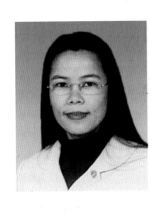

李文美 主任技师,四级教授,硕士研究生导师,广西医科大学第一附属医院放射科技师长。中华医学会影像技术分会常务委员及 MR 成像技术学组组长,全国医学影像技术临床实践技能培训基地(广西)教授及基地主任,全国高等学校医学影像技术专业国家卫生和计划生育委员会"十三五"规划教材副主编,全国高等学校医学影像技术专业教材评审委员会委员,中国医学装备协会磁共振应用专业委员会常务委员,国家卫生计生委人才交流服务中心人才评价培训研究和管理专家,全国大型医疗设备上岗考试命审题专家。广西医学会影像技术分会主任委员,广西抗癌协会肿瘤影像学专业委员会常务委员,广西放射诊断质控中心副主任,广西壮族自治区政府招投标委员会评审专家,广西壮族自治区卫生职业教育教学委员会委员。《中华放射学杂志》审稿专家。发表专业论文 20 余篇,获得科研奖省级 6 项、院级 1 项,出版著作 10 部,其中主编(增补)国家"十三五"规划教材及专著各 1 部,副主编全国高校教材及专著各 1 部,编委专著及高校教材 6 部。

副主编简介

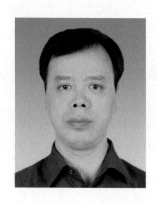

钟镜联　从事医学影像技术临床、科研及教学工作近30年。现任中山大学孙逸仙纪念医院放射科副主任技师、技师长，中华医学会影像技术分会委员、继续教育部副部长、全国优秀技师长，广东省医学会影像技术分会常委、MR学组组长，广东省医院管理协会影像专业委员会技术组副组长。参编高校统编教材与专著8部。《临床放射学杂志》等审稿专家。在国内外权威期刊及核心期刊发表论文四十余篇，其中SCI两篇，参与10多项国家级、省部级基金和课题的研究，先后获得广东省科技进步三等奖、广东省医疗成果三等奖和广州市科技进步三等奖5项。

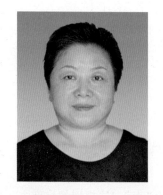

陈晶　海口市人民医院放射科主任兼教研室主任，主任技师，教授，硕士研究生导师，海南省"省优"专家。全国医学影像技术临床实践技能培训基地（海南）主任暨特聘教授。中华医学会影像技术分会全国委员，中华医学会影像技术分会CT成像技术学组副组长，中国医学装备学会CT工程技术专业常委，中国医学装备学会CT应用专业委员会委员，中华医学会高级职称评定组审题专家，全国医学影像技术上岗证考试审题专家，海南省影像技术专业委员会主任委员，海南省放射诊断质量控制中心副主任，海南省政府招投标委员会评审专家。《海南医学》杂志编委。主持省、市级课题多项，获国家专利2项、省市科技进步奖多项。以第一作者或通讯作者发表论著二十余篇，以副主编及编委参编著作及教材多部。

出 版 说 明

为了进一步贯彻《国务院办公厅关于深化医教协同进一步推进医学教育改革与发展的意见》（国办发〔2017〕63号）的文件精神，推动新时期创新型人才培养，人民卫生出版社在全面分析其他专业研究生教材、系统调研放射诊断与治疗学专业研究生及专科医师核心需求的基础上，及时组织编写全国第一套放射诊断与治疗学专业研究生规划教材暨专科医师核心能力提升导引丛书。

全套教材共包括14种，全面覆盖了放射诊断与治疗学专业各学科领域。来自全国知名院校的近300位放射诊断与治疗学的专家以"解决读者临床中实际遇到的问题"为立足点，以"回顾、现状、展望"为线索，以培养和启发读者创新思维为编写原则，对疾病放射诊断与治疗的历史变迁进行了点评，对当前诊疗中的困惑、局限与不足进行了剖析，对相应领域的研究热点及发展趋势进行了探讨。

该套教材适用于放射诊断与治疗学专业临床型研究生及专科医师。

全国高等学校放射诊断与治疗学专业研究生规划教材
评审委员会名单

全国高等学校放射诊断与治疗学专业研究生规划教材
目　　录

前　言

　　《医学影像技术学》是全国高等学校放射诊断与治疗学专业国家卫生和计划生育委员会"十三五"规划教材。本教材以《中国教育改革和发展纲要》和《中共中央、国务院关于卫生改革与发展的决定》为指导，遵循专业的培养目标和"三基""五性"的教材编写原则。针对放射诊断与治疗学专业研究生这个特定对象，本教材的编写在遵循影像学科体系完整的前提下，更加注重内容的新颖性、创新性、前瞻性、启发性和临床实用性，培养学生的综合能力和解决医学影像学复杂问题的能力，以解决临床的问题入手上升到科学问题的研究与探索。

　　本教材按照上述的原则和指导思想，共分为六章。第一章绪论简要地介绍了医学影像技术各个亚学科检查技术的发展与应用评价，使学生大体了解影像技术各个亚学科的发展历程，以及各种影像检查技术的临床应用范围和局限性，同时介绍 X 线对比剂和 MR 对比剂的临床应用，以及 X 线辐射对人体的损伤和防护。第二章普通数字 X 线检查技术介绍了 X 线摄影的基础知识，X 线检查技术的原则，常见人体各个部位的 X 线摄影要点和标准图像要求。乳腺 X 线各种检查技术和图像质量控制，特别介绍了最新的量子计数型乳腺成像技术；也介绍了口腔 X 线摄影技术与常用的 X 线造影技术和数字 X 线的图像质量控制。第三章 CT 检查技术首先简略介绍了 CT 检查前准备和 CT 扫描方法，重点介绍了人体各个部位的平扫与增强和血管检查技术，特别在各个检查部位叙述了相关疾病与 CT 诊断的需求，相关疾病 CT 检查要点与图像质量控制，扩展了学生的知识面并提高了他们解决临床问题的综合能力。第四章 DSA 检查技术介绍了检查前准备、DSA 检查方式、特殊 DSA 检查技术、人体各个部位的 DSA 检查技术和 DSA 图像质量控制。第五章磁共振检查技术介绍了检查前准备和特殊 MR 成像技术，重点介绍了人体各个部位的 MR 平扫、增强检查技术和图像质量控制，以及某些人体部位的功能性 MR 检查技术，特别在各个检查部位介绍了相关疾病 MR 检查要点和图像质量控制，最后介绍了 MR 成像技术的新进展。第六章核医学影像检查技术介绍了核医学成像原理与要点、SPECT/CT 的图像采集技术、PET/CT 的图像采集技术和显像剂合成技术，特别介绍了核医学影像检查新技术。

　　本次教材内容紧跟医学影像技术日新月异的发展步伐，适应影像技术周期不断变短的特点，追踪各影像技术新理论和新方法。以解决临床实际问题为目的，注重培养学生的综合能力，强调理论知识实用化，紧扣临床。本教材广泛地吸收全国不同地区医学院有教学经验和临床应用体会的专家参与编写，根据他们的特长进行分工合作。

　　由于本教材编写的时间紧和编者水平所限，书中难免存在不足之处，恳请广大师生不吝赐教，提出宝贵的改进意见。

余建明

2017 年 10 月

目　　录

第一章 绪论

第一节 普通 X 线检查技术的发展及应用评价

一、传统 X 线检查技术的发展史

（一）X 线的发现

X 线的发现被称为是 19 世纪末 20 世纪初物理学的三大发现（1896 年发现 X 线、1896 年发现放射线、1897 年发现电子）之一，这一发现标志着现代物理学的产生。X 线的发现为诸多科学领域提供了一种行之有效的研究手段。X 线的发现和研究，对 20 世纪以来的物理学以致整个科学技术的发展产生了巨大而深远的影响。有关 X 线的发现及发展历史介绍如下。

早在 X 线发现之前，1836 年，英国科学家迈克尔·法拉第（Michael Faraday，1791—1867）就发现在稀薄气体中放电时会产生一种绚丽的辉光。由于它是由阴极发出，物理学家把这种辉光称为"阴极射线"。

1861 年，英国科学家威廉·克鲁克斯（William Crookes，1832—1919）发现通电的阴极射线管在放电时会产生亮光，于是就把它拍下来，可是显影后发现整张干版上什么也没照上，一片模糊。他以为干版旧了，又用新干版连续照了三次，依然如此。克鲁克斯的实验室非常简陋，他认为是干版有毛病，退给了厂家。他也曾发现抽屉里保存在暗盒里的胶卷莫名其妙地感光报废了，他找到胶片厂商，指斥其产品低劣。一个伟大的发现与他失之交臂，直到伦琴发现了 X 线，克鲁克斯才恍然大悟。

在伦琴发现 X 线的五年前，美国科学家古德斯柏德在实验室里偶然洗出了一张 X 线的透视底片。但他归因于照片的冲洗药水或冲洗技术，便把这一"偶然"弃之于垃圾堆里。直到 1895 年 10 月，德国实验物理学家伦琴（Wilhelm Konrad Rontgen，1854—1923）也发现了干版底片"跑光"现象，他决心查个水落石出。伦琴吃住在实验室，一连做了 7 个星期

的秘密实验。11 月 8 日，伦琴用克鲁克斯阴极射线管做实验，他用黑纸把管严密地包起来，只留下一条窄缝。他发现电流通过时，两米开外一个涂了亚铂氰化钡的小屏发出明亮的荧光。如果用厚书，2~3cm 厚的木板或几厘米厚的硬橡胶插在放电管和荧光屏之间，仍能看到荧光。他又用盛有水、二硫化碳或其他液体进行实验，实验结果表明它们也是"透明的"，铜、银、金、铂、铝等金属也能让这种射线透过，只要它们不太厚。使伦琴更为惊讶的是，当他把手放在纸屏前时，纸屏上留下了手骨的阴影。伦琴意识到这可能是某种特殊的从来没有观察到的射线，它具有特别强的穿透力。伦琴用这种射线拍摄了他夫人的手的照片，显示出手的骨骼结构。

1895 年 12 月 28 日，伦琴向德国维尔兹堡物理和医学学会递交了第一篇研究通讯《一种新射线——初步报告》。伦琴在他的通讯中把这一新射线称为 X 线（数学上经常使用的未知数符号 X），因为他当时无法确定这一新射线的本质。伦琴的这一发现立即引起了强烈的反响：1896 年 1 月 4 日柏林物理学会成立 50 周年纪念展览会上展出 X 线照片。1 月 5 日维也纳《新闻报》抢先作了报道；1 月 6 日伦敦《每日纪事》向全世界发布消息，宣告发现 X 线。这些宣传，轰动了当时国际学术界，伦琴的论文在 3 个月之内就印刷了 5 次，立即被译成英、法、意、俄等国文字。X 线作为世纪之交的三大发现之一，引起了学术界极大的研究热情。此后，伦琴发表了《论一种新型的射线》《关于 X 线的进一步观察》等一系列研究论文。1901 年诺贝尔奖第一次颁发，伦琴就由于发现 X 线而获得了这一年的物理学奖。

伦琴发现 X 线后 X 线研究迅速升温，几乎所有的欧洲实验室都立即用 X 线管来进行试验和拍照。几个星期之后，X 线已开始被医学家利用。医生应用 X 线准确地显示了人体的骨骼，这是物理学的新发现在医学中最迅速的应用。随后，创立了用 X 线检查食管、肠道和胃的方法，受检查者吞服一种造

影剂(如硫酸钡),再经 X 线照射,便可显示出病变部位的情景。以后又发明了用于检查人体内脏其他一些部位的造影剂。X 线诊断仪在相当一个时期内一直作为医院中最重要的诊断仪器。为纪念伦琴对物理学的贡献,后人也称 X 线为伦琴射线,并以伦琴的名字作为 X 线等的照射量单位。

(二) X 线标识谱线

X 线发现后,许多物理学家对 X 线的性质进行了积极地研究和探索。1897 年,法国物理学家塞格纳克(G. M. M. Sagnac,1869 — 1926)发现 X 线还有一种效应引人注目,当它照射到物质上时会产生二次辐射,这种二次辐射是漫反射,比入射的 X 线更容易吸收。这一发现为以后研究 X 线的性质作了准备。

1906 年英国物理学家巴克拉(Charles Glover Barkla,1877 — 1944)在塞格纳克的基础上做实验,他将 X 线管发出的 X 线以 45°角辐照在散射物 A 上,从 A 发出的二次辐射又以 45°角投向散射物 B,再从垂直于二次辐射的各个方向观察三次辐射,发现强度有很大变化,沿着既垂直于入射射线又垂直于二次辐射的方向强度最弱。由此巴克拉得出了 X 线具有偏振性的结论。根据 X 线的偏振性,人们开始认识到 X 线和普通光是类似的。偏振性的发现对认识 X 线的本质虽然前进了一大步,但还不足以判定 X 线是波还是粒子,因为粒子也能解释这一现象,只要假设这种粒子具有旋转性就可以了。1907 — 1908 年,一场关于 X 线是波还是粒子的争论在巴克拉和英国物理学家亨利·布拉格(William Henry Bragg,1862 — 1942)之间展开。亨利·布拉格根据 γ 射线能使原子电离,在电场和磁场中不受偏转以及穿透力极强等事实,主张 γ 射线是由中性偶——电子和正电荷组成。他认为 X 线也一样,并由此解释了已知的各种 X 线现象。巴克拉坚持 X 线的波动性。两人在科学期刊上展开了辩论,双方都有一些实验事实支持。这场争论虽然没有得出明确结论,但还是给科学界留下了深刻印象。巴克拉关于 X 线的偏振实验和波动性观点可以说是后来劳厄发现 X 线衍射的前奏。

巴克拉最重要的贡献是发现了元素发出的 X 线辐射都具有和该元素有关的特征谱线(也叫标识谱线)。巴克拉在实验中发现,不管元素已化合成什么化合物,它们总是发射一种硬度的 X 线,当原子量增大时,标识 X 线的穿透本领会随着增大。这说明 X 线具有标识特定元素的特性。

1909 年,巴克拉和他的学生沙德勒(C. A. Sadler)

在进一步的实验中发现,标识谱线其实并不均匀,它可以再分为硬的成分和软的成分。他们把硬的成分称为 K 线,把软的成分称为 L 线。每种元素都有其特定的 K 线和 L 线。这些谱线的吸收率与发射元素的原子量之间近似有线性关系,却跟普通光谱不同,不呈周期性。X 线标识谱线对建立原子结构理论极为重要。巴克拉由于发现标识 X 线在 1917 年获得了诺贝尔物理学奖。

(三) X 线的本质

X 线属于电磁辐射的一种,和其他光线一样,具有微粒和波动二象性。X 线的波长范围约为 $6 \times 10^{-11} \sim 5 \times 10^{-6}$ cm,医学诊断用的 X 线管电压通常在 $40 \sim 150$ kV 之间,相应的 X 线波长约为 $8 \times 10^{-10} \sim 3.1 \times 10^{-9}$ cm。

1. 微粒性 经 X 线照射后,荧光屏及增感屏上的某些化学物质(如铂氰化钡、钨酸钙、碘化铯等)的原子外层轨道电子发生跃迁现象而产生荧光,也使气体或某些物质会发生电离。X 线光子与某些金属原子中的轨道电子碰撞,该原子轨道上的电子得到足够能量而脱出,物质会失去负电荷而产生光电效应。光子理论把 X 线看作是由一个个的微粒——光子组成,而这些光子具有一定的能量 ($E = h\nu$) 和动质量 ($m = \dfrac{h\nu}{c^2}$),这些现象说明了 X 线具有微粒性。

2. 波动性 X 线是一种波长很短的电磁波,实验证实了 X 线具有波的干涉和衍射等现象。X 线是一种横波,以波动的方式传播,在真空中的传播速度与光速相同 ($c = 3 \times 10^{10}$ cm/s)。X 线的波长用 λ 表示,频率用 ν 表示,c 代表其传播速度,三者的关系为(公式 1-1-1):

$$c = \lambda\nu \text{ 或 } \lambda = \frac{c}{\nu} \nu = \frac{c}{\lambda} \quad \text{(公式 1-1-1)}$$

3. X 线的二象性及其统一 X 线在与物质相互作用时表现了微粒性,每个光子具有一定的能量、动量和质量,能产生光电效应,能激发荧光物质发出荧光等现象。X 线又和其他光线一样,在传播的过程中表现了波动性,具有频率和波长,并有干涉、衍射、反射和折射等现象。这些都充分说明了 X 线不仅具有微粒性和波动性,且微粒性和波动性并存。量子力学把 X 线(光波)看作是概率波,即光子在空间里存在的概率,它把光的微粒性和波动性统一起来,X 线既呈现微粒性又呈现波动性。干涉、衍射等表现了波动性,而光电效应等则表现为微粒性。

（四）X线管

X线管是利用高速电子撞击金属靶面产生X线的电子器件，分为充气管和真空管两类。1895年伦琴发现X线时使用的克鲁克斯管就是最早的充气X线管。

1913年考林杰发明的真空X线管的最大特点是钨灯丝加热到白炽状态以提供管电流所需的电子，调节灯丝的加热温度就可以控制管电流，可提高影像质量。

1913年发明了在阳极靶面与阴极之间装有控制栅极的X线管，在控制栅上施加脉冲调制，以控制X线的输出和调整定时重复曝光，部分地消除了散射线，提高了影像的质量。

1914年制成了钨酸镉荧光屏，开始了X线透视的应用。它不再是一件单纯拍摄骨骼影像的简单工具，成为对人体组织器官中那些自然对比差（对X线吸收差小）的胃肠道、支气管、血管、脑室、肾、膀胱等也能检查的重要的医学诊断设施。

1923年发明了双焦点X线管，X线管的功率可达几千瓦，矩形焦点的边长仅为几毫米，X线影像质量大大提高。同时，造影剂的逐渐应用，使X线的诊断范围也不断扩大。X线管还广泛用于零件的无损检测，物质结构分析、光谱分析等方面。当时的X线机装置容量小、效率低、穿透力弱、影像清晰度不高、缺乏防护。有资料记载，当时拍摄一张X线骨盆像，需长达40~60分钟的曝光时间，结果照片拍成之后，受检者的皮肤却被X线烧伤。

2002年，美国北卡罗来纳大学的华裔科学家卢健平等人为X线源找到了新的方法。这种方法用碳纳米管制成"场发射阴极射线管"来发射高能电子，无须利用高温产生高能电子束，便能产生X线。在室温条件下，一薄层碳纳米管就能产生高能电子束，接通电源即可发射X线，没有金属丝的预热过程。

（五）X线的质与量

X线球管靶面发出的X线，在各个方向上的强度分布是不均匀的，它的分布与靶物质的种类、厚度、靶面倾斜角度等均有一定的关系。所谓X线强度（X-ray intensity），是指在单位时间内垂直于X线传播方向的单位面积上所通过的光子数目和能量的总和。X线管长轴方向上的X线强度分布是非对称性的，近阳极端的X线强度小，近阴极端的X线强度大；X线管短轴方向上的X线强度分布是基本对称的。

在实际应用中，常用质和量来表示X线强度。

X线的质（线质），一般用于表示X线硬度（X-ray hardness），即穿透物质的能力，它代表光子的能量。X线的质仅与光子能量有关，能量越大，X线的波长越短，穿透力越强，X线的质越硬；反之，X线的硬度就小。X线管发出的是波长不等的连续X线谱，很难用一个数值来表示。由于X线的光子能量是由管电压决定的，一般用管电压（kV）数值间接表示X线的质，也可用半价层来表示X线质。半价层（half value layer，HVL）是指入射的X线强度减弱为原来的一半时某均匀吸收体的厚度，半价层越厚，表示X线质越硬。

X线的量是X线束中的光子数目，在实际工作中，常用X线管的管电流与照射时间的乘积毫安秒（mAs）来表示X线的量。管电流越大，代表X线管中被加速的电子数目越多，电子撞击阳极靶面产生的X线量越多，则X线强度越大。X线照射时间是指球管产生X线的时间。显然，X线的量与管电流及照射时间呈正比。

（六）X线效应

X线是一种电磁波，除具有电磁波的共同属性外，还具有以下的性质：

1. 物理效应

（1）穿透作用（penetration action）：穿透作用是指X线穿过物质时不被吸收的本领，其穿透性不仅与X线的能量有关，还与被穿透物质的本身结构和原子性质有关。光子能量越大，产生X线波长越短，对物质的穿透作用越强。物质的原子序数高、密度大，吸收X线量多，X线穿透力相对较弱；物质原子序数低、密度小，吸收X线量少，X线穿透力相对较强。X线对人体各组织穿透性的差异是X线医学成像的基础。

（2）荧光作用（fluorescence action）：某些荧光物质，如碘化铯、钨酸钙、铂氰化钡及某些稀土元素等，受到X线照射时，物质原子发生电离或被激发处于受激状态。当被激发的原子恢复到基态时，电子的能级跃迁辐射出可见光和紫外线光谱，即荧光。具有这种特性的物质叫荧光物质，这种物质间的作用称荧光作用。透视用的荧光屏，摄影中用的增感屏，影像增强器的输入屏，以及平板探测器的碘化铯等物质都是利用这种特性制成的。

（3）电离作用（ionization action）：物质受到X线照射，原子核外电子脱离原子轨道，这种作用称为电离作用。虽然X线本身不带电，但具有足够能量的X线光子撞击物质原子中的轨道电子，使电子脱离原子而产生第一次电离；脱离原子的电子获得较大能量后又与其他原子碰撞,产生二次电离。这种由电离作用产生带电荷的正、负离子,在固体和液体中很快又复合,在气体中可由正负电极吸引此种离子形成电离电流。收集气体中的电离电荷,测定它的强弱,便可知道 X 线的量,X 线剂量测量仪便是根据这种原理制成的。电离作用是 X 线损伤和治疗的基础。

2. 化学效应

(1) 感光作用(sensitization action):由于电离作用,X 线照射到胶片,使胶片上的卤化银发生光化学反应,出现银颗粒的沉淀,称为 X 线的感光作用。由于 X 线穿透人体后的强度分布不同,使卤化银的感光度发生差异,经显影后产生一定的黑化度,显示出人体不同密度的影像。如 X 线摄影和工业探伤等。

(2) 着色作用(pigmentation action):某些物质,如 CR 的成像板、增感屏、铅玻璃、水晶等,经 X 线长时间照射后,其结晶体脱水渐渐改变颜色,发生脱水、着色,称为着色作用(脱水作用)。

3. 生物效应 生物细胞特别是增殖性细胞经一定量的 X 线照射后,可以产生抑制、损伤甚至坏死,即为 X 线的生物效应(biological effect)。不同的组织细胞对 X 线的敏感性不同,会出现不同的反应。放射治疗就是利用 X 线的生物效应治疗病变,对此放射线工作者及受检者应该注意 X 线的防护。

(七) 与 X 线相关的诺贝尔奖

从 1901 年获诺贝尔物理奖的伦琴开始,一个多世纪以来,因研究 X 线技术、以及使用 X 线进行研究、与 X 线有关的研究而获得诺贝尔奖的已有多人,由此可见 X 线在科技发展中占有的重要地位。根据报道记载的不完全统计包括以下:

1901 年,诺贝尔奖第一次颁发,伦琴就由于发现 X 线而获得了诺贝尔物理学奖。

1914 年,劳厄由于利用 X 线通过晶体时的衍射,证明了晶体的原子点阵结构而获得诺贝尔物理学奖。

1915 年,布拉格父子因在用 X 线研究晶体结构方面所作出的杰出贡献分享了诺贝尔物理学奖。

1917 年,巴克拉由于发现标识 X 线获得诺贝尔物理学奖。

1924 年,西格班因在 X 线光谱学方面的贡献获得了诺贝尔物理学奖。

1927 年,康普顿与威尔逊因发现 X 线的粒子特性同获诺贝尔物理学奖。

1936 年,德拜因利用偶极矩、X 线和电子衍射法测定分子结构的成就而获诺贝尔化学奖。

1946 年,缪勒因发现 X 线能人为地诱发遗传突变而获诺贝尔生理学医学奖。

1954 年,鲍林由于在化学键的研究以及用化学键的理论阐明复杂的物质结构而获得诺贝尔化学奖(他的成就与 X 线衍射研究密不可分)。

1962 年,沃森、克里克、威尔金斯因发现核酸的分子结构及其对生命物质信息传递的重要性分享了诺贝尔生理学或医学奖(他们的研究成果是在 X 线衍射实验的基础上得到的)。

1962 年,佩鲁茨和肯德鲁用 X 线衍射分析法首次精确地测定了蛋白质晶体结构而分享了诺贝尔化学奖。

1964 年,霍奇金因在运用 X 线衍射技术测定复杂晶体和大分子的空间结构取得的重大成果获诺贝尔化学奖。

1969 年,哈塞尔与巴顿因提出"构象分析"的原理和方法,并应用在有机化学研究而同获诺贝尔化学奖(他们用 X 线衍射分析法开展研究)。

1973 年,威尔金森与费歇尔因对有机金属化学的研究卓有成效而共获诺贝尔化学奖。

1976 年,利普斯科姆因用低温 X 线衍射和磁共振等方法研究硼化合物的结构及成键规律的重大贡献获得诺贝尔化学奖。

1979 年,诺贝尔生理医学奖破例地授给了对 X 线断层成像仪(CT)作出特殊贡献的豪斯菲尔德和科马克这两位没有医学经历的科学家。

1980 年,桑格借助于 X 线分析法与吉尔伯特因确定了胰岛素分子结构和 DNA 核苷酸顺序以及基因结构而共获诺贝尔化学奖。

1981 年,凯西格班由于在电子能谱学方面的开创性工作获得了诺贝尔物理学奖的一半。

1982 年,克卢格因在测定生物物质的结构方面的突出贡献而获诺贝尔化学奖。

1985 年,豪普特曼与卡尔勒因发明晶体结构直接计算法,为探索新的分子结构和化学反应作出开创性的贡献而分享了诺贝尔化学奖。

1988 年,戴森霍弗、胡伯尔、米歇尔因用 X 线晶体分析法确定了光合成中能量转换反应的反应中心复合物的立体结构,共享了诺贝尔化学奖。

1997 年,斯科与博耶和沃克因借助同步辐射装置的 X 线,在人体细胞内离子传输酶方面的研究成就而共获诺贝尔化学奖。

2002 年,贾科尼因发现宇宙 X 线源,与戴维斯、小柴昌俊共同分享了诺贝尔物理学奖。

2003年,阿格雷和麦金农因发现细胞膜水通道,以及对细胞膜离子通道结构和机制研究作出的开创性贡献被授予诺贝尔化学奖(他们的成果用X射线晶体成像技术获得)。

2006年,科恩伯格被授予诺贝尔化学奖,以奖励他在"真核转录的分子基础"研究领域作出的贡献(他将X线衍射技术结合放射自显影技术开展研究)。

二、CR与DR检查技术的发展史

(一)CR的发展史

1974年富士胶片公司开始研发计算机X线摄影(computed radiography,CR),1981年成像板(imaging plate,IP)研制成功,使数字X线摄影成为现实。1981年6月,在比利时首都布鲁塞尔召开的国际放射学会年会上进行了发布。

CR是计算机和X线摄影的结合产物,是常规X线摄影的一次革命,它利用成像板取代传统的屏-片体系,在光激励荧光体中利用光激励荧光体的延迟发光特性记录X线影像,并使影像信息以电信号方式提取出来,数据经过后处理而形成数字图像。CR成像具有影像数字化,能与原有的X线摄影设备兼容的特点,在国内外得到广泛的使用。

随着技术进步,CR的激光源螺旋前进页面扫描、成像板双面阅读、光激励发光晶体的针状矩阵排列、相位衬度成像、频率依赖性与曝光依赖性的双重联合图像处理法等技术都得到了进一步发展。由螺旋CT技术得到灵感的激光源旋转前进页面扫描技术,采用的是扫描过程中成像板板芯保持静止状态,由激光源沿板芯轴心运动来完成页面扫描方向,可以有效地降低成像板传输所引起的机械颤动误差和机械传输误差。

目前双面CR读取技术出现,它可以获取成像板前后两面的信息,将两处的信息整合到一起生成最终影像。双面读取技术能明显降低系统噪声,提高信噪比,改善影像质量,胸部成像和专用于乳腺成像的双面读取CR系统已在国外问世和生产。在传统的CR成像板中主动面是由微磷晶体与连接体共同形成,当光撞击到微磷晶体时,会有散射现象。目前针型磷光板技术将磷微粒排列成针形结构,这些针形结构成为光的导向体,防止光散射,提高的影像清晰度。由于针型技术的应用使更厚的成像板使用成为可能,使得吸收率提高,而空间分辨率不降低。

CR在扫描方式上也不断改进,用行扫描代替原有的飞点扫描,快速线阵列扫描技术的应用使CR的影像读出速度有了很大的提高。随着DR系统市场化进程的逐步加快,目前CR系统正在面临着严峻的挑战。但CR系统本身技术的成熟与稳定性,且成本低,在床旁摄影和全长摄影等方面具有优势。

(二)DR的发展史

CR的出现和发展推动了数字化摄影(digital radiography,DR)的发展进程。1986年,布鲁塞尔第15届国际放射学会议首次提出数字化X线摄影的物理学概念。当时的DR技术采用的X线探测器是影像增强器-摄像管/CCD-电视成像链,其空间分辨率和密度分辨率还不能满足临床的要求。

90年代后期,薄膜晶体管(thin film transistor,TFT)阵列等新技术应用,使数字X线摄影的探测器研制取得突破性进展,多种类型的固态一体化平板探测器(flat panel detector,FPD)投入临床应用,在图像质量、操作流程和检查时间方面有明显优势。

DR主要由X线摄影系统、X线探测器、图像信息处理器、存储器、图像显示器和系统控制器等组成,按曝光方式分为面曝光成像和线曝光成像,按探测器的能量转换方式又分为直接转换成像和间接转换成像。DR摄影成功地实现了X线影像的数字化采集、处理、传输、显示和存储的一体化。X线照射人体后被平板探测器接受并转换为数字化信号,获得X线衰减后的不同组织密度信息的数字矩阵,经计算机处理,重建输出到监视器形成图像。

三、普通X线检查技术的临床应用评价

(一)CR的临床应用评价

CR已广泛应用于人体系统各个部位的X线摄影和造影检查,CR系统因IP获取的信息能自动调节光激励发光(photostimulable luminescence,PSL)和放大增益,可在允许范围内使摄影部位的X线曝光剂量的动态范围增大。

1. CR系统的优点

(1)X线曝光剂量的动态范围大。

(2)IP替代胶片可重复使用。

(3)可与原有的X线摄影设备匹配使用,放射技师不需要特殊训练。

(4)具有多种处理技术:谐调处理、空间频率处理、时间减影、能量减影、体层伪影抑制、动态范围控制等。

(5)具有多种后处理功能:如测量(大小、面

积、密度)、局部放大、对比度转换、对比度反转、影像边缘增强、多幅显示以及减影等。

(6) 可数字化存储与传输,进入网络系统,节省胶片,无需暗室和储片库。

(7) 实现数据库管理,有利于查询和比较,实现影像资料共享。

2. CR 影像的不足

(1) 时间分辨率差,不能满足动态器官的影像显示。

(2) 空间分辨率相对较低,在细微结构的显示上,与常规 X 线检查的屏-片组合相比,CR 系统的空间分辨率有时显得不足。

(3) 曝光剂量偏高,与常规屏-片系统相比,除了对信噪比要求不严格的摄影部位外,要获得等同的影像质量,CR 影像所需的曝光剂量高出 30%,甚至更多。

(4) 未能彻底改变常规 X 线摄影的工作流程,操作程序较多,IP 成本高,易老化损耗。

(二) DR 的临床应用评价

DR 是高度集成化的数字化 X 线摄影设备,目前已广泛应用于临床。DR 摄影具有如下特点:

1. 曝光剂量降低,图像质量提高 CsI 探测器的 DQE 高达 60% 以上,而传统胶片和 CR 系统的 DQE 只有 20% 左右,对低对比结构的观察能力提高了 45%,图像的动态范围提高了 10 倍以上。胸片正位摄影的辐射剂量只需要 3mAs,曝光时间多数小于 10ms。

2. 成像速度快,工作流程短 与 CR 或传统的 X 线摄影方式比较,DR 的成像速度快,从 X 线曝光到图像的显示一般仅需要数秒时间,成像的环节少,按下曝光按钮即可显示图像。缩短了 X 线检查时间,大大地提高了工作效率,使病人的流通率更快。

3. 图像动态范围大 即探测器信号采集的动态范围和图像显示的动态范围大。DR 探测器由大面积的像素点矩阵构成,每个像素点在信号采集时均由 A/D 转换器按电压水平进行多级量化处理,目前的各类 DR 均具有 14bit 的图像灰阶和 A/D 转换能力。这种能力决定了 DR 的动态响应范围很大,在影像上表现为曝光条件的宽容度大,线性响应能力强。DR 图像具有 4096～165 536 级连续灰度级变换范围,能适应医用专业级显示器的表现能力,DR 图像丰富的灰度表现能力能够有效地反映出人体组织细微的密度变化。

4. 图像后处理功能强 后处理能力决定了数字图像的软阅读能力,图像后处理大致包括以下方面:

(1) 图像放大、测量、缩放、移动、镜像、旋转、滤波、锐化、伪彩、播放、窗宽窗位调节,图像的长度、角度、面积测量以及标注、注释功能等。

(2) 显示器功能菜单设置的实用性,如图像和文字一体化显示,多级菜单模块化设置。

(3) 符合医保和医疗法律相关条例,保证所处理后的信息真实性和可靠性。例如,原始信息不可修改性,极小的测量误差,极小的图像畸变,原始图像的 100% 显示等。

(4) 能满足不同诊断要求的数字化处理能力。例如:①自动处理能力,能运用 DR 预设的特性曲线,自动获得符合诊断需要的图像;②提取特征性信息的能力,能通过诊断工作站显示出规定的图像效果。

(5) 某些图像后处理高级软件往往作为 DR 选件。例如,能量减影、时间减影、图像组织均衡、骨密度测量、融合体层、计算机辅助检测等,这些软件所赋予的临床功能具有特定的诊断意义。

(6) DR 的图像属性由图像文件格式确定,DR 设备一般具有"厂家专有"和"DICOM"标准格式,图像格式可以通过软件进行单向转换。例如,专有格式转换为 DICOM 格式;DICOM 格式转换为普通图像格式(bmp、JPEG 2000 等),图像后处理软件应具备这种转换能力。

(7) DR 图像的基本信息的提取,通过后处理软件指令可显示数字化图像信息。例如,各项摄影参数、曝光剂量的文字描述,图像主要属性的文字描述,图像信息量的统计和直方图显示等。

5. PACS 能力 DR 图像在本质上属于数字化信息,从计算机信息管理的角度,可以进行图像压缩,图像格式变换,各种网络通信方式传输、发布,多种存储介质存储等。DR 图像通过 PACS 可以实现信息共享。

(李祥林 余建明)

第二节 CT 检查技术的发展及应用评价

一、CT 检查技术的发展史

CT 是"X-ray computerized tomography"的英文简称,即计算机 X 线断层扫描摄影术,是电子计算机控制技术和 X 线断层摄影技术相结合的产物,是数学算法的进步和高速数字计算机发展的必然结果。

1917 年奥地利数学家 J . H . Radon 提出一个二维或三维的物体可以由它的投影的无限集合,单一地重建出来。1963 年美国物理学家 A. M. Cormack 研究了用 X 线投影数据重建图像的数学方法。60 年代末,Godfrey Newbold Hounsfield 在 EMI 实验研究中心做了大量的研究工作,1971 年 9 月第一个原型 CT 设备安装在 Atkinson Morley 医院,1972 年 11 月芝加哥北美放射学会(RSNA)年会上向全世界宣布 CT 设备研制成功。CT 设备一问世就在临床上得到了迅速的普及和推广,被认为是开创了医学诊断的新纪元。为 CT 的发明做出重要贡献的物理学家 Allan Macleod Cormack 和工程师 Godfrey Newbold Hounsfield 获得 1979 年诺贝尔生理学或医学奖。

CT 的原型机只能做头部检查。1974 年,美国 George Towm 医学中心工程师 Ledley 设计了全身 CT 扫描机。从此,CT 不仅可用于颅脑和眼眶的检查,而且还可用于胸部、腹部、脊椎、四肢、软组织等各部位疾病和外伤的诊断。此时期的 CT 处于非螺旋的逐层步进扫描阶段。

1989 年,在传统步进扫描的基础上,CT 采用了滑环技术和连续移动检查床的成像技术,实现了螺旋扫描。螺旋 CT(helical or spiral CT)与非螺旋 CT 相比缩短了扫描时间,可避免传统 CT 遗漏小病变现象的发生,扩大了 CT 在胸腹部的应用范围,是 CT 发展史上较大一次进步。

1998 年,多排螺旋 CT(multi-detector spiral CT,MDCT)的问世,球管——探测器系统围绕人体旋转一圈能同时获得多幅断面图像,与单排螺旋 CT 相比,大大提高了扫描速度。多排螺旋 CT 增加了 Z 轴的覆盖范围,缩短了 CT 检查时间,提高了运动器官的图像质量,是 CT 发展史上明显的一次飞跃。

2004 年,在 RSNA 年会上,推出的 64 排螺旋 CT,又称容积 CT,开创了容积数据成像的新时代。64 层 CT 的快速、大范围扫描,提高了 Z 轴空间分辨率和时间分辨率,使心脏冠状动脉图像质量达到改善。64 层 CT 实现"各项同型",使 CT 检查心脑血管和空腔脏器成为常规,是 CT 发展史上的第三次飞跃。

2005 年,在 RSNA 年会上,西门子公司推出了双源 CT(dual source CT,DSCT),以此为标志,CT 进入"后 64 层时代"。双源 CT 改变了常规使用一个 X 线源和一套探测器的 CT 成像系统,通过 2 个 X 线源和 2 套探测器来采集 CT 图像。2 个 X 线管可以在不同的能量下工作,通过 2 个 X 线管在不同 kV 下的数据采集,实现双能量成像,拓展了 CT 的临床应用范围。

2007 年 RSNA 年会上,日本东芝公司推出了 320 层 CT(Aquilion One),使 CT 进入了动态容积扫描时代。320 层 CT 具备 320 排探测器,每个探测器单元 0.5mm,Z 轴宽度 160mm。320 层 CT 具备不动床扫描成年人心脏或大脑的能力,并且可以获得多期相图像和数据。目前,东芝公司在 320 层 CT 的基础上,推出了 640 层 CT,Z 轴分辨率得到一定提升。同一年的 RSNA 会上,PHILIPS 公司推出的 iCT 具备 4D 扫描能力。iCT 采用 128 排探测器单元,每排探测器单元宽度 0.625mm,总宽度 80mm,具备动态容积扫描能力;机架转速 0.27 秒/360°,心脏冠脉成像能力大大提高。

2008 年 5 月通过美国 FDA 认证的 GE Discovery CT 750HD 是 GE 公司在 Light Speed VCT 基础上发展出来的 128 层 CT,该 CT 采用 Gem Stone 探测器,通过球管千伏值(80 和 140)的瞬态切换,可以产生 101 个单能级 CT 图像。该 CT 采用能谱栅技术,在增强组织对比度、去除金属伪影、能量去骨以及区别骨质和碘等无机物的临床应用中有一定的价值。CT 发展的第四次飞跃主要集中在组织能量成像和功能成像方面。

CT 检查的辐射剂量一直是制约其发展的主要因素之一。多层螺旋 CT 的大剂量扫描,特别是灌注成像多次扫描的辐射危害,已引起人们的广泛关注。采用有效的降低患者辐射剂量的优化技术,是 MDCT 技术得到良好应用所必须解决的问题。在扫描环节,GE、Philips、Siemens 和 Toshiba 都推出了自动毫安调节技术,Siemens 还推出了自动千伏值调节技术——智能最佳千伏值扫描技术,以及 X-CARE 技术。在图像重建环节,上述 4 大厂商都分别推出了基于硬件水平提升的迭代算法 ASiR、iDose4、SAFIRE 和 AIDR。在图像处理环节,又都推出了 2D 或 3D 的降噪技术。

目前常规采用的优化技术有 ECG 自动毫安技术、心脏滤线器、3D 自动毫安技术、短几何设计和电子收集器、四维实时剂量调节技术等。CT 发展的第 5 次飞跃是以 X 线剂量硬件调制和软件上的迭代算法为标志的低剂量技术,使 CT 检查进入低剂量、微辐射成像时代。

二、CT 的临床应用评价

自 20 世纪 80 年代初期全身 CT 投入临床应用

以来,CT已成为多种临床疾病的重要检查手段,检查范围几乎包括人体的每一个器官和部位。

(一)CT的优势

1. CT图像的密度分辨率高 CT与其他影像学检查相比,图像的密度分辨率仅低于磁共振图像,比常规X线影像的密度分辨率高约20倍,CT图像可以通过调节窗宽和窗位满足各种观察的需要。CT检查在一些部位具有独特的优势。如肺部检查,CT明显优于MRI、B超以及常规X线摄影。

2. 对病灶的定位、定性准确 CT检查可获得无层面外组织结构干扰的横断面图像。与常规X线体层影像相比,CT图像的层厚准确,图像清晰;与常规X线图像相比,无组织结构重叠。应用CT测量功能对病变进行定量分析。

3. 为临床提供直观可靠的影像学资料 根据临床需要对病灶进行动态扫描,可观察病灶部位的血供和血流动力学变化,如,动态扫描和灌注成像等。利用后处理软件对原始数据进行多方位重组,获得的二维和三维图像,可为外科制订手术方案和选择手术路径提供直观的影像学资料。使用CT的定量分析功能,可知病灶部位增强前后的CT值变化,为疾病的定性诊断提供可靠的依据。骨矿含量和冠状动脉钙化的定量测定,有助于临床对骨质疏松和冠心病的诊断。

(二)CT的进展

1. 心脏成像 心脏成像是CT临床应用划时代的突破,可对运动脏器的解剖细节进行细微观察和病变诊断,为影像学开拓了全新的领域。为了提高心脏检查的空间和时间分辨率,各厂家还推出了众多的心脏检查专用技术。如变速扫描、期相选择性曝光、全自动心电智能算法扫描等。此外,心脏后处理软件可以对冠脉、心肌、瓣膜进行多种重建和分析,从而对心脏进行全面的形态和功能诊断。这样既减小了由于长时间憋气和对比剂注射引起心率波动对检查成功率的影响,又大大降低了对比剂的用量,使幼儿、病重体弱患者都能在很短的检查时间内完成扫描。

2. CT灌注技术 传统的CT影像学只是对形态学进行诊断,近年来兴起的CT灌注技术可以对组织的血流动力学进行诊断分析。CT灌注技术最主要用于急性脑梗死、肿瘤的诊断、治疗和预后评价。CT灌注技术在脑缺血的早期诊断中显示出明显的临床优势,一般脑栓塞发生后,在常规CT出现异常图像征象至少需要约12小时,若应用CT灌注技术,理论上在栓塞出现时即可发现病变区血流异

常,为临床正确选择介入溶栓治疗的时机和治疗方案提供保障。CT灌注技术可以反映肿瘤内血管的生长情况和血流动力学情况,通过测定肿瘤内微血管密度等判断肿瘤的恶性程度,为肿瘤化疗疗效的评价提供有力的依据。

3. 三维CT技术 早期的CT仅仅作为横断面扫描影像诊断工具,而三维CT能显示扫描目标的空间立体形态,用于直观地显示病变的部位、范围及与周围的情况。一般作为诊断复杂骨折及复杂骨畸形的首选方法,可使医生获得骨折大致的立体概念。目前,临床上根据三维CT所获信息建立一个三维实体模型,将其用于术前术中对比,指导手术方式及入路,在计算机上进行模拟手术、评估手术效果。

4. 低剂量扫描技术 Naidich等人于1990年提出了低剂量肺部CT扫描的概念,即在其他扫描参数不变的情况下,降低管电流成像亦能达到图像的诊断要求。低剂量扫描大大降低了受检者的辐射剂量,并可降低X线球管的损耗,延长球管的使用寿命。

5. CT内镜技术 CT内镜是虚拟现实技术在医学领域中的应用,目前已有CT结肠镜、CT支气管镜、CT胆道镜、CT副鼻窦镜、CT喉镜、CT血管镜等,基本上可以做到所有的管道器官均可以用CT内镜进行检查。它具有普通内镜无法比拟的优点,可到达普通内镜无法到达的位置,通过器官狭窄的部位观察到管腔远端的情况,同时可观察到管腔外的情况,鉴别腔外肿物是否向腔内突出以及局部侵犯等情况。这种方法简单、无创,为患者所接受。但是,它不是通过真正的内镜直接观察管腔内的情况,无法看到被检查组织黏膜或病灶表面的颜色,无法进行活检,目前CT内镜还无法全面地替代传统内镜检查。

6. CT连续成像技术 连续成像目前主要用于CT的介入手术,这种方法是每秒钟可以连续显示8~12幅图像,达到了相当于透视的效果,因而也称为CT透视。它是在1s级或亚秒级螺旋扫描基础上,利用采集的容积原始数据。在第一个层面重建以后(以每秒钟8幅图像为例),第二个层面利用前一圈7/8的数据以及本圈的数据进行重建,依此类推,这样便缩短了采集和重建的时间。另外,常采用小矩阵进行重建以加快重建速度,达到了每秒钟显示8幅以上图像的速度。

(李祥林　余建明)

第三节 DSA 检查技术的 发展及应用评价

一、DSA 检查技术的发展史

1896 年瑞士人 Haschek 和 Lindenthal 在截肢的手上进行了动脉血管造影的实验研究;1923 年 Berberich 和 Hirsh 首次在人体上作了血管造影检查;1929 年 Dos Santos 采用长针经皮腰部穿刺作腹主动脉造影成功,将血管造影技术又向前推进了一步。1931 年 Forsmann 从自己的上臂静脉将导尿管插入右心房,首创了心导管造影术,并因此获得诺贝尔奖。20 世纪 50 年代的 sones 和 60 年代 Judkins 开展了选择性冠状动脉造影。1953 年 seldinger 经皮股动脉穿刺术,使血管造影的风险性、创伤性大为减少,至今仍在使用。1962 年 Ziedes des plantes 发明了 X 线照片减影术,获得了无骨骼重叠的脑血管减影图像。由于计算机技术和 X 线影像设备的发展,在 20 世纪 80 年代初,开始了在 X 线电视系统的基础上,利用计算机对图像信号进行数字化处理,使模拟视频信号经过采样,再经模数转换(A/D)后直接进入计算机进行存储、处理和保存,再经数模转换(D/A)进行显示与打印,形成数字 X 线成像技术。这项技术促成了专门用于数字减影血管造影设备的 DSA 系统产品诞生。

随着电子计算机技术的发展,数字减影技术得到了快速的发展,随后出现了电子减影法。1978 年,德国的 Heintzen Brenndeke 教授领导的研究小组,研制成了第一台可实时减影的设备,对狗的心脏进行了实时减影,1979 年 Wisconsi5n 大学 Kruger 领导的一个研究小组最先设计出数字视频影像处理器,从而奠定了数字减影血管造影的基础。1980 年 3 月在 Cleveland Clinic 医院安装了数字减影血管造影的商用机。DSA 是由美国的威斯康星大学的 Mistretta 小组和亚利桑纳大学的 Nadelman 小组首先研制成功,于 1980 年 11 月在芝加哥召开的北美放射学会上展示了此种商用数字减影血管造影装置,并在布鲁塞尔召开的国际放射学会上受到推荐。

此后,许多国家的制造商加强了对 DSA 系统的研究,使机器性能、成像方式、采集速度、图像处理等方面得到了很大的发展。目前,随着旋转 DSA 的产生,3D 技术的应用,多技术的融合,使 DSA 系统得到了快速的发展,临床应用范围大为拓展。

二、DSA 的临床应用评价

(一) DSA 的应用

DSA 是利用计算机数字影像信息,消除骨骼和软组织影像,使血管清晰显示的成像技术,是数字 X 线成像技术之一,对全身血管的检查具有较大优势,是检查血管疾病的金标准。DSA 分静脉 DSA (IV-DSA)和动脉 DSA(IA-DSA)。

1. 静脉 DSA IV-DSA 是通过周围静脉注入造影剂,经过静脉回流至心脏和全身的动脉、静脉,以此来获得心脏及所需血管形态。操作方便,可获得动脉造影图像,但成像区域的大血管同时显影,血管影像模糊且相互重叠,易产生运动性伪影,影像质量太差,几乎不能满足临床诊断的需要。造影剂用量较多,故临床应用少。为了提高对比剂在所需血管的浓度,采用中心静脉法 DSA,即在上腔静脉或右心室注射对比剂,提高对比剂在血管中的浓度,由于通过肺循环,最终到达靶血管的对比剂量少,虽然比外周静脉 DSA 效果有所提高,但最终血管显示效果差。因此,外周静脉法和中心静脉法观察动脉的方法目前已基本废弃。目前用于下肢的深静脉造影,对于门静脉、腔静脉、髂静脉、肾静脉、逆行股深静脉等部位的疾病诊断和介入治疗可采用选择性静脉 DSA。

2. 动脉 DSA 动脉 DSA 是经皮股动脉或桡动脉穿刺,将所需的导管插入相应的血管内进行造影,获取所需的血管图像。随着 DSA 设备性能、介入材料的提高和介入放射学的发展,动脉 DSA 方法,特别是选择性和超选择性 DSA 动脉法广泛应用于全身各部位血管造影和血管性介入治疗。

动脉 DSA 较静脉 DSA 具有较大的优势:①所需对比剂的浓度低,用量小;②显像清晰,能使直径 0.5mm 的小血管显示,血管相互重叠少;③运动性伪影发生概率大为减少;④放射辐射剂量减少;⑤成像质量高,诊断准确性增加,同时有利于介入治疗。为了增加病变诊断和治疗的准确性,选择性、超选择性动脉 DSA 应用日益广泛,几乎取代了非选择性的静脉 DSA。

动脉 DSA 对血管的显示与所用导管形态、导管直径大小及导管所在血管的位置有关,与注射的对比剂的速率有关。DSA 显示血管及病变的能力与血管内碘浓度与曝光量平方根的积呈正比,而血管所需最低对比剂的量与血管的直径呈反比;较高的注射速率可形成较密集的对比剂团块,提高细小血管内的碘浓度,提高细小血管的分辨率。

DSA 主要用于外周血管的检查与治疗,对于心脏及冠状动脉的病变目前主要采用数字采集系统,可获得心脏、冠状动脉不同方位的数字化影像,对心脏病变的治疗提高了一个新台阶。DSA 较传统的心血管造影具有较大的优势:①图像的密度分辨率高,可使密度差值为 1% 的影像显示出来;②图像系列的摄制、储存、处理和传递都是以数字形式进行,便于图像的各种处理和储存,图像远程传输与会诊;③能消除造影血管以外的结构,仅留下造影的血管影像,图像清晰且分辨率高;④能作动态性能研究如确定心脏功能参数(射血分数、体积变化等),研究对比剂在血管内的流动情况,从而确定器官的相对流量、灌注时间和血管限流等;⑤具有多种后处理功能,对图像进行各种处理、测量和计算,有效地增加诊断信息;⑥造影图像能长期存盘、反复观察;⑦DSA 的血管路径图功能,能作插管的向导,减少手术中的透视次数和检查时间;⑧DSA 对微量碘信息敏感性高,对比剂用量少、所需浓度低;⑨DSA 成像速度快、时间分辨率高,单位时间内可获得较多的信息,充分满足心脏、冠状动脉等活动组织器官的检查。

3. 动态 DSA 随着介入技术的不断发展,DSA 系统设备性能不断改进,DSA 技术不断发展,动态 DSA 在临床应用中发挥出巨大的作用。旋转 DSA 使成像部位重叠的血管,通过旋转式血管造影,获得多角度,非重叠的立体影像。通过 3D 及图像的后处理,使检查部位的血管及病变得到充分显示,可获得血管与病变关系的最佳显示角度,对于脑部血管病变的检查与治疗具有指导性意义。步进式的曝光摄影解决了一个部位需要进行多次曝光,如下肢血管检查,采用步进式摄影既可解决多次曝光、多次注药,也可以弥补因探测器面积小的问题。采用遥控对比剂跟踪技术可在一次曝光过程中,观测全程血管结构。通过改进高压发生器,使用超短脉冲快速曝光或采用数字技术脉冲方式曝光,可以减少运动部位成像及运动性伪影的产生,同时 X 线剂量接近减少一半。

(二) DSA 的应用限度

1. DSA 的视野小 目前大部分的 DSA 设备影像接收器的尺寸都比较小,尤其对于外周血管的介入检查与治疗。小的视野不利于较大范围病变的观察,特别是不连续的多发病变的观察。对大范围的病变采用多次、分段进行检查,导致患者接受辐射剂量增加,同时手术时间延长。

2. DSA 对病人的移动敏感 DSA 是采用造影图像与蒙片进行减影获得的无重叠的影像,在减影中必须使被检查的部位保持不动,才能获得高质量的图像。在 DSA 过程中尽量减少被检查部位的运动,减少运动伪影。

3. DSA 失去了参考标志 DSA 是消除骨骼和软组织影像,使血管清晰显示。在实际的检查与治疗中,DSA 的图像不能确定血管、导管等位置,必须在相应的影像中寻找一个参考标志,以利于导管的定位或支架的植入。因此,在 DSA 的检查设备中必须要有减影图与蒙片的转换,才能得到一幅既能突出兴趣血管,又有骨性标志作参考的影像。

DSA 被公认为血管检查的金标准,它的发展方向将朝高度一体化、系统化、数字化、遥控化、简便化和网络化等方面发展。对设备要求是图像质量高、实时处理快、存储容量大、操作简便等;同时应具有旋转采集、三维立体成像,多功能成像,多技术融合等功能。具有对病变作定性、定量分析功能的软件,同时采用多种防护方式,降低 X 线的辐射剂量,保护患者及操作医师的辐射安全。

目前 DSA 的探测器逐渐由影像增强器系统向非晶硅或非晶硒平板探测器发展,探测器具有大小不同的规格,以适用不同检查范围。这些技术的应用克服了 DSA 视野小、空间分辨率低、量子检测率低等方面的不足,使 DSA 在临床应用中发挥更大的作用。但 DSA 的检查虽然创伤小,仍然属于有创的一种检查,不能像 CTA、MRA 一样可作为常规的检查,在实际工作中应注意其相应的适应证和禁忌证。

DSA 技术构成了介入放射学的重要组成部分,是血管性介入治疗不可缺少的工具。介入治疗的应用范围不断扩展,使其与内科学、外科学并列为三大临床治疗学科。目前,已把介入技术分为心脏介入诊疗技术、综合介入诊疗技术、神经介入诊疗技术和血管介入诊疗技术。随着介入技术与材料的迅速发展,微创技术的不断向临床各科室的发展,越来越多的临床科室将相继开展介入诊疗技术,使有创的外科手术向微创的介入技术发展。

(余建明 李祥林)

第四节 MR 检查技术的发展及应用评价

一、MR 检查技术的发展史

磁共振现象于 1946 年第一次由布洛克(Block)

领导的美国斯坦福研究小组和普塞尔（Puroell）领导的麻省理工学院研究小组分别独立发现，因此布洛克和普塞尔共同获得了1952年的诺贝尔物理学奖。1970年，美国纽约州立大学的物理学家及内科医生达马迪安（Raymond Damadian）发现了小鼠正常组织和病变组织的MR信号明显不同，奠定了MRI在医学领域应用的基础。1977年达马迪安与其同事建成了人类历史上以一台全身磁共振成像装置，并获得了第一幅全身轴位质子密度加权像。

1980年，诺丁汉大学的摩尔等人获得了第一幅具有诊断价值的人体头部磁共振图像，拉开了MRI进入临床应用的序幕。1984年，美国FDA正式批准应用于临床。1985年中国首次引进MRI。1993年功能MRI（fMRI）得到发展，将人脑各部位的功能信息图像化显示。1989年安科公司生产出我国第一台永磁型磁共振机。之后，国内外的各种场强、各种类型、各种功能的磁共振机不断投入临床。

二、MR 的临床应用评价

MRI技术的不断进步，使MRI的应用范围不断扩大，MRI在医学诊断中所起的作用也愈加重要。

（一）磁共振成像特点

1. 多参数成像　MRI的信号强度与组织的弛豫时间（T_1、T_2）、氢质子的密度、血液（或脑脊液）流动、化学位移及磁化率有关，其中T_1和T_2对图像对比起了重要作用，它是区分不同组织的主要诊断基础。由于MRI的信号是多种组织特征参数的可变函数，它所反映的病理生理基础较CT（仅有密度一个参数）更广泛，MRI的多参数成像为临床提供更多的诊断信息。下面列出了MRI几种基本的对比：

（1）T_1加权图像的对比：主要反映了不同组织的纵向弛豫的差别。

（2）T_2加权图像的对比：主要反映了不同组织的横向弛豫的差别。

（3）质子密度图像的对比：主要反映了不同组织的氢质子含量的差别。

（4）T_2^*加权图像的对比：主要反映了不同组织的T_2^*弛豫的差别。

（5）扩散加权图像的对比：主要取决于不同组织水分子的扩散运动速度的对比。

2. 多方位成像　基于Gx，Gy和Gz三个方向的梯度场的应用，磁共振系统能进行任意层面的选择性激励，即MRI可获得任意方向断面的图像。

3. 组织特异性成像　通过使用特殊的脉冲序列特异性显示水、脂、软骨及静态液体和流体等组织。如水成像技术用于显示静态液体；黑水技术可以区分结合水与自由水；脂肪激发可以专门用于显示脂肪；水激发及脂肪抑制可通过抑制脂肪信号用于关节软骨的显示；TOF、PC等可用于流体的显示。

4. 功能成像　狭义的磁共振功能成像（functional MRI，fMRI）是指血氧水平依赖（blood oxygenation level dependent contrast，BOLD）成像。广义的磁共振功能成像除BOLD成像外，还包括扩散加权成像（diffusion weighted imaging，DWI）、扩散张量成像（diffusion tensor imaging，DTI）、灌注加权成像（perfusion weighted imaging，PWI）、磁共振波谱成像（magnetic resonance spectroscopy，MRS）等。磁共振功能成像是目前唯一能对活体组织代谢、生化环境和功能变化进行无创伤性检查的方法。

5. 无电离辐射　MRI系统的激励源为短波或超短波段的电磁波，波长在1m以上（小于300MHz），无电离辐射损伤。从成像所用的频率看，尽管MRI系统的峰值功率可达千瓦数量级，但平均功率仅为数瓦，完全低于推荐的非电离辐射的安全标准。可见，MRI是一种安全的检查方法，这是MRI能够迅速发展并被人们所接受的主要原因之一。

（二）磁共振成像的局限性

1. 成像速度慢　MRI系统成像速度的快慢一般是相对于CT的成像速度而言的，它对运动性器官、危重病人、躁动、无自制能力等患者的检查有一定的影响。

2. 对钙化灶和骨皮质病灶不够敏感　钙化灶在发现病变和定性诊断方面均有一定作用，但磁共振图像上钙化通常却表现为低信号。另外，骨质中氢质子（或水）的含量较低，骨的信号同样比较弱，使得骨皮质病变不能充分显影，对骨细节的观察也就比较困难。

3. 图像易受多种伪影影响　MRI的伪影主要来自设备、运动和金属异物三个方面。常见的有化学位移伪影、卷褶伪影、截断伪影、运动伪影、流动伪影、干扰伪影，金属伪影等。

4. 有禁忌证　MRI系统的强磁场和射频场有可能使心脏起搏器失灵，也容易使各种体内金属性植入物移位。因此装有心脏起搏器和动脉夹是严禁进行磁共振检查的。由于射频对人体的热生物效应，特别是高磁场的MR扫描时，对高热的病人，散热功能障碍的病人作MR检查时也要谨慎。肾功能不全者注入含钆对比剂可能引起肾源性系统纤维化,故肾衰者应谨慎进行增强扫描。幽闭恐惧症的患者一般也难以完成高场的磁共振检查。

(李祥林 余建明)

第五节 乳腺 X 线检查技术 与口腔 X 线摄影技术

一、乳腺 X 线检查技术的发展与应用评价

(一) 乳腺 X 线摄影的发展

随着乳腺肿瘤发病率的升高,对乳腺肿瘤的诊断和预防性普查受到重视。国际癌症研究机构表明:定期做乳腺 X 线摄影检查,可以发现早期乳腺癌,以便早期治疗。针对乳腺结构的特殊性,人们开始设计专用 X 线管和摄影系统,以及各种专用成像技术相继出现。目前,乳腺 X 线机已经发展成为一种性能优越,使用方便,紧随时代发展,高技术含量的专用设备。

早年采用传统的钨靶 X 线球管进行乳腺 X 线摄影,获得图像的软组织对比度差,也没有合适的压迫装置,不仅容易产生运动模糊,还使得患者在检查过程中接受的辐射剂量过大。近年来,专用的乳腺 X 线机出现,采用产生波长为 0.063 ~ 0.071nm 的钼作为阳极靶面材料,并且采用了小焦点和脚踏式压迫装置,配有为乳腺摄影特殊设计的专用暗盒,以及激光打印机。全视野数字化乳腺 X 线摄影机的出现为乳腺摄影带来了革命性的变化,具有高的量子探测效率和图像密度分辨率,大的动态范围和高的线性度,缩短了摄影时间,优化了工作流程,同时可以进行多种图像后处理,以更低的辐射剂量获得更高的图像质量。由于图像是数字化采集,可以进行数字化的存储和传输,从而减少了胶片存储占用的空间,并实现了 PACS 的网络连接。

近年来,基于量子计数技术,出现了量子计数数字乳腺 X 线机。量子计数技术最早应用于太空探测,由于独特的成像原理,其光敏感性很高,主要用于深空望远镜。由于乳腺成像对于辐射剂量和图像质量的要求很高。因此,首先将量子计数技术应用到了乳腺 X 线摄影中。全球首台商用量子计数数字乳腺 X 线摄影 (microdose mammography, MDM)系统由飞利浦公司研发生产,投入临床使用以来在图像质量提高和辐射剂量降低方面取得显著成功。欧洲已有多项大样本量临床研究证明,相

较于使用非晶硒探测器的常规数字乳腺 X 线摄影系统,MDM 系统平均可降低患者辐射剂量约 40%。MDM 系统在中国的应用已逐渐推广,在国内一项基于亚洲人群的辐射剂量对比研究结果显示,量子计数数字 X 线摄影系统可平均降低患者辐射剂量 60% 以上。

乳腺 X 线机的发展:1965 年第一个钼靶 X 管用于乳腺摄影;1973 年旋转阳极钼靶 X 管投入使用,同年出现自动曝光控制,以及压迫器在乳腺机上使用;1976 年滤线栅用于乳腺摄影;1981 年小焦点(0.1mm)的 X 线管启用;1996 年电荷耦合器件应用于乳腺摄影机;2000 年全视野平板探测器投入使用;2002 年计算机辅助检测用于乳腺摄影;2004 年三维乳腺摄影技术使用;2006 年数字合成体层成像技术用于乳腺 X 线检查。

量子计数型乳腺机系统主机包含机架及压迫检查台,可以从四个位置调整机架的电动运动,智能 AEC 功能可以根据不同的乳腺组织自动设置曝光参数。量子计数探测器由两大部分构成:晶体硅层及 ASIC 电路层,与常规乳腺 X 线摄影系统探测器的非晶硒层相比,晶体硅对环境要求低,更加稳定,同时 X 线敏感度更高。它的能谱探测器只需一次曝光就可以区分 X 线的高,低能量,量子计数技术完整计算 X 线每一个量子,使得消除电子噪声及减少患者摄影所需的剂量。

(二) 乳腺 X 线检查的应用评价

1. 乳腺的摄片指征 随着流行病学及临床医学研究的进展,某些高危因素已趋明确,乳腺癌的发病年龄有提前趋势,除 40 岁以上妇女应全部摄片检查外,有下列指征也应行乳腺摄影检查:

(1) 乳腺触诊发现肿块及乳腺外形有改变者。

(2) 乳腺有无规律的隐痛者。

(3) 乳头有溢液或糜烂。

(4) 乳腺肥大触诊不满意者。

(5) 腋窝淋巴结或锁骨上淋巴结不明原因肿大者。

(6) 月经初潮<13 岁及绝经>50 岁者。

(7) 35 岁以上生育第一胎或未婚未育者。

(8) 从未哺乳或哺乳不良者。

(9) 有乳腺癌家族史者。

(10) 乳腺术后的对侧乳腺或曾有良性病变手术或活检者。

2. 乳腺的造影指征 凡非妊娠哺乳期的乳头溢液均属不正常现象,均可作导管造影;对由于致密腺体遮盖显示不清而临床扪及明确的肿块,为增

加对比,可行乳腺充气造影;对 X 线片表现为典型良性肿块者;为鉴别囊、实性,均可行乳腺囊肿充气造影。

3. 乳腺的活检指征

（1）不能扪及的小结节,直径<1.0cm。

（2）泥沙样钙化,1.0cm×1.0cm 范围内微小钙化数目≥5 粒。

（3）局部结构紊乱。

（4）孤立的小斑片状浸润。

4. 乳腺 X 线检查的作用

（1）提高早期乳腺癌的诊断率:乳腺癌的早期诊断与生存期密切相关,早期发现能提高治愈率,减低死亡率,并改善患者的生活质量。乳腺 X 线摄影检查作为检出早期乳腺癌的最基本方法已得到公认。

（2）为外科手术治疗提供依据:首先,当今乳腺癌手术趋向于保守性小手术,但小手术指征多为临床指标,利用乳腺 X 线摄影能确定病灶的大小和浸润范围,以此来指导乳腺癌保守手术的范围,术后复查摄片可判明病变是否完全被切除;其次,在行乳腺癌的改良根治术时为术式的选择提供术前有关肿瘤浸润范围的影像学依据。乳腺摄影能清晰显示乳后间隙,可在术前判断癌肿是否侵及胸腔,这样可在术前对术式予以评估,便于术前准备。

此外,欧美对乳腺癌保守手术是否进行腋窝淋巴结清扫存在争议,乳腺摄影的中侧斜位(MLO)可清晰显示腋窝淋巴结的大小、形态、数目、密度、边缘情况以及引流的淋巴管,为评估腋窝淋巴结的情况提供了依据。

（3）立体定位穿刺活检的价值:立体定位穿刺活检作为一种手术活检的替代手段已被越来越多的应用于临床。作为乳腺 X 线摄影的重要补充,扩展了该技术的应用范围,解决了对临床可疑病变的定性问题;明显提高了早期乳腺癌的检出;定位准确,并发症和后遗症少。

（4）此外,乳腺 X 线检查尚可用于各种乳腺疾病的影像诊断、乳腺癌高危人群的普查和乳腺癌病人术后随访。

二、口腔 X 线检查技术的发展与应用评价

(一) 口腔 X 线检查技术发展史

早在 1895 年伦琴宣布发现 X 线之后仅 2 周的时间,Otto Walkhoff 等学者便将 X 线用于拍摄牙科 X 线片,至今已有百余年的历史。20 世纪 70 年代末,间接法数字化 X 线摄影术首先应用于口腔科,由于该技术存在许多不足而未能得到广泛应用。

1989 年法国人 Dr Francis Monyen 首次将直接数字成像系统引用于牙科学,由此第一个口内 X 线摄影术 RVG(radio visio graphy,France)被发明。而后又出现了 FlashDent(Italy)、Sens-A-Ray(Sweden)及 Visualix/Vixa(Italy),因后者均以电荷耦合器件(charge coupled device,CCD)为基础而通称为 CCD 系统。CR 最初在口腔科的应用较其他医学领域少,只用于颌面影像如全景片和头颅 X 线片。为了显示口内的细小解剖结构如牙槽骨的硬骨板、牙槽间隙等,一种采用较其他领域更高分辨率的 Digora 计算机化放射照相系统(orion corporation)于 1994 年被开发。

近 20 余年来,口腔放射诊断学才迅速发展。第一届国际殆面放射学学术会议于 1968 年在智利召开,并建立了国际殆面放射学会。新中国成立前的口腔放射学基本上是空白,新中国成立后逐渐得到较大的发展,并在 1987 年召开了第一届全国口腔放射学学术会议,建立了中华医学会口腔学会下的口腔放射学组,逐渐形成我国口腔放射学专业队伍。

自从将 X 线用于拍摄牙的相当长的时期内,口腔放射学仅限于对牙、牙周及根尖病变的 X 线检查及诊断。检查方法主要是拍摄根尖片及颅骨平片,口腔放射学实际上仅为牙科放射学。随着口腔临床医学和 X 线技术的迅速发展,口腔放射学逐渐对口腔颌面部肿瘤、外伤、炎症、发育畸形、唾液腺疾病、颞下颌关节疾病等进行 X 线检查,形成了口腔颌面放射学。X 线检查技术也由单纯使用牙科 X 线机拍摄根尖片、颅骨平片发展为应用曲面体层摄影、体腔摄影、头影测量摄影以及大型 X 线机多轨迹体层摄影技术对口腔颌面部多种疾病进行检查。

近 10 余年来,X 线录像技术、X 线电影及电子计算机图像处理技术、电子计算机 X 线体层摄影等现代检查方法也愈来愈广泛地应用于口腔医学诊断,从而极大地丰富和发展了口腔放射学的内容。与此同时,为了适应口腔临床医学发展的需要,口腔颌面部各种造影技术也得到了很大的发展,如颞下颌关节造影、唾液腺造影、血管瘤瘤腔造影、经股动脉插管选择性颈外动脉造影以及各种数字减影造影技术等,成为口腔颌面部疾病的重要检查手段。早在 60 年代,我国学者便开始了颞下颌关节造影,为国际上颞下颌关节造影先驱工作之一。近 20 年来,这一工作得到了更为深入的发展。颞下颌

关节上腔造影、下腔造影、双重造影、X 线动态录像等工作均得到了较广泛的应用。近 10 余年来，又进行了数字减影颞下颌关节造影的检查和诊断的研究工作，使我国对于颞下颌关节病的诊断始终保持国际先进水平。

（二）口腔 X 线检查技术的应用评价

1. 在口腔内科的应用 口腔 X 线牙片其辐射剂量较普通牙片减少 50%～90%。大幅度的降低 X 线对人体的辐射剂量，保证了患者与工作人员的身体健康。特别是对正处于生长发育阶段的儿童，体弱多病的老人以及怀孕的妇女则更能体现其防护的优越性。根管治疗中对牙根长度测量使根充长度与牙根完全一致。对牙周病的全景片检查，可通过亮度、对比度的调节更确切的了解到牙周吸收程度、类型及牙槽骨密度的情况。

2. 在口腔颌面外科的应用 计算机 X 线影像系统可进行全景片、华氏位、后前位的拍摄，还能进行关节开闭口、关节横向断层、纵向断层以及上、下颌骨横向断层等 16 种模式的摄影。通过计算机对病变的长度、面积、角度、密度及亮度对比度的测量与调节更准确地对疾病分析诊断。

3. 在修复科的应用 除通过牙片、全景片了解牙列缺损及颌骨情况外，还能为种植牙手术提供患者局部的长度、宽度及密度的数据，确保种植手术的安全与质量。

4. 在正畸科的应用 拍摄全景片、头颅定位片的同时，可直接在计算机上进行头影测量工作，免去大量的描图、定点、划线和测量时间，提高了工作效率。

（余建明 黄政）

第六节 核医学影像检查技术发展及应用评价

一、核医学发展史

核医学（nuclear medicine）是现代影像技术与生命科学结合的产物，它极大地促进了影像技术的发展。核技术在医学上的应用，使人们对生命的认识进入分子水平。核医学是研究核技术在医学中的应用及其理论的学科，是应用放射性核素或核射线诊断、治疗疾病和进行医学研究的学科。

核医学是一门新兴学科，从 1896 年首次发现放射现象至今仅有 100 余年的历史，而真正形成核医学学科的历史时间则更短。

1896 年法国物理学家安东尼·亨利·贝克勒尔（Antoine Henri Becquerel）在研究中发现铀矿能使包在黑纸内的感光胶片感光，这是人类第一次认识到放射现象，也是后来建立放射自显影的基础。1898 年波兰籍化学家玛丽·居里（Marie S. Curie）与丈夫皮埃尔·居里（Pierre Currie）共同发现了 88 号元素镭（radium，Ra），居里夫人将这种化合物放出的辐射现象取名为"放射性"，称铀的射线为贝克勒尔射线。1923 年匈牙利籍化学家乔治·赫维西（George Charles de Hevesy）应用天然放射性核素 ^{212}Pb 研究植物不同部分的铅含量，后来又应用 ^{32}P 研究磷在活体的代谢途径等，并首先提出了"示踪技术"的概念，是最早将放射性核素用于生理示踪研究的科学家，被誉为"基础核医学之父"。

1930 年美国加州大学物理学家劳伦斯（Ernest Orlando Lawrence）生产出第一台回旋加速器，为人工生产短半衰期放射性核素创造了条件。1935 年，伊雷娜·约里奥·居里（Irène Joliot-Curie）和丈夫约里奥（Joliot）用 α 粒子照射铝元素生成了放射性 ^{30}P，第一次用人工核反应方法生产了放射性核素。1942 年费米（Fermi）等人建立了世界上第一座核反应堆，使得人工放射性核素的大批量生产成为可能，同时，核医学仪器的研制也取得成功，为核医学的发展提供了必要的条件。1951 年美国加州大学的卡森（Cassen）研制出第一台扫描机，通过逐点打印获得器官的放射性分布图像，促进了核医学显像的发展。1952 年美国宾夕法尼亚大学的戴维·库赫（David Kuhl）设计了扫描机光点打印法，1959 年他又研制了双探头的扫描机进行断层扫描，并首先提出了发射式重建断层技术，为发射式计算机断层显像仪（emission computed tomography，ECT）的研制奠定了基础。1957 年安格（Hal Anger）研制出第一台 γ 照相机，称安格照相机，使核医学显像由单纯的静态步入动态阶段，并于 20 世纪 60 年代初应用于临床。1972 年库赫博士应用三维显示法和 ^{18}F-脱氧葡萄糖（^{18}F-FDG）测定了脑局部葡萄糖的利用率，打开了 ^{18}F-FDG 检查的大门，他的发明成为了正电子发射断层显像（positron emission tomography，PET）和单光子发射计算机断层显像（single photon emission computed tomography，SPECT）的基础。

核医学以其应用和研究的范围侧重不同，可大致分为实验核医学和临床核医学。实验核医学是利用核技术探索生命现象的本质和物质变化规律，已广泛应用于医学基础理论研究，主要包括放射性药物学、放射性核素示踪技术、放射性核素动力学分析、体外放射分析、放射自显影与磷屏成像技术、小动物正电子发射断层显像（Micro PET）及小动物单光子发射断层显像（Micro SPECT）的应用及稳定性核素分析等。实验核医学的主要任务是发展、创立新的诊疗技术和方法，推动临床核医学的发展，促进医学学科的进步。

临床核医学是利用核医学的各种原理、技术和方法来研究疾病的发生、发展，研究机体的病理生理、生物化学和功能结构的变化，达到诊治疾病的目的，提供病情、疗效及预后信息的一门学科。临床核医学是核医学的重要组成部分，根据其应用目的不同，又可分为诊断核医学和治疗核医学两大部分。其中，诊断核医学包括以脏器或组织影像学检查、脏器功能测定为主的诊断；治疗核医学分为内照射治疗和外照射治疗两类，外照射治疗主要是利用低剂量辐射源进行放射性核素敷贴治疗和前列腺近距离治疗等，内照射治疗是治疗核医学的主要内容，最具代表性的是 ^{131}I 治疗甲亢和甲状腺癌术后辅助治疗，随着新的治疗药物和治疗方法的研究进展，治疗核医学将成为临床上治疗某些疾病的重要辅助方法。

科学的发展日新月异，当今的核医学既是发展的鼎盛时期，又是竞争最为激烈的阶段。21世纪，放射性药物的发展面临着新的机遇和挑战，其中用于肿瘤诊断和治疗的放射性药物是最有希望和前途的研究领域。核医学显像仪器的发展主要集中在晶体的研制、计算机性能和软件技术的更新和开发以及图像融合技术的进一步开发应用。迈进分子影像时代，核医学也在不断完善自身的研究手段和方法，显示出分子核医学的勃勃生机。

二、核医学的临床应用评价

核医学成像取决于脏器或组织的血流、细胞功能、细胞数量、代谢活性、排泄引流情况等因素，是一种功能影像，影像的清晰度主要由脏器或组织的功能状态决定。由于病变过程中功能代谢的变化往往发生在形态学改变之前，故核医学成像也被认为是最具有早期诊断价值的检查手段之一。

核医学成像的另一特点是针对不同器官显像需不同的放射性药物，针对同一器官的不同检查目的所需的显象剂亦不同。

（巴建涛）

第七节 对比剂的临床应用评价

一、X 线对比剂的临床应用

X 线诊断是根据人体各组织器官对 X 线吸收的程度不同而形成的不同密度的影像进行评判。当某些组织器官的密度与邻近组织器官或病变的密度相同或相似时，则难以对成像区域的影像作出诊断。此时用人工的方法将高密度或低密度物质引入体内，使其改变组织器官与邻近组织的密度差，以显示成像区域内组织器官的形态和功能的检查方法，称为造影检查。所采用的能提高人体组织对比度的物质称为对比剂（contrast media）。

（一）理想对比剂应具备的条件

X 线对比剂种类繁多，理化性能各异。理想的对比剂应具备以下条件：①与人体组织的密度对比相差较大，显影效果良好；②无味、无毒性及刺激性，不良反应小；③易于排泄；④理化性能稳定，久贮不变质；⑤价廉且使用方便。

（二）X 线对比剂分类

X 线对比剂一般分为阴性和阳性两大类。阴性对比剂使造影区域密度降低，阳性对比剂使造影区域密度增高。

1. 阴性对比剂 阴性对比剂（negative contrast media）原子序数低、吸收 X 线少，是一种密度低、比重小的物质。影像显示为低密度或黑色。在 X 线检查中最简单的阴性对比剂为气体，目前胃肠道双重造影中仍与阳性对比剂一起组合使用。阴性对比剂包括空气、氧气和二氧化碳等。

空气和氧气溶解度小、吸收慢，在组织或器官内停留时间较长，允许有较长时间进行反复检查，但其不良反应持续时间也较长，进入血液循环有产生气栓的危险；二氧化碳溶解度大，易于弥散，停留在组织和器官内的时间短，不良反应小，即使进入血液循环也不致发生气栓。但由于吸收快，检查必须迅速完成。

2. 阳性对比剂 阳性对比剂（positive contrast media）原子序数高、吸收 X 线多，是一类密度高、比重大的物质，影像显示为高密度或白色。常用的有钡制剂和碘制剂两大类。

（1）钡制剂：主要是硫酸钡（barium sulfate），是良好的胃肠道对比剂，若与气体对比剂合用就称为双重造影（double contrast），能较好地显示胃肠道的细致结构。

（2）碘制剂：碘与不同物质化合形成不同的含碘化合物，可分为无机碘类、有机碘类及油脂类。有机碘类又包括经肾脏排泄与经肝胆排泄两类。由于无机碘化物含碘量高，刺激性大，不良反应多，现临床较少应用。

碘制剂造影剂的分类主要包括以下三个类别：

1）主要经肾脏排泄的水溶性有机碘类对比剂：此类对比剂是影像学检查中最常用的，广泛应用于心脑血管、外周血管及泌尿、生殖系统等造影检查。其结构大多数为三碘苯环的衍生物，在水中溶解度大，黏稠度低，能制成高浓度溶液。

根据其结构可分为离子型单体（ionic monomer）、离子型二聚体（ionic dimer）、非离子型单体（nonionic monomer）、非离子型二聚体（nonionic dimer）。双聚体对比剂每个分子含有两个三碘苯环，含碘量比单体对比剂高。注入血管后迅速经肾脏排泄，少量经肝、胆排泄。①离子型对比剂是三碘苯甲酸的盐，主要是钠和葡甲胺盐，在水溶液中都可离解成带有正负电荷的离子，故称之为离子型对比剂。离子型双聚体对比剂的渗透压低于离子型单体对比剂，不良反应比离子型单体对比剂小。离子型对比剂的渗透压可高达 $1400 \sim 2000 mOsm/(kg \cdot H_2O)$，比血液渗透压（$300 mOsm/kg \cdot H_2O$）高数倍，所以离子型对比剂又称为高渗对比剂（high osmolar contrast media，HOCM）。②非离子型对比剂属非盐类，在水溶液中保持稳定，不离解，不产生离子，一个分子对比剂在溶液中只有一个粒子，故称为非离子型对比剂。单体对比剂有优维显（ultravist）、碘海醇（omnipaque）、碘帕醇（iopamiro）等，其渗透压在 $634 \sim 800 mOsm/(kg \cdot H_2O)$ 范围内，因其渗透压较低，故又统称为低渗对比剂（low osmolar contrast media，LOCM）；双聚体对比剂以碘曲仑（iotrolan）、威视派克（iodixanol）为代表，其渗透压几乎等于血液渗透压 $300 mOsm/(kg \cdot H_2O)$，故称为等渗对比剂。

2）主要经肝胆排泄的有机碘化物：此类对比剂系排泄性胆系对比剂，分为口服和静脉注射两类，目前几乎不用。

3）油脂类对比剂：包括碘化油（iodinated oil）、超液化碘油（lipiodol ultrafluid）等。碘化油含碘约为40%，黏稠度较高，不溶于水，可溶于乙醚，几乎不被人体吸收，直接注入检查部位形成密度对比，显示腔道的形态结构，碘化油目前应用较少；超液化碘油为碘与植物性脂肪酸乙酯的合成物，含碘36%～40%。其性能除油质薄，易于流动外，基本与碘化油相似。主要用于肿瘤的栓塞治疗及某些腔道、瘘道的造影。

（三）X线对比剂的理化特性

X线对比剂有众多种类，不同的理化特性决定其应用范围、影像对比效果及使用的安全性。

1. 钡制剂 医用硫酸钡为白色粉末，无味，性质稳定，耐热，不怕光，久贮不变质。难溶于水、有机溶剂及酸碱性溶液。能吸收较多量X线，进入体内胃肠道后，能较好地涂布于肠道黏膜表面，与周围组织结构密度对比差异较大，从而显示出这些腔道的位置、轮廓、形态、表面结构和功能活动等情况。医用硫酸钡在胃肠道内不被机体吸收，以原形从粪便中排出。

2. 碘制剂 碘制剂中水溶性有机碘类对比剂应用最多，它的主要理化特性包括水溶性、黏滞性、渗透压、离子性及化学毒性。

（1）水溶性：对比剂的水溶性与生物学安全性密切相关。人体血液中的主要成分是水，因此要求对比剂有较高的水溶性。水溶性与对比剂的分配系数有关，系数越小，水溶性越高。

（2）黏滞性：对比剂的黏滞性与对比剂含碘量、对比剂分子大小及温度有关。黏滞性随碘浓度的增加而呈指数性增加；分子量大的二聚体对比剂比单体对比剂黏滞性大；当浓度不变时，黏滞性随温度增加而降低。

（3）渗透压：对比剂渗透压大小与单位体积中溶质的颗粒数呈正比，离子型对比剂较非离子性对比剂的渗透压高。高渗透压易导致血容量增加，红细胞变形、皱缩，血管通透性增加等，出现不良反应。低渗对比剂的渗透压稍高于血浆渗透压，人体对其耐受性较好，不良反应少。等渗对比剂渗透压与血浆渗透压相近，易使人体接受。

（4）离子性：离子型对比剂在水溶液中离解成带正、负电荷的离子，增加了体液的传导性，干扰体内电解质的平衡，影响神经组织的生物学过程。另外，这些带电荷的离子易与蛋白质结合，发生特异质反应的概率明显增加。

（5）化学毒性：对比剂的化学毒性除各种分子的固有因素外，主要与对比剂的亲水性和亲脂性有关。亲脂性越大，与血浆蛋白结合率越高，毒性就越大。另外还与注射速度和容量、对比剂浓度等有关。

（四）对比剂引入途径

对比剂引入人体的途径，根据人体各器官的解剖结构和生理功能，主要分为直接引入法和间接引入法两大类。

1. 直接引入法 直接引入法系通过人体自然管道、病理瘘管或体表穿刺等途径,将对比剂直接引入造影部位的检查方法。

(1) 口服法:如食管、胃肠道钡剂造影检查等。

(2) 灌注法:如尿路逆行造影、子宫输卵管造影、结肠灌注造影等,属于经自然孔道直接灌入法;肠道瘘管造影、软组织瘘管造影、术后胆道造影等,属于经病灶瘘管直接灌入法。

(3) 穿刺注入法:如肝、胆管造影,浅表血管造影等,属于体表穿刺直接注入法;心腔造影,大血管及各种深部血管造影等,是直接穿刺利用导管将对比剂注入。另外,某些部位的脓肿、囊肿亦可用直接穿刺方法,抽出腔内所含液体而注入对比剂进行造影。

2. 间接引入法 间接引入法是通过口服或静脉注射将对比剂引入体内,利用某些器官的生理排泄功能将对比剂有选择地排泄到需要检查的部位而达到造影检查的目的,如尿路造影和胆系造影。静脉尿路造影是由静脉注入对比剂使肾盂、肾盏、输尿管和膀胱显影。对比剂由肾小球滤过后排出体外。

(五) 碘对比剂毒性反应及防治

对比剂因其各种因素的影响,在临床应用中可能发生各种各样的过敏反应及毒副作用,因此要做好防治工作。

1. 碘对比剂毒性反应机制及临床表现 碘对比剂不良反应的性质、程度、及发生率除与其渗透压、电荷、分子结构等固有因素有关外,还与对比剂注入的剂量、流率、患者的高危因素及造影方法等外在因素相关。不良反应一般可分为特异质反应和物理-化学反应两类。

(1) 特异质反应:此类反应是个体对碘的过敏反应,与使用剂量无关,难以预防。特异质反应发生的机制主要有:

1) 细胞介质释放:注射碘对比剂时,损伤血管内皮系统,引起组织胺的释放,导致一系列的临床症状。

2) 抗原-抗体反应:患者血清中如对比剂抗体活性较高,且与抗原(对比剂)结合则发生抗原-抗体反应,产生临床症状。

3) 激活补体系统:补体系统的激活使人体处于致敏状态,当注入对比剂后,易引起一系列反应。

4) 精神性反应:病人的焦虑、紧张等精神因素也可导致自主神经功能紊乱引起反应。

临床症状:主要表现为荨麻疹、支气管痉挛、结膜充血、血管性水肿、呼吸困难等。严重者可发生休克,呼吸和心搏骤停。

(2) 物理-化学反应:此类反应临床较多见,是由于碘对比剂某些理化因素引起的反应。与使用剂量和注射流率有关,有时与碘过敏反应同时出现。

临床症状:主要是与神经、血管功能调节紊乱有关,如恶心、呕吐、面色潮红或苍白、胸闷、心慌、出汗、四肢发冷等。

1) 渗透压影响:渗透压越高,不良反应越多。当静脉快速注入大剂量高渗对比剂时,会引起红细胞内水分丧失而变形、皱缩和集聚,使其通过毛细血管的能力下降,导致血液循环障碍,从而使血管扩张,心室收缩减弱,血压降低。高渗透压可导致血容量增加,加重心脏的负荷,引起心肌及传导系统的改变;可使血管内皮细胞之间的联结变得松散,增加了血管的通透性,导致碘对比剂粒子或离子易于通过毛细血管壁进入血管外的神经组织液内,对神经细胞造成损害;还可引起肾血管、肾小球和肾小管的损害,最终诱发肾衰竭。

2) 电荷影响:由于离子型对比剂在血液中可离解成带正、负电荷的离子,增加了体液的传导性,扰乱体液内电解质的平衡,特别是影响神经组织的传导,可造成一系列交感和副交感神经功能失调引起的临床症状,同时可造成神经毒性,损伤脑组织而引起惊厥或抽搐。对比剂高浓度的离子及分子大量与钙离子结合,而钙离子只要作用于肌电的耦合过程,这样会导致负性肌力作用,还可以引起血压降低。

3) 分子结构:对比剂的亲水性和亲脂性与其分子结构有关,即亲水性与对比剂苯环侧链上的羧基、羟基有关。若羟基分布均匀且无羧基者,对比剂的亲水性强,其化学毒性低;反之,其化学毒性就高。若对比剂的亲脂性强而亲水性弱,引起反应的机会较多或引起的反应较重。

碘原子本身具有亲脂性。亲脂性越大,与血浆蛋白结合率越高,毒性就越大。故非离子型对比剂在其化学分子结构中都增加了亲水性而减少了亲脂性,使其毒性明显降低。

2. 碘对比剂毒性反应防治 含碘类对比剂注入机体后有可能产生不良反应,严重程度不一,重者可危及生命。因此,在应用碘对比剂时要高度关注,做好预防及应对突发事件的抢救措施。

(1) 碘对比剂毒性反应的预防

1）了解患者的一般情况：如是否有高热、有无过敏性疾病、食物或药品过敏史以及对碘剂过敏史等。

2）抢救物质配备：应备有各种抢救药物、氧气、吸引器、心肺复苏器械等。

3）注意高危因素：高危因素包括对比剂过敏史、过敏体质（哮喘、荨麻疹、花粉过敏等）、严重心肺功能不全、严重肝肾功能不全、糖尿病、高龄、体弱、脱水、过度焦虑、近期使用对比剂等。对于此类患者应加强预防措施，严格控制注入剂量、保留静脉通道、维持电解质及酸碱平衡等。

4）造影前预防性用药：适量预防性给予抗组织胺药物、糖皮质激素和镇静剂等。

5）碘过敏试验：最常用的碘过敏试验方法为静脉注射法，即将同一品种对比剂1ml（30%）缓慢注入静脉，观察15分钟，出现恶心、呕吐、头昏、荨麻疹、心慌、气急等症状者属阳性反应，严重者出现休克甚至死亡。鉴于预试验对非离子型对比剂引起的过敏反应预测的准确性极低，以及预试验本身也可能导致严重过敏反应。因此，在碘对比剂使用说明书上一般标明，不建议做碘过敏试验。

6）密切观察病人：在造影进行中需密切观察病人，一旦发生反应，立即终止检查，组织抢救。造影结束后也应观察至少15分钟，看有无异常反应。

（2）碘对比剂毒性反应的救治措施：在造影检查过程中患者可因药物过敏或其他原因出现意外情况，应严密观察、及时发现、及时处理。

（3）碘对比剂不良反应的临床表现：①一般表现为头痛、轻度恶心、呕吐等；②轻度反应可表现为喷嚏、流泪、结膜充血、面部红肿、荨麻疹等；③中度反应可表现为面色苍白、呕吐、出汗、气促、胸闷、眩晕、喉干痒等；④重度反应者若循环衰竭表现为血压下降、脉搏细而快、面色苍白、口唇发绀、昏迷甚至心脏骤停；呼吸衰竭表现为支气管痉挛、呼吸困难、气喘，若并发肺水肿表现为吐大量泡沫样痰或粉红色痰；血管神经性水肿表现为面部或喉头水肿、皮肤出现大片皮疹等。

（4）救治措施：当出现碘过敏反应时，必须根据情况及时、有效地做好相应处理，保证被检者的安全。①一般反应属于一过性的，无需特殊处理，只需暂停注药，平卧休息即可恢复；②轻度反应须卧床休息，吸氧，观察血压、呼吸、脉搏。必要时肌内或静脉注射地塞米松10mg或肌内注射异丙嗪25mg；③中重度反应须立即静脉注射地塞米松等抗过敏药，给予吸氧，保留静脉通道，且对症处理；

④重度反应及时呼叫急诊科、麻醉科等相关科室医师现场进行抢救。

二、MR 对比剂的临床应用

组织的对比度是 MR 成像基础，组织与组织之间、组织与病灶之间的对比度越高，组织的形态结构越清晰，MR 图像的信息含量就越大。MRI 具有优秀的软组织分辨力，但正常组织与病变组织的生物物理特性差距不大时，MR 图像不能产生良好的对比，此时就需要使用 MR 对比剂。MR 对比剂是指能使磁共振图像信息含量增加的药物制剂。

目前临床应用最广泛的磁共振对比剂为钆—二乙烯三胺五乙酸（gadolinium diethylene-triamine pentaacetic acid，Gd-DTPA）。

（一）MR 对比剂的发展及分类

1. 对比剂发展　MR 对比剂的研究与磁共振现象发现是同步的，1946 年美国学者 Bloch 和 Purcell 发现磁共振现象不久，Bloch 就对顺磁性物质硝酸铁盐 Fe(NO_3)$_3$ 进行实验，证明三价铁离子溶液能够缩短水质子的 T_1 弛豫时间。

1978 年，磁共振成像装置的研究者劳伯特发表了第一篇关于用顺磁性离子螯合物来改变实验犬组织弛豫时间的论文，宣布了 MRI 对比剂的诞生。1982 年，德国科学家威曼（Weinmann）等人制备了一种商品 MRI 对比剂，为 Gd-DTPA 同 N-甲基葡胺的螯合物，别名为钆喷酸葡胺，并与 1984 年报告了首次应用于人体的结果。1987 年 Gd-DTPA 被美国食品药品监督管理局（Food and Drug Administration，FDA）批准，1988 年钆对比剂上市。此后的几十年里，出现了各种形式的 MRI 对比剂，其临床应用也越来越普遍。

理想的 MR 对比剂应具备以下特点：

（1）具有较强的 MR 活性，能有效的改变局部磁场强度或质子弛豫时间。

（2）化学性质稳定，对人体组织器官没有或基本没有药理作用。

（3）在诊断用量范围内无毒性，不良反应极小。

（4）在人体内有适当的存留时间，且易于从体内排除。

（5）易于存放，具有高度溶解性。

（6）给药方式简单，价格低廉。

2. 对比剂分类　MRI 对比剂种类繁多，可根据其在体内的分布、磁化性质、作用机制、增强效果、分子构成、给药途径等有不同的分类。下面主要介绍比较常用的分类方法。

根据对比剂在生物体内的分布进行分类：

（1）细胞外非特异性对比剂：目前临床广泛应用的钆制剂属此类，它在体内非特异性分布，可在血管内与细胞外间隙自由通过。因此扫描时需要把握好时机，方可获得最佳的组织强化对比。

（2）细胞内特异性对比剂：主要以体内某一组织或器官的一些细胞作为靶来分布，如网织内皮系统对比剂、肝细胞对比剂等。这些对比剂进入人体后，可被有功能的靶组织细胞特异性摄取，从而使摄取对比剂组织（如正常组织）和不摄取组织（如转移病灶）之间产生对比。目前临床常用的网状内皮系统对比剂如超顺磁性氧化铁颗粒，肝细胞对比剂莫迪司（Gd-BOPD）以及最近上市的普美显等。

根据磁化性质进行分类：

（1）抗磁性物质：组成该物质原子的外层电子是成对的，它们的磁化率为负值，人体内大多数物质和有机化合物属于这类物质。

（2）顺磁性物质：它们所含的外层电子是不成对的，故具有较大的磁矩，磁化率也较高。在静磁场中，它们会有磁性；而在磁场外，则磁性消失。在过渡元素的镧系金属中，钆、铬锰、铁等均为顺磁性物质。

（3）铁磁性物质：这类物质在一次磁化后，即使在没有外加磁场作用的情况下，也仍带有一定磁性。一般而言，铁磁性物质的磁矩大于顺磁性物质的磁矩。

（4）超顺磁性物质：超顺磁性物质在磁场中极易磁化，其磁性介于铁磁性和顺磁性之间，但当外加磁场不存在时，其磁性消失。如超顺磁性氧化铁（superparamagnetic iron oxide，SPIO）。表 1-7-1 列出了常见的磁性造影剂的分类及性能。

表 1-7-1 常见磁性 MRI 对比剂

磁性 MRI 对比剂	对 T_1 的作用	对 T_2 的作用
顺磁性螯合物	缩短（低浓度）	缩短（高浓度）
超顺磁性微粒	作用不明显	明显缩短
铁磁性微粒	作用不明显	极大缩短

（二）MR 对比剂生物学特性

生物学特性是指药物在生物体内的分布、代谢、毒性、排泄和清除等一系列生物过程。MRI 对比剂的生物学特性是其分布和毒性，也是判断一种对比剂能否使用的决定因素。下面以临床最常见

的 MRI 对比剂 Gd-DTPA 为例进行叙述。

1. 体内分布 在正常人体静脉注射 Gd-DTPA 0.1mmol/kg，5 分钟内体内的 Gd-DTPA 的浓度达到高峰，最高血液浓度可达 0.6mmol/L，45 分钟后降到 0.25mmol/L，因而其增强效果一般可维持在 45 分钟左右。其组织浓度与注射量呈线性相关。

静脉给药的 Gd-DTPA 的体内分布没有专一性，无特殊的靶器官。Gd-DTPA 不能通过完整的血脑屏障，也不能进入毛细血管屏障的其他组织，如脑、脊髓、眼及睾丸，更不能进入红细胞或者附于血红蛋白上，因而只限于在血浆中运输。Gd-DTPA 在器官中的浓度，与该器官的血液供应丰富程度有关，血供丰富的器官，则浓度高。在组织的分布因各组织的血供及微血管的通透性不同而异。

Gd-DTPA 主要通过肾小球滤过，以原形从肾脏随尿排出，也有少量以粪便的形式排出。半衰期为（96±7.8）分钟，静脉给药 3 小时后 80% 的药物已从尿中排出。7 天后 Gd-DTPA 的尿排出量可达 90%，另有 7% 随粪便排出，0.3% 滞留于体内。

2. 毒理学及安全性

（1）毒理性：正常人体内钆离子含量极微，少量自由钆离子进入人体内即可产生不良反应，钆离子和血清蛋白结合形成胶体，胶体由网状内皮系统吞噬后分布于肝、脾、骨髓等器官，并引起这些组织器官的中毒反应（如肝细胞坏死）。钆离子可以和一些内源性离子（如 Zn^{2+}、Cu^{2+}、Ca^{2+} 等）竞争各种细胞受体结合点，从而干扰正常细胞代谢，钆中毒症状严重时可表现为共济失调、神经抑制、心血管及呼吸抑制等。

（2）安全性：当 Gd 与 DTPA 螯合后，使得 Gd-DTPA 水溶性提高，与血浆蛋白结合少，不经肝脏代谢，很快以原形从肾脏排泄，故使 Gd 的毒性大大降低。Gd-DTPA 外周静脉给药的不良反应发生率为 2.4%，主要有头晕、头痛、恶心、呕吐、心前区不适、注射局部冷感等，反应一般较轻，且呈一过性。

（三）MR 对比剂作用机制

目前绝大多数 MR 对比剂都是通过改变含对比剂组织的 T_1 和 T_2 弛豫时间，通常使 T_1 和 T_2 时间都缩短，达到改变局部信号强度以提高组织对比度的目的。

1. 顺磁性对比剂作用机制 顺磁性物质含有不成对的电子，与质子一样具有磁矩，但电子质量很轻，磁矩约为质子的 657 倍。有不成对电子的顺磁性物质存在，会产生局部巨大磁波动，此时大部分电子的进度频率与 Larmor 频率相近，使邻近水质

子的 T_1 和 T_2 弛豫时间缩短,引起质子弛豫增强,结果造成 T_1、T_2 弛豫时间缩短。这类物质在使用低浓度时,主要使 T_1 缩短并使信号增强;高浓度时,则组织 T_2 缩短超过 T_1 效应,使 MR 信号降低。

顺磁性物质缩短 T_1 和 T_2 弛豫时间与下列因素有关:

(1)顺磁性物质的浓度:在一定的浓度范围内,顺磁性物质的浓度越高,顺磁性就越强,对 T_1 和 T_2 的影响就越明显。

(2)顺磁性物质的磁矩取决于物质的不成对电子数,不成对电子数越多,磁矩越大,顺磁作用越强,对 T_1 和 T_2 的缩短作用就明显。

(3)顺磁性物质局部磁场的扑动率是由于顺磁性物质的中心位置与质子之间的相互作用形成的。

(4)顺磁性物质结合的水分子越多,其顺磁性作用越强。

2. 超顺磁性对比剂作用机制 超顺磁性对比剂也能加快 MRI 中的质子弛豫,但增强原理与顺磁性对比剂有所不同。这类对比剂可造成磁场不均匀,水分子弥散通过不均匀磁场时,改变了质子横向磁化的相位,从而加速了去相位过程,形成了有关质子的 T_2 或 T_2^* 弛豫时间缩短,即所谓 T_2 或 T_2^* 弛豫增强。由于超顺磁性对比剂的磁矩和磁化率很大,如超顺磁性氧化铁粒子的磁矩大于 Gd-DTPA 约 100 倍,故又称这类对比剂为磁化率性对比剂。磁化率和磁矩越大,去相位也越大。磁化率性对比剂用于 T_2 或 T_2^* 加权成像时,是有关质子 T_2 时间缩短,造成信号降低,呈黑色或暗色,故又称之为 MR 阴性对比剂。

(四)MR 对比剂临床应用

1. 顺磁性对比剂的临床应用 Gd-DTPA 类顺磁性对比剂,初期主要用于中枢神经系统,后来已成为全身各系统 MRI 的重要辅助手段。另外,Gd-DTPA 口服不吸收,临床上用作胃肠道对比剂,将其配制成 $0.05\% \sim 0.1\%$ 的溶液给病人口服后,比较均匀地分布在胃肠道,以增加胃肠道与周围组织器官的对比度。

(1)扫描序列的选择及辅助技术:在注射 Gd-DTPA 对比剂后,常选用 SE 序列 T_1 加权成像方法,而磁化传递成像对 Gd-DTPA 增强的协调作用以及通过脂肪抑制技术,使病变显示更确切。磁化传递成像与自旋回波成像方法稍有不同,这种方法会使脑组织、肌肉等 MR 信号强度是一般 SE 序列者的 $70\% \sim 80\%$,但对脂肪、骨髓、脑脊液信号影响小,

注射对比剂后一般 SE 序列不能显示的脑皮质小静脉可增强。对肿瘤(特别是转移性肿瘤)、脱髓鞘病变、卒中及颅内感染诊断的作用相当于使用 $2 \sim 3$ 倍剂量钆对比剂的效果。

在人体脂肪丰富的组织及血管应用钆制剂做增强时,采用 T_1 加权成像,使脂肪和对比剂增强的组织都显示高信号,不利于病情观察和鉴别诊断。因此,必须采用脂肪抑制技术,使脂肪组织信号减低,形成新的对比度来改善增强的效果。

(2)应用剂量:由于 Gd-DTPA 总剂量小,刺激性小,临床计算剂量不必十分精确。开始应用时以 0.2ml/kg 体重或以 0.1mmol/kg 体重计,以后应用 0.2mmol/kg 来改善增强效果。增强效应与对比剂使用剂量、病变性质、血运情况、病变大小及病灶背景信号有关。随着非离子型对比剂 Gadoterridol 的问世及诊断要求的提高(检出微小病灶、心脏大血管及脏器的动态增强等),剂量加倍,最多可加至 0.3mmol/kg,增强效果极佳,可检出常规剂量所不能显示的小病灶,但肾功能差者需慎用。

2. 超顺磁性对比剂的临床应用 超顺磁性对比剂 SPIO 制剂如 AMI-25 或 SHU-555 主要作为网状内皮系统(reticulo-endothelial system, RES)定向的肝脏对比剂。由于肝脏恶性肿瘤缺乏 Kupffer 细胞,其增强后仍然保持原有信号强度,与正常肝脏的低信号形成对比。临床试验显示 SPIO 可以提高肝细胞肝癌、肝转移瘤、肝局灶性结节增生诊断与鉴别诊断。由于 SPIO 属于磁化率型对比剂,所以主要用于 T_2 或 GRE T_2^* 加权成像。SPIO 使有关质子 T_2 弛豫时间缩短,MR 信号降低,呈黑色或暗色,从而形成阴性对比。

另外,SPIO 还有轻微的 T_1 效应,可以同时结合 T_1 加权成像。SPIO 应用剂量一般以 0.015mmol Fe/kg 体重计,用 100ml 5% 葡萄糖稀释,需要 30 分钟缓慢滴入。

(余建明 杨明)

第八节 X 线防护

一、X 线对人体的危害

在 X 线应用于医学的早期,由于人们对 X 线的危害认识不足,致使一些从事 X 线工作者和接受 X 线诊断或治疗的患者受到 X 线的损伤,之后人们逐渐认识 X 线对人体的危害性,加强了对应的预防。

（一）电离辐射对生物体的作用机制

电离辐射对生物体产生的生物效应的机制非常复杂，就其基本过程而言依次经历物理阶段、物理化学阶段、化学阶段、生物化学阶段和生物学阶段。

1. 物理阶段　在生物效应的初期过程，能量被物体吸收，构成细胞与组织的原子、分子产生激发或电离过程，其过程为生物分子的电离→能量传递→引起分子组成和性质的改变。

2. 物理化学阶段　在物理阶段的生成物是不稳定的，又与邻近的分子作用，产生二次生成物；

3. 化学阶段　自由电子与原子团相互作用，引发与周边物质的反应，引起分子的变化，便将进入生物化学阶段。如：射线作用于水引起水分子活化，生成自由基，自由基是一种极不稳定的结构状态，化学性质活跃。当自由基和生物大分子作用，又可生成生物大分子自由基。

4. 生物化学阶段　引起 DNA 和蛋白质的生物构造变化。如：生成的生物大分子自由基极不稳定，最后在分子内较弱的化学键处断裂或与其他分子作用，造成生物大分子的损伤或变性。

5. 生物学阶段　遭受损伤的细胞、组织、器官继而引起机体继发性的损伤，使机体组织发生一系列生物化学的变化，引起糖、蛋白质、脂肪代谢紊乱，功能的失调，以及病理改变。在此阶段表现为细胞坏死、癌的发生、遗传效应等生物学变化。

在射线引起上述一系列损伤的同时，机体在一定范围内也进行着反馈调节、修补和修复，试图减轻和改变这些损伤，这两种相反过程的消长和变化，决定着细胞的存活、死亡、老化和癌变。

（二）影响电离辐射生物效应的因素

电离辐射的生物效应受多种复杂因素的影响，主要表现为三个方面，即电离辐射因素、机体因素、环境因素。

1. 与电离辐射相关的因素

（1）辐射的种类和能量：在受照剂量相同的情况下，因辐射种类不同，机体产生的生物效应也不同；对某一种射线来说，其能量不同，产生的生物效应也不同，如低能 X 线造成皮肤红斑的照射量小于高能 X 线。

（2）剂量和剂量率：剂量和生物效应之间存呈线性关系，小照射剂量对人体一般不会出现什么损伤，随着剂量的增加，会出现不同的效应，剂量愈大，效应愈显著。在 1～10Gy 之间，剂量愈大，平均生存率愈短，远后效应愈严重；剂量率即单位时间内机体接受的照射剂量，一般总剂量相同时，剂量率越大，生物效应越显著，但当剂量率增加到一定量时，则无明显变化。

（3）分次照射与照射方式：当总剂量相同时，分次越多，间隔时间越长则引起的生物效应越小，机体的修复也越快；照射方式可分为外照射、内照射和混合照射，外照射可以是单项照射或多向照射，当总剂量相同时，混合照射的生物效应高于单一照射的生物效应，多向照射的生物效应高于单项照射的生物效应。

（4）照射部位与面积：当照射剂量和剂量率相同时，机体受照的部位不同，引起的生物效应也不同，因身体各部位对射线的敏感性不同；其他条件相同时，受照射面积愈大，生物效应愈明显。如以 5Gy 剂量作全身照射时可发生重度骨髓型急性放射病，常引起病人死亡，而同样剂量照射面积为 3～5cm²，临床上可完全不出现放射病的症状。

2. 与机体相关的因素

（1）种系与进化：种系不同的生物体对辐射的敏感性是不同的，种系进化愈高，辐射敏感性愈高。一般来说，动物较植物、微生物敏感，高等动物较低等动物敏感。

（2）个体与发育过程：同一种系，由于个体原因，辐射敏感性也不相同；同一个体在不同的生长阶段，辐射敏感性也不相同，一般来说幼年较成年敏感。

（3）不同组织和细胞的辐射敏感性不同：同一个体，不同组织和细胞的辐射敏感性是不同的。一般的规律是：分裂旺盛的细胞，代谢旺盛的细胞，以及需要更多营养的细胞，对射线更为敏感。胚胎的及幼稚的细胞较成熟的细胞敏感。人体对辐射的高度敏感性（高感受性）组织有：造血组织、淋巴组织、生殖腺、肠上皮、胚胎组织等；高度敏感性（中高感受性）组织有：口腔黏膜、唾液腺、毛发、汗腺、皮肤、毛细血管、眼晶状体。中度敏感性（中感受性）组织有：脑、肺、胸膜、肾、肾上腺、肝、血管等。轻度敏感性（低感受性）组织有：甲状腺、脾、关节、骨、软骨。不敏感性组织有：脂肪组织、神经组织、结缔组织等。

3. 与环境相关的因素

（1）外部环境：低温、缺氧情况下，可减轻生物效应。

（2）机体自身环境：受检者年龄、性别、健康状况及精神状态等不同，引起的生物效应也不同。

（三）外照射放射病

放射性疾病平时不多见，但在放射事故或长期接受超剂量当量限值照射后，有可能发生放射性疾病。放射性疾病包含：急性外照射放射病、慢性外照射放射病、内照射放射病、放射性皮肤损伤和放射性白内障等。本节简单叙述放射性疾病分类和部分放射性疾病。

1. 放射性疾病分类

（1）依据射线作用于机体的途径分为：外照射放射病、内照射放射病、内外混合照射所致放射病。

（2）依据射线作用的范围分为：全身性放放射性损伤和局部放射性损伤。

（3）依据病情急缓分为：急性放射病和慢性放射病。

（4）依据疾病临床症候分为：骨髓型、胃肠型、脑型。有学者提出在胃肠型和脑型之间还有心血管型。

2. 急性外照射放射病 急性外照射放射病是指人体一次或短期（数日）内分次受到大剂量照射引起的全身性疾病。常由事故照射、应急照射以及核战争等情况下引起。根据不同受照剂量出现非随机性损伤的临床特点和基本病理改变，分为骨髓型、肠型和脑型3种类型，依据病程经过可分为初期、假愈期、极期和恢复期4个阶段。

3. 慢性外照射放射病 慢性外照射放射病是指放射工作人员在较长时间内连续或间断受到超剂量当量限值的外照射，达到一定累积剂量后引起的以造血组织损伤为主，并伴有其他系统改变的全身性疾病。

4. 放射性皮肤损伤 放射性皮肤损伤是机体局部受到超过剂量当量限值的辐射作用而引起的。

（1）急性放射性皮肤损伤：是身体局部受到一次或短时间（数日）内多次大剂量照射所引起的皮肤损伤。核战争时落下的核裂变产物沾染皮肤、放射性同位素或射线装置事故可引起。

（2）慢性放射性皮肤损伤：是身体局部长期接受超剂量当量限值的辐射所引起的皮肤损伤。常见于某些从事放射作业的人员在防护很差的情况下，或由于急性放射性皮肤损伤的迁延所致。

（3）放射性皮肤癌：是在射线所致的角化过度或长期不愈的放射性溃疡基础上恶变而成的。四肢多为鳞状上皮细胞癌，面颈部多为基底细胞癌。

（四）电离辐射的远后效应

机体受电离辐射的作用后，可产生近期效应，也可产生远期效应。人们把机体受电离辐射的作用后在几个月、几年甚至数十年出现的有害效应称为远后效应。远后效应分为随机效应和非随机效应（确定性效应）。

1. 随机性效应 系指效应发生的概率与受辐射剂量大小有关，但其效应的严重程度与受照剂量的大小无关，无剂量阈值。如恶性肿瘤和遗传性疾病。

随机性效应分为两类：第一类发生在体细胞内，并可能在受照者体内诱发癌症的称致癌效应，常见的致癌效应有辐射诱发白血病、甲状腺癌、乳腺癌、肺癌、骨肿瘤、皮肤癌等；第二类发生在生殖细胞内，并可引起受照者后裔的遗传疾患的称遗传效应。如后代先天畸形、流产、死胎和死产等。

2. 非随机效应 系指效应的严重程度与剂量有关，且存在一个剂量阈值，也称确定性效应。常见的非随机性效应有放射性白内障。人体不同组织或器官对射线的敏感程度差异很大，对大多数组织在年剂量低于0.5Gy时不致有严重效应，对射线较敏感的组织或器官效应的发生频率随剂量而增加，其严重程度也随剂量而变化。

二、X线的防护要求

（一）X线防护标准

随着对X线辐射危害研究的逐步深入，X线防护标准一直在不断的修改。早期ICRP采用红斑剂量来作为度量辐射单位。红斑剂量就是引起皮肤明显发红所需的辐射剂量，其值随辐射种类、能量、剂量率及受照部位变化很大，大约为6Sv。接着引用了耐受剂量的概念，其值为每天2mSv，这个数值相当于1个月内的累积剂量，为红斑剂量的1%。

随后ICRP逐步把耐受剂量的概念发展为最大容许剂量、剂量极限和剂量限值等概念，并把最大容许剂量由每天2mSv下降至每周3mSv。还特别建议工作人员在30岁以前所接受的累积剂量不得超过0.5Sv，全身照射时最大容许剂量规定为每周1mSv，职业性放射工作人员全身均匀照射的年剂量限值为50mSv。规定职业性放射工作人员全身均匀照射的年有效剂量限值为20mSv。

我国电离辐射防护基本标准迄今经历了《放射性工作卫生防护暂行规定》《放射防护规定》《放射卫生防护基本标准》和《辐射防护规定》《电离辐射防护与辐射源安全基本标准》的发展变化。

（二）X线剂量限值

现行放射防护基本标准，即《电离辐射防护与辐射源安全基本标准》，等效采用了国际原子能机构制订新的国际基本安全标准格式和剂量限值。

剂量限值包括有效剂量限值和当量剂量限值，有效剂量限值是限制随机性效应的发生率，当量剂量限值是防止确定性效应的发生。表1-8-1是现行防护标准中，规定的职业照射和公众照射的剂量限值。

表1-8-1　剂量限值（mSv/年）

	职业放射人员	青少年	孕妇	公众
年有效剂量（五年平均）	20	6	—	1
眼晶体（年当量剂量）	150	50	—	15
皮肤（年当量剂量）	500	150	—	50
手和足（年当量剂量）	500	150	—	—
腹部（当量剂量）	—	—	—	—

1. 职业照射的剂量限值

（1）职业性放射工作人员：接受照射的连续5年的年平均有效剂量不超过20mSv，且5年中任何1年不得超过50mSv。

（2）16～18岁的青少年其剂量限值不超过表1-8-1所规定。

（3）孕妇：腹部表面的剂量限值不超过2mSv，在怀孕8～15周期间，严重智力障碍的危险度为0.4/Sv。对需生育妇女所接受的照射，应严格按表1-8-1中职业照射的剂量限值予以控制。

2. 公众照射的剂量限值

（1）公众成员：所受到的平均剂量估算值不应超过表1-8-1规定的剂量限值。特殊情况下，如果连续5年的年平均剂量不超过1mSv，则某一年份的有效剂量可提高到5mSv。

（2）慰问者及探视人员：剂量限值不超过5mSv；儿童受照剂量不超过1mSv。

我国《放射卫生防护标准》（GB4792—84）的制订是采用ICRP1977年26号出版物中综合防护原则及剂量当量限值。将辐射实践正当化、辐射防护水平最优化、个人剂量当量限值作为辐射防护的综合原则，避免以剂量当量限值或最大允许剂量当量为唯一指标。辐射照射做到在可以合理达到的尽可能低的水平之下。

3. 放射工作人员的剂量当量限值

（1）防止非随机性效应的影响：眼晶体150mSv/年（15rem/年），其他组织500mSv（50rem/年）。

（2）防止随机性效应的影响：全身均匀照射时为50mSv/年（5rem/年）；不均匀照射时，有效剂量当量（HE）应满足下列公式：HE = $\sum$ WTHT ≤ 50mSv（5rem）

HT：组织或器官（T）的年剂量当量mSv（rem）；WT：组织或器官（T）的相对危险度权重因子；HE：有效剂量当量mSv（rem）。

在一般情况下，连续3个月内一次或多次接受的总剂量当量不得超过年剂量当量限值的一半（25mSv）。

4. 放射工作条件分类

（1）甲种工作条件：年照射的有效剂量当量很少可能超过15mSv/年的为甲种工作条件，要建立个人剂量监测、对场所经常性的监测，建立个人受照剂量和场所监测档案。

（2）乙种工作条件：年照射的有效剂量当量很少有可能超过15mSv/年，但可能超过5mSv/年的为乙种工作条件，要建立场所的定期监测，个人剂量监测档案。

（3）丙种工作条件：年照射的有效剂量当量很少超过5mSv/年的为丙种工作条件，可根据需要进行监测，并加以记录。

（4）从业放射的育龄妇女，应严格按均匀的月剂量率加以控制。未满16岁者不得参与放射工作。

（5）特殊照射：在特殊意外情况下，需要少数工作人员接受超过年剂量当量限值的照射，必须事先周密计划，由本单位领导批准，有效剂量是在一次事件中不得大于100mSv，一生中不得超过250mSv，进行剂量监测、医学观察，并记录存档。

（6）放射专业学生教学期间，其剂量当量限值遵循放射工作人员的防护条款。非放射专业学生教学期间，有效剂量当量不大于0.5mSv/年，单个组织或器官剂量当量不大于5mSv/年。

5. 对被检者的防护　对被检者的防护包括以下内容：提高国民对辐射防护的知识水平；正确选用X线检查的适应证；采用恰当的X线质与量；严格控制照射野；非摄影部位的屏蔽防护；提高影像转换介质的射线灵敏度；避免操作失误，减少废片率和重拍片率；严格执行防护安全操作规则。

6. 对公众的个人剂量当量限值　对于公众个人所受的辐射照射的年剂量当量应低于下列限值：全身：5mSv（0.5rem）；单个组织或器官：50mSv（5rem）。

（三）X线防护目的

X线防护的目的就是为了防止有害的确定性效应发生，并限制随机性效应的发生率，使所接受的辐射剂量降低到可以接受的水平，同时消除各种不必要的照射。

防止确定性效应的发生，就需要制订相应的当量剂量限值，以保证在终身或全部工作期间内受到这样的辐射也不会达到阈值剂量。限制随机性效应应使一切具有正当理由的X线检查保持在合理的最低水平，并不得超过为防止确定性效应所制订的有效剂量和当量剂量限值。

（四）X线防护原则

X线防护的基本三项原则是：X线检查的正当化、X线防护实现最优化、个人受照剂量限值。

1. X线检查的正当化 所谓正当化是指所进行的X线检查是必要的，其所带来的潜在性危害和从中得到的诊断利益相比是可以接受的，即所得的利益明显大于可能带来的危害，这样的X线检查就是正当的。

2. X线防护的最优化 最优化是指为减少辐射危害而采取防护措施时，在考虑到社会、经济、技术措施等因素的条件下，用最小的代价，获得最大的净利益，使一切必要的接受剂量保持在合理可以达到的尽可能低的水平。防护设施应设计合理的方案和采用防护效果好、价格便宜、稳定性好、便于施工的材料。对一切正当的X线检查，应选用最适宜的检查方法和最佳的摄影条件，使检查既能获得准确的结果，又能合理降低受检者的受照剂量。

3. 个人受照剂量限值 在满足了X线检查正当性和防护最优化的同时，不一定能对每一个人提供合适的防护，还必须采取多种防护措施，使受照者接受剂量不超过相应的限值，以减少工作人员、受检者和公众的辐射危害。个人受照剂量限值用来限制个人的躯体效应和可能产生的遗传效应。

（五）X线防护措施

X线防护的基本措施有三种：

1. 时间防护 人体受到X线照射的累积吸收剂量与受照射的时间呈正比，照射时间越长，个人累积剂量就越大。在不影响工作的情况下，尽量减少曝光时间，采用自动化、标准化操作，提高操作技术的熟练程度，缩短在辐射场所的停留时间来减少受照剂量。

2. 距离防护 X线对周围空间产生的剂量率随距离增加而减少。X线束似点状源，剂量率与距离的平方呈反比，即距离增加一倍，照射量率减少

到原来的1/4。因此，人体离X线源越远，照射量率越低，在相同时间内受到的照射量也越小。

3. 屏蔽防护 是利用射线通过物质时的减弱规律，在X线源和接触人员之间设置一种或数种能吸收X线的物体，以消除或减弱X线对接触人员的危害。屏蔽效果与X线的强度和能量、屏蔽材料的性质及其厚度有关。常用的屏蔽方法有铅隔离式控制室、铅橡皮围裙和手套等。

三、常用的辐射量及其单位

（一）照射量与照射量率

1. 照射量 照射量是指X线或γ射线的光子在单位质量空气中释放出来的全部电子完全被空气阻止时，空气中产生同一种离子总电荷的绝对值。照射量的国际单位（SI）是库仑每千克，即库仑·千克$^{-1}$（C·kg^{-1}）。以前采用的照射量专用单位是伦琴（R）。

$$1 伦琴（R）= 2.58×10^{-4}C·kg^{-1}$$
$$1C·kg^{-1} = 3.877×10^{3}R$$

在实际计算中也常常使用这些单位的分数和倍数，如毫库仑·千克$^{-1}$（mC·kg^{-1}），微库仑·千克$^{-1}$（μC·kg^{-1}），千伦琴（kR），毫伦琴（μR）等。它们的关系是：

$$1C·kg^{-1} = 10^{3}mC·kg^{-1} = 10^{6}μC·kg^{-1}$$
$$1R = 10^{3}mR = 10^{6}μR = 10^{-3}kR$$

2. 照射量率 单位时间内的照射量称照射量率，照射量率的SI单位为库仑每千克秒，即库仑·千克$^{-1}$·秒$^{-1}$（C·kg^{-1}·s^{-1}），其专用单位是伦琴或其分数除以适当的时间而得的商，如伦琴·小时$^{-1}$（R·h^{-1}），伦琴·分$^{-1}$（R·min^{-1}）或毫伦琴·小时$^{-1}$（mR·h^{-1}）等。

（二）吸收剂量与吸收剂量率

1. 吸收剂量 电离辐射作用于机体而引起的生物效应，主要取决于机体吸收辐射能量的多少。为了衡量物质吸收辐射能量的多少，引进了"吸收剂量"。

吸收剂量是电离辐射授予单位质量受照物质的能量。吸收剂量的SI单位是焦耳每千克（J·kg^{-1}），专名是戈瑞（Gy）。

$$1 戈瑞（Gy）= 1 焦耳·千克^{-1}（J·kg^{-1}）$$

以前吸收剂量采用的专用单位是拉德（rad）。

$$1\ 拉德(rad) = 10^{-2}\ 焦耳\cdot 千克^{-1}(J\cdot kg^{-1})$$
$$= 10^{-2}\ 戈瑞(Gy)$$
$$1\ 戈瑞(Gy) = 100\ 拉德(rad)$$

为了使用上的方便,也常用戈瑞或拉德的分数和倍数来计算,如毫戈瑞(mGy)、微戈瑞(μGy)、千拉德(krad)、毫拉德(mrad)等。其关系为:

$$1Gy = 10^3 mGy = 10^6 \mu Gy$$

吸收剂量适用于各种电离辐射及受照射的任何物质。

2. 吸收剂量率 吸收剂量率表示单位时间内的吸收剂量,单位为戈瑞·秒$^{-1}$(Gy·s^{-1})。也可用戈瑞或拉德的倍数或分数除以适当的时间而得的商表示,如毫戈瑞·小时$^{-1}$(mGy·h^{-1})、千拉德·小时$^{-1}$(krad·h^{-1})等。

照射量与吸收剂量是两个意义完全不同的辐射量,平常所说"X线剂量"是指以戈瑞或拉德为单位的吸收剂量,用辐射测量仪表直接测出的伦琴数是照射量。

(三) 比释动能

比释动能是不带电电离粒子(如 X、γ 射线和中子)与物质相互作用时,在单位质量物质中产生的带电电离粒子的初始动能的总和。度量比释动能的单位与吸收剂量相同,比释动能的 SI 单位为焦耳每千克(J·kg^{-1}),专名为戈瑞(Gy),1Gy 的空气比释动能表示 X 线束在空气中的能量转移为每千克空气 1J。

(四) 剂量当量与有效剂量当量

1. 剂量当量 在辐射防护领域,采用辐射的品质因数来表示传能线密度对效应的影响,对吸收剂量进行修正,使得修正后的吸收剂量能够较好地表达发生生物效应的概率或生物效应的严重程度,这种修正后的吸收剂量就称为剂量当量。

2. 有效剂量当量 在辐射防护标准中,所规定的剂量限值是以全身均匀照射为依据。实际上,无论职业性照射还是医疗照射,都是一个组织的非均匀性照射。为了计算在非均匀照射情况下,所有受到照射组织的危险度与辐射防护标准相比较,对辐射随机性效应(辐射遗传效应与致癌效应)引进了有效剂量当量,它定义为加权平均器官剂量当量。

(李祥林 余建明)

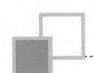

第二章 普通数字 X 线检查技术

第一节 X 线摄影的基础知识

一、X 线摄影条件及其影响因素

X 线摄影条件是指在 X 线成像过程中的相关因素,狭义的 X 线摄影条件一般指管电压、管电流、曝光时间、摄影距离;广义的 X 线摄影条件包括影像设备、受检者、探测器等。受检者检查部位的组织密度和厚度、成像探测器的性能、X 线管焦点靶物质的原子序数是相对固定的摄影条件,这些可以通过 X 线感光效应理论来表述。

感光效应是指有效照射距离内成像由探测器的感光效应所决定。实际工作中与感光效应相关的因素都不同程度影响摄影条件,包括管电压、管电流、曝光时间、探测器感光效率、靶物质原子序数、摄影距离、被检体的密度与厚度等。X 线摄影时,X 线束经不同密度与厚度的被检组织吸收衰减,透射出的不同强度 X 线使探测器感光,其感光量用 E 表示,则感光效应公式可计算如公式 2-1-1:

$$E = k \frac{V^n \cdot i \cdot t \cdot s \cdot Z}{d \cdot z \cdot \rho \cdot r^2} \quad \text{(公式 2-1-1)}$$

式中,V 为管电压,i 为管电流,t 为摄影时间,s 为探测器的感光效率,Z 为靶物质的原子序数,d 为被检部位的厚度,z 为组织的有效原子序数,ρ 为被检体的密度,r 为摄影距离,n 为管电压指数,k 为常数。

公式 2-1-1 表明,影响感光效应的因素较多。根据实际摄影工作情况,影响感光效应的因素可分为相对固定因素和经常变动因素。探测器的感光效率、焦点靶物质的原子序数、被检体的密度与厚度是相对固定的因素;管电压、管电流、曝光时间以及摄影距离需要根据检查部位、受检者的生理与病理情况等进行合理调节,属于经常变动因素。若将相对固定的因素包含在感光效应公式 k 内,则感光效应公式可简化为公式 2-1-2:

$$E = k \frac{V^n \cdot i \cdot t}{r^2} \quad \text{(公式 2-1-2)}$$

将相对固定的因素包含在感光效应公式常数 k 内后,因 k 对感光效应的影响相对不变,故影响感光效应的主要因素主要有管电压、管电流、曝光时间和摄影距离,这是狭义的 X 线摄影条件。在这四个感光因素中,若某一因素改变,要使成像探测器达到与原来相同的感光效应,需要对其他因素进行相应的调整,才能达到所需的感光效应基本不变,这就是摄影条件的选择。

1. 管电压(tube voltage) 是指加在 X 线管两极间的电压。X 线摄影中管电压用千伏值(kV)表示,千伏值决定 X 线波长的长短,代表 X 线的穿透能力。千伏值越高,产生的 X 线波长越短,穿透能力越强。千伏值是影响图像对比度、图像层次、图像信息量的主要因素,也是影响图像密度值的因素。感光效应与千伏值的 n 次方呈正比,这一指数函数关系反映了千伏值在 X 线摄影中的重要作用。管电压指数 n 值介于 2.0 ~ 4.5 之间,并且 n 值随着千伏值的升高而降低。千伏值越高,成像探测器的感光量增加,产生影像的层次越丰富,影像上组织结构信息量越多。千伏值升高,需要管电流(tube ampere)和曝光时间(exposure time)相应减少和缩短,这样可减少肢体抖动导致的图像运动性模糊(movement unsharpness)。同时,千伏值升高,散射线增多,影像清晰度降低。实际 X 线摄影时,应根据检查部位厚度与病理生理情况以及临床诊断需要等合理选择千伏值。

2. 管电流量 在 X 线摄影中,管电流量是指管电流与摄影曝光时间的乘积,一般用 mAs 表示,称为毫安秒。管电流量代表单位面积内 X 线量的多少,管电流量与感光量呈正比。管电流量是决定 X 线图像密度的主要参数,其大小直接影响成像探测器接受 X 线光量子数的多少。管电流量增加,则成像探测器检测到的光量子数增多,影像的密度增大、噪声减少;管电流量减少,则成像探测器检测到的光量子数减少,影像的密度降低,噪声增加。

3. **摄影时间** 是指获得一幅X线图像需要影像设备产生X线的时间,也称为曝光时间。摄影时间长短的选择,一般由被检部位的情况决定。固定不动部位的检查可选择长的摄影时间;容易运动部位的检查一般选择短的摄影时间,以减少检查部位影像的运动性模糊。

4. **摄影距离** 是指X线管焦点到成像探测器之间的距离,称为源-像距(source to image-receptor distance, SID)。在有效摄影距离内,探测器上得到的X线量与SID的平方呈反比。当其他摄影条件不变时,摄影距离r和管电流量mAs之间的关系,可用公式2-1-3来表示:

$$mAs_2 = mAs_1 \cdot \frac{r_2^2}{r_1^2} \qquad (公式 2-1-3)$$

式中,r_2表示新SID,r_1表示原SID,mAs_2表示新管电流量,mAs_1表示原管电流量。

公式(2-1-3)表明,当新摄影距离SID增加一倍时,要得到原摄影距离SID同样的感光效果,则管电流量需增加4倍。

5. **X线成像探测器** X线成像探测器是指透过人体组织后X线接收装置。X线照射被检体后,被照部位组织密度和厚度不同对原发射线的衰减形成差异,透过人体组织的X线携带有被照体组织密度和厚度信息,即产生信息X线。成像探测器可分为模拟成像探测器和数字成像探测器。模拟成像探测器主要指由增感屏和胶片组成的屏-片系统,目前较少使用;数字成像探测器有CR的成像板(imaging plate, IP)和DR的平板探测器(flat panel detector, FPD)。数字X线成像探测器的功能就是将摄影的信息接收并转换为数字信号,经过计算机进行图像后处理而获得可见影像,即数字图像。

6. **滤线器** 是为了消除散射线的影响,减少X线图像的灰雾度而设计的一种摄影辅助装置。滤线栅(grid)是滤线器的主要组件,也称为滤线板,有聚焦式、平行式和交叉式三种。目前X线摄影所用滤线栅多为聚焦式。

(1) 滤线栅的结构:聚焦式滤线栅的结构是由许多薄铅条和间隙填充物交替排列而成的平板。聚焦式铅条排列成聚焦状,即中心部分的铅条垂直栅平面,中心两侧的铅条向中心倾斜一定的角度,将这些铅条延长后会聚成一条直线,该线与滤线栅中点垂直线的交点叫做聚焦式滤线栅的焦点(图2-1-1)。滤线栅的两面一般用薄铝板封闭固定。

(2) 滤线栅的工作原理:在摄影时,将滤线栅

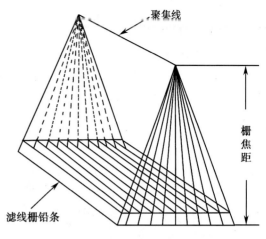

图2-1-1 聚焦式滤线栅结构示意图

置于被检体与胶片之间,焦点至滤线栅的距离应在滤线栅焦距允许的范围内,并使X线中心线对准滤线栅中心。这样,从X线管发出的原发射线与滤线栅的铅条平行,大部分穿过铅条间隙到达胶片,小部分照射到铅条上被吸收。散射线因与铅条成角,不能通过铅条间隙,故大部分被吸收掉(图2-1-2),减少了胶片上接受的散射线量,从而有效地改善了照片对比度,提高了影像质量。固定式滤线栅可在照片上留下细小的铅条影,活动式滤线栅因滤线栅的运动而使铅条影像模糊,照片上不会产生铅条影。

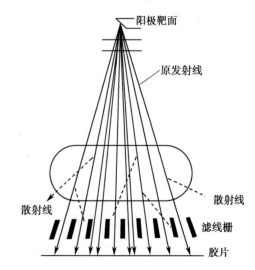

图2-1-2 滤线栅工作原理示意图

(3) 滤线栅的技术参数:滤线栅的技术参数主要有:焦距、栅比、栅密度和铅容积。

1) 焦距:是聚焦式滤线栅的焦点到滤线栅中心的垂直距离。X线摄影时,焦点到探测器距离与滤线栅的焦距相等或接近。

2）栅比:栅比(grid ratio)是滤线栅铅条高度 h 和铅条距离 D 之比(图 2-1-3)。栅比越大,吸收散射线的效果越好。目前常用的滤线栅栅比有 10∶1,12∶1,14∶1,16∶1等。

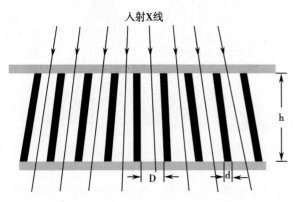

入射X线

图 2-1-3 聚焦式滤线栅的栅比

3）栅密度:是滤线栅表面每单位厘米中所含铅条数目,常用滤线栅的栅密度为 40~80L/cm。

4）铅容量:表示在滤线栅表面上平均 1cm² 中铅的重量,单位 g/cm²。

(4)滤线器的种类:可分为固定滤线器和活动滤线器两大类。

1）固定滤线器:是指在摄影时固定不动的滤线器。固定滤线器的使用比较方便,但栅密度较小时,图像上会留有铅条阴影。

2）活动滤线器:是指滤线栅在摄影前瞬间开始运动,直至摄影结束为止。运动方向与铅条方向垂直,这样既能吸收散射线,探测器上又不会留下铅条阴影。活动滤线器一般都安装在摄影床的床面下方或立于胸片架上,基本组件包括滤线栅、驱动装置、探测器托盘和控制电器等,分为电动和弹簧振动两种。

(5)虚拟滤线栅(virtual grid):又称数字滤线栅。2014 年飞利浦公司在北美放射学年会上推出基于大数据的虚拟滤线栅,2016 年在北美放射学年会又推出 SkyFlow 第二代超级滤线栅,它是现代数字化 X 线摄影中减少或消除散射线的新技术,它可以在不使用滤线栅的情况下,提供使用滤线栅较高辐射剂量的图像质量,适用于人体所有部位的 X 线摄影。

虚拟滤线栅 SkyFlow 是飞利浦发明的一种图像处理技术,利用大数据为基础,采用 SkyFlow 以物理模型和蒙特卡罗模拟(Monte-Carlo simulation),通过反复计算不使用滤线栅造成的局部散射线的分布,在图像上对于散射的信号进行数字化补偿,从而抵消散射辐射的影响。针对每个患者个体化增强图像对比度,使图像获得有使用滤线栅的图像质量效果,而又不因使用滤线栅增加摄影的曝光条件,使受检者辐射剂量大为降低。

虚拟滤线栅在成像单元之前没有任何物理装置,焦点射线和非焦点射线同时到达成像单元,通过对成像单元采集的数据处理来区分焦点射线和散射成分,并对后者加以抑制。可以调整虚拟滤线栅的格比数、线密度,甚至可以调整铅当量数。不用根据 SID(焦点-被照体距离)的变化更换滤线栅,仅仅调整滤波参数即可满足散射线过滤的需要(图 2-1-4)。

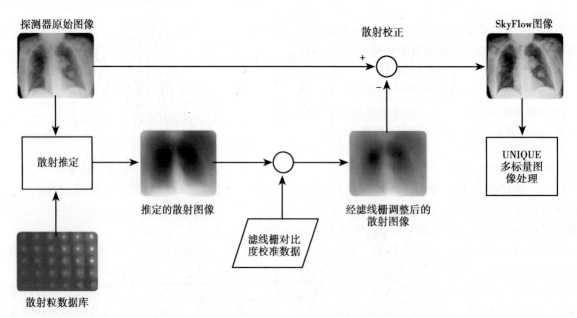

探测器原始图像　　　　　　　　　　散射校正　　　　SkyFlow图像

散射推定

推定的散射图像　　　　　　　经滤线栅调整后的散射图像

滤线栅对比度校准数据

散射粒数据库

UNIQUE 多标量图像处理

图 2-1-4 虚拟滤线栅 SkyFlow 原理示意图

二、解剖学基准线

(一) 人体标准姿势与方位

1. 人体标准姿势 即人体的标准解剖学姿势,是指人体直立,两眼向正前方平视,两上肢下垂置于躯干两侧,两下肢并拢,足尖及掌心向前。在 X 线摄影和阅片时,受检者无论处于何种体位,都以标准姿势作为定位的依据(图 2-1-5)。

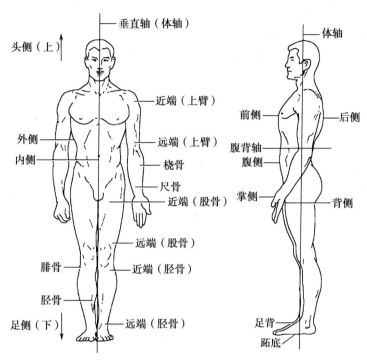

图 2-1-5 人体标准姿势与方位

2. 解剖学方位

(1) 上和下(superior and inferior):近头侧为上,近足侧为下。

(2) 前和后(anterior and posterior):近身体腹面为前面或腹侧(ventral),近身体背面为后面或背侧(dorsal)。

(3) 内和外(medial and lateral):近正中矢状面为内侧,远正中矢状面为外侧。

(4) 近和远(proximal and distal):近心脏为近端,远心脏为远端。

(5) 浅和深(superficial and profundal):距体表近为浅,远体表为深。

以四肢骨为定位依据,上肢分尺侧(ulnar)(近尺骨)和桡侧(radial)(近桡骨);下肢分胫侧(tibial)(近胫骨)和腓侧(fibular)(近腓骨);趾骨上部为足背侧,下部为足底侧。

(二) 人体体轴与基准面线

1. 人体体轴

(1) 垂直轴(vertical axis):是从头顶到足底的连线,亦称长轴。

(2) 矢状轴(sagittal axis):是自腹前至背后同高点的连线,与垂直轴和冠状轴呈直角交叉,也称短轴。

(3) 冠状轴(coronal axis):是人体左右两侧同高点的连线,与矢状轴垂直交叉。

2. 基准面线

(1) 水平面(horizontal plane):是与地平面平行且将人体横断为上下两部分的断面,也称横断面。

(2) 矢状面(sagittal plane):是将人体纵端为左右两部分的面,正中矢状面是将人体左右等分的面。

(3) 冠状面(coronal plane):是将人体纵断为前后两部分的断面,冠状面与矢状面垂直(图 2-1-6)。

(4) 水平线(horizontal line):是人体直立时,与地面平行的线。

(5) 正中线(median line):是将人体左右等分的线。

(6) 矢状线(sagittal line):是与水平线相交,正中线平行的线。

(7) 冠状线(coronal line):是与矢状面垂直相交,将人体前后分开的线。

(8) 垂直线(vertical line):是与人体水平线垂

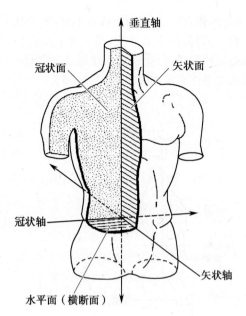

图 2-1-6　人体体轴与基准面示意图

直的线(图 2-1-6)。

（三）解剖学关节运动

1. 屈伸运动(flexion and extension)　关节沿矢状面方向运动,组成关节的上下骨骼相互靠近或远离,靠近为"屈",远离为"伸"。

2. 内收、外展运动(adduction and abduction)关节沿冠状面方向运动,向正中矢状面靠近为"内收",远离正中矢状面为"外展"。

3. 旋转运动(rotation)　关节环绕矢状轴或冠状轴做回旋运动时,称为旋转运动。肢体的前面向内旋转为旋内(internal rotation),肢体的前面向外旋转为旋外(external rotation)。

三、X 线摄影基准线

（一）摄影术语

1. 中心线(centre line)　在 X 线束中,居中心部分的那一条线称为"中心线"。

2. 斜射线(oblique line)　在 X 线束中,中心线以外的线称为"斜射线"。

3. 源-像距(source to image-receptor distance,SID) 又称焦-像距(focus-film distance,FFD),是 X 线管焦点到探测器的距离。

4. 源-物距(source to object distance,SOD)又称焦-物距,是 X 线管焦点到被照体的距离。

5. 物-像距(object to image receptor distance,OID) 是被照体到探测器的距离。

（二）头颅体表定位线

1. 听眶线(auditory basal line,ABL)　又称Read 氏基线(Reid's base line),人类生物学基准线(anthropological base line,ABL),为外耳孔上缘与同侧眼眶下缘的连线。

2. 听眦线(orbitomeatal basal line,OMBL)又称 X 线摄影基线(radiographic base line,RBL)、眶耳线(orbitomeatal line,OML),为外耳孔中点与同侧眼外眦的连线,与同侧听眶线约呈 12°角。

3. 听眉线(glabellomeatal line)　为外耳孔中点与同侧眉上缘的中点(眉间)的连线,与同侧听眶线约呈 22°角。

4. 听鼻线(acanthiomeatal line)　为外耳孔中点与同侧鼻翼下缘间的连线,与同侧听眶线约呈 13°角。

5. 听口线(oromeatal line)　为外耳孔与同侧口角间的连线,与同侧听眶线约呈 23°角。

6. 瞳间线(interpupillary line)　为两侧瞳孔的连线,与水平面平行。

7. 眶下线　为两眼眶下缘的连线(图 2-1-7)。

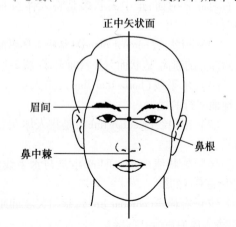

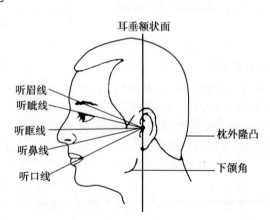

图 2-1-7　头颅摄影基准点、线、面示意图

四、X 线摄影体位与方向

（一）X 线摄影体位的命名原则

1. 根据中心线入射被照体的方向命名 如中心线经胸部后方第 6 胸椎水平垂直射入探测器的体位称为胸部后前正位。

2. 根据被照体与探测器的位置关系命名 如左前胸部贴近探测器的体位称为左前斜位。

3. 根据被照体与摄影床的位置关系命名 如人体的右侧贴近摄影床称为右侧卧位。

4. 根据被照体与摄影床的位置关系及中心线入射被照体与探测器的关系命名 如人体仰卧于摄影床，中心线经人体一侧水平射入探测器的体位称为仰卧水平侧位。

5. 根据被照体的姿势命名 如胸部前弓位，小儿双髋蛙式位。

6. 根据某部位的功能命名 如颈椎的过伸、过屈位，颞颌关节的张口、闭口位。

7. 根据摄影体位创始人的名字命名 如乳突劳氏位、髋关节谢氏位。

（二）X 线摄影体位

1. 正位（entopic position） 被照体矢状面与探测器的长轴平行，中心线经被照体的前方或后方入射，同时从后方或前方射出的体位，如头颅的前后或后前位，脊柱各椎体段的前后或后前位，胸部的后前或前后位，腹部、盆腔的前后位，四肢的前后位等。

2. 侧位（lateral position） 被照体冠状位与探测器长轴平行，中心线经被照体的一侧入射，从另一侧射出的体位，如头颅的左右侧位、脊椎各椎体段的左右侧位、胸部的左右侧位、四肢的侧位等。

3. 斜位（oblique position） 被照体与探测器呈一定的摄影角度，中心线经被照体的左、右前方或左、右后方入射，从右、左后方或右、左前方射出的体位。如胸部左前斜位、胸部右前斜位、腰椎右前斜位、颈椎右后斜位等。

（1）右前斜位（又称第一斜位）（right anterior oblique position，RAO）：身体右前部贴近探测器。

（2）左前斜位（又称第二斜位）（left anterior oblique position，LAO）：身体左前部贴近探测器。

（3）右后斜位（right posterior oblique position，RPO）：身体右后部贴近探测器。

（4）左后斜位（left posterior oblique position，LPO）：身体左后部贴近探测器。

4. 轴位（axial position） 中心线与被照体长轴平行的摄影体位，如髌骨轴位、跟骨轴位等。

5. 卧位（recumbent position） 摄影床水平，受检者按要求卧于床上，包括仰卧、俯卧和侧卧。

（1）仰卧位（supine position）：摄影床水平，受检者平卧床上，背侧在下，腹侧在上。

（2）俯卧位（prone position）：与仰卧位相反，腹侧在下，背侧在向上，头部可偏向一侧。

（3）侧卧位（lateral decubitus position）：受检者左侧或右侧卧于床上。

6. 水平位（horizontal position） 受检者仰卧、俯卧或侧卧于摄影床上，X 线水平摄影。

7. 头低足高位（trendelenburg position） 受检者仰卧于摄影床上，床面倾斜使头侧比足侧低。

8. 特殊位 枕顶位、鼻颏位、额鼻位、前弓位、切线位等。

（三）X 线摄影方向

一般来说中心线入射被照体的方向称为 X 线摄影方向。

1. 矢状方向（sagittal direction） 为中心线与身体矢状面平行的入射方向。

（1）前后方向：是中心线经被照体的前方（腹侧）射入，从后方（背侧）射出。

（2）后前方向：是中心线经被照体的后方（背侧）射向被照体的前方（腹侧）的方向。

2. 冠状方向（coronal direction） 为中心线与身体冠状面平行的入射方向。

（1）左右方向：是中心线经被照体的左侧射入，右侧射出。

（2）右左方向：是中心线经被照体的右侧射入，左侧射出。

3. 斜射方向（oblique direction） 为中心线从被照体的矢状面与冠状面之间入射，从另一斜方向射出的方向。

（1）左前斜位：是中心线经被照体的右后射向左前方的方向。

（2）右前斜位：是中心线经被照体的左后射向右前方的方向。

（3）左后斜方向：是中心线经被照体的右前方射向左后方的方向。

（4）右后斜方向：是中心线经被照体的左前方射向右后方的方向。

4. 上下方向（superior-inferior direction） 又称轴方向（axial direction），为中心线经被照体的头侧射向尾侧的方向。

5. 切线方向(tangential direction) 为中心线入射被照体部位与兴趣区边缘相切的方向。

6. 内外方向(medial-lateral direction) 为中心线经被照体的内侧射向外侧的方向。

7. 外内方向(lateral-medial direction) 为中心线经被照体的外侧射向内侧的方向。

8. 掌背方向(dorsopalmar direction) 为中心线经被照体的手掌射向手背的方向。

9. 背底方向(dorsoplantar direction) 为中心线经被照体的足背射向足底的方向。

五、体表解剖标志

体表解剖标志是指在人体的表面上看到或扪到的固定标志点,这些标志点与体内的某一解剖部位或脏器有对应的位置关系。摄影时根据人体体表的固定标志点,可以有效确定肉眼不可见的人体内部的解剖部位,并可以正确地确定受检者的体位和中心线的入射部位。

(一)颈部

1. 边界 颈部上方以下颌下缘、乳突至枕外粗隆连线与头面部分界;下方自胸骨上窝、锁骨、肩峰向后至第 7 颈椎棘突为界,与胸部、上肢、背部分界。

2. 体表 标志颈部体表标志因年龄、性别和个体而异,儿童和妇女呈圆形,成人男性骨性标志突出。

舌骨位于颈中线最上方,相当于第 4 颈椎水平。

甲状软骨成人男性在上缘处构成高突的喉结,其后方正对第 5 颈椎。

环状软骨位于甲状软骨下方。临床上常在此处进行急救气管切开或用粗针头穿入,来解救窒息。其后方对第 6 颈椎,是喉与气管、咽与食管的分界点。

(二)胸部

1. 边界 胸部上界是由胸骨颈静脉切迹,沿锁骨至肩锁关节,以此连线往后至第 7 颈椎棘突;胸部下界相当于胸廓的下口,胸部和上肢的界限是三角肌的前缘。

2. 形状 胸部外形与骨骼、肌肉和内脏发育状况有关,一般可分为两种类型,宽短型和狭长型。宽短型胸部特点是胸骨下角较大(最大为 120°),肋骨近于水平,胸骨较宽,胸骨上凹不明显,胸围较大;狭长型胸部特点是胸骨角较小(90°~100°),肋骨倾斜角较大,胸骨狭长,胸骨上凹明显,胸围较小。

3. 体表 标志胸骨柄与胸骨处形成向前突的胸骨角,两侧连接着第二肋骨,可作为计数肋骨的标志。胸骨颈静脉切迹相当于第 2、3 胸椎水平;胸骨角相当于第 4、5 胸椎水平,后方对着气管分叉处。

胸骨柄中分处相当于主动脉弓的最高点。剑胸关节相当于第 9 胸椎水平,其可表示胸膜正中线的分界,也可作为心下缘膈肌和肝上面的前分界线。

锁骨外 1/3 处下方为锁骨上窝,窝内可触及喙尖。肩关节做屈伸运动时,可感到喙突在移动。锁骨下方自第 2 肋骨开始可摸到各肋骨。由胸锁关节到第 10 肋软骨角划一线,可标出肋骨与肋软骨的交点。

第 2、3 肋骨呈水平,往下各肋骨逐渐斜行,第 2 前肋间最宽,第 5、6 肋骨最窄。肋骨的最低点相当于第 3 腰椎水平。

男性乳头对第 4 肋骨,相当于 7、8 胸椎水平;女性乳头位置低,个体差异较大,不宜做体表定位点。

在左侧第 5 肋骨间锁骨中线内侧约 2cm 处,可见心尖搏动点。当左侧卧位时,心尖位置移向左侧,仰卧位时心尖搏动点可升高一肋。肩胛骨根部对第 3 胸椎棘突,下角对第 7 胸椎。

4. 胸部的径线

(1)前正中线:通过胸骨两外侧缘中点的垂线。

(2)肋骨线:通过胸骨两侧最宽处的两条垂线。

(3)锁骨中线:通过锁骨中点的垂线。

(4)腋前线:通过腋窝前缘的垂线。

(5)腋中线:通过腋窝中点的垂线。

(6)腋后线:通过腋窝后缘的垂线。

(7)肩胛线:当两臂下垂,通过肩胛下角的垂线。

(8)脊柱旁线:相当于各椎体横突尖端的连线。

(9)后正中线:相当于各棘突的连线。

(三)腹部

1. 边界 上界从前向后为胸骨剑突、肋弓、第 11 肋前端与第 12 胸椎;下界从前向后为耻骨联合下缘、耻骨结节、腹股沟韧带、髂嵴与第 5 腰椎下缘。腹壁在后方为脊柱的腰部,前外侧壁均为扁平肌构成。

2. 个体差异　腹部外形与腹腔器官的位置,随年龄、体型、性别以及肌肉、脂肪发育程度而异。矮胖型的人,腹部上宽下窄,膈、肝、盲肠与阑尾等位置较高,胃趋于横位;瘦长型的人则与此相反。小儿因各系统发育不平衡,膈位置较高,肝比成人比例大,骨盆在比例上小于成人,故腹部外形比例较成人大。老年人因肌肉乏力,韧带松弛,故内脏下垂,位置低下,下腹部呈明显隆凸状。体位改变对腹腔器官位置的影响也很明显,卧位器官上移、膈上升;直立时,则相反。

3. 体表　标志骨性标志有剑突、肋弓、第 11 肋前端。下方有耻骨联合、坐骨结节、髂前上棘、髂嵴。脐的位置不恒定,约相当于第 3、4 腰椎之间。

（四）四肢

1. 尺骨茎突　为尺骨末端腕部内侧的突起。
2. 桡骨茎突　为桡骨腕部外侧的突起。
3. 尺骨鹰嘴　为肘关节背侧的突起。
4. 肱骨内上髁　为肘关节内侧的突起。
5. 肱骨外上髁　为肘关节外侧的突起。
6. 肱骨大结节　为位于肩峰外下方的突起。
7. 锁骨　为横向位于胸廓前上方可触及的内低外高的骨骼。
8. 肩峰　为肩胛冈外上方的突起。
9. 肩胛骨喙突　为肩峰前内下深按可扪及的突起。
10. 肩胛下角位　于肩胛骨的最下端,与第 7 胸椎下缘等高。
11. 内踝　为胫骨远端踝关节内侧的突起。
12. 外踝　为腓骨远端踝关节外侧的突起。
13. 胫骨粗隆　为胫骨上端前缘的突起。
14. 胫骨结节　为髌骨正下方胫骨前的突起。
15. 腓骨小头　为膝关节外下方可扪及的突起。
16. 髌骨　为膝关节前方可活动的骨骼。
17. 股骨内、外上髁　为膝关节内、外上方的突起。
18. 股骨大粗隆　为股骨上端外侧的突起,平耻骨联合高度。

（五）脊柱

脊柱 X 线摄影时,可以借助与某些椎体相对应的体表标志作为中心 X 线的入射点或射出点,常用体表定位标志见表 2-1-1。

表 2-1-1　脊柱体表定位

体内结构	前面定位标志	侧面定位标志
C₁	上颚	
C₂	上颚牙齿咬合面	
C₃	下颌角	
C₄	舌骨	
C₅	甲状软骨	
C₆	环状软骨	
C₇	环状软骨下 2cm	颈根部最突出的棘突
T₂、T₃ 间隙	胸骨颈静脉切迹	肩胛上角
T₄、T₅ 间隙	胸骨角	
T₇	胸骨体中点	肩胛下角
T₁₁	胸骨剑突末端	
L₁	剑突末端与肚脐连线中点	
L₃	脐上 3cm	肋弓下缘(最低点)
L₄	脐	髂嵴
L₅	脐下 3cm	髂嵴下 3cm
S₂	髂前上棘连线中点	
尾骨	耻骨联合	

六、X 线摄影检查原则与步骤

（一）摄影原则

1. 焦点的选择　在不影响 X 线管负荷的原则下,尽量采用小焦点,以提高 X 线图像的清晰度。小焦点一般用于四肢、鼻骨、头颅的局部摄影;大焦点一般用于胸部、腹部、脊椎等较厚部位的摄影。

2. 源-像距离　与物-像距离的选择摄影时尽量使肢体贴近探测器,并且与探测器平行。摄影部位与探测器不能贴近时,根据 X 线机负荷相应增加源-像距离,同样可收到放大率小、清晰度高的效果。不能平行时,可运用几何学投影原理尽量避免影像变形。

3. 中心线及斜射线的应用　通常中心线应垂直于探测器,并对准摄影部位的中心。当摄影部位与探测器成角时,中心线应垂直肢体和探测器夹角的分角面,利用斜射线进行摄影。倾斜中心线的摄影体位,应使倾斜方向平行于滤线栅条,以避免栅条切割 X 线。

4. 滤线设备的应用　按照摄片部位的大小和源-像距离选用合适的遮线器。体厚超过 15cm 或管电压超过 60kV 时,需加用滤线器,并按滤线器使用的注意事项进行操作。

5. X 线管、肢体、探测器的固定　X 线管对准摄影部位后,固定各个旋钮,防止 X 线管移动。为避免肢体移动,在使肢体处于较舒适的姿势后给予固定。受检者保持肢体不动。探测器应放置稳妥,体位摆好后迅速曝光。

6. 曝光条件的选择　摄影前需要了解受检者的病史及临床诊断,根据摄影部位的密度和厚度等具体情况,选择较合适的曝光条件。婴幼儿及不合作的受检者应尽可能缩短曝光时间。

7. 呼气与吸气的应用　一般不受呼吸运动影响的部位(如四肢)不需屏气曝光;受呼吸运动影响的部位(如胸、腹部)需要屏气曝光。摄影前应训练受检者。

(1) 平静呼吸下屏气:摄影心脏、上臂、肩、颈部及头颅等部位,呼吸动作会使胸廓肌肉牵拉以上部位发生颤动,故摄影时可平静呼吸下屏气。

(2) 深吸气后屏气:用于肺部及膈上肋骨摄影,这样可使肺内含气量加大,对比鲜明,同时膈肌下降,肺野及肋骨暴露于膈上较广泛。

(3) 深呼气后屏气:深吸气后再呼出屏气,可以增加血液内的氧气含量,延长屏气时间,达到完全制动的目的。常用于腹部或膈下肋骨位置的摄影,呼气后膈肌上升,腹部体厚变薄,影像较为清晰。

(4) 缓慢连续呼吸:曝光时,嘱受检者做慢而浅的呼吸动作,目的是使某些重叠的组织因呼吸运动而模糊,而需要摄影的部位则可以清楚显示,适用于胸骨斜位摄影。

(5) 平静呼吸不屏气:用于下肢、手及前臂躯干等部位。

8. 长骨摄影　至少包括一个邻近关节,并使正、侧位关节显示在同一水平面上。进行骨病摄影时,适当加大照射野,尽量包括病变所累积的范围。

9. 脊柱摄影　利用棉垫等矫正物使受检者脊柱保持正常的生理曲度,并使 X 线与椎间隙平行,减少影像失真。当被检部位厚度相差悬殊时,利用X 线管阳极效应或在体厚较薄的一侧放置楔形铝板进行补偿。

10. 照射野的校准　尽量缩小照射野,照射面积不应超过探测器面积,在不影响获得诊断信息的

前提下,一般采用高电压、低电流、厚过滤,可减少X 线辐射剂量。

(二) 摄影步骤

1. 阅读申请单　认真核对受检者姓名、年龄、性别,了解病史,明确摄影部位和检查目的。

2. 确定摄影位置　一般部位采用常规位置摄影,特殊患者可根据受检者的具体情况加照其他位置(切线位、轴位等)。

3. 摄影前准备　拍摄腹部、下部脊柱、骨盆和尿路等部位平片时,必须清除肠道内容物。常用的方法有口服泻药法(如口服番泻叶或 25% 甘露醇)或清洁灌肠。

4. 衣着的处理　摄影前除去衣物或身体上可能影响图像质量的任何异物(如发卡、纽扣、胸罩、饰物、膏药等)。

5. 肠道准备　进行腹部盆腔和下部脊柱摄影时,应做好肠道清洁。

6. 训练呼吸动作　拍摄胸部、头部、腹部等易受呼吸运动影响的部位时,在摆位置前,做好呼气、吸气和屏气动作的训练,要求受检者配合。

7. 体位设计、对中心线　根据摄影部位和检查目的摆好相应体位,尽量减少受检者的痛苦。中心线对准摄影部位的中心。

8. 辐射防护　作好 X 线防护,特别是性腺的辐射防护。

9. 选择源-像距离　按部位要求选择 X 线管与探测器的距离,一般胸部为 150～180cm,心脏为 180～200cm,其他部位为 90～100cm。

10. 选定摄影条件　根据摄影部位的位置、体厚、生理和病理情况以及机器条件,选择焦点、管电压、管电流、时间和距离等摄影条件。

11. 曝光　以上步骤完成后,再确认控制台各曝光条件无误,然后曝光。

12. 数字图像处理与传输　对摄影部位的图像进行后处理,调节窗宽、窗位,使图像的密度和清晰对比度符合临床要求,必要时对图像进行裁剪,以适合打印的要求。图像处理满意后,将图像传到图像存储与传输系统(picture archiving and communication system,PACS),供医师判读。

13. 图像后处理　根据临床要求,利用数字摄影后处理软件,对所摄图像进行处理,如协调处理、空间频率处理、动态范围处理等,突出显示感兴趣解剖结构。

(刘广月　胡鹏志)

第二节 普通 X 线检查技术

一、CR 检查技术

CR 的检查流程与传统屏-片系统相近,不同之处是用 IP 代替了胶片,IP 扫描环节代替了胶片冲洗。与屏-片系统相比,CR 检查的工作效率并没有显著的提高,但实现了 X 线摄影的数字化。

(一) CR 工作流程

1. 信息采集 穿过被检体后携带信息的 X 线投射到 CR 探测器 IP 上,形成含有诊断信息的潜影。这是 IP 在 X 线照射下(第一次激发)存储模拟信息的过程。

2. 信息转换 指存储在 IP 的 X 线模拟信息转化为数字化信息的过程。IP 在 CR 激光阅读器中进行扫描(第二次激发)产生荧光,该荧光经光导器采集和导向,进入光电倍增管转换为相应强弱的电信号,最后经模数转换成为数字信号。

3. 信息处理 指采用不同的相关技术进行图像处理,优化图像质量,达到诊断的需要。CR 常用图像处理技术包括协调处理、空间频率处理和减影处理等。

4. 信息存储与输出 CR 图像具有数字图像的属性,既可打印硬拷贝图像,也可通过 PACS 存储与传输,实现软拷贝阅读。

(二) CR 检查技术

1. 检查准备

(1) 保证 CR 扫描主机房的温度和湿度在允许范围内(温度 10~30℃,湿度 30%~75%)。

(2) 检查电源、电缆是否完好。

(3) CR 检查前,运行激光扫描仪自检程序,检查激光扫描仪运行状态是否正常。

(4) 检查影像工作站有无足够运行及存储空间。

2. 操作流程

(1) 开机顺序:先打开显示器,再打开 CR 激光扫描仪,所有程序通过自检后方可使用。

(2) 录入受检者基本信息:单机版 CR 系统需手工输入,网络版 CR 系统可通过 PACS/RIS 自动录入。

(3) 选择检查部位:进入部位选择界面,选择拟检查的部位。

(4) 用条形码扫描器对有受检者基本信息的 IP 条形码进行扫描。

(5) 体位设计后,选择合适的摄影参数进行曝光。

(6) 将已曝光的 IP 插入扫描主机,经扫描后读取影像信息。

(7) 在工作站进行图像处理,优化图像并进行有关标注。

(8) 根据需要排版打印胶片,若为网络版 CR 系统需上传图像至 PACS。

3. 注意事项

(1) 避免 IP 受到 X 线照射和天然辐射。IP 须放置于检查室外(或铅箱内),已照与未照的 IP 有明显区别标记或放置在不同区域,避免在摄影过程中混淆。

(2) 使用闲置超过 8 小时的 IP,需先清除 IP 上的残存影像或环境辐射造成的本底灰度。

(3) 摄影时,应严格规范 IP 的放置方向,确保原始 CR 图像与实际受检者检查部位左右相一致。

(4) 为了保证 X 线摄影的图像质量,应一张 IP 采集一幅图像。

(5) 不同于屏-片系统 X 线摄影,CR 选择 IP 的尺寸对成像特性有明显的影响。与大尺寸 IP 相比,小尺寸 IP 具有较小的像素尺寸和较高的空间分辨力。因此,应根据不同检查部位对解剖结构细节的显示要求,选择合理尺寸的 IP。

(6) 在对带有血迹或其他污染的受检者进行摄影时,需将 IP 放入一次性塑料袋内,再放置在受检者检查部位进行摄影。

(7) 每周用柔软的清洁纱布蘸取专用清洁剂清洁 IP,清理 IP 上的灰尘和污点,降低图像噪声和伪影。

(8) 及时淘汰有损伤和超过使用期限的 IP,避免造成伪影和严重噪声干扰诊断,也可有效控制 X 线照射量。

(三) CR 参数选择与图像处理

由于各生产厂家的技术参数不完全一致,下面主要讨论常用技术参数与图像处理对图像质量的影响。

1. 协调处理(gradation processing) 也称对比度处理或层次处理、色调协调(tone scaling)、对比增强(contrast enhancement)。对比度处理有两种不同的方法,最常用的技术是按照用户控制的查询表(look-up table,LUT)重新变换各个像素值。对比度曲线的整体改变可以在不同的灰阶等级产生不同的局部对比度。

有的 CR 系统用 4 种不同的参数,如协调曲线类型(gradation type,GT)、旋转量(rotation amount,GA)、旋转中心(gyration centre,GC)、移动量(gradation shift,GS)来控制处理过程;有的用 2 种参数,如平均密度和 LUT;有的用 3 种参数,如窗左延伸、窗右延伸和感度测量;有的提供可选择的模仿屏-片系统的基本曲线形状 GT,还具有增加或减少层次 GC、GA 以及整体亮度 GS 的参数选项。

(1)协调曲线类型:GT 是一组非线性的转换曲线,类似于屏-片系统的特性曲线,通常有 16 种曲线。

(2)旋转量:GA 主要用来改变影像的对比度,GA 越大,对比度越高;GA 越小,对比度越小。在实际摄影应用中,GA 总是围绕着 GC 进行调节。

(3)旋转中心:GC 表示 GA 围绕旋转点的密度值,在实际摄影应用中,选择恰当的 GC 值是为清晰显示感兴趣区(region of interest,ROI)。

(4)移动量:GS 也称灰度曲线平移,用于改变整幅影像的密度,利用微细调节来获得最优化密度。曲线向右移就减小影像密度,向左移则增加影像密度。

这 4 个参数在进行图像处理时,一般 GT 不变,其他 3 个参数根据 ROI 的密度和对比度作相应调整。在调整过程中,先确定 GC,再调整 GA 和 GS。应用 4 个参数可获得达到诊断目的的影像对比度、光学密度及黑白反转效果等。

2. 空间频率处理(spatial frequency processing) 是一种边缘锐利技术,其通过对频率响应的调节来显示组织边缘的锐利轮廓。CR 系统是根据图像显示效果来控制频率响应,如提高影像高频成分的响应,就增加此部分的频率响应,通过频率等级(frequency rank,RN)、频率增强程度(degree of enhancement,RE)和频率类型(frequency type,RT)3 个参数影响影像质量。

(1)频率等级:RN 对空间频率范围进行分级。

(2)频率增强程度:RE 用于控制频率的增强程度。

(3)频率类型:RT 用于调整增强系数,以控制每一种组织密度的增强程度。

在某些影像处理中,为了充分显示正常组织或病变的结构,常将协调处理和空间频率处理结合起来应用。

3. 动态范围控制(dynamic range control) CR 系统的动态压缩处理是在协调处理和空间频率处理前期自动进行,它是在单幅影像显示时提供诊断范围内的影像增强新型处理算法,对解决胸部肺

野和纵隔密度差过大有特殊的价值。

4. 能量减影(energy subtraction) 一般减影有能量减影和时间减影(temporal subtraction)两种方式,由于 CR 系统采集影像信息的速度较慢,时间分辨力不高,故在组织减影中一般都采用能量减影的方式。

能量减影是有选择地去掉影像中的骨骼或软组织的信息,在同一部位同一次曝光中获得一幅高能量影像和一幅低能量影像,由于这两幅影像中的骨骼与软组织信号强度不同,通过计算机加权减影(weighted subtraction)来实现这两幅图像的减影。处理结果是与骨骼相一致的信号被消除,得到软组织影像;或者与软组织相一致的信号被消除,得到骨骼影像(图 2-2-1)。

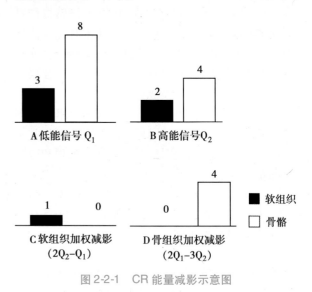

图 2-2-1 CR 能量减影示意图

二、DR 检查技术

与 CR 相比,DR 具有更高的空间分辨力、更大的动态范围、更高的 DQE,故 DR 可获得更为清晰、层次更丰富的 X 摄影图像,且其辐射剂量降低、工作效率提高。DR 的 X 线摄影过程较传统屏-片和 CR 系统更为简便。

(一)DR 设备准备流程

1. 了解 DR 设备的性能、规格、特点和各部件的使用注意事项。

2. DR 机房应清洁防尘,保持湿度 40% ~ 60%、温度 18 ~ 24℃。

3. 根据设备说明要求的流程开关 DR,使用前先预热 15 ~ 30 分钟,然后校准,使设备参数达到规定的指示范围。

4. 严格遵守操作规则,正确熟练地操作,以保

证人机安全。

5. 使用过程中,注意控制台各仪表指示数值,注意倾听电器部件工作时的声音,若有异常及时正确处理。

6. 机房内保持清洁,物品摆放整齐,非操作人员不得擅自操控设备。

7. 根据要求定期对设备进行维护、保养和性能检测。

(二) DR 检查操作流程

1. 信息录入　手工录入或通过 PACS/RIS 系统调取并核对受检者的基本信息(如姓名、性别、年龄、检查号等)和检查信息(如摄影解剖部位、摄影方法等),明确检查目的。

2. 操作步骤　摄影体位设计,放置左右标记,调整探测器位置、源-像距、X 线管的中心线、照射野等,对受检者敏感部位屏蔽防护,选择合适曝光条件,进行曝光后,预览摄影图像,以确保获得的影像符合临床诊断要求。

3. 图像处理　利用图像处理软件对影像进行必要处理,确认影像达到诊断要求,进行排版打印,按要求上传至 PACS。

(三) DR 摄影参数与图像处理

1. DR 摄影参数　摄影参数选择包括摄影体位、X 线管焦点大小、管电压、曝光指数、自动曝光模式或手动曝光模式等。目前,DR 设备在控制界面上趋于标准化、程序化,在选定摄影部位和相应摄影体位后,即可自动选择曝光条件的参数组合。特殊情况下如摄影部位有金属植入物,自动曝光条件组合不理想,需要手动模式重新调整或修改 kV、mAs。采用手动设置曝光条件需要操作者具有一定的摄影经验,掌握不同摄影体位曝光条件的变化规律。

2. DR 图像处理　主要包括内置图像处理选项和外置图像处理选项。

(1) 内置图像处理选项:主要有组织均衡处理、动态范围处理、边缘增强、滤过系数调节以及一些专用特性曲线。曝光后获得的图像,系统根据所选摄影部位和摄影体位自动调节内置的相应图像处理参数进行图像处理。若预先设定的内置参数与临床要求有差距,可根据具体要求进行调整和修改。

(2) 外置图像处理选项:主要运用窗口技术,即窗宽、窗位调节,通过调节图像的层次、对比度和亮度,进一步优化所摄部位的影像,使其满足对临床诊断的需要。还包括图像的测量、缩放、移动、旋转、伪彩、标注等,可为临床提供更多有诊断价值的信息。

(四) DR 特殊检查技术

1. DR 双能量减影技术　是对受检体进行 2 次不同能量、间隔很短时间的曝光,电压分别为 60～80kV、110～150kV,得到两幅图像或数据,数字化处理后分别生成软组织密度像、骨密度像和普通胸部像的 3 幅图像。

临床主要应用于胸部,该区域结构复杂,肋骨和胸部组织器官前后重叠。常规 DR 胸片上软组织影和骨影相互干扰,影响图像的诊断和鉴别诊断。

2. DR 组织均衡技术　是将 DR 图像分解成不同密度区域的图像进行数字化处理,然后再将分别处理的图像进行加权整合,得到一幅层次丰富的图像,使整个视野内不同密度的组织均能得到良好显示。DR 成像具有较大的曝光条件取值范围和较高的量子检测力,获得的图像层次丰富。但人眼所能分辨的影像灰阶有限,在同一曝光区域,若要观察低密度组织,则势必丢失高密度组织间的灰度差异;反之,若要观察高密度组织,则必然损失低密度组织间的灰度差异。对于密度差和(或)厚度差较大的成像区域,常规的 DR 摄影会出现曝光不足或曝光过度的现象。DR 组织均衡技术可以针对上述现象,利用后处理软件将厚度大、密度高的区域与薄组织、低密度区域分割开,分别赋予各自的灰阶值,使得厚薄和高低密度组织的部位均形成对比良好的图像,然后叠加在一起,经计算机特殊重组处理,得到新的数据,产生一幅组织均衡图像,使高密度组织与低密度组织在一幅图像上同时显示出来。最后得到的图像层次丰富,在增加图像信息量的同时,不损失图像的对比度。

临床上主要用于成像区域密度差较大的部位,如颈胸段椎体、胸腰段椎体、股骨颈侧位和跟骨轴位摄影等,从而改善图像黑白不均、无法观察阅读的现象,得到满意的图像效果。

3. 数字体层融合技术　在预设的融合体层曝光程序控制下,X 线管组件在 X 线管长轴方向上始终对准平板探测器中心已设定的照射角范围做直线运动,并顺序依次曝光,平板探测器以固定或同步反向移动相配合,快速采集曝光数据。计算机对图像数据采用位移叠加的算法,将序列的图像分别进行适当的位移后再叠加融合,人为地创建不同体层深度的聚焦层面图像。由于每幅图像的厚度可以人为进行调整,选择不同的起始和终末层高度,调整层厚和重叠百分比,同时还可以调整层间距(类似于 CT 容积成像后处理方式),最终重建出任意深度层面图像。数字融合体层曝光方式有两种,分别为:

(1)多次脉冲曝光:曝光时机械运动装置驱动 X 线管组件与探测器在一定成角范围内做同步反向运动,在 X 线管组件运动过程中,X 线管组件自动跟踪技术使中心线始终指向探测器中心,预设的多次脉冲曝光程序在运动过程中按时间顺序依次曝光。

(2)连续曝光:曝光时机械运动装置驱动 X 线管组件成角度的连续曝光,而探测器平板固定在一个位置不随 X 线管组件的移动而移动,预设的连续曝光程序在运动过程中按顺序依次曝光。

4. 图像拼接技术　图像拼接(image pasting)是 DR 在自动控制程序模式下,一次性采集不同位置的多幅图像,然后由计算机进行全景拼接,合成为大幅面 X 线图像,临床上常用于全脊柱和全下肢摄影,为术前测量、定位提供更精确、更直观的影像依据。图像拼接有 2 种方式。

(1)非同步摄影拼接:图像采集曝光时,X 线管组件固定于一个位置,探测器沿受检者身体长轴移动 2~5 次,X 线管组件做连续 2~5 次曝光。计算机随即将 2~5 次曝光采集到的多组数据进行重建,做"自动无缝拼接",形成一幅整体图像。该方法的主要特点是为减小 X 线锥形光束产生的图像畸变,X 线管组件在多次曝光时,分别设定了不同的倾斜角,即 X 线管组件与探测器采用的非平行摄影技术,能在图像的拼合过程中有效消除视差造成的图像失真以及匹配错位现象。图像整合时采用精确配准技术,其特点为:①准确配准 2 幅图像的拼接位置,解决了重叠部分的几何畸变;②正确配准图像拼接处像素密度分布,使整幅图像表现出连续均匀的对比度;③自动量化分析数据;④具备组织均衡、降噪、最优窗宽和窗位、对比度和亮度一致性、骨科整形计算测量软件等处理功能,保证了高质量的图像输出。

(2)同步摄影拼接:X 线管组件垂直上下移动,DR 探测器随着 X 线管组件实现同步移动,分次脉冲曝光采集后自动拼接的方法。具体采集过程为:首先确定第 1 幅 X 线摄影区域位置,曝光后,X 线管组件和探测器沿受检者身体长轴移动到第 2 幅区域位置,进行第 2 次曝光;接着进行多次曝光,计算机随即将每次曝光所采集到的多组数据进行图像重建和"自动无缝拼接",形成一幅整体图像。

该方法的主要特点是:①中心线与探测器在曝光时始终保持垂直,为减小 X 线锥形光束产生的图像畸变,X 线管组件采用长条形视野,摄影长度控制在 5~10cm,从而减小了斜射线的投影;②根据摄影面积确定摄影次数,可选最大摄影长度为 198cm;③X 线管组件和探测器同步平移分次曝光,每次图像有轻度重叠,以便计算机定位和图像配准;④具备组织均衡处理、降噪、最优窗宽、对比度和亮度一致性等功能,保证了高质量的图像输出。

狭缝式线扫描数字 X 线摄影(slot scan digital radiography,SSDR),由于具有较长的成像范围,也可以用于拼接成像,其优点无需拼接,纵向零放大率,全景影像更精确,狭缝式线扫描技术能显著降低散射线,从而使受检者皮肤入射剂量大为降低;其缺点是曝光时间较长,产生呼吸、运动伪影的可能性相对较大。双平面 SSDR 拼接成像通过同时采集正面、侧面全景影像,用特定软件能精确重建出椎体、脊柱和骨盆,可以进行校准三维测量。

三、急诊 X 线检查技术

普通 X 线摄影是急诊医学最基本的影像学检查手段,随着数字化影像设备的逐步普及,X 线摄影图像质量明显提高,实时影像显示使得 X 线检查一次性成功率显著提高,从而在更大程度上满足急诊医学的需要。

(一)急诊 DR 检查的技术特点

1. 时间性强,急诊医学在实施急救前需要及时了解疾病状态,快速获得影像诊断信息。

2. 疾病的多样性和复杂性,特别是急诊外伤常常是复合性的,受检者主诉不清,影像学检查时定位困难。

3. 受检者往往处于昏迷、机体功能受损等状态,在检查过程中难以配合。

4. 检查条件特殊,有时需要在简易床或担架上进行检查。

(二)急诊 DR 检查的基本要求

1. 检查及时　快速急诊受检者诊治的理念是急救速度,急诊影像学检查应建立绿色通道。X 线摄影过程中必须要科学、规范操作,争取用最短的时间获取符合诊断要求的优质影像。

2. 摄影技术适当　急诊摄影检查要选择合适的检查方法,包括适当的体位设计和摄影方法学的正确运用。在急诊摄影过程中,成像范围应结合疾病表现给予适当增大,如按照肢体局部肿胀、压痛、畸形、功能障碍等体征来确定照射野。

3. 受检者安全 由于急诊受检者的意识状态和危险程度在 X 线检查前往往不能明确,因而 X 线检查需采取安全措施。主要有:

(1) 在摄影前,了解急诊病史和观察受检者状态是非常必要的,在设计摄影体位时必须考虑摄影的安全性。例如,脑外伤受检者已经有耳道出血,颅底颌顶位将禁止使用。

(2) 在检查过程中,搬动及体位设计时要小心谨慎,防止意外伤害或院内二次受伤。例如,疑有颈椎骨折的受检者,在移动时必须非常小心,必要时通知临床专科医师现场协助和指导;对外伤受检者进行检查时,应尽量减少对受伤部位的移动。适用的方法可采用"就势摄影"体位,即利用 X 线设备和探测器的移动来适应受检者的体位。

(3) 急诊 X 线检查中,必须保持头脑冷静,杜绝忙中出错,力争一次检查成功。

(4) 适当控制检查次数,当摄影体位已足够解决问题,就没有必要进行其他体位的摄影,既减轻受检者检查痛苦又避免过量辐射。

4. 做好解释工作 检查前需对受检者做好解释工作,说明检查目的及注意事项,消除受检者的紧张情绪,配合检查。在摄影中实施相关检查措施时,应及时与受检者或陪伴人员沟通。

5. 与临床紧密配合 对极度衰竭或休克的受检者,应在临床处理后或在临床医师陪同下进行检查,避免在摄影检查过程中发生危险。检查中若发现受检者生命体征危险征象,必须中断检查,以获得宝贵的时间对受检者进行救治。

6. 快速影像存储与传输 DR 检查的特点之一是在曝光后很快能预览影像,一旦确认影像达到诊断要求应立即发送,为诊断报告完成和打印照片争取宝贵时间。

7. 辐射防护 急诊 DR 检查,由于病情的需要,往往需要医务人员或陪伴人员留在 X 线机房内,这时应对病人和陪伴人员采取必要的屏蔽进行个人防护,并遵循照射正当化和防护最优化的原则,优化摄影条件,控制合理照射剂量。

四、床旁 X 线检查技术

床旁 X 线摄影是一种针对不能移动受检者进行的 X 线检查,适用于搬动不便,如骨折牵引、年老体弱、病情突变或手术中需要及时了解手术效果等临床情况。

CR 系统的 IP 在操作上的灵活性和数字化的图像后处理功能,提高了床旁摄影的成功率和图像质量。近年来,移动 DR 设备和移动化数字平板探测器在临床上逐渐应用,能够实时快速的成像,操作简便,及时的数字化图像传输,成像质量得到保障,显著提高了床旁 X 线摄影的成功率和图像质量。

(一) 床旁 X 线摄影的特点

1. 受检者不能配合床旁 X 线 摄影受检者绝大多数病情危重,多是在不能配合的情况下进行 X 线摄影检查。

2. 检查环境受限 病房通道狭窄,重症监护室及手术室常有心电监护、呼吸机等装置,或有牵引架,设备难以到位。

3. X 线摄影检查有限移动 X 线机的输出容量不大,一般不使用滤线栅,图像质量及诊断效果有限,床旁 X 线摄影不是常规性检查,只能是一种应急的补充检查手段。

4. 辐射防护困难 床旁 X 线摄影实施有效辐射防护困难,因此放射实践的正当化很有必要。床旁 X 线摄影是针对特殊受检者的一种检查,不能把床旁 X 线摄影视为优质特殊服务之一,而忽略辐射的危害。

(二) 床旁 X 线摄影的原则

1. 摄影体位 床旁 X 线摄影的对象主要是危重受检者、术后受检者及新生儿等,不能和普通人一样严格按照规范的体位进行设计,需要灵活采用一些措施,如倾斜中心线、水平摄影等,以使摄影体位摆放尽量达到规范。

2. 摄影条件 数字 X 线摄影有很好的动态范围,给摄影条件选择提供了更大的空间。为了保证床旁 X 线摄影图像质量,根据所用 X 线机,制订规范的曝光条件是必要的。

3. 图像处理 应根据不同的摄影部位和诊断要求进行多种的图像后处理,以优化图像质量,并按需要进行各种测量与标记。

4. 图像传输与打印 与急诊 X 线摄影一样,床旁 X 线摄影检查也需及时的图像传输和照片打印,尽快完成影像学检查流程。如果是术中床旁 X 线摄影,应将照片立即送到手术室,以便外科医师根据照片显示情况确定手术方案。

(三) 床旁 X 线摄影的流程

1. CR 床旁 X 线摄影流程 ①收取床旁 X 线摄影申请单或接收临床科室电话申请;②选择尺寸合适的 IP,检查摄影设备状况;③到申请者所在病房先核对受检者姓名、年龄、性别、摄影部位,然后进行床旁 X 线摄影;④摄影前,撤离病房中无关人员,对其他人员采取必要的屏蔽防护或体位防护等;⑤摄影后,将 IP 上的条形码号码填写在受检者申请单上;⑥返回放射科后,立即进行 IP 扫描,并将图像传送图像处理工作站;⑦IP 扫描期间,登记受检者信息资料;⑧登记完毕后,在图像处理工作站进行图像处理,并打印照片;⑨核对受检者信息,归档照片。

2. 移动 DR 或数字化移动平板探测器的床旁检查流程 ①收取床旁 X 线摄影申请单或接收临床科室电话申请;②检查 X 线机充电状态,保证设备移动到病房后能正常工作;③到检查现场,先核对受检者姓名、年龄、性别及摄影部位,进行受检者的个人信息登录;④摄影前,要根据环境条件对检查现场的其他人员采取屏蔽防护或体位防护等;⑤摄影后,立即预览图像,确认摄影达到诊断要求;⑥通过 PACS 网络,对受检者信息进行匹配或手工录入,并将图像传送到医院存储服务器;⑦将图像发送打印工作站,在图像打印工作站进行图像处理,打印照片。

五、婴幼儿 X 线检查技术

婴儿期是指从出生后 1 个月~1 周岁,幼儿期指从 1~3 周岁。

(一) 婴幼儿 X 线摄影特点

1. 摄影环境 摄影机房旁单独设置一间具备射线防护功能和恒温的准备室,与摄影室之间使用铅防护门相通,便于婴幼儿 X 线摄影检查前的准备和检查后的护理,提高婴幼儿的检查效率,缩短待查时间。摄影室和准备室应保证光线明亮,墙壁在符合环保、防护要求前提下,采用温馨的彩色和动物图案,以缓解婴幼儿的紧张情绪。

2. 常备用品 用于 X 线摄影检查时固定婴幼儿的沙袋;用于婴幼儿及陪护人员的防护用品,如铅防护衣、铅围脖、铅防护巾、多种规格的性腺防护器等;用于婴幼儿特殊体位检查的特制木质检查台;用于标记的定位物品,如钢球;用于不配合婴幼儿四肢固定的透明塑料板和宽布带。

3. 设备准备 使用 DR 设备为最佳选择,利用 DR 设备的高量子检出效率、快速成像和图像动态范围大的优势,可降低辐射剂量,提高检查效率,有效检出婴幼儿组织结构细微变化。定期对 X 线摄影设备进行检测和校准,避免出现因设备性能的偏差导致的重复检查。

4. 基本的急救 由于婴幼儿其特殊的解剖生理特性,摄影检查过程中易发生各类危险,特别是婴幼儿呼吸道感染,产生较多分泌物或存在呼吸道异物时,摄影过程中哭闹可能导致窒息,操作者应掌握基本急救技能,及时地进行急救处理。

(二) 婴幼儿 X 线摄影的基本原则

1. 体位设计 婴幼儿正位以前后位为主,必要时可辅以后前位。各部位的体位设计应依据病情和临床要求而定。体位设计的原则是:首先检查部位的固定,这一步是摄影成功的关键,需要辅以外力,如陪护人员辅助、沙袋、布带、透明塑料板等;其次是位置端正,检查部位应置于探测器中央,中心线常规对准探测器中心。

2. 摄影参数的选择 婴幼儿个体生长发育差异大,摄影参数的变化范围大,参数选择的基本原则是,高千伏值、大毫安值、超短曝光时间,尽量减少婴幼儿自身原因所致的运动模糊。尽量手动选择曝光参数,婴幼儿个体差异大,自动曝光模式时电离室的调制可因婴幼儿身体的移动造成不准,致使曝光不足或过度。

3. 曝光时机 应观察婴幼儿的身体运动情况,预见性的选择最佳曝光时机。婴幼儿的呼吸以腹式为主,胸部摄影时机为腹部饱满时;腹部摄影为非饱满时;肢体摄影为无运动时。

4. 动作要求 给婴幼儿 X 线摄影摆位时,动作要熟练轻柔,顺势而做,不宜强行操作,避免因婴幼儿出现疼痛而影响摄影的开展,甚至导致婴幼儿关节的脱位或骨折。

5. 放射防护 应特别重视婴幼儿 X 线摄影时的防护,一般用手动调节 X 线照射野到适宜大小,不宜使用设备自带的多挡照射野;适当增加 X 线摄影专用的铜质或铝质滤过片;使用各种铅防护用品,遮盖非检查部位和射线敏感的组织器官。

(三) 婴幼儿 X 线摄影的特殊体位

1. 气道异物的摄影 常规应做胸部吸气相和呼气相正位 X 摄影检查,以观察心影纵隔的变化和肺野透光度的变化,达到诊断气道异物的目的。

2. 前位纵隔气肿的摄影 常规正位摄影诊断较难时,应做仰卧水平侧位的 X 线摄影检查,进一步明确诊断。

3. 少量气胸的摄影 应做左侧卧或右侧卧水平正位摄影,手上举抱头,避免出现皮肤皱褶伪影,以明确诊断。

4. 婴幼儿的腹部摄影 常规应做立正位、卧正位和侧立位摄影,便于对肠梗阻病情及梗阻部位的判断。

5. 婴儿腹部倒立侧位 常规将婴儿采用头低足高位,保证气体充盈直肠盲端,在肛门处放置标记物(如钢珠),并固定,协助检查者一手握住双腿,一手拖住婴儿肩部,呈标准倒立侧位姿势摄影。

6. **婴幼儿髋关节蛙式位** 婴幼儿髋关节脱位或无菌坏死时,除常规正位,还需要蛙式位来补充以明确诊断。

(胡鹏志　刘广月)

第三节　人体各部位的 X 线摄影

一、头部 X 线摄影

(一)头颅后前位

1. **体位** 受检者俯卧于摄影床上,两肘弯曲,两手放于头旁。头颅正中矢状面正对床面中线并垂直于床面,下颌内收,前额及鼻尖贴近床面,听眦线垂直于床面。检测器上缘超出头顶,下缘包括下颌骨(图 2-3-1,图 2-3-2)。

2. **中心线** 对准枕外隆凸,经眉间垂直射入检测器。

3. **标准影像显示**

(1) 显示头颅正位影像,图像包括全部颅骨及下颌骨升支。

(2) 矢状缝与鼻中隔位于图像正中,眼眶、上颌窦、筛窦等左右对称显示。

(3) 顶骨及两侧颞骨的影像对称,距图像边缘等距离。

(4) 颞骨岩部上缘位于眼眶正中,或内听道显示眶正中。内听道显示清晰,两侧无名线距颅板等距离。

(5) 颅骨骨板及骨质结构显示清晰。

(二)头颅侧位

1. **体位** 受检者俯卧于摄影床上,头侧转,受检侧贴近床面。头颅矢状面与床面平行,瞳间线垂直于床面,听眦线垂直于床面。检测器上缘超出头顶,下缘包括下颌骨(图 2-3-3,图 2-3-4)。

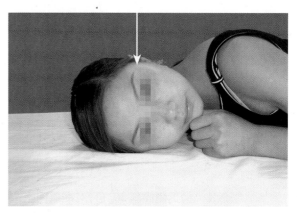

图 2-3-3　头颅侧位成像示意图

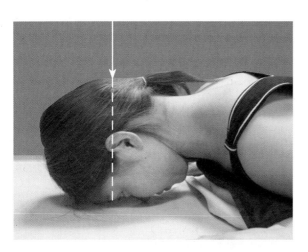

图 2-3-1　头颅后前位成像示意图

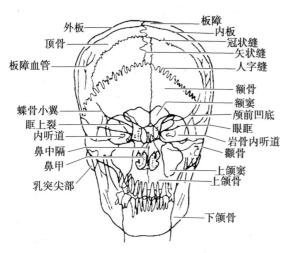

图 2-3-2　颅骨正位像结构示意图

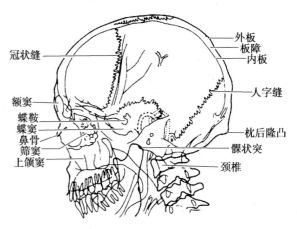

图 2-3-4　颅骨侧位像结构示意图

2. **中心线** 对准外耳孔前、上各 2.5cm 处垂直射入检测器。

3. 标准影像显示

（1）显示头颅侧位整体观影像，图像包括全部颅骨及下颌骨升支；

（2）图像上缘包括顶骨，前缘包括额骨、鼻骨，后缘包括枕外隆凸；

（3）蝶鞍位于图像正中偏前，蝶鞍各缘呈单线的半月状阴影，无双边影；

（4）前颅凹底线重叠为单线，两侧乳突外耳孔、下颌骨小头基本重叠。

（三）头颅前后半轴位

1. 体位 受检者仰卧于摄影床上，头颅正中矢状面垂直于床面并与床面中线重合。下颌内收，使听眦线垂直于床面，两侧外耳孔与床面等距。照射野与检测器包括全部枕骨（图 2-3-5）。

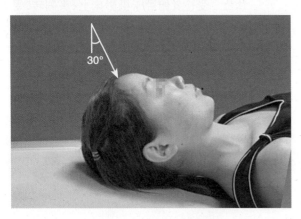

图 2-3-5 头颅前后半轴位（Townes'位）成像示意图

2. 中心线 向足侧倾斜 30°角，对准眉间上方约 10cm 处射入，从枕外隆凸下方射出。

3. 标准影像显示

（1）图像包括全部枕骨、岩骨、眶骨及下颌骨升支；

（2）矢状缝与鼻中隔连线位于图像正中，诸骨以此为中心左右对称显示；

（3）两侧内听道位于岩骨正中清晰显示；

（4）鞍背于枕骨大孔内 1/2 处清晰显示。

（四）下颌骨后前位

1. 体位 受检者俯卧于摄影床上，两肘弯曲，两手放于头两侧，前额贴近床面，下颌内收，听眦线垂直于检测器，头颅正中矢状面垂直于检测器并与检测器中线重合。唇与下颌联合下缘联线中点放于检测器中心（图 2-3-6）。

2. 中心线 对准两下颌角连线中点垂直射入检测器。

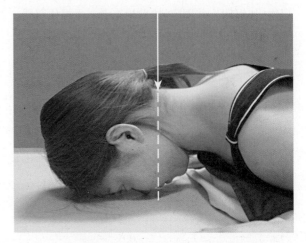

图 2-3-6 下颌骨后前位成像示意图

3. 标准影像显示 显示下颌骨升支及颞颌关节。

（五）下颌骨侧位

1. 体位 受检者仰卧于摄影床上，头侧转，被检侧贴近床面，下颌微抬，对侧肩部抬高，肘部弯曲，用前臂支撑身体，头颅矢状面与床面平行，瞳间线垂直于床面。头颅矢状面向检测器倾斜，角度大小根据部位确定（支部为 10°、体部为 30°、颏部为 70°）（图 2-3-7，图 2-3-8）。

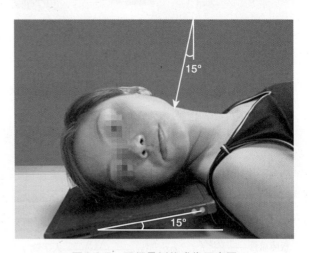

图 2-3-7 下颌骨侧位成像示意图

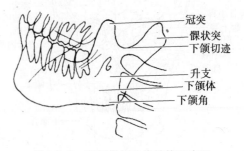

图 2-3-8 下颌骨侧位像结构示意图

2. 中心线　向头侧倾斜 15°~25°，经被检侧下颌骨体中部射入检测器。

3. 标准影像显示　显示下颌骨体、角、升支、髁状突及下颌磨牙等。

（六）鼻骨侧位

1. 体位　受检者俯卧于摄影床上，头侧转，贴近床面。头颅矢状面与床面平行，瞳间线垂直于床面。将鼻根下方 2cm 处放于检测器中心（图 2-3-9，图 2-3-10）。

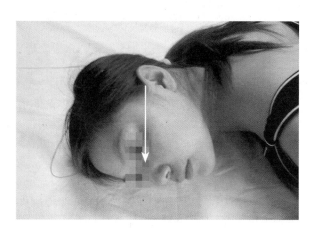

图 2-3-9　鼻骨侧位成像示意图

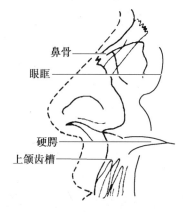

图 2-3-10　鼻骨侧位像结构示意图

2. 中心线　对准鼻根下方 2cm 处垂直射入检测器。

3. 标准影像显示

（1）鼻骨位于眼眶前方呈条形；

（2）图像包括眼眶区、鼻根部及整个鼻部软组织。

二、脊柱与骨盆 X 线摄影

（一）第 1、2 颈椎前后张口位

1. 体位　受检者仰卧于摄影床上，两臂放于身旁，身体正中矢状面正对床面中线并垂直于床面。头后仰，使上颌门齿咬合面与乳突尖连线与床面垂直。曝光时受检者口尽量张大。口腔如有活动义齿者，摄影时应取下，以免与颈椎影像重叠（图 2-3-11，图 2-3-12）。

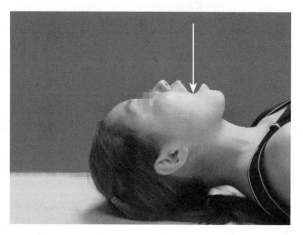

图 2-3-11　第一、二颈椎张口位成像示意图

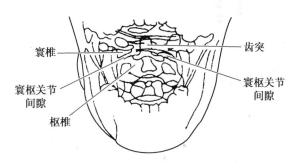

图 2-3-12　第一、二颈椎张口位像结构示意图

2. 中心线　对准两嘴角连线中点垂直射入。如受检者颈部强直而不能后仰者，可将中心线向头侧倾斜，使中心线与上颌门齿咬合面与乳突尖连线平行。

3. 标准影像显示

（1）第 1、2 颈椎显示于上、下齿列之间，第 2 颈椎位于其中；

（2）上、中切牙牙冠与枕骨底部相重叠，第 2 颈椎齿状突不与枕骨重叠显示；

（3）齿状突与第 1 颈椎两侧块间隙对称，寰枕关节呈切线状显示。

（二）颈椎前后位

1. 体位　受检者仰卧于摄影床上或立于摄影架前，两臂放于身旁，身体正中矢状面正对床面中线并垂直于床面。头稍后仰，使上颌门齿咬合面与乳突尖的连线垂直于检测器。检测器上缘平外耳孔，下缘包括第一胸椎（图 2-3-13）。

2. 中心线　向头侧倾斜 10°~15°，对准甲状

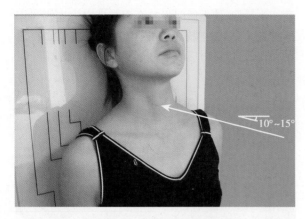

图 2-3-13　颈椎正位成像示意图

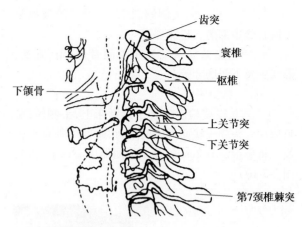

图 2-3-15　颈椎侧位像结构示意图

软骨下方中点射入检测器。

3. **标准影像显示**

（1）显示第 3～7 颈椎正位影像，第 3～7 颈椎与第 1 胸椎显示于图像正中；

（2）颈椎棘突位于椎体正中，横突左右对称显示；

（3）颈椎骨质、间隙与钩突关节显示清晰；

（4）第 1 肋骨及颈旁软组织包括在图像内；

（5）气管投影于椎体正中，其边界易于辨认；

（6）下颌骨显示于第 2、3 颈椎间隙高度。

（三）颈椎侧位

1. **体位**　受检者侧立于摄影架前，双手自然下垂。头颈部正中矢状面与摄影架面板平行，头稍后仰，以免下颌骨支部与上部颈椎重叠。检测器上缘超出外耳孔，下缘包括第 1 胸椎（图 2-3-14，图 2-3-15）。

2. **中心线**　经甲状软骨平面颈部中点，水平方向垂直射入检测器。

3. **标准影像显示**

（1）显示全部颈椎侧位影像，1～7 颈椎显示于图像正中；

（2）各椎体前后缘均无双缘现象；

（3）椎体骨质、各椎间隙及椎间关节显示清晰；

（4）下颌骨不与椎体重叠；

（5）气管、颈部软组织层次清晰。

（四）颈椎后前斜位

1. **体位**　受检者面向摄影架站立，被检侧肩部靠近摄影架面板，并转身，使身体冠状面与检测器成 55°～65°，双手尽量下垂。颈椎序列长轴置于检测器长轴中线，头稍后仰，以免下颌骨支部与上部颈椎重叠。检测器上缘包括外耳孔，下缘包括第一胸椎。应摄左右两侧，以作对比（图 2-3-16，图 2-3-17）。

2. **中心线**　对准甲状软骨平面颈部中点，水平方向垂直射入检测器中心。

3. **标准影像显示**

（1）显示颈椎斜位影像，1～7 颈椎显示于图像正中；

（2）近检测器侧椎间孔、椎弓根体显示清晰。椎间孔显示于椎体与棘突之间，椎弓根投影于椎体

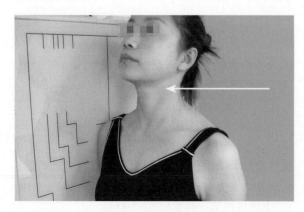

图 2-3-14　颈椎侧位成像示意图

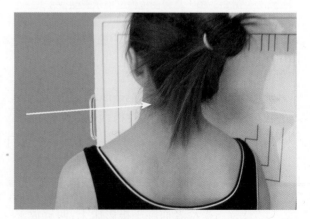

图 2-3-16　颈椎后前斜位成像示意图

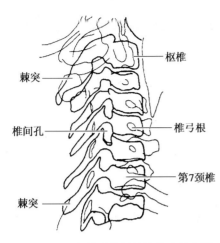

图 2-3-17　颈椎后前斜位像结构示意图

正中;

（3）椎体骨质、各椎间隙及椎间关节显示清晰;

（4）下颌骨不与椎体重叠。

（五）胸椎前后位

1. 体位　受检者仰卧于摄影床上,两臂放于身旁,身体正中矢状面正对床面中线并垂直于床面。下肢伸直或屈髋屈膝使两足平踏床面。检测器上缘包括第 7 颈椎,下缘包括第 1 腰椎(图 2-3-18,图 2-3-19)。

2. 中心线　对准胸骨角与剑突连线中点垂直射入检测器。

3. 标准影像显示

（1）上部胸椎及第 7 颈椎至下部胸椎及第 1 腰椎,在图像正中显示;

（2）棘突序列位于椎体正中,两侧横突、椎弓根对称显示;

（3）各椎体椎间隙清晰锐利,椎体骨纹理显示

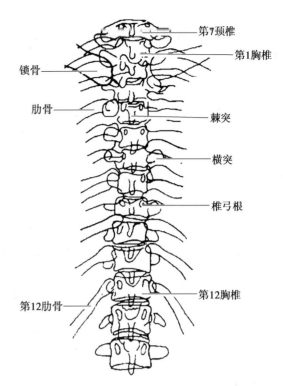

图 2-3-19　胸椎正位像结构示意图

明了。

（六）胸椎侧位

1. 体位　受检者侧卧于摄影床上,两臂上举屈曲抱头,双侧髋、膝屈曲以支撑身体。脊柱长轴置于床面中线,并平行于床面。检测器上缘包括第 7 颈椎,下缘包括第 1 腰椎(图 2-3-20,图 2-3-21)。

2. 中心线　对准第 7 胸椎垂直射入检测器。

3. 标准影像显示

（1）第 3~12 胸椎呈侧位显示于影像正中,略有后突弯曲,不与肱骨重叠;

（2）椎体各缘呈切线状显示,无双边现象,椎

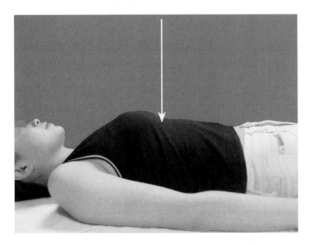

图 2-3-18　胸椎正位成像示意图

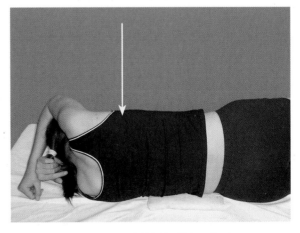

图 2-3-20　胸椎侧位成像示意图

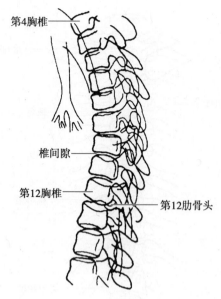

图 2-3-21 胸椎侧位像结构示意图

间隙清晰明确；

（3）肺野部分密度均匀与椎体对比调和；

（4）各椎体及附件结构易于分辨，骨纹理清晰显示。

（七）腰椎前后位

1. 体位　受检者仰卧于摄影床上，两臂放于身旁，身体正中矢状面正对床面中线并垂直于床面。下肢屈髋屈膝、两足平踏床面，使腰部贴近床面，减少生理弯曲度。检测器上缘包括第 12 胸椎，下缘包括上部骶椎（图 2-3-22，图 2-3-23）。

2. 中心线　对准脐上 3cm，即第 3 腰椎垂直射入检测器。

3. 标准影像显示

（1）图像包括第 11 胸椎至第 2 骶椎全部椎骨及两侧腰大肌；

（2）椎体序列显示于图像正中，两侧横突、椎

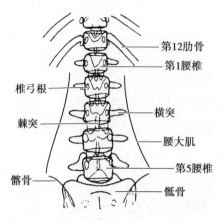

图 2-3-23　腰椎前后位像结构示意图

弓根对称显示；

（3）第 3 腰椎椎体各缘呈切线状显示，无双边现象，椎间隙清晰可见。

（八）腰椎侧位

1. 体位　受检者侧卧于摄影床上，两臂上举抱头，双侧髋、膝并拢屈曲以支撑身体。脊柱置于床面中线，使脊柱长轴平行于床面。检测器上缘包括第 11 胸椎，下缘包括上部骶椎（图 2-3-24，图 2-3-25）。

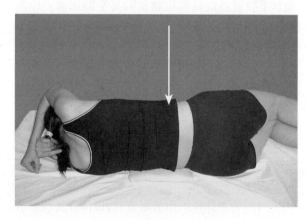

图 2-3-24　腰椎侧位成像示意图

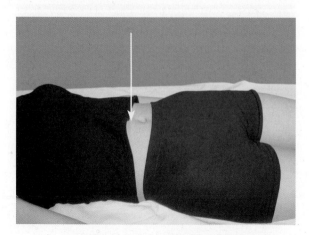

图 2-3-22　腰椎前后位成像示意图

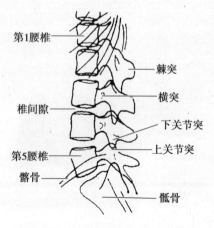

图 2-3-25　腰椎侧位像结构示意图

2. 中心线　对准髂嵴上 3cm,即第 3 腰椎垂直射入检测器。

3. 标准影像显示

(1) 图像包括第 11 胸椎至第 2 骶椎椎骨;

(2) 腰椎椎体各缘无双边现象,尤其是第 3 腰椎;

(3) 椎体骨皮质及骨小梁结构清晰可见;

(4) 椎弓根、椎间孔和邻近软组织可见;

(5) 椎间关节、腰骶关节及棘突可见。

(九) 腰椎前后斜位

1. 体位　受检者仰卧于摄影床上,一侧腰背部抬高,近台面侧髋及膝部弯曲,对侧下肢伸直,使身体冠状面与床面呈 45°。脊柱长轴置于床面中线,并平行于床面。检测器上缘包括第 12 胸椎,下缘包括上部骶椎。腰椎前后斜位需要摄取双侧对照(图 2-3-26,图 2-3-27)。

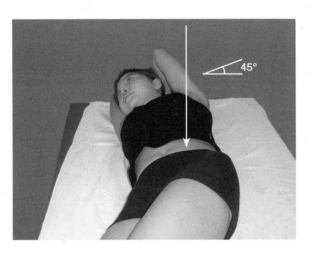

图 2-3-26　腰椎斜位成像示意图

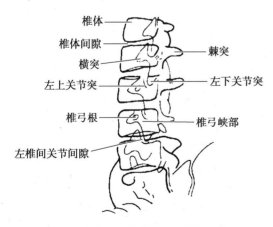

图 2-3-27　腰椎斜位像结构示意图

2. 中心线　对准髂嵴上 3cm,即第 3 腰椎垂直射入检测器。

3. 标准影像显示

(1) 第 1~5 腰椎及腰骶椎关节呈斜位于图像正中显示;

(2) 各椎弓根投影于椎体正中或前 1/3 处,被检侧椎间关节间隙呈切线状的单边显示,投影于椎体后 1/3 处;

(3) 椎间隙显示良好,第 3 腰椎上、下面的两侧缘应重合为一致密线状影;

(4) 与椎体相重叠的椎弓部结构,应显示清晰分明。

(十) 骶椎前后位

1. 体位　受检者仰卧于摄影床上,两臂放于身旁,身体正中矢状面正对床面中线并垂直于床面。两下肢伸直蹈趾并拢。检测器上缘包括第 4 腰椎,下缘包括尾椎(图 2-3-28,图 2-3-29)。

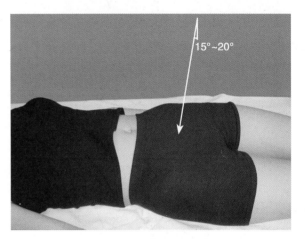

图 2-3-28　骶椎正位成像示意图

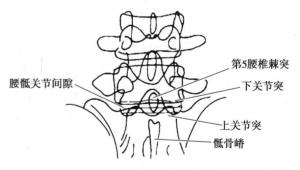

图 2-3-29　骶椎正位像结构示意图

2. 中心线　向头侧倾斜 15°~20°对准耻骨联合上 3cm 射入检测器。

3. 标准影像显示

(1) 图像包括全部骶椎及腰骶关节,骶中嵴位于图像正中;

(2) 骶椎孔及骶髂关节左右对称;

（3）耻骨联合部不与骶椎重叠；

（4）无肠内容物与骶椎重叠，骶椎骨纹理清晰可见。

（十一）尾椎前后位

1. **体位** 受检者仰卧于摄影床上，两臂放于身旁，身体正中矢状面正对床面中线并垂直于床面。两下肢伸直蹈趾并拢。检测器上缘包括髂嵴，下缘超出耻骨联合（图2-3-30，图2-3-31）。

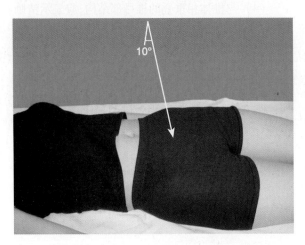

图 2-3-30 尾椎正位成像示意图

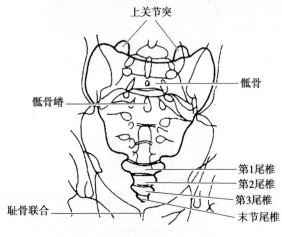

图 2-3-31 尾椎正位像结构示意图

2. **中心线** 向足侧倾斜10°，对准两侧髂前上棘连线中点射入检测器。

3. **标准影像显示**

（1）图像包括全部尾椎及腰骶关节；

（2）耻骨联合部不与尾椎重叠；

（3）无肠内容物与尾椎重叠，尾椎骨纹理清晰可见。

（十二）骶尾椎侧位

1. **体位** 受检者侧卧于摄影床上，两臂上举抱头或屈曲放于胸前，双侧髋、膝并拢屈曲以支撑身体。脊柱长轴置于床面中线，使身体冠状面垂直于床面。检测器上缘平第5腰椎，下缘包括尾椎下缘（图2-3-32，图2-3-33）。

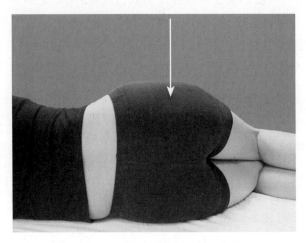

图 2-3-32 骶尾椎侧位成像示意图

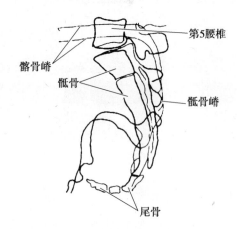

图 2-3-33 骶尾椎侧位像结构示意图

2. **中心线** 对准髂后下棘前方8cm处垂直入检测器。

3. **标准影像显示**

（1）骶椎、尾椎及腰骶关节位于图像正中显示，边界明确，其椎体各节易于分辨；

（2）骶椎两侧无名线应重叠为单一致密线；

（3）骶髂关节及骶尾关节间隙清晰可见。

（十三）骶髂关节前后位

1. **体位** 受检者仰卧于摄影床上，两臂放于身旁，身体正中矢状面正对床面中线并垂直床面。两下肢伸直并拢。检测器上缘超出髂骨嵴，下缘包括耻骨联合（图2-3-34，图2-3-35）。

2. **中心线** 向头侧倾斜10°～25°，对准两髂前上棘连线中点射入检测器。

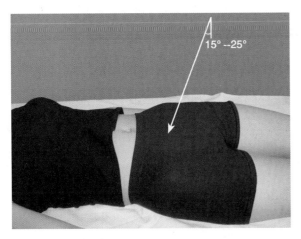

图 2-3-34　骶髂关节前后位成像示意图

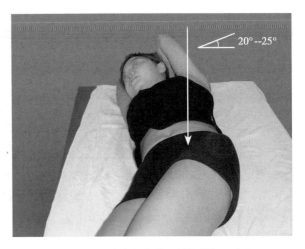

图 2-3-36　骶髂关节前后斜位成像示意图

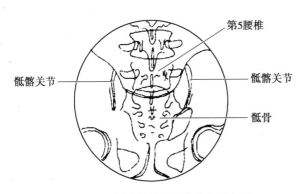

图 2-3-35　骶髂关节前后位成像示意图

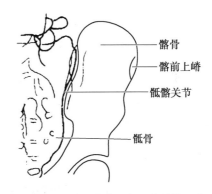

图 2-3-37　骶髂关节前后斜位像结构示意图

3. 标准影像显示

（1）两侧骶髂关节的正位影像位于图像正中显示；

（2）骶髂关节间隙清晰可见。

（十四）骶髂关节前后斜位（posterior oblique sacroiliac joints）

1. 体位　患者仰卧于摄影台上，被检侧腰部及臀部抬高，使人体冠状面与台面成 20°～25°；将被检侧的髂前上棘内侧 2.5cm 处的纵切面对准台面中线；两髂前上棘连线平面置于探测器上下的中线。探测器上缘包括髂骨嵴，下缘包括耻骨；探测器置于滤线器托盘内，摄影距离为 100cm（图 2-3-36，图 2-3-37）。

2. 中心线　对准被检侧髂前上棘内侧 2.5cm 处，垂直射入探测器。

（十五）骨盆前后位

1. 体位　受检者仰卧于摄影床上，身体正中矢状面置于床面中线并垂直于床面，双下肢伸直内旋 10°～15°，足跟部略分开，足尖并拢。检测器上缘超出髂嵴 2cm，下缘包括耻骨联合下 3cm

（图 2-3-38，图 2-3-39）。

2. 中心线　对准两髂前上棘连线中点下方 3cm 垂直射入检测器。

3. 标准影像显示

（1）图像包括骨盆诸骨；

（2）及股骨近端 1/4，且左右对称，骨盆腔位于图像正中显示；

（3）耻骨不与骶椎重叠，两侧大粗隆内缘与股

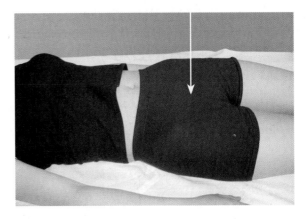

图 2-3-38　骨盆前后正位成像示意图

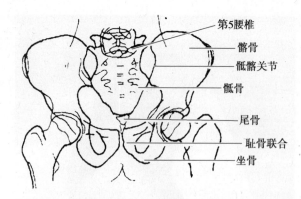

图 2-3-39 骨盆前后正位像结构示意图

第5腰椎
髂骨
骶髂关节
骶骨
尾骨
耻骨联合
坐骨

骨颈重叠;

（4）两侧髂骨翼与其他诸骨密度均匀,且纹理清晰可见。

三、四肢X线摄影

（一）手后前位

1. **体位** 受检者坐于摄影床旁,肘部略弯曲。被检侧手掌平放于床面上,手指略分开。第3掌骨头放于检测器中心(图2-3-40,图2-3-41)。

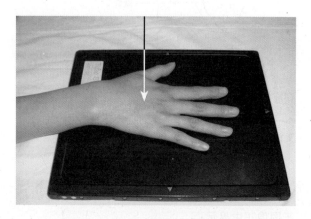

图 2-3-40 手掌后前位成像示意图

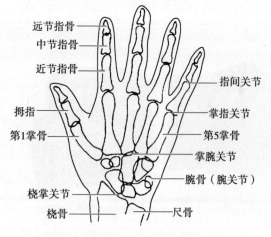

远节指骨
中节指骨
近节指骨
拇指
第1掌骨
桡掌关节
桡骨
指间关节
掌指关节
第5掌骨
掌腕关节
腕骨（腕关节）
尺骨

图 2-3-41 手掌后前位像结构示意图

2. **中心线** 对准第3掌骨头垂直射入。

3. **标准影像显示**

（1）图像包括全部掌骨、指骨及腕关节,第3掌指关节位于图像正中;

（2）5个指骨以适当的间隔呈分离状显示;

（3）第2~5掌指骨呈正位、拇指呈斜位投影;

（4）掌骨至指骨远端,骨纹理清晰可见,并能呈现出软组织层次。

（二）手掌下斜位

1. **体位** 受检者坐于摄影台一端,肘部略弯曲,被检侧手小指及第5掌骨贴近检查床,手外旋使掌心面与床面成45°,五指均匀分开,略弯曲,指尖触及床面,第3掌骨头放于检测器中心(图2-3-42,图2-3-43)。

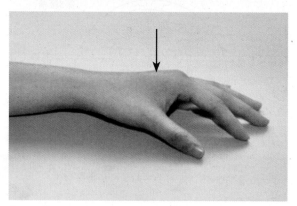

图 2-3-42 掌下斜位成像示意图

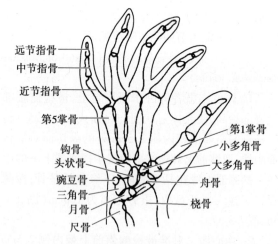

远节指骨
中节指骨
近节指骨
第5掌骨
钩骨
头状骨
豌豆骨
三角骨
月骨
尺骨
第1掌骨
小多角骨
大多角骨
舟骨
桡骨

图 2-3-43 掌下斜位像结构示意图

2. **中心线** 对准第5掌骨头,垂直射入检测器。

3. **标准影像显示**

（1）指骨及软组织、腕关节位于图像中央,上下左右对称,显示手部各骨的斜位像,第1、2、3掌

骨分开,第4、5掌骨近端略微重叠;

（2）各指骨、腕骨、腕关节骨纹理、软组织显示清楚;

（3）全部掌指骨骨纹理清晰可见,软组织层次显示良好;

（4）大多角骨与第1掌指骨关节间隙明确。

（三）拇指后前位

1. 体位　受检者坐于摄影床一端,手内旋使掌心向上,拇指背侧贴近床面。受检者用健侧手将其余四指抓住并背屈（图2-3-44,图2-3-45）。

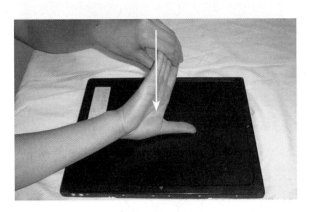

图2-3-44　拇指正位成像示意图

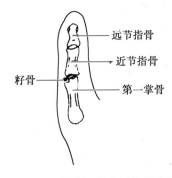

图2-3-45　拇指正位像结构示意图

2. 中心线　对准拇指的指掌关节,垂直射入检测器。

3. 标准影像显示

（1）拇指呈正位显示;

（2）拇指骨及第1掌骨位于影像中央,显示被检侧拇指骨骨质及软组织影像;

（3）骨小梁清楚显示,周围软组织清楚显示。

（四）拇指侧位

1. 体位　受检者坐于摄影床一端,拇指外侧缘贴近床面,使拇指背面与床面垂直。其余手指握拳,用以支持手掌,防止抖动（图2-3-46）。

2. 中心线　对准拇指的指掌关节,垂直射入检测器。

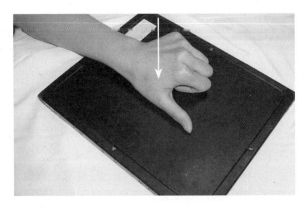

图2-3-46　拇指侧位成像示意图

3. 标准影像显示

（1）拇指骨及第一掌骨位于影像中央,拇指骨及第1掌骨呈侧位显示;

（2）骨小梁清楚显示,周围软组织清楚显示。

（五）腕关节后前位

1. 体位　受检者坐于摄影床旁,肘部略弯曲。将被检侧腕关节平放于床面上,手半握拳,使腕部掌面贴近床面并放于检测器中心（图2-3-47,图2-3-48）。

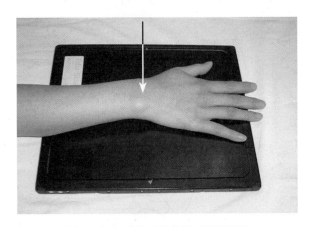

图2-3-47　腕关节后前位成像示意图

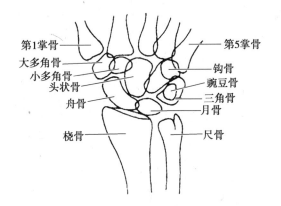

图2-3-48　腕关节后前位像结构示意图

2. 中心线 对准尺、桡骨茎突连线中点垂直射入检测器。

3. 标准影像显示

（1）腕关节诸骨位于影像正中，呈正位显示，图像包括尺桡骨远端及掌骨近端；

（2）掌腕关节及桡腕关节间隙显示清晰；

（3）诸骨纹理及周围软组织清楚显示。

（六）腕关节侧位

1. 体位 受检者坐于摄影床旁，肘部略弯曲，手指和前臂侧放，被检侧腕部尺侧向下贴近床面，将腕关节放于检测器中心（图 2-3-49，图 2-3-50）。

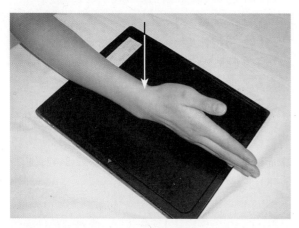

图 2-3-49 腕关节侧位成像示意图

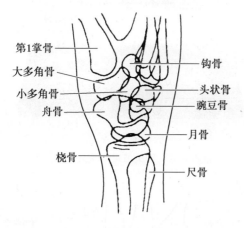

图 2-3-50 腕关节侧位像结构示意图

2. 中心线 对准桡骨茎突垂直射入检测器。

3. 标准影像显示

（1）腕关节呈侧位显示，位于影像正中；

（2）尺桡骨远端重叠良好；

（3）诸骨纹理及周围软组织清楚显示。

（七）腕关节外展位

1. 体位 受检者坐于摄影床旁，自然屈肘，掌

心向下。腕部置于 20° 板上，手掌尽量向尺侧偏移（图 2-3-51，图 2-3-52）。

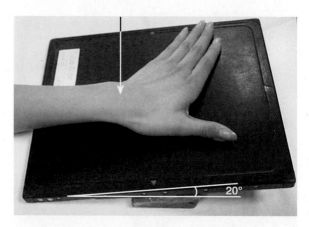

图 2-3-51 腕关节外展位成像示意图

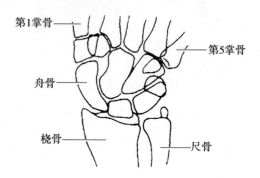

图 2-3-52 腕关节外展位像结构示意图

2. 中心线 对准尺骨和桡骨茎突连线中点垂直射入检测器。

3. 标准影像显示

（1）影像显示为舟骨长轴展开影像，与其他骨的邻接面显示清晰；

（2）影像包括掌骨与尺桡骨远端，舟骨标准正位显示，与其他骨的邻接面显示清晰；

（3）骨小梁及周围软组织清楚显示。

（八）前臂前后位

1. 体位 受检者坐于摄影床旁，前臂伸直，手掌向上、背侧向下平放于床面上，长轴与检测器长轴平行。检测器上缘包括肘关节，下缘包括腕关节，如病变局限于一端者，可仅包括邻近一侧关节（图 2-3-53，图 2-3-54）。

2. 中心线 对准前臂中点垂直射入检测器。

3. 标准影像显示

（1）显示尺骨、桡骨正位影像；

（2）腕关节和（或）肘关节呈正位像显示；

（3）诸骨纹理及周围软组织清楚显示。

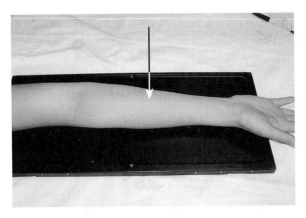

图 2-3-53　前臂正位成像示意图

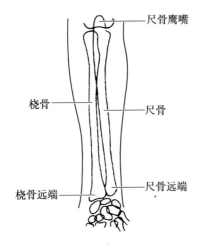

图 2-3-54　前臂正位像结构示意图

（九）前臂侧位

1. 体位　受检者坐于摄影床旁,肘部弯曲成
90°。被检侧前臂呈侧位,尺侧贴近床面,肘关节置
于检测器中心。检测器上缘包括肘关节,下缘包括
腕关节,如病变局限于一端者,可仅包括邻近一侧
关节（图 2-3-55,图 2-3-56）。

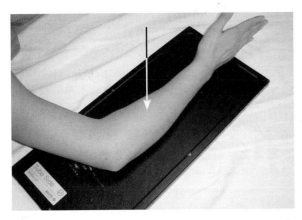

图 2-3-55　前臂侧位成像示意图

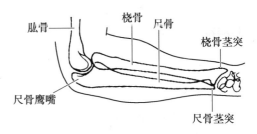

图 2-3-56　前臂侧位像结构示意图

2. 中心线　对准前臂中点垂直射入检测器。

3. 标准影像显示

（1）影像显示尺骨、桡骨、腕关节和（或）肘关
节侧位影像;

（2）布局合理,图像包括腕关节和（或）肘关
节,至少应包括一个关节,尺桡骨呈侧位影像;

（3）影像清楚显示骨小梁和周围软组织。

（十）肘关节前后位

1. 体位　受检者坐于摄影床旁,前臂伸直,手
掌向上,肘部背侧贴近床面,尺骨鹰嘴置于检测器
中心,肩部放低,尽量与肘关节相平（图 2-3-57,图
2-3-58）。

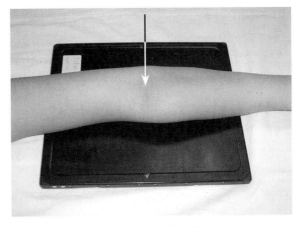

图 2-3-57　肘关节正位成像示意图

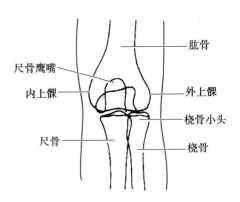

图 2-3-58　肘关节正位像结构示意图

2. **中心线**　对准肱骨内、外髁连线中点垂直射入检测器。

3. **标准影像显示**

（1）图像包括肱骨远端及尺桡骨近端,其关节间隙显示在图像正中;

（2）肘关节面呈切线位显示,明确锐利;

（3）鹰嘴窝位于肱骨内外髁正中稍偏尺侧;

（4）肘关节诸骨纹理和周围软组织清楚可见。

（十一）肘关节侧位

1. **体位**　受检者坐于摄影床旁,肘部弯曲成90°。前臂呈侧位,尺侧贴近床面,肘关节置于检测器中心。肩部放低,尽量与肘关节相平（图2-3-59,图2-3-60）。

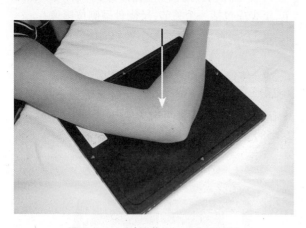

图 2-3-59　肘关节侧位成像示意图

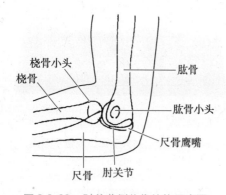

图 2-3-60　肘关节侧位像结构示意图

2. **中心线**　对准肘关节垂直射入检测器。

3. **标准影像显示**

（1）肱骨远端与尺桡骨近端成90°～120°;

（2）尺骨与肱骨的关节间隙显示明确,锐利;

（3）肱骨内外髁重叠,呈圆形投影;

（4）肘关节诸骨纹理清晰,周围软组织层次分明。

（十二）肱骨前后位

1. **体位**　受检者仰卧于摄影床上,手臂伸直稍外展,手掌向上。对侧肩部略垫高,使被检侧上臂尽量贴近摄影床面。肱骨长轴与检测器长轴平行,检测器上缘包括肩关节,下缘包括肘关节（图2-3-61,图2-3-62）。

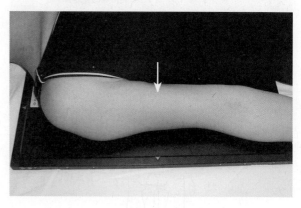

图 2-3-61　肱骨前后位成像示意图

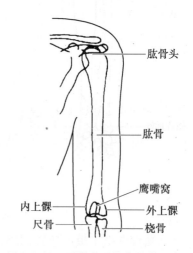

图 2-3-62　肱骨前后位像结构示意图

2. **中心线**　对准肱骨中点垂直射入检测器。

3. **标准影像显示**

（1）显示肱骨正位影像;

（2）长轴与图像平行,至少包括一个邻近关节;

（3）软组织影像显示良好。

（十三）肱骨侧位

1. **体位**　受检者仰卧于摄影床上,对侧肩部略垫高,使被检侧上臂尽量贴近摄影床面。被检侧手臂与躯干分开,肘关节弯曲成90°,成侧位姿势,前臂内旋置于胸前,肱骨长轴与检测器长轴平行,检测器上缘包括肩关节,下缘包括肘关节（图2-3-63,图2-3-64）。

2. **中心线**　对准肱骨中点垂直射入检测器。

3. **标准影像显示**

（1）显示肱骨侧位像;

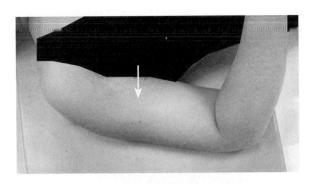

图 2-3-63　肱骨侧位成像示意图

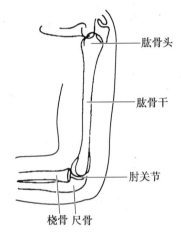

图 2-3-64　肱骨侧位像结构示意图

（2）长轴与图像平行，至少包括一个邻近关节；

（3）软组织影像显示良好。

（十四）肩关节前后位

1. **体位**　受检者仰卧于摄影床上，手臂伸直，手掌向上。对侧躯干略垫高，使被检侧肩部贴近摄影床面。被检侧肩胛骨喙突置于检测器中心。检测器上缘、外缘均需包括肩部软组织（图 2-3-65，图 2-3-66）。

2. **中心线**　对准喙突垂直射入检测器。

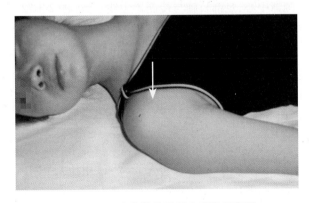

图 2-3-65　肩关节前后正位成像示意图

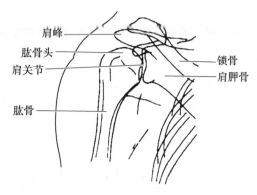

图 2-3-66　肩关节前后正位像结构示意图

3. **标准影像显示**

（1）图像包括肩关节诸骨，其关节位于图像正中或稍偏外显示；

（2）肩关节盂前后重合，呈切线位显示，不与肱骨头重叠，关节间隙显示清晰明了；

（3）肱骨小结位于肱骨头外 1/3 处显示；

（4）肱骨头、肩峰及锁骨纹理显示清晰，周围软组织层次可辨。

（十五）肩关节穿胸侧位

1. **体位**　受检者侧立于摄影架前，被检侧上臂外缘贴近面板。被检侧上肢及肩部尽量下垂，掌心向前。对侧上肢高举抱头，使对侧肱骨头高于被检侧肱骨头，避免重叠。被检侧肱骨外科颈置于检测器中心（图 2-3-67）。

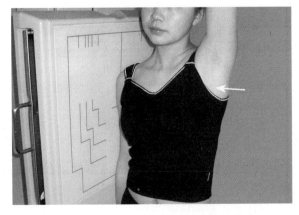

图 2-3-67　肩关节穿胸侧位成像示意图

2. **中心线**　水平方向通过对侧腋下，经被检侧上臂的上 1/3 处垂直射入检测器。

3. **标准影像显示**

（1）为肱骨近端侧位像，投影于胸骨与胸椎之间，有肺纹理与肋骨影像与其相重叠；

（2）图像包括肩部和肱骨中上端，显示被检侧肩关节骨质、关节面及周围软组织，肱骨长轴平行于检测器长轴；

（3）显示患侧肱骨上端和肩关节的轴位影像，骨小梁、周围软组织清晰显示。

（十六）锁骨后前位

1. **体位** 受检者俯卧于摄影床上，头部转向对侧，使被检侧锁骨贴近床面，手臂内旋，手掌向上，肩部下垂，使肩部与胸锁关节相平。被检侧锁骨中点置于检测器中心（图 2-3-68，图 2-3-69）。

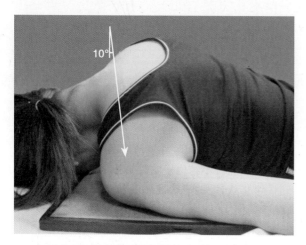

图 2-3-68 锁骨后前正位成像示意图

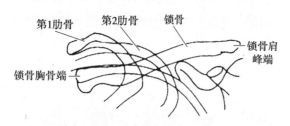

图 2-3-69 锁骨后前正位像结构示意图

2. **中心线** 向足侧倾斜 10°，通过锁骨中点射入检测器中心。

3. **标准影像显示**

（1）锁骨长轴应与图像长轴一致；

（2）被照侧锁骨骨小梁、周围软组织清晰显示。

（十七）足前后位

1. **体位** 受检者仰卧或坐于摄影床上，被检侧膝关节弯曲，足底部贴近床面。第 3 跖骨基底部放于检测器中心，足部长轴与检测器中线一致（图 2-3-70，图 2-3-71）。

2. **中心线**（或向足跟倾斜 15°角） 对准第 3 跖骨基底部垂直射入。

3. **标准影像显示**

（1）图像包括距骨、趾、跖骨，第 3 跖骨位于影

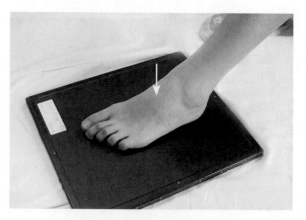

图 2-3-70 足前后正位成像示意图

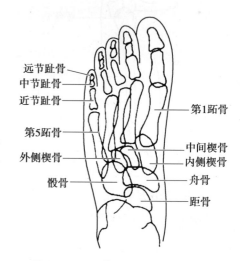

图 2-3-71 足前后正位像结构示意图

像正中；

（2）跗骨到趾骨远端密度适当，骨纹理清晰可见；

（3）舟距关节与骰跟间隙清晰可见。

（十八）足（前后）内斜位

1. **体位** 受检者仰卧或坐于摄影床上，被检侧膝关节弯曲，足底内侧贴近床面，外侧抬高，使足底与床面成 30°～45°角。第 3 跖骨基底部置于检测器中心，足部长轴与检测器中线一致（图 2-3-72，图 2-3-73）。

2. **中心线** 对准第 3 跖骨基底部垂直射入探测器。

3. **标准影像显示**

（1）全足诸骨斜位影像，第 3、4 跖骨基底部位于图像正中；

（2）第 1、2 跖骨部分重叠，其余均完全显示；

（3）距跟关节、楔舟关节及 3、4 跗跖关节间隙显示明确；

（4）全足诸骨密度基本均匀，骨纹理清晰。

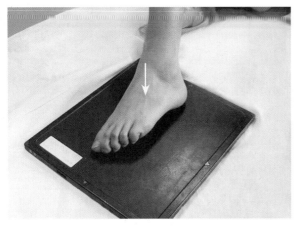

图 2-3-72　足内斜位成像示意图

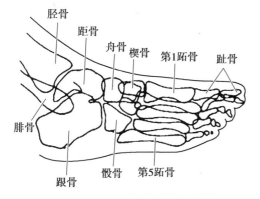

图 2-3-73　足内斜位像结构示意图

（十九）足侧位

1. 体位　受检者侧卧于摄影床上，被检侧下肢外侧缘贴近床面，对侧下肢弯曲，置于被检侧肢体前方，将跟骨置于检测器中心（图 2-3-74，图 2-3-75）。

2. 中心线　对准第三跖骨基底部垂直射入。

3. 标准影像显示

（1）图像包括踝关节及部分距骨，跟骨呈侧位

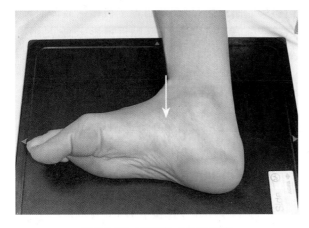

图 2-3-74　足侧位成像示意图

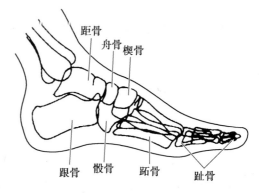

图 2-3-75　足侧位像结构示意图

显示，位于图像正中；

（2）距骨下关节面呈切线位显示，关节间隙清晰可见；

（3）跟骨纹理显示清晰。

（二十）跟骨侧位

1. 体位　受检者侧卧于摄影床上，被检侧下肢外侧缘贴近床面，对侧下肢弯曲，置于被检侧肢体前方，将跟骨置于检测器中心（图 2-3-76，图 2-3-77）。

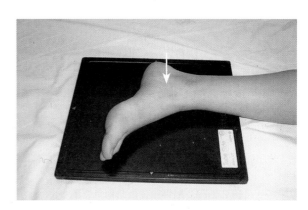

图 2-3-76　跟骨侧位成像示意图

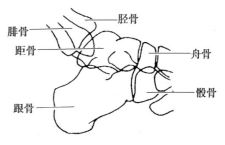

图 2-3-77　跟骨侧位像结构示意图

2. 中心线　对准跟距关节垂直射入检测器。

3. 标准影像显示

（1）图像包括踝关节及部分距骨，跟骨呈侧位显示，位于图像正中；

（2）距骨下关节面呈切线位显示，关节间隙清晰可见；

（3）跟骨纹理显示清晰。

（二十一）跟骨轴位

1. 体位 受检者坐于或仰卧于摄影床上，被检侧下肢伸直，足尖向上，小腿长轴与检测器长轴一致，踝关节置于检测器中心，踝部极度背屈（可用布带牵拉）（图 2-3-78，图 2-3-79）。

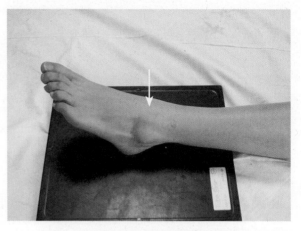

图 2-3-80 踝关节前后位成像示意图

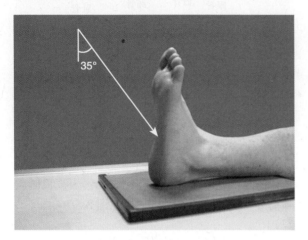

图 2-3-78 跟骨轴位成像示意图

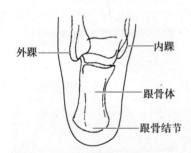

图 2-3-79 跟骨轴位像结构示意图

2. 中心线 向头侧倾斜 35°～45°，经第 3 跖骨基底部射入检测器中心。

3. 标准影像显示

（1）跟骨轴位影像，跟骨体和跟骨各突出均显示清晰；

（2）全跟骨显示于图像正中，显示被检侧跟骨的骨质、关节面及周围软组织；

（3）骨小梁、周围软组织显示清晰。

（二十二）踝关节前后位

1. 体位 受检者仰卧或坐于摄影床上，被检侧下肢伸直，将内、外踝连线中点上方 1cm 处放于检测器中心。小腿长轴与检测器长轴平行（图 2-3-80，图 2-3-81）。

2. 中心线 对准内、外踝连线中点上方 1cm

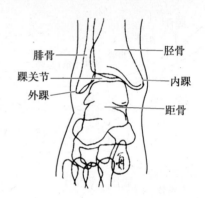

图 2-3-81 踝关节前后位像结构示意图

处垂直射入检测器。

3. 标准影像显示

（1）踝关节位于影像下 1/3 中央，关节面呈切线位，其间隙清晰可见；

（2）胫腓联合间隙不超过 0.5cm；

（3）踝关节诸骨纹理清晰锐利，周围软组织层次可见。

（二十三）踝关节外侧位

1. 体位 受检者侧卧于摄影床上，被检侧贴近摄影床面，对侧膝部弯曲置于被检侧肢体前方。被检侧膝关节稍弯曲，外踝贴近摄影床面，足跟平放，使踝关节成侧位，外侧贴近床面。小腿长轴与检测器长轴平行。将外踝上方 1cm 处置于检测器中心（图 2-3-82，图 2-3-83）。

2. 中心线 对准内踝上方 1cm 处垂直射入检测器。

3. 标准影像显示

（1）距骨滑车面内外缘重合良好；

（2）腓骨小头重叠于胫骨正中偏后；

（3）踝关节位于影像下 1/3 正中显示；

（4）踝关节诸骨纹理清晰锐利，周围软组织层

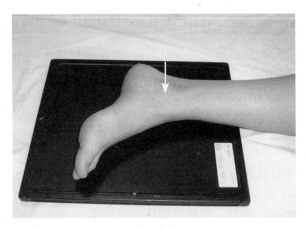

图 2-3-82 踝关节外侧位成像示意图

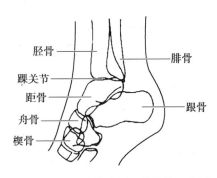

图 2-3-83 踝关节外侧位像结构示意图

次可见。

（二十四）胫腓骨前后位

1. **体位** 受检者仰卧或坐于摄影床上,被检侧下肢伸直足稍内旋,将被检侧胫腓骨中点置于检测器中心。小腿长轴与检测器长轴平行,检测器上缘包括膝关节,下缘包括踝关节(图 2-3-84、图 2-3-85)。

2. **中心线** 对准小腿中点垂直射入检测器。

3. **标准影像显示**

（1）影像显示小腿正位影像,胫骨在内,腓骨

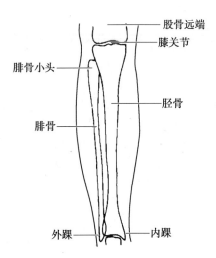

图 2-3-85 胫腓骨前后位像结构示意图

在外平行排列,上下胫腓关节皆有重叠,软组织层次清晰;

（2）胫腓骨完整显示于图像正中,与检测器长轴平行排列,包括邻近一个关节;

（3）骨小梁、周围软组织清晰显示。

（二十五）胫腓骨侧位

1. **体位** 受检者侧卧于摄影床上,被检侧下肢贴近摄影床面,对侧膝部弯曲置于被检侧肢体前方。被检侧膝关节稍弯曲,小腿外侧贴近床面,小腿长轴与检测器长轴一致。将胫腓骨中点放于检测器中心,检测器上缘包括膝关节,下缘包括踝关节(图 2-3-86,图 2-3-87)。

2. **中心线** 对准小腿中点垂直射入检测器。

3. **标准影像显示**

（1）影像显示小腿侧位影像,胫骨在前,腓骨在后,平行排列,上胫腓关节重叠较少,可以看到关节面,下胫腓关节重叠较多,关节面隐蔽,膝关节、踝关节呈侧位面影像,软组织层次丰富;

（2）胫腓骨完整显示于图像正中,与检测器长轴平行排列,包括邻近一个关节;

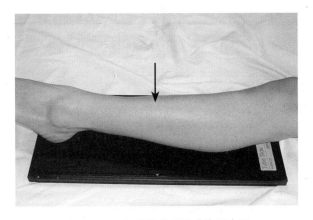

图 2-3-84 胫腓骨前后位成像示意图

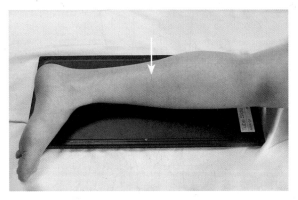

图 2-3-86 胫腓骨侧位成像示意图

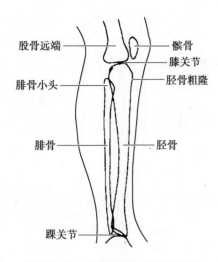

图 2-3-87 胫腓骨侧位成像示意图

（3）骨小梁、周围软组织清晰显示。

（二十六）膝关节前后位

1. **体位** 受检者仰卧或坐于摄影床上，被检侧下肢伸直稍内旋，足尖向上，将髌骨下缘放于检测器中心。小腿长轴与检测器长轴平行（图 2-3-88，图 2-3-89）。

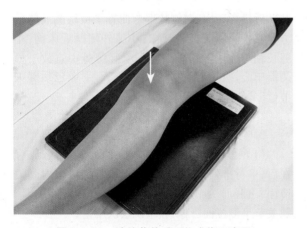

图 2-3-88 膝关节前后正位成像示意图

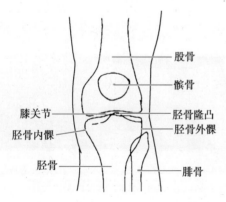

图 2-3-89 膝关节前后正位像结构示意图

2. **中心线** 对准髌骨下缘垂直射入检测器。

3. **标准影像显示**

（1）图像包括股骨两髁，胫骨两髁及腓骨小头，其关节面位于图像正中；

（2）腓骨小头与胫骨仅有少量重叠；

（3）膝关节诸骨纹理清晰可见、周围软组织层次可见；

（4）膝关节完整显示于图像正中，与图像长轴平行排列。

（二十七）膝关节外侧位

1. **体位** 受检者侧卧于摄影床上，被检侧贴近床面。对侧膝部弯曲置于被检侧肢体前方，被检侧膝关节屈曲成 120°~135°，胫骨上端外侧中点放于检测器中心（图 2-3-90，图 2-3-91）。

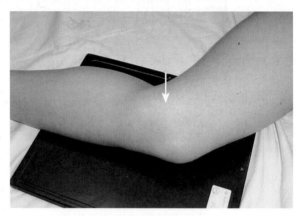

图 2-3-90 膝关节外侧位成像示意图

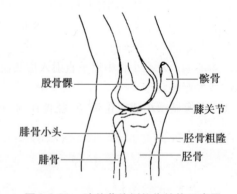

图 2-3-91 膝关节外侧位像结构示意图

2. **中心线** 对准胫骨上端中点垂直射入检测器。

3. **标准影像显示**

（1）膝关节间隙位于图像正中，股骨内外髁重叠良好；

（2）髌骨呈侧位显示，其与股骨间隙分离明确，关节面边界锐利，无双边影；

（3）股骨与胫骨平面重叠极小；

（4）膝关节诸骨纹理清晰可见、周围软组织层次可见。

（二十八）髌骨轴位

1. 体位　受检者俯卧于摄影床上，被检侧膝部尽量屈曲（受检者用手或用布带拉住踝部），对侧下肢伸直。被检侧股骨长轴与检测器长轴平行（图2-3-92，图2-3-93）。

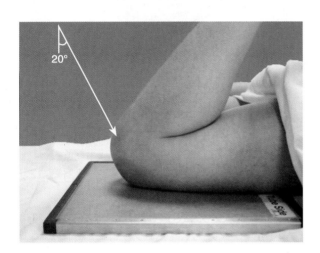

图 2-3-92　髌骨轴位成像示意图

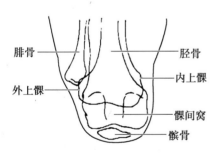

图 2-3-93　髌骨轴位像结构示意图

2. 中心线　向头侧倾斜 15°～20°，对准髌骨下缘射入检测器。

3. 标准影像显示

（1）影像显示髌骨轴位像，显示股骨两上髁部与胫骨髁相重叠。髌骨呈三角形，位于股骨两髁的下方，其前面及背面皮质呈切线位，股骨的髌面显示清晰；

（2）髌骨内侧缘呈切线位，无双边影；

（3）髌骨小梁、周围软组织显示清晰。

（二十九）股骨前后位

1. 体位　受检者仰卧于摄影床上，下肢伸直，足稍内旋，使两足趾内侧相互接触，将股骨中点放于检测器中心，检测器上缘包括髋关节，下缘包括

膝关节。被检侧股骨长轴与检测器长轴平行（图2-3-94，图2-3-95）。

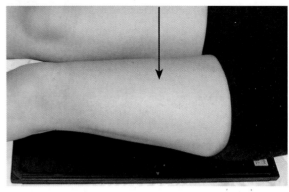

图 2-3-94　股骨前后正位成像示意图

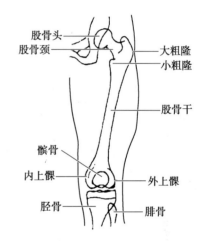

图 2-3-95　股骨前后正位成像示意图

2. 中心线　对准股骨中点垂直射入检测器。

3. 标准影像显示

（1）显示股骨正位影像，股骨头、颈体、髁部骨质、髌及膝关节、股部软组织形态层次均显示清晰；

（2）股骨完整显示于图像正中，至少包括一个邻近关节；

（3）显示被检侧股骨骨质、关节面、骨小梁及周围软组织。

（三十）股骨侧位

1. 体位　受检者侧卧于摄影床上，被检侧靠近床面，对侧髋部与膝部屈曲并置于被检侧下肢的前方，被检侧下肢伸直，膝部稍弯曲，被检侧股骨长轴与检测器长轴平行。将被检侧股骨中点放于检测器中心（图2-3-96，图2-3-97）。

2. 中心线　对准股骨中点垂直射入检测器。

3. 标准影像显示

（1）影像显示股骨头、股骨体、髁部与髌骨膝

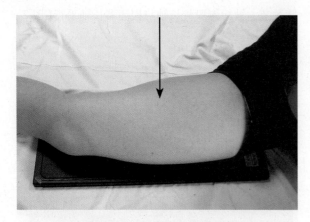

图 2-3-96 股骨侧位成像示意图

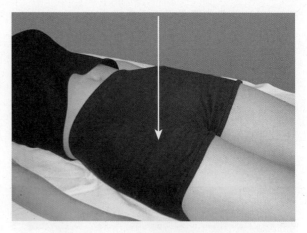

图 2-3-98 髋关节正位成像示意图

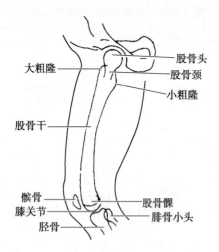

图 2-3-97 股骨侧位像结构示意图

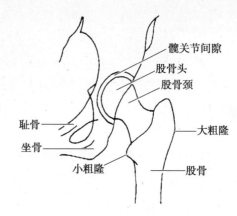

图 2-3-99 髋关节正位像结构示意图

关节侧位影像,髋关节为侧位稍斜,膝部的内、外髁难以全部重叠,软组织阴影层次清晰;

(2)股骨完整显示于图像正中,至少包括一个邻近关节;

(3)显示被检侧股骨骨质、关节面、骨小梁及周围软组织。

(三十一)髋关节前后位

1. 体位 受检者仰卧于摄影床上,双下肢伸直且稍内旋,足跟部略分开,足尖并拢。将股骨头(髂前上棘与耻骨联合上缘连线的中点垂直向下2.5cm处)放于检测器中心(图 2-3-98,图 2-3-99)。

2. 中心线 对准股骨头垂直射入检测器。如同时摄取双侧髋关节,中心线应对准双髋连线中点垂直射入。

3. 标准影像显示

(1)图像包括髋关节、股骨近端1/3,同侧耻骨、坐骨及部分髂骨翼;

(2)股骨头显示图像正中,或位于图像上1/3正中,大粗隆内缘与股骨颈重叠,股骨颈显示充分;

(3)股骨颈及闭孔无投影变形,沈通氏线光滑锐利,曲度正常;

(4)髋关节诸骨纹理清晰锐利,坐骨棘明显显示,周围软组织也可辨认。

四、胸腹部X线摄影

(一)胸部后前位正位

1. 体位 受检者面向摄影架站立,前胸贴近检测器,双足分开,使身体站稳。身体正中矢状面或脊柱正对检测器中线,头稍后仰,下颌放于检测器上缘,检测器上缘超出肩峰,下缘包括第1、2腰椎。双手背放在髋部,双肘内旋并贴近摄影架,肩部下垂,使锁骨成水平位,以免遮盖肺尖部(图 2-3-100,图 2-3-101)。

2. 中心线 水平方向,对准第6胸椎垂直射入检测器。

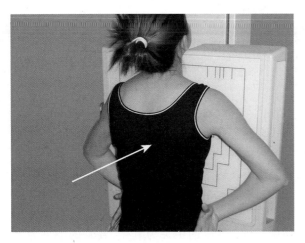

图 2-3-100　胸部后前位成像示意图

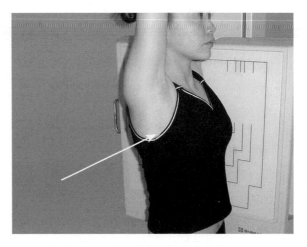

图 2-3-102　胸部侧位成像示意图

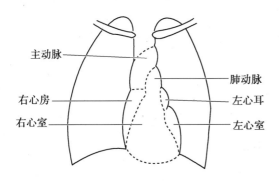

图 2-3-101　胸部后前位像结构示意图

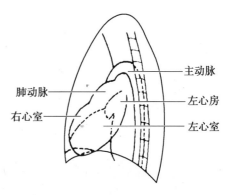

图 2-3-103　胸部侧位像结构示意图

3. 标准影像显示

（1）肺门阴影结构可辨；

（2）锁骨、乳房、左心影内可辨出肺纹理；

（3）肺尖充分显示；

（4）肩胛骨投影于肺野之外；

（5）两侧胸锁关节对称；

（6）膈肌包括完全，且边缘锐利；

（7）心脏、纵隔边缘清晰锐利。

（二）胸部侧位

1. 体位　受检者侧立于摄影架前，被检侧胸部外侧贴近检测器，身体正中矢状面与检测器平行，胸部长轴与检测器长轴一致，腋中线正对检测器中线。两臂高举，交叉抱头，使两肩尽量不与肺野重叠。检测器上缘包括第 7 颈椎，下缘包括第 1、2 腰椎，前胸壁与后胸壁投影与检测器边缘等距（图 2-3-102，图 2-3-103）。

2. 中心线　对准第 6 胸椎经侧胸壁中点垂直射入检测器。

3. 标准影像显示

（1）图像中无组织遮盖部分呈漆黑；

（2）第 4 胸椎以下椎体清晰可见，并呈侧位

投影；

（3）从颈部到气管分叉部，能连续追踪到气管影像；

（4）心脏、主动脉弓移行部、降主动脉影像明了；

（5）胸骨两侧缘重叠良好。

（三）肾、输尿管及膀胱前后位

1. 体位　受检者仰卧于摄影床上，身体正中矢状面正对床面中线并垂直于床面，两臂上举或放于身旁，下肢伸直。检测器上缘包括剑突上 3cm，下缘包括耻骨联合下 3cm（图 2-3-104）。

2. 中心线　对准剑突至耻骨联合连线中点垂直射入检测器。

3. 标准影像显示

（1）腹部全部包括在图像内，腰椎序列投影于图像正中并对称显示；

（2）两侧膈肌、腹壁软组织及盆腔对称显示在图像内，椎体棘突位于图像正中；

（3）膈肌边缘锐利，胃内液平面及可能出现的肠内液平面，均应辨认明确；

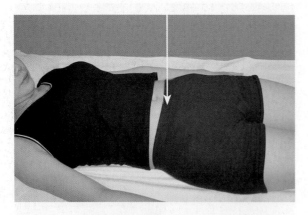

图 2-3-104 肾、输卵管及膀胱平片成像示意图

（4）肾脏、腰大肌、腹膜外脂线及骨盆影像显示清晰。

（四）腹部前后立位

1. 体位 受检者背向摄影架站立，身体正中矢状面正对检测器中线并垂直于检测器。两臂上举或放于身旁，两足分开、站稳。检测器上缘包括横膈，下缘包括耻骨联合上缘。曝光前须请受检者深呼气后屏气（图 2-3-105）。

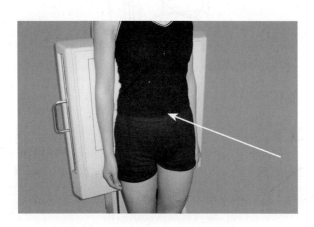

图 2-3-105 腹部前后立位成像示意图

2. 中心线 对准剑突至耻骨联合连线中点垂直射入检测器。

3. 标准影像显示

（1）两侧膈肌、腹壁软组织及盆腔均对称显示在图像内，椎体棘突位于图像正中；

（2）双膈面边缘锐利并全部包括，肾脏、腰大肌、腹膜外脂线及骨盆显示清晰；

（3）急腹症立位：要求包膈肌上 1~3cm，胃内液平面及可能出现的肠内液平面，均应辨认明确。

（刘广月　杨明）

第四节　乳腺 X 线检查技术

一、乳腺的解剖与生理

（一）正常解剖

乳腺为成对器官，是由皮肤、皮下脂肪、纤维组织和腺体构成，是人类和哺乳动物特有的结构，男性乳腺不发达。乳腺位于胸骨两侧的胸大肌表面，两侧外形基本相似。一般乳腺的上界在第 2~3 前肋，下至 6~7 前肋，内侧缘至胸骨旁线，外侧缘可达腋中线。乳腺的中央为乳晕，乳晕的中央为乳头，乳头顶端有输入管的开口。未生育的年轻妇女，乳腺呈半球形，紧张而富有弹性，已生育及哺乳后的妇女，乳腺多趋于下垂而稍有扁平，绝经期后的老年妇女的乳腺趋于萎缩，体积缩小，且松软。乳腺是好存积脂肪的器官，故女性的胖瘦对乳腺体积影响很大。

在组织结构上，乳腺主要由输乳管、乳腺叶、乳小叶、腺泡以及它们之间的间质构成。乳腺为复泡管状腺体，分为腺泡和乳管两部分，每一乳管的分支及所属腺泡组成乳腺小叶，若干小叶汇集成一个乳腺叶，整个乳房共有 15~20 个乳腺叶。乳腺叶以乳头为中心呈放射状排列。每一乳腺叶均有一条导管引流至乳头，称输乳管。15~20 条输乳管自乳房各个方向辐辏状向乳头中心汇集。输乳管在近乳头基部（乳晕深面）呈现一梭状膨大，称输乳窦，有暂时储存乳汁的作用。窦以远的末端输乳管口径重又缩小，最终以小孔开口于乳头。

每个乳房所含的乳腺叶数目是固定不变的，但腺小叶的数目和大小有很大变化。一般青年妇女腺小叶数目多且体积大，而绝经期后的腺小叶则明显萎缩，仅有少数老年妇女仍可保留完整的乳腺小叶。

乳腺内的间质由纤维结缔组织和不等量的脂肪组织组成，其间有血管、神经、淋巴管等结构。

（二）定位方法

一般将乳腺划分成一些小区域，一是方便诊断医生定位，二是方便技师体位操作。乳腺的定位方法一般采用以下两种：

1. 四象限法 按照四象限分区法将乳腺分成 5 个区域：即外上象限（外上 1/4）、内上象限（内上 1/4）、外下象限（外下 1/4）、内下象限（内下 1/4）以及中央区（图 2-4-1）。

2. 时钟法 把乳腺比喻成一个时钟，即按照

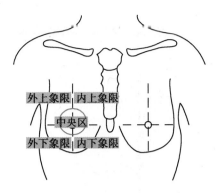

图 2-4-1 乳腺四象限定位法示意图

指针指向的时间位置,将乳腺分成 12 份小区域,例如 6 点钟的位置即乳头垂直向下的位置(图 2-4-2)。

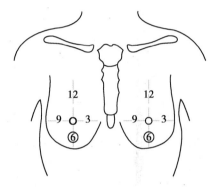

图 2-4-2 乳腺时钟定位法示意图

(三)不同时期的结构特点

1. 胚胎期　乳腺大约从胚胎第 4~6 周开始发育,3 个月乳管逐渐形成,8 个月以后乳腺管腔发育完成。

2. 幼儿期　幼儿期乳腺从外表到体内均处于相对停滞发育,乳头微小且乳晕颜色浅淡,只有微突出胸部的脂肪组织和少量的腺管。

3. 青春期　女性进入青春期后卵巢开始发育,子宫逐渐长大。乳腺也逐渐隆起,发育成均匀的半圆形,在乳头下可触及盘行"肿块",乳头和乳晕的着色也逐渐加深。乳腺的增大主要是由于纤维间质的增生、脂肪的存积以及乳管支的延长、分支及扩张所致。

4. 月经期　乳腺随正常月经周期而有所变化。在每个月经周期中,其组织学变化可分为月经、增殖和分泌三个时期:

(1)月经期:月经来潮一般历时 4~5 天,经前和经期乳腺会出现增大、发胀、变硬,触及有小结节并伴有疼痛。经期后,乳腺即变软及变小,疼痛及触痛减轻或消失。

(2)增殖期:正常于月经周期的第 5~14 天左右,此期卵巢中卵泡生长,血液中的雌激素水平逐渐升高,子宫内膜逐渐增厚,子宫腺体也随之生长。乳腺导管系统逐渐扩张,脂肪纤维组织也逐渐增生。

(3)分泌期:正常于月经周期的第 15~28 天左右,开始于卵巢排卵之后,雌激素水平逐渐降低,成熟的卵泡排卵后生成黄体,黄体分泌的孕激素促使血液中的孕激素水平迅速到达高峰。由于孕激素的升高也促使乳腺腺体增生,组织增厚。此期如果受孕,乳腺组织将会在雌激素和孕激素的双重作用下,持续增生,为产后哺乳做好准备。此期若未受孕,黄体将发生萎缩,并停止分泌孕激素,增厚的子宫内膜出现坏死、出血和脱落。乳腺组织由于失去激素的支持,也发生组织水肿,导管和腺泡内液体潴留,甚至出现胀痛、变硬等不适感。

5. 哺乳期　一般在产后到泌乳前,乳腺会出现显著地胀痛感,一旦哺乳开始,症状顿消。授乳期中,由于婴儿的吸吮会加速乳汁的分泌,乳腺小叶极度扩张并向皮下脂肪膨突。断乳后的乳腺呈松软或下垂状。

6. 绝经期　进入更年期的妇女,其乳腺的上皮结构及间质开始出现退化。绝经之后,卵巢和子宫萎缩,排卵停止。此时可因皮下脂肪量的增加,乳腺的皮下脂肪也会伴随增厚,乳腺小叶和各大叶之间的脂肪等间质组织也开始增加,逐渐替代乳腺实质的空间,乳腺外形开始下垂,呈退行性改变。

二、乳腺常规 X 线检查技术

(一)检查前准备

乳腺照片是临床的重要医学资料,乳腺摄影照片的标记对于确保照片避免丢失或乳腺内病灶定位的真实性十分重要。

必须标记包括以下信息:单位名称,患者姓名,唯一的患者标识号,检查日期,方位性指示(R/L)和摄影位置,用不透 X 线的物质标记。其中唯一的患者标识号可以是病历号或者社会保险号,出生日期等。除了体位名称和方位性外,所有的标记都应该尽量远离乳房。

(二)乳腺摄影体位

乳腺摄影时被检者通常取立位和坐位。在乳腺摄影体位的选择中,内外斜位(mediolateral oblique,MLO)和头尾位(craniocaudal,CC)是所有乳腺摄影常规采用的体位。

1. 内外斜位 正确的内外斜位具有在单一体位中使素有乳房组织成像的最大机会,内外斜位显示的乳腺组织比较全面。患者的常规体位为立位,如不能站立,也可采取坐位。内外斜位的操作步骤如下:

(1) 影像探测器与胸大肌角度平行,X 线束方向从乳房的上内侧到下外侧,以利于最大量的组织成像。为了确定胸大肌的角度,技师将四指并拢放在肌肉后方的腋窝处,将胸大肌轻轻向前推移使可移动的外侧缘更加明显,此过程中应该嘱咐患者肩部保持松弛。暗盒托盘平面与水平面成 30°~60°高瘦患者(50°~60°)较矮胖患者陡(30°~40°),一般身高体重患者选择(40°~50°)。双侧乳房的体位角度保持相同。

(2) 运用可移动组织像固定组织移动的原理提升乳房,乳房的运动面是外侧缘和下缘,静止面是内侧缘和上缘,然后向前、向后牵拉乳房和胸大肌。

(3) 患者成像乳房侧的手放在手柄上,移动患者的肩部,使其尽可能地靠近滤线栅的中心。

(4) 探测器的拐角放在胸大肌后面腋窝凹陷的上方,但要在背部肌肉的前方,患者的臂悬在探测器的后面,肘部弯曲以松弛胸大肌。

(5) 向探测器方向旋转患者,操作者用手向前承托乳房组织和胸大肌,向上、向外牵拉乳房,离开胸壁组织以避免组织影像的重叠。

(6) 开始压迫,压迫板经过胸骨后,连续旋转患者使她的双足和双臂对着乳腺摄影设备。压迫器的上角应该稍低于锁骨。将手移开成像区域时,应该继续用手承托乳房,直到有足够的压力能保持乳房位置时为止。

(7) 最后,向下牵拉腹部组织以打开乳房下皮肤皱褶,整个乳房,从乳房下皱褶到腋窝,都应位于探测器的中心。

MLO 体位乳腺摄影照片的标准是:①胸大肌显示充分,且延伸至或低于后乳头线(PNL);②可见所有的纤维腺体组织后的脂肪;③深部和表面乳房组织分离充分;④没有明显的运动模糊;⑤乳房下皱褶打开(图 2-4-3,图 2-4-4)。

2. 头尾位 头尾位作为常规摄影体位,应确保在 MLO 体位中可能漏掉的组织在 CC 位中显示出来。如果 MLO 体位有组织漏掉的话,最有可能是在内侧组织。因此,在 CC 摄影体位上要求显示所有内侧组织,同时应该尽可能多的包含外侧组织。CC 位的操作步骤如下:

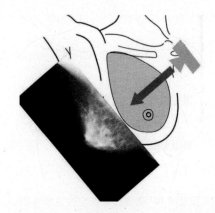

图 2-4-3 MLO 位 X 线入射方向示意图

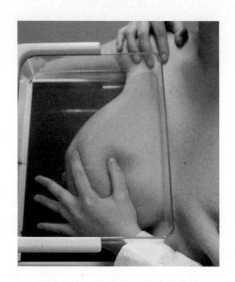

图 2-4-4 MLO 位乳腺位置照片

(1) 操作者站在患者所检查侧的内侧,以便自如地控制患者体位。按照乳房的自然运动高度,提高可以运动的乳房下皱褶。

(2) 调节探测器高度与乳房下皱褶缘接触。一只手放在乳房下,另一只手放在乳房上,轻轻将乳房组织牵拉远离胸壁,且将乳头放在探测器的中心。

(3) 用一只手将乳房固定在此位置上,提升对侧乳房,转动患者,直至滤线器的胸壁缘紧靠在胸骨上,将对侧乳房放在探测器的拐角上,而不是放在探测器后面。患者的头部向前放在球管的一侧,这样患者得身体可以向前倾,使乳房组织摆在影像接收器上。

(4) 为了提高后外侧组织的可显示性,运用乳房上方的手,经过探测器胸壁缘,将乳房后外侧缘提升到探测器上,这应该在患者无旋转的情况下完成。

(5) 使患者未成像侧的手臂向前抓住手柄,操作者手臂放在患者背后,这样有助于协助患者保持肩部松弛。同时用手轻推患者后背,以防止乳腺摄影设备中脱离出来。

(6)用手指牵拉锁骨上皮肤,以缓解在加压过程中的牵拉感。在进行压迫时,固定乳房的手向乳头方向移动,同时向前平展外侧组织以消除皱褶。成像一侧手臂下垂,肱骨外旋,以消除皱褶。

不正确的 CC 体位会导致影像中组织的严重遗漏。优化的 CC 体位的乳腺这应照片包括:①所有内侧乳房组织可见;②乳头居于影像中心;③后乳头线(PNL)测量值在 MLO 的 1cm 之内,或者胸大肌可见(图 2-4-5,图 2-4-6)。

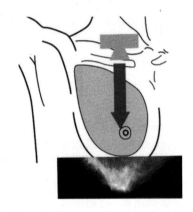

图 2-4-5　CC 位 X 线入射方向模式图

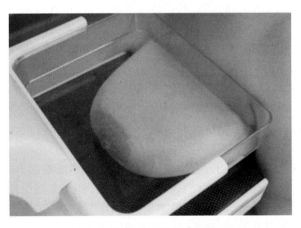

图 2-4-6　CC 位乳腺位置照片

3. 乳腺摄影中的常见特殊体位　乳腺 X 线摄影中除了常规的 MLO 和 CC 位,还有许多常规的附加体位可以进行选择,以便更好地对病变进行定位、定性诊断。

(1)90°侧位:也称直侧位,是最常用的附加体位,包括外内侧位和内外侧位。90°侧位与标准体位结合成三角形来定位乳腺病变,90°侧位能提供最小的物片距,以减小几何模糊。当在 MLO/CC 位

中的一个体位上有异常发现,而另一个体位上看不见时,应首先确定它是否真实存在,是否为重叠组织或者探测器或者皮肤上的伪影,加拍一张 90°侧位会提供这些信息。在斜位或 90°侧位上病变相对于乳头位置的改变,可用来确定病变是位于乳腺的内侧、中间,还是外侧。当临床触诊已经确定病变在乳房的内侧时,则首选外内侧位。

1)外内侧位的操作步骤:球管臂旋转 90°,暗盒托盘顶部在胸骨上切迹水平。患者胸骨紧贴暗盒托盘边缘,颈部前伸,下颌放在托盘顶部。向上向中牵拉可运动外侧和下部组织。向暗盒托盘方向旋转患者,使压迫板经过前部肌肉。患者手臂高举过暗盒托盘,肘部弯曲以松弛胸肌。继续旋转患者直至乳腺呈真正侧位,且位于暗盒托盘中央。向下轻轻牵拉腹部组织以打开乳房下褶皱。

2)内外侧位的操作步骤:球管臂旋转 90°,患者手臂外展 90°跨越暗盒托盘顶部放置。同样使用相对固定组织的运动原理,向前向内牵拉乳腺组织和胸大肌,向上向外提升乳房,且轻轻牵拉使其离开胸壁,使患者身体向暗盒托盘旋转并开始压迫。当压迫板经过胸骨后,继续使患者旋转直至乳腺成真正侧位位置,且位于暗盒托盘中央。继续进行压迫直至组织紧张为止。然后轻轻向下牵拉腹部组织打开乳房下褶皱。

(2)定点压迫位:定点或锥形压迫位是一个应用较多的简单技术,特别有助于密集组织区域的模糊或不明确的发现物。与整体乳腺压迫相比,定点压迫能允许感兴趣区厚度有更大幅度减小,提高乳腺组织的分离程度。定点压迫用来对感兴趣区内正常与异常组织结构的区分,可产生更高的对比度和对发现物更精确的评估。此技术可以获得较大的局部定点压力,使感兴趣区的组织更大程度的分离,特别有助于密集组织病变的发现以及对其进行精确的评估。

各种尺寸的定点压迫设备,尤其是较小的设备,均可进行较为有效的定点压迫。根据最初的乳腺 X 线影像,技师通过确定病变的具体位置来确定小的压迫装置的放置位置。为了确定病变的具体位置,需要测量乳头至病变的垂直距离。用手模拟加压,将三种测量值转换成标记来确定病变的具体位置,然后将中心的定点压迫装置放在病变上方。定点压迫位通常结合小焦点放大摄影来提高乳腺细节的分辨力。

操作步骤:首先根据标准体位照片,通过观察病变的具体位置来确定小的压迫装置的放置,为了

确定病变的具体位置,需要测量从乳头垂直向后画线的深度;在上外或者内外方向上这条线到病变的距离;病变到皮肤表面的距离。由此来确定病变的具体位置,然后将定点压迫装置放在病变上方。定点压迫位通常结合小焦点放大摄影来提高乳房细节的分辨率。有或者没有定点压迫的放大位均有助于对病灶进行更准确的评估,以便区分良恶性病变。放大摄影由于采用空气隙和微焦点技术,会导致曝光时间的延长,增加患者的辐射剂量。

(3)夸大头尾位:夸大头尾位能显示大部分腺尾的乳房外侧部分的深部病变。患者起始体位如同常规的 CC 位,在提升完乳房下部皱褶后,转动患者直至乳房的外侧位于探测器上。如果肩部稍微挡住了压迫器,可以使球管向外侧旋转 5° 角,以保证压迫器越过胸骨头,不要向下牵拉肩部,肩部下垂会使乳房的外侧缘扭曲显示,要保证双肩位于同一水平上。

(4)乳沟位(双乳腺压迫位):是用于增加乳腺后内深部病变显示的体位。患者头转向兴趣侧的对侧,技师可以站在患者背后,弯曲双臂环绕患者,双手触及患者双侧乳腺,也可以站在患者被检乳腺内侧的前方。确保提升乳房下褶皱,将双乳放在暗盒托盘上。向前牵拉双侧乳房的所有内侧组织,以便于乳沟成像。如果探测器位于乳沟开放位置的下面,必须使用手动曝光技术。如果能将被检侧乳房放置在探测器上方,且乳沟轻微偏离中心,则可以使用自动曝光技术。

(5)放大位:放大位有助于对病灶密度或团块的边缘和其他结构特征进行更精确的评估,有利于对良恶性病变的区分。放大位还对钙化点的数目、分布和形态具有更好的显示。此技术还可用于在常规体位中不易发现的病变。

放大位一般使用 0.1 的小焦点,同时需要一个放大平台来分离被压乳腺和探测器,起放大率为 1.5 ~ 2 倍。由于放大位乳腺摄影采用空气间隙和微焦点技术,将会导致患者曝光的时间相对增加,从而增加了辐射剂量。

(6)人工植入物乳腺摄影:常规采取头尾位和内外斜位,需要手动设置曝光参数。

用盐水(saline)或硅(silicone)植入后乳房的影像检查是个特殊问题,是对放射医师和放射技术员的挑战。常规的 CC 及 MLO 位需要手动设置曝光参数,而压迫量则受制于植入物的可压迫性(compressibility)。对包括植入物(implant-included)摄影位的压迫的目的是为了减少移植物边缘的模糊,用

轻微的压迫足以防止曝光时植入物的移动,乳腺组织不会被紧绷丰乳患者除包括植入物位外,还应摄影修正的头尾位和内外斜位或 90° 侧位。

为拍摄推移植入物位(implant-displaced view, ID view),将假体向后向上方向推向胸壁,同时把乳腺组织轻轻牵拉到假体前方,并搁置到影像接收器上,用压迫器使其保持在这个位置上。它可以比植入体包括在压迫野内时,前方乳腺组织获得更大的压迫。拍摄 CC 位时,假体上方及下方组织,以及全部前方组织应向前牵拉。拍 MLO 位时,假体内、外侧的组织,以及前方组织,应随着前方组织向前牵拉。

CC-ID 位的具体摆位步骤如下:令患者尽量弯腰前倾,以便前方组织与假体分离,轻拉乳腺组织向前,同时用手指将植入物向后推。一旦乳腺组织被前拉,患者即可站直;当植入物被推移后,请患者将另一只手放在影像接收器边缘与肋骨之间的缝隙内;将乳腺组织放在托盘上,应感觉到托盘边缘顶住你的手指保持乳腺组织向前;使患者前倾身体紧靠在手上,此姿势可使植入物向上及向后移动,因为托盘的边缘已顶住植入物后部的下方,可撤去握住植入物下方的手;对前方组织施加压迫,同时缓慢将手指移向两侧,用压舌板,可使此最后步骤更易操作。在施压之前,将压舌板的边缘顶住已被移位的植入物,然后将压舌板上翻,使其与胸壁平行;应用压迫板,一旦乳房受压,即可撤出压舌板,此时压迫装置已代替压舌板将假体保持在后方。

MLO-ID 位的摆位步骤如下:首先行包括植入物的 MLO 位,使患者体会 MLO 摆位时的感觉;令患者前倾,轻拉乳腺组织向前,同时用手指将植入物推向后,一旦组织被前拉,患者即可站直;患者的手放在手柄上,影像接收器的拐角位于腋的后方,犹如包括植入物的 MLO 摄影那样;将乳房靠在托盘的边缘,询问患者,感觉到托盘边缘是顶在乳房还是肋骨,如感到顶在乳房,则开始操作下一步骤,如顶在肋骨,则应重新操作,因植入物没有被充分推移;患者身体倾斜,紧贴影像接收器,此时可见移植物向上向内隆起,表明托盘已将移植物向内向上移位,所以可将手撤出;应用压迫器,同时滑出手指,如 CC-ID 摄影那样,用压舌板更易操作这一步骤,用压舌板顶住已移位的植入物,上翻压舌板使其与胸壁平行,技术员用空出来的手牵拉更多的上部组织进入到摄影野内;应用压迫器,一旦乳腺组织已达理想的压迫,即可滑出压舌板,压迫器现已

代替压舌板使假体保持内及上方移位。

如 90°侧位 ID 位可显示出更多的乳腺组织，则 90°侧位 ID 位可代替 MLO-ID 位。对无症状而有丰乳植入物妇女的筛查应同时拍摄包括植入物位及推移植入物位，虽然对丰乳妇女的筛查是为了检出早期乳腺癌，亦应考虑每一诊断性检查（diagnostic examination）因素，摄片时放射科医师必须在场，回答问题，需要时应亲自检查，决定是否需其他摄影位。

上述植入物推移摄影的操作，对胸壁后植入物，即位于胸大肌后的植入物，较为容易。但对于肌肉前植入物，即腺体下或乳房后植入物，常难以对植入物进行推移。对那些乳腺组织发育不良，推移植入物的操作亦十分困难。如植入物不能充分推移，则在常规 CC 位和 MLO 位植入物推移摄影后应附加 90°侧位。

另外，腋尾位可以显示乳房腋尾部的病变，淋巴结；切线位能明确显示位于皮下脂肪之上的明显肿块；旋转位用于分离重叠的乳房组织，确认异常病变的存在；尾头位提高了乳房最上面病变的显示效果，还可以最大限度显示男性乳房或者驼背女性的乳房组织。

操作者在摄影过程中可以根据具体情况进行体位的选择。标准体位和常用特殊体位都是为了更好的显示乳房内病变。

三、乳腺导管 X 线造影技术

乳腺导管造影是经乳头上的输乳管开口，向输乳管内注入对比剂并进行摄影，以显示部分输乳管的形态及邻近组织结构的检查方法。

1. 适应证与禁忌证

（1）适应证：①任何有乳头溢液，包括血性、浆液性、黄色和清水样溢液等；②单侧乳腺逐渐增大；③了解乳腺肿块与乳导管的关系；④分辨手术容易遗漏的深部病变；⑤用于鉴别乳头状瘤和乳腺癌。

（2）禁忌证：①对碘对比剂过敏者；②急性乳腺炎；③乳腺脓肿；④哺乳期。

2. 造影前准备

（1）清除乳头表面分泌物。

（2）乳头皮肤表面的消毒用品一份。

（3）造影器具：如 4 或 5 号钝头针、2ml 无菌注射器等。

（4）其他备品：用作乳头分泌液细胞学检查的载玻片、照明灯、放大镜等。

（5）对比剂：为 350～370 非离子型对比剂，每次用量 0.5～2ml，水溶性，优点是在各级导管内扩散充盈良好，易于自动排出和吸收。

3. 操作技术

（1）一般采用皮试或眼角滴入试验，确认阴性后方可施行造影。

（2）被检者取坐位或仰卧位，清除乳头表面分泌物，用碘酊或 75% 酒精棉球常规消毒乳头部。

（3）可将乳头涂上橄榄油，或轻轻挤压乳房，仔细找出溢液的乳导管外口或与肿块相邻部位的乳眼。

（4）根据乳眼大小选择针头的粗细，用左手固定乳头，右手持针缓缓地插入乳孔，切勿用力过大而造成人为的假道，或穿破导管使对比剂进入乳导管外的间质，一般进针不超过 1cm。

（5）注射对比剂前先排除针管内气体，以免造成类似肿瘤的导管内充盈缺损，防止注射压力过大，当注射到有胀感、并能指出对比剂的方向时，即可拔出针头。

（6）用棉球或其他胶膜包裹乳头，以免对比剂流出，并迅速进行摄片工作。

如果进针过程困难，可以采取以下措施：①在乳头部位热敷数分钟有助于乳头肌肉松弛；②酒精棉球擦拭乳头特别是导管开口的角质物质；③轻轻将乳头上提，使乳晕区导管变直；④进针时让助手轻轻牵拉乳头；⑤改变进针角度；⑥用拇指和示指缓慢的旋转进针。

4. 摄影技术
常规采用内外斜位（MLO）和头尾位（CC）摄影。必要时需追加侧位。曝光条件要稍高于乳腺平片摄影。可以采用放大摄影，使用小焦点放大 1.5～2 倍，有利于小分支导管病变的显示（图 2-4-7）。

5. 注意事项

（1）患乳导管口的选择必须正确，若误插入正常的乳孔，可造成假阴性表现。

（2）操作时，勿将小气泡注入乳导管内，否则可造成假性充盈缺损，影响正常诊断。

（3）若乳头溢液较多，注入对比剂前务必将溢液尽量抽净，以免对比剂被溢液冲淡而影响对比。

（4）针头不宜插入过深，很容易刺破管壁使得对比剂外溢。

（5）注射对比剂时应缓慢、轻柔，若注射时感到阻力，且被检者主诉有痛感，则表示插管不当，对比剂有外溢进入间质，应立即停止注射。

（6）检查后应尽量将对比剂挤出。

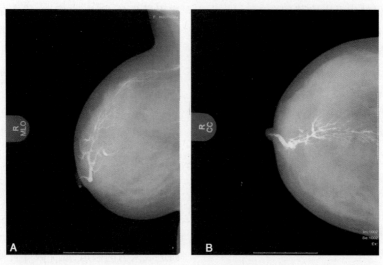

图 2-4-7　乳腺 X 线造影
A. 乳腺 MLO 位影像；B. 乳腺 CC 位影像

四、乳腺 X 线立体定向引导穿刺活检

乳腺 X 线立体定位穿刺活检是 20 世纪 90 年代在计算机辅助下开展起来的一种新的针对乳腺微小病变的活检方法，包括弹射式空心针活检和 X 线立体定位真空辅助空心针活检。原理是 X 线在垂直于压迫平面时拍摄一张定位像，再分别于 ±15° 拍摄 2 幅图像，根据所造成的视差偏移，数字乳腺机工作站可自动计算病灶深度，即穿刺深度，并可把深度值直接转换成与具体操作相关的数据，准确地定位病灶。目前的立体定位系统均采用立体坐标。计算机系统在 x、y 和 z 轴平面上，计算出病灶的精确位置，定位精度在 0.1 ~ 0.2mm 之间，所获得的标本材料能作出正确的病理诊断。

操作步骤：①向被检者解释整个操作过程，以及取样时穿刺枪发出的声音，以减轻被检者的恐惧感；②采用专门的俯卧检查床和附加装置（也可以使用标准的乳腺 X 线摄影单元和附加的立体定位装置），穿刺路径采用病变与皮肤的最近距离，固定乳腺，并用带窗的加压板压迫，采集定位像，如果病变位于加压板有窗的部分内，则进行立体定向摄影（中线右侧和左侧 15° 分别摄影）；③确定参考点，并在立体定位片上选择坐标，计算机计算出立体定位片所选穿刺目标的横轴、纵轴和深度坐标；④采用 1% 利多卡因进行局部麻醉，采用 11 号手术刀在皮肤表面做一小切口以利于 11G 或 14G 穿刺针进入，所有操作均从一个皮肤切口进入；⑤穿刺针从皮肤切口进入预定深度，取样前摄片以确定穿刺针与病变的关系，确认位置正确后打开穿刺针保险，提示被检者将进行穿刺取样，据所采用的穿刺取样方法，将穿刺针轻微撤出，然后取样；⑥穿刺枪取样后摄片确定穿刺针最终位置；⑦取出穿刺针，将穿刺标本浸入 10% 甲醛缓冲液。如果穿刺目标为钙化，需行标本 X 线摄片以确定是否所有钙化都被取出，否则应该再次穿刺。

五、量子计数型乳腺成像技术

量子计数技术最早应用于太空探测，由于独特的成像原理，其光敏感性很高，主要用于深空望远镜。由于乳腺成像对于辐射剂量和图像质量的要求很高，因此首先将量子计数技术应用到了乳腺 X 线摄影中。全球首台商用量子计数数字乳腺 X 线摄影（microdose mammography，MDM）系统由飞利浦公司研发生产，投入临床使用以来在图像质量提高和辐射剂量降低方面取得显著成功。欧洲已有多项大样本量临床研究证明，相较于使用非晶硒探测器的常规数字乳腺 X 线摄影系统，MDM 系统平均可降低患者辐射剂量约 40%。MDM 系统在中国的应用已逐渐推广，在国内一项基于亚洲人群的辐射剂量对比研究结果显示，量子计数数字 X 线摄影系统可平均降低患者剂量 60% 以上。

（一）基本结构

1. **乳腺摄影系统**　乳腺摄影系统主机包含机架及压迫检查台。可以从四个位置调整机架的全电动运动，机架为开放设计，可行站立检查或坐位检查，智能 AEC 功能可以根据不同的乳腺组织自动设置曝光参数（图 2-4-8）。

2. **数字化量子计数探测器**　MicroDose SI 型

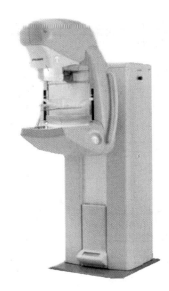

图 2-4-8　MicroDose SI 数字乳腺机

数字乳腺摄影系统采用量子计数技术,完整计算X线每一个量子,使得消除电子噪声及减少患者摄影所需的剂量。能谱探测器只需一次曝光就可以区分X线中高、低能量。高、低能量的影像汇总呈现,因此与标准乳腺影像一致,具有更高的分辨率。能谱信息能提供定量的乳腺组织信息,增加的信息通过软件算法可以体现。探测器材料是基于单晶硅设计的探测器。晶体硅性能稳定,使得探测器对环境因素的变化不敏感,像素尺寸 50μm,占空比 100%。

能谱成像探测器特性:①能够区分X线能量,提供乳腺组织的定量信息;②高剂量利用率高,从而减少患者的摄影剂量;③高细节分辨率可以清晰显示诸如微钙化等微小细节表征;④高对比度分辨率有利于提升密度相似组织的可视化;⑤每像素高达 2MHz 的计数速率可以消除伪影;⑥100% 像素有效性;⑦宽动态范围提升图像中所有(腺体及脂肪)组织的可视化。

3. X线管和高压发生器　阳极为钨靶面的X线球管,具有高的热容量,能够提供最佳的射线质量,工作量大时有明显优势。高压发生器也可以应对密集的患者流量。

4. 准直系统　1号准直器消除无效光子,如不是直接摄入探测器的光子;2号准直器消除射线穿过腺体后的散射光子。使得只有穿过腺体后无散射的X线光子才能到达探测器表面。特殊设计的准直系统可以有效地减少散射线,提高图像的对比度,无需增加患者的照射剂量即可降低 97% 的散射线。

5. 弧形检查台与压迫板　包括三种压迫板:标准压迫板、高边压迫板、小乳房压迫板。适用于大多数女性。也配有特殊体位检查的压迫板。标准压迫板的成像野是 24cm×26cm,适合大部分女性检查使用。弧形预加热的患者检查台可以让患者摆位更轻松舒适。

6. 采集工作站　机架运动及曝光参数设置均通过采集工作站控制实现。图像会在曝光结束后 20 秒内显示在平板显示器上。采用标准 DICOM 协议,图像会传输到指定的目标。带平板显示器的电脑系统;高度可调的工作台;常用功能的专业快捷键盘;质量保证及系统控制软件。19″显示器。标准采集工作站工作台(高度:96cm,宽度:74cm,长度:52cm)。一体化的额外的铅玻璃辐射屏(高度:201cm,宽度:70cm)。

7. 双踏板脚闸　标准脚闸,带压迫控制踏板(升降运动)以及压迫完成按钮(移动准直器到扫描开始位置)。

(二)成像原理

量子计数探测器由两大部分构成:晶体硅层及 ASIC 电路层,量子计数探测器则由等距晶体硅条构成,每一硅条背面均与 ASIC 元件相连。与常规乳腺X线摄影系统探测器的非晶硒层相比,晶体硅对环境要求低,更加稳定,同时X线敏感度更高。

当X线抵达探测器后,在高压电场的作用下,会激发晶体硅形成电脉冲信号,最终由 ASIC 元件采集处理(图 2-4-9A)。ASIC 元件(图 2-4-9B)由前置放大器,整流器,比较器以及计数器构成,可通过设置阈值的方式有效过滤噪声,最终获取高低不同能级的X线脉冲计数,直接应用于数字化处理。由于直接方式进行X线电荷信号转换后,则经由直接计数X线脉冲而达成数字信号,其成像过程中不涉及模拟信号的中间步骤,可以消除由累积电荷信号的统计波动而产生的噪声,同时还可以改善低能级X线的利用率。另外,量子计数探测器还具有能量鉴别能力,可提高图像对比度并应用于乳腺密度定量分析等临床需求(图 2-4-9)。

采用特殊结构的晶体硅作为X线吸收材料。晶体硅是成熟的半导体材料,性能稳定可靠,可以适用于 -10~50℃ 的温度环境。晶体硅在X线吸收效率上比非晶硅,非晶硒高,可以把像素做得更精细,细微分辨率更高。像素尺寸可达 50μm,空间分辨率可达 10lp/mm。

准直器采用前准直器和后准直器的双层准直设计方式,散射线可以降低 97% 以上,极大地避免

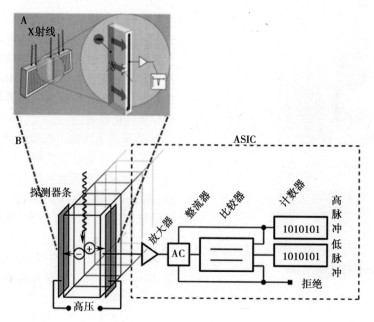

图 2-4-9　ASIC 元件采集处理示意图
A. 量子计数中脉冲形成；B. ASIC 元件结构

了散射线对图像质量的干扰。避免了滤线栅的使用，降低了球管的损耗。突破了传统 X 线成像方式，采用多次反复扫描的工作方式，同时配合双准直器，从而有效打破了射线使用效率低下，容易出现像素缺失等原来难以解决的问题。

光子计数成像技术即 X 线光子到达探测器后会使探测器内部产生电子空穴对，形成电流，通过放大计数器记录电流峰通过的次数作为采集信号。没有信号的转换过程，降低了信号在传输过程中的损耗。通过计数方式检测信号，避免了电子噪声对信号的干扰。可以很好的检出低能量的 X 线光子，大幅度提高了 X 线的利用率。

在扫描过程中，球管与探测器一起旋转，扇形

射线束、前准直器、后准直器以及探测器轨迹均以连续运动的方式构成与球管焦点共轴的弧形（图 2-4-10A）。如此一来，系统能够以类似 CT 的扫描方式获取多次重复成像（图 2-4-10B），有利于解决 X 线使用效率低下、易于出现像素缺失等原先无法解决的问题。

MDM 系统的扫描结构如放大示意图（图 2-4-11A）所示，由 X 线源（即球管），前后双准直器和量子计数探测器组成。扫描过程中球管产生的扇形 X 线束在散射线屏障内传输，抵达前准直器后被转换为若干束等距射线，进而穿透乳腺组织，在穿出乳腺组织后，再由后准直器转换为与探测器相匹配的射线源，最后被探测器接收而完成信号采集。其

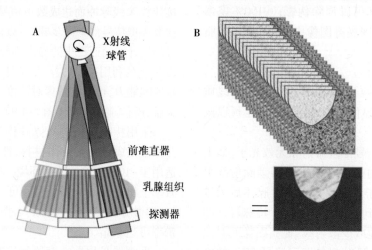

图 2-4-10　MDM 扫描方式
A. MDM 动态扫描模式；B. 类 CT 成像方式

中,探测器与准直器均为多狭缝结构,且呈平行排列(图2-4-11B),前准直器用于消除从球管发出的

一次散射,后准直器用于消除经过乳腺组织后的二次散射,从而大幅降低散射辐射和噪声。

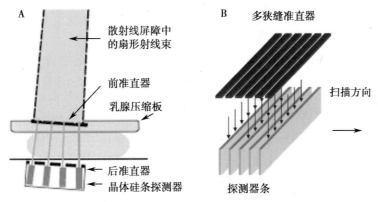

图 2-4-11 MDM 系统扫描结构
A. MDM 系统扫描结构模式;B. 准直器与探测器排列方式模式

同时,系统采用的是脉冲式曝光,这相较于常规乳腺X线摄影系统的摄影方式,产生辐射剂量也会大幅降低。

(三)临床应用

自动曝光控制(automatic exposure control,AEC)技术即自动调控扫描条件以实现最优化辐射剂量的一种技术。常规数字化乳腺X线摄影系统具有的 AEC 通常根据乳腺压缩厚度和乳腺组成来估算最优扫描条件,由于乳腺组成在曝光之前很难预估,故而大部分此类技术需要在正式曝光前经由一个低剂量预曝光来估算最优扫描条件。而MDM 系统有别于此,其所具有的 AEC 技术基于整个系统的"类CT"扫描方式,采取调节扫描速度以及扫描时间进行辐射剂量和图像质量的实时调整。具体表现为,当扫描至致密乳腺组织时,AEC通过增加扫描时间或降低扫描速度来实现目标图像质量;当扫描至脂肪等疏松组织时,则经由加快扫描速度和减少扫描时间来实现辐射剂量的降低。借由该技术,MDM 系统能够在扫描过程中根据乳腺腺体厚度和密度情况对曝光参数进行实时调整,从而确保曝光准确性以获取最优化的图像质量。

量子计数探测器由于具备识别光子能量的特征,使得 MDM 系统具有能量区分能力,能够在一次扫描内实现能量成像并进行物质鉴别。基于此,MDM 系统发展出以下两种特殊临床功能,一是乳腺密度定量分析,二是基于能量成像的病灶特征鉴别。MDM 系统乳腺密度定量分析基于能量分解,通过脂肪和纤维乳腺组织的物质鉴别来测量乳腺密度各项数值,能够获取非常精确的结果。

综上所述,基于独特的扫描结构与扫描方式,量子计数数字乳腺X线摄影系统相较于常规数字乳腺X线摄影系统可避免电子噪声干扰,大幅提高X线利用率并降低散射效应,消除噪声,有利于实现低剂量条件下的高质量成像,在大规模多人次的乳腺癌筛查项目中使得广大女性人群获益,同时,量子计数系统还基于能量扫描的方式发展出乳腺密度评估等。

六、数字乳腺三维断层X线检查技术

乳腺癌是全球范围内女性最常见的恶性肿瘤,绝大多数随机对照研究已证实,乳腺癌的死亡率可因乳腺癌筛查项目的开展和推广而有效降低。目前,乳腺X线摄影因其高特异性,高可重复性及操作简便等优点被用于乳腺癌筛查项目并成为其主要影像学检查方法。然而传统乳腺X线摄影是将三维乳腺实体投照在二维平面图像之上,由于正常乳腺组织的重叠,特别是一些致密型的乳腺,不可避免地造成了可能将隐藏的病灶遗漏误判为假阴性,或是将一些重叠的伪影误判为假阳性。随着影像学技术的发展,数字化乳腺断层摄影(digital breast tomosynthesis,DBT),也称为乳腺3D技术,应运而生。

早在20世纪60年代就提出了断层摄影(tomosynthesis)的概念。1971年 Miller 系统的提出了断层摄影的原理。1992年 Kopans 等用不同投射角度对假体和切除的乳腺组织摄影,以手动方式转动X线接收器采集图像,建立了 DBT 的雏形,并在麻省总院首次进行了全乳腺 DBT 的临床应用。在此基础上,GE 公司开发了首个全乳腺 DBT 系统。2000

年首次进行了数百名志愿者的临床应用。近年来，DBT 技术发展迅速，大有替代传统 2D 乳腺摄影的趋势，被认为是乳腺 X 线成像的革命性进展。

（一）基本结构

在硬件设备上与传统 2D 乳腺摄影基本相同，只是在面罩上使用了分离式面罩，在扫描角度及扫描时间上不同（图 2-4-12）。

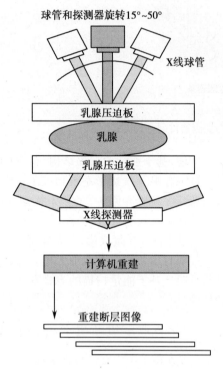

图 2-4-12　DBT 系统基本框架

1. X 线发生系统　由小功率高压发生器（3.2 ~ 7.5kW，20 ~ 49kV，86 ~ 188mA），配以用钼、钨、铑、钼钒合金或钨铼合金做靶面的 X 线管、准直器组成。

2. 专用支架　用来支撑 X 线发生系统和影像检出系统，设置有压迫器，能够升降（65 ~ 150cm）并倾斜角度（-135° ~ +190°），有 C 臂设计和环形臂设计。

3. 影像检出系统　由暗盒仓和滤线栅组成，全数字化乳腺 X 线机使用 CCD 或平板数字摄影系统，其影像检出系统由 CCD 或平板探测器和滤线栅完成。

4. 量子探测器系统　量子计数乳腺 DR 可降低剂量达 60% 以上，图像质量更清晰。一般非晶硒与非晶硅等常规探测器探测不到高低能量的 X 量子，在量子成像的信息采集时，通过设定阈值区分出高低能量量子来获得能量信息。结合 X 光高低能量子的数据加以分析及图像后期处理，并进行图像重建和呈现，从而得到含有乳腺组织分布相关信息的量子图像。基于量子计数的 DBT 系统已经在 FDA 审批中。

（二）成像原理

DBT 基本原理是通过球管在多个角度内连续曝光，在短时间内对乳房进行连续的扫描，使用每次单独曝光所获得的数据重建出一系列厚度为 1mm 的高分辨率图像，图像以单层、面或动态播放的形式显示。DBT 重建的 3D 断层图像能够在一定程度上减轻或消除正常乳腺腺体对病灶显示的影响，提高乳腺病灶的清晰度，增加病灶与周围腺体组织的对比，更容易发现病灶，更好地显示病灶的形态、边缘等，从而提高乳腺癌的检出率和诊断正确率（图 2-4-13）。

DBT 摄影过程中，乳房直接暴露于 X 线下并保持制动，X 线球管围绕乳房在一特定的角度内（通常 15° ~ 50°）旋转，每旋转一定的角度，乳房低剂量曝光一次，X 线穿过乳房转换成电信号被直线运动的平板探测器接收产生影像，当 X 线管完成旋转时，数字探测器就会获得一系列不同投射角度下的低剂量数据，计算机通过最大相似度及期望值最大化算法对其进行重组，就可得到与探测器平面平行的乳腺任意深度层面的一系列薄层图像（层厚为

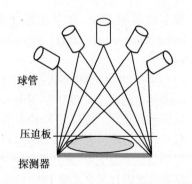

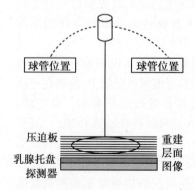

图 2-4-13　DBT 系统成像基本原理

0.5~1.0mm),使隐藏在高密度腺体中不同位置、不同形态的病变在横断面上清晰地显示,明显提高了病变检出的敏感度与准确性。尤其是致密型腺体,由于薄层图像解决了腺体组织与病变重叠的问题,使病变的观察变得更加直观,诊断更准确(图2-4-14)。

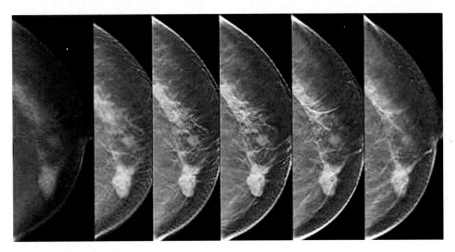

图2-4-14　DBT乳腺断层图像

(三) DBT的检查技术

目前DBT检查有两种模式可供选择,即Combo模式和Tomo模式。

1. Combo模式　首先HTC滤线栅会自动撤出,Tomo扫描在4秒内完成,然后HTC滤线栅自动的复位,然后拍摄2D图像,整个过程在一次压迫下完成。在一次性压迫下可以同时获得3D和2D的图像,也就是说只需摆位一次就可以同时获得3D和2D图像。在3D图像上和2D图像上,病灶的X、Y轴信息保持一致。

2. Tomo模式　在压迫下只获取3D图像。在使用DBT时需保证乳腺制动,压迫方式与传统乳腺X线检查相同。摄影时X线管球围绕乳房在有限的角度范围内旋转(10°~20°),每旋转1°完成一次低剂量曝光,从而得到一系列的数字影像,这些独立的影像分别是在不同角度下得到的乳房投影,它们被重建为3D断层图像,层厚可薄至1mm。整个扫描过程共曝光10~20次,只需要5s甚至更短的时间。

DBT的采集不仅能够在最为常用的内外斜位(mediolateral oblique,MLO)及头尾位(craniocaudal,CC)完成,也可用于其他标准投照体位。DBT具有滤线栅自动撤除的功能,可以在完成3D图像采集外,同时行2D的FFDM检查。在同一压迫下,DBT同时采集2D+3D影像(Combo模式),所得到的2D和3D影像可以完全相互融合。

DBT是多角度的低剂量照射,其总体剂量等于或略高于FFDM照射剂量,但尚在乳腺质量控制标准规定的范围之内。Gennaro等研究表明,当以相同剂量获取双侧乳腺内外斜位的DBT图像和FFDM图像(包括头尾位和内外侧斜位),根据美国放射学会的乳腺影像报告和数据系统对影像进行评估,对于所有恶性病变的受试者工作特征曲线下面积两者无明显差异(0.851和0.836,$P=0.645$)。也就是说,在总剂量相同的情况下,DBT的诊断效能与FFDM相当。

(四) 临床应用

1. 对于致密型腺体中病变的成像　Sechopoulos发现,传统乳腺X线摄影技术获得的图像为2D图像,在成像过程中,正常腺体组织与病变相互重叠,非钙化病变隐藏在高密度的腺体中,掩盖了病变具有诊断价值的特征,如毛刺、分叶等。而DBT的X线管围绕乳房在一定角度内旋转。将乳腺中不同位置、不同形态的病变重组成0.5~1.0mm的横断薄层,避免了2D图像中乳腺组织与病变重叠,更好地区分正常腺体组织及高密度病变,并使肿块的形状和边缘显示明确,减少了漏诊导致的假阴性及重叠导致的假阳性,并因此降低了因假阳性而导致的召回率及患者不必要的焦虑。

2. 对肿块、结构扭曲、非对称结构的筛选　肿块、结构扭曲、非对称结构通常提示乳腺癌的存在。Diekmann和Bick研究发现,DBT图像对于肿块、结构扭曲及非对称结构的显示较传统乳腺X线图像及全数字化乳腺摄影(full field digital mammography,

FFDM)容易,这是因为断层图像能有效排除致密腺体对高密度病变的干扰。此外,DBT 图像对肿块的轮廓、大小、边缘、数量等特征的显示更加清晰。这不仅使病变的检出更加容易,而且显著增加了临床医师诊断的准确性。Helvieo 发现,传统乳腺 X 线图像对于肿块的检出率达 36.5%,而 DBT 图像的肿块检出率为 49.5%,相对于传统乳腺 X 线图像肿块检出率提高了 35.6%,而乳腺癌的检出率增加了 40.0%。同时,DBT 图像可显示传统乳腺 X 线图像中所不能或不易显示的病变,如结构扭曲及非对称结构。这些优势使得筛查的召回率及不必要的活检数量显著下降。Tagliafico 等发现,相对于传统乳腺 X 线图像,内外侧斜(mediolateral oblique,MLO)位和头尾位(craniocaudal,CC)上均使用乳腺断层摄影可使召回率降低 11%。仅在 MLO 位应用乳腺断层摄影则使召回率降低 9.5%。

3. 对肿块特征的显示 DBT 最主要的优势是显示传统乳腺 X 线图像所不能显示的病变,即提高检查的敏感度和特异度。目前,DBT 主要被用于致密型乳腺病变的检出,但是其对于非致密型乳腺微小病变的检出也具有较大的临床意义。同时,DBT 图像能突出病变具有诊断价值的影像特征,如边缘、数量、周围结构破坏、乳腺导管改变等,有利于病变的良恶性鉴别及确定病情分期。研究发现,对于可见肿块,DBT 上能观察到 77% 的肿块边界,而传统乳腺 X 线图像上只能观察到 53% 的边界。当观察可疑乳腺癌时,DBT 对病变征象的显示比传统乳腺 X 线图像增加 20%。DBT 对于肿块特征的显示明显优于 FFDM,主要是因为 DBT 薄层断面消除了腺体组织与病变的重叠效应,有利于病变边缘及特征性征象的显示,明显降低了召回率及假阳性,并减少了患者不必要的活检。

4. 对微小钙化的显示 微小钙化有时是早期乳腺癌及隐匿性乳腺癌的唯一表现。过去认为,DBT 对于微小钙化灶的检出没有明显的优势,甚至不如 FFDM。造成这种现象的原因主要是因为成簇分布的微小钙化在 3D 图像上比较分散,DBT 部分重组为间隔 1.0mm 的断层图像,不利于簇状分布微小钙化的整体观察,从而影响了 DBT 对于微钙化群的定性诊断。对于这种情况,可以采用以下几种策略提高 DBT 对微小钙化的显示效果。①加强DBT 图像的后处理;②利用计算机辅助诊断系统(CAD)也可能改善 DBT 图像对于微钙化的显示。采用 MIP 技术将原图像重组成厚度为 1～2cm 的断层图像,使分散的微钙化簇在一个断层内显示,从

而克服了 DBT 图像对微小钙化显示不准确或漏诊的弊端;③微钙化簇的检出与 DBT 的扫描角度、角度增量和投照数目相关,窄角度的 DBT 能提高微钙化簇的检出敏感性和显示率。

然而,也有报道,DBT 对于微钙化的显示类似或优于传统乳腺 X 线图像,这可能是因为 DBT 图像可以更加准确地定位病变并排除了正常腺体组织的重叠干扰,使隐藏在致密腺体或病变中的微钙化簇得以显示,有利于早期乳腺癌的临床诊断。因此,对于某些特定的患者,FFDM 与 DBT 结合会更加有利于微钙化灶的检出。

5. 穿刺活检 活检流程简单易操作,包括一些仅在 DBT 摄影下才能被发现的病灶。与常规 2D 下的立体定位活检相比,曝光次数少,手术时间短,病人接受的曝光剂量更少。

6. 乳腺癌筛查 乳腺密度被公认为一项独立的乳腺癌危险因素,并被越来越多用于个性化的筛查。采用视觉评估和自动化容积乳腺密度测量的方法比较单独的 2D 乳腺 X 线摄像和 2D 乳腺 X 线摄像加 DBT 的诊断价值。结果显示,在所有组别中,额外的 DBT 能显著提高检查的特异性。在视觉密度 ≥3rd 百分位数(50%)的受检者中,额外的 DBT 能显著提高检查的敏感性:单纯 2D 乳腺 X 线摄像的敏感性为 86%,而 2D 乳腺 X 线摄像+DBT 的敏感性为 93%。在 Volpara 密度 ≥3rd 百分位数($103cm^3$)的受检者中,额外的 DBT 也能显著提高检查的敏感性;单纯 2D 乳腺 X 线摄像的敏感性为 87%,而 2D 乳腺 X 线摄像+DBT 的敏感性为 93%。而 Quantra 测量中,无论是高密度还是低密度的受检者,两种检查方法的敏感性并没有显著性差别。

对 2013 例行过钼靶检查的女性按乳腺密度进行分组,再根据检查方法(2D,2D+DBT,2D+WBS,2D+DBT+WBS)进行亚分组。结果显示,2D+DBT 组的随访率最低(10.2%),而 2D+DBT+WBS 随访率最高(23.6%)。对于致密型乳腺患者,2D+DBT+WBS 或许是乳腺癌检查的最佳选择,但是其被召回进行进一步检查的概率会增加。对于非致密型乳腺患者,2D+DBT 或者 2D+DBT+WBS 可以同样提高乳腺癌检出率,但是考虑到 WBS 可能会引起召回率提高,2D+DBT 是更好的选择。另外,通过对比分析 DBT 实施之前(2007、2009)、实施期间(2011)和实施之后(2013)乳腺癌的检出率发现,乳腺癌筛查检测的数量和百分比在 2007、2009、2011 和 2013 年分别为 67 例,6.2%;52 例,4.7%;

81 例,9.7% 和41 例,4.8% 。可以看出在乳腺 X 线筛查中,DBT 实施增加了乳腺癌的检出率。

七、乳腺 X 线检查的质量控制

(一) 质量控制的分工

在乳腺摄影检查中,主要质量控制人员包括:登记员、摄影技师和放射诊断医师。

1. 登记员的职责　登记员是乳腺摄影检查流程中被检者接触到的第一个人,登记员要告知被检者检查中需要去除上身衣物,检查需要加压以消除被检者紧张心理。填写检查者的体重、身高、生育史、哺乳史、用药史、化妆品,是否穿刺活检、外科手术(包括隆胸手术)、乳腺癌家族史、乳房异常情况或者临床症状、上次乳腺 X 线摄影检查的医院及时间。完备的被检者信息有利于技师按被检者的实际情况进行检查,也有利于诊断医师理解图像,同时为乳腺摄影检普查数据库的建立打下基础。

2. 放射技师的职责　从事乳腺摄影检查的放射技师必须得到国家专门机构认同的资质,做好摄影的相关工作:被检者摄影体位、图像标记、乳房压迫,图像后处理等。同时做好 QC 质量检测:模体影像、设备可视检查、重摄片分析、探测器背景噪声、压迫等。

在目前现状下放射技术需要直接做或参与:乳腺设备的配置评价、准直评价、系统分辨率评价、自动曝光控制系统性能评估、伪影评价、kVp 准确度和重复率、线速质量评估(半价质的测量)、乳房边缘曝光量和平均腺体剂量、显示器照度和室内杂散光线、安装新设备或置换 X 线球管等维修后,再次对设备进行测试等工作。

(二) 质量控制的方法

1. 模体影像检测　乳腺模体的 X 线影像用于评估影像密度,对比度和一致性。在成像设备校准、维修或者任何怀疑影像质量发生变化的情况下,进行模体影像检测试验。

乳腺模体相当于 50% 腺体,50% 脂肪,且在压迫后为 4.2cm 厚度的乳房。乳腺模体中应该含有团块,微粒群和纤维等模拟组织。QC 技术人员评估模体影像,并记录可见目标的数量。同时,与以前的模体影像对照,要特别检查伪影及不一致的区域。美国放射测量协会的 RMI-156 型乳腺模体为 ACR 推荐的模体。在模体影像检测中,还需要一块厚 4cm,直径 1cm 的丙烯酸圆盘,放置于模体上方,用来检测背景光密度。

(1) 模体影像检测的目的:

1) 确定乳腺 X 线机是否正常。

2) 确定探测器是否正常。

3) 确定胶片的解像能力。

4) 确定影像在胶片的表现是否均匀。

(2) 检测频率:每周一次。

(3) 检测步骤

1) 将模体放在探测器上,模体胸壁与探测器上缘对齐,并左右居中。

2) 压迫器正好与模体接触。

3) 选择摄影参数,使得背景光密度的操作标准至少为 1.40,且变化在 0.20 之内,记录 mAs 值。

4) 打印胶片,并测量三个位置的密度值。

5) 把背景光密度和密度差值记录在控制表上。

6) 把每次测试不可见的纤维,斑点及团块数记录在控制表上。

(4) 结果评价与分析:ACR 建议执行的标准:①至少可见 4 条最大的纤维,3 个最大的斑点群,3 个最大的块状物,而且数目减少不能超过一半;②模体影像背景密度标准为 1.40,且变化在 0.20 之内;③对直径 1cm,厚度 4mm 的丙烯酸圆盘而言,其圆盘内外密度差(DD 值)标准至少是 0.40,变化范围在 0.2 之间。

2. 压迫检测

(1) 目的确保乳腺摄影系统在手动和电动的模式下,都能够提供足够的压力,且不会压力过大。适当的压迫对保证高质量的乳腺摄影是很重要的。压迫减少了射线穿透的组织厚度,这样在减少乳腺所受曝光量的同时,也减少了散射线,提高了对比度。同时也是将被检者移动引起的组织模糊降到最低。

(2) 检测频率在机器安装时检测 1 次,以后每 6 个月 1 次,当机器出现问题时立即检测。

(3) 检测步骤

1) 放一块毛巾在探测器上(保护探测器),然后把磅秤放在上面,并把刻度盘放在容易观察的地方,锁定磅秤中心使之位于压迫器的正下方。

2) 放一块毛巾在磅秤上,以防损坏压迫器。

3) 用初始的电力驱动,使压迫器活动直到它自动停止为止。

4) 读取压力读数,并进行记录。

5) 松开压迫器。

(4) 结果评价与分析压迫器所提供的压力至少为 25 磅。初始电动压力必须到 25 ~ 45 磅之间。

压迫器的显示精度为 20N。压迫厚度的显示精度为 5mm。

3. 观察影像条件

（1）目的确保显示器、观片灯和观察条件是最理想的，并能维持最佳水平。

（2）频率每周一次。

（3）检测步骤：

1）用橱窗清洁剂或软毛巾清洁观片灯表面。

2）确保所有的遮挡物都已经去除。

3）目测观片灯亮度是否一致。

4）确保所有观片灯的遮幅片装置工作正常。

5）目测室内的照度，确保室内没有强光源，观片灯没有反光。

4. 探测器背景噪声的检测

所有的成像板闲置 24 小时以上必须首先进行擦除处理，以确保消除由于背景辐射或其他原因造成的所有残留信号。擦除装置的子系统是由高压钠或荧光灯组成。擦除后，用固定算法扫描成像板，应该产生清洁、一致、无伪影的影像。对于 DR 乳腺摄影系统，可在乳腺放置平台上覆盖 1mm 的铅板，手动选择远低于临床摄影的条件进行曝光，进一步观察系统重建出来的影像。系统自动计算处理的曝光指示器数值应该指示为无入射曝光的基准值。任何输出影像中出现的明显伪影，区域阴影或不一致性，都应该进一步评估。当测试的成像板超过两块出现问题，所有的成像板都应该立即进行测试。极限值在验收检测时所得背景噪声的指示器数值 10% 范围内。

5. 系统线性和自动动态范围控制检测

此测试可以确定超过三个数量级的曝光变化时探测器和读出系统的响应。建议的技术参数为 28kVp 和 0.3mmMo 滤过，线束准直在整个接收器区域内。设定摄影技术，0.1Gy、1.0Gy、10Gy 的 IP 接收器表面剂量。每种一次曝光，采集三种独立的影像，在曝光和处理之间使用 10 分钟的固定延迟时间。曝光值的校准使用生产商指定的读出算法，并确定每个接收器适当的入射曝光量，对整个过程重复三次（九幅图像）。对于任何一个接收器，根据曝光指数的换算公式计算出到达 IP 的计量值，在实际测量入射曝光量的 20% 偏差范围内，在平均值的 10% 范围内。

6. 金属网测试和探测器分辨率一致性

此测试利用屏-片密着测试工具验证接收器整体视野的聚焦状况。金属网测试工具置于乳腺摄影平台，用 28kVp 约 5mGy 的入射剂量曝光，这样量子斑点较低。使用增强影像对比度的处理算法，结果影像应该在整个视野内无畸变且清晰。如果在某一成像板上金属网存在畸变或模糊区域，说明成像板应该清洁或维修。平板探测器上出现重复的畸变或模糊则说明扫描装置出现故障。

7. 剂量检测

使用专门的乳腺摄影剂量，检测装置（如 IBA DOSIMAX Plus A），记录每个被检者每次曝光时的皮肤入射剂量，进而计算出平均腺体剂量。同时记录加压后乳房的厚度，管电压值，以用于平均腺体剂量的计算。极限值为每次曝光的平均腺体剂量 ≤3mGy。

8. 伪影评估

伪影可以产生于硬件、软件和成像体。硬件伪影主要产生于 CR 系统的成像板和影像阅读仪，DR 系统的探测器。最常见的是 IP 暂时性缺陷，如灰尘、污物和幻影，这些伪影可以通过对屏和成像板的擦除进行矫正，持久的伪影可以追踪到刮擦或屏的使用寿命，有必要进行更换。影像阅读仪故障可以导致缺损扫描线和影像畸变，激光功率也会随时间推移而减弱至校正范围外，这时就需要更换激光系统，当柱状反光镜或激光装置的尘粒可以显示为影像衰减伪影。探测器存在的残影，一致性差，坏像素点等可以通过校准程序得以消除。如果出现严重的不可修复的图像伪影，应更换探测器。

处理菜单的不当选择会导致不正确的直方图标准化，动态范围定标和输出影像像素值，是软件伪影产生的主要原因。被照体伪影的产生通常是由于被照体摆位错误，扫描线与滤信栅形成的明显干涉图。偶然是由于信息丢失，或高通频率处理引起的。如果调整不正确，模糊覆盖技术会使得被照体边缘出现"晕影"效果。

（余建明　刘广月）

第五节　口腔 X 线检查技术

口腔颌面部具有复杂的组织解剖结构，不仅包括牙齿、牙周以及上下颌骨，还包括颅、面、颈的其他组织结构。在 X 线检查时，影像重叠干扰较大，不易诊断。因此，需要采用口腔颌面部专用 X 线机，才可以拍出具有较好对比度和清晰度的 X 线照片。

口腔颌面部专用 X 线机包括：①牙科 X 线机；②曲面体层 X 线机；③X 线头影测量机；④口腔颌面锥形束 CT。目前，多数曲面体层 X 线机都配备了头颅定位仪，可用于头影测量，因此在本节中不再单独介绍 X 线头影测量机。虽然口腔颌面锥形束 CT 的历史只有 20 年,但近 5 年来发展迅速,在口腔医学界得到了广泛应用。

一、牙科 X 线机

牙科 X 线机是医疗领域内最小型的 X 线影像设备,输出功率小,结构简单,操作灵活,可用来摄影口内片和口外片。口外片能够提供良好的视野,但有分辨率低,多影像重叠的问题,加之曲面体层技术和口腔颌面锥形束 CT 技术的广泛应用,目前临床摄影较少;口内片能够提供较高的空间分辨率,能进行早期或变化不明显的疾病的检查(图 2-5-1),价格低廉,是目前口腔医学应用最为普遍的检查方法,包括根尖片(periapical radiograph)、𬌗翼片(bitewing radiograph)、𬌗片(occulusal radiograph)。

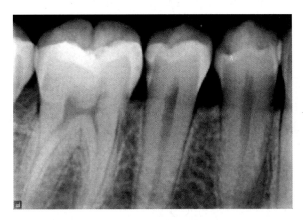

图 2-5-1　右下颌第二前磨牙远中邻面触点以下的早期牙釉质龋

(一) 基本结构及配件

1. 组成　牙科 X 线机主要由 X 线机头、活动臂和控制系统三部分组成。

(1) X 线机头:内有 X 线管和高压变压器。机头前端安装了带铝过滤板的窗口,可以吸收软射线。窗口外装有含防护物质的遮线筒(长度 5cm 或 18cm),限制不必要的散射射线。机头两侧设有正负度数标记,以便准确选择在各个部位球管需要倾斜的角度。

(2) 活动臂:由数个关节(弹簧加杠杆)和一个底座组成,可以灵活地移动机头并且使其在一定范围内能任意地定位,保证摄影的稳定。

(3) 控制系统:可以调节电源电压、X 线管电压、电流和曝光时间等。目前的控制系统大多装有电脑系统,可自动调节曝光参数,进行图像传输等。

2. 类型　常见的牙科 X 线机有壁挂式、座式和在综合牙科诊疗椅上的镶带式。壁挂式牙科 X 线机最为常见,节省空间,可固定于墙壁上或悬吊于顶棚上(图 2-5-2);座式牙科 X 线机又分为可移动型和不可移动型两种:可移动型底座上安装有滑轮,可多方向滑动;不可移动型则固定于地面某一位置;牙椅镶带式 X 线机可以在治疗过程中,不移动患者的情况下摄影,在欧美国家应用较多。

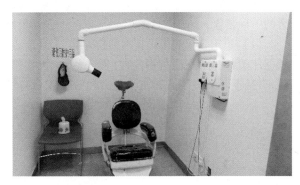

图 2-5-2　壁挂式牙科 X 线机

3. 影像传感器　牙科 X 线机用影像传感器来捕捉影像,分为胶片传感器和数字化传感器两大类。胶片传感器和数字化传感器均有从小到大的 0 号、1 号、2 号和 4 号(图 2-5-3)。一般来说,0 号用于儿童患者或者因解剖因素无法使用常规型号的成人患者;1 号用于前牙区域;2 号用于后牙区域,特别是尖牙的远中后部;4 号广泛用于𬌗片的摄影并发现特别的咬合关系。

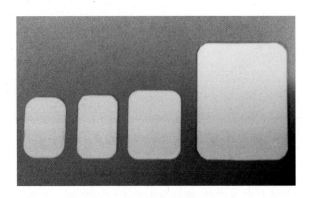

图 2-5-3　不同大小的传感器(0~4 号)

(1) 胶片传感器:可分为单包装和双包装。双包装胶片传感器有两张照片,其中一张用于与同事进行讨论或资料保存。胶片传感器生产时还有不同的感光度,高感光度的胶片相比于低感光度的胶片需要较短的曝光时间。

（2）数字化传感器：可分为直接型和间接型，前者以固态电荷耦合器件（charge-corpled device，CCD）或者互补金属氧化半导体系统（complementary metal oxide semi-conductor，CMOS）为代表，有数据线连接到计算机（图2-5-4）；后者以光激活荧光体系统（photostimulate phosphor，PSP）为代表，没有数据线，需要一台激光阅读器将数据导入到计算机（图2-5-5）。

4. 持片器 是一种放入口腔内用于支持胶片或数字化传感器并使之能较长时间保持在最佳位置的一种装置。

（1）用于分角线摄影技术的持片器：①聚苯乙烯泡沫塑料和硬质塑料持片器（图2-5-6），设计相同，材料不同。持片器的水平部分由患者咬合，传

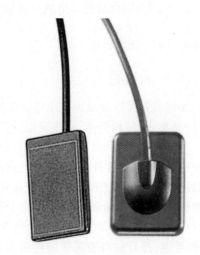

图2-5-4 CCD数字化传感器

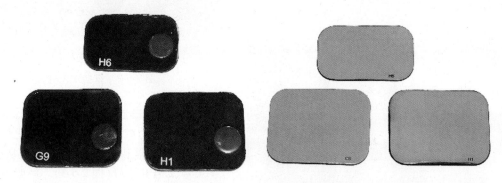

图2-5-5 PSP数字化传感器

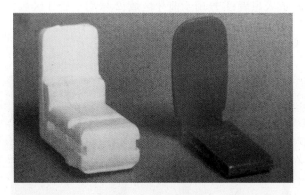

图2-5-6 聚苯乙烯泡沫塑料和硬质塑料持片器

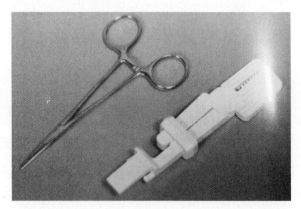

图2-5-7 止血钳持片器和Snap-A-Ray®持片器

感器放在水平部分的凹槽中。持片器的垂直部分防止传感器弯曲，紧贴牙齿的舌侧或腭侧。②止血钳持片器和Snap-A-Ray®持片器（图2-5-7），用法相同，传感器放置在牙齿的舌侧或腭侧后，用尖端夹住传感器的殆面部分，其余部分位于口腔外，依靠患者的手扶持或者患者咬合固定。

（2）用于长焦距平行摄影技术的持片器：被称为"里恩设备"，由稳定器、连接杆和参考环三部分

组成（图2-5-8）。①稳定器水平基座上的凹槽可插入传感器，水平突起由患者咬合，起稳定作用。垂直部分可防止传感器弯曲；②连接杆连接持片器的其余两部分成为一个整体，它的口外部分可以指导球管的位置；③参考环可以在连接杆上前后滑动，调节位置，使球管对齐并接近患者脸颊，使X线中心线与传感器保持垂直。新型的持片器可适用于

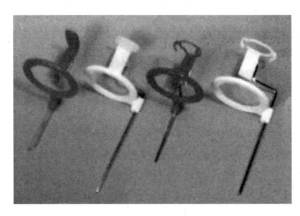

图 2-5-8　里恩设备

带有橡皮障、橡皮障夹及牙髓治疗锉的患者。

（二）成像原理

牙科 X 线机成像原理分为传统的 X 线胶片显影和数字化成像系统。

（1）传统胶片：优点是柔韧性高、真实性更高、成本低。缺点是需要建立暗室的空间、成像速度慢、结果不易保存、传输和交流。胶片传感器需要经过人工暗室处理或自动的化学处理，图像涂在聚酯基底上，读片时需要观片灯。

（2）数字化成像系统：优点是成像速度快、有图像后处理功能、曝光度低、结果便于宣教、传输、保存和交流。缺点是成本较高、有产生伪影的可能。①CCD-CMOS 系统通过放在口内的传感器接收 X 线信号，使用数据线连接到计算机。传感器面积如牙片大小，厚度为 5mm 左右，中间或边缘有一连接线。传感器边缘圆钝、光滑、避免损伤口腔黏膜。传感器的硅芯片包裹有接收 X 线的稀土屏（闪烁体敏感区），敏感区捕获 X 线信号转变成可见光信号。位于连接线内的 4 万余支光导纤维将光信号传输给另一端的探测器，光信号被转换成电信号输入计算机影像处理器。通过模/数转换影像处理器将电信号转换成数字影像，在计算机上完成后处理、存储、管理和输出等。CCD-CMOS 系统显像迅速，通常在几秒内完成。当传感器还在口内时，就可以让操作者即刻检查图像的质量，如果需要重拍或者下一次摄影，可以在不移除传感器的情况下，对传感器重新定位或者微调 X 线球管，这对于口腔牙体牙髓科医师非常方便实用。②PSP 系统用成像板代替了传统的 X 线胶片-增感屏系统，比 CCD-CMOS 系统要薄，柔韧性较好，不带数据线。成像板具有良好的线性，发射荧光的量依赖于一次激发的 X 线，动态范围比传统的屏/片系统宽很多。成像板上的荧光物质被 X 线照射后，处于离子状态，

形成亚安定中心，完成 X 线能量的储存，形成"潜影"。曝光后，从口内取出成像板，放在激光阅读器下扫描，亚安定中心吸收特定可见光，"潜影"激发释放能量而发光。这些与曝光程度成比例的光，在一个光电倍增管内被读取，实现光电转换，再经模/数转换后成为数字影像。一般用时 30 秒到几分钟。

PSP 系统，与传统胶片类似，必须在每次摄影后将成像板从口内取出，并且在摄影后最好能尽快扫描，否则一定时间后图像也会消失，这更适合口腔修复科医生。

（三）检查技术

通过牙科 X 线机得到的是二维图像，应用标准化技术可以使错误最小化，获得高质量的图像。所有的口内影像的获得都可以通过以下 7 个步骤：①设置好曝光时间；②调整好患者的位置；③准备并放置传感器；④对准球管；⑤曝光传感器；⑥处理传感器；⑦检查图像。

1. 影响所有口内摄影技术的主要因素如下：

（1）患者准备：一般取坐位，身体与地面垂直。摘去眼镜，活动义齿，金属耳环及配饰，对患者使用铅橡胶裙和甲状腺铅领进行保护（图 2-5-9）。

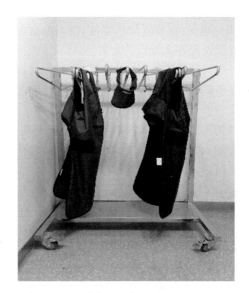

图 2-5-9　口腔 X 线防护设备

（2）感染控制：防止交叉感染，工作人员要佩戴手套。胶片传感器是预先包装好的无菌装置，一次性使用。数字化传感器放入口腔前必须用一次性塑料套将其包裹。持片器也应从无菌包装中取出，一人一用。

（3）放射防护：放射操作应该遵循合理使用最低剂量的放射卫生原则（as low as reasonably achievable, ALARA)。结合口腔颌面部的特点,应特别注意减少照射时间、屏蔽防护、减少无效 X 线量和距离防护四个方面的问题。

(4)传感器准备:选择合适的传感器,注意传感器的感光面始终要面对放射源。胶片传感器若背对放射源,会产生相反的低密度影像并与对侧有重影。CCD-CMOS 传感器背面有一根线与计算机相连,不会发生背对情况。PSP 传感器若背对放射源,则不会有影像。

(5)传感器放置:传感器可以通过:①直接放入口内由受检人或陪伴者的手指固定;②直接放入口内由棉球和舌部固定;③通过患者咬合持片器固定这三种方式进行放置。胶片和 PSP 传感器较软,直接放入口内并用手指固定,容易变形,引起图像失真。CCD-CMOS 传感器较厚较硬,直接放入口内,异物感较强,有时不能完全放置到位。棉球和舌部固定不稳固,难保持,适用区域有限。持片器可以将传感器放到口内深部,大大降低了患者的不适感,且远离牙齿,避免划伤传感器。同时,持片器能很好地使传感器与牙齿平行,减少失真,还能准确定位,校准 X 线球管。此外,使用持片器还可以避免患者非受检部位或者陪伴者接受额外辐射的可能。因此,临床中推荐第三种方式。

(6)曝光:在放置传感器前,应当根据摄影部位和要求设置好 X 线机的参数,尽量减少噪声。输入患者资料及牙位信息。放好传感器后,告诉患者保持姿势不动。操作者走到安全屏障后,启动 X 线机。发现患者或设备有异常时,应立即停止曝光,防止损伤人员及机器。特别要引起重视的是,在给带有牙髓治疗锉的患者摄影时,要注意牙髓锉是否脱落至口腔内,防止患者误吸或误吞。

(7)图像处理:胶片传感器需要在视框中放到正确位置,在暗房中评估相质,在观片灯下阅片。数字化图像可以在计算机上直接观看,可以使用图像处理工具调节亮度、对比度和锐化程度等。但必须审慎地应用这些工具来提高疾病的检出率和确诊率,而不是降低图片质量,得到错误的结果。应及时存储影像资料,以防资料遗失。可以将数字化图像以 JPEG 或 TIF 格式保存传输,也可以打印在热胶片或纸上,但图像质量会降低。

2. 其他与口内摄影技术操作有关的注意事项如下:

(1)定期对成像板进行校准:CCD、CMOS 以及 PSP 传感器价格较为昂贵,应妥善保存以防损坏丢失。

(2)持片器应当置于高压蒸汽锅或化学灭菌容器中进行消毒灭菌,单独包装。

(3)检查传感器上是否沾有血液、唾液、分泌物或组织残余。如果有,则把传感器浸入消毒液内保持一定时间。常用消毒液有苯氧基丙醛,丁二酸二醛等。

(4)严格按照开关机顺序操作,使用设备时要轻柔,避免传感器损坏或连线断裂。曝光完毕后将机头复位,避免碰撞和震动。

(5)设备运行环境要适宜,严格控制温度和湿度。

(6)保持机器清洁,干燥,严格防尘。注意通风散热,X 线球管在连续使用时应间歇冷却,管头表面温度应低于 50℃,过热易损坏阳极靶面。

(7)定期检查主机内散热风扇是否正常运转。定期检查接地装置,经常检查导线,防止导线绝缘层破损漏电。定期给活动关节加润滑油。定期校准管电压和管电流,调整各仪表的准确度。定期全面检修,及时消除隐患,保证机器正常工作。

(四)根尖片的图像质量控制

1. 适应证 根尖片主要用于检查某一个特别的患牙,范围要包括从牙冠到根尖的整体影像,包括部分或所有相邻两牙,牙槽骨以及邻近的解剖结构。可以协助医生诊断龋病、牙髓钙化、牙内吸收、根尖周病、牙发育异常、牙周炎、牙外伤、牙根折裂、评价根管充填质量、修复体、种植体等(图 2-5-10)。

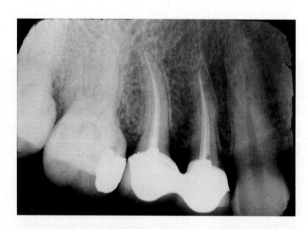

图 2-5-10 根尖片(检查继发龋和评价根管充填质量)

2. 禁忌证 摄影根尖片无特殊禁忌证,但中度开口困难者、严重颅脑损伤以及因严重系统病变无法配合者不宜摄影。

3. 摄影技术 有分角线摄影技术和长焦距平行摄影技术两种技术。前者操作简便,依靠患者的手指固定传感器,无需配备特殊持片器和定位装置,节约成本。缺点是比较依赖摄影人员的经验,无法准确设定X线中心线的位置,图像往往失真变形,在摄影多根牙时尤为明显;后者通过特定的持片器和定位装置,技术上可以保证X线中心线处于准确的位置,因而可以较真实地显示牙及牙周结构的形态和位置关系。缺点是成本较高,操作比较费时。目前,长焦距平行摄影技术在我国尚未能普遍应用,仅在口腔专科院校和医院有所应用。相信随着口腔医学影像技术的规范化、国际学术交流的常态化,该技术将被广泛接受和应用。

4. 分角线摄影技术

(1)原理:由于牙齿被包裹在不规则且较厚的牙龈和牙槽骨中,传感器靠到牙齿的舌侧或腭侧时,与牙长轴无法平行,而成一夹角,顶点为A,该夹角被一假想的分角线一分为二,X线中心线与这条假想的分角线垂直。应用几何的等距原理,斜边AC与AB等长,则传感器上牙的图像与实际的牙齿图像等长(图2-5-11)。

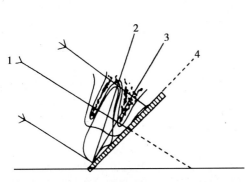

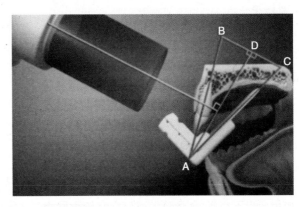

图2-5-11 分角线原理

(2)患者位置:患者坐在专用口腔治疗椅上,椅座呈水平位,背托呈垂直位,调节椅子高度,使患者口角与操作者腋部相平。患者呈直立坐姿,头部靠在头托上,矢状面与地面垂直。摄影上颌后牙时,外耳道口上缘至鼻翼之间的连线(听鼻线)与地面平行。摄影上颌前牙时,头稍低,使上前牙的唇侧面与地面垂直。摄影下颌后牙时,外耳道口上缘至口角之间的连线(听口线)与地面平行。摄影下颌前牙时,头稍后仰,使下前牙的唇侧面与地面垂直。

(3)传感器分配:成年人进行全口牙齿检查时,需用14张3cm×4cm传感器,其分配法如图(图2-5-12)。儿童进行全口牙齿检查时,一般用10张2cm×3cm传感器,其分配法如图(图2-5-13)。

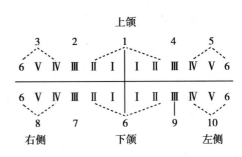

图2-5-13 儿童进行全口牙齿胶片分配

(4)传感器放置及固定:摄影前牙时,传感器竖放,边缘要高出切缘7mm左右;摄影后牙时,传感器横放,边缘要高出殆面10mm左右。留有边缘是为了使图像形成明显的对比度,同时避免牙冠影像超出传感器。传感器可以通过持片器放置并嘱患者咬合固定或者直接放入口内嘱患者本人或陪伴用手指固定。

(5)X线中心线角度

1)X线垂直角度:是指X线中心线与被检牙长轴和传感器之间夹角的分角线的角度。根据分角线摄影技术原理,应尽量垂直照射,这在单根牙较容易做到,但是对于多根牙,由于颊舌根不在同一个平面上,理论上为了精确显示每个牙根的长度,应对每个牙根的情况采用不同的X线中心线垂直角度,但这在实际工作中较难做到。表2-5-1为

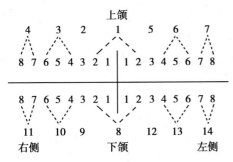

图2-5-12 成年人进行全口牙齿胶片分配

目前临床工作中最常应用的 X 线中心线垂直角度，可得到比较正确的牙齿图像。参考地面水平方向，垂直角度可分为正角和负角，水平方向以上为正角，以下为负角。

表 2-5-1 上、下颌牙齿摄影时 X 线中心线垂直角度

部　位	X 线倾斜方向	X 线倾斜角度
上颌切牙位	向足侧倾斜	42°
上颌单尖牙位	向足侧倾斜	45°
上颌前磨牙及第一磨牙位	向足侧倾斜	30°
上颌第二、三磨牙位	向足侧倾斜	28°
下颌切牙位	向头侧倾斜	−15°
下颌单尖牙位	向头侧倾斜	−18°~20°
下颌前磨牙及第一磨牙位	向头侧倾斜	−10°
下颌第二、三磨牙位	向头侧倾斜	−5°

如果牙齿不整齐、颌骨畸形或口内有较大肿物妨碍将传感器放在正常位置上时，可根据牙的长轴和传感器所处的位置改变 X 线中心线垂直角度。如遇腭部较高或口底较深的患者，传感器在口内的位置较为垂直，X 线中心线垂直角度应相应减少；而全口无牙、腭部低平、口底浅的患者，传感器在口内的位置较为水平，X 线中心线垂直角度应增加。儿童因牙弓发育尚未完全，腭部低平，X 线中心线垂直角度应增加 5°~10°。

2）X 线水平角度：是指 X 线中心线向牙近、远中方向所倾斜的角度。由于个体之间牙弓形态可以有较大区别，X 线水平角度必须随患者牙弓形态进行调整。其目的是使 X 线与被检查牙的邻面平行，如不平行，则在图像上所显示牙齿的邻面影像将相互重叠，影响诊断。

（6）X 线中心线位置：摄影根尖片时，X 线中心线需要对准传感器的中心，也就是通过被检查牙根的中部。摄影上颌牙时，以听鼻线为假象线。摄影上切牙，中心线通过鼻尖；摄影单侧上颌中切牙及侧牙，通过鼻尖与该侧鼻翼连线中点；摄影单侧上颌尖牙时，通过该侧鼻翼；摄影上前磨牙及第一磨牙时，通过该侧自瞳孔向下的垂直线与听鼻线的交点，即颧骨前方；摄影第二磨牙和第三磨牙时，通过该侧自外眦向下的垂线与听鼻线的交点，即颧骨下缘。摄影下颌牙时，X 线中心线均在下颌骨下缘上 1cm 的假象连线上，然后对准被检查牙的部位

射入。

5. 长焦距平行摄影技术

（1）原理：基于几何中的平行原则，如果传感器能与牙长轴平行，则 X 线中心线与传感器和牙长轴均垂直，所产生的影像变形最小。然而由于口腔解剖结构的限制，使得传感器很难紧靠在牙齿上获得与牙长轴的平行，只能另辟蹊径，将传感器稍远离牙齿而靠近口腔中心。但由于 X 线从球管中发出后会散射，传感器远离牙齿获得的影像会比实际的牙齿稍大。为了减弱这种放大作用，可以使用长球管（长遮线筒），使 X 线穿过牙齿到达传感器时几乎为平行的中心线，基本上消除了变形的散射线和图像放大（图 2-5-14）。

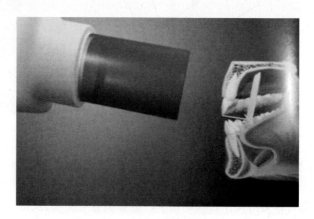

图 2-5-14　长焦距平行摄影技术原理

（2）患者位置：同分角线摄影技术

（3）传感器分配：依据传感器的类型和摄影牙位，选择合适的持片器。摄影上下颌前牙，选择 1 号传感器垂直放置；摄影上下颌后牙，选择 2 号传感器水平放置。

（4）传感器放置及固定：传感器和持片器在口外组装好后，指示患者放松颊部肌肉，将其轻柔地旋转放置到位，使得患者牙齿的切端或𬌗面能稳固地咬住持片器水平部分。摄影下颌牙时，为避免引起口底不适，可在患者张口时将装置水平放入，闭口时口底肌肉的位置会缓慢降低，这时可轻柔转动装置成垂直方向。如果患者舌体过大，可把舌体移到对侧，再轻柔放入装置。对于咽反射敏感的患者，要争取一次正确放置到位，减少调整，可减少不适感。

（5）对准球管：装置放好后，将持片器上的参考环沿着连接杆滑动，但不要接触到患者的面颊部。球管以参考环为准归位。球管的外环要与参考环平行等距；球管要与延伸出口外的连接杆平

付。由于使用长球管，所需曝光量较大，因此最好采用高电压 70~90kV，并应使用快速胶片，减少曝光时间，降低曝光量。

（五）殆翼片的图像质量控制

1. 适应证　殆翼片是龋病、牙髓病诊断时的一种补充影像学手段。它的特点是在一张口内 X 线片上同时显示了上下颌的牙冠、邻面以及牙槽嵴的高度和关系。主要用于检查邻面龋的深度、是否与髓室穿通及穿通程度、髓石或牙吸收、牙髓腔的形态大小、充填体边缘密合情况、牙槽嵴顶病变及儿童滞留乳牙根的位置、恒牙胚的部位和乳牙根吸收类型等（图 2-5-15）。

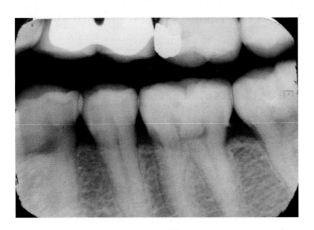

图 2-5-15　殆翼片

2. 禁忌证　同根尖片。

3. 患者位置　坐于牙科椅上，头矢状面与地面垂直。摄影切牙位时，听鼻线与地面平行，摄影磨牙位时，听口线与地面平行。

4. 传感器分配　一般来说，使用 2 号传感器水平放置。但是当牙槽嵴吸收时，可将传感器垂直放置，可显示出接近牙根的牙槽嵴。

5. 传感器放置及固定传感器　可以通过三种持片方式放置及固定：①成品纸环咬标/自制橡皮筋加硬纸片；②成品粘接咬标；③里恩 XCP 和 XCP-DS 殆翼持片器。请患者张口，摄影切牙位时，将传感器长轴与切牙长轴平行，放于上下颌切牙舌侧，传感器长轴位于两中切牙之间，短轴在上颌切牙下缘，请患者用上下切牙缘咬住持片装置的翼片部分；摄影磨牙位时，将传感器短轴与磨牙长轴平行，放于上下颌磨牙舌侧，将持片装置的翼片部分放于牙面上，请患者用正中殆位咬住翼片。

6. 对准球管摄影切牙位时，以 8° 角对准两中切牙之间，通过上颌切牙缘上方 0.5cm 处射入，并使 X 线水平方向与被检查牙邻面平行。摄影磨牙位时，以 8° 角对准传感器中心，通过上颌磨牙殆面上方 0.5cm 处射入，并使 X 线水平角度与被检查牙邻面平行。可让患者"咬紧牙齿并露齿笑"，即可看到传感器的近中边缘，调整中心射线在近远中平面上对准传感器的中央。

（六）殆片的图像质量控制

1. 适应证　殆片采用 4 号传感器或 6cm×8cm 传感器，是标准根尖片视野的放大版，还可以从轴面观察解剖结构。主要用于观察乳恒牙情况、阻生牙情况、异物、上下颌骨及颏部的骨质病损、骨折以及颌下腺导管结石等（图 2-5-16），可分为：①上颌前部殆片；②上颌后部殆片；③下颌前部殆片；④下颌横断殆片。

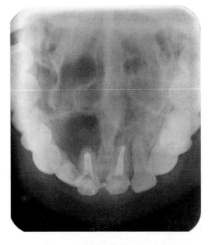

图 2-5-16　上颌前部殆片（显示右侧上颌前牙区根尖囊肿）

2. 摄影技术要求如下：

（1）上颌前部殆片患者坐于牙科椅上，听鼻线与地面平行，头矢状面与地面垂直。传感器长轴与头矢状面平行，放置于上、下颌牙之间，嘱患者于正中殆位咬住传感器。X 线中心线以向足侧倾斜 65° 对准头矢状面，由鼻骨和鼻软骨交界处射入传感器中心。

（2）上颌后部殆片患者坐于牙科椅上，听鼻线与地面平行，头矢状面与地面垂直。传感器长轴与头矢状面平行，放置于上、下颌牙之间，尽量向后并向被检查侧放置。嘱患者于正中殆位咬住传感器。X 线中心线以向足侧倾斜 60°，水平角度与被检查侧前磨牙邻面平行，对准被检侧眶下孔的外侧射入。

（3）下颌前部殆片患者坐于牙科椅上，头部后仰，头矢状面与地面垂直，使传感器与地面呈 55° 角。将传感器放置于上、下颌牙之间，尽量向后放置。传感器长轴与头矢状面平行,使传感器长轴中线位于两下中切牙之间,嘱患者于正中𬌗位咬住传感器。X线中心线以0°角对准头矢状面,由颏部射入。

(4)下颌横断𬌗片患者坐于牙科椅上,头矢状面与地面垂直,听鼻线与地面垂直。将传感器放置于上、下颌牙之间,尽量向后放置。传感器长轴与头矢状面平行,使传感器长轴中线位于两下中切牙之间,嘱患者于正中𬌗位咬住传感器。X线中心线以0°角对准头矢状面,由两侧下颌第一磨牙连线中点垂直传感器射入。

二、曲面体层 X 线机

口腔曲面体层摄影(oral pantomography)在20世纪60年代问世,70年代得到广泛应用,在80年代成为口腔影像学的主要技术。它能很好地显示口腔硬组织的影像,是一种结合体层摄影和狭缝摄影原理,应用于曲面物体的体层摄影。通过一次曝光,就可在一张探测器上获得全口牙齿、双侧上下颌骨、鼻腔、上颌窦、颞下颌关节的体层影像,同时显示缺失牙及骨质,评价根管充填,龋齿充填及干髓治疗情况(图2-5-17)。

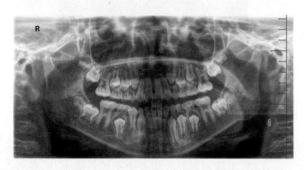

图 2-5-17　口腔曲面体层 X 线片

曲面体层摄影的优点是显示范围广、辐射量低(约为全口根尖片的十分之一)、操作简单、患者不适感少、设备相对便宜(与口腔锥形束 CT 相比)。目前多数曲面体层 X 线机还增加了头颅定位装置,可以进行 X 线头影测量。

曲面体层摄影的主要局限在于分辨率不及根尖片,不适合早期或细小的病变。同时焦距仅仅可以覆盖牙槽嵴的厚度,需要进行二维投影成像,会存在失真以及焦段外产生解剖伪影,比如颈椎和上下颌骨重叠,可能会掩盖一些重要的发现。

(一)基本结构

曲面体层 X 线机由 X 线球管,头颅固定和定位装置,持片架构成。X 线管和持片架分别固定于头颅固定架的两侧。头颅固定和定位装置由咬合板、

颏托、额托、头夹、耳塞、眶针等组成(图2-5-18)。曲面体层摄影可以采用传统的胶片-增感屏系统,也可以采用数字化传感器,如 CCD 传感器或约15.24cm×30.48cm 的 PSP 感光板。胶片和 PSP 型传感器置于专用的内含增加传感器感光的暗盒内;CCD型传感器是机子本身的组成部分,不需要特别的暗盒和事先准备,而 PSP 型传感器需要在与 X 线机连接的计算机上把之前的影像删除才能进行摄影。

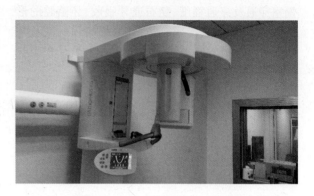

图 2-5-18　口腔曲面体层 X 机

(二)成像原理

利用曲面体层扫描,一束狭窄的垂直 X 线直接穿过头部,通过对侧屏上的第二狭缝,被传感器获得。X 线源与传感器同步围绕头部转动,由于通过头部的 X 线束的转动频率和传感器的转动频率及方向一致,头部的图像就可以显示在接收侧。早期的曲面体层 X 线机采用单轨或双轨旋转技术,影像重叠严重。目前多采用三轴旋转连续移动方式,射线可垂直颌骨表面入射。患者静止不动,探测器与 X 线机头做相对运动。原理如图2-5-19:

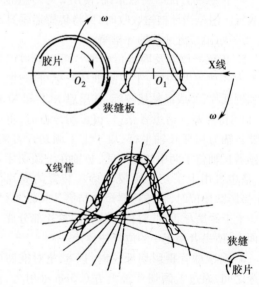

图 2-5-19　口腔曲面体层摄影原理

两个大小相同的圆盘,以 O1、O2 为中心,沿箭头方向以相同的角速度 ω 旋转,自右方 X 线球管发出一束细的 X 线通过 O1、O2。在旋转圆盘的 O1 到 γ 的 α1 点处放置被照体,在 O2 到 γ 的 α2 点处放置探测器,则 α1 点和 α2 点的速度 V 相等。即公式 2-5-1:

$$V=角速度×到中心点的速度=ω \cdot γ$$
（公式 2-5-1）

因为角速度相等,所以被检牙列部分与探测器的相对速度等于零。这样在 α1 点的牙列部分能够清晰地显示在 α2 点的探测器上,α1 点以外的被检者的身体组织部分与探测器的速度不同,影像模糊。

(三) 检查技术

1. 适应证 曲面体层摄影常用于观察牙齿的位置、缺失、发育及萌出状况、牙周组织疾病、上下颌骨肿瘤、囊肿、外伤、异物、炎症及血管性病变、错颌畸形、颞下颌关节紊乱等。不宜用于呼吸、循环障碍及严重颅脑损伤或存在其他危及生命体征的患者。

2. 分类 曲面体层摄影可分为上颌、下颌及全口牙位三种,以全口牙位最为常用。

3. 曝光条件 70~90kV,15mAs。数字曲面体层 X 线机选择程序后,可根据患者个体差异适当增减默认的曝光条件。

4. 摄影方法

(1) 全口牙位曲面体层:摄影时患者取立位或坐位,颈椎呈垂直状态或稍向前倾斜,下颌颏部置于颏托正中,前牙切缘咬在咬合板槽内,头矢状面与地面垂直,听眶线与听鼻线的分角线与地面平行,用颏托和头夹将头固定。如果选用 15cm×30cm 的胶片或 PSP 感光板,则需将装好的暗盒固定在持片架上。层面选择在颏托标尺零位。X 线管向头侧倾斜 5°~7°。

(2) 下颌骨位曲面体层:摄影时患者的下颌颏部置于颏托正中,前牙切缘咬在咬合板槽内,头矢状面与地面垂直,听鼻线与地面平行。层面选择在颏托标尺向前 10mm 处。X 线管向头侧倾斜 5°~7°角。

(3) 上颌骨位曲面体层:摄影时患者的下颌颏部置于颏托正中,前牙切缘咬在咬合板槽内,头矢状面与地面垂直,听眶线与地面平行。层面选择在颏托标尺向前 10~15mm 处。X 线管向头侧倾斜 5°~7°角(图 2-5-20)。

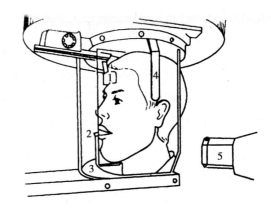
图 2-5-20 口腔曲面体层摄影方法

(四) 质量控制

患者需要摘掉所有可能减弱 X 线束的金属配饰,穿上铅衣铅领。取立位,颈部向前倾,达到颈椎的最大延伸能力。最佳部位时前牙中线位于中心点上,患者前牙咬在咬合板槽内。垂直线和水平线可指导患者使其轴面或矢状面位于正确平面内。鼻翼耳屏线平行于水平线,尖牙光线通过上颌尖牙应当对齐垂直。错误的位置使患者位于焦槽外,得到的是变形的图像。调整头夹使其轻触于患者太阳穴部位,增强稳定性。指示患者位于正确位置,不要移动,舌头抵住上颚,合上嘴唇。操作者离开放射室。按下曝光按钮,传感器和 X 线球管开始旋转。曝光结束后,操作者进入放射室,指示患者离开 X 线机,并取下暗盒(如果用到)进行胶片或 PSP 板处理。

（黄 政）

第六节 X 线造影检查技术

一、静脉尿路造影检查

静脉尿路造影有以下两种:常规静脉尿路造影和大剂量静脉尿路造影。

(一) 常规静脉尿路造影

常规静脉尿路造影是将对比剂通过静脉注入,经肾脏排泄至尿路而使其显影的一种检查方法,又称排泄性尿路造影或静脉肾盂造影(IVP)。此方法简便易行,痛苦少,危险性小,能同时观察尿路的解剖结构及分泌功能,应用广泛。

1. 适应证与禁忌证

(1) 适应证:①尿路结石、结核、囊肿、肿瘤、慢性炎症和先天性畸形;②原因不明的血尿和脓尿;③尿路损伤;④腹膜后肿瘤的鉴别诊断;⑤肾性高血压的筛选检查；⑥了解腹膜后包块与泌尿系的关系。

（2）禁忌证：①碘过敏及甲状腺功能亢进者；②严重的肾功能不良者；③急性尿路感染；④严重的心血管疾患及肝功能不良；⑤妊娠或疑有早期妊娠者。

2. 造影前准备

（1）造影前 2 天不吃易产气和多渣食物，禁服钡剂、碘对比剂、含钙或重金属药物。

（2）造影前日晚服用缓泻剂，一般泡服中草药番泻叶 5 ~ 10g。

（3）造影前 12 小时开始禁食及控制饮水，造影当日需要禁水。

（4）造影前先行腹部透视，如发现肠腔内产物较多，应做清洁灌肠或皮下注射垂体加压素 0.5ml，促使肠内粪便或气体排出。

（5）摄取全尿路平片以备与造影片对照诊断。

（6）做碘过敏试验，并向受检者介绍检查过程以取得受检者的合作。

（7）对比剂为 76% 复方泛影葡胺或者 370 非离子型对比剂。成人用量一般为 20 ~ 40ml，少数肥胖者可用 40ml。儿童剂量则以 0.5 ~ 1ml/kg 体重计算。6 岁以上即可用成人量，若将对比剂加热到 37℃ 后注入效果更好。由于有一定的副作用，必要时可选用非离子型对比剂——碘苯六醇或碘普罗胺等。

3. 操作技术 被检者仰卧在摄影床上，将 2 个圆柱状棉垫呈"倒八字"形压迫在两侧髂前上连线水平上，此水平相当于输尿管进入骨盆处，输尿管后方为骶骨，故在此处压迫输尿管可有效阻断其通路。在棉垫之上放血压表气袋，用多头腹带将棉垫、气袋同腹部一起束紧，然后由静脉注入对比剂。当注入对比剂 1 ~ 2ml 后减慢速度，观察 2 ~ 3 分钟，如被检者无不良反应即将对比剂在 2 ~ 3 分钟内注完，必要时可缩短注药时间。注药中若有反应，立即停止注药。如反应轻微，待症状缓解后仍可继续造影。对比剂注射完毕，给血压表气袋注气，压力为 80 ~ 100mmHg 压迫输尿管，以阻止对比剂进入膀胱，有利于肾盂充盈显示。

4. 摄影技术 常规法静脉尿路造影多摄取肾区前后位及全腹部位片。摄取肾区前后位时被检者身体正中线对准台面中线，两臂放于身旁。探测器为 25cm×30cm（10 英寸×12 英寸），中心线对准胸骨剑突至脐部连线的中点垂直射入。全腹部位摄影的体位摆放与肾区前后位相同。探测器为 35cm×42.5cm（14 英寸×17 英寸），中心线经剑突至耻骨联合连线中点垂直射入。曝光时，被检者先深吸气后呼气再屏气。

摄片时间常规于对比剂注射完后 7 分钟、15 分钟及 30 分钟各摄肾区片 1 张。然后观察肾盂肾盏内对比剂的充盈情况，若肾盂肾盏显影良好，可解除腹带摄全尿路片。若 30 分钟肾盂肾盏仍然充盈不好或显影较淡或不显影，可根据情况延长到 60 分钟再摄取肾区片，然后解除腹带摄影全尿路片。若观察全尿路影像输尿管及膀胱内无对比剂，应解除腹带，时间延长至 1 ~ 2 小时重摄影尿路片。

如观察肾下垂，可摄取立位，了解肾脏的位置、活动度、腹部肿块或钙化灶与肾脏的关系等；根据病变所在的位置有时需拍摄左右斜位，例如正位片上的肾盏为杯口状重叠或平片结石被肾盂内对比剂遮蔽时，需加照斜位进行鉴别诊断；还有为区别肾区的阳性阴影是否在肾脏内，排除肾影前面的肠内容物干扰，观察肾盂肾盏的异常以及从不同角度观察肾脏的外形等。

对于疑有肾血管性高血压者，应采用每分钟连续摄片法尿路造影。其原理是：一侧肾动脉狭窄严重至引起高血压时，该侧肾血流量减少，肾小球之滤过率也随之减少，对比剂在该侧肾盂肾盏内的出现时间就要慢于血流量正常的对侧肾脏。连续摄片对照分析两侧肾脏的这种功能参数，若发现一侧延迟显影，在排除尿路梗阻和肾实质疾病之后，就可以强烈的提示肾动脉狭窄之可能。随着 CT 的快速发展，肾动脉 CTA 也已逐渐代替此方法。

连续摄片法一般不需压迫输尿管，对比剂量同常规尿路造影，但注射速度要尽可能地加快，一般不能长于 20 ~ 30 秒。注射开始后的第 1、2、3、4 和第 5 分钟连续摄片，摄影第 15 和 20 分钟图像。

对于 5 岁以下的婴幼儿童，一般在注入对比剂后 3 ~ 10 分内摄完所有照片。必要时可摄延迟照片，除摄取仰卧位片外，还应摄取俯卧位、左右斜位、立位等图像，以便观察全部尿路情况（图 2-6-1 ~ 图 2-6-3）。

（二）大剂量静脉尿路造影

大剂量静脉尿路造影又称静脉滴注尿路造影。是将 100ml 以上的对比剂加葡萄糖液做快速静脉滴注，使全尿路显影的一种检查方法。其特点在于：尿路显影较常规静脉尿路造影法清晰，肾盂和肾盏显影持续时间较长且较浓密，可代替逆行肾盂造影，免除造影前之准备。

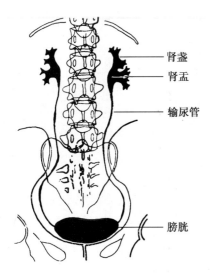

图 2-6-1 静脉尿路造影影像显示模式图

肾盏
肾盂
输尿管
膀胱

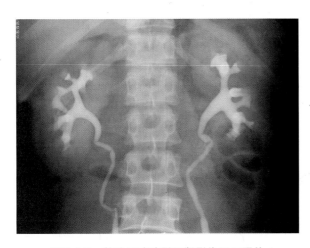

图 2-6-2 静脉尿路造影双肾影像显示照片

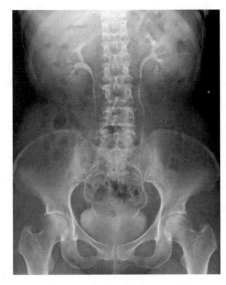

图 2-6-3 静脉尿路造影全尿路影像显示照片

1. 适应证与禁忌证

（1）适应证：①常规法静脉肾盂造影或逆行肾盂造影显影不满意；②肥胖、腹水及腹部巨大肿块；③高血压受检者，需要观察肾脏者；④不合作的小儿和为了观察全尿路者。

（2）禁忌证：①碘过敏者；②有严重的心血管疾病，因大量液体快速注入静脉，可增加心脏负担；③多发性骨髓瘤合并肾衰竭者；④有严重肝病者。

2. 造影前准备 不必禁水。肾功能损害严重时，禁水不但达不到提高肾盂内对比剂浓度的目的，反而导致体内电解质紊乱，引起无尿症。亦不需做压迫输尿管准备。但需要备好相应的输液器和较大号的针头，其他准备事项同常规法静脉尿路造影。

对比剂为370非离子型对比剂，一般用量按体重 2ml/kg 计算，加入等量 5% 葡萄糖混匀后使用。对比剂量最大不应超过 140ml。

3. 操作技术 被检者仰卧于摄影台上，先摄取全尿路平片一张。然后采用较大号针头将 100~140ml 对比剂通过静脉在 5~8 分钟内快速滴注完毕，若因对比剂黏稠度大不易快速滴注，可将对比剂进行加热到 37℃ 后滴注可提高滴注速率，因时间过长会影响显影效果。自开始注入对比剂 10 分钟、20 分钟及 30 分钟各摄尿路片 1 张。若肾盂、肾盏及输尿管显影不良，可适当延长时间后再摄片。

4. 摄影技术 摄影位置同腹部前后位，因在一张照片上能够同时显示肾实质、肾盂、输尿管及膀胱，所以胶片应包括第 11 胸椎及耻骨联合，探测器选用 35cm×43cm（14 英寸×17 英寸），中心射线经耻骨联合至剑突连线的中点垂直射入胶片，被检者呼气后屏气曝光。当在肾脏轮廓内发现有钙化时，应加摄左右斜位片，以便确定钙化影的实际位置。

二、逆行尿路造影检查

逆行尿路造影是通过膀胱镜将输尿管导管插入输尿管肾盂内，经导管逆行注入对比剂，使肾盂、肾盏、输尿管等充盈并显示其形态的一种造影检查方法。优点为充盈完全，显影清晰，不受肾功能障碍的影响，同时摄片时间及体位不受限制。

（一）适应证与禁忌证

1. 适应证 ①碘过敏者；②静脉尿路造影不能达到诊断目的者。如严重的肾盂积水、肾结核及先天性多囊肾等；③输尿管疾患。如肾、输尿管连接处狭窄及中下段输尿管受阻、占位、重复肾及输尿管断裂等;④邻近肾及输尿管的病变;⑤证实尿路结石的部位等。

2. 禁忌证　①尿道狭窄;②肾绞痛及严重血尿、泌尿系感染;③严重膀胱病变禁做膀胱镜检查者;④心血管疾患及全身性感染者。

（二）造影前准备

1. 清洁肠道　检查前清洁灌肠,清除肠道内积粪和气体;禁食有关药物;摄全尿路平片等。

2. 对比剂　目前常用的离子型对比剂有60%、76% 复方泛影葡胺稀释至 15%～35%,一般用量为每侧 10～20ml,以受检者有胀感为标准,具体用量要根据临床实际操作而定。如有阳性结石可选用气体。

（三）操作技术

通常在无菌条件下,由泌尿科医师在膀胱镜窥视下,将导管插入输尿管,透视观察导管位置,导管头一般在肾盂下方一个椎体为宜。透视下缓慢注入对比剂,速度不宜过快,压力不能过高,以免对比剂外溢影响诊断。对比剂为 370 非离子型对比剂。一般每侧注入 5～10ml,用 10～15 秒注入完毕,还可根据病情多次重复注射。当透视下观察肾盂、肾盏充盈满意后根据诊断需要立即摄片,照片显示满足诊断要求后,拔出导管,终止检查。

（四）摄影技术

常规被检者仰卧于专用的摄影台上,脊柱对准台面中线,根据诊断需要常规摄取腹部仰卧前后位片,或加摄侧位、斜位、头高位或头低位片等。

1. 若需观察肾盂、肾盏的排空,可在注入对比剂后 2 分钟再摄片。

2. 若观察肾盂、输尿管交界处,须先把导管抽至输尿管上 1/3 处,然后注入对比剂并摄片。

3. 若观察输尿管情况,应将导管缓慢抽至输尿管下端,注入少量对比剂后摄片。同时加摄左右斜位片以明确导管与阴影的前后左右关系,以便确诊。

（五）注意事项

在对双侧输尿管导管注射对比剂时,注射速度切忌过快,必须同步。若受检者一侧肾区有胀感时,应停止注药,另一侧继续注射至肾区有胀感为止;对于肾盂积水的受检者,造影的目的在于了解梗阻病变的位置和性质,切忌在扩大的肾盂内再注入大量对比剂,否则会因突然增加肾脏内的压力,导致输尿管完全梗阻或并发感染（图 2-6-4）。

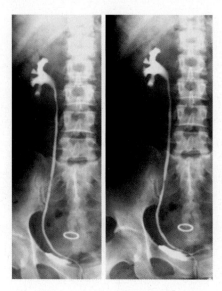

图 2-6-4　逆行尿路造影影像显示照片

三、膀胱造影检查

膀胱造影是利用导管经尿道插入膀胱内,并直接注入对比剂,以显示膀胱的位置、形态、大小及与周围组织器官的关系,是诊断膀胱疾患最为常见的检查方法。膀胱造影检查还有静脉造影法、空气造影法和气钡双重对比造影法等。

（一）适应证与禁忌证

1. 适应证　①膀胱器质性病变:肿瘤、结石、炎症、憩室及先天性畸形;②膀胱功能性病变:神经性膀胱、尿失禁及输尿管反流;③膀胱外在性压迫:前置胎盘、盆腔内肿瘤、前列腺疾病、输尿管囊肿等。

2. 禁忌证　①尿道严重狭窄;②膀胱大出血;③膀胱及尿道急性感染等。

（二）造影前准备

1. 清洁灌肠清除结肠及直肠内的粪便和气体。

2. 让受检者尽力排空尿液,排尿困难者应插管导尿。

3. 准备导尿管,成人用 12～14 号,小儿用 8～10 号。

4. 插导尿管所需消毒用具等。

5. 对比剂　为 76% 复方泛影葡胺或者 370 非离子型对比剂稀释至一半浓度,一般成人用量为250～300ml;小儿视年龄而定:2～5 岁 20～70ml;6～12 岁 70～150ml。疑有膀胱结石或肿瘤病变者,应用低浓度对比剂,以免对比剂浓度过高遮盖病变的显示;空气作对比剂一般用量为 250～300ml,通常注气到受检者有胀感为止;碘水加空气作对比剂,是先将 30～50ml 碘液注入膀胱,再注入空气或氧气 250～300ml 做双重对比造影。

(三) 操作技术

被检者仰卧检查台上,导尿管顶端涂润滑剂后,经尿道插入膀胱,固定导尿管,在透视下将对比剂缓慢注入膀胱,注药中经常变换受检者体位,做多轴位观察,发现病变及时点片。注药完毕即拔出导尿管摄取前后位及左、右后斜位片。图像观察满意后,嘱被检者自行排尿,将对比剂排出。

一般采用膀胱前后位、膀胱右后斜位、膀胱左后斜位,必要时加摄侧位或俯卧位照片(图 2-6-5～图 2-6-7)。

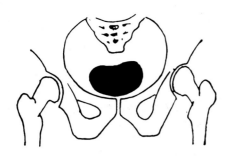

图 2-6-5　膀胱造影影像显示模式图

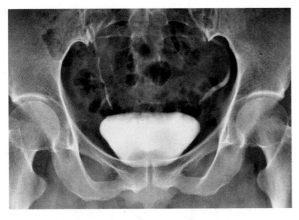

图 2-6-6　正常膀胱造影影像显示照片

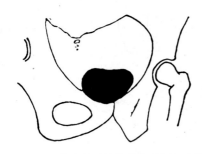

图 2-6-7　膀胱造影斜位影像显示示意图

四、尿道造影检查

尿道造影是诊断尿道疾病常用的检查方法,多用于检查男性尿道。

(一) 适应证与禁忌证

1. 适应证　①尿道结石、肿瘤、瘘管及尿道周围脓肿;②前列腺肥大、肿瘤及炎症;③先天性尿道畸形,如后尿道瓣膜、双尿道及尿道憩室;④尿道外伤性狭窄等。

2. 禁忌证　急性尿道炎、阴茎头局部炎症及尿道外伤出血等。

(二) 造影前准备

1. 排尿检查前嘱受检者自行排尿。有过敏史者做碘过敏试验。备好导尿管、对比剂及消毒用具等。

2. 370 非离子型对比剂稀释至一半浓度,注入法 20～30ml,排尿法则是将 370 非离子型对比剂 40ml 加入 150～200ml 氯化钠稀释后注入。

(三) 操作技术

1. 注入法　被检者仰卧摄影台上,尿道外口及周围常规消毒,将导尿管插入尿道外口内少许,用胶布固定,由导管注入对比剂。在注药 20ml 时,嘱受检者做排尿动作,使随意括约肌松弛,利于后尿道充盈。继续注药的同时进行摄影。亦可用一带锥形橡皮头的注射器将对比剂直接注入尿道,该法适用于尿道狭窄不易插入导管需观察前尿道病变者。

2. 排尿法　为注入法的补充检查方法。通常在注入法检查完毕时膀胱内留有多量的对比剂,此时可嘱受检者排尿并同时摄影。也可将导尿管插入膀胱,注射对比剂 150～200ml,拔出导尿管。将受检者置于摄影体位,嘱其自行排尿,在排尿过程中摄影。排尿法造影时,因后尿道松弛,管腔较大,利于观察膀胱颈及尿道功能或有无后尿道狭窄等先天性畸形。

(四) 摄影技术

被检者仰卧于摄影床上,右侧抬高,使身体矢状面与床呈 45°。左髋及膝关节屈曲 90°,平放摄影台上。阴茎拉向左方,与床面平行,上缘与髂前上棘相齐,下缘包括全尿道,耻骨联合前方对准探测器中心。男性尿道造影常摄取左后斜位。亦可摄影前后位或右后斜位图像。中心线经耻骨联合前缘垂直探测器。

(五) 注意事项

1. 注入法造影时,注药压力不宜过高,以免因尿道狭窄而引起破裂,使对比剂进入组织间隙及血管内。

2. 急性尿道感染在感染被控制前不宜造影。

3. 尿道黏膜较为脆薄,尿道膀胱器械检查如膀胱镜检后48小时内,不宜接着进行造影,否则会增加对比剂逆流之发生(图2-6-8,图2-6-9)。

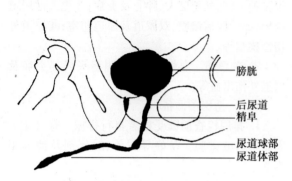

图2-6-8 尿道造影影像显示模式图

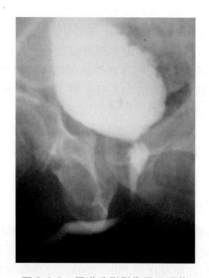

图2-6-9 尿道造影影像显示照片

五、子宫输卵管造影检查

子宫输卵管造影是经子宫颈口注入对比剂,以显示子宫颈、子宫腔及两侧输卵管的一种X线检查方法。主要用于观察子宫的位置、形态、大小、有无畸形以及输卵管是否通畅等各种疾患。部分受检者造影后可使原输卵管阻塞变为通畅而达到治疗目的。对于多次刮宫后引起的宫腔内粘连,造影还有起到分离粘连的作用。

(一)适应证与禁忌证

1. 适应证 ①子宫病变,如炎症、结核以及肿瘤;②子宫输卵管畸形,子宫位置或形态异常;③确定输卵管有无阻塞及阻塞原因和位置;④各种绝育措施后观察输卵管情况。

2. 禁忌证 ①生殖器官急性炎症;②子宫出血、经前期和月经期;③妊娠期、分娩后6个月内和刮宫术后1个月之内;④子宫恶性肿瘤;⑤碘过敏者。

(二)造影前准备

1. 造影时间选择在月经停止后第3～7天内进行。

2. 做碘过敏试验。

3. 造影前排空大小便,清洁外阴部及尿道。

4. 对比剂 76%复方泛影葡胺或者370非离子型对比剂6～8ml,优点为易吸收和排出,缺点为刺激性较大,可致严重腹痛,且流动快,不便摄片。

(三)操作技术

常规插管及注射对比剂由妇产科医生操作。受检者仰卧检查台上,在透视下注射对比剂,注射速度要缓慢,压力不宜太高,被检者下腹部有胀感或透视见子宫及输卵管全部充盈后即停止,根据子宫、输卵管充盈情况适时摄片。

被检者仰卧摄影台上,正中矢状面对准并垂直台面中线。探测器置托盘上,上缘达髂前上棘,下缘包括耻骨联合。中心线对准探测器中心垂直射入(图2-6-10,图2-6-11)。

(四)注意事项

1. 注射对比剂过程中,透视发现子宫腔轮廓不清,周围出现条纹状和树枝状阴影时,为对比剂进入子宫静脉征象,应立即停止注药。

2. 尽量缩短透视时间,减少X线照射量。

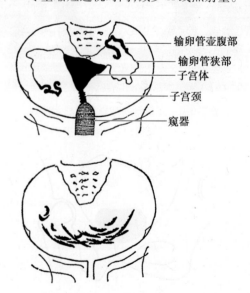

图2-6-10 子宫输卵管造影模式图

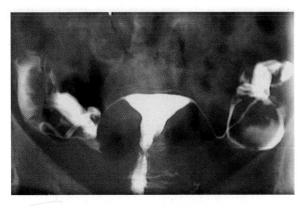

图2-6-11　子宫输卵管造影影像照片

六、下肢静脉造影

下肢的静脉可分为浅静脉、深静脉、交通静脉和肌肉静脉。浅静脉位于深筋膜外皮下组织中，深静脉与同名动脉伴行，深浅静脉间通过交通静脉连接，小腿后侧的屈肌内有肌肉静脉，直接与深静脉连接。下肢静脉皆有瓣膜，由于股静脉瓣膜处于最先承受来自下腔静脉和髂静脉的逆心静脉压，它在维持下肢静脉系统的正常功能中起着重要作用，valsalva 功能试验时，瓣膜下有完整的透亮带。

（一）适应证与禁忌证

1. 适应证

（1）了解下肢静脉血栓和栓塞情况。

（2）静脉炎情况。

（3）肿瘤侵蚀或外伤引起的静脉阻塞部位、范围和程度。

（4）明确下肢静脉曲张、深静脉瓣膜功能和穿通支静脉功能和解剖定位。

（5）观察血栓切除、静脉曲张或其他病变的手术效果。

（6）了解下肢慢性溃疡、肿痛及色素沉着的原因。

（7）了解先天性静脉病变的部位和范围等。

2. 禁忌证

（1）急性闭塞性脉管炎。

（2）碘过敏者。

（二）造影前准备

1. 受检者准备做碘过敏试验。

2. 器械准备。

（1）治疗盘（酒精、碘酒、棉签、棉球、无菌纱布、镊子、止血钳、止血带、无菌注射器）。

（2）静脉穿刺包。

3. 药品　30%～50% 非离子对比剂 60～80ml。

（三）操作技术

受检者仰卧，根据造影静脉选择穿刺部位，大隐静脉取内踝处作为穿刺点，小隐静脉取外踝处作为穿刺点。选好部位进行局部消毒后，以皮下静脉注射方式刺入静脉，在 15 秒以内将 20～30ml 对比剂注入静脉。下肢静脉曲张受检者，需观察深浅静脉交通支及静脉瓣功能。先于小腿下段用止血带扎紧，阻止浅静脉血回流。然后由足背外侧静脉在 8～10 秒内注对比剂 20ml。

下肢静脉造影一般正位摄影，也可根据血管显示情况加左、右斜位摄影。下肢正位片股部应轻度外旋。摄影时间为对比剂注射完毕立即进行，隔 3～5 秒再次摄影。如静脉栓塞受检者，可于注射对比剂后 5～10 秒进行第二次摄影。

七、T 管造影检查

（一）适应证与禁忌证

1. 适应证　胆系手术后了解 T 管引流受检者胆管内是否残留结石、蛔虫等，了解胆管是否有狭窄以及胆总管与十二指肠是否通畅，依据情况决定是否终止引流或再次手术。

2. 禁忌证　①严重的心、肝、肾功能不全的受检者；②严重感染受检者；③引流出血受检者；④对碘过敏受检者；⑤甲状腺功能亢进受检者。

（二）造影前准备

1. 受检者准备受检者前一天做好肠道准备（清除肠道粪便和气体），前一天做碘过敏试验。

2. 器械准备治疗盘（酒精、碘酒、棉签、棉球、无菌纱布、镊子、止血钳、20ml、50ml 无菌注射器各一个）。

3. 药品准备　350 非离子型对比剂 20～40ml，0.9% 生理盐水。

（三）操作技术

受检者仰卧在摄影检查台上，左侧身体抬高 20°～30°。给对比剂稍加温，引流管口部消毒，抽吸管内胆汁，降低管内压，用生理盐水冲洗胆管。然后将加温后的对比剂 10ml 缓慢注入 T 型管内，透视下看肝管和胆管充盈情况。依据情况加对比剂剂量，依据肝管和胆管充盈情况调节体位，直到全部肝管及胆总管充盈满意后进行摄影。

对比剂用量最好不要超过 60ml；注射对比剂压力不应太大；造影结束后尽量将对比剂抽出。

八、窦道瘘管造影检查

(一)适应证与禁忌证

1. 适应证 了解窦道、瘘管位置、走行、范围、形状与邻近器官的关系等。

2. 禁忌证 窦道、瘘管有急性炎症。

(二)造影前准备

用碘对比剂需做碘过敏试验,腹部窦道瘘管需做清洁灌肠和排尿。器械准备治疗盘(酒精、碘酒、棉签、棉球、无菌纱布、镊子、止血钳、20ml 和 50ml 无菌注射器各一个),与窦道、瘘管相应粗细的导管,钝头注射针。药品准备碘化油或碘水。

(三)操作技术

受检者取卧位于摄影台上,窦口向上。做体位引流或局部挤压,力求使瘘管或窦道内分泌物排出,便于对比剂充盈。窦口局部清洁消毒,将相应粗细的用管插入窦道、瘘管内,用胶布和无菌纱布固定封闭窦口。在透视下缓慢注入对比剂,结合实际情况随时转动受检者,了解窦道、瘘管的行走方向、形态、深度与邻近器官的关系。对比剂用量以注满窦腔或显示出瘘管内口为准。注药完毕,保留造影管,窦口放置标志物(金属物),然后清除外溢的对比剂即可摄片。腹壁与消化道之间的瘘管应在造影前先服稀钡剂(病变在结肠者应先做钡灌肠),然后由瘘管注入碘化油,透视下选择瘘管或窦道显示最佳的位置摄片。有的肠瘘受检者口服钡剂或钡灌肠不能显示瘘管,而在瘘管造影时才被发现与肠腔相通。

瘘管造影一般在电视透视下进行正侧位点片摄影;窦道造影时,透视找出窦道与体表最近处,进行切线位摄片,再转动 90° 取 1 张。也可以窦口为中心摄影取互为垂直的 2 张图像,或常规摄取病变部位正、侧位图像。

注意应将病变的窦道和瘘管全部包括在照片内,瘘管内口所通的腔隙部位、窦道与体表最近距离尽可能显示出来;碘对比剂用量过多时,术后尽量抽出或体位引流,排除对比剂。

(余建明 刘广月)

第七节 数字 X 线图像质量控制

图像质量控制(quality control,QC)是成像链的各个质量环节的综合体现,其中任何一个环节出问题都会影响最终的图像质量。普通数字 X 线摄影图像质量是分辨力、对比度、噪声、伪影等多种因素的综合体现,它取决于设备性能、摄影参数、操作者以及受检者配合等因素。不同的设备成像方法各异,最终形成的影像要通过显示器或图像反映出来,因此评价的内容和标准也不尽相同。

一、CR 图像质量控制

(一)空间分辨力

空间分辨力(spatial resolution)又称高对比度分辨力,是指在高对比度的情况下鉴别细微结构的能力。影响 CR 系统空间分辨力的因素包括荧光板的结构和厚度、激光点的尺寸、荧光体内由于调制而引起的可见光散射、"预采样"信号的损失。照在荧光体层上的激光点的有限直径以及光激励发光(photostimulable luminescence,PSL)的扩散,尤其在深度上的扩散,增加了模糊度。CR 影像像素尺寸一般为 100 ~ 200μm 之间,达到了 IP 和激光点尺寸的物理极限,决定了成像系统的最大空间分辨力。

混叠(aliasing)指超过空间分辨力极限的一些高频率成分可能返回到低频率成分中,从而在影像中产生的一种特殊的伪影。一般由采样不足引起,受像素尺寸和数字影像矩阵的限制。混叠增加了影像噪声,降低了成像板的量子检查效率。

(二)对比度分辨力

对比度分辨力(contrast resolution)是指当细节与背景之间具有低对比度时,将一定大小的细节从背景中辨别出来的能力,又称低对比度分辨力。数字影像像素间表现出的"无噪声"信号的最小差异,依赖于编码值的总量(量化水平),以及相对于背景的目标信号幅度。在大多数 CR 系统中,像素值随着光激励发光的对数值改变,或等于 IP 的辐射剂量对数值,因此像素值之间的数量差异就是对比度。CR 系统的对比敏感度(contrast sensitivity)或探测能力(detectability),与像素位数、系统增益和噪声均有关。在影像中区分一个信号的能力,主要依赖固有的物体对比度、噪声量、影像观察条件以及观察者辨别小尺寸对比区域的程度。

(三)量子检出效率

量子检出效率(detective quantum efficiency,DQE)是与空间频率相关的信息探测效率,其与荧光屏的量子检出效率和影像形成过程中的噪声有关。存储荧光体的大区域、零频率 DQE 表示为公式 2-7-1:

$$DQE_{PSP} = \frac{X_{abs}}{(1+CV_E)(1+CV_{el})(1+CV_S)+g^{-1}}$$

(公式 2-7-1)

式中，X_{abs}表示荧光层中吸收的入射X线量子数，CV_E表示荧光层中吸收的X线能量的变化系数，CV_{el}表示给定吸收能量的俘获电子数量的变化系数，CV_S表示给定俘获电子数量从荧光体中形成可见光信号的变化系数，g是每吸收一个X线光子时在光电倍增管中探测到的光电子的平均数量。穿过受检者的典型X线能谱在80kV时，标准分辨力荧光板的DQE(0)约等于0.25，高分辨力荧光板的DQE(0)约等于0.13。

（四）伪影

伪影（artifacts）是指原本受检体并不存在而在图像上出现的各种形态的影像。CR影像上的伪影可以产生于硬件（如X线系统、滤线栅、阅读装置、IP）、软件（如假信号、算法）和受检体（如摆位、移动）等诸多因素。

1. 硬件伪影　主要产生于IP、影像阅读仪、影像打印机或洗片机。最普遍的是IP暂时性缺陷，如灰尘、污物和幻影（擦除不完全），这些伪影可以通过对IP的清洁和（或）擦除而容易校正。持久的IP伪影可以考虑刮擦痕或使用寿命，有必要进行更换。影像阅读仪故障可以导致扫描线缺损或影像畸变。同时，激光功率也会随时间的推移而逐渐减弱至校正范围外（估计寿命为几年，据使用情况而定），这时就需要更换激光子系统。存留在柱状反光镜或激光装置的尘粒可以表现为影像的衰减伪影。

2. CR信息转换的伪影　主要由激光扫描器伪影（如操作不当、灰尘、辊轴紧密度不适）、光电倍增管匹配伪影等因素产生。

3. 软件伪影　主要是处理菜单的不适当选择导致直方图标准化、动态范围定标和输出照片密度的偏差。直方图分析功能可能会错误地识别影像中的像素兴趣区，原因包括受检体的摆位不正确、高散射状况下准直边界的探测错误、不常见解剖的体位变化，都会使接收器上有用影像信息的识别算法产生混淆。源于影像处理过程的一些伪影可以通过使用标准化处理参数来消除和控制，同时注意应用于特定解剖部位的空间频率处理的等级。

4. 物体伪影　这些伪影的产生通常由于受检体摆位错误、扫描线与滤线栅形成的明显干涉图、偶然信息丢失、或高通频率处理引起的。

5. 照片伪影　激光硬拷贝打印机失调和（或）胶片传送装置故障可以引起扫描线不均匀分布、影像畸变或阴影等问题。

6. 其他伪影　激光打印机伪影、移动模糊伪影以及操作者错误引起的伪影等。

（五）定期维护

CR定期质量控制检测与维护，对于CR成像系统性能和维持最优化影像质量是重要保证。操作人员的应用培训以及每天、每周、每月、每年的推荐检测步骤都是执行质量控制程序的一部分。

二、DR图像质量控制

DR成像是通过平板探测器将通过受检体的X线转换为数字信号，经过计算机进行传输、处理、存储而获得。与传统屏-片影像和CR图像相比，DR图像质量控制具有一些特殊性。

（一）DR图像质量的评价方法

1. 客观评价　传统上对模拟成像进行客观评价的方法主要有调制传递函数（modulation transfer function，MTF）和噪声功率谱（noise power spectrum，NPS）。MTF反映成像系统的具有空间分辨力，NPS反映成像系统的噪声水平。随着数字成像系统的发展和普及，有一些评价方法自然也运用到对数字成像的评价中来。随着FPD性能的改进，其X线转换效率越来越高，对数字摄影期望的曝光量越来越小，但量子斑点不断增加，直接影响影像中低对比物体的可视性。目前评价数字影像时，越来越重视影像的噪声水平。

2. 主观评价　传统上对模拟成像进行主观评价的方法有受试者操作特征（receiver operator characteristic，ROC）曲线，代表检出的信息量。ROC曲线比较早期应用到数字图像时，主要用来评价对间质性肺炎、肺内小结节等病变的探测能力，后来逐渐应用到乳腺、消化道、骨骼、造影检查、PACS、计算机辅助诊断系统及神经网络等几乎所有影像学领域。

另一个同属心理物理学测试的方法是对比度细节（contrast detail，CD）分析。通常使用对比度细节体摸来进行测试，可对低对比度下图像细节的可见度进行量化，并提供对比度-细节曲线、低对比度分辨力、空间分辨力等影像信息。

3. 综合评价　像质评价时为使影像检查的物理参量和成像技术条件与放射诊断具体要求相联系，将主观和客观方法有机结合进行定量分析，这样得到的综合影像质量评价结合更全面。

近年来，不同数字成像设备之间的成像质量评价方法日益完善和细致。2000年至2006年，Samei和Borasi等成立两个工作组进行三种FPD系统的评价。一个工作组以物理影像质量参数（MTF、

NPS、DQE)为基础,另一组测试物理的和心理物理的(CD 分析)影像质量参数。研究结果表明,总体上两者的评价结果是一致的,但由于实验条件和评价方法的差异,很难两者进行定量分析。理想情况下,成像系统的完整性能评价应包括在相同的标准下物理的和心理物理的两方面评价。

图像质量评价是一个系统工程,不仅要进行主观评价和客观评价,还要进行综合评价;不仅要有对模型(如体模、测试卡等)的评价,还应落实到对临床实际病案的评价。临床评价结果是成像设备软件和硬件、摄影技术、后处理技术等综合运作的结果,每一个环节的质量下降或整个系统匹配不好,都会反映到临床评价上去。

(二) DR 图像质量的评价参数

1. 调制传递函数 是用于评价成像系统传递和记录空间信息的能力。它以横坐标为空间频率,纵坐标为响应函数的数值,表示输入信号与输出信号的比值,故数值范围为 0 ~ 100%。DR 系统是将光电管发出的 X 线光子直接转换成电信号,没有中间介质,故其 MTF 性能良好。但 DR 系统的 MTF 受采样频率的限制,它由平板探测器像素的大小决定,其极限分辨力决定于像素大小。由于硒探测器直接将 X 线信号转换成点信号,没有任何附加因素的影响,它的 MTF 比 CsI 闪烁晶体探测器的 MTF 好。

由于正负电荷主要沿电场线运动,仅在直接检测到 X 线光子的位置上的像素才能发生像素收集电荷,所以 X 线光子产生的电荷不会扩散到相邻像素,其点扩散函数很接近平均函数作为表征探测器对比度空间频率响应的系统函数,探测器 MTF 由成像链每一环节的转移函数共同决定。理想的 MTF 应在小于极限分辨力(f_N)的区域具有较高的值,在大于 f_N 的区域为 0,但在实际情况中很难达到。因此如何选择适当的 MTF 分布是在探测器分析中需要仔细考虑的问题。

2. 噪声功率谱 DR 系统的噪声水平是影响最终成像质量的关键因素,因此对探测器噪声及其相关因素的分析和控制,成为系统设计及质量评价的重要指标。

探测器的噪声主要来源于探测器电子学噪声和 X 线图像量子噪声。探测器噪声在有效空间频率范围内为白噪声,通常采用噪声的均方根(root mean square,RMS)来描述。为了便于与信号相比较,工程上采用噪声电荷数来表示,对于特定的探测器也可采用产生相同电荷所需的 X 线剂量来表

示。X 线图像量子噪声来源于入射 X 光量子的起伏,受到探测器传递函数及采样点阵的调制,在图像上表现为一种有色噪声。为了表示噪声的空间频率特性,通常用噪声功率谱来描述。

噪声功率谱为一个白噪声谱,密度值取决于像元面积,因为量子噪声可延伸到很高的频率,而抽样定律会除去任何超过尼奎斯特频率的信息,所以超过 f_N 的噪声不会成像。但抽样定律并不能消除此部分噪声所包含的能量,此部分能量将出现在 $0 \sim f_N$ 的区域,其能量恰好等于像元面积内的 X 光子数。具有良好本征 MTF 的光电导探测器,信号与噪声的空间频率响应,其量子噪声与电子学噪声均为白噪声,而信号却受到 MTF 的调制。

在普通 X 线摄影条件下,电子学噪声要远小于量子噪声。如在 RQA5 测试标准下,一个大小为 $150\mu m$ 的像素通常可以吸收 1400 个 X 光子,此时量子噪声约为 37 个 X 光子,而读出噪声则仅为 3 ~ 5 个 X 光子。探测器噪声的温度特性也是影响探测器性能的一个重要因素,其在 10 ~ 40℃ 的工作温度范围内均保持了较高的信噪比(signal noise ratio,SNR),但在过高温度时 SNR 趋于下降。

3. 空间分辨力 是图像中影像细节的分辨能力,是评价数字影像质量的重要参数。数字成像系统的空间分辨力与结构的像素量有关,图像的空间分辨力主要由像素尺寸和像素之间的间隔决定。理论上越小的像素尺寸可以获得越高的空间分辨力,但像素尺寸越小、像素越多并不意味着更高的图像分辨力。在 DR 成像系统中,由于 X 线和光子散射现象的影响,较小的像素尺寸会造成噪声增加,而引起图像模糊。因而,临床使用时像素尺寸的选择应该是最优的而不是最小的。临床研究表明,对于胸片 X 线摄影,$200\mu m$ 像素间隔,其分辨力为 2.5LP/mm(约一行 2000 个像素)可以满足需要。目前,DR 的像素尺寸最小可达 $127\mu m$。

4. 量子检出效率 是成像系统的有效量子利用率。平板探测器的 DQE 定义为输出信噪比的平方与输入信噪比的平方之比,一般用百分数来表示,用于评价探测器对图像信噪比的传递能力。DQE 综合了空间分辨力和图像噪声等各种因素,描述了将入射 X 线转换为数字信号的曝光效率,提供了在不同分辨力情况下测量图像信噪比的方法(公式 2-7-2):

$$DQE = (SNR_{out})^2 / (SNR_{in})^2$$

(公式 2-7-2)

公式中，SNR 为图像的信噪比，表示系统检测 X 线光子的能力，是系统噪声与对比度的综合评价指标，噪声是影响 DQE 的主要因素。如果系统的 DQE 低，难以检出细小的低对比物体，图像的分辨力低，图像质量不好；DQE 越高，图像质量越好。

在数字化 X 线摄影系统中，单纯的空间分辨力不足以体现出整个系统的性能，而 DQE 综合了空间分辨力和图像噪声等各种因素，描述了将入射 X 线转换为数字信号的曝光效率，提供了在不同分辨力情况下测量图像 SNR 的方法。DQE 是全面评价 DR 系统的一个最重要参数，是衡量 DR 图像质量的金标准。

实践证明，CsI 具有很高的转换效率，而 DR 系统的平板探测器结构中运用了 CsI 闪烁晶体将 X 光信号转变成电信号，故具有很高的 DQE，它的量子检查率比屏-片系统提高了 2~3 倍，低对比物体的检出能力提高了 45%，而剂量降低了 50%~60%，在 DR 系统中可以用适当提高剂量的方法来保证 SNR，使细小的低对比物体得以显示。目前，DR 产品的极限 DQE 大约为 60%，有的产品可达到 75%~77%。对于重点在观察和区分不同组织密度的检查（如胸部）来说，高 DQE 保证了图像能提供较高的密度分辨力。

由于材料吸收系数、X 光子-电子转换系数、入射量子噪声等均与 X 光子能量相关，因此 DQE 也是 X 光子能量（keV）的函数。工程上用在不同标准射线质量下的 DQE 曲线来表示。用 DN-2~DN-10 来规范从 40~150kV 的 X 线质量，通常只给出标准 DN-5X 线下的 DQE(f) 曲线为标志。在低剂量区间，由于电子学噪声所占比重较大，DQE 随剂量增加而增加，当达到一定剂量后量子噪声处于主导地位，则 DQE 趋于恒定。

5. 动态范围（dynamic range） 是指平板探测器所能检出的最强信号和最弱信号之间的范围，动态范围越大，表明探测器所能检出的信息越多。许多公司研发出的组织均衡（tissue equalization，TE）技术，利用较宽的动态范围（$1:10^4$），通过图像后处理，使不同强度的信号能在同一幅图像中同时显示，如鼻骨信号和软组织信号，为临床诊断提供了便利。

6. 感光度 是探测器对信号的敏感程度，常用 ISO 表示。临床上多数 DR 系统的 ISO 最大值一般为 800，有的 DR 系统的 ISO 最大值可达到 1560。相同条件下，ISO 越高，曝光时间越短。虽然较高的 ISO、较短的曝光时间将会降低图像质量，但它同时能显著降低病人的受照剂量。这对图像质量要求不高，需要经常复诊的病人或儿童等受检者来说具有重要意义。临床研究表明，当 ISO 等于 1000 时，普通胸片受检者受照剂量为 0.35dGy/cm²，明显小于 ISO 等于 640 时受检者受照剂量 0.35dGy/cm²。

7. 探测器设计 鉴于工艺难度和成本限制，大部分平板探测器 DR 系统多采用四板或两板拼接而成。多板拼接容易制造，但拼接缝会在图像中央留下 300μm 宽的盲区，各拼接合板的固有性能存在差异，很难达到一致，影响成像质量。另外，多板拼接技术的拼接边缘由于机械压缩容易损坏，由于各组成板的膨胀系数不同，容易受外界环境温度及湿度影响导致像素位移，引起图像畸变。因此，在日常工作中需要经常对平板进行校准。整板设计从根本上消除了中心盲区的影响，图像表现均一，为高级临床应用奠定了硬件基础。目前，最新的整板技术是在第二代整板的基础上，将碘化铯层增厚 30%，把纳米技术和航天材料应用到平板的设计中，采用最先进的并行采集技术，加强了平板的稳定性，延长了平板的设计寿命。

8. 填充因子 指探测器单个像素中非晶硅面积与像素面积的比值。各像素中的非晶硅二极管能将该像素单元顶层碘化铯转换成的可见光信号再转换为电信号。由于扫描电路、读出电路会在各像素单元占用一定的面积，因而 X 线经碘化铯层转换成的可见光信号不可能百分之百的转换成电信号。故填充因子越大，可见光信号转换成电信号的比例越大，信号损失越小。像素过小，电路部分的面积占用比例增大，有效成像面积反而减小。目前，常见的 DR 系统平板探测器的填充因子一般为 65%。有的公司采用纳米技术设计扫描电路和读出电路，DR 系统的填充因子为 80%。采用非晶硅平板探测器的 DR 系统其优良性能逐渐成为共识。

9. 线性（linearity） 平板探测器的线性一般有以下几个参数：

（1）最大线性剂量（X-ray maximum linear dose）：表示探测器可达到线性度要求的剂量范围限值。

（2）非线性度（non-linearity）：用百分比表示在 0~Dmax 最大的线性剂量之间输出的非线性程度，一般包括微分非线性度、积分非线性度和空间非线性度 3 个参数。

（三）DR 图像质量的影响因素

1. 设备的性能和稳定性 DR 图像质量的优劣与设备的性能和参数的稳定性有关，除一般 X 线机共有的 X 线管焦点、机器结构的精度等影响图像质量外,也与矩阵大小、位深、噪声等有直接关系。若图像矩阵小,数字图像的分辨力低;反之,图像矩阵大,分辨力高。构成图像矩阵的单元是像素,像素数量少、尺寸大,原始图像细节越少;像素尺寸小,图像细节越多。像素密度由不同位数的二进制表示,像素太少或位深太小都会影响图像的质量。探测器像素尺寸和矩阵尺寸确定了图像的最大空间分辨力。

2. 人为因素 检查信息的录入错误、体位设计不正确、照射野调节不当、中心线使用不当、标记错误等都会影响图像质量。

3. 摄影条件 DR 摄影具有动态调节的优越性,但其动态调节也具有一定的限度,若摄影剂量过大或过小,超过一定的范围,都会使后处理技术的调整范围缩小,出现噪声甚至斑点及对比度下降,使图像质量下降。当曝光条件过大时,所得图像曲线就会变窄,图像偏黑且失去层次感,即使调节也不能获得满意图像;当曝光条件过小,图像颗粒感明显,且噪声大,病变部位不能清晰显示。

4. 后处理技术 图像后处理参数设置不当,或调用不正确的参数组合,会在一定程度上影响图像质量。

5. 伪影 包括异物、探测器伪影、打印机伪影、后处理伪影等。

6. 滤线栅 DR 设备一般都配有不同焦-像距下使用的固定高密度滤线栅,使用不当可影响图像质量。

7. 显示一致性 是医用电子显示系统的先决条件,临床工作要求医用电子显示系统中相同的图像在不同显示装置上必须显示一致或非常相似。

8. 打印机输出 打印机参数设置与显示器显示存在差异,多棱镜的灰尘,热鼓过热损坏,胶片存放不当等可导致打印输出的图像质量下降。

9. 其他 环境灰尘的污染,温度、湿度等对设备特别是平板探测器的影响,都会不同程度地降低整个系统的性能,图像质量的稳定性变差。

(四) DR 图像的质量控制

1. 技术员素质 提高操作者的思想素质和专业技术水平,定期培训,建立完善的管理制度和操作规范,严格按照操作规程进行操作。同时建立读片制度,及时纠正技术操作中的错误。

2. 曝光参数的选择 数字 X 线摄影曝光参数的合理选择和正确运用是提高影像质量的一项重要技术,参数的选择是以改变千伏值、mA 及曝光时间三个参数为基础,结合 DR 的特点进行参数调整,避免过度曝光和曝光不足。数字摄影 X 线曝光量宽容度虽然大,也可以通过窗宽、窗位调整,但参数选择超出一定的限度,也难以得到优良的图像质量。

3. 后处理技术 后处理技术是借助计算机功能对获取的原始影像作进一步的完善,只有在适宜的照射条件下,充分利用后处理功能,才能提高输出影像的信息量。DR 影像后处理技术是以增大诊断信息,弥补摄影中的不足为目的,通过改变影像的对比度和调节影像的整体密度,从而实现影像的最佳显示。图像处理程序在使用中有可能被人为修改,要定期检查和修正参数的设置与组合,在实际工作中不断探索和总结改进。

4. 伪影的消除 伪影是影响 DR 影像质量的重要因素,除了加强操作者的责任心,在摄影检查前除去受检者身上的金属物、毛衣等异物外,还应针对其他伪影出现的情况进行分析、总结,及时纠正。

5. 显示器的校准 显示器显示摄影图像存在诸多影响因素,包括最基本的黑白与彩色显示、电子显示技术的多样化等,如阴极射线管(CRT)和液晶显示(LCD)等。电子显示技术的一个重要特点是,在不同显示系统中从计算机中的数据资料到显示器的亮度可能不同,定期调整和校准十分必要。一般专业显示器都配备外接控制器或内置校准软件,普通显示器则根据使用时间和衰减程度进行亮度和对比度的调整,以保证图像在不同地点的终端工作站上显示一致。

6. 影像打印机 影像打印机的质量控制是得到优质图像的重要环节,应认真做好打印机的调试和校准。打印机与主机显示器图像的一致性尤为重要,注意图像的输出与打印机匹配的问题,力求做到所见即所得。建立健全影像打印机验收检测及质量控制制度,调整好影像打印机背景密度、灰阶响应、图像几何结构、最大密度值等,还应该注意打印机的密度调节与胶片的感光度相协调,且每更换一批胶片,应进行一次自动校准。

7. 设备的日常维护与保养 合理的维修和保养方案可以使系统保持最佳的工作状态,从而最大限度地减少系统可能出现的故障。平板探测器为高精密仪器,是 DR 系统的核心技术,对环境要求较高,机房内应配置空调和抽湿机,温度保持在 20 ~ 24℃,湿度 40% ~ 70%,要防尘,保持环境整洁,减少仪器静电对灰尘的吸附。定期给设备进行检查和校准,出现故障时记录故障情况和代码,及时通知工程师维修。

（五）DR 探测器的固有缺陷

由于 DR 系统是以大规模固体探测器陈列为图像获取部件,因此存在坏点（defect point）、漂移（offset）、空间非均匀性、非线性响应等固体探测器阵列固有的缺陷。如何对上述缺陷进行恰当的修正成为数字成像系统一项十分重要的问题。

1. 探测器的坏点　数字成像探测器以像元对 X 线的线性响应为成像基础,如果某一像元对 X 线的照射不响应或响应不良（存在明显的非线性）,称其为坏点。一个数字成像探测器通常由数百万个像元构成,出于成本的考虑,允许探测器存在一定数量的坏点,这样可以使成品率大幅提高。通常根据不同探测器的物理特性及图像质量要求来确定坏点的接收准则,在使用过程中探测器还会产生新的坏点。探测器坏点按其几何形状可分为点状分布坏点（包括单点、双点、多点）、线状分布坏点（包括单线、双线）以及区域面状坏点。这些坏点可能是由于转换层的缺陷、二极管阵列单元损坏或行列驱动线及放大器损坏引起,有的探测器由于采用了多板拼接工艺也会存在拼接工艺线,其也纳入线状坏点的范畴。对于每一具体的探测器类型而言,制造商均制订了针对不同坏点类型的详细接收规范,规定了每种坏点的数量、分布及位置关系作为探测器合格与否的判断依据。

2. 探测器的空间非均匀性　造成探测器成像不均匀的原因主要有:

（1）虽然在线性曝光剂量范围内探测器单个像元的 X 线响应是线性的,但不同像元的 X 线响应系统并不完全一致,从而导致图像不均匀。

（2）行驱动电路、读取放大器、A/D 转换器等外围电路的不一致,导致的图像不均匀。

（3）入射 X 线本身固有的空间不均性,导致的图像不均匀。

这几类非均匀性尽管在图像上的表现不同,但都属系统性的不均匀,在一定的限度内可以通过软件处理来加以校正,对由噪声、电磁干扰等随机因素引起的图像不均匀则难以校正。

3. 探测器的漂移　影响探测器工作的环境因素随时间的变化,如温度、湿度、气压、电磁环境等,都会导致探测器的输出的变化,这些变化称为探测器的漂移。

（六）DR 探测器的坏点校正

1. 探测器坏点　探测器坏点指对 X 线不响应或响应不良的点,因此可以采用标准参考均匀 X 线（X_{defect}）采集检出对 X 线不响应的坏点,然后分别在 2 X_{defect} 及 4 X_{defect} 剂量下曝光采集以检出响应不线性的坏点。由于经过漂移校正及空间非均匀性校正后获得的均匀剂量下的图像 P 应呈现以平均亮度 P_0 为期望值,标准差为 δ 的正态分布。对于分布在 nδ 之外的像元则标定位坏点,n 的取值通常为 2~4 之间,由设计者选定。通过以上的方法可获得标定了所有坏点位置的坏点图（defect map）。

2. 探测器坏点的校正　坏点校正在完成漂移校正及空间非均匀性校正后进行。坏点校正的基本方法为采用邻近像素插值法进行修正,但必须考虑该点周围像元的状况（邻近有无其他坏点）选用不同的插值算法,通常由设计者根据探测器制造商提供的接收准则及自身试验结果来设计。在探测器坏点校正中需要注意以下几方面:

（1）根据探测器 MTF 来制订插值方案,探测器的 MTF 越高则坏点校正的伪影越严重,因为 MTF 越高邻近像元包含本像元的信息越少（信息的点扩散函数）,极端情况下坏点位置的图像信息将完全丢失不能由邻近像元插值获得。

（2）根据像元密度梯度来调整插值的权重,每一坏点周围有 8 个邻近像元（16 个次邻近像元）,存在 4 个梯度方向（水平、垂直、左斜、右斜）,对密度梯度较小的方向可给予较高的权重或采用此方向插值,可减小插值带来的伪影。

（3）设定插值算法的限定条件,对于不能满足条件的坏点则放弃插值,如邻近坏点太多。以避免因插值带来的信息错误。

经过漂移校正、空间非均匀性校正、坏点校正可获得稳定、完整、客观反映入射 X 线信息的数字图像,这种图像被称为洁净图像（clean imaging）,可用于图像存储及诊断。获得洁净图像的过程通常称为图像预处理。通过图像预处理可以校正数字成像系统固有的系统性缺陷,达到改善成像效果的目的,这是数字化成像的优势。

（胡鹏志　刘广月）

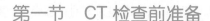

第三章　CT 检查技术

第一节　CT 检查前准备

CT 检查的目的是按照一定的操作规程和技术要求,使人体的正常解剖结构和病变形成影像,医生运用影像资料对疾病进行诊断和治疗。为了实现上述目标,需做好以下几个方面的准备。

一、设备准备

CT 设备的正常运转是 CT 检查最终成像质量得以保证的前提条件,每天早晨开机前检查设备的完整性,观察温湿度、稳压电源工作状态。并按照规程完成如下操作:

1. 开机　开启变压器电源;开启 UPS(如果关闭);开启主计算机。

2. 预热　X 线球管的预热对球管从低千伏、毫安到高千伏、毫安的多次曝光,目的主要是使一段时间不使用的球管逐步升温,避免突然过冷、过热的情况出现,以起到保护球管的作用。该训练的程序由于 CT 设备型号的差别而有所不同。

3. CT 值校准　CT 成像的整个过程是一系列的、多部件参与的过程。成像中的主要部件如探测器之间由于存在扫描参数和余辉时间的差异,以及 X 线输出量的变化,CT 机执行下一次扫描时各通道的 X 线输出量也不同,有的通道是零,而另一些可能是正数或负数,导致探测器接收的空气 CT 值不是-1000,这种现象被称为探测器的零点漂移。校准是对电器设备由于环境的变化在扫描时引起的误差进行修正,又称为"零点漂移校正"。

4. 检查硬盘　可用空间删除一些较早期的病人资料,可用空间过小时,将影响系统运行速度。

二、患者准备

扫描模式不同,检查部位不同,患者的准备情况略有差异。

(一) 常规 CT 平扫检查

1. 做 CT 检查前,患者需携带有关检查资料。

2. 被检查的患者和陪伴家属(特殊需要情况下)进入 CT 室必须换鞋,以免灰尘等进入而影响设备的正常运行,检查前,均应对机房内的陪伴家属及患者做好相应的防护准备,以尽量降低对他们的辐射损害。

3. 检查前去除受检部位的可移除金属异物,尽量减少射线束硬化伪影的产生。

4. 对于不能合作的患者,如婴幼儿、意识欠清、烦躁的患者,需征求临床医生意见,给予适量镇静剂,防止意外(坠床)的发生,并最大限度减少移动伪影的产生。

5. 对胸腹部检查的患者,常规检查需做必要的呼吸训练,以避免呼吸移动伪影的产生。对于心脏冠脉检查或支气管动脉检查,还需接心电监护仪,对心率较快者根据患者实际情况给予一定量的药物(倍他乐克等)控制患者的心率。

6. 对于做腹部检查的患者,须根据需要,给予适量 1% ~2% 的口服碘对比剂或适量水。

7. 检查前一周内,做过食管、胃肠钡餐和钡剂灌肠的患者不能做腹部 CT 扫描,以避免肠道内遗留的钡剂产生放射状伪影。

(二) CT 增强检查

常规增强 CT 检查,除平扫检查中患者准备的几点注意事项外,还需做如下准备:

1. 患者或家属仔细阅读 CT 增强检查注意事项,根据患者自身情况,初步判断是否适合做此检查,不解之处可求医生意见。不适合做此检查应及时主动告知工作人员。

2. 糖尿病患者如日常服用双胍类药物,如二甲双胍、苯乙双胍等,应在检查前 48 小时停药,并一直持续到检查后 48 小时。如病情紧急,未停药者也应及时告知医生,并询问临床医生确认患者是否适合检查。

3. 检查前应详细询问有无药物过敏史,有无不宜使用对比剂的身心疾病,根据药物使用说明做或不做过敏试验。提前做好静脉通道的建立,通常选肘正中静脉或贵要静脉为穿刺静脉。

4. 患者或家属需在 CT 增强检查知情同意书上签字同意后方可进行检查。

(三) 几项特殊 CT 检查

患者除上述内容外，还需做更多的准备：

1. **头颅 CTA 或 CTP 检查**　患者除常规增强检查的准备外，还应特别固定患者头颅，意识不清者，应给予药物镇静后方可进行检查。

2. **行心脏冠脉检查或支气管动脉检查患者**

(1) 调整患者心率，应尽量控制在 80 次/分以下，心率过快或心律不齐者，根据实际情况给予适量的药物(倍他乐克)控制。

(2) 屏气训练，具体方法如下：①全身心的放松；②先吸气再闭气，吸气不要太满，吸气量应是最大吸气量的 70%～80% 为宜；③屏气时，鼻子和嘴都不能出气或吸气，并控制住腹部不运动。

(3) 扫描前含服硝酸甘油，硝酸甘油可直接松弛血管平滑肌，特别是小血管平滑肌，使全身血管扩张，外周阻力减少，静脉回流减少，减轻心脏前后负荷，降低心肌耗氧量、解除心肌缺氧。亦有利于冠状动脉的扩张。

3. **小肠 CT 检查患者**

(1) 肠道准备：检查前一天晚上进行清洁灌肠，检查前 12 小时禁食。

(2) 扩张小肠：检查前 2 小时开始，口服浓度为 20% 甘露醇溶液 1200ml，方法如下：先口服 600ml，分三次口服，每隔 15 分钟口服 200ml，600ml 喝完以后 15 分钟再喝 300ml，并告知检查医生，扫描前再把剩下的 300ml 溶液喝完。

4. **胃、结肠 CT 仿真内镜检查患者**

(1) 胃：检查前 12 小时禁食、禁水；扫描前 10 分钟肌注 654-2 20mg，口服发泡剂 1.5～2 包。

(2) 结肠：①清洁肠道：按常规纤维结肠镜的检查要求进行准备，也可在检查当日进行清洁灌肠，灌肠后 1.5 小时才能行螺旋 CT 扫描，以免残留水分影响图像质量；②扩张结肠：扫描前 5 分钟肌注解痉药(如胰高血糖素 1mg)，减少肠道痉挛、蠕动和病人不适，经肛管注入适量气体(1000～2000ml)。

三、对比剂及急救物品准备

(一) 对比剂

1. **对比剂概念**　以医学成像为目的将某种特定物质引入人体内，以改变机体局部组织的影像对比度，这种被引入的物质称为"对比剂"，也称之为"造影剂"。

2. **CT 用碘对比剂分类**　按照在溶液中是否分解为离子，分为离子型和非离子型对比剂；按分子结构分为单体型对比剂和二聚体型对比剂；按渗透压分为高渗、次高渗和等渗对比剂。

3. **碘对比剂的选择**　尽量选择非离子型对比剂，尽量选择使用等渗或次高渗对比剂，尽量避免使用高渗对比剂。

4. **使用碘对比剂前的准备工作**

(1) 碘过敏试验：一般无需碘过敏试验，除非产品说明书注明特别要求。

(2) 签署知情同意书：使用碘对比剂前，建议与患者或其监护人签署"碘对比剂使用患者知情同意书"。签署前，技师或护士需要：①告知对比剂使用的适应证和禁忌证，可能发生的不良反应和注意事项；②询问患者或监护人，了解患者既往有无碘对比剂使用史，是否有中、重度不良反应史；有无使用肾毒性药物或其他影响肾小球滤过率的药物及疾病；有无脱水、充血性心力衰竭；③需要高度关注的相关疾病：甲状腺功能亢进、糖尿病肾病、肾功能不全，此类疾病需要咨询相关专科医生。

为了提高 CT 检查效率，大部分医院 CT 室需要储存备用对比剂。

(二) 急救物品

CT 室应配备常规急救器械和药品，在病人发生对比剂过敏或其他意外情况时急救。

1. **检查机房中必须准备的抢救器械**　①装有复苏药物(必须定期更换)和器械的抢救车；②必须备有医用管道或氧气瓶或氧气袋；③血压计、吸痰设备、简易呼吸器等。

2. **必须备有的紧急用药**　①1：1000 肾上腺素；②组胺 H_1 受体拮抗剂(抗组胺药，如异丙嗪、苯海拉明)；③地塞米松；④阿托品；⑤生理盐水或林格氏液⑥抗惊厥药(如地西泮等)。

四、操作者准备

(一) 资料录入

1. **审读检查申请单**　了解病人一般资料和检查目的。

2. **病人资料录入**　按步骤录入病人的影像号、检查号、姓名、性别、出生年月等。有放射科信息系统(RIS)的医院，可利用 RIS 系统在设备端检索到病人的信息数据。

(二) 摆放病人体位

根据检查目的，选择仰卧或俯卧，头先进或者脚先进，升高检查床到合理高度后送入扫描孔中。

（三）选择扫描程序

1. 根据申请单上的检查目的,选择合适的扫描程序。

2. 检查所选序列参数是否与病人体位、检查目的相符合,若不符则进行修改。参数包括:层厚、层间距、螺距、观察野(SFOV、DFOV)、窗宽、窗位、重建算法、重建模式、管电压、管电流等。

（四）扫描前的定位

定位就是确定扫描范围,一般有两种方法:

1. 扫描定位片法 根据检查的要求定位片可以是前后位或侧位,利用 CT 机扫描软件中的定位功能确定扫描的起始线和终止线。

2. 摆体位 利用定位指示灯直接从患者的体表上定出扫描的起始位,优点是省时,缺点是定位不精确。常用于颅脑、鼻咽和鼻旁窦的扫描。

（五）扫描

扫描时 CT 检查的主要步骤。

1. 扫描方式 有序列扫描、螺旋扫描、容积扫描、双能量扫描。

2. 扫描的步骤 先确定扫描方式,然后选择扫描条件,再开始扫描。整个扫描过程中,操作者要密切观察每次扫描的图像,根据需要有时要调整扫描范围。

（六）图像的储存及打印

1. 储存 检查完成的图像一般都暂存于 CT 机自身的硬盘。配有 PACS 系统的医院,一般都可以通过设置自动上传至 PACS 中央服务器进行集中管理,图像可多部门共享;无 PACS 系统的医院可通过 CD 或 DVD 光盘刻录离线存储。

2. 胶片打印

（1）可设置为自动打印:速度快但无法对图像进行后处理和选择,容易造成资源浪费,不可取。

（2）手动打印:先调整合适的窗宽窗位,确定图像排版格式,选择合适的图像进行拍摄。

（七）原始数据的重建

1. 重建算法的选择 在扫描完成后,如发现选择的重建算法不合适,则需通过原始数据的重建算法的修改,重新选择最佳的重建模式,以满足诊断的需要。

2. 重建算法的合理运用 出于诊断的目的和要求,不同的组织选择不同的算法,以 GE 公司的 VCT 为例,重建的算法有 standard、soft、bone、bone plus、lung、detail 等。如肺组织的肺窗应选用 lung 算法重建,内耳及乳突采用 bone plus 算法重建等。

（八）其他

增强扫描时,应根据检查部位和目的的不同,制订相应的注射剂量和注射流速,在满足诊断需要的同时,应尽量减少对比剂肾病的发生。

（曹国全）

第二节 CT 基本概念 与扫描方法

一、基本概念

（一）分辨力

1. 密度分辨力 指在低对比度情况下,图像对两种组织之间最小密度差别的分辨能力,常以百分数表示。例如:0.2%,5mm,0.45Gy,表示物体的直径为 5mm,患者接受 X 线剂量为 0.45Gy 时,CT 的密度分辨力为 0.2%,即相邻两种组织密度值差 ≥0.2 时,CT 图像可分辨。CT 图像密度值用灰阶表示。灰阶等级由 2^N 决定,N 是二进制的位数,称为比特,比特值大,表示信息量大,量化的精度高,反之则低。影响密度分辨力的主要因素有层厚、X 线剂量和噪声等。

2. 时间分辨力 对于静止器官的成像,时间分辨力是指影像设备单位时间内采集图像的帧数,它与每帧图像的采集时间、重建时间、螺距以及连续成像的能力有关。对于运动器官的成像,时间分辨力还指在扫描野内用于图像重建所需要扫描数据的最短采集时间,例如,在心脏扫描中,并非所有 360°数据都用于图像重建,而是根据同步记录的 ECG 波形选取一定的心动周期重建图像,此时的时间分辨力是指分布在 ECG 波形相对位置上用于图像重建数据起始点到结束点的时间窗宽度。

在心电门控重建中,当机架旋转速度不变时,可以采用螺旋扫描多个心动周期中同一时相获取的数据叠加来获得图像,这样时间分辨力就成了可变值,它随着用于重建图像的心动周期数的变化而变化。使用的心动周期数越多,时间分辨力越高,扫描 360°所需时间越短,时间分辨力越高。

3. 空间分辨力 指在高对比度的情况下,密度分辨力大于 10% 时,图像对组织结构空间大小的鉴别能力。常以每厘米内的线对数(Lp/cm)表示。线对数越多,空间分辨力越高。换算关系为:可辨最小物体直径(mm)= 5÷Lp/cm。以往的空间分辨力主要表示 CT 成像平面上的分辨能力(也称横向分辨力,即 x、y 方向)。在多层螺旋 CT(MSCT)应用中有纵向分辨力,它的含义是扫描床移动方向或人体长轴方向(z轴)的图像分辨力,表示CT机多平面和三维成像的能力,即横断面图像堆叠后的剖面图像(矢状面、冠状面等)能否清晰显示的能力。这样就有了x、y、z三个方向的空间分辨力,当三个方向的空间分辨力基本相同时,又被称为"各向同性"。影响空间分辨力的主要因素有像素、探测器孔径、相邻探测器间距、图像重建算法、数据取样、矩阵、X线管焦点尺寸和机器精度等。其中像素是最主要的因素,扫描图像矩阵中像素越多,横向分辨力就越高。

(二) CT值与观察野

1. CT值 CT值是重建图像中像素对X线吸收系数的换算值,是测量CT图像中相对密度的简便的指标。单位是亨氏单位(Hounsfield unit,Hu)。当X线穿过人体不同组织后,由于X线的波长、组织的原子序数和组织的密度不同,组织的吸收系数不同。衰减系数μ值是表示物质的相对密度。

Hounsfield以水的$\mu_{水}$作为标准,定义了CT值。某物质的CT值等于该物质的衰减系数$\mu_{物}$与水的衰减系数$\mu_{水}$之差,再除水的衰减系数$\mu_{水}$的商,乘以分度系数1000。其公式如公式3-2-1:

$$CT值 = (\mu_{物} - \mu_{水}/\mu_{水}) \times 1000$$

(公式3-2-1)

若把人体组织的CT值界限划分为2000个单位,水的CT值为0,空气和密质骨的CT值分别为-1000Hu和+1000Hu。已知人体各组织的衰减系数,根据上述公式,即可得到各组织的CT值(表3-2-1)。从表中可以看出,组织密度越大,CT值越高。在分析CT图像时,用测量CT值的方法,可以大体估计组织器官的结构情况,如出血、钙化、脂肪或液体等。

表3-2-1 人体常见组织CT值

组织	CT值(Hu)	组织	CT值(Hu)
密质骨	>250	肝脏	45~75
松质骨	30~230	脾脏	35~55
钙化	80~300	肾脏	20~40
血液	50~90	胰腺	25~55
血浆	25~30	甲状腺	35~50
渗出液	>15	脂肪	-100~-50
漏出液	<18	肌肉	35~50
脑脊液	3~8	脑白质	28~32
水	0	脑灰质	32~40

此外,还可以根据CT值选择阈值进行图像后处理,根据CT值进行实时增强监视和骨密度测定等。由于CT值会因X线硬化、电源状况、扫描参数、温度及邻近组织等因素发生改变,故CT值只能作为诊断的参考依据。

CT值是组织密度衰减的相对值,它与组织的原子序数和密度呈正相关,与X线辐射的强度呈负相关;灰阶用来表示图像的密度,由比特(bit)数表示,CT常用的灰阶是12个比特(2^{12}=4096)。在实际工作中,由于CT值越大,图像的灰阶越白,反之则越黑;以及实际CT值的测量都在图像上进行,因此,根据上述的规律可以将CT值与图像的灰阶关联,有经验的工作者并可根据图像上组织的密度,大致判断出CT值的范围。

2. 观察野(field of view,FOV) 观察野(或称视野)是CT扫描成像范围或图像显示范围的统称,在实际工作中又可把它分为扫描野和显示野。

(1) 扫描野(scanning field of view,sFOV):扫描野是CT扫描时视野/成像所包括的范围。根据不同的检查部位,通常应选择大小合适的扫描野,合适的扫描野可改善显示图像的分辨力,并有利于图像的观察和病变的诊断。

(2) 显示野(display field of view,dFOV):显示野是已成像的图像层面可显示的范围大小。一般而言,CT检查中的显示野等于扫描野。在某些情况下,可以通过后处理电子放大的方式来改变显示野,如为了突出显示病灶和细微结构,根据选择经放大后的显示野则不同于扫描时成像范围的大小。

(3) 图像像素:大小的计算根据扫描野和已知的矩阵大小,还可求出某幅图像的像素尺寸。如常用的矩阵512×512,可以利用下述公式求出某图像像素的大小。

像素尺寸=重建范围/矩阵尺寸

一般,CT扫描仪的像素尺寸大小范围在0.1~1.0mm之间。从上式可以看出,如果扫描野的范围不变,像素随矩阵的变化而变化,矩阵大,重建像素值就小,图像分辨力就高。如果矩阵大小固定不变,减小显示野的范围,可获得较小的像素值,从而提高图像的空间分辨力。

(三) 部分容积效应与周围间隙现象

1. 部分容积效应(partial volume effect,PVE) 部分容积效应的含义是:在一个层面同一体素中,如有不同衰减系数的物质时,其所测得的CT值是这些组织衰减系数的平均值。换言之,在同一扫描层面的体素内,含有两种或两种以上的不同密度的组织时,其所测得的 CT 值不能真实反映其中任何一种组织的 CT 值。因此,在临床扫描工作中,对小病变的扫描,应使用薄层扫描或部分重叠扫描,以避免部分容积效应的干扰。

2. 周围间隙现象(peripheral space phenomenon)　在同一扫描层面上,与该层面垂直的两种相邻且密度不同的组织,其边缘部分所测得的 CT 值不能真实反映各自组织的 CT 值。同时由于两种组织交界处相互重叠造成扫描射线束的衰减误差,导致了交界处边缘模糊不清,该现象被称之为周围间隙现象。一般,密度高的组织,其边缘 CT 值比本身组织的 CT 值低。反之,密度低的,其边缘 CT 值比本身组织的 CT 值高。

(四)窗口技术

1. 定义　窗宽(window width)表示图像所显示的像素值的范围。窗宽越大,图像层次越丰富,对比度越小;窗宽越小,图像层次越少,对比度越大。窗位(window level)又称窗中心(window center),是指图像显示时图像灰阶的中心值。窗技术(windowing):系指调节数字图像灰阶亮度的一种技术,即通过选择不同的窗宽和窗位来显示成像区域,使之合适地显示图像和病变部位。

2. 设置　数字图像的显示是经计算机对数据计算,得出图像矩阵中每个像素的数值,再按每个像素数值的大小转换到显示器上,形成亮暗灰度不同的图像。为了更好、更多地显示组织的结构和细微信息,需要选择不同的窗技术来观察图像。

不同组织的密度值不同,通常以欲观察某一组织的密度值作为窗中心。在 CT 图像中,如肝组织的窗位为 40Hu,而窗宽常用 200Hu,如某显示器的显示灰阶为 16 个灰阶,那么该窗设置的 CT 值范围为 -60 ~ +140Hu,则 CT 值在 -60Hu 与 +140Hu 间的组织以 16 个不同的灰阶显示,由于 200 个 CT 值被平均,分配到每个灰阶时为 12.5,故肝内组织密度的 CT 值差别大于 12.5Hu 就能被该窗值设置所分辨。

双窗技术主要用于 CT 扫描图像中密度相差较大的部位,既同时能观察低密度组织,又能观察高密度组织,常见如胸部的肺和纵隔,骨骼肌肉系统的骨和软组织等。

同样的窗宽,由于窗位不同,其所包含的 CT 值范围不同。例如取窗宽为 100Hu,窗位为 0Hu 时,其包含 CT 值范围为 ±50Hu;当窗位为 40Hu 时,所包含 CT 值范围则为 -10 ~ +90Hu。数学表达公式

如公式 3-2-2:

$$（下限）(C-W)/2 \sim (C+W)/2（上限）$$

$$（公式3-2-2）$$

调节窗宽(W)、窗位(C)能改变图像的灰度和对比度,能抑制或去除噪声和无用的信息,增强显示有用的信息,但不能增加图像的信息。

CT 机上窗宽、窗位的一般设置原则是当病变和周围组织密度相近时,应适当调大窗宽;如观察的部位需要层次多一些,也应适当加大窗宽;如果显示部位的图像密度较低,可适当调低窗位,反之则可调高窗位。

3. 灰阶与窗宽窗位　将重建图像矩阵中每一像素的 CT 值,转变成相应从黑到白不同灰度的信号,并显示在图像或显示器上,这种黑白信号的等级差别,称为灰阶(grey scale)。为适应人眼可识别的灰度差别,早期的显示系统灰阶设置范围通常被设置为 16 个刻度,每一刻度内有四级连续变化的灰度,故共有 64 个连续不同的灰阶等级。现代影像设备显示系统显示器的灰阶多数为 256 个。

窗宽越宽,可以观察组织 CT 值的范围越大,可用于观察 CT 值变化范围较大的组织,如肺和骨组织等。窗位是对应图像灰阶的中心位置,也就是所观察组织的中心 CT 值。一般情况下,可将所观察组织本身的 CT 值定为窗位,它既能显示比该组织密度高的病变,也能观察比该组织密度低的病变。如果观察某组织时设定窗位为 C,窗宽为 W,那么显示该组织的 CT 值范围为 (C-W)/2 ~ (C+W)/2。

窗技术是利用数字图像的特点,改变亮度与 CT 值的范围,显示不同组织密度变化的技术。选择合适的窗宽和窗位,将感兴趣区的病变信息适当显示,是窗技术的最终目的,也是阅读数字图像的重要方法。

(五)噪声与伪影

1. 噪声　噪声是指均匀物体的影像中 CT 值在平均值上下的随机涨落,图像呈颗粒性,影响密度分辨力,与图像的质量呈反比。分为随机噪声和统计噪声。一般所指的噪声为统计噪声,用 CT 值的标准偏差来表示,以 w 表示体素的大小,h 表示体层厚度,d 表示辐射剂量,k 表示常数,σ 表示标准偏差,其数学表达式为公式 3-2-3:

$$\sigma^2 = k/w^3hd \qquad （公式3-2-3）$$

信号和噪声同时存在,其比值即信噪比(SNR)。比值越大,噪声影响越小,信息传递质量越好。信噪比是评价机器性能的一项重要的技术指标。

2. 伪影(artifacts) CT图像中与被扫描组织结构无关的异常影像称伪影,产生原因较多。常见的有:①运动条纹伪影:在 CT 扫描过程中,由于病人的自主和不自主运动(如呼吸、心跳和胃肠运动等)使检测不一致,图像上表现为粗细不等、黑白相间的条状伪影;②交叠混淆伪影:在照射体内出现高于采样频率的空间频率而产生的伪影;③杯状伪影和角状伪影:当 X 线穿过人体后,X 线束能量保持不变而产生的伪影,称为杯状伪影。当投射曲线作角分布时产生的伪影,称为角状伪影;④模糊伪影和帽状伪影:图像重建中心与扫描旋转中心重合时产生的伪影,称之模糊伪影。当被检体在扫描野内时,产生截止于边缘处的伪影,称之为帽状伪影;⑤环状伪影:由于探测器的灵敏度不一致,采样系统故障造成的伪影,常出现在图像的高对比区,并向低对比区扩散;⑥金属异物、钡剂、碘油等可产生条状或星芒状伪影;⑦颅底,肩部,扫描野外的肢体,胃肠道内的气体等亦可产生伪影;⑧选用的扫描野和显示野与扫描部位大小不匹配、扫描参数设定过低等亦可产生伪影。

(六)扫描方式

1. 非螺旋扫描方式 又称逐层扫描,X 线束轨迹呈不相连续的环形,数据采集不连续,是真正的断面影像,此时层厚等于准直宽度。

2. 螺旋扫描方式 分单层螺旋和多层螺旋,X 线束轨迹呈螺旋状,每层是一个不封闭的圆,需用插值方法重建图像。数据采集是容积数据,可以改变层厚进行回顾性重建图像。优化扫描方案可选择最小准直宽度,小螺距及尽可能薄层重建图像。

3. 电子束 CT 扫描方式 扫描系统结构主要由电子枪,聚焦线圈,靶环,真空容器,探测器组,高速运动的检查床和控制系统等组成,有一定的触发方式和扫描体位。扫描速度较快,时间分辨力较高,但密度分辨力和空间分辨力不及多层螺旋 CT,主要用于心脏检查。

4. 螺旋 CT 血管造影(spiral CT angiography,SCTA) 指静脉内团注对比剂后,靶血管内的对比剂浓度快速达到峰值时,进行螺旋扫描,经工作站后处理,重组出靶血管的多维图像。优点是微创检查,简便易行,可以从任意角度和方位去观察病变。常用后处理方法有最大密度投影(maximum intensity projection, MIP)和表面阴影显示(shaded surface display,SSD),前者当血管和组织密度差别大时,重组效果好;后者空间立体感强,解剖关系清楚,可以进行伪彩色处理,有利于病灶定位。但容

易受 CT 阈值选择的影响,阈值过高易造成管腔狭窄,分支血管及小血管显示少或不显示;阈值太低易造成血管边缘模糊,同时容易丢失容积资料,细节显示差,不利于病灶的定性。

(七)常用术语

1. 纵向分辨力和各向同性(longitudinal resolution and isotropic) 过去与 CT 有关的质量参数主要由空间分辨力和密度分辨力表示。笼统地说,空间分辨力主要表示 CT 扫描成像平面上的分辨能力(或称为平面内分辨力,也有称为横向分辨率,即 x、y 方向)。在螺旋 CT 扫描方式出现后,由于多平面和三维的成像质量提高,出现了应用上的一个新概念即纵向分辨力或称 z 轴分辨力。纵向分辨力的含义是扫描床移动方向或人体长轴方向的图像分辨力,它表示了 CT 机多平面和三维成像的能力。纵向分辨力的优与劣主要涉及与人体长轴方向有关的图像质量,例如矢状或冠状位的多平面图像重组。4 层螺旋 CT 的纵向分辨力约 1.0mm,16 层螺旋 CT 的纵向分辨率是 0.6mm,而 64 层的纵向分辨率可达 0.4mm。

由于在 CT 成像范围的 3 个方向(x、y 和 z)的分辨力接近或一致,该现象又被称为各向同性。

2. 单扇区和多扇区重建(single segment and multi segment reconstruction) 单扇区和多扇区重建目前主要用于冠脉 CTA 检查。根据雷登(Radon)的图像重建理论,一幅图像重建至少需要 180° 旋转的数据。目前,不同厂家冠状动脉 CT 图像的重建分别采用 180° 或 240° 的扫描数据,被称为单扇区重建;采用不同心动周期、相同相位两个 90° 或 120° 的扫描数据合并重建为一幅图像称为双扇区重建;采用不同心动周期、相同相位的 4 个 60° 扫描数据合并重建为一幅图像称为多扇区重建。单扇区重建的影像可靠性高,是首选。由于心率较快或设备扫描速度相对较慢,单扇区采集不能成像时,使用多扇区重建可以作为一种替补方法。

3. 矩阵、像素与体素 矩阵(matrix)是二维排列的方格,计算机所计算的人体横断面每一点(像素)的 X 线吸收系数按行和列排列,行和列对像素而言又起到识别和寻址作用。目前 CT 机常用的矩阵有 256×256、512×512、1024×1024 等。在相同扫描野内,矩阵大小与像素的多少呈正比,矩阵越大,像素越多,图像质量越高。矩阵分为显示矩阵和采集矩阵,为确保显示图像的质量,显示矩阵应≥采集矩阵。

像素(pixel)是组成图像矩阵的基本单元,等于

观察野除以矩阵。如果CT像素单元为1mm×1mm，矩阵为512×512，则一幅图像有512×512=262 144个像素。像素是一个二维概念，是面积单位。

体素(voxel)则是一个三维概念，是体积单位，是某组织一定厚度的三维空间的体积单元。如果以X线通过人体的厚度作为深度，那么，像素×深度=体素。例如，某组织的深度为10mm，像素为1mm×1mm，体素=10mm×1mm×1mm。体素减少，层厚变薄，探测器接收到的X线光子的量相对减少。CT图像中，像素显示的信息实际上代表的是相应体素信息量的平均值。

4. 重建、重组与重排 重建技术用于使用原始数据经重建数学运算得到的横断面影像，可将CT图像的原始数据，改变矩阵、视野、层厚等，进行图像再次重建，还可根据所选滤波函数，改变算法，再次重建图像。比如内耳骨算法扫描后，可改变为软组织算法重建图像，提高了组织间的密度分辨力，使图像更细致、柔和。一次扫描，能获得不同重建算法的数套影像，用不同窗值来观察，诊断信息更丰富。

重组(reformation)：重组是利用横断面图像数据重新构建图像的一种处理方法。如多平面图像重组、三维图像处理等。重组一般要求断面层厚薄、连续、层数多，所以，扫描和重建的横断面层厚越薄、图像的数目越多，重组后的图像质量越高、三维显示的效果越好。

重排(rebinning)：重排是多层螺旋CT扫描图像重建阶段，根据锥形束的形状调整线束角度，使适应标准图像重建平行线束的一个中间处理步骤。

5. 卷积核与内插 卷积核(kernel)又称重建函数、重建滤波器或滤波函数，它是一种算法函数。重建函数的选择可影响图像的分辨力及噪声等。在实际使用中，该参数可由操作人员选择。

内插(interpolation)是螺旋CT图像重建的一种预处理方法。其基本含义是采用数学方法在已知某函数两端数值，估计一个新的、任一数值的方法。由于CT扫描采集的数据是离散的、不连续的，需要从两个相邻的离散值求得其间的函数值。目前，单、多层螺旋CT都需采用该方法作图像重建的预处理。

6. 阵列处理机与动态范围 阵列处理机(array processor, AP)指快速重建计算及数据处理用的专用计算机，它将原始数据重建成显示数据矩阵，其运算速度决定图像的重建时间。

动态范围(dynamic range)是指探测器线性段最大响应值与最小可探测值之间的比值，在CT中其响应与转换的效率通常与接收器所采用的介质和材料有关。CT探测器中钨酸钙的吸收转换效率是99%，动态范围是1 000 000:1。

7. 扫描覆盖率(coverage of scanning) 扫描覆盖率与多层螺旋扫描方式有关，其含义是指扫描机架旋转一周扫描所能覆盖的范围。在相同扫描时间内，螺旋扫描范围的大小或扫描时间与覆盖范围的比值被称为扫描覆盖率。一般所采用探测器的排数越多、准直器打开的宽度越大，扫描覆盖范围越大。扫描覆盖率的大小取决于以下两个因素：一是扫描所使用探测器阵列的宽度，二是扫描机架旋转一周的速度。如探测器阵列z轴的总宽度为4cm，旋转一周即产生4cm的覆盖，因扫描机架的旋转时间不同，乘以一次扫描所用的总时间，即为扫描覆盖率。

8. 灌注参数(parameter of perfusion) 灌注是指单位时间内流经100g组织的血容量。如果时间单位用min，血容量单位用ml，那么灌注的单位就是$ml \cdot min^{-1} \cdot 100g^{-1}$。但是，由于CT检查难以测得人体组织的质量，而测定组织的体积则较容易。所以，影像诊断中灌注的另一种定义方法是，单位时间内流经单位体积的血容量，表示方法为%/min。

组织血流量(blood flow, BF)是单位时间内流经某一体积(V)组织的血容量称为组织血流量，其单位为ml/min。

组织血容量(blood volume, BV)是某一体积组织内血液的含量称为组织血容量，单位为ml。单位体积的含血量称为相对组织血容量(relative blood volume, rBV)，它没有单位，常以百分数表示。

平均通过时间(mean transit time, MTT)指血液流过毛细血管床所需的时间。该时间很短，一般仅数秒，那么组织的血容量除以平均通过时间即为组织血流量。

9. 原始数据与显示数据 原始数据是由探测器接收，经过放大和模/数(D/A)转换后得到的数据。显示数据是将原始数据经权函数处理后所得到的构成组织某层面图像的数据。

10. 间距与螺距(intervaland pitch) 非螺旋扫描的间距为上一层面的上缘与下一层面的上缘的距离，它可以等于、小于或大于层厚，小于层厚为重叠扫描。螺旋扫描中间距定义为：被重建的相邻图像间长轴方向的距离，通过采用不同的间距，确定重建图像层面的重叠程度，如重建间距小于层厚即为重叠重建。重建间距的大小与重建图像的质量有关,即重建间距减小,图像的质量改善,重叠重建可减少部分容积效应和改善 3D 后处理的图像质量。

单层螺旋 CT 的螺距 P = S/D 扫描机架旋转 150°,检查床移动距离 S 与射线束宽度 D 的比值。多层螺旋 CT 螺距 P = S/D 扫描机架旋转 150°,床移动距离 S 与全部射线束宽度 D 的比值。当 P<1 时,说明在进行重叠扫描,P>1 时,表明成像质量可能会下降。

11. 滤波函数(filter function) 滤波函数是图像重建时所采用的一种数学计算程序,主要用于图像重建,不同的算法所得到的图像效果有很大差别。在 CT 扫描中,为了提高图像的密度分辨率和空间分辨率,根据诊断的需要,重建算法常采用高分辨率算法、标准算法和软组织算法等三种算法。高分辨率算法的重建图像边缘清楚锐利,对比度和空间分辨率高,但图像的噪声大,常用于显示骨的细微结构或分辨密度相差较大的组织,如内耳、肺及骨组织等;标准算法的重建图像是不采取附加平滑和突出轮廓的算法,常用于分辨率要求不高的部位,如脑和脊髓等;软组织算法的重建图像边缘平滑柔和,密度分辨率高,软组织层次分明,虽图像对比度下降,但减少了图像的噪声,常用于密度差别不大的组织,如肝、胰和肾等。

12. 扫描时间和周期时间(scaning and circle time) 扫描时间是指 X 线球管和探测器阵列围绕人体旋转扫描一个层面所需的时间,常见的有全扫描(360°扫描),其他还有部分扫描(小于 360°扫描)和过度扫描(大于 360°扫描)。

目前的 CT 机都有几种扫描时间可供选择,现在新的多螺旋 CT 机最短扫描时间可达 0.27 秒。减少扫描时间除了可缩短病人的检查时间、提高效率外,并且是减少病人运动伪影的一个有效手段。从开始扫描、图像的重建一直到图像的显示,这一过程称为周期时间。一般周期时间与上述因素有关,多数情况下是上述两个因素的总和,但目前的 CT 机的计算机功能强大,并且都有并行处理和多任务处理的能力,所以在一些特殊扫描方式情况下,扫描后的重建未结束,就可以开始下一次的扫描。所以周期时间并非始终是扫描时间和重建时间之和。

13. 重建时间(reconstruction time) 重建时间是指计算机的阵列处理器,将扫描原始数据重建成图像所需的时间。重建时间与被重建图像的矩阵大小有关,矩阵大,所需重建时间长;另外,重建时间的长短也与阵列处理器的运算速度和计算机内存容量的大小有关,阵列处理器的速度快、内存的容量大,图像重建的时间短。

14. 重建增量(reconstruction increment) 被重建图像长轴方向的距离。通过采用不同的重建增量,可确定螺旋扫描被重建图像层面的重叠程度,如重建增量小于层厚即为重叠重建。重建增量大小与被重建图像的质量有关,即重建增量减小图像的质量改善,重叠重建可减少部分容积效应和改善 3D 后处理的图像质量。

15. 共轭采集和飞焦点采集重建(conjugate and fly focus acquisition) 共轭采集重建是在扫描时快速地改变探测器的位置,分别采集 180° 和 360° 的扫描数据,并利用两组数据重建图像。飞焦点采集重建是在扫描时使焦点在两个点之间快速变换,得到双倍的采样数据并重建图像。共轭采集和飞焦点采集都可提高扫描图像的纵向分辨力。

16. 头先进和足先进(head first and foot first) 头先进和足先进是 CT 检查体位摆放的专用术语。头先进含义是检查床运行时,头朝向扫描机架方向,扫描从头方向往下(朝向足);而足先进则表示检查床运行时,足朝向扫描机架方向,扫描则从足方向往上(朝向头)。

二、扫描方法

(一) 普通扫描

普通扫描(precontrast scanning or non-contrast scan),又称平扫或非增强扫描,常采用横断面扫描和(或)冠状面扫描。普通扫描主要适用于骨骼、肺等密度差异较大的组织,其次是急腹症,外伤以及对对比剂有禁忌证的患者。

1. 定位扫描 是正式扫描前确定扫描范围的一种扫描方法。定位扫描时扫描机架内的 X 线管在 12、9、3 点钟位置固定不动,曝光时只有检查床作一个方向的运动。定位扫描一般一个病人或一个检查部位只做一次。机架内的 X 线管在 12 点钟位置时,其扫描的结果得到的是前后或后前(根据病人是仰卧还是俯卧)位的定位像,X 线管在 9 或 3 点钟的位置时得到的是侧位的定位像。

定位扫描得到的是类似普通 X 线摄影的数字化平片,该图像的动态范围较大,但空间分辨力较低,相应的扫描剂量也较低。定位像除用于确定扫描层面和范围外,还用于已扫描层面和范围的归档保存。

定位像采用常规的狭缝扇形束用扫描方式获得。在多层螺旋扫描的定位像中,锥形束射线必须用附加的准直器,将锥形束射线准直成狭缝扇形束扫描定位相,目的是为了减少辐射线和提高图像的质量。

2. 逐层扫描 又称非螺旋式扫描。通常扫描时需预设层厚、层距和扫描范围,每扫描一层检查床移动相应的距离,然后做下一个层面的扫描,如此循环往复,直至完成整个预设范围的扫描。

3. 螺旋扫描 可分为单层螺旋扫描和多层螺旋扫描。螺旋扫描方式是在扫描机架和检查床同时旋转和移动,X线同时连续曝光采集图像,一次完成一个部位或器官的扫描,由于该扫描方式X线管焦点的运行轨迹在人体表面的投影类似螺旋状,故被称为螺旋扫描。也被称为"容积扫描"。

(二)增强扫描

静脉内注射对比剂后的扫描称增强扫描(enhancement scan)。可增加组织与病变间密度的差别,有利于发现平扫未显示或显示不清楚的病变,以及观察血管结构和血管性病变,有助于病变的定位、定性。增强扫描有多种扫描方法。

1. 常规增强扫描 常规增强扫描多采用静脉团注法(bolus injection)注入对比剂,即以 2~4ml/s 的流速注入对比剂 60~100ml,延迟一定时间后进行扫描。

2. 动态增强扫描 动态增强扫描是指静脉注射对比剂后对兴趣区进行快速连续扫描,有以下几种:

(1)进床式动态扫描(incremental dynamic scanning):扫描范围包括整个被检查器官,可分别在血供的不同时期,进行双期和多期螺旋扫描。

(2)同层动态扫描(single level dynamic scanning):是对同一感兴趣层面连续进行多次扫描,测定 CT 值制成时间-密度曲线,研究该层面病变血供的动态变化特点,鉴别病变性质。感兴趣层面的选择是关键。

(3)两快一长扫描:是动态增强扫描的特殊形式,两快是指注射对比剂速度快,开始扫描的时间快,一长是指扫描持续的时间足够长,一般持续数十分钟。主要用于肝海绵状血管瘤,肝内胆管细胞型肝癌,以及肺内孤立性结节的诊断和鉴别诊断。

(三)能谱成像

能谱 CT 成像(spectral CT imaging)是利用物质在不同 X 线能量下产生的不同的吸收来提供影像信息的,通过单球管高低双能(80kVp 和 140kVp)的瞬时切换(<0.5ms 能量时间分辨力)获得时空上完全匹配的双能量数据,在原始数据空间实现能谱解析,可以提供双能量减影、物质分离、物质定量分析、单能量成像和能谱曲线分析等功能。

(四)功能成像

1. CT 灌注成像 属于功能成像是结合高速静脉注射(4~12ml/s)对比剂和快速 CT 扫描技术而建立起来的一种扫描方法。CT 灌注成像时,需要在一段时间内记录待测层面的一系列影像和 CT 值,从而生成与对比剂浓度有关的时间-密度曲线,通过对兴趣组织和血管系统获得数据进行合适的数学模型处理,如组织的血流量、组织的血容量、平均通过时间以及峰值时间等,主要用于了解组织的血流灌注情况,对缺血性脑梗死的早期诊断具有明显的优越性,且简便易行。目前也逐渐用于心肌、肝、脾、肾、肿瘤等的诊断,以及用于器官移植后了解移植血管的存活情况和移植器官的血流灌注情况。

2. CT 定量测定 CT 的定量测定常用的有定量骨密度测定、心脏冠状动脉的钙化含量测定和肺组织密度测量等。

定量骨密度测定(bone density measure)是 CT 的一种检查方法。它是利用 X 线对人体组织的衰减,其 CT 值与物质的密度线性相关,并借助于已知密度的专用体模,通过人工或专用软件的计算,最后得出人体某一部位的骨密度值。它是确定有无骨质疏松的一种常用检查手段,目前大多数 CT 机所做的骨密度测定都是单能定量 CT(single energy quantitative CT,SEQCT)。

心脏冠状动脉的钙化含量测定是在序列扫描后,利用软件测量、定量功能测量钙化体积的一种扫描检查方法。该方法需借助心电门控装置,在屏住呼吸后一次完成心脏的容积扫描,然后以 3mm 的重建层厚重建图像,利用专用的软件程序采用人工定义的方法确定钙化的范围,最后由软件程序计算钙化的体积并确定冠心病发生的危险程度。

肺组织密度测量也是 CT 扫描后利用专用的软件,来进行肺组织通气功能评估的一种 CT 检查方法。

(五)CT 血管成像

指静脉内注入对比剂后,在靶血管内的对比剂浓度快速达到峰值时,进行螺旋扫描,经工作站后处理,重组出靶血管的多维图像。如何确定靶血管内的对比剂达到峰值的时间至关重要,通常经静脉内注射对比剂后,影响靶血管对比剂达到峰值的时间的因素包括以下几个方面:对比剂循环时间、扫描延迟时间、对比剂注射速率、对比剂注射总量、扫描时间、患者年龄及体重。

1. 人体各脏器的对比剂循环时间及对比剂用

量 通常情况下,经手背静脉或肘静脉高压注射器注射非离子型碘对比剂(浓度300~370mgI/ml,注射流率3.5~4.0ml/s),对比剂到达各部位的时间及各部位对比剂用量见表3-2-2。

表3-2-2 人体各脏器的对比剂循环时间及对比剂用量

人体部位	颈动脉	脑血管	肺动脉	胸主动脉	腹主动脉	下肢动脉
到达时间(s)	12~15	15~18	12~14	18~20	20~25	30~50
对比剂用量(ml)	50~55	50~60	35~40	60~70	70~80	90~100

2. 扫描延迟时间的确定方法

(1)经验延迟法:即根据对比剂在人体各脏器的循环时间来确定扫描的延迟时间,此方法受个体差异的影响,不能完全准确判断扫描延迟时间。

(2)对比剂自动跟踪技术:该技术通常是在靶血管或该血管附近设定一个感兴趣区,并设定一定的CT增强阈值,注射对比剂后一定时间开始扫描,当靶血管密度增高达到阈值时,软件自动启动将扫描床移动到扫描位置开始扫描。目前各CT制造厂家已有专用的注射对比剂增强程度智能化跟踪软件,它们的共同特点是,有实时监控功能,一旦靶血管的CT值增加达到设定的阈值,即自动开始扫描。使用该方法需要注意如下几点:①选择靶血管区域适当的感兴趣血管作为获得启动扫描阈值获得区,该感兴趣血管最好选择靶血管或与靶血管邻近,或是直接与靶血管连接的血管;②设定的阈值通常比靶血管增强最佳CT值低100~150Hu;③感兴趣血管CT值达到阈值后,设备从感兴趣的血管扫描层面到正式开始扫描层面有一定移动扫描床的时间,通常为1~2秒;④在感兴趣血管密度达到阈值,扫描床移动到开始扫描层面这个时间内,靶血管内对比剂仍然在发生变化。

(3)时间-密度曲线:又称小剂量对比剂团注测试到达时间法,是指采用团注方法,将小剂量对比剂以一定速度注射后扫描靶血管,获得对比剂达到靶血管的峰值时间,通常使用同一批号、相同浓度对比剂15~20ml。使用该方法的注意事项包括以下几点:①测试到达靶血管达峰时间的对比剂注射速率应与正式扫描注射对比剂速率一致;②确定正式扫描延迟时间的时候,一定要累加测试达到时间和扫描开始前的时间;③小剂量团注测试的时间分辨力可为1~2秒,只要能满足临床要求即可,可以减少患者所接受的不必要的辐射,通常使用低剂量扫描,每次扫描时间2秒。

(六)CT导向穿刺活检

CT导向穿刺活检(CT guide biopsy)是在CT扫描基础上,确定病灶位置,然后在病灶区所对应的体表表面,贴上进针的体表定位标志,并选定此区域进行平扫,找出病灶的中心层面所对应的体表标志的进针点。根据CT图像的处理软件,确定进针的深度和角度,按此深度和角度进针完毕后,还需在进针点再扫描1~2层,以观察针尖是否到位。如若到位,即将穿刺针小幅度地上下来回穿刺几次,抽出针芯,换上大空针,加上适当的负压,抽出病变组织,送去活检。最后在所穿刺的部位再扫描几层,了解有无出血和气胸等,该方法主要用于病灶的活检。

(七)低剂量扫描

低剂量扫描CT(low dose spiral CT,LDSCT)指在保证诊断要求的前提下,降低螺旋CT的扫描参数,从而既能清楚地显示组织及组织内部的结构,又能降低X线球管及机器本身的消耗,同时可减轻患者的X线接受剂量。主要用于肺癌的高危人群的普查,可清晰显示肺内段与亚段支气管以及肺内结构的变化,肺内微小病灶显示准确,同时辐射剂量较普通扫描降低40%~60%。

(八)特殊扫描

特殊扫描(special scan)的方法较多,简述如下:

1. 薄层扫描(thin slice scan) 指扫描层厚<5mm的扫描,一般采用0.25~3mm。目的是减少部分容积效应,观察病变内部细节以及用来发现小病灶,如肺内的孤立性或弥漫性小结节、胆系或泌尿系的梗阻平面、胰腺病变、内耳以及主动脉夹层撕裂的内膜片等。某些特定部位,常规也采用薄层扫描,如鞍区、眼眶、桥小脑角、肾上腺和内听道等。另外,对于某些需要重建和后处理的部位,原则上也应采用薄层扫描。

2. 重叠扫描(overlap scan) 指层间距<层

厚,使相邻的扫描层面部分重叠的 CT 扫描。如层厚为 10mm,层间距为 7mm,相互两层面就有 3mm 的重叠。重叠扫描的目的除减少部分容积效应,使图像更真实地反映病灶外,关键是提高小病灶的检出率。但过多的重叠,使得扫描层数增加,患者接受 X 线量加大,因此该方法不作为常规 CT 检查。

3. **目标扫描(object scan)** 又称靶扫描(target CT scan)或放大扫描(enlarge scan),是专对兴趣区进行扫描的一种方法。有别于普通扫描后兴趣区的放大影像,该影像仅是兴趣区的像素放大,像素数目不变,空间分辨力没有提高。而靶扫描图像则增加了兴趣区的像素数目,提高了空间分辨力,常常与薄层扫描配合使用,主要用于小器官和小病灶的显示,如垂体,椎间盘,内耳,肾上腺和肺内的孤立结节,胆系和泌尿系的梗阻部位等。

4. **高分辨力 CT 扫描(high resolution CT scan, HRCT)** 通过薄层、大矩阵、高的输出量、骨算法和小视野图像重建,获得良好的组织细微结构及高空间分辨力的 CT 扫描方法,用于观察小病灶内部结构的细微变化,例如内耳耳蜗和中耳听小骨等;观察肺内的细微结构及微小的病灶,如肺部的弥漫性间质性、结节性病变及支气管扩张症等。虽然高分辨力 CT 对小病灶及病灶的细微结构优于普通扫描,但由于层薄,增大了量子斑点,势必加大电压和电流,导致机器的负荷增加,患者接受 X 线剂量增加,且软组织显示效果差。

HRCT 的图像有以下特点:①空间分辨力高;②图像的细微结构清晰;③边缘锐利度高;④噪声大;⑤伪影较多。

5. **CT 透视(CT fluoroscopy scan)** 是快速扫描、快速重建和连续图像显示技术的结合,由 CT 机附加功能完成。首先扫描 150° 采集数据,然后再每扫描 60° 或 45°,采集的新数据替代相应部分的原有数据,与原有的 300° 或 315° 数据组成一幅新的图像,即透视图像。

三、CT 检查方法与疾病

(一) CT 平扫

CT 平扫是 CT 的常规检查,能提供病变的初步定位和定性信息,显示病灶的大小、数目、形态,发现一些病变,诊断一些疾病。但有些病变 CT 平扫不能或不易发现,如血管畸形、早期癌症和转移瘤等。CT 平扫也不能反映病变血液供应的情况,对某些恶性病变不能准确地判断病灶的范围和分期情况。CT 平扫的主要适应证如下:

1. **颅脑** 脑外伤、脑萎缩、先天性脑发育异常、急性脑卒中等。

2. **胸部** 肺炎症、肺水肿、胸部外伤、肺弥漫性病变、胸水等。

3. **腹部** 脏器外伤、肝内胆道结石、泌尿系统结石、单纯囊性病变等。

4. **全身骨骼病变** 颈、腰椎间盘突出,颈腰椎椎骨性椎管狭窄等。

5. 各实质性器官肿瘤筛查。

(二) CT 增强

CT 增强扫描的目的是增加病灶与周围正常组织的对比度或增加供血丰富病变与正常器官之间的对比度,以利于发现病灶,或更清晰显示病灶的范围和性质。其机制是病变组织内血管丰富或血流缓慢,血脑屏障破坏,含碘造影剂在病理组织中停滞、积蓄而强化。因此增强扫描可反映病理组织性质。CT 增强扫描的适应证如下:

1. **颅脑** 脑肿瘤、脑血管病变、颅内感染性病变、遗传性代谢性脑部疾病等。

2. **胸部** 适应于病变与正常组织密度相近的病灶、鉴别病变与血管断面、观察病变血供情况、血管本身有无病变。

3. **腹部** 肝癌、肝血管瘤、局限性脂肪肝、肝门癌栓、胆管及胆总管病变、胰脾占位性病变及腹腔肿块等。

(三) CT 灌注

1. **CT 灌注应用于脑血管病变** CT 灌注成像最早最成熟的应是在脑组织缺血方面的研究。随着多排 CT 的普及与应用,实现了多层同层动态 CT 灌注扫描,可获得更多的病变信息,因此 CT 灌注的应用日益广泛,已应用于评价慢性脑缺血的缺血程度、短暂性脑缺血性发作(transient ischemic attack, TIA)、颅内动脉支架术后的效果等,在脑缺血性疾病的诊断、治疗中有着广泛的实用价值。

在急性脑缺血出现形态学改变前,它可以早期诊断脑缺血并准确判断脑缺血的范围和半暗带的大小,而常规 CT 和 MRI 无法达到这一点,因此该技术是缺血性脑血管病超早期发现缺血病灶部位、范围和程度的重要方法之一,对指导急性脑梗死超早期的治疗有着重要意义。

2. **CT 灌注** 应用于全身肿瘤性病变肿瘤灌注成像的价值可概括为以下 4 方面:

(1) 观察组织水平上的血流量改变,发现病变和鉴别病灶性质。

(2) 早期发现形态上无改变而仅有血流动力学改变的病变。

（3）监测肿瘤新生血管，进行肿瘤放化疗后疗效的评价和随访。

（4）研究肿瘤微血管，找出肿瘤灌注参数与免疫组化指标间的相关性，科学地评价肿瘤，判断预后。

3. CT灌注应用于实质器官　肝、肾、胰等实质器官的CT灌注成像技术，常用于肝硬化程度的判定，肝移植以及肝癌经导管栓塞治疗和弥漫性肝病效果的判定，肾性高血压患者肾功能的判定，糖尿病的监测和移植胰腺的功能评价。

4. CT灌注应用于心肌缺血　可以使用肌苷来测定冠状动脉的储备功能，以利于早期发现血流的灌注异常。

（四）CT血管造影

CTA技术已经很成熟，其血管成像可以显示血管腔内、管壁和腔外病变。不仅可以对大范围解剖血管成像，而且可以对小范围小血管高分辨精细显像，甚至可以用于研究运动器官的血管。此外，对于一些带有金属支架不宜行MRA检查的大血管病变患者也可以行CTA检查。目前，CTA几乎可以应用于全身各部位血管成像，包括头颈部、心胸部、腹部及四肢等部位。常见如颅脑部的血管畸形、颅内动脉瘤、颈动脉和椎动脉狭窄等，心胸部的冠心病、主动脉夹层、大动脉炎、主动脉缩窄、肺栓塞、肺动脉高压、支气管动脉栓塞等，周围血管病变如腹腔干、肾动脉、肠系膜动脉狭窄或闭塞，四肢的下肢动脉栓塞或狭窄等。

（五）疾病与能谱CT

能量成像将CT的应用从解剖层面拓展到功能层面。能量成像的应用大致可分成两大类：

1. 消除硬化伪影

（1）消除血管成像中硬化伪影：血管成像中高密度物质会产生硬化伪影，如动脉瘤夹闭术所用瘤夹、血管支架、钙化斑块。能谱CT利用单能量成像技术可以去除瘤夹的金属伪影，并且任意分离瘤夹、血管、骨骼3种物质，为动脉瘤夹闭术后的复查提供完美的影像。

（2）骨科术后复查金属伪影去除：对于许多骨科病人，一旦放置金属类材料植入物以后，在CT中会有大量的金属伪影产生而直接影响诊断。能谱CT特有的单能量去除伪影技术和多伪影消除系统（multi artifact reduction system，MARS）可以降低金属伪影的影响。

（3）颅底射线硬化伪影去除：传统X线-CT由于X线束硬化效应，在颅底会产生亨氏暗区，理论

上单能量图像能有效降低亨氏暗区的影响，有研究者认为颅脑能谱成像中70keV单能量图像能有效降低噪声及束线硬化伪影。

2. 物质分离与物质组成分析

（1）提高小病灶和多发病灶的检出率：CT能谱技术的一个重要工具就是可以同时生成多种单能量图像和基物质图像，可以避免对比剂硬化伪影和容积效应造成的小病灶遗漏，可以提高小病灶和多发病灶的检出率。

（2）有利于微小病灶的鉴别诊断：CT能谱技术通过物质分离技术，可以明确判断对比剂（碘）的分布以及病灶囊性成分的区别。能谱技术通过水基图像和碘基图像，可以判断病灶是否有碘摄入，以及区分囊性病灶是否含水。

（3）基物质图像能够实现模拟：平扫物质分离技术及基物质图像能将碘剂分离出来，在增强扫描的条件下实现模拟平扫，如水基图，从而实现一次增强扫描可同时获得平扫和强化图像。

（4）易损性斑块的定性与定量分析：能谱CT利用单能量成像准确界定斑块各种成分的CT值，通过定量分析斑块各种成分的含量，以及物质解析等多种技术区分冠状动脉的易损斑块和稳定斑块，降低冠心病突发事件发生率和致残率。

（5）阴性结石的检出：常规CT能很好地检测出阳性结石，但对阴性结石缺乏敏感性。能谱CT物质分离技术、单能量图像及有效原子序数能很好地检出阴性结石。能谱CT能够很好地区分不同种类的肾结石，并可根据有效原子序数确定结石类型。

（六）空腔脏器疾病与CT

1. 用于胃肠道肿瘤　CT对早期胃肠道癌肿的发现和诊断作用不大，但CT可显示癌肿的浆膜面侵犯情况，肿瘤一旦侵及浆膜层，预示肿瘤已有腹膜腔内扩散的信号。癌肿侵入周围脏器，特别是重要脏器，CT能显示胃肠肿瘤向周围脏器浸润。因此，CT对中、晚期癌造成的胃肠腔内肿块，胃肠壁浸润增厚和胃肠外侵犯等病变的判断有其特殊价值。

2. 胃肠道梗阻的诊断　CT独特的成像技术有其重要的价值，它在小肠梗阻的确定和病因诊断中，其敏感性高达94%～100%，准确率也可达90%～95%。急慢性胃肠道梗阻伴胃肠腔内大量潴留，如胃幽门梗阻和单纯性、绞窄性肠道机械性梗阻时，平片、造影诊断均不理想。CT对此确有其优势，它能容易地判断扩张肠腔的程度、部位；区别胃肠腔内潴留液与肠壁组织；直接显示梗阻端胃肠

腔内、肠壁内、外造成梗阻的病变，如肿瘤、结石等；也能对机械性与麻痹性肠梗阻作出鉴别；对肠梗阻后的并发症如穿孔、绞窄作出判断。

3. 用于腹内中空脏器穿孔的诊断　CT 横断面扫描可避免 X 线平片检查时腹内脏器前后相互重叠的影响，数字成像系统的高密度分辨率，有利于较少、小气体影及隐藏于脏器裂隙间和后腹膜腔内游离气体的辨认。此外，CT 还能直接显示空腔脏器壁的病变形态、大小、与邻近组织的关系，不仅能够作出穿孔的诊断，还能对穿孔部位、原因及并发症作出判断。

（黄小华　余建明）

第三节　CT 图像质量控制

一、影响 CT 图像质量的因素

影响 CT 图像质量的因素很多，如各种图像质量参数、扫描技术参数，这些参数之间又相互影响和制约。

（一）CT 的分辨力

分辨力（resolution）是判断 CT 性能和评价 CT 扫描图像质量的重要指标，体现了 CT 图像质量与重建图像像素值误差的大小和分布，以及图像像素值与物体真实值之间的差异，它包括空间分辨力和密度分辨力。空间分辨力是鉴别物体几何尺寸大小的能力，其影响因素有像素的大小、探测器的宽度及其相邻间距、重建矩阵、数据取样、X 线焦点的尺寸、卷积滤波函数的形式和机器的精度等。主要是由像素的大小所决定，扫描图像矩阵中像素越大，数目越少，图像的空间分辨力越低，显示图像细节也就越少；反之，扫描图像矩阵中像素越小，数目越多，图像的空间分辨力越高，显示图像细节也就越多。

密度分辨力是指能够区分密度差别的能力，影响因素有被检体的大小、X 线剂量、噪声和探测器的灵敏度等。被检体的几何尺寸越大，信噪比越低，密度分辨力越差；反之，被检体的几何尺寸越小，信噪比越高，密度分辨力越好。

然而，空间分辨力和密度分辨力密切相关并相互制约，提高空间分辨力，必然会增大矩阵，像素增多，但在 X 线剂量不变的情况下，像素增多势必造成每个单位容积所获得光子数量按比例减少，噪声加大，最终导致密度分辨力下降，一些与组织结构密度差别不大的病灶不易显示。若要保持密度分辨力不变，必然要适当增加 X 线光子数量，使每个像素所获得的光子数量不变。但是，这样相应地增加了病人的 X 线的剂量。

（二）噪声和伪影

噪声（noise）是单位体积（体素）之间光子量不均衡，导致采样过程中接受到的某些干扰正常信号的信息，即均匀物质的成像过程中，其像素 CT 值的标准偏差。检测标准为信噪比（signal noise ratio，SNR）。噪声表现为：图像的均匀性差，呈颗粒性，密度分辨率明显下降。其主要来源有三个方面：一是探测器方面，它包括 X 线的量、探测器的灵敏度、像素的大小和准直器的宽度；二是系统元件方面，如电子线路元件和机械震动因素；三是重建方法和散射等。

一般将噪声分为两大类，即组织噪声和扫描噪声。前者由各种组织的平均 CT 值的差异造成，即同一组织的 CT 值有一定的范围变化，不同组织也可具有相同的 CT 值。后者又称光子噪声，即 X 线穿过人体后到达探测器的光子数量有限，致使光子在矩阵内各像素上分布不均，造成扫描均匀组织的图像上各点的 CT 值不相等，CT 值在一定范围内呈常态分布特点。

扫描噪声不主要通过改变 X 线光子量来改变，即改变管电流和扫描时间。增加 X 线光子量，则降低了影像中亮度或密度的随机波动，使图像的噪声降低，影像的信息量增大，密度分辨率提高。反之亦然。

在临床扫描工作中，在检查部位较厚、重叠较多或密度较大的组织时，为了减少原始图像的噪声量，必须增加 X 线光子量，即选择较高的毫安和较长的扫描时间。对于病变较小，采用薄层扫描时，由于像素量的增多，为了保证每个像素的 X 线光子的量，减少噪声，也应增加 X 线光子量。一般来说，噪声与 X 线光子量的关系是：X 线光子量增加 4 倍，图像的扫描噪声减小一半。扫描时间延长 1 倍，图像的信息量增加 1 倍。这种方法主要用于密度差别较小的组织，以提高病变的检出率。

伪影（artifact）是指在 CT 扫描过程中，由于种种原因（常见为设备和病人）造成正常 CT 图像的虚假影像。主要来源于两个方面：一是机器的性能；二是病人本身。前者主要是由于机器设备的制造不良，调试不当或机器本身的故障而造成，常造成放射状和环状伪影、高密度的界面伪影、宽条状伪影和帽状伪影。除此之外，还可常常出现杯状伪影、假皮层灰质伪影、角度伪影和指纹状伪影。在水芯模型中，若调试不当或采样中心的位置不适，还可引起多角星形伪影。因此，为了减少这些伪影的产生，除对机器进行严格的性能检验和选型外，CT设备安装后的调试和校准、定时的维修和保养，使CT各系统处于良好的、正常的运转状态也是必要的，同时还必须保证周围环境的稳定，如必须配备稳压装置，室内的温度和湿度要恒定。

病人自身产生的伪影主要是由于病人不合作、脏器的不自主运动、被检组织相邻部位密度差太大，以及被检部位的高密度异物等所引起。对于运动所致的伪影，常产生粗细不等、黑白相间的条状伪影和叉状伪影，可用提高毫安、缩短扫描时间的方法来克服，有时也可采用药物镇静或安眠病人，对于内脏器官的不自主运动，可以采取肌注654-2或胰高血糖素；对于被检组织相邻部位密度差太大所致的伪影，表现为细条状伪影，它是由于X线经过两种密度差交界面后硬化程度不均，经计算和重建在交界面处产生的现象。如颅内的枕大粗隆、窦腔内的气体和胃泡气体等，可用减小组织的密度差，适当加大窗宽来克服，如在扫描前口服水来减少胃泡气体所致伪影对腹部脏器的干扰；对于被检部位的高密度异物所致的伪影，常为放射状伪影，如体内手术后的银夹、骨折的钢板固定以及体内的金属异物等。伪影主要是由于高密度异物在扫描过程中吸收了大部分X线，其投影影响了吸收值的计算和测量，这种伪影，CT扫描无法避免，只能通过加大窗宽来减轻干扰。

(三) 部分容积效应和周围间隙现象

部分容积效应(partial volume effect，PVE)和周围间隙现象是影响图像质量的重要因素。CT图像上各个像素的数值代表相应单位体积CT值的平均数，同一层面中含两种或两种以上不同密度的组织，感兴趣的CT值不能真实地反映其中任意一种组织的CT值，它是该感兴趣区组织的平均CT值，这种现象称为部分容积效应。它主要与层厚和周围组织的密度有关，层厚越薄，所测组织与周围组织的密度差越小，CT值越接近真实组织的CT值；相反，层厚越厚，所测组织与周围组织的密度差越大，CT值就不能反映真实组织的CT值。如果感兴趣组织高于周围组织，所测得的CT值比实际CT值低；反之，如果感兴趣组织低于周围组织，所测得的CT值比实际CT值高。

减少部分容积效应的方法：一是正确设置标准的体位；二是对小于层厚的病灶，必须采用薄层扫描；三是力求在病灶中心测量CT值，感兴趣面积

要小。

周围间隙现象是扫描线束在两种结构的邻接处相互重叠所造成的。在同一扫描层面上，与该层面垂直的两种相邻且密度不同的结构，其边缘分辨不清，CT值也不准确，密度高者其边缘的CT值低于本身CT值，密度低者其边缘的CT值高于本身CT值。一般认为，周围间隙现象是部分容积效应的一种特殊现象，减少它的办法同减少部分容积效应的方法一样，主要是采用薄层扫描。

(四) X线剂量与层厚

1. X线剂量(X-ray dose)　在CT扫描过程中，对不同的病人以及同一病人的不同部位，应根据组织的厚度和密度选择不同的X线剂量，X线的剂量主要是通过改变管电流和扫描时间来决定。管电流大，扫描时间长，相应的X线的剂量大；相反，管电流小，扫描时间短，相应的X线的剂量小。选择剂量大小的原则是：在保证图像质量的前提下，尽可能降低病人所接受的X线剂量。对于密度较大的组织或微小的结构显示，为了保证图像质量，必须加大剂量，以提高图像的密度分辨力和空间分辨力。

2. 层厚(slice thickness)　是指断层图像所代表的实际解剖厚度，它是影响图像质量的重要因素。层厚越薄，图像的空间分辨率越高，此时探测器所获得到的X线光子数减少，CT图像的密度分辨力下降。增加层厚，探测器所获得到的X线光子数就增多，密度分辨力提高，而空间分辨率下力。CT扫描层厚的大小主要根据组织和病变的大小而定，小病灶和微小结构的显示，必须采用薄层扫描或薄层加重叠扫描，同时要适当增加X线剂量；大病灶或组织范围较大的部位，应选择厚层扫描，层厚和层间距尽量相等；但对病灶内部结构及细微信息的显示，必须进行薄层扫描，以利观察细节和测量CT值，帮助病变定性。

(五) 视野与过滤函数

1. 视野　即观察的范围，可分为扫描观察范围(SFOV)和显示观察范围(DFOV)。扫描观察范围即根据观察部位的大小选择合适的扫描野，显示观察范围应根据病变所处部位、大小和性质而定，使重建图像显示更清楚，突出病灶的细微结构。通常情况下，都是通过改变显示野的范围或选择不同的矩阵的形式来提高图像的显示分辨力，但图像重建像素的大小受CT扫描机本身固有分辨力的限制。重建像素、显示野和矩阵三者的关系是：

重建像素 = 显示野(DFOV)/矩阵(MatriX)

（公式 3-3-1）

上式可以看出，如果显示野的范围不变，重建像素随矩阵的变化而变化，矩阵大，重建像素值就小，图像分辨力就高，但图像重建时间延长。如果矩阵大小固定不变，在不影响图像质量的前提下，减小显示野的范围，也可以获得较小的像素值，从而提高图像的空间分辨力，图像重建时间也大大缩短。

2. 过滤函数(filter function) 又称重建算法(algorithm of reconstruction)，是图像重建时所采用的一种数学计算程序。CT 机内部系统设置有许多的数字软件过滤器，在扫描和图像处理过程中，根据观察不同组织病变的对比和诊断的需要，选择合适的过滤函数，使图像达到最佳显示，提高图像的空间分辨力和密度分辨力。在图像重建过程中，常采用标准数学算法、软组织数学算法和骨细节数学算法等三种算法。

标准数学算法使图像的密度分辨力和空间分辨力相均衡，是对分辨力没有特殊要求的部位而设定的重建算法，常用于脑和脊柱的重建；软组织数学算法在图像处理上更强调图像的密度分辨力，常用于观察密度差别不大的组织，使图像显示柔和平滑，如肝、脾、胰、肾和淋巴结等；骨细节数学算法在图像处理上更强调图像的空间分辨力，主要适用于骨细节的显示和密度相差很大的组织，使图像显示边缘锐利、清晰，如内耳、肺和骨盆等的显示。

（六）设备与患者

1. 设备因素

（1）设备固有性能参数：CT 设备硬件的固有参数，如单圈最快旋转速度、探测器物理宽度、探测器数据采集系统的通道数量、最小的采集层厚、极限空间分辨率和密度分辨率等均最大程度的影响着图像质量。单圈转速越快，则时间分辨率越高，对自主运动或不自主运动器官的去移动伪影效果越明显；探测器物理宽度越宽，则采集同等人体范围的时间越短，越容易减小移动伪影；探测器数据采集系统的通道数量越多，则相同扫描野的图像空间分辨率越高；设备本身的极限空间分辨率和密度分辨率越高，则采集的图像的空间分辨率或者密度分辨率可能越好。

（2）设备故障原因：如由于探测器、数据转换器损坏或传输电缆工作状态不稳定，接口松脱，球管不在中心位置，球管极度老化，探测器敏感性漂移等引起的环状、条状、点状、同心圆状等伪影。

2. 患者因素

（1）检查前的患者因素：CT 检查前要详细了解患者的情况，向患者说明注意事项，嘱患者去除身体表面特别是扫描范围内的金属异物等高密度物品，以免产生金属伪影。在扫描腹部时，要了解近期有无消化道钡餐检查或吞服高密度药片史，以消除这些物质对检查部位的影响，扫描前应给予患者服用碘水对比剂，对胆道结石者，则直接服用清水，以免碘水对比剂对阳性结石造成影响，从而影响图像的质量。对于不配合或躁动不安的患者可根据其情况给予镇静剂。冠状动脉 CTA 检查前应进行呼吸训练，对于高心率患者还应适当服用降低心率的药物，以便提高 CT 图像质量。

患者的摆位一定要准确，被检查部位应位于扫描野的中央，摆位不正会导致图像显示左右结构不对称，更会增加部分容积效应发生的可能性。

（2）检查中的患者因素：CT 扫描过程中，被检组织发生位移会产生运动伪影。有的伪影可避免，如患者移动和呼吸运动，可通过检查前向患者说明情况，取得患者在扫描中的配合而避免。但是像心脏搏动等患者的脏器的自主运动则难以避免，可通过缩短扫描时间来减少。另外，扫描范围内的组织间密度差别较大时，可引起线束硬化伪影。人体内骨骼较厚的部位、身体厚度和宽度差别较大的部位，如颅底、枕骨内粗隆、肩部、盆腔和扫描野外的肢体等，以及胃肠道内的高密度对比剂与气体的交界处，均产生条状线束硬化伪影而影响 CT 图像质量。

（七）扫描技术

1. 检查序列与参数的影响 CT 检查序列即 CT 检查时设置的扫描组，为了满足不同疾病的诊断需要，在设置 CT 扫描计划时往往对相同的扫描范围（有时扫描范围也不同，重点扫描某器官）设置多个检查序列。第一个检查序列一般是 X 线球管固定不动的定位像扫描（正位或侧位）；平扫时一般是两个序列，第二个序列为轴扫描或螺旋扫描的断层扫描模式；增强扫描时一般是两到三个序列，包括动脉期序列扫描、静脉期序列扫描或者实质期序列扫描。CT 检查对疾病的诊断效果如何，图像质量的优劣，与检查序列的设置密切相关。检查序列设置不当，可以直接导致检查失败。

CT 常规扫描技术参数有扫描类型、曝光条件（管电压、管电流、扫描时间）、扫描视野和重建视野、采集层厚和重建层厚、层间距、重建矩阵、准直宽度、螺距、X线球管旋转速度、重建算法等。不当的扫描参数，会降低图像质量，损失诊断信息，导致误诊、漏诊。在CT扫描规范化操作指南中，建议对患者的CT检查实行个性化扫描，即扫描参数的选择因人而异、因疾病而异，绝不可能每个部位的参数千篇一律。举例说明，应依据患者的体重指数等具体情况选择相应的参数，如肥胖者、较厚部位应适当增加管电压和管电流，才能提高密度分辨率，增加病灶与邻近组织对比度，使病灶显示清楚。选择小焦点曝光、小扫描野（矩阵不变，像素尺寸变小），可增加图像空间分辨率等。

2. **扫描时相的影响**　CT增强扫描是CT中重要的发现病变手段之一，而提高增强成像图像质量的关键是采用合理的螺旋CT检查方案，利用螺旋扫描速度快的优势，准确显示不同时相组织器官及病灶的供血特点，提高病灶的检出率和定性能力。除涉及对比剂总量和注射流率外，其中最重要的因素为如何确定扫描时相，即最佳的增强扫描延迟时间。要求每次扫描时间间隔准确，增强扫描时快速扫描到动脉期及静脉期，体现出病变在各期的血流变化及造影剂显像情况，为诊断提供丰富的信息。各检查序列的扫描时相与脏器血液循环时间有关。另外也受年龄、体质、心肾功能、有无门静脉高压等因素影响，检查中要根据部位的不同，综合考虑各种因素，灵活选定扫描时相，以期获得最佳的图像质量。

不仅在增强扫描中，近年来，随着多层螺旋CT技术的迅速发展，特别是双源、16cm宽探测器等后64层螺旋CT的出现，使得冠状动脉CTA成为冠状动脉常规的检查手段。然而，由于以往CT设备（包括64层CT）的时间分辨力有限，难以采集高心率病人优良的冠状动脉图像，因此必须使用降低心率的药物，或者直接将高心率病人排除。以往的研究显示，冠状动脉在舒张中期（相当于R-R间期60%～70%）的运动速度最慢，在这一时间段可获得较好的冠状动脉CT图像。因此冠脉扫描时对时相的把握尤为重要。

3. **图像重组方式的影响**　经CT扫描获得的原始数据重建转换成灰阶显示的横断面图像可以直接被临床利用，断面图像也是目前CT诊断图像的主要呈现形式。但是伴随宽探测器硬件技术的发展，容积采集技术使得大数据量的薄层图像已不能满足实际诊断需求，需要对螺旋扫描的薄层数据进行重组才能更好地对疾病做出诊断。图像的重组技术就是因这样的实际需要而产生的。CT图像

的重组技术，是根据一定的数学方法应用计算机技术对已获取的像素CT值数字图像进行有的放矢地再加工处理，使图像能被更加方便识别，以利于快速地获取准确诊断信息的技术。图像重组的好坏，直接影响到CT图像的质量。

图像重组的方式和种类随着螺旋CT系统选用计算机开发的应用软件的多少而不同。较为成熟和常见的方式有：二维多层面重组（multi-planar reconstruction，MPR），包括曲面重组（curved planar reformation，CPR）以及三维重组、最大密度投影（maximum intensity projection，MIP）、最小密度投影（minimum intensity projection，MinIP）、表面阴影显示（shaded surface display，SSD）、容积再现（volume rendering，VR）和仿真内镜（virtual endoscopy，VE）等。

图像重组方式无论种类多少，其实质是对检测出的CT值进行相应的数学变换和计算。使用者必须掌握这些数学变换和重组的原理，熟悉操作步骤，执行一定功能的重组处理程序，根据实际需要，配合适当的窗宽和窗位，才能得到满意的图像，最大限度地为疾病诊断作出贡献。

二、图像质量控制内容

根据欧共体工作文件（EUR16260EN. 1996. 6），CT图像质量控制内容（contents of image quality control）包括以下四个方面：

（一）诊断学标准（diagnostic standards）

包括影像解剖学标准和物理学影像标准两个方面，影像解剖学标准必须满足临床提出的诊断学要求，这些标准可通过解剖特征的"可见度"和"清晰显示"来表述。以解剖学标准为依据的CT影像质量评价，应考虑病理改变时检查区域的解剖结构与不同组织间的对比状况；物理学影像标准是通过客观方法进行测试，可用物理参数的术语来表征，如一致性、线性IT值、层厚、空间分辨力、密度分辨力、伪影和噪声等，它依赖于CT设备的技术性能和扫描参数。可通过体模测试对以上参数进行量化测定，通过伪影的显现来评估。为了保证在整个使用期间CT设备性能的一致性，以上这些测试必须按常规对设备的CT值等进行校准，它是优良CT影像质量的保证。

（二）成像技术条件（image technique conditions）

包括层厚、层间距、视野（FOV）、扫描机架倾斜角度、曝光参数、检查体积、重建方法、窗宽、窗位等参数。

（三）临床和相关的性能参数（clinical and relative function indexes）

一系列的临床因素在 CT 检查的正当化和成像最优化方面起着重要作用。为了确保 CT 检查适宜地进行，并在合理的辐射剂量下提供满意的诊断质量。它包括：CT 检查应回答临床的问题、患者准备（包括合作、交流、禁食、体位、运动、对比剂的服用、防护屏蔽等）、扫描方法、影像观察条件、照片冲洗等。

（四）受检者辐射剂量（radiation dose of patients）

CT 检查的辐射剂量相对较高，检查中对受检者辐射剂量的约束应予以特别重视。在不影响单次检查的诊断价值的前提下，应低于正常参考值的剂量。

三、图像质量控制方法

CT 成像是一个调制和传递的过程，CT 图像质量的影响因素多而复杂，必须掌握图像质量控制方法（methods of image quality control），保证 CT 图像能如实地反映人体组织的解剖结构，并提供丰富的诊断信息。

（一）优化扫描方案

螺旋 CT 平扫的扫描方案包括扫描的千伏值、毫安秒、准直器宽度、螺距、重建层厚、重建间距等，增强扫描及血管成像还包括对比剂注射总量、注射速率、扫描延迟时间等重要参数。优化扫描方案可选择尽可能小的准直宽度，小螺距及尽可能薄层重建图像，增强扫描及血管成像需要在靶器官对比剂达到峰值时进行扫描采集数据。

（二）提高空间分辨力

提高空间分辨力，即提高每厘米内的线对数。探测器的孔径要尽量窄，探测器之间的距离要尽量小。探测器的数量越多，空间分辨力越高。在相同的视野内，像素越小，层厚越薄，矩阵越大，空间分辨力越高。在图像重建中采用骨算法，能勾画边缘，使其更加锐利。

（三）增加密度分辨力

密度分辨力主要取决于每个体素接受的 X 线光子的量，即增加探测器吸收的 X 线光子数。通过提高管电压、管电流和曝光时间（毫安秒）来实现。毫安秒的提高，球管 X 线光子量输出增多。加大管电压，X 线的波长变短，穿透力增强，单位体积的光子量相对增加，均可提高密度分辨力；其次，密度分辨力与层厚的关系呈正比，采用大像素，厚层，也可以使单位体积的光子量增加；采用特殊的过滤方法，提高信噪比，相对降低噪声，增大被检组织的几

何尺寸，密度分辨力也可提高。

（四）降低噪声

噪声大小受层厚、X 线剂量大小和重建算法等因素的影响。克服的办法首先是减小扫描层面的厚度，提高 CT 值的测量精度；其次是提高 X 线的曝光条件，增加曝光量；再次是增大像素，提高单位体积的光子量；最后是提高探测器的质量，在图像重建中采用恰当的算法（标准算法或软组织算法）。

（五）消除伪影

选探测器的几何尺寸及间隙尽量小，同时探测器及电路的稳定性要好，这是减少设备故障伪影的根本。安装 CT 设备后，必须进行调试、空气校准以及定期维修保养，经常检测采样线路和采样投影值，使设备各系统处于良好的正常运转状态，且客观环境给予保证，如配有专线稳压装置、室内温度、湿度符合要求等。对于患者的人为伪影，应针对原因加以去除，如金属物的去除，不合作患者给予镇静剂等，生理性运动伪影则采用屏气和缩短扫描时间的方法解决。

（六）减少部分容积效应的影响

部分容积效应直接影响图像质量，扫描层厚与被扫描物体的大小和形状有很大的关系：当被扫描物体的厚度等于扫描厚度的直方体，所测 CT 值全部真实；当被扫描物体的直径等于扫描厚度的球体，被扫描物体全部在扫描层面中，所测 CT 值中心部分真实，边缘部分不真实；当被扫描物体球体部分在扫描层面内或被扫描物体小于层面厚度，所测 CT 值都不真实。一般来说，扫描层厚越薄，部分容积效应越小，扫描层厚为被扫描物体直径的一半时，可以最大限度地避免部分容积效应的影响。

图像质量控制的方法很多，X 线剂量、扫描层厚、扫描野、算法、窗技术等任意一个或多个参数的改变，图像的质量将随之改变。只有真正了解单个或多个参数对图像质量的影响，才能真正掌握图像质量控制的方法。另外，熟悉人体解剖，掌握各系统疾病的影像诊断知识，对图像质量控制的改进有很大的帮助。

（七）控制辐射剂量

X 线剂量系指在 X 线的扫描过程中，扫描被检体所使用的 X 线的剂量。由于 X 线是一种电离辐射，当它穿过物质时，会在物质内部引起电离。辐射剂量的测量方法是利用 X 线照射空气，测量空气中产生的正负电荷。辐射剂量的单位分为照射剂量和吸收剂量两种，前者用 R（伦琴）表示，后者用 rad（拉德）表示。辐射剂量作为 CT 机的一项重要的技术指标，它反映的是 X 线的强度和硬度。增大 X 线的剂量可以减少图像的噪声，但受 X 线防护原

则的限制,受检者在接受X线的剂量时存在着 个安全标准,不能无限制地增加剂量。

（余建明）

第四节 颅脑CT检查技术

一、颅脑相关疾病与CT诊断的需求

颅脑疾病的影像表现不一,CT影像主要通过脑实质密度改变、结构形态改变、对比增强改变这三个方面来确定诊断。密度的改变包括高密度,如钙化、血肿等;等密度的改变往往很难显示,一般通过脑室、脑池的移位和变形或在周围水肿带的衬托下间接推断出来;低密度的改变包括囊肿、梗死、水肿、脑脓肿等;同时还包括混杂密度样改变如颅咽管瘤、恶性胶质瘤、畸胎瘤等。结构、形态的改变主要包括病灶大小、部位、边缘、周围组织压迫等。对比增强后根据病灶与周围正常组织血供情况的差异可更清楚显示病灶以及增强情况。

颅内肿瘤是中枢神经系统的常见疾病,包括原发肿瘤及颅内转移瘤。影像检查是颅内肿瘤的主要诊断方法,特别是CT和MRI。但相比而言,MRI检查具有对软组织分辨率高、多参数成像的特点,这些优势在颅脑肿瘤诊断中的价值越来越大,特别是针对于原发肿瘤。但对于有钙化的肿瘤如少突胶质细胞肿瘤,CT诊断具有一定的优势。对于转移瘤,CT、MRI增强均可帮助诊断,但是CT快速成像的方式对于不配合或坚持度差的患者具有其明显的优势。

颅脑损伤一般分为头皮软组织损伤、颅骨损伤和脑实质损伤。CT可直接显示血肿和脑挫裂伤,并指明这些病变的部位、范围和多发性。而MRI检查由于成像时间长等诸多原因使得其在急性期的应用受到很大限制。但是对于愈后评估,由于CT对脑实质分辨率不如MRI,使得其应用价值大大低于MRI。

颅内感染有先天和后天之别,本节主要讲述后者。颅内感染可累及脑实质,引起脑炎或脑脓肿,累及脑膜引起脑膜炎,累及室管膜而引起室管膜炎。以及包括颅内寄生虫病。CT在一些疾病的急性期可清楚显示脑实质低密度样改变,对于一些疾病的钙化CT可清楚显示。但对于进展性病变的改变如炎性渗出等,MRI优越于CT。

脑血管疾病是常见病和多发病,主要分为缺血性和出血性脑血管疾病。对于出血性疾病,CT可快速准确的做出诊断,但对于微小出血灶CT较难显示,而MRI的磁敏感成像却可清楚显示。对于缺血性疾病早期,CT平扫往往呈阴性,而早期及时地发现缺血性病灶对于临床治疗有较大的意义,故而CT平扫在缺血性疾病中其优势不如MRI。随着CT技术的不断发展,CT灌注剂量不断降低,辅以其快速成像优势以及较早地发现病灶,现在不断为临床所采用,在缺血性疾病中其价值也不断地被体现出来。

对于颅内先天畸形及发育异常,CT可清楚显示大部分病变。但对于枕骨附近疾病,如小脑扁桃体下疝,CT显示不如MRI佳。脑变性疾病,CT一般显示较差,往往只能显示较大形态的改变如脑萎缩,而对于其他的改变往往不能显示或特异性差。脑脱髓鞘疾病,CT可清楚显示脑室、脑沟的改变以及出现的低密度灶,但是对于纤维的改变等其不能显示。

二、颅脑CT检查前相关准备

颅脑CT检查前的相关准备包括去除头部金属如义齿、耳环、耳钉、眼镜等。检查前叮嘱被检者保持头部不动。对于配合度较差患者,请家属陪同或配合做检查。增强检查需签署知情同意书及建立静脉通道。

三、平扫与增强检查技术

平扫增强检查包括序列选择,对比剂应用以及扫描延迟时间等。对于部分检查如颅脑出血,一般只行CT普通扫描,怀疑炎症,颅内感染等病变需行颅脑增强检查(图3-4-1)。

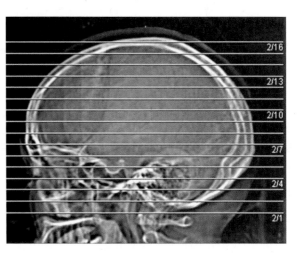

图3-4-1 颅脑CT扫描范围

（一）扫描序列选择

（1）颅内出血、梗死、脑萎缩以及颅脑外伤等疾病：用非螺旋平扫检查。

（2）颅内肿瘤、炎症、积水以及脑实质变性等疾病：用非螺旋平扫加增强扫描。

（3）颅脑畸形：用多层螺旋平扫检查，三维重建成像。

（二）对比剂

对于颅内肿瘤、炎症、血管性疾病及脑损伤慢性期病变，采用增强扫描。常规对比剂用量为50ml。高压注射器团注给药，速率为1.5~2.0ml/s。观察血管病变（如动脉瘤、动静脉畸形等），注射速率可达2.5~3ml/s。小儿可采用手工推注；患者体弱或BMI小于18，对比剂用量酌减；对于长期化疗或心功能差的患者，可适当降低对比剂的注射速度。

（三）延迟扫描时间

血脑屏障使碘对比剂到达颅脑血管和脑组织的时间相差较大。因此，可根据病变的性质设置头部增强的延迟扫描时间（表3-4-1）。

表3-4-1　颅脑MDCT增强扫描对比剂应用表

项目	内容
浓度	300~370mgI/ml
总量	50ml
流速	1.5~2ml/s
延迟扫描时间	血管性病变25s；感染、囊肿3~5min；转移瘤、脑膜瘤5~8min

（四）扫描参数

依据患者的具体情况设置扫描参数（表3-4-2）。BMI小于25用100kV，BMI大于等于25用120kV。FOV包全皮肤。常规平扫横断面采用非螺旋逐层扫描。扫描层厚、层距为5~8mm，扫描范围包括全脑。临床怀疑颅顶病变或肿瘤占位性病变需要定位时，采用较薄的层厚扫描。

（五）特殊检查技术

1. 低剂量扫描　婴幼儿处于生长发育期，过量的X线辐射对其危害较大。因此小儿CT检查时，可在不影响影像诊断质量的前提下采用低剂量扫描技术，即降低扫描千伏值或毫安秒。小于10岁患儿，管电压用80~100kV，扫描基线用听眉线，减少X线对患儿的辐射损伤。

表3-4-2　颅脑MDCT扫描参数表

项目	内容
检查体位	仰卧，头部放置于头架内
扫描范围	颅底至颅顶
kV	100~120
mA	200~250
探测器组合	16×1.5mm、64×0.625mm、128×0.6mm、320×0.6mm
扫描方向	足→头
层厚	5~8mm
层距	5~8mm
重建算法	Brain

2. 螺旋扫描　不合作患者头部CT检查可采用螺旋扫描。层厚与间隔5~8mm，Pitch=1。

3. 颅底凹陷症扫描　原发性颅底凹陷症由先天性枕骨和寰枢椎骨骨质发育不良及畸形所致，是枕骨大孔区最常见的畸形，占90%以上。且常合并颅底颈椎交界区畸形，包括颈椎融合、寰枢椎脱位、寰椎枕化与椎枕骨化及齿状突发育不良等。这种病例需要采用薄层螺旋扫描和颅底高分辨重建，并通过图像后处理进行三维重建，多方位、多角度地观察病变，为临床术前和术后评估提供更多的信息。

四、灌注检查技术

所谓CT灌注成像（CT perfusion imaging，CTP）是指在静脉注射对比剂的同时对选定的层面进行连续多次扫描，以获得该层面内每一像素的时间-密度曲线（time-density curve，TDC），其曲线反映的是对比剂在该器官中浓度的变化，间接反映了组织器官灌注量的变化。根据该曲线利用不同的数学模型计算出血流量（blood flow，BF）、血容量（blood volume，BV）、对比剂的平均通过时间（mean transit time，MTT）、对比剂峰值时间（time to peak，TTP）等参数，以此来评价组织器官的灌注状态。普通CT、MR、超声等主要反映解剖形态的变化，而CT灌注技术反映的是生理功能的改变，因此是一种功能影像（functional imaging）。

CT灌注成像的理论基础为核医学的放射性示踪剂稀释原理和中心容积定律（central volume

principle)：BF＝BV/MTT。早在70年代就有学者尝试利用注射对比剂后CT值的变化来测量组织器官的灌注状态，1980年Axel首先对这一技术进行了理论分析。Axel认为增强CT所用的碘对比剂基本符合非弥散型示踪剂的要求，在没有对比剂外渗和消除对比剂再循环的情况下可以根据TDC计算BF、MTT、BV 3种参数，其中以BF的计算最重要。此后陆续有学者利用不同的数学模型进行了这方面的研究，所有这些模型都或多或少地做了一些与实际情况不相符的假设，因而各具优缺点。

（一）临床适应证

1. 缺血性脑卒中　缺血性脑卒中主要原因是动脉粥样硬化，临床可表现为暂时缺血发作（TIA）、可逆缺血性神经功能缺陷（RIND）、进展性卒中（PS）或完全性卒中（CS）。其病例分期包括：超早期（1~6小时）、急性期（6~24小时）、坏死期（24~48小时）、软化期（3天~3周）、恢复期（3~4周）。其中急性梗死病灶由中央坏死区及周围的缺血半暗带组成，后者由于存在侧支循环，尚有大量存活的神经细胞，如能在短时间内（3~6小时）恢复其血流，该区的脑组织损伤是可逆的，是临床实施超早期急性溶栓的病理学基础。

影像学诊断：CT在发病后24~48小时后梗死区可出现低密度灶，用于早期排除脑出血；MRI可清晰显示早期缺血性梗死，其中弥散加权成像可在发病2小时内显示缺血性病变；DSA可显示血管狭窄、闭塞或血管畸形，是脑血管疾病检查的"金标准"；CT灌注成像可清楚显示梗死区域，同时可在发病30分钟后显示病灶，主要表现为异常灌注区域TTP延长或正常、MTT延长或正常、CBF降低、CBV正常或降低（图3-4-2）。

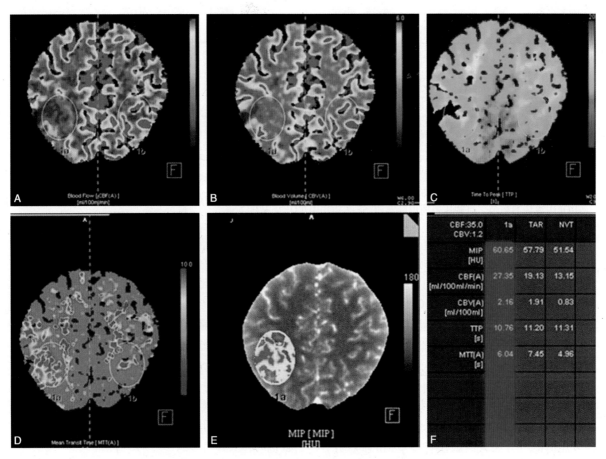

图3-4-2　CT灌注显示脑缺血区域

A. CBF伪彩图；B. CBV伪彩图；C. TTP伪彩图；D. MTT伪彩图；E. 缺血半暗带伪彩图；F. 右侧ROI灌注各参数值及缺血半暗带大小参数值。由参数值可见，右侧ROI内CBF下降，CBV基本正常或降低，TTP、MTT延长，提示ROI内存在缺血灶，经过ROI的高级分析显示缺血半暗带，图E所示红色为缺血梗死区域，黄色为缺血半暗带区域

2. **脑出血**　脑出血(intracerebral hemorrhage, ICH)是指原发性非外伤性脑实质内出血,发病率为每年60~80/10万,在我国占全部脑卒中的20%~30%,急性期病死率为30%~40%。CT灌注成像可清晰地显示出血肿周围异常的脑血流动力学变化(图3-4-3),并且较精确的检测相关数据,判断为缺血性脑出血还是为其他原因脑出血,可以

作为临床观察的一条重要指标,对治疗方案选择、治疗效果及预后的评估有重要的参考意义。

3. **烟雾病**　烟雾病又名脑底异常血管网,是一组以颈内动脉虹吸部及大脑前、中动脉起始部狭窄或闭塞,脑底出现异常的小血管网为特点的脑血管病。因脑血管造影时呈现许多密集成堆的小血管影,似吸烟时吐出的烟雾,故名烟雾病。

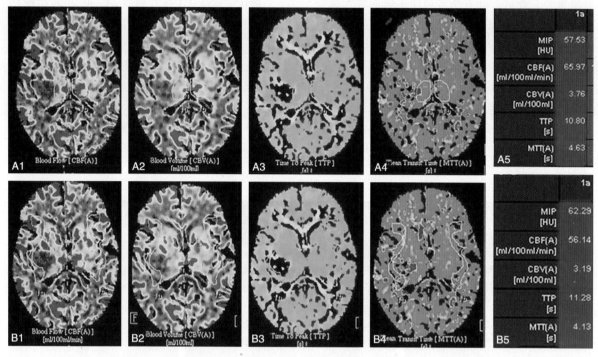

图3-4-3　CT灌注显示脑血肿周围灌注异常

A1~A4. 血肿周围ROI灌注伪彩图;A5. 右侧ROI内灌注参数值;B1~B4. 血肿周围ROI灌注伪彩图;B5. 右侧ROI内灌注参数值。血肿压迫周围脑实质,使得ROI内TTP及MTT延长

　　烟雾病可用颅内外血管吻合术、脑肌血管联合术等手术重建血供,改善预后。缺血者可考虑作颈交感神经节切除或颅内外动脉吻合术。对于其预后的评价通常采用CTP做出评估(图3-4-4)。

4. **动脉瘤性蛛网膜下腔出血**　蛛网膜下腔出血(SAH)是指血液流入脑表面软膜与蛛网膜之间的腔隙即蛛网膜下腔。脑血管痉挛是SAH后特有的一种阶段性、局限性或弥漫性的脑血管异常狭窄,一般发生在动脉瘤破裂出血后2周内。按发生时间可分为急性脑血管痉挛(出血后数分钟到数小时)和迟发性脑血管痉挛(出血后48小时到14天)。在急性脑血管痉挛阶段,超氧自由基和血红蛋白破坏了血管收缩与舒张之间的平衡功能,同时谷氨酸浓度增加促进了神经兴奋毒性和神经元死亡。迟发性血管痉挛是导致蛛网膜下

腔出血病人神经功能障碍及死亡的主要原因,多见于颅内大血管,主要由血红蛋白分解产物及炎性反应刺激所致。近年的研究证实,即使无大血管痉挛发生,血红蛋白分解产物所产生的神经毒性作用以及脑微血管痉挛均可进一步损害SAH病人的神经功能。

　　影像学检查:TCD是临床常用检查方法,方便快捷,但是有时血管发生痉挛并不一定引起脑梗,同时脑微血管痉挛不能诊断。头部灌注可清楚反映脑功能状态,为临床治疗提供相应依据(图3-4-5)。

(二)检查前准备

1. 选择具有一定倾斜角度的头架,将角度调至最大,同时在头托内放置头垫。

2. 标准头部前后位摆放患者的头部,在头两侧加固泡沫塞对患者的头部进行固定。

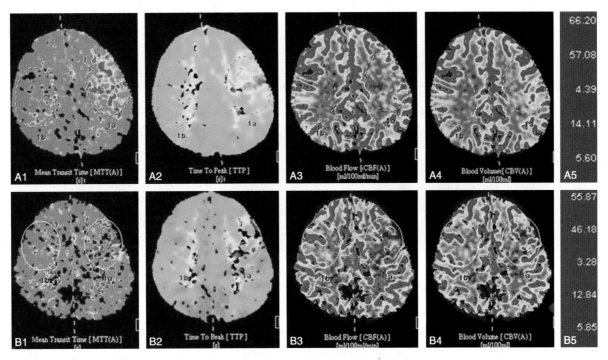

图 3-4-4 CT 灌注评价烟雾病患者术后

A1 ~ A5. 术前灌注参数值及各参数值伪彩图；B1 ~ B5. 术后灌注参数值及各参数值伪彩图，A5 及 B5 参数值从上至下依次为 MIP、CBF、CBV、TTP、MTT。术后颈外动脉代偿血管的引入，灌注参数值 CBF、CBV 降低，TTP、MTT 基本保持不变

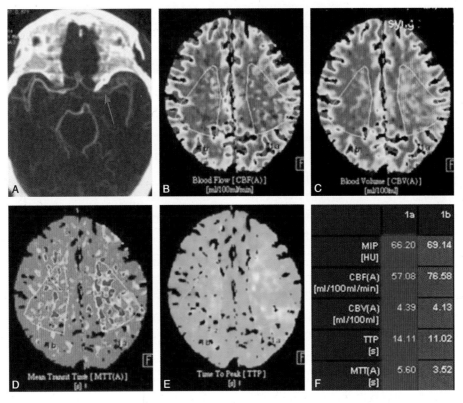

图 3-4-5 脑动脉瘤术后评价血管痉挛与低灌注相关性

A. 左侧大脑中狭窄；B ~ E. 分别为该患者灌注参数伪彩图；F. 两侧 ROI 参数值。参数值示左侧 ROI 内 TTP、MTT 延长，与血管表现一致

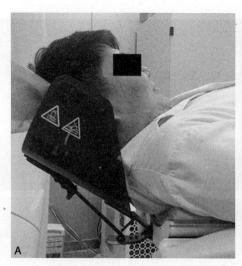
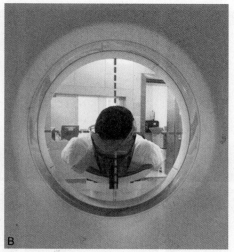

图3-4-6 头部灌注头架选择及定位
选择具有倾斜角度的头架,泡沫垫抬高颅顶,并对不配合患者行头部固定,头部定位处于检查孔径中心

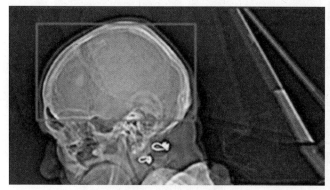
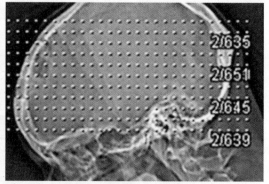

图3-4-7 扫描层面与颅底基本平行,避免对晶体的直射
选用具有一定倾斜角度的头架,使颅底基本平行于扫描层面,确保扫描时 X 线对晶状体的直射,扫描范围为颅底至颅顶

3. 使头的中心位置放置在扫描的中心位置,如图 3-4-6 所示。这样做不仅可以防止患者在检查中头部运动还可以避免 X 线对眼球的直射,如图 3-4-7 所示,减少 X 线对晶状体的损伤,对于临床需求多次的 CTP 检查的患者而言可以大大降低白内障的风险。

（三）扫描参数设置

以 Siemens 公司 CT 为例,如表 3-4-3 所示。

（四）造影剂注射方案

以 Siemens 为例,推荐的注射方案如表 3-4-4。推注 20ml 生理盐水检查静脉通道通畅后注射造影剂同时按下触发扫描键,造影剂推注完成后加推注 40ml 生理盐水,冲刷残留静脉通道造影剂同时推动造影剂循环,扫描将在设定延迟时间 5 秒后开始。

表 3-4-3 Siemens 公司 CT 头部容积灌注参数设计

参数	设置
扫描范围	颅底至顶叶脑实质
旋转时间(s)	1.5
探测器组合	34×1.2mm,64×0.625mm
扫描 kV	80
扫描 mAs	150
扫描时间(s)	45
扫描延迟(s)	5
FOV(mm)	200
重建层厚(mm)	5
重建间隔(mm)	3
窗宽/窗位(Hu)	150/50

表 3-4-4　CT 头部灌注推荐注射方案

项目	内容
浓度	300～370mgI/ml
总量	40～45ml,并追加 30～50ml 生理盐水
流速	6～7ml/s
对比剂注射时间	≤8s
触发扫描时间	3～5s 或采用小剂量测试法

五、CTA 检查技术

(一) 临床概述

脑血管疾病已成为威胁人类健康和生命的主要疾病,具有发病率高、病死率高、致残率高及复发率高的特点。脑血管疾病主要分为出血性脑血管病和缺血性脑血管病两大类。主要病因有动脉瘤、动静脉畸形、动脉狭窄及闭塞、静脉血栓等。与其他部位血管不同,正常颅内动脉与静脉强化的先后时间窗仅 5～8 秒,如出现脑动静脉畸形或动静脉瘘等异常时,时间窗则更短。由于脑血流的快速循环,头部动脉成像特别困难,很容易受静脉信号的干扰。因此,适当的延迟扫描时间对头部血管的扫描相当关键。随着 MDCT 在临床的应用和发展,头部 CTA 血管成像的空间分辨率、时间分辨率、对比分辨率得到显著提高,能够为脑血管疾病的诊断提供更加准确的信息。

(二) 扫描序列

采用螺旋薄层扫描(图 3-4-8)。

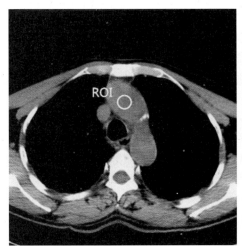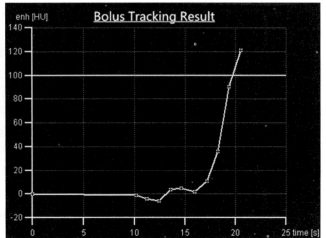

图 3-4-8　头部血管扫描方式

ROI 设置在升主动脉,远离上腔静脉,避免上腔静脉放射状伪影干扰 CT 值,对比剂注射后延迟 10s 开始监测,阈值设置为 100Hu

(三) 对比剂

头部血管 MDCT 造影的对比剂注射方案为:盐水+对比剂+盐水(表 3-4-5)。对比剂用量 1.5～2ml/kg,总量 60～80ml。

表 3-4-5　头部血管对比剂注射方案

项目	内容
浓度(mgI/ml)	370mgI/ml
总量	60～70ml
盐水总量	50ml
注射方式	对比剂(4～5.0ml/s,60～80ml)+生理盐水(4.0ml/s,30ml)
延迟扫描时间	自动触发扫描方式,阈值设为 100Hu,ROI 定在升主动脉或颈动脉

(四) 延迟扫描时间

合理确定延迟时间是头部血管成像成败的重要因素。延迟时间过短,则动脉强化不足;延迟时间过长,则静脉污染严重,影响动脉的显示。MDCT 血管成像常采用自动触发扫描方式,阈值为 100～150Hu。兴趣区 ROI 置于主动脉弓层面或者颈总动脉分叉处颈内动脉内。由于颈内动脉管径较细,平扫不容易辨别,故 ROI 置于主动脉内成功率较高。当患者体位移动,ROI 不在目标血管内,应观察对比剂到达主动脉时,手动触发扫描。头部 CTV 成像时,应适当降低对比剂的给药速度并增加对比剂的总量。

(五) 扫描参数

依据患者的具体情况设置扫描参数(表 3-4-

6）。层厚0.7～1mm，重建间隔0.7mm。

表3-4-6　MDCT头部血管成像扫描参数表

项目	内容
检查体位	仰卧，头部置于头架和扫描中心
扫描范围	颅底至颅顶（图4-1-24）
kV	100～120
mA	200～250
探测器组合	16×0.75mm、64×0.625mm、128×0.6mm、320×0.6mm
扫描方向	足→头
层厚	0.75～1.0mm
层距	0.75～1.0mm
重建算法	smooth

六、颅脑CT图像后处理技术

（一）头部平扫

窗宽窗位选择为脑窗：80Hu、35Hu，及骨窗：1200～1400Hu、300～400Hu。

（二）头部血管

图像后处理主要以显示病变为主，同时还应显示病变与周围组织之间的关系，以为临床选择恰当的手术路径提供参考。

1. **头部血管瘤**　头部动脉瘤主要以显示动脉瘤位置，瘤体、瘤颈情况，可采用去骨的VR或是带骨的VR图像多角度多方位旋转显示。可在MIP图像上以病变为中心显示动脉瘤起始位置情况。

一般MIP图像要求层厚不应太厚。若有多个动脉瘤应逐一进行显示。动脉瘤术后主要以显示动脉夹位置及术后动脉瘤处远端血管的通常情况。主要以带骨的VR图像为主。

图像排版：血管图像3×4或4×4一张；横断位、冠状位、矢状位MIP图像7×5或7×6两张。

2. **头皮血管病变**　头皮血管病变主要采用带骨的VR来显示头皮血管病变的位置，术后的患者也主要以带骨VR来显示。

七、颅脑相关疾病CT检查要点与图像质量控制

CT检查对头颅疾病的诊断具有较高的价值，应用相当普遍。对颅内肿瘤、脓肿和肉芽肿、寄生虫病、颅脑外伤、颅内血肿、蛛网膜下腔出血、脑梗死、脑先天畸形或发育不良都能很好地做出定位和定性诊断。对动脉瘤、血管畸形的诊断，结合CTA可明确诊断。

颅内肿瘤、颅内感染、颅脑先天畸形及发育异常、脑变性病变、脱髓鞘病变一般只需行头部普通及增强检查，需要了解病变增强情况，大小，边缘强化程度，脑室、脑沟及邻近组织是否有压迫移位。但对于需要行开颅手术的肿瘤患者需行CTA检查，了解肿瘤供血动脉以及引流静脉等，这时在后处理时需要尽可能的显示出供血动脉（图3-4-9）。

脑血管性病变病理机制复杂，除了常规的普通扫描及增强检查，还需另行CTA检查，了解血管形态改变，病变血管位置、大小，与周围血管关系，为手术提供路径及方式（图3-4-10～图3-4-12）。

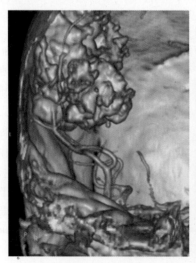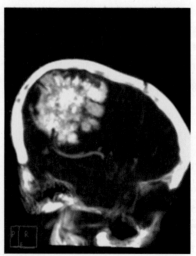

图3-4-9　头部肿瘤图像后处理
头部巨大肿瘤，手术前行CTA扫描，显示主要供血动脉为左侧大脑中动脉

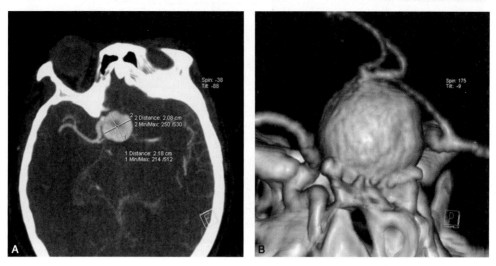

图 3-4-10　头部动脉瘤图像后处理
二维 MIP 显示瘤体,并测量瘤体大小,VR 更直观地显示动脉瘤大小

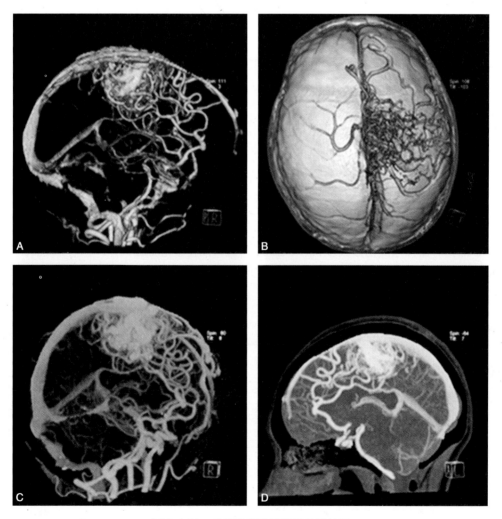

图 3-4-11　头部动静脉畸形图像后处理
A、B. VR 直观图;C、D. 三维 MIP 图,可见粗大畸形血管,主要供血动脉为左侧大脑中动脉及大脑
前动脉,主要引流静脉为大脑上静脉

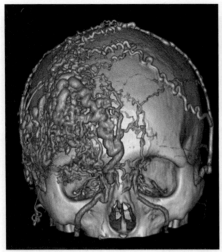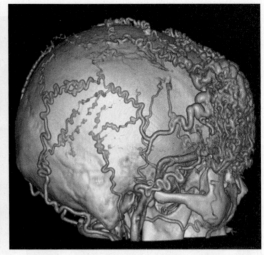

图 3-4-12 头皮血管瘤图像后处理

（余建明 刘伟伟）

第五节 鞍区 CT 扫描技术

一、鞍区 CT 检查概述

鞍区主要包括垂体、蝶鞍、海绵窦和鞍上池等部分。垂体位于颅底蝶鞍垂体窝内，正常大小为：前后径约 1.0cm，横径约 1.0～1.5cm，高度约 0.5cm。常见疾病有垂体微腺瘤、泌乳素瘤、空蝶鞍以及蝶鞍区骨质破坏等。还有颅咽管瘤和脑膜瘤等鞍区外肿瘤也会侵犯垂体，患者会出现视力下降等症状。因为垂体较小，CT 检查常采用薄层和增强扫描；由于轴扫时图像颅底伪影较多，常采用冠扫，或者轴扫后冠状位重建。

二、检查前准备

1. 检查前嘱患者去除头部的耳环和发卡等金属饰物。

2. 检查过程中嘱咐患者保持头部不动，不做吞咽动作。对于不合作患者采用药物镇静。

三、鞍区平扫与动态增强检查技术

1. 普通扫描

（1）扫描体位：首选冠状位扫描，取仰卧位或俯卧位，头部过伸，头先进。仰卧位时取颌顶位，俯卧位时取顶颌位，两者均要求使扫描层面与 OML 垂直。一般顶颌位较常用，病人也比较容易配合，要求以下颌为支点，头颅两侧基本对称。如果患者不能配合冠状位扫描，可以选用轴位扫描，患者仰卧于扫描床上，头置于头托中，下颌内收，头颅正中矢状面垂直于台面，双侧外耳孔与台面等距。

（2）定位像与扫描基线：定位像采用头颅侧位，冠状位扫描基线垂直于鞍底。轴位扫描基线平行于鞍底。

（3）扫描范围：冠状位扫描范围应视蝶鞍大小而定，原则上包括蝶鞍前床突和后床突，有较大的占位性病变时应扩大扫描范围完整显示病变。轴位扫描从颅底至鞍顶，根据病变大小适当扩大扫描范围，应包括整个病变范围。

（4）扫描参数：螺旋扫描，管电压 120kV，管电流 250mA，转速 0.6 秒，重建厚度 1～2mm，重建间隔应≤准直器宽度的 50%，FOV 为 25cm，矩阵为 512×512，螺距为 1.0～1.5；骨算法与软组织算法重建。骨窗：窗宽 2500～3500Hu，窗位 500～700Hu；软组织窗：窗宽 90～100Hu，窗位 35～50Hu。

2. 增强扫描 鞍区 CT 检查一般需作增强扫描。经静脉注射对比剂 50～70ml，流速 2.5～3.0ml/s；动脉期扫描延迟时间 20～25 秒，实质期扫描延迟时间 60～70 秒；其他扫描参数同平扫。对怀疑垂体微腺瘤的患者，动态扫描更具诊断价值。增强扫描时由于脑实质密度增高，常规软组织窗显示不好，可改为：窗宽 200～300Hu，窗位 50～100Hu。

四、图像处理

1. MPR 图像 利用容积数据进行多平面重建可以替代传统的冠状位扫描。根据临床和诊断要求，可对鞍区进行冠状位、矢状位以及其他方位的图像重建（如图 3-5-1）。重建层厚为 3～5mm。

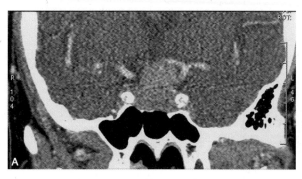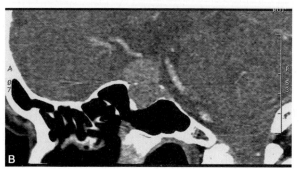

图 3-5-1　鞍区增强检查
A. 鞍区增强检查冠状位重建；B. 鞍区增强检查矢状位重建

2. VR 图像　利用容积数据进行容积再现重建,可利用模拟手术刀软件进行模拟鞍区肿瘤手术路径图像重建。

五、鞍区相关疾病的 CT 检查要点与图像质量控制

鞍区病变一般首选检查为磁共振,如果有禁忌不能做磁共振,可以选择 CT 检查,CT 检查一般需作增强扫描。冠状扫描为首选,或者容积扫描后冠状重建,骨算法与软组织算法重建。

（刘伟伟）

第六节　眼部 CT 扫描技术

一、眼部 CT 检查概述

眼部由眼球、眼附属器和眼眶组成,其结构细致复杂,除眶骨外均为软组织。普通 X 线平片不能满足其检查。眼部 CT 检查可直接显示眼部的软组织和骨结构,同时可显示眶周结构。大大拓宽了临床应用范围,包括:眼球突出的病因诊断、球内和眶内肿瘤、炎性假瘤和血管性疾病、眼外伤、眶内异物及先天性疾病等。

二、相关准备

1. 嘱咐患者去除头、耳及颈部饰物,取下活动义齿。

2. 扫描前,应向患者说明在扫描过程中除了头部保持不动外,还要闭上眼睛保持眼球不动;不能闭眼者,可让其盯住正前方一个固定目标。

3. 做增强扫描检查,嘱咐患者检查前 4 小时不能进食,建立静脉通道。

三、眼部 CT 平扫与增强检查技术

1. 普通扫描

（1）扫描体位:患者仰卧于扫描床上,头置于头架中,下颌内收,头颅和身体正中矢状面位于台面中心并与台面垂直,两外耳孔与台面等距。

（2）定位像与扫描基线:眼眶 CT 采用头颅侧位定位像;基线选择听眶线,因听眶线与视神经的走向大体一致,显示视神经和眼外肌较好。

（3）扫描范围:扫描范围一般从眼眶下缘下 1cm 至眼眶上缘上 1cm,根据病变大小可扩大扫描范围。

（4）扫描参数:螺旋扫描,管电压 120kV,管电流 200 ～ 250mA,转速 0.6 ～ 0.8 秒/转,重建层厚 1 ～ 2mm,扫描野为 25cm,矩阵 512×512,pitch 为 1.0 ～ 1.5;重建算法为 smooth 和 bone。

2. 增强扫描　怀疑肿瘤性病变、炎性病变或视神经病变,增强扫描可使血管、肌肉和富血供的病变显示清晰,有助于病变的定性。

（1）对比剂:高压注射器团注给药。总量 60 ～ 80ml,流速 2.0 ～ 3.0ml/s。

（2）扫描延迟时间:一般增强延迟 35 ～ 45 秒,对于血管性病变可采用动静脉双期扫描,动脉期 25 秒,静脉期 65 秒。

（3）扫描范围及参数同普通扫描。

四、眼外伤检查技术

眼部外伤病例,数据采集采用螺旋扫描,得到眼眶区域的容积数据,采用两种算法重建即骨算法和软组织算法,对于眶壁细小骨折可进行 MPR 薄层重建(图 3-6-1),进行多方位观察,还可结合 VR 图像进多角度观察(图 3-6-2)。

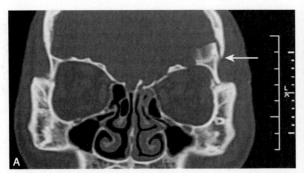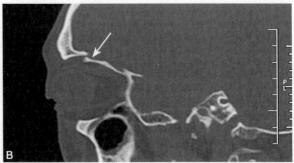

图 3-6-1 眼部 CT 薄层重建
A. 冠状位重建;B. 矢状位重建;箭头所指为骨折处

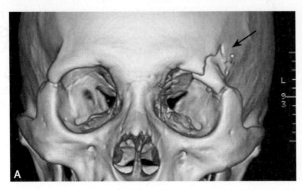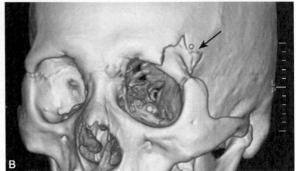

图 3-6-2 眼部 CT 重建 VR 图像多角度观察
A. 正位 VR 图像;B. 转动角度后的 VR 图像,箭头处为骨折处

五、眼眶病变三维图像重建技术

螺旋 CT 扫描可以通过容积数据进行多平面重组和三位影像重组,从而更好的显示细微结构以及眶壁骨折。眼部 CT 图像常用软组织窗,但眼部有异物(图 3-6-3)、钙化或病变侵犯眶壁时,则加照骨窗像。眼部外伤及视神经病变可重建 MPR 图像(图 3-6-4),进行多方位观察,还可结合 VR 图像进多角度观察,以免遗漏病变。

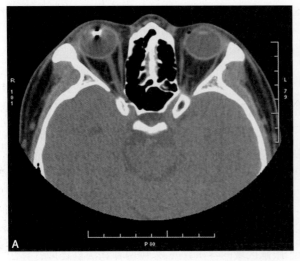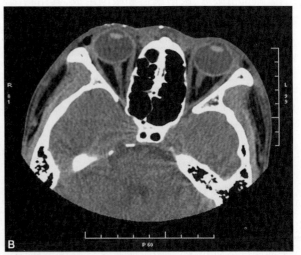

图 3-6-3 眼部异物
A. 眼球内异物;B. 眼球外异物

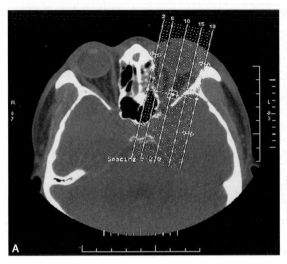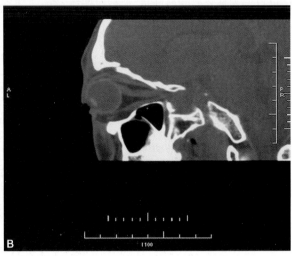

图 3-6-4　视神经走行方向的斜矢状位重建

六、眼部相关疾病检查要点

行眼部 CT 检查时,除了头部保持不动外,还要闭上眼睛保持眼球不动;不能闭眼者,可让其盯住正前方一个固定目标。怀疑肿瘤性病变、炎性病变或视神经病变需做增强检查,增强检查可使血管、肌肉和富血供的病变显示清晰,有助于病变的定性。眼部外伤病例,数据采集采用螺旋扫描,得到眼眶区域的容积数据,采用两种算法重建即骨算法和软组织算法,对于眶壁细小骨折可进行 MPR 薄层重建,进行多方位观察,还可结合 VR 图像进多角度观察,避免遗漏细小骨折。

（刘伟伟）

第七节　耳部 CT 扫描技术

一、耳部相关疾病与 CT 的诊断需求

1. 先天性耳畸形　先天性耳畸形(congenital abnormality of the ear)分为外耳、中耳和内耳畸形。

（1）外耳道闭锁或狭窄(stenosis & atiosia of the externalauditorymeatus):临床上可见外耳畸形和外耳孔闭锁。外耳道闭锁以骨性闭锁较为多见。CT 可以清晰地显示外耳道闭锁的性质、范围、狭窄的程度。先天性外耳道畸形患者需用手术治疗改善听力时,术前 CT 应为手术提供:①闭锁板厚度;②听小骨有无畸形;③中耳结构;④内耳结构;⑤前庭窗和圆窗发育情况;⑥鼓室段面神经有无变异;⑦乙状窦位置。

（2）垂直外耳道畸形:正常外耳道部位无外耳道结构,呈外耳道闭锁状,而在鼓室有骨性管道下行到颞骨下缘,管道直径可达 1mm,其内可见软组织影,少数可见到气体,并与下颌角的低外耳孔相通。

（3）听小骨畸形(anomalies of the auditory ossi-cles):单纯听小骨畸形是先天性传导聋的原因之一。CT 基本可显示锤砧骨畸形,表现为锤砧骨融合(合并外耳道骨性闭锁时常与闭锁板相连)、锤砧骨增粗变形、砧骨长脚缺如、与鼓室壁相连等。冠状面 CT 图像显示砧镫关节交角异常比较好,正常砧骨长脚与镫骨脚交角呈"L"形,交角过大、砧镫关节贴近外半规管下缘为异常。单纯镫骨畸形较为常见。镫骨缺如表现为无镫骨头及前后脚综合影像。镫骨前脚或后脚部分缺如尚不能影像诊断,目前螺旋 CT 也难清楚显示正常和异常镫骨脚。

（4）面神经管异常(anomalies of the facial nerve canal):常与外耳道闭锁同时发生,少数单独发生。以面神经管乳突段前位最多见。面神经的位置与手术关系很大。面神经管鼓室段低位,在冠状面 CT 图像上表现为面神经或面神经管断面位于外半规管之下,其下缘等或低于前庭窗下缘水平;横断面表现为前庭窗外侧鼓室内可见前后走向的面神经或其管道影。由于面神经遮盖前庭窗,不能行前庭窗部手术,需提前提醒临床医生注意。面神经管乳突段前位在冠状面可见于蜗窗层(轻度前位)、前庭窗层(中度前位)、耳蜗层(高度前位);横断面可见鼓室后部狭窄及面神经管乳突段断面前移,前移之面神经管需与垂直外耳道畸形区别。垂直外耳道的特点是上窄下宽,而面神经管是上下大致等宽的细管道,管径不大于 1.5mm。高分辨率

CT可显示面神经管管壁缺损,但敏感性仅66%。

(5)前庭窗封闭(obliteration of fenestra vestibuli):镫骨底板为骨迷路原基所衍生。胚胎第12～14周镫骨底板应与骨迷路分离,形成前庭窗。如镫骨底板不分离,则导致前庭窗封闭。镫骨发育不良或缺为先天性听力不良的原因之一,呈传导性聋。CT可见前庭窗闭合。

(6)颈动脉异位(aberrant carotid artery):正常颈动脉位于耳蜗之下及岩部的颈动脉管内,不入鼓室内。异位时耳蜗下的部分向外上移位,深入鼓室内,绕经耳蜗的外侧进入岩部颈动脉管,为搏动性耳鸣原因之一,甚罕见。此畸形多单独存在。

(7)内耳畸形(malformation of the internal auditory canal):包括全迷路缺如、耳蜗畸形、半规管及前庭畸形、大前庭导水管综合征、内耳道畸形等(图3-7-1)。

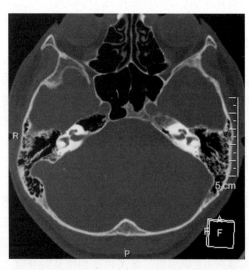

图3-7-1 耳的CT横断面解剖

2. 颞骨和耳部外伤 颞骨外伤包括骨折和听小骨脱位。常见的症状有耳道出血、听力下降、面瘫或脑脊液耳漏。

(1)听小骨外伤(trauma of the ossicles):临床表现为传导性聋。横断面及冠状面CT扫描可显示听小骨骨折或脱位,但也由于结构细小,显示不充分而漏诊。螺旋CT三维重建图像显示较清晰,对显示听小骨有独特的优越性。但单纯镫骨脚骨折诊断比较困难。

(2)乳突部骨折(mastoid fractures):为最多见的颞骨骨折,多因外力直接伤及此部所致。CT图像上除可见到骨折线外,有时还可见到乳突小房及鼓室内外有液体影。

(3)面神经管骨折(fracture of the facial nerve canal):面神经管骨折常见,临床表现为外伤后面瘫,多在外伤后数小时或数日出现,常为一过性,后期由于神经水肿、挫伤或出血,也可出现面神经麻痹。面神经管骨折多发生于鼓室段及前膝部,其次为后膝及乳突段,迷路段或内耳道段极少受累。面神经管乳突段及后膝部骨折在斜矢状面CT图像上显示较为清楚。

(4)迷路骨折(fracture of the labyrinth):迷路有较坚硬的骨壳,骨折少见。横行骨折较为多见,但少数累及岩部的纵行骨折亦可累及迷路,均致感音性聋。横行骨折系由于枕部受伤冲击所致,岩部多见,HRCT图像可见骨折线累及耳蜗、前庭、半规管或内耳道,如有迷路出血,则表现为膜迷路密度增高。迷路骨折亦可因外伤性迷路瘘致膜迷路含气。

3. 炎症耳部炎性疾病 种类较多,但以化脓性中耳炎和乳突炎最为常见。

(1)中耳乳突炎(otomastoigitis):为最常见的耳部感染性疾病,以化脓性最常见。临床表现为耳部疼痛、耳漏及听力下降,急性及亚急性期可有面瘫。临床检查可见外耳道分泌物及肉芽组织,急性期鼓膜膨隆、出血,慢性期鼓膜内陷甚至穿孔。CT可见鼓室及乳突气房透光度低或不含气,呈液体或软组织密度。化脓性及结核性中耳乳突炎骨质破坏可一处或数处,边缘不整,边界不清,骨质破坏区可有细小死骨。听小骨可部分受侵,以砧骨长脚缺失为常见。如出现乳突上壁或后壁骨质中断,则应注意有无并发颅内感染(图3-7-2)。

(2)鼓室硬化症(tympanosclosis):为中耳炎后的后遗症之一。鼓室内纤维组织、肉芽组织及玻璃

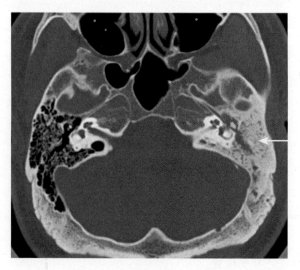

图3-7-2 慢性化脓性中耳炎

样变组织与鼓膜或鼓岬相连,可伸入上鼓室,将听小骨固定,也可出现钙化。临床上以传导性聋为主要症状。CT示鼓室内针状及点状软组织影,与鼓膜及鼓岬相连,其中可有钙化。

(3)胆固醇肉芽肿(cholesteral granuloma):又称胆固醇囊肿或巧克力囊肿,为一种非特异性慢性炎症病变。好发于鼓室、上鼓室,岩部少见。临床可有听力下降。本病发病率约占胆脂瘤以外颞骨部肿瘤类病变的5%。CT对肿块及其周围结构尤其是骨质破坏情况显示良好,为首选影像方法。CT检查为鼓室或上鼓室内软组织肿块,可部分突入外耳道内上部,可无骨质破坏或有轻度骨质侵蚀及听小骨破坏。发生于岩尖部病变呈侵蚀性骨质破坏,类似胆脂瘤,破坏区偶有死骨(图3-7-3)。胆固醇肉芽肿主要需与胆脂瘤进行鉴别,CT对二者鉴别较困难。

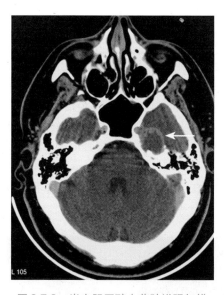

图3-7-3 岩尖胆固醇肉芽肿增强扫描

(4)嗜酸性肉芽肿(eosinophilic granuloma):本病为朗格汉斯细胞组织细胞增生症(Langerhans cell histiocytosis)的一种类型,为一种慢性肉芽肿性病变,发生于儿童,原因不明。在颞骨常发生于乳突部,并引起骨质破坏。临床表现为颞部骨质隆起,侵及外耳道、中耳者有听力下降。CT平扫示乳突部或鳞部溶骨性骨质破坏,蜂房充以软组织肿物,肿物常压迫或穿破骨皮质向外突起,无骨质硬化,也可侵入外耳道或鼓室内。本病影像表现与恶性肿瘤相似,难以鉴别。

4. 颞骨胆脂瘤 颞骨胆脂瘤(cholesteatoma of the temporal bone)包括原发性和继发性两大类。原发性者为真性胆脂瘤,即表皮样囊肿(epidermoid

cyst),临床无耳部炎症史,鼓膜正常;如有耳部炎症史并有鼓膜穿孔者为继发性胆脂瘤,临床比较常见,化脓性中耳乳突炎后期可形成胆脂瘤。

(1)外耳道胆脂瘤(cholesteatoma of external auditory canal):外耳道是胆脂瘤的好发部位之一。可由外耳道炎继发,也可与先天性外耳道畸形并发。临床症状为外耳道疼痛、听力下降。CT示患侧外耳道充以软组织并局部扩大,侵蚀骨壁。鼓室亦可受累。

(2)上鼓室乳突窦胆脂瘤(atticoantral cholesteatoma):为继发性胆脂瘤最好发部位,原发性胆脂瘤少见。继发性胆脂瘤临床上有中耳乳突炎表现并可出现面瘫,可见鼓膜穿孔及银白色胆脂瘤皮。原发性者鼓膜正常,透过鼓膜看到鼓膜后银白色肿物。CT可以见到下列各种表现:①Prussak间隙扩大,听小骨向内移位;②鼓室盾板破坏;③上鼓室充以软组织影并扩大,听小骨移位及侵蚀;④上鼓室软组织块影向下突入到鼓室上部;⑤鼓窦入口扩大,岩鳞隔破坏;⑥乳突窦扩大充以软组织并骨质破坏,向乳突余部及岩尖扩展;⑦外半规管及面神经管侵蚀破坏(迷路瘘);⑧鼓室盖及/或乳突盖破坏;⑨乙状窦壁破坏;⑩鼓前棘破坏(图3-7-4)。

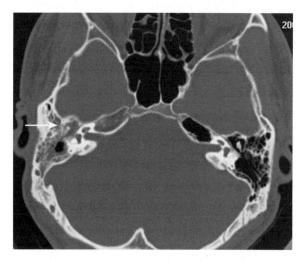

图3-7-4 上鼓室胆脂瘤CT平扫

(3)岩部胆脂瘤(cholesteatoma in petrous pyramid):多为原发性或先天性胆脂瘤,少数继发性胆脂瘤也可累及岩部。继发性者常破坏面神经管迷路段,导致面瘫。CT示岩部膨胀性骨质破坏区,边缘硬化,可累及上半规管、总脚及面神经管迷路段等结构(图3-7-5)。

5. 肿瘤及肿瘤样病变

(1)良性肿瘤:①骨瘤(osteoma)好发于乳突

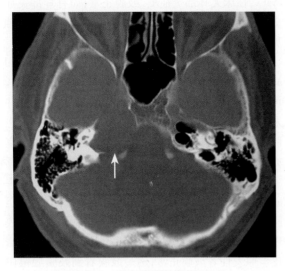

图 3-7-5 岩尖部胆脂瘤 CT 平扫

窦外侧面,也可发生于外耳道,后者造成外耳道壁局部隆起,导致外耳道狭窄,甚至闭塞。临床检查可见局部有质硬肿物,皮肤无异常。CT 示乳突或外耳道骨壁局部隆起,呈致密骨或海绵骨样结构,表面光滑;②面神经瘤(facial neuromas)本病少见,可发生于颞骨内面神经各段,多见于膝神经节至垂直段,极少发生于内耳道。以神经鞘瘤为常见,少数可伴发于神经纤维瘤病。症状主要为渐进性面瘫或面肌痉挛,可伴听力下降,主要为感音性耳聋。位于鼓室内的面神经瘤在 CT 平扫图像上表现为软组织肿块,边界清楚,如位于鼓室外则表现为延面神经走行分布的软组织肿块,分叶状,边界清楚,邻近面神经管骨壁呈膨胀性骨破坏;增强 CT 扫描可见到肿瘤强化。CT 能确定病变部位,初步提示诊断,为首选影像方法;③听神经瘤(acoustic neuroma)本病为来源于听神经鞘 schwann 细胞的良性肿瘤,多数为神经鞘瘤(neurilemmoma),少数为神经纤维瘤(neurofibroma)。单侧发生常见,本病约占颅内肿瘤的 10%,占桥小脑角肿瘤的 90%。以单侧高频性感音神经性聋为典型临床症状,还可出现耳鸣、眩晕及平衡失调。

在 CT 图像上,听神经瘤表现分为两种:一种位于内耳道内,CT 平扫仅可见到内耳道开大,增强扫描可见到强化的较小的管内型听神经瘤,无内耳道扩大者平扫及增强 CT 均不能显示。第二种为桥小脑角区听神经瘤,CT 平扫表现为与脑组织密度相似的软组织肿块,囊变区为低密度区,增强后实性部分可见到强化,囊性部分不强化。实性听神经瘤 CT 平扫易漏诊,此时需注意观察邻近结构的受压推挤改变,如Ⅳ脑室受压移位,对侧桥小脑角池变

窄等。

MRI 是听神经瘤诊断的最佳方法,尤其是无内耳道扩大的管内型听神经瘤,MRI 是目前唯一可靠的早期诊断方法。应充分认识 CT 的限度,在 CT 不能诊断时应采用适当的 MRI 检查。血管球瘤(glomus tumors)一病包括颈静脉球瘤(glomus jugulare)及鼓室球瘤(glomus tympanicun),又称副神经节瘤(para-ganglioma)。颈静脉球瘤发生于颈静脉球部血管外膜及迷走神经耳支(Arnold 神经)之颈静脉体,鼓室球瘤位于鼓室内,发生于鼓岬之舌咽神经鼓支(Jacobson 神经)球体。属化学感受器瘤。主要症状为搏动性耳鸣、面瘫及传音性耳聋。

CT 检查:颈静脉球瘤 CT 平扫可见颈静脉窝扩大及骨壁侵蚀,边缘模糊不整,由于正常颈静脉窝大小形态变异很大,且双侧多不对称,所以只有骨壁侵蚀才比较可靠,较大的颈静脉球瘤可破坏颈静脉窝周围骨质并突入鼓室内、后颅窝及向下蔓延到颈部。鼓室球瘤可见鼓室下部软组织影,边界模糊,骨质破坏比较少见,听小骨常不受累,也可上移。较大的肿瘤累及鼓室、颈静脉窝并破坏颈静脉窝与颈动脉管间骨壁者,称颈静脉鼓室球瘤(Jugulotympanic glomus tumor)。较小的肿瘤 CT 难于显示(图 3-7-6)。颞骨血管瘤(hemangioma of the temporal bone)本病少见,包括血管瘤及血管畸形,可发生于外耳道、中耳、面神经管前膝及内耳道底,少见于后膝。早期症状为搏动性耳鸣及听力障碍,以后有面瘫及耳道出血症状。

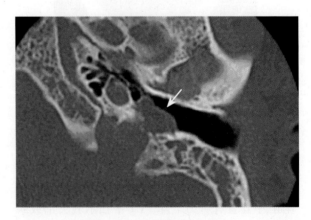

图 3-7-6 鼓室球瘤 CT 平扫

CT 检查:骨质膨大,鼓室、上鼓室软组织肿块,边缘模糊;软组织肿瘤内有钙化或骨针;骨质呈蜂窝状或珊瑚状结构;面神经管前膝破坏或迷路段扩大;内耳道壁破坏;岩骨广泛破坏;虽为良性,但骨质破坏边缘不整。

（2）恶性肿瘤：①外中耳癌（carcinoma of the external and middle ear）：临床症状早期有耳聋，多有或水样或带血或有臭味耳道分泌物，常有耳痛难忍，晚期常有面瘫。CT可见外耳道及鼓室内充以软组织肿块。外耳道癌表现为外耳道骨壁侵蚀破坏，边缘不整，并可见外耳道软组织隆起；中耳癌骨质破坏及软组织肿物可累及鼓室、上鼓室、耳蜗、面神经管、颈静脉窝及岩尖部。增强CT扫描肿瘤可见到强化，并对肿块向颅中窝及颅后窝突入显示较好；②颞骨横纹肌肉瘤（rhabdomyosarcoma）好发于6～10岁儿童。临床上可见患部隆起及外耳道肿物，出现耳聋、面瘫等症状。CT平扫均可见到颞骨不含气，有广泛骨质破坏，边界不清，边缘不整，颞骨有软组织肿物，部分突出颞骨轮廓之外，增强扫描肿瘤呈高度强化，并对肿瘤突入颅内范围显示较好。CT可更明确累及范围，并根据增强扫描有明显强化而进一步定性。但显示颅内不如MRI。

6. 颞骨骨纤维异常增殖症（fibrous dysplasia of the temporal bone）　本病为一种原因不明的单骨或多骨膨大性形态及结构异常。临床症状可有传导性听力下降、感觉神经性耳聋、面瘫、渐进性外耳道堵塞及一侧颅骨增大等，多无耳部疼痛。CT清楚显示为患骨增大、增厚、变形、密度不均等，结构紊乱，其中有半透明磨玻璃样密度区，乳突蜂房消失，鼓室多变窄变形，耳结构受压移位。

7. 耳硬化症（otosclerosis）

（1）前庭窗型耳硬化症（fenestral otosclerosis）：本型又称镫骨前庭窗耳硬化症（stapedovestibular otosclerosis），发生于内耳骨迷路的前庭窗前裂（fissula ante fenestram）。病变以双侧对称为特征。症状多为进行性传导性听力下降，常伴有耳鸣或眩晕。Gelle试验阴性提示镫骨固定。正常前庭窗为前庭外壁缺口，上下径1.5～2mm，前后径3～4mm，横断面CT图像可见前庭窗细线状淡影，相当于镫骨底板。耳硬化症活动期窗缘脱钙，窗似"扩大"；硬化期镫骨底板增厚，窗缘增厚隆起并突向鼓室，前庭窗狭小或呈封闭状。蜗窗30%～50%与前庭窗共同受累，CT均可显示。晚发型成骨不全（osteogenesis imperfecta tarda）亦有类似影像所见。成骨不全为骨迷路包括前庭、耳蜗、半规管广泛骨质增厚，密度减低，与耳硬化症不同之处在于听小骨发育小，镫骨脚折比较常见，不能与底板相连；骨质病变比耳硬化症广泛，并累及鼓室，镫骨全部及面神经管鼓室段可埋于增生的骨质中。此外还可见到中耳黏膜增生、出血及鼓室狭窄等。

（2）耳蜗型耳硬化症（cochlear otosclerosis）：本病发生于耳蜗，前庭窗可不受累，为窗后型，也多为双侧对称性发病。临床症状为混合聋或感音神经聋。未累及前庭窗者Gele试验阳性。CT示耳蜗底骨迷路不均匀密度减低，耳蜗与其周围骨质分界不清，耳蜗骨缘可不连续。底周中心可形成密度减低带，致底周呈双环状，称"双环征（double ring sign）"。病变可蔓延到前庭、半规管及内耳道。硬化期骨迷路限局性或弥漫性增厚，亦可海绵化与硬化灶并存，呈镶嵌状，边缘不整。CT扫描可见听小骨损伤及鼓室内肉芽组织等可以鉴别。

二、相关准备

1. 要求病人去掉扫描区域体表所有金属物（如义齿、项链、耳环等）。

2. 外伤病人如有出血需要临床对症处理后再做检查。

3. 嘱咐病人在扫描过程中体位保持不动并且不能做开口运动。儿童或不能配合者需药物镇静后做检查。

4. 若是增强病人要禁食4小时以上并告知注射造影剂后身体反应及可能发生的副作用，要求家属签署增强知情同意书。

5. 做好必要的病人及陪同家属的射线防护。

三、颞骨耳部CT平扫与增强检查技术

颞骨及耳部结构有两大特点：一是结构细小复杂而且重叠多，二是大部分为骨或骨气混合结构。HRCT是其最理想的检查方法。主要是薄层和高空间频率（锐利）重建算法，即骨算法。以横断面检查为主，辅以冠状面检查，因为横断面与冠状面相结合信息量较大，而且能两侧同时显示，便于两侧比较。

1. 横轴位扫描　采用病人仰卧，听眦下线垂直于床面，扫描区域从岩锥上缘扫描至乳突尖部，或根据具体病变范围确定。扫描基线平行于听眦下线（图3-7-7）。

2. 冠状位扫描　根据病人情况选择仰卧或俯卧，头尽量后仰，尽量使听眦下线平行于床面，扫描区域以外耳道为中心前后各10mm。扫描基线平行于听眦下线的垂线。

3. 容积扫描　采用病人仰卧位，听鼻线垂直于床面（晶状体位于扫描野之外），扫描区域从岩锥上缘（眼眶下缘）扫描至乳突尖部，若做茎突测量可

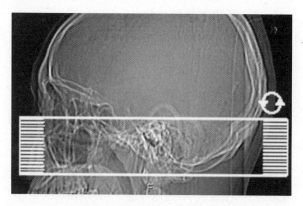

图 3-7-7 耳横轴扫描定位像

向下增加扫描范围,或根据具体病变范围确定(图3-7-8)。

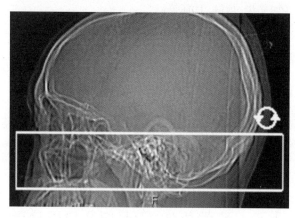

图 3-7-8 耳横轴容积扫描定位像

4. 扫描条件 逐层扫描条件一般为 120kV,200mAs;儿童 120kV,160mAs;层厚 1.0mm;层间距1.0mm。容积扫描条件:120kV;240mAs/层(儿童120kV;240mAs/层);0.5~0.75mm;螺距 0.7;重建层厚:0.7mm(最薄允许层厚);层间距:0.35mm(重叠 50%重建)。

5. 增强扫描 对于软组织病变、面神经、听神经病变应行增强扫描。注射方案:对比剂剂量按每千克体重 300~450mg 碘计算,注射速率 3ml/s;血管性病变:注射开始后延迟 20 秒开始扫描;炎性和肿瘤病变:注射开始后 40 秒开始扫描;必要时可以延迟扫描;软组织算法重建和重组。检查结束后观察 20 分钟病人无不适后方可离开,若病情允许嘱咐病人多饮水,以利于对比剂排泄。

四、耳部 CT 三维图像重建技术

1. 重建算法 骨算法、软组织算法。

2. 窗技术 骨窗:窗宽 1500~2500Hu,窗位在400Hu 左右;软组织窗:窗宽用 350~400Hu,窗位用20~40Hu。

3. 重组方法 根据横断面和冠状面逐层扫描的基线、层厚和间距,将重建的薄层图像重组出横断面和冠状面图像;平行于面神经鼓室段行双侧斜矢状面的重组;肿瘤或炎症病变时重组软组织算法(3mm/3mm)的横断面和冠状面。必要时行矢状面重组;根据临床需要行三维图像重组和后处理,包括多平面重组(multi planar reformation,MPR);最大密度投影(maximum intensity projection,MIP)、表面阴影显示(shaded surface display,SSD)、CT 仿真内镜(CT virtual endoscopy,CTVE)和容积再现技术(volume rendering technique,VRT)。利用缩小重建FOV 使图像放大重建;利用薄层、小间隔重建提高图像的分辨率和病变检出率。内耳及颞部成像多采用 VRT 和 MPR 成像技术,可以有效地显示耳蜗、前庭及听小骨的正常解剖结构及微小病变。VRT可以从不同的角度清晰地全面观察耳部各种病变,包括先天性中耳畸形、内耳畸形,VRT 后处理技术可以进一步观察听骨链的立体结构、先天性缺如或变短,以及鼓室腔有无变小畸形。

MPR 利用原始图像可以观察颞骨及中、内耳结构,冠状位能显示听小骨的全长、内耳道、耳蜗及外耳道骨棘等,但不能显示听骨链的立体结构。其清晰度也不及 VRT,且对某些细节结构如前庭耳蜗无法显示或分辨。听骨链三维重建采用 MIP 及 VRT。利用 VRT 重组技术可以去除茎突周围软组织只保留茎突骨影像,再现茎突的长度,以便准确测量。内耳迷路三维重建用最小密度投影(minimum intensity projection,MinIP)显示骨迷路内腔和最大密度投影(maximum intensity projection,MIP)显示骨迷路表面。

五、耳部相关疾病检查要点与图像质量控制

对于耳部大部分病变 CT 检查都是首选的,有时较精确的诊断也需 CT 与 MRI 相结合;如何针对病人病变情况选择适合的 CT 扫描方法,对诊断十分重要。

(一)相关疾病 CT 检查要点

对于耳部 CT 检查通常采用横轴位平时及容积扫描。要求摆位时头部要左右对称,两侧外耳孔等距于床面。嘱咐病人在检查过程中保持头部不动并且不能做开口运动。重建算法采用骨算法和软组织算法。婴幼儿耳部检查扫描基线用听眉线,避

免 X 线对儿童晶状体的直接辐射。同时用儿童扫描序列,低剂量,非被检部位防护。

1. **外耳道闭锁**　外耳道闭锁需要美容整形,CT 检查采用容积扫描,扫描范围平对侧耳郭的上下缘,软组织算法重建图像。

2. **听骨链三维成像**　CT 检查用薄层非螺旋平扫或容积扫描,小扫描野,扫描层厚 0.5 ~ 0.75mm,重建增量 0.5 ~ 0.75mm,用软组织算法重建图像。

3. **内听道肿瘤**　CT 检查采用平扫加增强。增强图像用软组织算法重建,用高分辨率图像观察内耳骨性结构,软组织图像观察肿瘤对组织的侵犯程度。

4. **茎突过长症测量**　CT 检查采用容积扫描,扫描范围从岩尖至颈椎$_{3,4}$水平,利用 VRT 重组技术准确测量其长度。

5. **颞骨和耳部外伤**　CT 检查采用容积扫描,利用 MPR 重组技术对显示听小骨有独特的优越性;对于颞骨骨折,可以进行多方位观察;面神经管乳突段及后膝部骨折在斜矢状面重建图像上显示较为清楚。

(二)图像质量控制

影像 CT 图像质量的因素很多,除了设备的固有硬件因素外,与操作相关的因素主要有伪影、图像噪声和成像参数。因此,做好扫描前准备可避免大多数伪影的产生,根据病人病变实行个性化的扫描参数和成像参数的设置是保证图像质量的关键环节。

1. **伪影**　除了设备因素外,耳部的 CT 扫描伪影大都由病人运动及金属饰品产生,造成图像有模糊运动伪影或金属等高密度伪影,图像不能用于诊断或影响诊断。所以应严格做好病人的检查前准备和训练工作,扫描时要求病人头部保持不动同时不能做开口运动。另外层厚与螺距选择不当图像重组时也容易产生阶梯状伪影。

2. **图像噪声和成像参数**　CT 图像中的噪声的产生与射线的剂量,也是与到达探测器上的光子数量的大小有关,射线剂量越大或光子数越多,噪声越小。kV、mAs 是 CT 扫描剂量的表达。剂量的大小影响噪声的大小和图像质量。其中 kV、mAs 大小的选择很重要,它是一把双刃剑,大的 kV、mAs 可提高图像的密度分辨率,噪声减少,但同时病人的辐射剂量增大;小的 kV、mAs 可降低病人的辐射剂量,但图像的噪声大,图像的质量下降。

成像参数包括扫描参数和重建参数,扫描参数包括:kV、mAs、扫描层厚、螺距等;重建参数包括:重建算法、重建增量、重建层厚、重建 FOV 和重建矩阵等。

扫描层厚是影响图像分辨率的重要因素,层厚越薄,图像的空间分辨率越好,密度分辨率降低;层厚越厚,密度分辨率高,但空间分辨率低。

因此,优化扫描参数原则是:图像在满足诊断需求的前提下尽量使用低 kV、mAs 扫描,减低病人辐射剂量,接受适度噪声的图像。同时根据被检结构的病变大小设定合适的层厚,以保证图像的分辨率。螺距一般选择小于或等于 1,以保证图像的 z 轴分辨率,避免产生重建伪影。

图像后处理方法的灵活应用可多方位、多角度显示病变,提高图像质量。重建算法中软组织算法提高图像的密度分辨率,骨算法提高图像的空间分辨率。重建层厚薄,重建增量小,FOV 小和重建矩阵大等可提高重组图像的空间分辨率。若重建层厚≥1.5mm,三维重组图像会出现阶梯状伪影。

(余建明　刘伟伟)

第八节　鼻和鼻窦 CT 扫描技术

一、鼻和鼻窦相关疾病与 CT 的诊断要求

CT 平扫骨窗显示鼻中隔、鼻骨、鼻甲和鼻窦骨质清晰锐利,鼻窦腔充满低密度空气,鼻道和鼻窦开口亦为低密度气体(图 3-8-1)。软组织窗显示鼻甲呈中等密度,鼻窦黏膜菲薄光滑,鼻窦开口规则

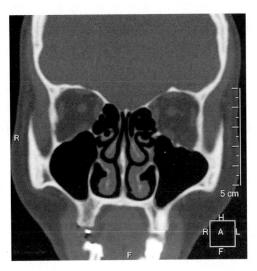

图 3-8-1　鼻及鼻窦 CT 横轴、冠状骨窗像

（图3-8-2）。CT增强显示鼻甲和鼻窦黏膜强化明显。

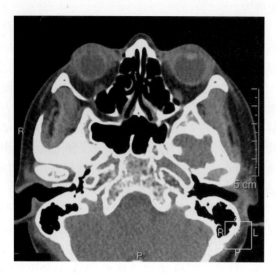

图3-8-2 鼻及鼻窦CT冠状软组织窗像

1. 先天性发育畸形 鼻和鼻窦先天性发育畸形种类很多，可有先天性无鼻、双鼻畸形、先天性鼻窦发育不全及比较常见的先天性后鼻孔闭锁和鼻脑膜脑膨出。

（1）先天性后鼻孔闭锁：临床症状轻微，可有鼻塞、分泌物增多等；本病可分为膜性、骨性和混合性三种类型。CT检查：CT平扫可较清楚显示闭锁的性质、部位和厚度。

（2）脑膜脑膨出：本症多见于婴幼儿，在鼻外部骨质缺损处可见圆形或类圆形肿块，表面光滑，质地柔软，偶可见到搏动。CT检查：可明确显示骨质缺损的部位、疝口的大小和形态、疝口和疝囊的位置、疝出物的内容及其结构来源。单纯鼻脑膜膨出者，增强扫描无强化，而脑膜脑膨出者，疝入的脑组织与正常脑组织强化方式相同。CT扫描对单纯脑膜膨出与小型脑膜脑膨出的鉴别有一定困难。

2. 鼻和鼻窦炎性病变 外鼻和鼻腔的炎症临床可直接观察，鼻窦炎症需借助影像学检查来明确诊断，鼻窦炎可分为化脓性炎症、过敏性炎症和特发性炎症如真菌性鼻窦炎等。

（1）化脓性鼻窦炎（pyogenic sinusitis）：主要表现为鼻腔分泌物增多、鼻塞、头痛，可有局部疼痛和嗅觉障碍以及全身症状如发热、寒战、周身无力、食欲缺乏等。CT检查：CT能显示炎症累及的所有窦房，并能准确定位，基本征象为窦腔密度增高，窦内黏膜肿胀增厚，且多与窦骨壁平行呈环形增厚，相应窦腔变小（图3-8-3）。螺旋CT扫描三维多方

位薄层重建可发现引起化脓性鼻窦炎的原因，如窦口鼻道的狭窄、阻塞、解剖变异等，可为临床鼻内镜术前做准备。

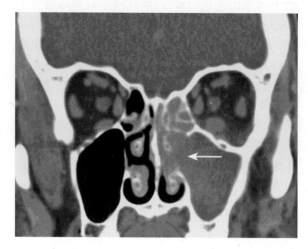

图3-8-3 化脓性鼻窦炎CT平扫

（2）过敏性鼻窦炎（allergic rhinitis）：主要表现为阵发现喷嚏、大量水样鼻涕和鼻塞。CT检查为双侧下鼻甲肿胀、鼻道狭窄，鼻窦内黏膜水肿增厚，窦腔骨壁一般无明显骨质吸收或破坏。

（3）真菌性鼻窦炎（fungus of paranasal sinuses）：临床上多见于成年女性，表现为鼻塞、流涕、涕中带血等非特异性鼻炎、鼻窦炎的症状，如向眶内和颅内侵袭则引起相应的症状。CT检查：平扫可见受累窦腔内有软组织增生，其内可见散在斑片状或沙砾状高密度钙化，钙化斑块多位于上颌窦内上方窦口附近，为坏死组织内铁和钙盐沉积所致，这为本病的典型特点（图3-8-4）。

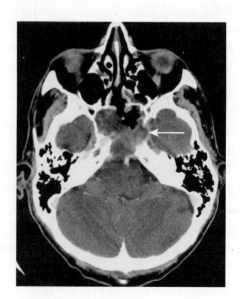

图3-8-4 真菌性鼻窦炎CT平扫

3. 鼻和鼻窦囊肿性病变（cyst of nasal cavity and paranasal sinuses） 发生于鼻窦的有黏膜下囊肿和黏液性囊肿以及恶性肉芽肿等。

（1）鼻窦黏膜下囊肿（submucous cyst of paranasal sinuses）：以上颌窦底壁最为常见，常无任何症状，偶然发现，如囊肿破裂，则鼻腔内流出黄水。

CT检查：上颌窦窦腔内有类圆形轮廓光滑的软组织影，密度均匀，呈液性CT值，多位于上颌窦的底壁或内、外侧壁。囊肿多为单发，骨壁多无异常。增强扫描，囊腔无强化表现，表面黏膜可见轻微增强。

（2）鼻窦黏液性囊肿（cyst mucocele of paranasal sinuses）：以额窦、筛窦或蝶窦更为常见。因囊肿可缓慢生长，膨胀的囊肿可压迫窦壁产生面部畸形和相应的症状如头痛、眼球突出和移位，合并感染则出现局部皮肤红肿、压痛、发热等。

CT检查：CT平扫典型表现为窦腔膨大、骨壁变薄外凸或部分消失，窦腔内密度均匀略偏低，囊壁可见线状强化，囊内液无强化效应，增强扫描边缘部可见一环状强化（图3-8-5）。

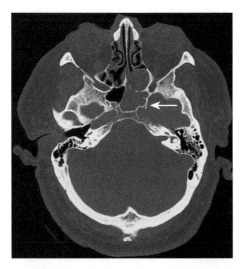

图3-8-5　鼻旁窦黏液囊肿CT平扫

（3）恶性肉芽肿（malignant granuloma）：主要表现为鼻塞、鼻出血、流涕，局部可见浅表溃疡，全身症状可出现发热、肺炎、肾炎、关节炎等，最终死于恶病质、肾衰、出血和感染。

CT检查：早期表现为鼻腔、面部、口咽部软组织呈结节样增厚，鼻窦内黏膜增厚，以后进一步发展可破坏软组织、骨和软骨，鼻中隔可穿孔坏死，上颌骨、硬腭骨质破坏，可累及筛小房、额窦和蝶窦骨质破坏。

4. 鼻和鼻旁窦良性肿瘤性病变（benign tumors of nasal cavity and paranasal sinuses） 鼻和鼻窦良性肿瘤比较少见，但组织学种类比较多，如乳头状瘤、骨瘤、血管瘤、软骨瘤、皮样囊肿等，其共同特点是生长缓慢，多不引起面部疼痛，大多数预后良好。

（1）乳头状瘤（papilloma）：临床上表现为单侧进行性鼻塞、流黏脓涕或血涕，鼻腔前部或外侧壁可见息肉样肿块，表面不平，基底宽或有蒂。CT检查：平扫肿瘤表现为较高密度的不规则软组织结节影，边界清楚，可使鼻甲及上颌窦窦壁骨质吸收变薄，增强扫描肿瘤呈中度均匀增强，鼻腔内乳头状瘤可向后扩展至后鼻孔甚至鼻咽部，鼻旁窦乳头状瘤可引起窦腔膨大，筛窦间隔和上颌窦骨质吸收破坏。

（2）骨瘤（osteoma）：最常见的良性骨肿瘤之一，多见于额窦，其次为筛窦，上颌窦。组织学上分为致密型、松质型和混合型三型。无特征性临床表现。

CT检查：肿瘤表现为圆形或分状叶骨块，边界清楚光滑，致密型骨瘤密度均匀一致（图3-8-6），松质骨型边缘有致密骨皮质、瘤内可见骨小梁结构，混合型骨瘤多为纤维骨瘤，高密度的瘤体内杂有较多分散的低密度区。

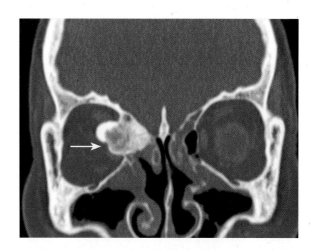

图3-8-6　骨瘤CT平扫

（3）软骨瘤（chondroma）：为少见的鼻腔和鼻窦肿瘤，本病分为内生型和外生型两种类型，内生型一般多发生于无软骨的骨组织中，如筛窦、蝶窦、鼻中隔和鼻腔侧壁；外生型发生于软骨，多见于鼻中隔前部。肿瘤生长缓慢，无特征性临床表现。

CT扫描：平扫时鼻腔和鼻窦腔内可见到软组织密度肿块，瘤体内可见到斑点状钙化。肿块多呈球形或分叶状，常使鼻腔和鼻旁窦扩大变形，伴有骨质破坏。肿瘤易侵犯周围邻近组织。

（4）血管瘤（hemangioma）：多见于鼻腔，鼻窦少见。病理上分为毛细血管瘤、海绵状血管瘤和蔓状血管瘤。毛细血管瘤较少，多发生于鼻中隔；海绵状血管瘤瘤体大而基底宽，由多发大小不等血窦组成，多位于上颌窦自然开口附近及下鼻甲处，蔓状血管瘤多发生于面部。临床上以单侧进行性鼻塞、反复少量鼻出血为突出表现。

CT检查：平扫可见鼻腔或鼻窦内软组织肿块，密度不均，边缘光滑锐利，局部骨质可受压变形；上颌窦的海绵状血管瘤可致窦腔扩大，骨壁吸收破坏；鼻中隔血管瘤多为带蒂结节状软组织影，而海绵状血管瘤多为宽基底，瘤体形状不规则。增强扫描，肿瘤明显强化，与其他肿瘤易于鉴别。

（5）骨化性纤维瘤（ossifying fibroma）：临床上早期表现为单侧面颊部无痛性肿块、鼻塞及感觉异常，较大者侵入眼眶引起视力障碍和眼球移位，也可向颅底扩展。如果肿块增大迅速，且出现明显疼痛、出血和触痛，则怀疑恶变。

CT检查：平扫表现为鼻腔和鼻窦区高密度的不均质的骨化性肿块，多呈圆形，可有分叶，边缘光滑、清楚，肿瘤周边和肿块内可见到钙化和骨化，瘤体内也可呈多结节样低密度囊性区。肿瘤也可向邻近的眼眶和颅底扩展，表现为膨胀性压迫性改变。骨化性纤维瘤一般平扫即可明确诊断（图3-8-7）。

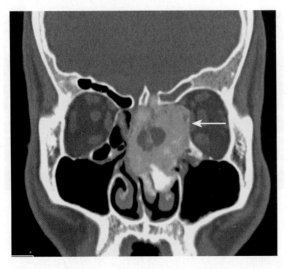

图 3-8-7　骨化性纤维瘤 CT 平扫

（6）神经源性肿瘤（neurogenic tumors）：起源于周围神经鞘膜细胞，分为神经鞘瘤（neurilemmoma）和神经纤维瘤（neurofibroma），临床常表现为鼻塞、鼻出血或一侧眼球突出；后者可多发，即神经纤维瘤病，为全身皮下小结节并伴有皮肤色素沉着，临床主要表现为鼻塞、疼痛、流涕、复视、突眼等。

CT检查：表现为鼻腔或鼻窦内软组织肿块，有包膜，边界清楚、锐利。神经纤维瘤密度均匀，偶有钙化，囊性变少见，增强后可部分强化；而神经鞘瘤多为中低混杂密度，钙化少见，增强后非囊性变区有中等强化。

（7）脑膜瘤（meningioma）：原发于鼻腔和鼻窦的脑膜瘤极为少见，一般见于额窦、筛窦；常见的脑膜瘤为继发于周围器官脑膜瘤的扩展，无特异性临床表现。

CT检查：平扫表现为前颅底、鼻腔、鼻窦内椭圆形软组织肿块，密度较高，可见到钙化，增强扫描肿块呈明显均一强化，肿块周围邻近骨质可见到增生硬化。

（8）骨纤维异常增殖症（fibrous dysplasia of paranasal sinuses）：临床上表现为病变部位畸形肿胀，面部可两侧不对称，眼球突出，鼻塞，鼻腔狭窄，牙齿松动，硬腭、齿槽隆起畸形等。

CT检查：病变骨体膨大、肥厚，呈均匀毛玻璃样密度，而无皮质骨和松质骨之分；也可表现为骨组织和软组织不规则混杂增生改变（图3-8-8）。

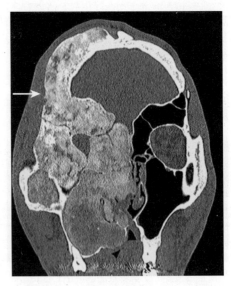

图 3-8-8　骨纤维异常增殖症 CT 平扫

（9）嗅神经母细胞瘤（olfactory neuroblastoma，esthesioneuroblastoma）：临床以单侧鼻出血、进行性鼻塞、失嗅为主要症状。肿瘤增大后可出现周围组织和器官受侵犯的表现。

CT检查一般显示为均质膨胀性肿块，边缘光滑，静脉内注射造影剂后增强扫描图像上为中等至明显强化表现（图3-8-9）。

（10）鼻腔息肉（polyp of nasal cavity and paranasal sinuses）：临床上以持续性鼻塞、嗅觉减退、头痛、闭塞性鼻音主要为主要表现，常合并有鼻窦炎。

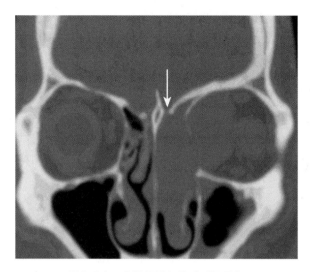

图 3-8-9 嗅神经母细胞瘤 CT 平扫

临床检查可发现一个或多个表面光滑、灰色或淡红色的半透明状无痛性软组织肿块，质地柔软。

CT检查：病变多呈低密度无增强的软组织肿块影，多位于鼻腔上部中鼻道，可致鼻中隔偏移和单侧或双侧梨状孔膨大变形，亦可到达鼻前庭和鼻咽部。鼻腔息肉多伴有鼻旁窦阻塞性炎症改变。局限于上颌窦的息肉为窦腔内单个或多个偏低密度的结节样软组织。上颌窦和蝶窦的息肉可经扩大的自然窦口伸展至鼻后孔、鼻咽部，上颌窦多见。

出血坏死性上颌窦息肉或炎症是一种特殊类型的息肉病变，上颌窦多见，平扫 CT 图像表现为窦腔内病变密度不均，低密度的炎症病灶与高密度的斑点、片状出血区相互混杂，常伴有窦腔膨胀扩大、窦壁变薄，呈膨胀性骨吸收、破坏。部分息肉经扩大的窦自然孔长入中鼻道、鼻腔内。增强扫描病变无明显强化。

5. 鼻和鼻窦恶性肿瘤（malignant tumors of nasal cavity and paranasal sinuses） 鼻和鼻窦恶性肿瘤比良性肿瘤多见，因肿瘤易侵及眼眶和颅内，所以早期诊断非常重要。CT 检查能清楚的显示恶性肿瘤的位置、范围和骨质破坏情况以及淋巴结的转移，为临床提供较全面的定位和定性诊断。

（1）鼻腔恶性肿瘤（malignant tumors of nasal cavity）：早期临床表现为单侧少量鼻出血或涕中带血，进而引起鼻塞，鼻腔内可见到新生物，表面粗糙不平，可有溃烂出血，晚期可导致外鼻隆起变形，侵犯眼眶则眼球移位突出，侵及鼻窦，则表现为鼻窦恶性肿瘤的症状。

CT检查：冠状位扫描比横轴位扫描能更好地观察病变。平扫 CT 检查为下鼻甲或中鼻甲局部有软组织增厚或肿块，呈乳头状或不规则状，可致鼻道、鼻腔狭窄，增强扫描肿块可见到强化。鼻腔恶性肿瘤晚期多有骨质破坏，可表现为上颌窦内侧壁骨质变薄或连续性中断，并可见较高密度的软组织肿块自鼻腔向上颌窦腔内浸润生长。肿瘤可向前扩展至鼻前庭鼻、对侧鼻腔、破坏鼻底和硬腭，向后部经后鼻孔可侵入鼻咽部，经蝶腭孔扩展到翼腭窝；向上可侵犯筛窦，经破坏的筛窦纸板进入眼眶，经破坏的筛骨水平板和鸡冠侵入前颅底和颅内等（图 3-8-10）。

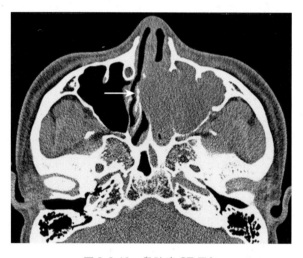

图 3-8-10 鼻腔癌 CT 平扫

（2）鼻窦恶性肿瘤（malignant tumors of paranasal sinuses）：以鼻窦癌为最常见，约占鼻窦恶性肿瘤的80%，40 岁以上男性高发，鳞癌多见，好发于上：颌窦；腺癌次之，多发生于筛窦。鼻窦癌生长迅速，对鼻窦窦壁骨质破坏较为广泛，且易侵入邻近结构而引起相应的临床症状和体征。

CT检查：对鼻窦恶性肿瘤，应行 CT 三维扫描并增强扫描，这样才能比较全面的显示肿瘤的侵犯范围。鼻窦癌早期 CT 平扫于窦腔内可见到与肌肉密度相似的软组织肿块，边缘模糊，分叶状，其内常可见到低密度的液化坏死灶，部分瘤体内可见到钙化点，增强扫描肿块可见到强化坏死区无强化。

鼻窦癌中晚期可出现骨性窦壁广泛的骨质破坏、吸收，肿瘤经破坏的骨壁侵入邻近鼻腔、眼眶、翼腭窝、颞下区及面部形成软组织肿块，冠状位扫描图像能更好地观察上颌窦顶壁、底壁的破坏和肿瘤在眶内和鼻腔底部侵及的范围。筛窦癌易破坏筛骨筛板侵入前颅窝，CT 冠状位图像可见前颅窝底骨质破坏，癌组织向上侵犯脑底，额叶可见低密度区，增强扫描出现与鼻窦癌强化方式相同的软组织肿块。

三维CT平扫和增强扫描、软组织窗和骨窗技术相结合，能够比较全面的了解肿瘤范围、肿瘤对周围邻近结构的侵犯及破坏程度及有无淋巴结转移，为临床提供比较准确的肿瘤分期，有助于更好的制订治疗方案。但对于手术后或放疗后纤维瘢痕与复发的肿瘤的区别尚有困难。

6. **鼻和鼻窦外伤骨折**　颅面部诸骨易受各种外力而发生骨折。诸骨形态多不规则，相互之间连接的骨缝多且形态各异，而外伤性骨折常可同时累及到多个骨、甚至累及颅骨。根据所受外力作用的轻重程度、部位和方向的不同，骨折表现变化很大，可分为单纯性骨折和复杂性骨折，单纯性骨折仅涉及鼻骨和单个鼻旁窦，而复杂性骨折累及范围较广，如颅面骨。

（1）鼻骨骨折（fracture of nasal bone）：最易发生于鼻骨的中下段，可为单纯性骨折，也可为多发粉碎性骨折，还可伴有其他颅面骨骨折。

CT检查：一般鼻骨骨折X线平片即可诊断明确，CT多用于鼻骨骨折伴有颅面部多发复杂骨折病例，薄层冠状CT平扫（骨窗）能清楚的显示鼻骨的骨折线、骨碎片及其移位情况，同时可以观察邻近骨骨折及软组织损伤情况，必须注意勿将鼻骨的神经血管沟和邻近的骨缝误为骨折线。

（2）鼻窦外伤骨折（fracture of paranasal sinuses and facial bone）：影像学检查的目的主要为：①明确有无骨折；②判定骨折的情况和类型；③发现邻近结构的损伤。鼻窦骨折包括上颌窦骨折、筛窦骨折、额窦骨折、蝶窦骨折等单纯骨折以及颅面骨复合骨折。

CT检查：CT检查、尤其是螺旋CT扫描后三维重建图像对鼻窦复杂的复合骨折以及细微骨折的显示远远优于X线平片。此外，CT尚可观察邻近结构的损伤。CT应注意观察筛窦、蝶窦有无骨折，尤其是有脑脊液鼻漏的患者；观察视神经管、眼眶、上颌窦外侧壁、后壁等有否骨折，详细、准确描述骨折移位的情况。CT还应注意观察眶内结构如视神经、眼球及眼外肌有否损伤以及是否有眶内血肿，注意观察有无脑挫（裂）伤，有无咽后或咽旁血肿、气道有无狭窄，以防病人窒息。

CT检查，在观察软组织损伤，脑脊液鼻漏，尤其是眶内或颅内损伤方面有局限性。

二、相关准备

1. 要求病人去掉扫描区域体表所有金属物（如义齿、项链、耳环等）。

2. 外伤病人如有出血需要临床对症处理后再做检查。

3. 嘱咐病人在扫描过程中体位保持不动并且不能做开口运动。儿童或不能配合者需药物镇静后做检查。

4. 若是增强病人要禁食4小时以上，不需禁水，告知注射造影剂后身体反应及可能发生的副作用，要求家属签署增强知情同意书。

5. 做好必要的病人及陪同家属的射线防护。

三、鼻旁窦CT平扫与增强检查技术

1. **横轴位扫描**　采用病人仰卧，听眶下线垂直于床面，扫描区域从额窦上缘扫描至硬腭，或根据具体病变范围确定。扫描基线平行于听眶下线（图3-8-11）。

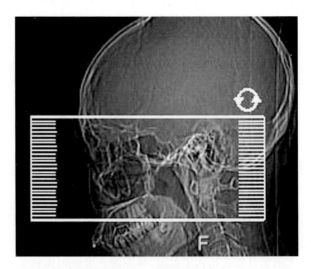

图3-8-11　鼻窦横轴定位

2. **冠状位扫描**　根据病人情况选择仰卧或俯卧，头尽量后仰，尽量使听眶下线平行于床面，扫描区域从鼻根扫描至蝶窦后缘，或以病变为中心确定范围。扫描基线平行于硬腭的垂线。

3. **容积扫描**　采用病人仰卧位，听眶下线垂直于床面，扫描区域从额窦上缘扫描至硬腭，或根据具体病变范围确定（图3-8-12）。

4. **扫描条件**　逐层扫描条件一般为120kV，150~180mAs；儿童100~120mAs；层厚2.0mm；层间距2.0~5.0mm（骨算法）；层厚3.0mm；层间距3.0~5.0mm（软组织算法）。容积扫描条件：120kV；200mAs/层（儿童140mAs/层）；0.5~0.75mm；螺距1.0；重建层厚：0.7mm（最薄允许层厚）；层间距：0.35mm（重叠50%重建）。

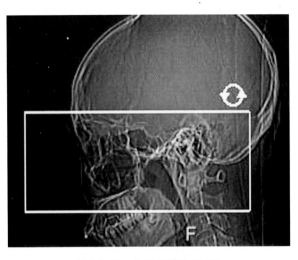

图 3-8-12　鼻窦横轴容积定位

5. 增强扫描　对于软组织及肿瘤性病变应行增强扫描。注射方案:对比剂剂量按每千克体重300～450mg 碘计算,注射速率 3ml/s;血管性病变:注射开始后延迟 20 秒开始扫描;炎性和肿瘤病变:注射开始后 40 秒开始扫描;必要时可以延迟扫描。检查结束后观察 20 分钟病人无不适后方可离开,若病情允许嘱咐病人多饮水,以利于对比剂排泄。

四、鼻部外伤 CT 检查技术

1. 横轴位扫描　采用病人仰卧位,听眶下线垂直于床面,扫描区域从鼻根扫描至鼻尖。扫描基线平行于听眶下线。

2. 冠状位扫描　根据病人情况选择仰卧或俯卧,头尽量后仰,尽量使听眶下线平行于床面,扫描区域从鼻骨前院扫描至泪骨。扫描基线平行于鼻骨长轴。

3. 容积扫描　采用病人仰卧位,听眶下线垂直于床面,扫描范围从鼻根至鼻尖。

4. 扫描条件　逐层扫描条件一般为 120kV,150As;儿童 100mAs;层厚 2.0mm;层间距 2.0mm(横断面);层厚 1.0mm;层间距 1.0mm(冠状面);容积扫描条件:120kV;200mAs/层(儿童 140mAs/层);0.5～0.75mm;螺距 1.0;重建层厚:0.7mm(最薄允许层厚);层间距:0.35mm(重叠 50% 重建)。

五、鼻与鼻窦疾病 CT 三维图像重建技术

1. 重建算法　包括骨算法、软组织算法。

2. 窗技术骨窗　窗宽 1500～2500Hu 左右,窗位在 400Hu 左右;用于观察骨结构。软组织窗:窗宽用350～400Hu,窗位用 20～40Hu,用于观察增厚的黏膜及软组织病变。鼻窦图像可放大摄影,外伤或肿瘤侵犯骨组织时须加照骨图像,观察蝶窦、筛板及额窦有无分隔时,图像窗宽用 2000～3000Hu,窗位100～200Hu。

3. 重组方法　根据横断面和冠状面逐层扫描的基线、层厚和间距,将重建的薄层图像重组出横断面和冠状面图像;鼻窦 CT 以骨算法图像为主,其他部位以软组织算法图像为主;必要时行矢状面重组;根据临床需要行三维图像重组和后处理,包括多平面重组(multi planar reformation,MPR);表面阴影显示(shaded surface display,SSD)、CT 仿真内镜(CT virtual endoscopy,CTVE)和容积再现技术(volume rendering technique,VRT)。利用 MPR 能够多方位地显示鼻窦及其邻近区域的结构变化及病变,可以为蝶窦鞍区病变手术提供通道;对于鼻部外伤病人,MPR 及 SSD 三维重组有助于观察鼻部骨折的位置、类型及与邻近解剖结构的关系(图 3-8-13)。

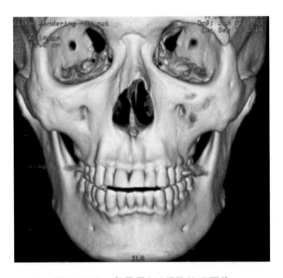

图 3-8-13　鼻骨骨折 VRT 处理图像

利用缩小重建 FOV 使图像放大重建;利用薄层、小间隔重建提高图像的分辨率和病变检出率。

六、鼻与鼻窦相关疾病 CT 检查要点与图像质量控制

CT 作为鼻和鼻窦首选的影像学检查方法,能更直观显示骨和软组织的情况,特别是它对软组织的分辨率,远胜于传统的 X 线检查,它以横断面、冠状面或矢状面重建图像可以很好地、全面地显示病变的范围、形态和密度变化;能较清楚地显示骨和软组织的情况;可以较好地区别积液、囊肿与实质

性肿块的密度差异;对于骨质增生硬化、吸收破坏均能显示得清楚细致;有助于疾病的诊断及鉴别诊断。

(一) 相关疾病 CT 检查要点

1. 鼻腔和鼻窦　CT 常规检查主要为横轴位扫描和冠状位扫描。对于鼻窦炎症病变和外伤采用冠状位扫描比横轴位扫描能更好地观察病变,要求摆位时头部要左右对称,两侧外耳孔等距于床面。嘱咐病人在检查过程中保持头部不动并且不能做开口运动。重建算法以骨算法为主。鼻骨骨折和急性鼻窦炎用低剂量扫描。

2. 肿瘤性病变和血管畸形　CT 检查应行三维扫描平扫及增强扫描,重建算法包括骨算法、软组织算法。要求扫描范围要足够大,以便能比较全面的显示肿瘤的侵犯范围以及是否有面颈部淋巴结的转移情况。

(二) 图像质量控制

影响 CT 图像质量的因素很多,除了设备的固有硬件因素外,与操作相关的因素主要有伪影、图像噪声和成像参数。因此,做好扫描前准备可避免大多数伪影的产生,根据病人病变实行个性化的扫描参数和成像参数的设置是保证图像质量的关键环节。

1. 伪影　除了设备因素外,鼻窦和鼻 CT 扫描伪影大都由病人运动及金属饰品产生,造成图像有模糊运动伪影或金属等高密度伪影,图像不能用于诊断或影响诊断。所以应严格做好病人的检查前准备和训练工作,扫描时要求病人头部保持不动同时不能做开口运动。另外,层厚与螺距选择不当图像重组时也容易产生阶梯状伪影。

2. 图像噪声和成像参数　CT 图像中的噪声的产生与射线的剂量,也是与到达探测器上的光子数量的大小有关,射线剂量越大或光子数越多,噪声越小。kV、mAs 是 CT 扫描剂量的表达。剂量的大小影响噪声的大小和图像质量。其中 kV、mAs 大小的选择很重要,它是一把双刃剑,大的 kV、mAs 可提高图像的密度分辨率,噪声减少,但同时病人的辐射剂量增大;小的 kV、mAs 可降低病人的辐射剂量,但图像的噪声大,图像的质量下降。

成像参数包括扫描参数和重建参数,扫描参数包括:kV、mAs、扫描层厚、螺距等;重建参数包括:重建算法、重建增量、重建层厚、重建 FOV 和重建矩阵等。

扫描层厚是影像图像分辨率的重要因素,层厚越薄,图像的空间分辨率越好,密度分辨率降低;层厚越厚,密度分辨率高,但空间分辨率低。

优化扫描参数原则是:图像在满足诊断需求的前提下尽量使用低 kV、mAs 扫描,减低病人辐射剂量,接受适度噪声的图像。同时根据被检结构的病变大小设定合适的层厚,以保证图像的分辨率。螺距一般选择小于或等于 1,以保证图像的 z 轴分辨率,避免产生重建伪影。

重建算法中软组织算法提高图像的密度分辨率,骨算法提高图像的空间分辨率。重建层厚薄,重建增量小,FOV 小和重建矩阵大等可提高重组图像的空间分辨率。图像后处理方法的灵活应用可多方位、多角度显示病变,提高图像质量。如多方位薄层 MPR 重建可发现引起化脓性鼻窦炎的原因,如窦口鼻道的狭窄、阻塞、解剖变异等。

(余建明　张国明)

第九节　口腔颌面部 CT 检查技术

一、口腔颌面部相关疾病与 CT 的诊断需求

口腔颌面部,并非是一个具有经典定义的解剖部位和分区,而是在临床医学的发展进程中随着口腔颌面外科学的兴起而出现的应用解剖分区。系统解剖学中,通常以眶上缘与外耳门的连线,将头颅分为上部的脑颅和下部的颌面部。临床实际应用中,CT 检查在该连线以下扫描得到的颌面部横断图像包括了颅底、颞骨和耳、鼻和鼻窦、眼眶、口腔、鼻咽、口咽、涎腺、面颅诸骨与颞下颌关节等解剖结构。因颅底、耳、鼻和鼻窦、眼眶以及其构成的面颅骨在专门的章节已有叙述,本节内容仅涉及口腔、口咽、涎腺、上下颌骨、颞下窝及颞下颌关节等部位和结构的相关疾病。

口腔颌面部的先天性变异与畸形,如唇裂,颊裂,舌系带过短等外在的软组织畸形无需影像学检查;对于累及颌面诸骨的先天变异与畸形,如腭裂、上颌与下颌的发育不全和肥大、茎突过长等,CT 检查可作为 X 线摄影的重要补充手段;先天性的囊性病变,如鳃裂囊肿、舌下囊肿、皮样囊肿、淋巴管瘤等,因具有较好的组织密度对比,CT 检查可作为重要的影像检查手段。

口腔、口咽、涎腺的炎性病变,如口腔溃疡、咽炎、扁桃体炎、腮腺炎临床即可作出诊断,无需影像

学检查;仅在这些区域炎症的进展期,需了解深部组织蜂窝织炎的范围和是否形成脓肿时,可进行CT检查。

因MRI在软组织成像上的优势,对于口腔、口咽、涎腺等部位的良恶性肿瘤和肿瘤样病变,CT检查已经不是首选的影像检查手段;但对于范围较大、中心坏死或血供丰富的软组织病变,CT检查仍具有一定的诊断价值,尤其对于进展期的恶性肿瘤,在了解骨质受侵犯和颈部淋巴结转移等情况时,可作为主要的影像检查方法。

对于发生于颌骨的病变,CT检查因在空间分辨率力方面具有的优势,可作为首选的影像手段;而对于牙体牙髓与牙周病变,因为牙科专用锥形束CT具有更高空间分辨率和更低辐射剂量,常规CT仅在没配备专用CT时作为替代的检查手段;对于颞下颌关节紊乱病,MRI检查常作为首选,用来显示关节盘等软组织改变,CT检查则作为一种补充的影像手段,用于观察关节退行性疾病和类风湿关节炎等疾病的骨性结构改变。

颌面部外伤所致的骨折在临床上比较常见,CT检查因其快速、可靠的优势,常作为首选的影像手段;随着三维重建技术的应用,CT已成为颌面部整形修复术前评估和手术设计的一种重要检查方法。

二、相关准备

取掉被检者头颈部饰物,移去扫描范围内其他可能干扰图像的高密度异物(如活动义齿);做好解释工作,消除病人的紧张心理,取得病人配合;对不合作的患者,检查前应予以药物镇静或催眠;嘱受检者在扫描过程中头颈部保持不动,不要吞咽;颌面部可扪及的体表肿块,应敷贴高对比标记物;增强扫描者,检查前建立静脉通道;用铅围裙遮盖包裹生殖腺。

三、口腔颌面部CT平扫与增强扫描技术

1. 扫描体位 受检者仰卧平躺于检查床上,头置于头托架内,下颌内收,听眦线与检查床面垂直,头颈部正中矢状面与纵向(激光)定位线重合,瞳间线与横向定位线平行,水平定位线齐耳屏。

2. 定位扫描 定位扫描范围从眉弓至颈静脉切迹水平,一般采用侧位定位像,必要时取正侧位双定位像。

3. 扫描范围与基线 非螺旋扫描,横断面基

线与听眦线平行,冠状面基线与听眦线垂直;螺旋扫描无需倾斜机架,重组基线参照非螺旋扫描基线。扫描范围从舌骨水平(相当于第4颈椎下缘)至眶下缘,或以病变为中心确定范围(图3-9-1)。

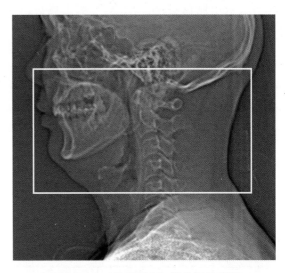

图3-9-1 口腔颌面部扫描范围示意图

4. 扫描参数 管电压为110~130kVp,管电流200~300mAs或自动管电流调制技术。非螺旋扫描,层厚3~5mm,间距3~5mm;4层以上多层螺旋CT建议采用螺旋扫描方式,采集层厚为0.5~1.0mm,准直宽度为4~40mm,螺距为0.6~1.0,重建层厚3~5mm,重建间隔3~5mm。同时重建一组设备允许的最薄层厚图像,间距为层厚的1/2,用于观察细节和三维重组。分别用高分辨卷积核重建骨窗图像和用标准卷积核重建软组织窗图像。重建视野为200~250,重建矩阵512×512。颞下颌关节扫描,扫描/重建层厚1~2mm,扫描/重建间距1~2mm,其余同前。

5. 增强扫描 拟诊口腔颌面部脓肿、血管性病变、软组织肿瘤或肿瘤样病变时,应考虑行CT增强扫描。扫描技术参数参考平扫。对比剂注射方案:碘对比剂浓度280~320mgI/ml,总量1.2~1.5ml/kg,注射速率3.0~4.0ml/s。欲观察血管性病变、了解病变与血管关系时,应行动脉期扫描,延时时间为20~30s,也可行团注跟踪扫描精确定制个性化延时时间;欲了解病变实质强化情况、明确病变范围时,应行实质期扫描,延时时间为50~60s;必要时行1~3min的延时扫描或于病变局部行动态增强扫描。

四、颌面部外伤与整形CT扫描技术

1. 扫描体位 受检者仰卧平躺于检查床上,

头置于头托架内，下颌内收，听眦线与检查床面垂直，头颈部正中矢状面与纵向（激光）定位线重合，瞳间线与横向定位线平行，水平定位线齐耳屏。

2. 定位扫描　定位扫描范围从头顶至下颌部，一般采用侧位定位像，必要时取正侧位双定位像。

3. 扫描范围与基线　非螺旋扫描，横断面基线与听眦线平行，冠状面基线与听眦线垂直；以整形为目的时，采用螺旋扫描方式，无需倾斜机架，重组基线根据临床实际需求调整。扫描范围从舌骨水平（相当于第4颈椎下缘）至额结节（图3-9-2）。

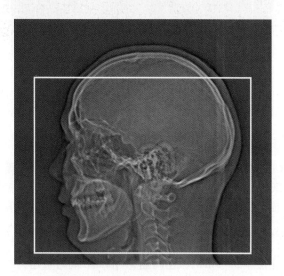

图3-9-2　颌面部（整形）扫描范围示意图

4. 扫描参数　管电压为100~120kVp，管电流100~200mAs或自动管电流调制技术。非螺旋扫描，层厚3~5mm，间距3~5mm；4层以上多层螺旋CT均采用螺旋扫描方式，采集层厚为0.5~1.0mm，准直宽度为4~40mm，螺距为0.8~1.2，重建层厚3~5mm，重建间隔3~5mm。同时重建一组设备允许的最薄层厚图像，间距为层厚的1/2，用于观察细节和三维重组。分别用高分辨卷积核重建骨窗图像和用标准卷积核重建软组织窗图像。重建视野为220~280，重建矩阵512×512。

5. 增强扫描　对临床和诊断需求的病人行增强扫描。

五、口腔颌面部CT后处理技术

1. 窗技术　对于口腔颌面部未累及骨质的软组织病变显示，采用软组织窗，窗宽300~400Hu，窗位35~40Hu，增强后可适当调高窗位至50~80Hu；对颌面部外伤的观察，采用骨窗，窗宽1500~2000Hu，窗位300~400Hu；其余情况下，一般取软组织窗和骨窗两种窗技术分别显示，必要时多种窗技术观察病灶。

2. 三维重建技术　口腔颌面部解剖结构复杂，组织重叠较多，三维重建技术作为横断图像的有效补充，有利于明确该区域病灶的空间定位、了解病变的累及范围和指导临床治疗计划的制订。口腔颌面部CT检查常用的后处理方法有：MPR、MIP和VR技术等。

MPR技术在多层CT中，MPR技术通常作为常规后处理方法，用来对口腔颌面部成像范围或感兴趣区进行冠状或矢状位的批量的连续重组成像，重组基线、重组层厚与间距均可参考断面直接扫描（图3-9-3）；也可对空间结构复杂的目标区域行任意斜面重组，如翼腭窝结构、颞下颌关节等，沿其长轴方向多角度调整重组成像（图3-9-4）。口腔颌面部的肿瘤常可累及眼眶、鼻腔、上颌窦、颞下窝及颅底等部位，MPR技术的多方位成像有助于了解病变与翼腭窝、神经管、颅底裂孔等重要解剖结构的毗邻关系，对确定手术范围及制订的手术方案有重要意义。

（1）CPR技术：常用来显示牙列、牙槽突等弯曲走行的结构（图3-9-5），可清晰展现下颌神经管、下牙槽骨神经管和上颌窦底等重要结构，了解埋伏阻生牙的数目、位置、弯曲情况及与前述重要解剖结构的关系，在牙体牙髓疾病的诊断、牙种植术和埋伏阻生牙拔出术中发挥重要的指导意义。

（2）MIP技术：MIP技术在口腔颌面部的应用相对较少，主要用于显示该解剖区域的血管性病变和展示病变与周围血管关系。一般采用层块MIP技术，层块的厚度根据病灶与血管的显露情况实时调整；条件允许时，可对增强图像减影后行MIP成像，显示走行血管的全景图和内膜钙化较好。

（3）VR技术：VR技术常用于颌面部骨性结构的立体显示，如颌面部骨折，肿瘤侵犯骨质等，可以多角度多方位成像（图3-9-6）。必要时行层块的VR重组成像或适当裁剪图像，以显露被遮挡的目标结构。VR图像能清晰立体显示骨折的部位形态、骨折线的长度走向、骨折移位距离方向以及骨折处毗邻的复杂空间解剖关系，为治疗方案的制订提供重要的影像信息。

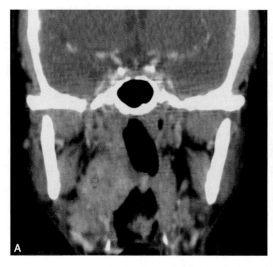 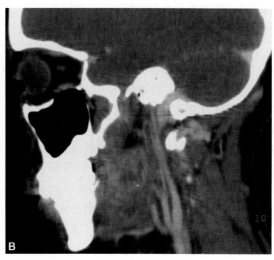

图 3-9-3 右侧扁桃体癌的常规多平面重组
A. 冠状面重组；B. 矢状面重组

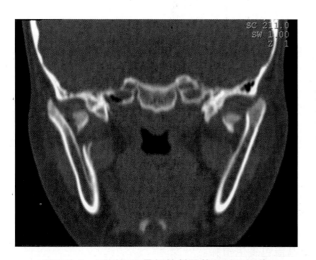

图 3-9-4 双侧髁突骨折的斜冠状面重组图像

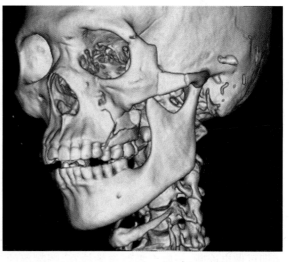

图 3-9-6 颌面部多发骨折的容积再现图像

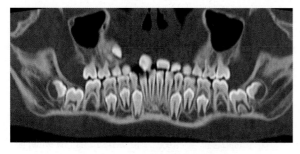

图 3-9-5 下牙列的曲面重组图像

六、口腔颌面部相关疾病 CT 检查要点与图像质量控制

来自涎腺、舌、口腔、口咽以及颌骨的先天性、炎性、肿瘤性及肿瘤样等软组织病变，扫描时曝光条件应当增加，以保证足够密度分辨率，提高软组织对比。考虑恶性肿瘤时，增强扫描应加大扫描范围，上界包括颅底，下界包括颈部淋巴引流区，达颈静脉切迹，以便于肿瘤的分期和治疗计划的选择。在图像后处理方面：观察颈部淋巴结时，以沿颈动脉走行的斜冠状面重组成像为主；观察舌体、软腭、会厌、口咽后壁等结构时，以正中矢状面重组成像为主。

咀嚼肌间隙内（包含颞下窝和翼腭窝）的肿块性病变，扫描范围应包括下颌神经的通路，从下颌颏部至前床突水平。后处理以 MPR 软组织窗和骨窗分别显示。

颌面部外伤和以整形术前评估为目的时，因骨性结构于周围组织本身具有天然的高对比，密度分辨率不是图像质量追求的重点，少量图像噪声也不影响诊断，这时应当调低曝光条件，以降低患者接受的辐射剂量。此时，为达到较高的图像空间分辨率和满足三维重组后处理的需求,要求扫描时采集层厚尽可能薄,重建间距窄以及采用高分辨率卷积核。高分辨算法重组图像用于观察骨性结构细节较好,用于整形术前的几何学测量也更可靠。但是,在选择 VR 技术行后处理时,重建算法应选择标准或软组织算法重建源图像,因上颌窦的前壁骨质较薄,高分辨算法生成的 VR 图像可能出现尖牙窝处的"假空洞"。通过选取不同的域值,获得皮肤、肌肉以及骨骼的软组织表面轮廓图,可用于评估先天性面部发育畸形或获得性面部畸形的实际情况,确定植骨的量,设计植入假体的形态大小等。

(张国明　黄政)

第十节　颈部 CT 检查技术

一、颈部相关疾病与 CT 的诊断需求

颈部的解剖范围,上界为下颌骨与枕骨下缘沿线,下界为颈静脉切迹与第 7 颈椎连线。颈部 CT 检查通常包括下咽与喉、甲状腺与甲状旁腺、颈段食管与气管、颈部血管以及软组织等部位和结构的相关疾病。

对于颈部的先天性变异与囊性病变,如喉膨出、颈内侧或外侧囊肿、皮样囊肿、淋巴管瘤等,超声检查因在鉴别病变囊性或实性方面具有优势,且无电离辐射,常作为首选的影像检查方法。这类疾病也因具有较好的组织密度自然对比,CT 检查可作为超声检查的重要补充手段。

咽喉部的慢性炎症与声带息肉,根据临床和喉镜即可做出诊断,一般无需影像学检查,咽喉部的急性炎性改变,如喉头水肿,引起气道的急性梗阻,需要临床紧急处理,也不宜行影像学检查;颈部深在软组织的蜂窝织炎和脓肿形成时,CT 检查可作为重要的影像检查手段。

对于下咽、喉与颈部软组织等结构的良恶性肿瘤和肿瘤样病变,因 MRI 在软组织成像上的优势,且无电离辐射,理论上 MR 检查应作为首先考虑的影像检查手段。但实际上,由于颈部肿块造成的呼吸困难和吞咽动作,图像容易出现影响诊断的运动伪影,而 CT 因成像速度快,常作为检查颈部良恶性肿瘤和肿瘤样病变的基本影像学方法。对于进展期的恶性肿瘤,在显示骨与软骨的侵蚀破坏方面,CT 较 MR 更好。对于甲状腺肿块,超声检查常作为首选,CT 检查仅用明确甲状腺恶性肿瘤的范围、颈部淋巴结转移以及毗邻结构的侵犯情况。

CT 检查对颈部创伤所致的皮下气肿,软骨的骨折伴周围血肿、软骨关节脱位以及气道狭窄等改变的诊断,较超声和 MR 检查更具优势;对咽喉部异物,无论是不透 X 线还是透 X 线,只要存在一定的密度差异,CT 检查均可显示,多层 CT 的应用更是提高了对细小异物显示的能力,且能行多方位成像,有助于异物的精确定位和了解异物与周围重要结构(如颈动脉)的关系。

随着多层 CT 的出现,CT 血管成像在颈部的应用逐渐增多,对血管解剖变异、颈-椎动脉狭窄和闭塞、颈-椎动脉瘤、颈-椎动脉夹层以及颈静脉血栓等血管性疾病的诊断价值日益显现,甚至在一定范围内可取代 DSA 检查在颈部的应用。对于颈动脉粥样硬化性狭窄的评价,CT 可显示 DSA 不能检出的管壁斑块,且在狭窄程度的判断上较 MR 更可靠。颈部 CT 血管成像,还可用于显示富血管病变的血供、了解肿块与周围血管的关系,对于手术方案的制订及术中保护血管具有重要意义。

二、相关准备

取掉被检者颈部饰物,移去扫描范围内其他可能干扰图像的高密度异物;做好解释工作,消除病人的紧张心理,取得病人配合;对不合作的患者,检查前应予以药物镇静或催眠;嘱受检者在扫描过程中头颈部保持不动,必要时利用绑带固定,检查过程中不要做吞咽动作;训练受检者在平静呼吸下屏气时扫描;颈部可扪及的小肿块,应敷贴高对比标记物;增强扫描者,检查前建立静脉通道;用铅围裙遮盖包裹生殖腺。

三、颈部 CT 平扫与增强扫描技术

1. **扫描体位**　受检者仰卧平躺于检查床上,头置于头托架内,下颌上抬,头垫高后仰,两肩尽量下垂,颈部正中矢状面与纵向(激光)定位线重合,瞳间线与横向定位线平行,水平定位线齐耳屏。

2. **定位扫描**　定位扫描范围从眉弓至胸骨角,一般采用侧位定位像,必要时取正侧位双定位像。

3. **扫描范围与基线**　非螺旋扫描,横断面基线与第 3 至第 4 颈椎椎体后缘连线垂直;螺旋扫描无需倾斜机架,重组基线参照非螺旋扫描基线。喉部和下咽扫描范围从会厌上缘至第 6 颈椎下缘(图3-10-1A);甲状腺扫描范围从第 3 颈椎下缘至第 7 颈椎下缘,胸内甲状腺的下界也可能到达主动脉弓水平;完整的颈部扫描范围从颞骨岩部上缘至胸骨颈静脉切迹(图 3-10-1B),也可在根据实际情况在颈部病变处行局部范围的扫描。

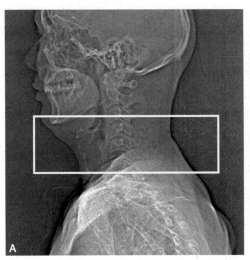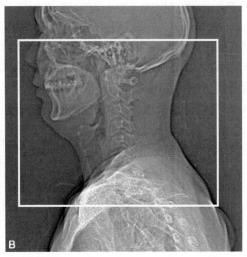

图 3-10-1　颈部扫描范围示意图

A. 下咽与喉的扫描范围；B. 完整的颈部扫描范围

4. 扫描参数　管电压为 120～130kVp，管电流 150～300mAs，推荐使用自动智能毫安技术。非螺旋扫描，层厚 5～10mm，间距 5～10mm；4 层以上多层螺旋 CT 建议采用螺旋扫描方式，采集层厚为 0.5～1.0mm，准直宽度为 4～40mm，螺距为 0.8～1.2，范围较大的病变，重建层厚 5～10mm，重建间隔 5～10mm，较小病变与声门区结构的显示，重建层厚 2～3mm，重建间隔 2～3mm。同时重建一组设备允许的最薄层厚图像，间距为层厚的 1/2，用于观察细节和三维重组。用标准卷积核重建软组织窗图像。重建视野为 200～300，重建矩阵512×512。

5. 增强扫描　拟诊颈部感染性病变、血管性病变、肿瘤或肿瘤样病变时，应考虑行 CT 增强扫描。扫描技术参数参考平扫，怀疑恶性肿瘤应扫描完整的颈部范围。对比剂注射方案：碘对比剂浓度 280～320mgI/ml，总量 1.2～1.5ml/kg，注射速率 3.0～4.0ml/s。欲了解病变与血管关系时，应行动脉期扫描，延时时间为 20～25s，也可行团注跟踪扫描精确定制个性化延时时间；欲了解病变实质强化情况、明确病变范围时，应行实质期扫描，延时时间为 50～60s；必要时行病变局部的动态增强扫描。严重的甲状腺功能亢进患者，禁用碘对比剂行增强扫描。

四、头颈部 CTA 扫描技术

1. 扫描体位　受检者仰卧平躺于检查床上，头置于头托架内，下颌上抬，头垫高后仰，两肩尽量下垂，双手置于床边，头颈部正中矢状面与纵向（激光）定位线重合，瞳间线与横向定位线平行，水平定位线齐耳屏。

2. 定位扫描　定位扫描范围从头顶至双乳头连线，一般采用侧位定位像，必要时取正侧位双定位像。

3. 扫描范围　扫描范围从额结节至胸骨角水平，包括颅底的 Willis 环与主动脉弓在内（图 3-10-2）。

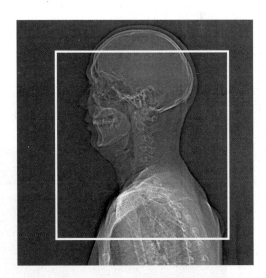

图 3-10-2　头颈部血管扫描范围示意图

4. 扫描参数　采用螺旋扫描方式，管电压为 100～120kVp，管电流 150～200mAs，推荐使用自动管电流调制技术。采集层厚为 0.5～1.0mm，准直宽度为 4～40mm，螺距为 0.8～1.5，重建层厚 3～5mm，重建间隔 3～5mm。同时重建一组设备允许的最薄层厚图像，间距为层厚的 1/2，用于血管三维重组后处理。用标准或软组织卷积核重建强化的血管图像。重建视野为 220 ~ 250，重建矩阵 512×512。

在设备性能允许的前提下，尽可能选择时间减影或能量减影的 CTA 扫描模式，以达到去除颈部骨性结构遮挡、充分显露血管影像的目的。时间减影法 CTA，平扫与增强扫描的扫描范围和层厚、层距等技术参数应保持一致，为降低辐射剂量，管电流可适当降低；能量减影法 CTA，使用 80kVp 和 120kVp 两种电压，其余技术参数与普通 CTA 大致相同。

5. **增强扫描**　对比剂注射方案：碘对比剂浓度 320 ~ 370mgI/ml，碘对比剂总量 60 ~ 80ml，注射速率 4.0 ~ 5.0ml/s。最好使用双筒高压注射器时，在注射碘对比剂之后，紧接着以同样速率注射 30 ~ 40ml 生理盐水冲管。

颈部动脉成像检查，推荐应用对比剂团注跟踪技术，监测层面为主动脉弓，触发阈值 80 ~ 120Hu，诊断延时 4 ~ 8s。也可应用小剂量预试验法测定对比剂到达靶血管的时间，碘对比剂总量 20ml，生理盐水 20ml，注射速率同前，监测点为第 4 颈椎水平的颈总动脉。特殊情况下，上述个体化方案不可用时，可选择 18 ~ 22s 的经验值作为颈部 CTA 延时时间。

颈部静脉成像检查，延时时间较动脉成像延迟 10 ~ 15s。

五、颈部 CT 后处理技术

1. **窗技术**　颈部的软组织病变，常采用软组织窗，窗宽 300 ~ 400Hu，窗位 35 ~ 40Hu，增强后可适当调高窗位至 50 ~ 80Hu；颈部软骨及其病变的显示，窗宽 500 ~ 1000Hu，窗位 80 ~ 200Hu，具体根据软骨的骨化程度而定；强化后的颈部血管性病变，窗宽 400 ~ 800Hu，窗位 100 ~ 200Hu，根据血管内碘对比剂浓度不同，窗宽窗位的调节幅度变化较大。必要时多种窗技术观察病灶。

2. **三维重建技术**　颈部解剖结构如喉、下咽、食管、气管、颈部动静脉与淋巴结等，大致在人体纵轴方向上走行。因此，一般在条件许可的情况下，应尽可能利用薄层横断图像，对颈部结构和病变行冠矢状面上的三维重组观察和显示，有助于病变的精确定位和治疗计划的合理制订。颈部病变 CT 检查常用的后处理方法有：MPR，MIP、VR 和 VE 技术等。

（1）MPR 技术：MPR 技术是颈部软组织病变最为常用的后处理方法，一般以冠状面和矢状面重组为主（图 3-10-3），辅以斜横断面重组。通常会常规生成批量的连续冠矢状面图像，冠状面重组基线与第 3 至第 4 颈椎椎体后缘连线平行，矢状面重组基线与冠状面上的喉腔气道平行，斜横断面重组基线与声带平行，重组层厚与间距均可参考横断面直接扫描。会厌谷、会厌、下咽、咽后壁、颈段食管和气管等结构及其病变以正中矢状面显示为佳；梨状隐窝、喉室、声襞、前庭襞、甲状腺和颈血管鞘等结构及其病变以斜冠状面显示为佳。对于环杓关节等复杂结构的观察，需要进行实时的多角度多方位 MPR 后处理。

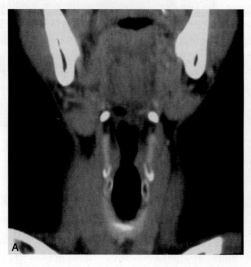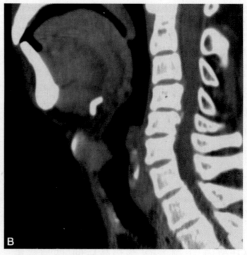

图 3-10-3　右侧声门型喉癌的多平面重组图像
A. 冠状面重组；B. 矢状面重组

在颈部,CPR技术主要用于血管成像检查。因血管走行弯曲,任何斜面均难以显示单条血管的全程。因此,CT高级血管软件中,一般具有沿弯曲血管中轴自动生成CPR图像的功能,能避开椎骨对血管的遮挡,并可进行多角度旋转,显示动脉管壁的钙化和非钙化斑块、撕裂的内膜(见于动脉夹层)以及了解支架内的通畅情况较好,在CPR图像上自动测量和评价血管的狭窄也更为可靠(图3-10-4)。手动绘制的CPR技术,则可用于显示闭塞的动脉管腔和颈静脉内的血栓或瘤栓。

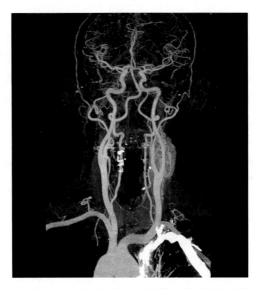

图3-10-5 左侧颈动脉体瘤的最大密度投影图像

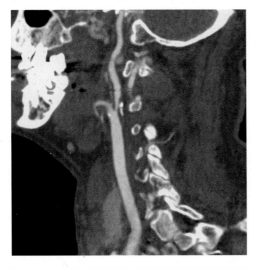

图3-10-4 颈内动脉起始部粥样硬化性狭窄的自动曲面图像

(2)MIP技术:为显示颈部血管性病变以及了解富血供病变与血管关系时,可采用层块最大密度投影(MaxIP)技术,层块的厚度根据病灶与血管的显露情况实时调整;如果设备具有减影的功能,则对减影后的强化血管行MIP成像,显示血管全貌、钙化和侧支循环较好(图3-10-5)。血管MaxIP成像的缺点是,前后方向的血管重叠显示,且严重的钙化斑块会影响血管狭窄的评判。层块最小密度投影(MinIP)技术,可用于显示上气道(包括咽、喉和颈段气管)的原发性或外压性狭窄。

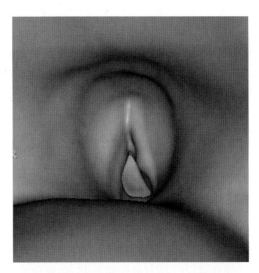

图3-10-6 喉部声门下区的仿真内镜图像

(3)VE技术:仿真内镜(VE)技术,主要用于低密度的咽喉等气道内表面的立体观察,显示管腔内异物、新生物及管腔狭窄较好(图3-10-6)。也可用于高密度的强化后血管管腔内壁的观察,显示颈-椎动脉的管壁钙化、评价血管狭窄和支架内情况较为直观。

(4)VR技术:VR技术,常用于头颈部CTA检查中显示主动脉弓上血管的发育变异、动脉瘤、狭窄性或闭塞性病变等(图3-10-7)。也可用于立体

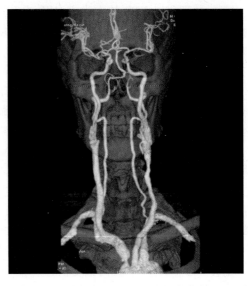

图3-10-7 双侧颈动脉与钙化斑块的容积再现图像

展示颈部肿块与强化血管和椎体的空间关系。VR 后处理中，颈部各种存在一定组织密度差异的结构，如皮肤、肌肉、强化的动脉以及椎骨等，被赋予不同的透明度和色彩，产生立体直观和生动逼真的效果，并且可以有选择性地显示感兴趣目标结构。血管 VR 图像可以显示内膜钙化和支架外表面，但不能观察管壁的非钙化斑块、撕裂的内膜和支架内的通畅情况，需要结合其他平面的后处理技术综合分析。

六、颈部相关疾病的 CT 检查要点

颈部上连头颅下接躯干，结构密度差异大、体厚变化大，透过人体后的 X 线衰减差异显著。若使用较小的恒定管电流，颈肩交界部会产生严重的条状噪声伪影，影响正常结构的观察和病变的显示；颈部的辐射敏感器官为甲状腺，若使用较大的恒定管电流，可能会增加致癌的风险。因此只要设备具有自动毫安调制功能，均建议常规采用自动管电流调制技术，以降低辐射致癌风险，减少颈肩交界部的噪声伪影，改善图像质量。还应充分利用高端 CT 的此类先进技术，如自适应性降噪声算法、迭代重建算法等。

颈部血管成像检查，可通过适当降低管电压，利用碘原子在低管电压下的 K 缘效应，增加血管内碘的 CT 值，以强化血管与周围结构的对比，提高血管图像质量。扫描方向从头至足，加上盐水冲管，可能在一定程度上减少头臂静脉内高浓度碘对比剂造成的线束硬化伪影。颈部动脉粥样硬化性疾病，后处理时应以弓上血管起始部、椎动脉起始部和颈总动脉分叉部为重点观察区域。大动脉炎患者，血管后处理应以 MPR 技术为主，MIP 或 VR 技术可能无法显示光滑的血管壁增厚，尤其是在大动脉炎早期血管狭窄不明显时容易漏诊。

原发性或继发性甲状旁功能亢进的患者行 CT 检查明确甲状旁腺病变时，扫描范围应包括舌骨至主动脉弓水平，层厚与间距 3~5mm，因甲状旁腺体积小，且有高达 20% 的人群可能存在异位甲状腺。

咽喉部有鼻咽、口咽、喉咽，扫描范围根据检查部目的确定。鼻咽部：解剖位置为颅底-软腭水平，扫描范围为鞍底到口咽平面；口咽部：解剖位置为硬腭-会厌上缘，扫描范围为硬腭到会厌游离缘；喉咽部：解剖位置为会厌-环状软骨，扫描范围为会厌游离缘或舌骨平面至环状软骨下缘，喉部从舌骨平面至环状软骨下 1cm。扫描时嘱受检者平静呼吸，不要做吞咽动作，以免产生运动伪影。为了更好地

显示声带、梨状窝尖端、咽后壁及杓会厌壁的形态及病变，喉部扫描时可嘱受检者连续发字母"E"音，使声带内收、梨状窝扩张。

（余建明　张国明）

第十一节　胸廓入口 CT 检查技术

一、颈胸交界处相关疾病与 CT 诊断要求

颈胸交界处是连接颈部与上纵隔、上胸腔及腋窝的特殊区域，该区域以颈根部为中心，上包括甲状腺，下止于主动脉弓水平，前部位置较低，后部位置较高，解剖结构较为复杂：既包括颈胸部的纵行结构，又含有颈、胸、上肢间的横行结构，通常需要借助 CT 重建图像的三维立体观察来理解其正常解剖及病变。颈胸交界处病变通常会向上或向下累及邻近的组织器官和结构，包括上纵隔、上胸腔、腋窝及下颈部等部位，因此，颈胸交界处病变的影像学表现具有复杂性、多样性、多变性等显著特点。对于 CT 医师来说，理解认识颈胸交界区正常解剖及病变影像学特点，是正确检查、诊断该区域病变局部和扩散表现、为临床提供缜密完整的影像学信息的首要前提。

（一）颈胸交界处肿瘤 CT 检查的价值与限度

颈胸交界处是肿瘤或肿瘤样病变的好发部位，常见的肿瘤或肿瘤样病变有胸骨后甲状腺肿、甲状腺腺瘤、甲状腺癌、淋巴瘤、淋巴管囊肿、淋巴结转移瘤、神经源性肿瘤、肺尖癌、肺上沟癌、肺结核球、胸膜间皮瘤、食管癌、食管平滑肌瘤、食管憩室等。CT 检查是评价颈胸交界处肿瘤性病变常用的检查方法，对原发灶的定位、病变周围情况的显示及转移瘤的检出均具有极高的诊断效能，但对于早期、不典型肿瘤性病变的定性仍有一定限度。

（二）颈胸交界处外伤 CT 检查的价值与限度

颈胸交界处外伤依据受伤组织不同，可分为软组织损伤及骨折伤，后者还包括脊髓损伤，依据致伤来源及后果可分为开放性创伤、闭合性创伤及医源性损伤，各种暴力作用均可导致颈胸交界处结构损伤。由于该区域解剖结构复杂，重要组织、器官多，任何一处的创伤都可具有严重性。常见的外伤有脊柱、肋骨骨折、软骨、脊髓损伤、血气胸、血肿、气肿等。CT 扫描能全面、具体的显示颈胸交界处外伤的范围、血肿的部位和大小、骨与软骨的损伤，

并能观察皮下、肌肉及组织间隙内的气体,对于颈胸交界处外伤患者,如果病情容许应尽早行 CT 扫描,CT 扫描不仅对骨折及关节脱位的显示具有极大优势,对外伤性椎管狭窄及损伤稳定性的判断也有极大价值,但对椎管内脊髓损伤的判断仍有一定限度。

(三) 颈胸交界处炎性病变 CT 检查的价值与限度

由于颈胸交界区位置表浅、血供较丰富且解剖学上存在多个互相交通的间隙,故炎性病变好发且难以局限,易形成蜂窝织炎或脓肿。该区域炎性病变多由细菌感染引起,也可由变态反应、外伤或邻近组织蔓延所致,一般分为急性炎症与慢性炎症,常见颈胸交界区炎性病变有胸膜肥厚粘连、蜂窝织炎、淋巴结炎性病变、脓肿、椎体及周围软组织结核等。CT 可有效发现颈胸交界区皮下脂肪肿胀、密度增高、纤维间隔增粗、邻近肌肉肿厚及积脓、积气,重建后处理技术对正确理解和诊断区域病变局部和相互扩散很有价值,然而目前 CT 扫描分辨率对菲薄筋膜的显示及相应细小间隙的区别仍有待提高。

(四) 颈胸交界处血管病变 CT 检查的价值与限度

颈胸交界区血管结构走行复杂,血管病变类型多种多样,以动脉粥样硬化、闭塞、静脉血(癌)栓、动脉瘤、蔓状血管瘤等最为常见,可发生于颈胸交界区血管任何部位或多部位同时受累及。CT 血管成像技术依赖其极高的扫描速度、稳定可靠的重建后处理技术在颈胸交界区血管病变的诊断中发挥了巨大的作用,CTA 技术能够较准确显示颈胸交界区血管管腔的狭窄、血栓、腔内斑块及管腔扩张等异常改变,完全可媲美 DSA 检查。但对小血管管腔内病变的诊断效能不及 DSA 检查。

二、相关准备

胸廓入口处结构较为复杂,包括肌肉、骨骼、淋巴结及血管等,常规 CT 检查有时难以区分正常的血管结构与增大的淋巴结或结节性病变,此时往往需要加做增强扫描,以提高病变组织与邻近正常组织间的密度差别。然而充足的检查前准备对于图像质量至关重要,具体如下:

1. 除去扫描范围内可移去的高密度物。
2. 进行呼吸训练,检查时平静呼吸。
3. 检查期间不可做吞咽动作,两肩尽量下垂紧贴检查床(尽可能避开锁骨伪影)。

4. 对需要做增强扫描的患者,扫描前需禁食 4 小时,并由患者或家属签署增强扫描知情同意书。

5. 对儿童或者不合作的患者,可根据情况给予镇静或麻醉,以减少运动伪影和提高扫描层面的准确性。

6. 对敏感腺体进行必要的防护。

三、甲状腺肿瘤 CT 平扫与增强检查技术

1. **扫描注意事项**　去除颈部佩戴物,下颌上抬,勿行吞咽动作,肩膀尽量下移,避免锁骨干扰。

2. **扫描体位**　取仰卧位,颈部尽量仰伸。

3. **扫描范围**　下颌骨下缘至主动脉弓水平,胸廓内甲状腺继续向下扫描至消失。肿瘤向胸内延伸或了解上纵隔淋巴结情况时扩大扫描范围。

4. **扫描参数**

(1) 采用 GE Discovery CT750 HD CT 扫描机进行扫描:电压为高、低电压(140、80kVp)瞬时(0.5ms)切换,管电流为 600mA。X 线管旋转速率 0.6 秒/周,探测器宽度 64×0.625mm,层间距 0.625mm,层厚 0.625mm,螺距 0.969。对比剂为碘海醇(含碘 300mg/ml),剂量 1.3ml/kg,注射流率 3～4ml/s。动脉期采用自动扫描激发软件(Smart Prep,GE Healthcare)触发扫描,监测点位于 C_4～C_5 椎间隙层面左侧颈内动脉内,于注射对比剂 10 秒后启动检测,当阈值达到 80Hu 时开始扫描,静脉期于动脉期结束后 13 秒开始扫描。

(2) 采用 GE LightSpeed 16 排螺旋 CT 进行扫描:扫描层厚 1.25mm,重建间隔 0.625mm,螺距 1～1.5,120kV,150～175mAs。对比剂为碘海醇(300mgI/ml),剂量 1.3ml/kg,注射流率 3～4ml/s。高压注射器经肘部静脉团注,注射速率为 3.0ml/s,于注射后 30s、100s 分别进行双期扫描。对各期横断位图像的原始数据进行 1mm 重建,重建间隔 1mm。

(3) 采用 Philips iCT 扫描:120kV,自动管电流选择(automatic current selection,ACS),螺距 0.993,旋转时间 0.75s。层厚、层间距均为 3mm,对比剂为碘海醇(含碘 300mg/ml),剂量 1.3ml/kg,注射流率 3～4ml/s。高压注射器经肘部静脉团注,注射速率为 3.0ml/s,于注射后 30s、100s 分别进行双期扫描。对各期横断位图像的原始数据进行 1mm 重建,重建间隔 1mm。

四、无脉症 CTA 检查技术

无脉症是一种累及主动脉及其分支的慢性、进

行性、且常为闭塞性的炎症,常见于多发性大动脉炎、动脉硬化闭塞症和胸廓出口综合征等疾病,也见于血管畸形及外伤,常合并锁骨下动脉盗血综合征及动脉血栓形成。病变主要累及主动脉的大分支,分支开口处最严重,好发部位依次为锁骨下动脉(90%)、颈动脉(45%)、椎动脉(25%)和肾动脉(20%)。

本病的病因尚不明确,近年来多数认为本病可能是与链球菌、结核菌、病毒等感染有关的自身免疫性疾病。在亚洲和非洲发病率较高。多见于青年女性,发病年龄5~45岁左右,男女之比约1:8。临床上根据受累动脉的不同而分为不同的临床类型,其中以头颈和臂部动脉受累引起的上肢无脉症为最多,其次是降主动脉、腹主动脉受累的下肢无脉症和肾动脉受累引起的肾动脉狭窄性高血压,也可见肺动脉和冠状动脉受累而出现肺动脉高压和心绞痛甚至急性心肌梗死。约80%病变侵犯两个部位以上的动脉,累及冠状动脉的发生率为9%~10%。各研究报道的肺动脉受累发生率差别较大,从14%~86%不等,单独累及肺动脉的发生率仅为4%。

目前对无脉症的诊断除了依据临床症状、体征及实验室检查外,常以影像技术检查为主,随着多层螺旋CT血管成像技术的迅速发展,使动脉疾病的检查更简单、安全、准确。CTA检查作为一种无创的血管检查技术,具有操作简便,时间短,费用相对较低,仅需静脉注射造影剂,一次扫描即可完成大范围的血管成像,经后处理软件处理可以多角度旋转、多方位观察、能同时显示动脉狭窄、闭塞甚至周围侧支血管形成,为临床治疗提供准确的信息。如图3-11-1~图3-11-7所示。

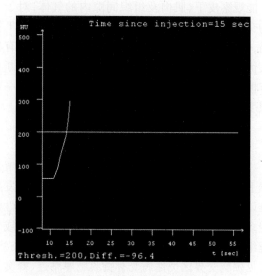

图 3-11-2 触发阈值为200Hu

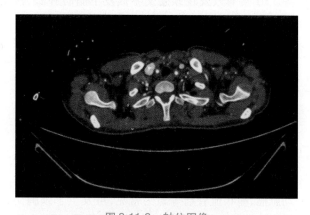

图 3-11-3 轴位图像

左侧锁骨下动脉、双侧颈总动脉及头臂干管壁增厚,以双侧颈总动脉明显

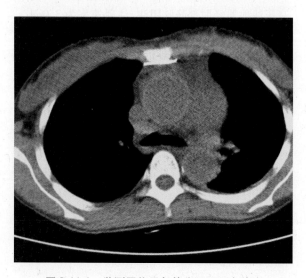

图 3-11-1 监测层位于气管分叉层面主动脉

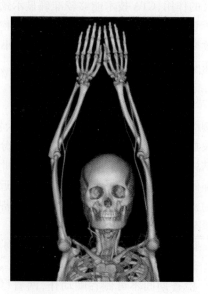

图 3-11-4 双上肢 VR 图像

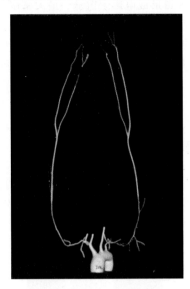

图 3-11-5　去骨后 VR 图像
明确显示双侧锁骨下动脉、腋动脉及肱动脉近段
显影纤细,左侧明显

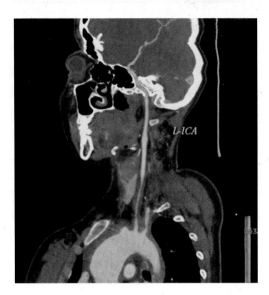

图 3-11-7　曲面重建图像
示左侧颈总动脉近段管壁弥漫性增厚,管腔
重度狭窄

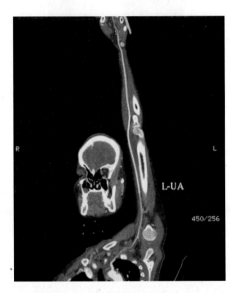

图 3-11-6　曲面重建图像
左侧锁骨下动脉、腋动脉及肱动脉近段管壁增厚,显影
纤细浅淡

累及头颈和臂部动脉的上肢无脉症的检查技术:

1. 扫描体位　仰卧位,头后仰,身体放置于检查床的中心,双手伸直置于头两侧。

2. 扫描范围　依据累及范围确定扫描范围。一般为主动脉弓至头顶,必要时延伸至指端。

3. 扫描参数

(1) 采用西门子双源 Flash CT 扫描机进行扫描:管电压:120kV;管电流:自动毫安秒,最大管电流 200mAs;层厚/重建间隔 1.0mm/0.7mm;准直器宽/螺距 128×0.6mm/0.9,球管每周旋转时间 0.5s。采用高压注射器经健侧肘静脉或前臂静脉注入,造影剂:高浓度对比剂 350 或 370mgI/ml,剂量为90ml,注射速率 4.0~5.0ml/s,盐水:40ml 生理盐水,注射速率同造影剂;使用智能造影剂跟踪软件 Bolus tracking 自动触发扫描,触发层面为气管分叉水平主动脉,于注射对比剂 10s 后启动检测,触发阈值为 200Hu。

(2) 采用 GE Discovery CT750 HD CT 扫描机进行扫描:管电压:120kV;管电流:自动毫安(50~200mA);层厚/重建间隔 0.625mm/0.625mm;准直器宽/螺距 64×0.625mm/0.984:1,球管旋转时间 0.9s。采用高压注射器经健侧肘静脉或前臂静脉注入,造影剂:高浓度对比剂 350 或 370mgI/ml,剂量为 90ml,注射速率 4.0~5.0ml/s,盐水:40ml 生理盐水,注射速率同造影剂;采用自动扫描激发软件(Smart Prep,GE Healthcare)触发扫描,触发层面位于气管分叉水平主动脉,于注射对比剂 10s 后启动检测,当阈值达到 200Hu 时开始扫描。

五、颈胸交界疾病三维图像重建技术

(一) 一般采用纵隔窗

普通扫描,纵隔窗宽:350~400Hu,窗位:35~50Hu;增强后纵隔窗宽:350~400Hu,窗位:40~45Hu。MIP 窗宽:800Hu,窗位:400Hu。

（二）各种重建技术

1. 表面阴影显示（shaded surface display, SSD） 通过确定兴趣区所要显示结构的实际密度所包含的最高和最低 CT 值，设定最高和最低阈值水平，然后标定兴趣区所要显示的结构。表面遮盖技术能很好地显示复杂结构，尤其是结构重叠区域的三维关系。但这种以 CT 阈值为参数的图像处理，丢失了大量与 X 线衰减有关的结构，对设定阈值以外的像素不能显示，小的血管也难以显示，重度狭窄可表现为血管腔闭塞，血管壁钙化和管腔内造影不能区分，所以对狭窄的管径有可能显示不清。

2. 容积再现（volume render, VR） 直接把三维灰度数据显示在平面屏幕上，不需要重建物体的表面。利用全部体素的 CT 值，行表面遮盖技术并与旋转相结合，加上伪彩色编码和不同程度的透明化技术，使表面与深部结构同时立体地显示。但是对于一些 CT 值较低的病变，如细小软斑块、狭窄显示欠佳。对颈胸交界部位骨折可以更清楚地显示（图 3-11-8）。

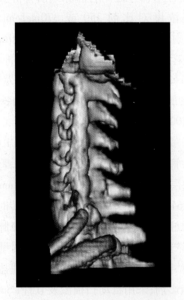

图 3-11-8 VR 重建图显示颈胸交界部位骨折

3. 最大密度投影（maximum intensity projection, MIP） 也可以被看作体积再现法的一个特例，只要把容积再现法光线投射的合成运算改为求最大值即可。它不同于表面遮盖显示法，无 CT 阈值选择，保证了信息无遗漏，微小的密度变化也能适当的显示。用最大密度投影法重建的立体图像可沿一固定轴连续旋转，得到多角度最大密度投影法图像，并可形成电影图像链。最大密度投影可以得到类似血管造影的图像，即使是小的血管，由于它设定的 CT 值，也可以清晰显示。严重的狭窄与闭塞、血管壁钙化斑与管腔内的造影剂也可以区分出来（图 3-11-9）。

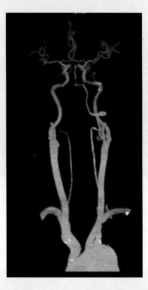

图 3-11-9 最大密度投影可以得到类似血管造影的图像

4. 最小密度投影（minimum intensity projection, MinIP） 是在某一平面上对所选取的三维组织层块中的最小密度进行投影，是利用容积数据中在视线方向上密度最小的像素的投影技术。主要用于气道、支气管树等中空器官的病变。

5. 多层面重组（multi planar reformation, MPR） 是在横断面图像的基础上对某些或全部扫描层面进行各个方向的重组，得到冠状位、矢状面、斜面或任意层面的二维图像。MPR 方法简单、快捷，适用于全身各个部位，可多方位显示全身各个系统器官的形态学改变，弥补了 CT 只能提供横断面图像的缺憾，尤其是在判断解剖位置和病变的侵犯范围、毗邻关系有着明显优势（图 3-11-10）。

6. 曲面重建（curved planar reconstruction, CPR） 是指在容积数据的基础上，沿感兴趣器官画一条曲线，使走行迂曲、甚至不在同一个平面的同一脏器展现在同一平面。CPR 是 MPR 的一种特殊方法，适合于颈胸交界处迂曲的血管、气管、支气管的重建与显示（图 3-11-11）。曲面重建图像的客观性及准确性和操作者画线的精确性有很密切的关系。

7. 气管三维重建 能清晰地显示支气管树的结构，也能更清楚地显示气管及支气管异物（图 3-11-12）。

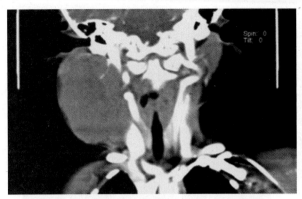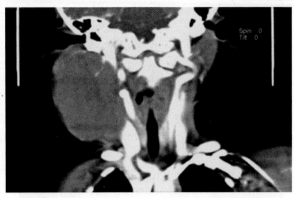

图 3-11-10　MPR 显示颈部肿块的毗邻关系

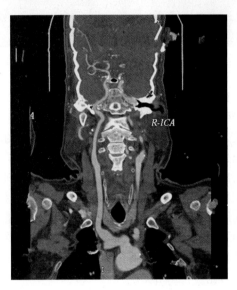

图 3-11-11　CPR 显示颈胸交界处迂曲的血管

六、胸廓入口相关疾病的 CT 检查要点与图像质量控制

1. 颈胸交界处肿瘤 CT 检查要点　对于肿瘤病变患者,应根据情况适当增加扫描范围并尽可能行三维重建后处理(图 3-11-13),以便对肿瘤自身的生长状态、转移情况、周围组织受侵情况做更全面准确的评估。对于甲状腺肿瘤,短期内做过核素检查及治疗的患者应避免 CT 检查,甲状腺病变应扫描主动脉弓水平。

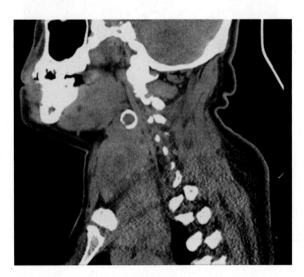

图 3-11-13　三维重建显示颈胸交界处肿瘤

2. 颈胸交界处外伤 CT 检查要点　对于颈胸交界处外伤患者,常规轴位扫描外应行重建后处理成像,以便直观理解受伤情况。对于多发骨折患者,VR 图像是理解骨骼变形移位的最佳选择(图 3-11-14)。对于血肿患者可行 CTA 检查,对指导临床行栓塞治疗有很大帮助。对于软组织积气患者行多角度多方位 MPR 成像,有助于发现气道及食管的撕裂伤。

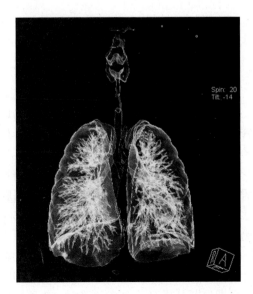

图 3-11-12　气管三维重建清晰地显示支气管树的结构

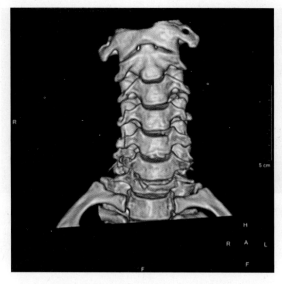

图 3-11-14 VR 图像重建显示骨骼

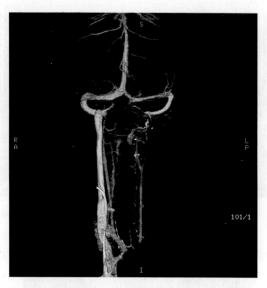

图 3-11-16 CT 重建后处理颈胸交界处血管病变

3. 颈胸交界处炎症 CT 检查要点 类似与外伤性病变,CT 重建后处理技术对正确理解认识颈胸交界处炎性病变的发生、发展过程及治疗过程中的监测均有重要意义(图 3-11-15)。

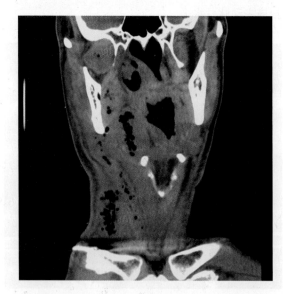

图 3-11-15 CT 重建后处理颈胸交界处炎症

4. 颈胸交界处血管病变 CT 检查要点 对怀疑血管性病变患者,MSCTA 检查是极佳选择,检查时应根据患者年龄、体重及目标血管血流动力学特点选择恰当的扫描时间,尽量使目标血管对比剂浓度达到理想水平,以充分、准确显示病变及其程度,应当常规重建 VR、MIP 图像等(图 3-11-16)。

5. 颈胸交界处 CT 检查图像质量控制 由于颈胸交界处致密结构众多,扫描范围横径变化大,图像噪声相对较高且射线硬化伪影明显,图像噪声总是很大,尤其是高分辨图像质量更难以接受。研究表明,CT 图像噪声大小与扫描参数和重建算法有关,总体来说图像噪声随管电流、管电压的增加而减少,但这无疑增加患者的辐射剂量。有学者研究指出,应用基于模型的迭代重建技术对低剂量颈胸交界处 CT 图像进行重建能有效降低噪声指数,提高图像质量。另有研究发现,在相对低剂量扫描前提下,基于模型的迭代重建和自适应迭代重建技术可显著降低颈胸交界处图像噪声并显著提高对比噪声比。

(余建明 陈晶)

第十二节 胸部 CT 检查技术

一、胸部相关疾病与 CT 诊断要求

胸部疾病种类繁多,包括肿瘤、炎症、外伤以及血管性疾病等。

(一)胸部肿瘤

近年来胸部肿瘤发病率不断上升,如肺癌目前高居全球恶性肿瘤发病率的首位。在我国因肺癌导致的死亡占全部恶性肿瘤死亡人数的 22.7%;乳腺癌发病率在女性恶性肿瘤中排在第一位,每年有 130 多万女性被确诊为乳腺癌。美国疾病监测中心统计的数据表明乳腺癌进展后治愈率仅为 40% 左右。早期诊断是提高治愈率的关键。各种影像学检测手段的产生和发展给胸部肿瘤提供了极有利的诊断依据。胸部肿瘤种类繁多,主要包括胸壁肿

瘤、纵隔肿瘤、肺肿瘤、食管肿瘤、乳腺肿瘤等,常出现转移。

1. CT对肺肿瘤的诊断价值 肺肿瘤CT诊断要点:肺部良性肿瘤多呈圆形,边缘光滑,伴或不伴小分叶,肿瘤密度均匀,肺癌肿块边缘不规则,有毛刺分叶,密度不均匀但较实,CT检查可清楚显示纵隔内的淋巴结转移。检查方法有平扫+增强、灌注、能谱双能量成像。

(1) 双能量成像:DSCT肺灌注成像就是通过2种能量状态下对肺组织内碘对比剂的分布情况进行分析,显示肺组织的血流灌注状态,间接反映肺功能状况,可用于肺栓塞患者的早期诊断和随访观察,以及肺癌血管侵犯的评价,不但能够清晰显示这些病变的病理解剖学改变,而且有助于对肺功能的评价。弥补了常规增强不能观察肺功能及传统肺灌注扫描不能实现全肺容积的不足。DSCT扫描技术应用于肺内肿块检查,通过一次双能量增强即可获得与常规平扫图像质量相当的虚拟平扫(VNC)图像,基本不影响病灶检出和显示,但能显著降低辐射剂量;还可获取额外信息:碘分布图及全肺的虚拟灌注图像,具有潜在的临床应用价值。

(2) 肺肿瘤灌注成像:肿瘤CT灌注成像可反映活体内肿瘤血管生成的微血管变化,能更准确地对肿瘤进行分期、分级、预后及对肿瘤疗效的分析。但CT灌注参数准确性较差是制约肺肿瘤灌注CT应用的主要因素。灌注参数差异的存在有多方面原因,除了与不同的机器设备、扫描技术、操作者的主观偏倚以及患者个体差异等因素外,有研究得出更主要的影响在于肿瘤血管的自身变异,即肿瘤存在空间和时间上的异质性,肿瘤血管在组织学上存在不稳定改变,其功能状态在不同部位甚至相邻部位存在差异。研究显示在同一时间段,不同大小、不同部位ROI组间灌注参数存在不同程度的差异,进一步证实了上述观点的合理性。肺肿瘤灌注成像不同于其他部位病变,呼吸动度伪影干扰是影响灌注参数差异的主要外在因素之一,实际工作中均有相当数量患者因运动伪影无法进行数据分析,所以对设备单次扫描范围和数据采集速度要求较高。

256层螺旋CT扫描速度快,覆盖范围达8cm,数据采集速度大大提高,可实现真正意义上的全肿瘤灌注扫描,结合呼吸训练,尽量减少了呼吸运动造成灌注参数差异产生的可能性。总之,灌注参数差异的产生具有多方面原因,一方面因肿瘤血管分布不均,单独采取某一局限区域进行分析,难以准确反映肿瘤的整体血管功能状态,而全肿瘤分析法将目标肿瘤作为一个整体加以研究,将内部高低灌注区域共同分析,最大程度地避免了肿瘤血管本身变异对结果的影响,具有更大的临床指导意义。

(3) 能谱成像:CT能谱成像是近年来新兴的双能量成像技术,采用单X线管瞬时切换技术,在0.5ms内实现80kVp和140kVp之间快速转换。同时获取2组不同能量数据,同时生成40~140keV 101组单能量图像、物质的能谱曲线及物质分解图像,如碘基图、水基图。单能量图像能够消除硬化伪影,改善常规CT的CT值漂移问题,选择合适的单能图像,可以提高图像的密度分辨率及信噪比,有利于病灶的显示。物质的能谱曲线是物质的CT值随X线能量变化的曲线,反映了物质的能量衰减特性,不同的能谱曲线代表不同的物质。

一般情况下,物质分解图像常采用碘-水作为基物质,人体组织及结构均采用不同比例的碘-水代替,自动生成碘基图及水基图,可以定量测定某一感兴趣区的碘浓度及水浓度。有研究结果表明,CT能谱成像在肺良恶性疾病的诊断中具有很大的潜能,能够最大限度地联合多能谱参数全面反映病变的特性,达到准确的诊断目的,从而减少并优化临床检查,使医疗资源得到最大程度应用,并减少患者的经济负担。

2. CT对纵隔肿瘤诊断价值

(1) CT技术优势:CT具有很高的密度分辨率,其密度分辨能力可区别出脂肪性、实质性、囊性、钙化、出血等影像学特征。可以明确肿瘤的部位、大小、形态和内部结构,还可以了解肿瘤与周围结构之间的关系。通过增强扫描还可以区别血管性及非血管性结构特点,对肿瘤的定性诊断有重要意义。

(2) 纵隔肿瘤的定位诊断:纵隔肿瘤在纵隔中所处的部位很大程度上反映了肿瘤的组织来源及病变的性质,故纵隔肿瘤的诊断首先强调定位诊断。目前国内外放射学者对纵隔定位提出了多种纵隔分区法,有三分区、四分区、五分区、六分区、七分区、九分区,大多认为彰俊杰等人的六分区法分区简单、分区标记明确、区分定性正确率高,对判断肿块的组织来源较为精细精确。

(3) 纵隔肿瘤的发生部位、密度和增强效果是CT定性诊断的依据,前纵隔常见的肿瘤有胸内甲状腺、胸腺瘤和畸胎瘤。其中以胸内甲状腺位置最高,位于前纵隔的上区;胸腺瘤和畸胎瘤位于前纵隔的中区者较多,少数位于前纵隔的上区。中纵隔的常见肿瘤有淋巴瘤、支气管囊肿和心包囊肿。淋巴瘤位于两侧气管旁、隆凸下和肺门区,相当于中纵隔的上中区;支气管囊肿位于气管、主支气管和肺门支气管邻近,相当于中纵隔的上中区;心包囊肿贴于心包膜上,多数位于心膈角区,相当于中纵隔的下区。后纵隔的常见肿瘤为神经源性肿瘤。食管囊肿发生于食管的行径部位即中后纵隔交界处,一般偏向于脊柱之前,也可较偏前进入中纵隔。

（4）纵隔肿瘤的密度在纵隔肿瘤诊断中的意义:①钙化:在良恶性肿瘤中均可出现,以畸胎瘤最常见,钙化出现率可达30%～60%;②水样密度:主要见于胸腺囊肿、胸内甲状腺、囊性畸胎瘤、心包囊肿、囊性淋巴管瘤、支气管囊肿、食管囊肿,此类疾病大多数为良性病变;③脂肪密度:CT值约-100～-50Hu,畸胎瘤中脂肪密度出现率达50%～60%,如有脂肪液体平面时,对诊断良性畸胎瘤有特异性。5%胸腺瘤为脂肪瘤,表现为胸腺组织在脂肪内呈岛状。

增强效果在诊断纵隔肿瘤也具有一定意义。胸内甲状腺肿有明显强化,气管受压移位明显,且与甲状腺强化一致。肿瘤发生恶变时轮廓多不清楚,常侵及周围结构;良性胸腺瘤增强后大多数有轻度强化。而恶性胸腺瘤呈不规则强化,淋巴瘤增强后强化不明显,但常见有上腔静脉内瘤栓形成。神经源性肿瘤增强后神经鞘瘤有明显强化,神经纤维瘤和交感神经节细胞瘤均匀增强,恶性者边缘模糊并侵犯邻近结构。

综上所述,纵隔肿瘤发生的部位有一定的规律性,根据纵隔肿瘤的发生部位、影像学特征及得当的检查方法,并密切结合临床资料及实验室检查,一般均能对纵隔肿瘤做出准确的诊断。采用合适的后处理软件进行处理,获得纵隔肿瘤的轴位、冠状、旋转以及矢位图像,并进行相关分析。采用CT轴位扫描以及增强扫描对纵隔肿瘤进行常规诊断,可以在其横断面中获取清晰的图像,以及时发现病变,并根据纵隔分区情况来对病变部位进行确定,同时结合影像学特点以及各种常见纵隔肿瘤经常分布的位置来进行正确诊断。

（二）肺炎性病变

慢性间质性炎症普通10mm层厚显示为不规则形状,不均匀密度的条片状影,周围有较大索条,或是大量增粗的纤维索条影、分布不均匀,其周围可有胸膜粘连、牵拉和肺大疱。

HRCT显示为互相牵拉的清晰的纤维索条影以及增厚的肺间质、小叶间隔、并可见间质周围相应出现的小叶性肺气肿,相应区域尚可见到扩张的细支气管。上述炎症靠近胸膜均可引起胸膜反应:表现为范围较广的胸膜增粗增厚不光滑、或与病灶间有较多索条相连,但胸膜下线清晰,与胸膜外脂肪层界限明确。

炎性包块10mm层厚显示为规则或不规则形肿块,密度不均匀,边界可见棘状突起和（或）长毛棘,CT值20～50Hu,甚至有钙化,可有或没有空洞。高分辨CT显示肿块密度均匀或不均匀,也可见钙化,边界清楚锐利,呈块状,一般未钙化部分CT值40Hu左右,可见"肿块"周围棘状突起,毛刺,纤毛样长纤维索条以及邻近"肿块"周围的小叶性肺气肿或肺大疱,如有空洞则边缘不锐利、不规则。

高分辨CT扫描层厚仅1mm,病变显示细腻,扫描图像更清晰,高分辨CT的供应无疑为疾病的诊断提供了更有利的证据。但HRCT也不能完全取代10mm层厚的图像,这是因为,HRCT层薄可以显示小叶结构,而肺内病变的基本单位是以小叶为基础,无论是炎性渗出或肿块样病变,很少有仅仅累及某小叶的某一部分,而往往是累及全小叶。包括气肿、渗出或是实质性病变（往往并发炎症性渗出）。无论是渗出性、肉芽肿性或是肿块性病变都将表现为边界清晰锐、密度均匀一致的块状影。不同的是渗出性病变的性质不同而略有密度的差别。因此,对于一个渗出性病变来说,其诊断要以10mm层厚为依据,而不能把HRCT表现出来的均匀一致的实变影考虑为肿物。此时应对病变范围内支气管水平做相应层面的HRCT,观察支气管及其周围的形态,避免以后炎症病变掩盖下的肿物对任何肿块性质病变以及慢性间质性炎症来说,HRCT均可将其实体部分显示为边界锐利的基本均质性病变（除少量钙化外）,一般CT值40Hu左右,10mm层厚显示为密度明显不均匀,这是因为病灶的凹凸不平。

综上所述,在胸部CT检查中,我们应该全面的分析和使用10mm层厚和HRCT两种检查方法。常规层厚可以检出和发现病变,在渗出性炎症中,10mm层厚显示的图像更接近于真实,而在慢性炎症和肿块性病变中HRCT可以提供肿块的边界形态和间质的形态、观察纤维索条、病灶周小叶气肿的有无,从而提示病变的收缩性质与癌性包块的圆隆膨胀、支气管阻塞、胸膜浸润不同,从而得以提供更多的诊断依据。

（三）肺外伤性病变

外伤性肋骨骨折是胸部外伤后常见病变,胸部CT对该病的诊断具有其他影像学手段无可比拟的优势。多排螺旋 CT 扫描速度快，10s 内完成整个病变区域的扫描，大大减少了扫描过程中由于患者呼吸及疼痛等因素引起的移位伪影。轴位扫描完成后，可进行薄层、多角度、任意平面成像，避免了 X 线检查中过多搬动患者拍摄侧位、斜位等可能引起的危险性，因此，非常适用于外伤中危重的病人。具有强大的图像后处理技术，MPR 可以多层面、任意角度成像，SSD 广泛应用于骨骼系统，如颜面骨、骨盆和脊柱等解剖结构较复杂的部位，其空间立体感强，解剖关系清晰，有利于病灶的定位。可以进行多方位、多角度、多平面和旋转观察，彻底清除了重叠和体位等因素的影响，提供更多、更完整的信息，大大地弥补了传统影像的缺陷和不足。

还可同时观察多个脏器的损伤，如肺、心脏、肝脏、脾脏、双肾等，以及胸廓其他骨的损伤情况，因为肋骨骨折常合并这些部位的异常改变。通过三维重建技术，能够直观清晰地显示肋软骨及其骨折的情况，为临床提供更完整的信息。近年来 CT 辐射剂量及其潜在危害性逐渐受到国内外专家的高度重视。但降低 CT 扫描辐射剂量的研究多集中在肺部，尚未见应用于外伤性肋骨骨折诊断的报道。本研究通过常规剂量扫描与低剂量扫描所得图像的对比分析，旨在探讨 CT 低剂量扫描诊断肋骨骨折的可行性及其临床应用价值。

肋骨骨折临床上非常多见，鉴于国人法律意识的增强及法医学的需要，对胸部外伤后影像学检查的要求也越来越高，及时、准确诊断肋骨骨折至关重要。从比较影像学的角度，多层螺旋 CT 检查诊断肋骨骨折具有其他影像学手段无可比拟的优势。

胸部 CT 低剂量扫描模式对完全性肋骨骨折的诊断，以常规剂量扫描模式为标准，其诊断符合率为 100%。对于不完全性肋骨骨折，本组资料诊断符合率为 90.19%，低剂量扫描模式对肋骨不完全性骨折共漏诊 5 处，均分布在前肋。考虑前肋较腋肋及后肋骨质密度低，与周围软组织形成的密度差较小有关。故行 CT 低剂量扫描诊断肋骨骨折时，应注意仔细观察前肋情况。

（四）肺血管性病变

1. 不同肺血管病变 CTPA 技术 CTPA 的优势在于一次注射对比剂能同时清晰显示胸部各脉管系统，患者只需一次屏气即可完成胸廓入口至肺底的扫描。有研究显示肺动脉栓塞原则上以肺动脉期扫描（延迟时间 15～18 秒）为主，此时肺静脉及体循环内对比剂较少，但单一的肺动脉期扫描对肺动脉 5、6 级分支特别是肺动脉主干栓塞后远端分支显示不佳，行双期扫描有利于动脉晚期更好地观察肺动脉细小分支的栓子。

后处理以横断面、矢状面及冠状面 MPR 为主；肺动脉瘤，延迟 15～18s。双期扫描可显示肺循环和体循环及二者间的异常沟通，VR 重组能直观地显示肺动脉瘤的位置和形态；肺动静脉瘘，以肺动脉期和实质期扫描为主，有利于显示畸形血管和瘤体，后处理行 VR 和 thin MIP 重组，通过三维旋转能以最佳的角度显示供血动脉、引流静脉及瘤体三者间的关系；肺隔离症，叶内型肺隔离症扫描范围从胸廓入口至肺底，叶外型肺隔离症应扩大扫描范围以寻找起源于腹主动脉的异常供血动脉，双期扫描可显示供血动脉和多条引流静脉。MPR、VR 重建可显示异位供血动脉、引流静脉及病变全貌；部分性肺静脉畸形引流，双期扫描，对侧肘静脉注入对比剂可减少头臂静脉高密度对比剂对畸形引流静脉的干扰，VR 和 thin MIP 重组可显示肺静脉畸形引流全程。

2. MSCT 不同图像后处理技术比较 MSCTA 在血管性病变中的应用和发展离不开强大的图像后处理软件的支持，图像后处理是将原始数据以二维或三维图像再现的过程，包括 MPR、VR、表面阴影显示（SSD）、MIP 等。MPR 的优势是可显示血管腔内的血流情况，区别血管壁钙化和管内对比剂，可显示管腔内血栓，缺点难以显示迂曲血管的全貌，无立体感。Thin MIP 是选取部分容积数据进行 MIP，其优点是可以避开高密度结构如骨骼钙化等对血管的遮盖，可以很好地显示血管狭窄、扩张及管腔内充盈缺损，缺点是该重组法仅仅利用了不到 10% 的原始数据，所以图像立体感稍差，又因为 MIP 是叠加的投影，所以不能反映结构的纵深关系。VR 可以充分利用容积内的扫描数据，显示扫描容积内不同密度的组织结构，且保存容积内组织结构的三维空间关系，保证了血管结构的连续性，图像细腻逼真，有较强的立体感，明显优于 SSD 及 MIP 成像法。

传统的 DSA 是诊断肺血管病变的"金标准"，但其缺点是有创且危险性高，患者不易接受。MSCTPA 结合二维、三维图像后处理技术能很好地显示肺血管病变，对临床手术及疗效评价重要的指导意义，可取代有创的肺血管成像。

此外,仿真成像技术正在快速发展。较单层螺旋具有更快的扫描速度、更优越的软件技术和导航能力,同时可使用较薄的层厚进行扫描,增加了单位时间在 z 轴方向上的分辨率,从而能显示比单层更深更细的血管,且后处理速度快。图像质量得到了大大地提高,体现了其优越性。因其具有无创伤性、可重复性、安全且费用适宜等优点,易于为临床所接受,是目前直观显示血管内腔较好的检查方法,可以为外科手术获得更多的有用信息提供帮助。

二、相关准备

胸部由于呼吸运动会影响双肺的观察,包括大量的软组织,如肌肉、骨骼、淋巴结及血管等,常规CT检查有时难以区分正常的血管结构与增大的淋巴结或结节性病变,此时往往需要加做增强扫描,以提高病变组织与邻近正常组织间的密度差别。然而充足的检查前准备对于图像质量至关重要,具体如下:

1. 除去扫描范围内可移去的高密度物。

2. 进行呼吸训练,检查时平静呼吸。

3. 检查期间双臂上举。

4. 对需要做增强扫描的患者,扫描前需禁食4小时,并由患者或家属签署增强扫描知情同意书。

5. 对儿童或者不合作的患者,可根据情况给予镇静或麻醉,以减少运动伪影和提高扫描层面的准确性。

6. 对敏感腺体进行必要的防护。

三、肺部 CT 平扫与增强扫描检查技术

CT 是肺部疾病最重要的影像检查技术,CT 与常规 X 线平片相比,有较高的密度分辨力,克服了组织器官的相互重叠,易于发现胸部病变并显示病变特征,提高了病变的检出率和诊断准确率。随着CT 检查设备的升级,CT 检查技术亦不断发展,低剂量 CT 已有望取代胸片成为肺癌筛查的首选方法。胸部 CT 常规采用横断层面扫描,必要时可通过图像后处理技术获取冠状层面和矢状层面重组图像。

(一) 肺部 CT 平扫检查技术

平扫是 CT 检查的常规方法,对于大多数肺部疾病(如结节、炎症、结核、间质性病变)和心包疾病(如心包积液、缩窄性心包炎、心包肿瘤等)的诊断有较大价值。但对于心脏、大血管疾病的诊断价值

有限。螺旋方式扫描可避免因呼吸、屏气不规律而遗漏病灶(图 3-12-1)。

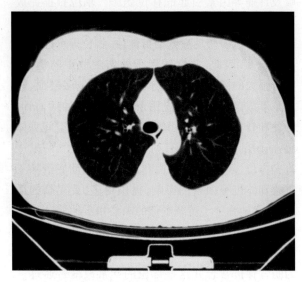

图 3-12-1 肺部 CT 平扫示意图

1. **扫描体位** 仰卧于检查床上,胸部正中矢状层面垂直于扫描床平面并与床面长轴的中线重合,双臂上举抱头。检查前应对被检者进行呼吸、屏气训练,一般为深吸气后屏气,不能屏气者应嘱其平静呼吸并尽量缩短扫描时间以减少呼吸运动伪影。

2. **扫描范围** 扫描正、侧位定位相,确定扫描范围,扫描范围包括肺尖至肺底,一般为胸骨切迹平面至后肋膈角下界。

3. **层厚及层间距** 层厚 5mm,层间距 5mm。对于可疑支气管扩张、肺部小结节等,需采用高分辨 CT(HRCT)或 1~2mm 薄层靶扫描。HRCT 仅用于弥漫肺间质病变或肺泡病变的检查,不适用于肺小结节的随诊。

4. **窗宽和窗位** 肺窗采用胸或肺重建算法(高分辨力算法)重建图像,窗宽 1000~1500Hu,窗位 -650~-500Hu。纵隔窗用标准重建算法重建图像,窗宽 250~300Hu,窗位 35~40Hu。胸部图像在观察或照相时,一般需分别采用肺窗和纵隔窗。肺窗主要显示肺组织及其病变,纵隔窗主要显示纵隔结构及其病变,并用于观察肺组织病变的内部结构,确定有无钙化、脂肪和含气成分等。如需了解肋骨、胸椎等骨质结构的情况,还需结合骨窗,窗宽 1000~1500Hu,窗位 250~350Hu。

5. **扫描参数** 依据患者具体情况设置扫描参数。BMI 小于 25,管电压可选择 100kV;BMI 大于等于 25,则管电压以 120kV 为宜。患者屏气差,可

选择较大的扫描螺距，或采用扫描速度快的机型。扫描参数见表3-12-1。

表 3-12-1　胸部 MSCT 扫描参数

项目	内容
检查体位	仰卧、双上肢上举、身体放置于检查床中心
扫描范围	胸廓入口至最底肋膈角下缘 2~3cm
kV	100~120
mA	自动管电流
探测器组合	0.75×16mm、0.625×64mm
扫描方向	平扫：足→头增强扫描：足→头
层厚	5mm
层间距	5mm
重建算法	软组织：standard（B）肺：（ultra）sharp
螺距	1.375

（1）采用 GE Discovery CT750 HD CT 扫描机进行扫描：管电压为120kV，管电流为自动管电流技术（30~100mA）。X线管旋转速率0.6秒/周，探测器宽度64×0.625mm，重建层厚及层间距0.625mm，螺距1.375。重建算法：软组织 standard（B），肺窗（ultra）sharp。

（2）采用 Philips 16 层 CT 扫描：管电压120kV，管电流为30~100mAs。X线管旋转速率0.6秒/周，探测器宽度16×0.75mm，重建层厚2mm，层间距1mm，螺距1.375。重建算法：软组织 standard（B），肺窗（ultra）sharp。

（二）肺部 CT 增强扫描检查技术

增强扫描检查通常是在平扫检查发现病变的基础上进行的。使用对比剂主要有2个目的：显示血管和评价软组织强化情况，可以明确纵隔病变与心脏大血管的关系，有助于病变的定位与定性诊断，尤

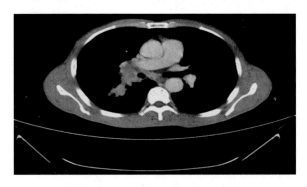

图 3-12-2　肺部 CT 增强示意图

其对良恶性病变的鉴别有较大帮助。对于碘对比剂使用禁忌证者不能采用此项检查（图3-12-2）。

体位、扫描范围、层厚和层距、窗宽窗位设置同胸部平扫。注射方案如下：对比剂用量一般为1.5~2ml/kg，高压注射剂团注给药，注射速度一般为2.5~4.0ml/s，开始注射对比剂后25~30s扫描动脉期，55~60s扫描静脉期。患者体弱，或 BMI 小于18者，应酌情减低对比剂用量。对于长期化疗或心功能差者，可适当降低对比剂注射速率（表3-12-2）。

表 3-12-2　胸部 MSCT 增强扫描对比剂应用表

项目	内容
浓度	300~370mgI/ml
总量	1.5~2ml/kg
流速	2.4~4.0ml/s
延迟扫描时间	动脉期：25~30s 静脉期：55~60s

胸部 CT 检查常规采用横断层面平扫。对于肺部肿瘤、纵隔和肺门肿大淋巴结、大血管病变等还需要行增强扫描检查。必要时可以行薄层扫描，联合使用多种图像后处理技术进行综合分析，可以清楚的显示病变及其与邻近组织的关系。随着 CT 检查技术的飞速发展，HRCT、低剂量 CT、薄层 CT 靶扫描技术等越来越多的应用于临床，根据不同患者不同疾病制订个体化的扫描方案，使被检者接受最少的辐射剂量，同时提供足够的信息满足诊断需求，是未来 CT 检查的发展趋势。

四、肺部低剂量与 HRCT 检查技术

（一）肺部低剂量 CT 检查技术

随着医用 CT 数量的增长，辐射剂量的日益升高以及其潜在的致癌作用越来越受到重视。一项调查显示，2006 年美国人群中人均接受的平均有效辐射剂量为 6.2mSv，是 1980 年的（3.6mSv）近两倍。医疗辐射对人群的总有效辐射剂量的占比，亦从 1980 年的 15%上升至 2006 年的 48%，其中 CT 所占比例最大。

减少 CT 的辐射剂量是可行的，然而，过度的降低剂量又会导致图像噪声的升高和对病灶诊断信心的降低。以往，主要通过优化扫描参数，如管电流、电压等，达到降低辐射剂量、同时保证图像质量的目的。然而，传统的 CT 重建算法-FBP（滤波反投影）必须在图像锐利度和噪声之间平衡；如果想清晰地显示图像细节，必须提高图像噪声。反之亦

然。这种情况下就很难降低检查辐射剂量。

GE Discovery750 HD CT:新一代的自适应统计迭代重建技术(adaptive statistical iterative reconstruction,ASIR)提高了 40% 的低对比度分辨率,能够抑制伪影,体部降低 50% 的射线剂量,ASIR 重建技术作为迭代重建技术的一种,算法通过首先建立噪声性质和被扫描物体的模型,能为对噪声抑制要求比较高的检查带来显著好处,比如更低剂量的检查、肥胖病人、更薄层厚等,通过降低重建图像中的噪声来降低扫描的辐射剂量。

西门子 SomatomDefinition Flash CT:原始数据域的迭代重建算法(sinogram affirmed iterative reconstruction, SAFIRE),是基于原始数据空间的 CT 图像迭代重建算法。SAFIRE 迭代算法与传统的基于图像空间进行迭代重建的算法相比,SAFIRE 可以使得 72% 的 CT 检查剂量低于 2.4mSv,同时能够更有效去除图像伪影,提高图像质量(图 3-12-3)。

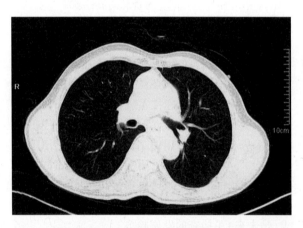

图 3-12-3　低 mSv 的肺部扫描低剂量

飞利浦 Brilliance iCT:iDose 4 通过飞利浦专利的快速双模型迭代重建算法,可以在保持快速重建性能的同时,将得到优质图像所需的 X 线剂量降低 80%。通过 iDose4 技术的应用,临床医生可以将 CT 的扫描条件在相对原有扫描模式降低超过 50%,但是图像质量却完全不受影响。而已经扫描完成原始数据,通过 iDose4 重新重建,其能得到的图像质量会远远超过原有常规 FBP 重建,可以显示更好的组织细节,获得更优异的图像解析度。

东芝 Aquilion one 640 CT:除了可通过机器本身的高速扫描降低辐量以外,还配备了利用逐次逼近图像重构法原理开发的低辐射化 AIDR 3D。另外还能与结合患者体型、根据扫描图像连续调整最佳辐射量的 Volume EC 技术联动,实现辐射量更低的检查。

(二) HRCT 检查技术

HRCT 是由 Zerhouni 于 1985 年首先提出,基本内容是薄层扫描(1~2mm)、高分辨骨算法重建和小 FOV 模式的成像方法,也被称为常规间隔式高分辨率 CT(CHRCT),多建议采用俯卧位扫描和 10~40mm 间隔。

在肺部 CT 扫描中,HRCT 是最能详细显示正常肺解剖和病理改变细节的一种影像学手段。HRCT 的有效空间分辨率达到 0.3mm,因此在 HRCT 图像上,支气管壁厚在 0.3mm 以上、管径为 2~3mm、相当于第 7 级至第 9 级的支气管均能显示。同样,肺血管直径达 0.3mm 者也能被显示,相当于第 16 级肺动脉(图 3-12-4)。但正常的小叶间隔厚度<0.3mm,肺泡壁的厚度正常只有 0.02~0.03mm,在 HRCT 上均无法分辨。因此,肺部高分辨 CT 检查是评估急性或慢性呼吸系统症状和弥漫性间质性肺病的有效工具。

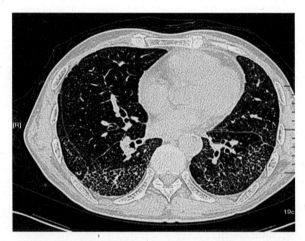

图 3-12-4　肺部 CT 高分辨率扫描
系统性硬化症肺弥漫性纤维化

1. 体位　病人采用双手置头上的仰卧位。
2. 扫描范围　肺尖至膈肌下 2~3cm。
3. 扫描参数　采用高电压和高电流,即 140kV,140~210mAs。层厚为 1mm,重建间隔 0.7~1mm。图像重建使用高空间分辨率算法。

五、肺动脉栓塞 CTA 检查技术

肺栓塞(pulmonary embolism,PE)是指内源性或外源性栓子阻塞肺动脉及其分支引起肺循环障碍的一系列病理生理综合征,包括肺血栓栓塞、脂肪栓塞、羊水栓塞、空气栓塞、肿瘤栓塞等,其中肺血栓栓塞最为常见。肺血栓栓塞症(pulmonary thromboembolism,PTE)的栓子主要来源于深静脉血栓形成(deep venous thrombosis,DVT),尤其是下肢静脉及盆腔静脉血栓。促使静脉内血栓形成的三种机制是静脉血液淤滞、静脉系统内皮损伤及血液高凝状态,凡是能够引发这三种情况的疾病或状态都能够导致肺栓塞的发生。目前肺栓塞的危险因素主要有深静脉血栓形成、慢性心肺疾病、外科手术、创伤与骨折、恶性肿瘤等。国内外多项研究已证实DVT是PE最重要危险因素,约60%~70%的DVT患者会发生PE。

事实上,深静脉血栓形成与肺血栓栓塞症是同一种疾病在不同阶段、不同部位的临床表现,两者统称为静脉血栓栓塞症(venous thromboembolism,VTE),也可认为PTE为DVT常见并发症。肺栓塞的临床表现主要是咳嗽、咳痰、咯血、胸痛、呼吸困难、气促等,这些症状与肺部其他疾病、心脏疾病混淆,常常导致误诊或漏诊。肺栓塞发病急,死亡率高,美国每年约有60万人以上发生肺栓塞,造成约10万人死亡,肺栓塞发病率仅次于冠心病和高血压,其死亡率仅次于肿瘤和心肌梗死,位居临床死亡原因的第三位。阜外医院连续900例尸检资料证实,肺段以上的肺栓塞占心血管疾病的11.0%。阜外心血管病医院曾对70例血栓栓塞性肺动脉高压患者的自然病程的随访资料进行分析,结果显示2、3、5和10年生存率分别为95.8%、91.6%、71.3%和46.2%。

近些年,临床诊断意识的增强和影像诊断技术的逐渐提高,人口的老龄化,不良生活方式的增多,肺栓塞的发病率逐渐增高。早期发现、早期诊断、早期治疗对降低肺栓塞患者的死亡率尤为重要。诊断肺栓塞的方法主要有心电图、实验室和影像学检查方法。70%以上的PE患者心电图呈现异常,但并不特异,多呈一过性动态改变,因此心电图在PE诊断中只起到辅助作用。实验室检查方法主要是D-二聚体检测、动脉血气分析。用血浆D-二聚体检测作为PE的第一步筛选诊断手段已得到公认。其诊断PE的敏感性高,但特异性较低,肿瘤、手术、创伤、感染、脑卒中、心脏疾病等都可引起D-二聚体水平升高。PE发生后,远端栓塞的肺组织不能进行有效的气体交换,因此常表现为低氧血症,低碳酸血症,肺泡-动脉血氧分压差增大,这些生理病理改变并不特异,在其他呼吸系统疾病也可以见到。约有10%~15%的PE患者动脉氧分压及肺泡-动脉氧分压差可以均正常,故而,在PE诊断中,动脉血气分析只具有参考价值,不能作为确诊本病的主要依据。影像学检查方便快捷,敏感性及特异性高,且具有无创性的特点,已经成为诊断肺栓塞的重要检查手段。

近10年来,CT技术的重大发展使肺动脉成像的空间、时间分辨率和血管显示程度有了显著提高,诊断肺栓塞的敏感性和特异性分别为83%~100%、89%~98%,已经成为诊断肺栓塞的首选检查方法。

(一)　常规CT肺动脉成像(CT pulmonary angiography,CTPA)

多层螺旋CT(multi-slice spiral CT,MSCT)已经广泛应用于临床,其扫描速度快、层厚薄、各种后处理技术的发展,使得MSCT成为了临床检查的首选方法,特别是在心血管方面的应用。CT血管造影(CT angiography,CTA)是将CT增强与薄层、大范围、快速扫描技术相结合,通过各种后处理,显示全身各部位血管,对于血管变异、血管疾病及显示病变与血管关系有重要价值。CT肺动脉成像是通过从肘前静脉一次性注射造影剂,当造影剂在肺动脉内达到高峰时采集数据。CTPA不仅能够显示亚段以上的肺动脉,而且结合肺窗可以观察肺部其他疾病。同时也能够将冠心病、主动脉夹层等临床症状与肺栓塞相似的心血管病变鉴别。国外文献报道CTPA诊断肺栓塞的敏感性为63%~100%,特异性为78%~100%,阳性预测值83%~100%,阴性预测值67%~100%。

CT动脉成像联合CT静脉成像的敏感性、特异性分别为90%、95%。单独对中心性肺动脉进行评估,CT的灵敏度和特异度分别为86%和92%;若包括亚段肺动脉,则灵敏度降低至63%。这些数据表明了CTPA对诊断中心性肺栓塞有高的敏感性和特异性,但是对于亚段及远端小栓子的检测就有一定的限制。另外,CTPA诊断的准确率取决于CT图像的质量,扫描参数的设定,病人的自身因素,例如肺动脉邻近肺组织、淋巴组织的容积效应等。部分病人常常合并严重的心肺疾病,无法长时间屏气,导致图像出现呼吸运动伪影或者血管强化程度达不到诊断要求,从而检查失败。上腔静脉及锁骨下静脉内高浓度造影剂造成的线束硬化伪影常常影响右肺动脉干、两肺上叶动脉的观察。因此在应用多层螺旋CT时,应严格控制造影剂的浓度和用量,注射生理盐水,足头方向扫描,采用小剂量对比剂团注试验法或自动跟踪触发技术精确掌握延迟扫描时间,缩短检查时间。

CT的多种后处理技术对诊断病变也有一定的辅助作用。CT后处理技术主要包括多层面重建

（multi-planar reconstruction，MPR）、曲面重建（curved planar reconstruction，CPR）、最大密度投影（maximum intensity projection，MIP）、容积再现技术（volume rendering technique，VRT）、CT仿真内镜成像（CT virtual endoscopy，CTVE）等。多层面重建技术是指从原始横断面图像获得人体组织器官的冠状、矢状和任意角度二维图像的后处理方法。该技术可通过多角度、多方位观察病变及病变与邻近器官组织的关系，获得更丰富的信息。MPR可以更清晰地显示各级肺动脉的走行、管腔内栓子的有无、大小、分布及累及范围。曲面重建技术是多层面重建技术的延伸和发展，即在MPR的基础上，沿兴趣器官划一条曲线，将沿曲线的体积元资料进行重组，便可获得曲面重建图像。CPR使弯曲的器官拉直、展开，显示在一个平面上，展示人体曲面结构器官的全貌，例如走行迂曲的血管、支气管、胆管、胰管、颌面骨等，并能够将感兴趣的组织与周围结构分开。通过CPR将迂曲的肺动脉拉直，可以更清楚地区分肺动脉管腔内的栓子与邻近淋巴组织、未强化的肺静脉、支气管等，也更容易发现远段动脉内的小栓子，进而可以提高敏感性和准确率。最大密度投影是利用容积数据中在视线方向上密度最大的全部像元值成像的投影技术之一。MIP能够较真实地反映组织间的密度差异，显示血管壁的钙化及其分布范围，更能够直观、立体地显示肺动脉的解剖、走行，尤其对于外周肺动脉的显示有其优势。

因此，MIP可作为诊断周围型肺栓塞的一种有效的方法。容积再现技术将所有体素的CT值设定为不同的透明度，使具有较高不透明度物体在具有较低不透明度的物体中间显得更加清晰，用不同灰阶或伪彩显示三维空间结构，具体表现为两者透光度上的差异。VRT能使观察者更直观更立体地观察血管结构，追踪血管的起源、走行，特别是在肺动脉成像中，强化的肺静脉往往与肺动脉较难区分，甚至造成误诊，而根据VR图显示各分支的起源和走行，可将肺动静脉进行鉴别。CT仿真内镜成像是一种特殊的三维图像后处理技术，通过调整CT值阈值及透明度，辅以人工伪彩色，重建出类似纤维内镜所见的三维图像。其重建出的图像平滑、逼真、清晰，与纤维内镜相比较，是一种舒适、方便、快捷的无创性检查方法。CTVE能够从不同角度观察腔内状况及病灶，对腔内占位、狭窄的发现率高，并可协助制订手术治疗计划。肺动脉腔内的VE三维重建图像可显示栓子的形态、大小、与血管壁的关系，但其不能观察肺动脉的解剖，对中央型肺栓塞

显示良好，而周围型肺栓塞的显示欠佳。

急性肺栓塞在CTPA的典型表现分为三种：

1. 动脉管腔中央低密度充盈缺损，周围造影剂环绕，与管腔走行垂直的层面形成"靶环征"，与管腔走行平行的层面形成"轨道征"。

2. 偏心性充盈缺损与血管壁形成锐角，部分阻塞管腔。

3. 低密度充盈缺损完全阻塞血管，动脉远端截断，近端管腔扩张。PE的间接征象包括肺野内楔形密度增高影、肺野内弥漫性渗出、胸膜渗出、肺不张、肺动脉高压、患侧肺纹理纤细稀疏等。

CTPA检查存在一些不足。首先造影剂的过敏反应，虽然非离子型碘对比剂的使用大大地降低了碘过敏的发生率，但是仍有2.4%～12%的患者在检查过程中出现或轻或重的碘过敏，这部分病人对于CTPA检查属于禁忌证的范畴。其次造影剂潜在的肾毒性，特别是对于肾功能不全的病人也限制了CTPA的应用。最后CT检查的辐射剂量较大，尤其是对于育龄期女性的乳腺。但是近些年CT软硬件的不断发展，例如增大螺距，增加探测器的排数等使得CT扫描速度明显提高，大大缩短了检查时间，也使辐射剂量明显降低。国际辐射防护委员会对人体器官所能接受的辐射剂量规定常规胸部CT检查为5～7mSv。欧盟委员会的参考胸部扫描辐射剂量不超过650mGy·cm。张月俏等研究中胸部扫描有效剂量为（5.96±1.26）mSv。Kuiper等研究发现CTPA检查患者的平均有效辐射剂量为4.2mSv。以上数据说明了实际工作中一次检查的辐射剂量在人体所能接受的范围内，对人体的影响甚微。

虽然存在以上不足，CTPA检查在临床诊断肺栓塞中仍有不可替代的优势。CT肺动脉成像操作简单、平均检查时间短、灵敏度高、诊断结果明确，已经作为肺栓塞的急诊手段广泛应用于临床。

（二）双能量CT肺动脉成像（dual-energy CT pulmonary angiography，DE-CTPA）

双能量成像的原理依赖于X线的放射物理学特性。X线为混合能量射线，当X线束穿过人体时，低能量光子首先被吸收，这种现象称为硬化效应。CT是根据不同物质对X线不同程度的衰减作用进行成像的，但是正因为成像过程中的硬化效应，同一种物质却表现为不同的CT值也就是CT值的漂移。X线与物质的相互作用主要有三种：光电吸收效应、康普顿散射效应以及电子对效应。CT扫描的X线是位于诊断性范围之内的，属于相对低

能量的 X 线束。它在穿过人体组织时主要以光电吸收和康普顿散射两种方式进行衰减。高密度物质，例如钙、骨骼、碘等主要是通过光电吸收衰减 X 线光子能量，而康普顿散射与 X 线的能量无关，是软组织衰减 X 线能量的主要方式。这就决定了高密度物质的 CT 值随 X 线能量的变化而变化，软组织的 CT 值则与 X 线能量的变化无关。而常规 CT 扫描所得到的图像是综合了两种衰减效应之后的信息。

利用不同能量的 X 线（主要是千伏值的变化）对被照射物体成像，利用物质在不同千伏值条件下产生的 X 线衰减值的差异性，分离出不同组织的衰减信息，从而实现对不同组织的性质识别。根据以上理论，利用不同能量水平的单能量 X 线也可以获得一系列相应能量水平的不同 CT 图像。这也是低管电压在血管造影检查中可以提高碘对比剂 CT 值的原理。

现阶段在临床应用中的双能量成像方法包括两种即传统的单球管法和新兴的双球管法。单球管法是指球管在一个旋转周期 0.5ms 内实现低能至高能的瞬时切换，几乎在同时同角度得到两种能量采集的数据，又称为能谱 CT。根据不同能量数据确定体素在 40～140keV 范围内的衰减系数，得到 101 个单能量水平图像。单能量图像能够降低硬化效应的影响，获得相对稳定可靠的 CT 值。

能谱 CT 的双能量成像还能够进行能谱物质分离并可以任意两种基础物质组合来表示，对于 CT 增强扫描来说，一般用水和碘组合。而碘基物质图则可以通过碘分布反映肺内血流灌注的情况。吴华伟等研究结果表明了利用能谱 CT 碘基物质图反映 PE 状态下的肺内血流灌注变化是可行的。其次，在碘基物质图中选取 ROI 测量所得的碘含量能够定量反映肺栓塞区域和正常肺组织灌注的差异。抗凝治疗前后碘含量的不同可以用来评价局部血流的恢复情况，评估疗效。Lucas L. Geyer 等证实了能谱 CT 碘基物质图在诊断 PE 方面是稳定可靠的，同时也是评估肺栓塞严重程度的一种有效手段。

由于能谱 CT 球管转速最快为 0.6 秒/周，加上检查床的移动，其成像时无法精确掌握造影剂达到肺动脉高峰的时间，常使上腔静脉和锁骨下静脉内残留有高浓度对比剂，从而导致线束硬化伪影，影响两肺上叶的观察。通过改变造影剂浓度、用量和注射方式等可以得到一定的改善，但仍需要进一步的探索和研究。双球管法是指采用两套球管和探测器系统进行双能量成像的双源 CT。

国内外诸多动物试验和临床试验已经证实了双源 CT 双能量肺灌注成像在评价肺栓塞时的血流灌注变化方面是稳定和可靠的，并且能够提高外周小栓子的检出率，对肺栓塞的诊断及治疗有较好的指导意义（图 3-12-5）。

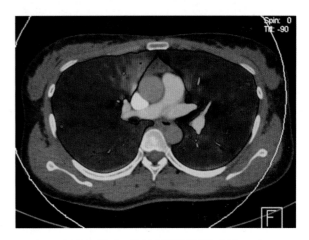

图 3-12-5　CT 双能量肺灌注成像

肺组织内主要由气体、软组织、碘对比剂组成，根据光电吸收和康普顿散射原理，高原子序数的含碘对比剂在不同能量 X 线的条件下其衰减系数发生明显变化，而气体及软组织的衰减系数与 X 线的能量状态无关，几乎没有变化，从而得到碘对比剂在肺内的分布情况，即为肺实质的灌注成像。由上可知，在一次胸部双能量增强扫描中，能同时得到肺动脉增强图像和全肺灌注图像，实现了形态学和功能学成像的结合。并且双能量肺灌注成像的辐射剂量远远低于传统的 CT 灌注成像。

在碘分布图即灌注图像上，PE 表现为栓子远端肺实质密度即碘的含量降低，呈扇形或三角形，与叶、段或亚段分布一致，且栓塞区灌注的变化与血管内栓子的阻塞程度有关。完全阻塞性栓子可产生远端肺实质的灌注缺损，密度明显减低。部分阻塞性栓子导致肺实质的低灌注状态，密度轻度减低。呈三角形的灌注减低并不是肺栓塞的特异表现，一些病变例如肺实变、肺不张、肿瘤可导致肺实质密度的增高，另一些病变例如肺气肿、空气滞留导致肺实质密度的降低，而这些也会有相似征象。根据临床经验，结合解剖图像及肺窗，这些病变并不难与肺栓塞进行鉴别。

Ralf W. Bauer 等将双能量肺灌注图像上肺灌注缺损分为三种不同的类型：

1. 局限性且呈楔形改变。

2. 局限性但不呈楔形改变。

3. 片状的,边界模糊的。并且证明了局限性的呈楔形改变的灌注减低区与阻塞性肺栓塞有明显的相关性。

双能量成像不足之处:首先,仍然需要注射对比剂,对于肾功能不全、对比剂过敏的患者不宜作为首选;其次,双能量增强肺灌注扫描是技术依赖性较强的检查方法,图像质量会受到对比剂浓度、对比剂用量、注射方式、注射速率、监测层面、监测阈值、延迟时间等不同扫描方式的影响;最后,研究发现在一些肺灌注稀疏或缺损的区域没有检测到栓子,也不存在其他肺部疾病,初步认为这与微小栓子和隐匿性栓子有关,但仍需要进一步证实其与成像技术的关系。

毋庸置疑,无论是能谱 CT 的碘基物质图还是双源 CT 的双能量肺灌注图像,两者均能够在一次成像过程中同时提供解剖及功能信息,对肺栓塞的诊断、鉴别诊断及其治疗和疗效都有很好的指导意义,且具有一定的可重复性、创伤小、简单方便快捷的特点,有望成为临床诊断肺栓塞的首选方法。

1. 常规肺动脉 CTA 扫描技术

(1)扫描参数:如表 3-12-3,采用实时曝光剂量调节(care dose4D)降低辐射剂量。扫描范围自膈肌水平至胸廓入口。

表 3-12-3 扫描参数

项目	内容
管电压	120kVp
管电流	90 ~ 200mAs
旋转时间	0.5 秒/周
探测器准直器	64×0.6mm
扫描螺距	1.1 ~ 1.2
扫描方向	足头方向
扫描方式	人工智能触发
监测层面	肺动脉主干
监测阈值	50Hu
延迟时间	3s

(2)对比剂参数:碘海醇(350mgI/ml)40 ~ 60ml,经肘静脉注射。注射速率均为4ml/s,以同样速率注射生理盐水 100ml。

(3)扫描方式:采用自动触发扫描方式。

2. 双能量肺动脉 CTA 扫描技术

(1)扫描参数:如表 3-12-4,采用实时曝光剂量调节(care dose4D)降低辐射剂量。扫描范围自膈肌水平至胸廓入口。

(2)对比剂参数:碘海醇(350mgI/ml)60 ~ 80ml,经肘静脉注射。注射速率均为 4ml/s,以同样速率注射生理盐水 100ml。

(3)扫描方式:采用自动触发扫描方式(表 3-12-4)。

表 3-12-4 自动触发扫描参数

项目	内容
管电压	100kVp/140kVp
管电流	89mAs/76mAs
旋转时间	0.3 秒/周
探测器准直器	128×0.6mm
扫描螺距	1.1 ~ 1.2
扫描方	向足头方向
扫描方式	人工智能触发
监测层面	肺动脉主干
监测阈值	100Hu
延迟时间	3s

六、肺静脉与左心房 CT 检查技术

(一)适应证与相关准备

1. 适应证

(1)临床拟行房颤射频消融术者术前评价肺静脉解剖,根据 CT 显示肺静脉的情况制订手术方案,还可利用 DICOM 原始数据对射频消融术术中手术进行定位引导。

(2)房颤射频消融术后的常规复查,观察射频后肺静脉的孔径变化。

(3)先天性肺静脉变异和狭窄性疾患的诊断与鉴别诊断,包括肺静脉异位引流和肺静脉曲张等。

(4)左心房血栓及其他占位性病变的诊断与鉴别诊断。

2. 相关准备

(1)严格掌握适应证,详细询问有无药物过敏史,告知对比剂注射风险及对比剂注射后出现的发热等的一些症状,请受检者本人(无行为能力的可由家属代理)签署对比剂注射知情同意书。

（2）安抚病人，介绍检查过程，消除受检者的紧张情绪。

（3）做好呼吸训练，方法同冠状动脉 CT 扫描前的呼吸训练。

（4）连接心电图电极。常规采用非心电门控的螺旋扫描，如果需要观察右心房的血栓或者进行射频消融的，可以采用 ECG 门控扫描，以便抑制心脏的搏动伪影，提高图像质量。ECG 电极连接同冠状动脉 CT 扫描前的电极连接方法一致。

（二）检查技术

1. 扫描模式 包括非心电门控螺旋扫描、心电门控螺旋扫描和容积扫描（适用于探测器宽度 160mm 的 CT 检查设备）。

2. 检查方法

（1）体位：受检者仰卧，头先进，两臂上举抱头，身体置于床面正中，侧面定位像对准人体正中冠状面。

（2）定位像：常规扫描胸部前后正位定位像。

（3）扫描范围：从气管分叉向下到心底膈面，包括整个心脏及肺静脉。

（4）对比剂注射方案制订：对比剂的浓度通常使用 300 ~ 370mgI/ml，使用双筒高压注射器，配合盐水的使用，对比剂注射方案采用单流速双期即可。注射速率 4 ~ 5ml/s，第一期注射对比剂 50 ~ 60ml，第二期注射盐水 25 ~ 40ml。增强效果要求肺静脉的强化效果高于肺动脉。

（5）扫描延迟时间的确定：经验法延迟 20 ~ 25 秒开始扫描，为准确把握扫描启动时间，提高增强效果，常采用以下来年两种方法确定扫描延迟时间。

1）对比剂小剂量团注测试法：对比剂总量 10 ~ 20ml，速率同肺静脉左房 CTA 的注射速率，注药后延时 8 ~ 12s 开始在左心房层面（约在气管隆凸下 2cm）同层动态扫描，测量左心房感兴趣区域随时间变化的 CT 值。连续扫描至左心房的 CT 值峰值过后开始下降下为止并制作时间密度曲线。根据曲线的平均峰值时间适当增加 3 ~ 4s，设定为扫描开始的延迟时间。

2）团注追踪法：左心房内设置一个感兴趣区域，并设定一个 CT 值的触发阈值，随着左心房内对比剂浓度的增高，ROI 内 CT 值达到该阈值时自动或手动启动扫描。注射对比剂后 8 ~ 10s 后开始连续曝光予以监测，连续曝光层面常选择左心房中间层面（图 3-12-6），感兴趣区域的触发 CT 值阈值常设为 150Hu。

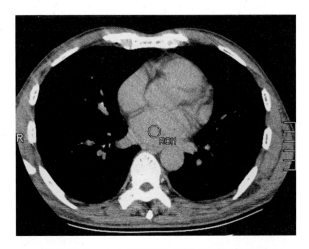

图 3-12-6 左心房肺静脉 CTA 监测 ROI 设置

（6）扫描参数：依据患者的具体情况设置扫描参数。BMI<18 时，管电压 80kV；18≤BMI≤25 时，管电压 100kV；BMI>25 时，管电压 120kV；自动或手动管电流技术。具体参数见表 3-12-5。

表 3-12-5 肺静脉与左心房 CT 扫描参数

项目	常规螺旋扫描	心电门控螺旋扫描	容积扫描
ECG 门控	—	前瞻性/回顾性 ECG 门控	—
扫描范围	从气管分叉下到心底	从气管分叉下到心底	从气管分叉到心底（最大 16cm）
管电压	80 ~ 120kV	80 ~ 120kV	80 ~ 120kV
管电流	100 ~ 300mAs/NI = 14	100 ~ 300mAs/NI = 14	100 ~ 300mAs/NI = 14
螺距因子	0.984 ~ 1.375	—/0.18 ~ 0.24	—
采集矩阵	512×512	512×512	512×512
扫描野（SFOV）	Small body	Cardiac	M
采集相位	—	35% ~ 45%（肺静脉开口最大） 85% ~ 95%（肺静脉开口最小）	—

续表

项目	常规螺旋扫描	心电门控螺旋扫描	容积扫描
采集层厚	0.5~1.25mm	0.5~1.25mm	0.5mm
重建层厚	2.5~5mm	2.5~5mm	2.5~5mm
重建间距	2.5~5mm	2.5~5mm	2.5~5mm
显示野(SFOV)	20~25cm	20~25cm	20~25cm
显示矩阵	512×512	512×512	512×512
迭代重建等级	中等水平	中等水平	中等水平
旋转时间	0.25~0.4s/r	0.25~0.4s/r	0.28~0.4s/r
倾斜角度	0	0	0

（三）图像处理

1. 心电编辑 当采用 ECG 门控螺旋扫描模式时，记录了 ECG 信号和原始数据，如房颤等患者的 ECG 信号极不理想，可通过对 ECG 信号进行编辑来提高图像质量。其 ECG 编辑方法同冠状动脉 CT 扫描的 ECG 编辑方法类似，也包括插入法、忽略法、删除法、R 波偏移法、基线调整法等，对于有严重心律失常的患者，可联合使用多种编辑技巧。

2. 三维重组后处理

（1）MIP：MIP 技术是射频消融心脏三维成像的重要后处理方法。一般重建时层块厚度不固定，但是需依所需重建血管管径进行调整。对肺静脉而言一般不宜超过 12mm，尤其是右上肺静脉或右侧肺静脉共干时，层块太厚会受到上腔静脉内高浓度伪影影响，显示不清；下肺静脉则会因与主动脉距离太近而影响观察。除标准横断位、冠状位外，沿肺静脉长轴的斜位 MIP 可更准确测量肺静脉起始处的直径（图 3-12-7）。

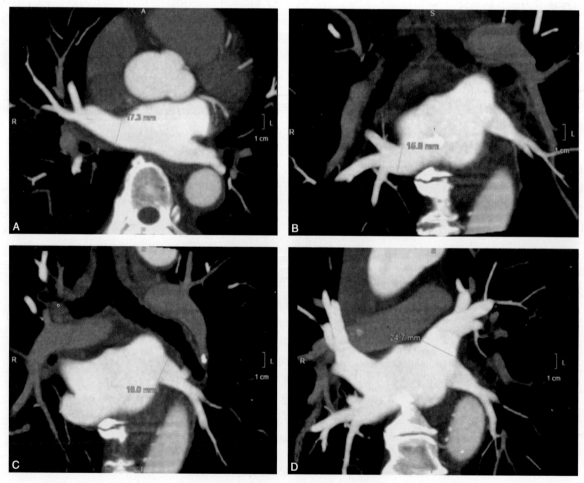

图 3-12-7 MIP 重组显示左房及左右肺静脉的分支情况
A. 右上肺静脉；B. 右下肺静脉；C. 左下肺静脉；D. 左上肺静脉

（2）VR：VR可清晰显示肺静脉的开口、起源和大体解剖，也是射频消融心脏三维成像的主要后处理方法，因肺静脉和左房是后位结构，所以后前位观察是显示肺静脉的最佳位置（图3-12-8）。

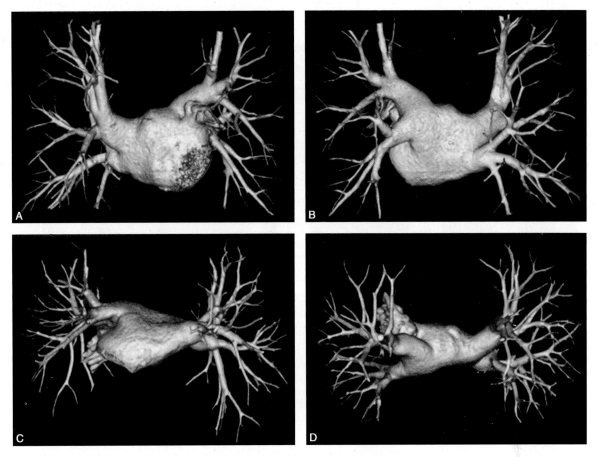

图3-12-8　VR重组显示左房及左右肺静脉的分支情况
A. 前后观；B. 后前观；C. 下上观；D. 上下观

（四）图像质量控制

1. 对比剂注射方案　为减少左心房内血液涡流致使对比剂注射后密度不均匀产生假象，可利用高压注射器的双流功能，采用混合给药的方式，如对比剂与生理盐水采用7：3的比例，在未增加对比剂总量的基础上，既使得左心房强化密度均匀一致，又延长了对比剂注射峰值时间。另外肺静脉VR图像的处理易受肺动脉的干扰，肺动脉内对比剂的流空是获得良好VR图像的前提。

2. 扫描模式　肺静脉与左心房CT扫描通常选择常规螺旋扫描模式即可，对于严重心律失常的患者可选择ECG门控扫描，但前瞻性门控扫描并不适用，因受检者通常会有房颤，ECG前瞻门控轴层扫描容易失败，此时应选择回顾性ECG门控模式。肺静脉成像易受呼吸移动和心脏搏动的影响，ECG门控模式是减少其影响的不错选择。ECG门控扫描可以很好的减少部分患者的心脏搏动伪影，但无法改善呼吸运动引起的伪影，ECG

门控的容积扫描模式可以有效地减少上述两种移动伪影，但缺点是扫描范围有限，难以覆盖肺静脉全貌。

3. 重建时相　由于肺静脉与左房成像对于运动影响没有冠状动脉成像要求高，采用单扇区重建即可，即采用180°扫描数据，时间分辨率约为125～200毫秒。可以重建两个时相，肺静脉开口最大的时相35%～45%和开口最小的时相85%～95%。

七、食管CT平扫与增强检查技术

1. 扫描体位取仰卧位。

2. 注射方案对比剂浓度：320mg/L，速率：1.5ml/s（延长平台期），剂量：1.5ml/kg。

3. 扫描参数受检者禁食8～12小时以上，嘱咐训练患者屏气；采用自动毫安调节技术，管电压120kV，球管旋转速度0.4s/rot，螺距1.375：1，FOV50cm，矩阵512×512，层厚5mm，层间距5mm，重建层厚0.625mm。使用智能触发扫描模式，分别延迟25s、35s和65s进行早动脉期、晚动脉期和静脉期增强扫描。

【病例1】

（1）病史摘要：①病史：男性,73岁,进食哽咽感1个月余；②体格检查：腹部无压痛、反跳痛,肝脾未触及；③实验室检查：胃镜示：距门齿30~37cm处见菜花状肿物沿腔内生长,管腔阻塞,考虑食管中段鳞癌。

（2）CT平扫及增强检查图例（图3-12-9）。

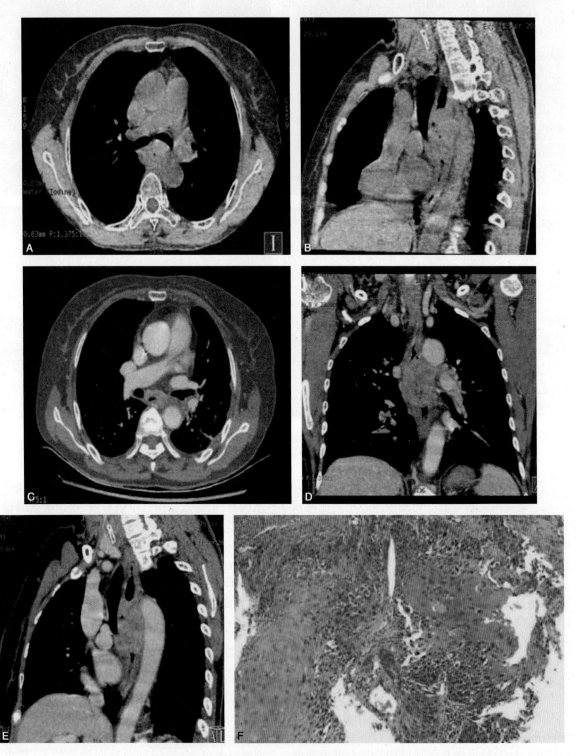

图3-12-9 食管癌患者,平扫及多期增强扫描图像

A. 食管癌患者,平扫轴位显示食管中段管壁明显增厚,管腔变窄；B. 平扫矢状位显示食管病变向腔内不均匀突出；C. 晚动脉期轴位显示食管病变呈轻度不均匀强化；D. 静脉期冠状位显示病变强化不均,其内可见低密度坏死区；E. 静脉期矢状位显示食管病变强化程度较周围正常食管壁略明显,且不均匀；F. 病理结果：食管中段鳞状细胞癌,分化程度Ⅰ~Ⅱ级（HE×40）

【病例2】

（1）病史摘要：①病史：男性，61岁，饱食后嗳气伴胃灼热30年；②体格检查：腹部无压痛、反跳痛，肝脾未触及；③实验室检查：胃镜提示：食管占位。

（2）CT增强检查图例（图3-12-10）。

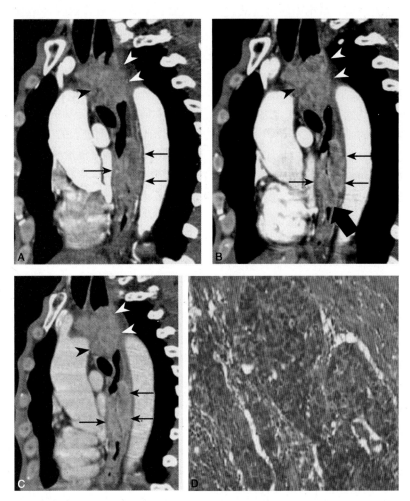

图3-12-10　食管癌患者，早动脉期、晚动脉期及静脉期增强扫描图像

A. 食管癌患者，早动脉期显示食管上段及中段两处病变，管壁明显增厚，管腔变窄，呈不均匀强化；B. 晚动脉期显示食管病变强化程度较周围正常食管壁不均匀强化更加显著，病变轮廓清晰；C. 静脉期显示食管病变呈轻度不均匀强化；D. 病理结果：食管中段鳞状细胞癌，分化程度Ⅱ级，侵及全层（HE×40）

八、肺部肿瘤CT低剂量灌注扫描技术

CT灌注成像（CT perfusion imaging，CTP）是在常规CT增强扫描的基础上，结合快速扫描技术和先进的计算机图像处理技术而建立起来的一种成像方法，能够反映组织的血管化程度及血流灌注情况，提供常规CT所不能获得的血流动力学方面的信息，属于功能成像的范畴。

（一）CT灌注的原理

灌注（perfusion）是指氧和营养物质在血液流动过程中从毛细管网进入组织的过程，它反映了组织和器官的血流动力学和功能状况。通过现代医学影像技术对活体组织、器官进行灌注的方法称为灌注成像（perfusion imaging）。灌注成像中也包括核医学所使用的正电子发射断层成像（PECT）和单光子发射断层像（SPECT）。与传统方法相比，在近年来出现的新技术新方法中，螺旋CT灌注成像以其扫描时间短、空间分辨高为优势，较为准确地评价了组织器官血流动力学变化，因此具有广阔的临床应用前景。

Miles在对肝、肾、脑、肺等器官进行灌注研究后并进行总结。他认为：由于增强CT所采用的非离子型碘对比剂与放射性示踪剂的药代动力学模式相似，可以应用核医学中放射性示踪剂的稀释原理及中心容积定律,并计算得出组织、器官灌注过程存在以下关系式:血流量(BF)= 血容量(BV)/平均通过时间(MTT),其中 BF(ml/min·100g)指单位时间内流经一定量组织血管结构中的血流量,它受血容量和引流静脉、淋巴回流及组织耗氧量等因素的影响;BV(ml/100g)指存在于一定量组织血管结构内的血容量,代表有功能毛细血管的多少;MTT 指血液流经组织血管结构(包括动脉、毛细血管、静脉窦及静脉)的平均通过时间,其主要反映的是对比剂通过毛细血管的时间。

　　CT 灌注成像是在静脉注射对比剂的同时,对选定层面进行连续多次扫描,以获得该层面每一像素的时间-密度曲线(time-density curve,TDC),应用去卷积算法计算出灌注组织的血流量、血容量、平均通过时间及表面通透性及对比剂的达峰时间(time to peak,TTP)等灌注参数,并对这些参数进行图像重建和伪彩色处理还可以得到相应的彩图。时间-密度曲线是以时间为横坐标,以注药后病灶增加的 CT 值为纵坐标,直接反映了对比剂在组织、器官内的浓度变化,间接显示了其灌注量变化。因此,CT 灌注成像可以量化地评价组织、器官的灌注状态。

　　目前,CT 灌注成像中使用的数学模型主要分非去卷积模型和去卷积模型两大类。非去卷积模型依据 Fick 原理认为组织、器官内对比剂蓄积的速度等于动脉流入速度减去静脉流出的速度,因此在某一时间段(t)内组织器官内对比剂的含量就等于该段时间内动脉流入量减去静脉流出量;此模型在忽略对比剂静脉流出的情况下计算出 BF、BV 及 MTT 等参数。非去卷积模型相对简单,便于理解,但易低估 BF,要求注射对比剂量大,速度快,注射速率达 10~20ml/s,增加了操作难度和危险性,要求病人有良好的心脏功能,因而在临床上很少应用。去卷积法概念复杂,主要反映的是注射对比剂后组织器官中存留对比剂随时间的变化量,并不用对组织器官的血流动力学状况预先做一些人为的假设,它是综合考虑了流入动脉和流出静脉的数学计算,与实际的血流动力学较为相似,此法计算误差较小,注射速率要求也不高(4~5ml/s),绝大多数患者可以接受,目前已被广泛应用。

　　(二) CT 灌注成像与肿瘤血管生成的关系

　　肺内肿块增强程度取决于病灶的血供及碘对比剂进入肿块血管外间质的量。肺癌多数是由支气管动脉供血,当肿瘤何种为 1~2mm 时依赖新生血管继续扩大,这些新生血管的特征如前所述:扩张、迂曲,存在动静脉短路,同时血管外间隙扩大、微血管床增加,血管内皮细胞基底膜不完整,引起肿瘤组织中血管容积和毛细血管的通透性的增加,这样就造成增强后对比剂通过快,弥散也较快。肺内良性肿块是血管较少(例如结核球多伴有干酪样坏死和周边纤维组织,只有少许血管,而错构瘤的成分又是软骨、脂肪和纤维组织,因此是乏血供的),因此,对比剂进入的少,并且扩散的过程缓慢,所以良性肿块的血流量少。

　　肺内的炎性病变有时会以块状形态出现,如炎性假瘤、球形肺炎等,活动性炎性肿块由于炎性的细胞的水肿,从而压迫肺动脉循环内的细小动脉,使血管内血流缓慢,这样慢慢会导致血管内弥漫性血栓的形成,肺动脉供血会减少,因此供血就由支气管动脉来代替完成,小动脉的扩张和毛细血管发育成熟,基底膜完整,同时对比剂通过的多正常的相对较直的血管,并且通过活动的淋巴结流动使微循环逐渐加速,因此单位组织内血流就会增加,而当急性炎症转变为慢性炎症时,新生血管可能随着病程的延长而闭塞,纤维组织增生,血管密度降低,因此强化程度降低。上述肺内各种性质的肿块,就构成了 CT 灌注的基础。

　　(三) 肺部肿瘤 CT 低剂量灌注扫描技术

　　1. 患者准备　一般在检查前以 18G 或更粗的输液针穿刺肘前静脉并固定,以备注射造影剂用,同时结病人作好思想工作,争取患者配合,嘱患者尽量平静呼吸。

　　2. 体位　采用将双手置头上的仰卧位。

　　3. 层面选择　采用 GE Discovery750 HD CT 扫描仪首先进行全肺的常规平扫,选定肿块病灶的最大截面作为扫描中心层面,以最大截面为中心上下各 4 层为扫描范围。层面内尽量包含病变的各种成分和至少一条较大血管,如主动脉,以利于参数计算。

　　4. 扫描参数　80kV,180~220mA,层厚为 5mm×8i,即扫描范围 4cm。应用随机 cine 扫描软件对选定病灶进行连续动态扫描,扫描延迟时间 5s,采用轴扫方式,全程扫描时间为 50 秒,其中总曝光时间 25 秒,得到 200 幅图像。在随后的 200 秒时间内每间隔 20 秒扫描 1 次,扫描范围仍是 4cm,扫描条件不变,得到 80 幅图像,以标准算法重建图像。

　　5. 注射方案　对比剂均选用碘佛醇(320mgI·

ml^{-1}），剂量 50ml，流率 4ml/s，由前臂浅静脉注入。

等的显示，以及胸部血管（冠脉、肺动脉、心房、胸主动脉等）的显示（图 3-12-12）。

九、胸部 CT 三维图像高级重建技术

CT 三维重建（CT three-dimensional reconstruction）是近 10 年发展起来的借助计算机对生物组织结构影像的连续图像进行后处理，获得三维图像并能进行定量测量的一项形态学研究的新技术与新方法，且能从多方位多角度更好的显示病变，以便于疾病的诊断。目前，常用于胸部的三维重建技术有：

1. 气道重建技术（airway reconstruction technique）　透明肺可用于气管异物的显示和诊断，更直观、清晰地显示气管内的异物（图 3-12-11）。

2. 容积再现技术（volume rendering technique，VRT）、表面阴影技术（shaded surface display，SSD）可用于肋骨、锁骨、肩胛骨、脊柱骨的骨折、骨质病变

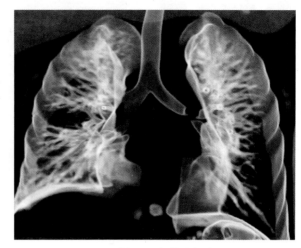

图 3-12-11　肺部 CT 扫描的气道重建技术

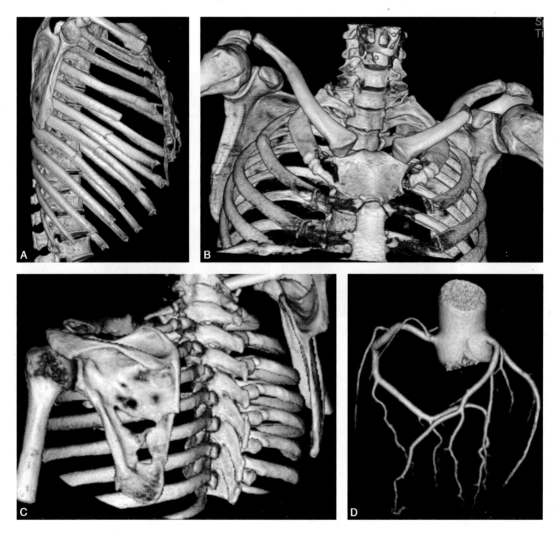

图 3-12-12　胸部 CT 扫描的容积再现技术

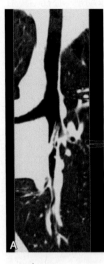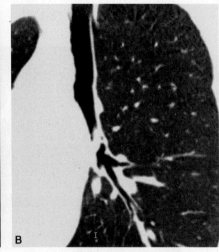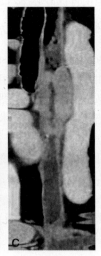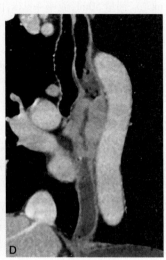

图 3-12-13　胸部 CT 扫描的曲面重建(MPR)技术

3. 曲面重建(MPR)　可用于胸部血管、食管及气管的管壁及管腔内外的显示,比如肺动静脉、气管异物、食管异物及肿瘤(图 3-12-13)。

4. 最大密度投影(MIP)　可清楚显示胸部血管管壁的钙化斑块,以及血管、气道及食管内支架情况,结合 MPR 可显示支架内管腔通畅情况(图 3-12-14)。

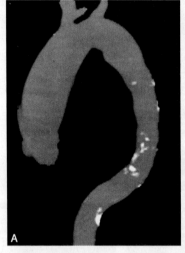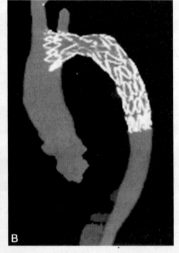

图 3-12-14　胸部 CT 扫描的最大密度投影(MIP)技术

十、胸部相关疾病的 CT 检查要点与图像质量控制

(一)胸部相关疾病的 CT 检查要点

1. 检查前准备　除去外衣,女性需摘除胸罩;更换无扣单布衣。

2. 摆位仰卧位　头先进,双臂上举置于头顶两侧。

3. 检查过程的注意事项

(1)嘱患者深吸气,屏气后进行扫描。

(2)患者若有呼吸困难,尽量缩短扫描时间,避免屏气时间过长引发患者不适。

(3)常规 CT 扫描后,进行胸部增强 CT 扫描或对特定区域采用 HRCT 扫描。

(4)冠脉 CTA 检查时,心率一般低于 70 次/分,控制不佳可口服美托洛尔 25～100mg;心率波动幅度较大者,可予面罩吸氧以降低心率波动。

(5)对敏感腺体进行必要的防护。

4. 适应证　见表 3-12-6。

5. 扫描规范　见表 3-12-7 和表 3-12-8。

表 3-12-6　胸部相关疾病的 CT 检查

适应证	CT 应用	说明
可疑肺炎及慢性肺源性呼吸困难患者	推荐胸部平扫 CT	胸片首选,胸片正常或可疑时行 CT 或 HRCT 检查
可疑胸部外伤患者	推荐胸部 X 线片	根据情况可选择 CT 检查
可疑肺结节,或肺转移患者	推荐胸部平扫+增强 CT	根据情况可选择能谱 CT 检查
可疑肺癌患者	推荐胸部平扫+增强 CT(包括上腹部)	根据情况可选择能谱 CT 检查
可疑胸部血管病变患者	推荐胸部平扫+增强 CT(包括上腹部)	根据情况可选择 CTA 检查
可疑冠心病患者	推荐胸部 X 线片及超声心动图	根据情况可选择心脏功能及形态平扫+增强 CT

注:高分辨 CT(HRCT)多适于肺结节筛查;不能屏气患者慎行 HRCT 检查;能谱 CT 多适于肺占位及胸水性质鉴别以及淋巴结性质判定

表 3-12-7　基本序列

序号	序列名称	作用	范围	增强扫描延迟时间
1	定位像	扫描范围界定	胸廓入口到膈肌水平	NA
2	平扫	显示肺部、胸膜及纵隔解剖学改变	胸廓入口到膈肌水平	NA
3	增强	明确肺、纵隔及胸膜占位、淋巴结性质	胸廓入口到膈肌水平	35 秒

注:NA,不适用

表 3-12-8　根据疾病的具体情况可增加的序列

序号	序列名称	作用	范围
1	呼气像 CT	显示小气道病变、气管软化	胸廓入口到膈肌水平
2	HRCT	显示弥漫肺间质病变、弥漫肺疱病变	胸廓入口到膈肌水平
3	低剂量或能谱 CT	肺癌筛查、小结节随诊	胸廓入口到膈肌水平
4	CTA	显示血管病变、供血血管来源	胸廓入口到膈肌水平
5	CTP	显示肿块性质及血供情况	胸廓入口到膈肌水平

注:HRCT 多适于弥漫肺间质病变或肺疱病变的检查;能谱 CT 在定量判定肺内病变性质方面的研究较多

(二)胸部相关疾病的 CT 图像质量控制

自 1972 年第一台 CT 机临床应用以来,CT 技术得到了迅速发展,后处理功能日益完善,CT 检查凭借其扫描速度快、扫描范围大以及空间分辨率高等优势,对呼吸系统疾病的诊断价值较高,逐渐广泛应用于临床。术前 CT 检查不仅有助于准确了解纵隔和肺门有无肿块或淋巴结增大、支气管有无狭窄或阻塞,对于原发和转移性纵隔肿瘤、淋巴结结核、中心性肺癌等疾病的鉴别诊断,以及肺内间质、实质性病变的评估等亦有一定的优势。

然而,先进的 CT 设备更需要做好日常的质量控制以及维修保养,对于发挥其最佳状态、保证日常工作的顺利开展意义重大。值得一提的是,CT 图像质量控制的优劣与 CT 技师的操作水平密切相关,是评判 CT 诊断准确率的关键。有鉴于此,笔者从物理和系统角度综合分析与 CT 图像质量控制的有关因素,以期提高对影响胸部 CT 图像质量控制的因素认识水平。

1. CT 设备的运行环境　CT 设备主要由计算机系统和大量精密元器件组成,成像系统涉及光学、机电、电磁、软件算法等组成部分,对运行环境的要求相对较高。如要求较大且较为稳定的电源功率,一般采用专用变压器、专用电源和专用线。室温多控制在 18 ~ 22℃,相对湿度 40% ~ 65%,并注意防尘。日常开机后应根据程序进行预扫描,以提高 X 线球管的使用时间;CT 工程师应定期对设备进行常规测试和保养,包括平均 CT 值测试、CT 值标准偏差测试、高对比度分辨率测试扫描层厚测试等,如果检查床定位精确性测试偏差>3mm,应及时调整、修正,并建立维修保养档案。一般而言,高对比度分辨率的测试、低对比度分辨率的测试需要每月检测 1 次。而 CT 值均匀性的测试、床移动指数的测试、床移动后重复零的测试、定位线指示灯的精确性、散射线剂量、正常 kVp 的波动范围及定位线指示灯的精确性需要每年检测 1 次。

2. CT 扫描的质量控制 受检者以及陪同人员进入机房前,应佩戴鞋套以避免携带的灰尘干扰设备的正常运转。去除受检部位的衣物,女性患者尤其应摘除胸罩,并更换无扣单布衣,以防止伪影的产生。对于急诊患者或难以配合的患者,可以给予一定的处理措施,如事先给予镇静剂等,并进行必要的呼吸训练,呼吸幅度不宜过大,以避免呼吸伪影的产生。若患者存在呼吸困难,尽量缩短扫描时间,避免屏气时间过长引发患者不适。对于行冠脉 CTA 检查的患者尤其注意心率情况,一般将心率控制在 70 次/分以下,控制不佳可口服美托洛尔 25~100mg,心率波动幅度较大者,可予面罩吸氧以降低心率波动。同时应注意患者的摆位,多采取仰卧位,头先进,双臂上举置于头顶两侧。行冠脉 CTA 检查的患者需放置心电电极并连接导线,注意观察患者的 ECG 信号和心率,应能准确识别屏气状态下的 R 波信号。认真核对患者的检查申请单,选择合适的扫描参数及重建算法,如有皮下软组织病变时应加扫软组织窗。

需增强 CT 检查时,应预先设定好扫描启动的时间、延迟时间以及带有团注跟踪模块应设定启动触发阈值,目的是使得扫描符合诊断的要求。对特定区域应行 HRCT、重点部位应行薄层扫描,根据检查目的和检查结果,选择合适的窗宽及窗位,使靶组织良好地显示。

3. CT 对比剂的质量控制 胸部 CT 增强检查常用的是静脉团注对比剂。在行检查前,应给予患者或其指定家属签订知情同意书,并说明 CT 对比剂注射后可能出现的不良反应,如一过性的发热、恶心及呕吐等症状,并签字。对于一些高危患者,如恶病质、存在严重肝、肾功能及心功能不全,以及急重症患者应禁用;对于高龄患者、小儿应慎用,并优先考虑使用非离子型对比剂。CT 技师在检查时应事先考虑好扫描方案、选择何种 CT 对比剂、采用的剂量、注射速率、扫描时间以及延迟时间等,如行胸部 CT 增强检查时一般在注射对比剂后延迟 35 秒扫描,以及必要的延迟扫描,延迟时间可根据病情需要而定。尤其应注意的是,在 CT 增强扫描结束后,患者一般留观 15 分钟,以观察有无迟发过敏反应等。

(余建明 曹国全 陈晶)

第十三节 先心病 CT 检查技术

一、先心病相关疾病与 CT 的诊断需求

先天性心脏病(congenital heart disease,CHD),简称先心病,是胎儿时期心脏血管发育异常或出生后某些通道未能自动关闭而导致的畸形,是严重危害人类尤其是儿童生命健康的疾病之一。因此,术前明确诊断,是先心病治疗的重要前提,也是手术成功的关键。

对于先心病的检查、诊断,超声心动图为重要的一线技术,其方便、快捷,无辐射,不仅能显示心脏内部的精细结构,且能够对血流动力学改变进行评估。但对不能配合的婴幼儿患者及透声欠佳的心外结构如肺动脉、肺静脉和主动脉等,不能给出明确诊断,此为其主要不足。导管法心血管造影能够进入心血管内部,清晰显示心血管解剖及血流动力学信息,但其属于有创检查,射线量大,尤其对于儿童及青少年更应重视,且目前多用于治疗。心血管磁共振成像具有无创、无电离辐射、低对比剂用量等优点日益受到临床的青睐,但先心病患儿一般心率较快、血管较细以及存在心律不齐等情况,对时间分辨率、检查前准备及操作者的要求均较高,种种条件制约,影响磁共振心血管成像的广泛开展。随着多层螺旋 CT 硬件及后处理软件的不断创新,其对于心血管疾患的诊断应用价值日益受到重视,CT 诊断先心病的优势主要体现在能从任意角度显示复杂先天性心脏病的心内、心外及大血管的解剖结构和空间位置关系,尤其是对心外大血管畸形的诊断,能够弥补超声的不足,如表 3-13-1 所示,列举了几种影像学检查在先天性心脏病诊断中的比较。

表 3-13-1 先天性心脏病几种影像学检查的比较

	优 点	不 足
超声心动图	心内结构,血流动力学改变,瓣膜运动及瓣膜有无狭窄和关闭不全等检查具有优势	受声窗及患儿不能配合的影响,心外大血管畸形不能明确诊断
心导管造影	能清晰显示心血管内部结构及血流动力学信息、血流压力等	有创性、电离辐射高、费用高
磁共振心血管成像	评估心肌、瓣膜功能、分析血流动力学特征,评估心内外结构	时间分辨率低,检查时间过长,术前准备及技术员要求高
双源 CT	大螺距扫描,受呼吸影响小,低辐射剂量,评估心内外结构,尤其是心外结构畸形改变较优势	低剂量模式扫描不能动态观察心脏及瓣膜运动,不能定量分析血流动力学改变

　　虽然双源 CT 提供了大螺距扫描模式,扫描速度快,辐射剂量低,空间分辨率高,能够清晰显示心内外结构畸形,被广泛应用于婴幼儿先天性心脏病血管成像。然而,先天性心脏病患者年龄、体重及病情有很大差异,对比剂到达心脏的高峰时间各不相同,图像质量受呼吸、心率、对比剂等的影响较大,特别是低体重患儿受多种因素的影响,检查过程更不易把握,需要检查者恰当调节各种相互制约的因素,才能得到满意的图像质量。具体要求体现

为:①减少上腔静脉硬化束伪影,如果上腔静脉内对比剂浓度过大,产生的硬化束伪影较大,那么将不利于周围结构及病变的显示,易造成疾病的漏诊(图 3-13-1)。如:房间隔缺损、上腔静脉异位引流等;②左右心腔内对比剂均匀混合,先心病不同于冠脉疾病,大多数先心病(如:室间隔缺损、动脉导管未闭、F4、肺静脉畸形引流等)均要求各个心腔及大血管能够均匀显影,以利于疾病的显示及诊断者的观察。

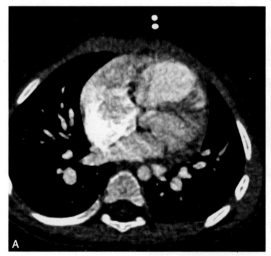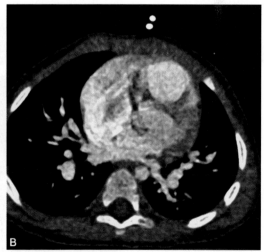

图 3-13-1 上腔静脉硬化束伪影
上腔静脉入右心房处硬化束伪影较大及右心房内对比剂混合不均匀,均影响房间隔结构及房间隔缺损的显示

（一）房间隔缺损

　　房间隔缺损(atrial septal defect, ASD)是胚胎第四周原始心房分隔过程发生异常,在左右心房间仍残留未闭的房间隔孔,进而产生左向右、右向左或双向分流。根据其病理解剖位置,可将继

发性房间隔缺损分为几种类型:①中央型,即缺损位于房间隔的中心卵圆窝部位(图 3-13-2),约占76%;②下腔静脉型,缺损位于房间隔后下方,与下腔静脉入口相连(图 3-13-3),约占12%;③上腔静脉型,缺损位于上腔静脉入口下

方（图 3-13-4），多合并肺静脉异位引流，约占 3.5%；④冠状静脉窦型，左右心房通过冠状静脉窦相交通，是一种罕见的心房间交通；⑤混合型，有两种以上上述缺损同时存在，约占 8.5%。单纯房间隔缺损是超声心动图诊断的绝对适应证，结合临床资料诊断准确率极高，一般不需行 CT 检查。但房间隔缺损较小的患者，往往没有明显的临床症状，经常是在进行冠脉 CTA 检查时发现（图 3-13-5）；或者是复杂型先心病合并房缺，在多排螺旋 CT 检查中一并被发现。房间隔缺损的 CT 诊断特点及优势：

1. 房间隔缺损 CT 诊断直接征象：横断面是诊断房间隔缺损的基础，在横断面上显示房间隔连续性中断的部位、病判断缺口大小和分型，横断面上测得缺口前后径，冠状面重建显示缺口上下径。值得注意的是，若收缩期和舒张期都能见到房间隔缺损，诊断可信度大，若仅一个期相可见，则房间隔多半是完整的。

2. 房间隔缺损 CT 诊断间接征象：右心房、室增大，主肺动脉横径超过同层面升主动脉横径，正常情况下，升主动脉横径大于同层面肺动脉横径，若后者大于前者，且右心增大，则提示存在肺动脉高压的。

3. 判断有无合并其他畸形 CT 不仅能够显示房室腔的结构及其连接关系，还能显示周围大血管的发育情况及有无其他心血管畸形存在。例如，在缺口较大的房间隔缺损者尤需注意有无合并肺静脉异位引流。

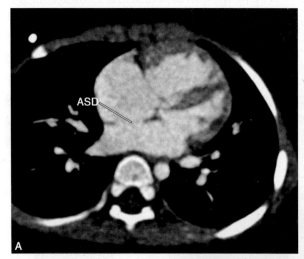

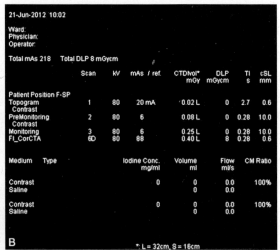

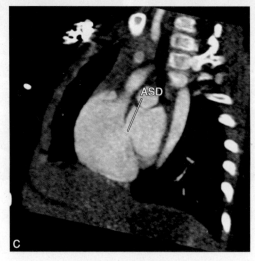

图 3-13-2 中央型房间隔缺损

患儿，男，2 岁。原始轴位及心脏长轴位均可见清晰显示缺口的位置及大小。扫描模式为 Flash 低剂量模式，剂量表显示总 DLP 是 8mGycm

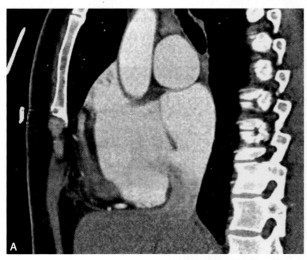
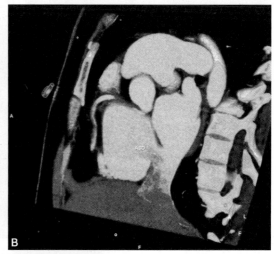

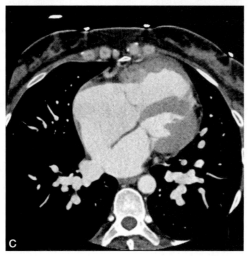

图 3-13-3　房间隔缺损(下腔静脉型)CT 图像

患者,男,17 岁。A. 原始轴位;B. VR 像;C. 矢状位,缺损位于房间隔后下方与下腔静脉入口相延续

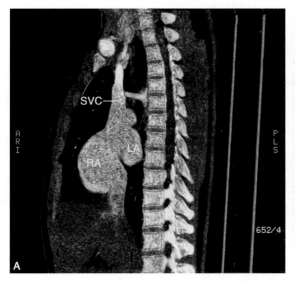
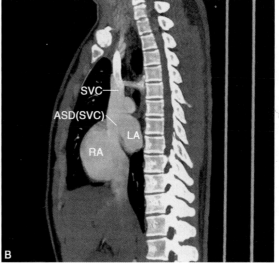

图 3-13-4　上腔静脉型房间隔缺损

A、B. 矢状位 MIP 像与矢状位 VR 像,示房间隔缺损位于上腔静脉汇入右心房处

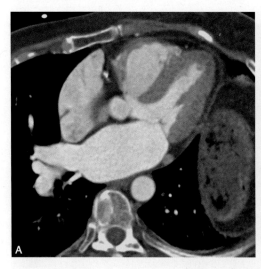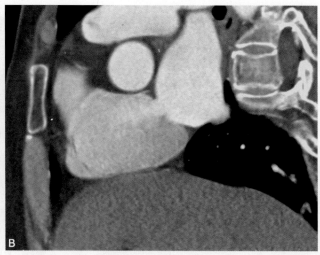

图 3-13-5　房间隔缺损与室间隔缺损冠脉 CTA
造影剂由左心房向右心房呈柱状喷射

(二) 室间隔缺损

室间隔缺损(ventricular septal defect, VSD)是最常见的先天性心脏病之一,发病率约占先心病的25%。根据病理解剖,室间隔缺损可分为三种类型:①漏斗部室间隔缺损;②膜周部室间隔缺损;③肌部室间隔缺损。最常见的是膜周部室间隔缺损(图3-13-6),约占70%。肌部室间隔缺损多位于心尖部,可单发亦可多发。单纯室间隔缺损一般无需行MSCT检查,往往室缺合并其他大血管畸形时需行CT检查。CT对室间隔缺损的诊断特点及优势如下:

1. 室间隔缺损的定性、定位和分型诊断　CT原始轴位是显示室间隔缺损的大小、部位的基本体位。通过 MSCT 强大的后处理能力,充分显示心脏短轴、长轴位,更好的显示缺口的形态、大小及扩展的方向,其存在部位与主动脉瓣、肺动脉瓣的位置关系,为手术的制订提供重要信息。

2. 室间隔缺损的间接征象　肺动脉增宽和左心室增大是室缺的间接征象。

3. 判断有无合并其他畸形　矢状位重建可清晰显示主动脉弓、主动脉降部的血管异常,如主动脉弓缩窄、离断动脉导管未闭等;三维重建可清晰显示冠状动脉起源及走行。

(三) 动脉导管未闭

动脉导管是胎儿时期肺动脉与主动脉之间的生理性血流通道,由于某种原因,未能闭合,持续开放即形成动脉导管未闭(patent ductus arteriosus, PDA)。未闭的动脉导管形态及位置差异性较大,受声窗的限制,部分病人超声显影欠佳,CT 因其较高的空间分辨率,对不同类型的动脉导管均能明确

显影(图 3-13-7)。CT 诊断动脉导管未闭的特点及优势如下:

1. CT 诊断动脉导管未闭的直接征象　原始轴位大多于主动脉弓下层面显示一血管影连通降主动脉峡部和肺动脉主干远端分叉部。矢状位观察动脉导管,可准确判断未闭导管的类型,测量其内径和长度。另外,通过三维重建,可直观地显示其形态及邻近大血管的情况。

2. 需测量主肺动脉及左右肺动脉干内径,判断有无肺动脉高压表现。

3. 判断有无合并其他畸形　最常合并畸形是室间隔缺损、主动脉离断。故除了动脉导管未闭的诊断,一定要仔细观察有无其他病变。

(四) 法洛四联症

法洛四联症(tetralogy of Fallot, TOF)是最常见的发绀型先天性心脏病,发病率占先心病的10%。其基本病理改变包括:室间隔缺损、肺动脉狭窄、主动脉骑跨、右心室肥厚四种畸形(图3-13-8～图3-13-9),前三个是主要畸形,而右心室肥厚是继发性改变。CT 诊断特点及优势如下:

1. 主动脉骑跨率的判断　根据主动脉窦与位于室间隔右侧的情况进行判断,若一个主动脉窦位于室间隔右侧,则骑跨率约1/3,若一个半,则骑跨率为1/2,若两个主动脉窦均位于室间隔右侧,则骑跨率约2/3。亦可通过其他方法进行判断。

2. 准确测量室间隔缺口的大小、缺口的位置;以原始轴位为基础,结合心脏短轴位、长轴位显示肺动脉狭窄的部位,测量狭窄处的管径,为术前准备提供准确、全面的信息。

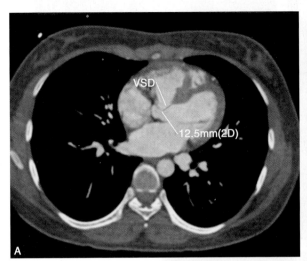

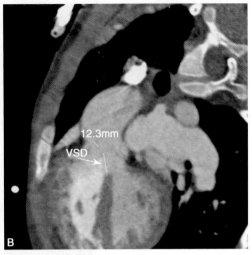

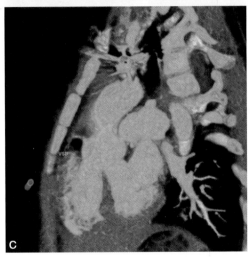

图 3-13-6　主动脉瓣下型室间隔缺损

A ~ C. 分别从原始轴位及心脏长轴位测得缺口大小

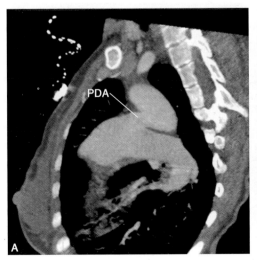

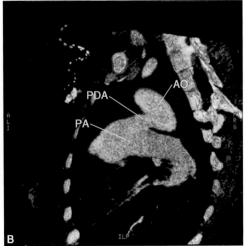

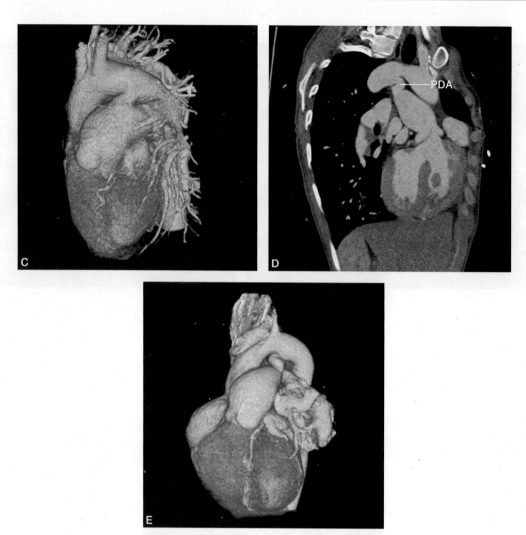

图 3-13-7 动脉导管未闭
A ~ E. 分别从 MIP、VR 像显示不同形态的动脉导管未闭

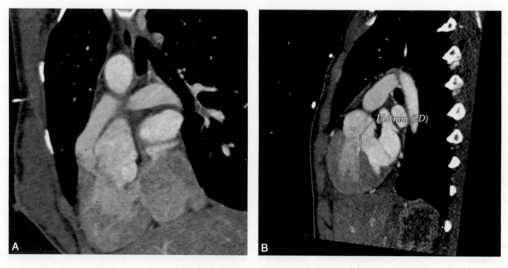

图 3-13-8 法洛四联症
A. 肺动脉瓣下狭窄;B. 室间隔缺损(骑跨率约 50%),主动脉骑跨,右心室壁增厚

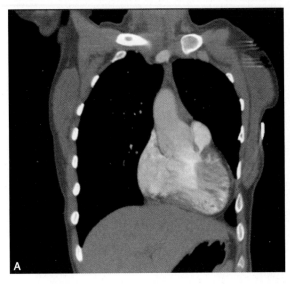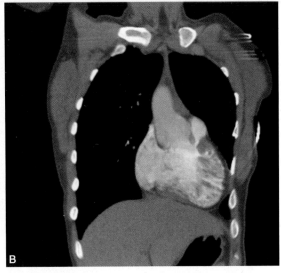

图 3-13-9　法洛四联症

A. 示肺动脉瓣下成线性狭窄；B. 示室间隔缺损、主动脉骑跨（约50%），右心室壁增厚

3. 并发畸形　法洛氏四联症常伴发心房水平交通、动脉导管未闭、冠状动脉畸形等。还有一个需注意的畸形，即肺动脉瓣缺如，在心室-肺动脉连接处可见发育不良的瓣叶组织，其主要特点是肺动脉主干及分支显著扩张。

4. 测量数据　法洛氏四联症患者常规测量McGoon 指数、NaKata 指数和左心室容积等数据。

（五）肺静脉畸形引流

肺静脉畸形引流可为单侧单支、单侧双支、双侧单支、双侧双支等之分。常见的引流部位有下腔静脉、右上腔静脉、右心房和左无名静脉。根据引流位置不同，可分为心上型、心内型及心下型。肺静脉畸形引流可单独存在，亦可合并其他畸形，常合并房间隔缺损（图 3-13-10）。超声对于部分性肺静脉畸形引流（尤其是单侧单支），容易漏诊；对于心上型肺静脉畸形引流，因受声窗限制，显示不清，难以准确评估。而 CT 对于心外大血管异常走行能够准确显示，CT 诊断特点及优势如下：

1. 如发现四支肺静脉与左心房之间非正常连接关系，即应全面显示和仔细观察左、右心房及与心房连接的肺静脉、腔静脉血管，同时能观察腔静脉、冠状静脉窦有无扩张。

2. 如果图像显示左上、左下、右上、右下四支肺静脉在心房的后方或后上方汇合成共同肺静脉，并直接与上腔静脉、冠状静脉窦或右心房相通，则可诊断为完全性肺静脉畸形引流。如果图像显示一支或数支肺静脉与腔静脉或右心房直接相连，则为部分性肺静脉畸形引流。

3. 始轴位上自上而下逐层观察心脏及大血管的连接，明确是否合并其他畸形。对于婴幼儿患者，还需观察气管及左右支气管分支有无变异、管腔有无狭窄等。

二、相关准备

（一）扫描前准备事项

详细查询临床资料和其他影像检查，如超声心动图诊断结果，了解其心脏畸形及血管动力学情况，并据此制订相应的扫描方案。扫描前于前臂静脉穿刺留置针，测量心率、血压、体温、体重等情况。

1. 年龄小于 7 岁的患儿，易动、不能配合检查；呼吸幅度大、不能自主控制行为，检查前需禁饮、禁食 4～6 小时，在镇静麻醉下实施扫描。

2. 年龄 7～12 岁患儿，在检查前告知注意事项，嘱其平静呼吸、保持姿势不动。尽量消除患儿紧张心理以取得配合。

3. 13 岁以上青少年及成人，检查前进行呼吸训练，屏气 10～15 秒，保持姿势不动以配合扫描。

（二）对比剂的选择与使用

恰当选择对比剂类型是确保检查成功的一个重要因素。在复杂先心病的 CT 检查中，选择非离子型对比剂，浓度为 300mg/ml，避免高浓度对比剂在上腔静脉和右心房内产生较大硬化束伪影，影响心内结构及心外大血管的显示，同时避免低浓度对比剂不能满足诊断需要的缺点。评估对比剂用量的因素包括：延迟时间、注射速率、扫描时间、循环时间、扫描范围、高压注射器类型、年龄、体重等。年龄小的婴幼儿患者心率快，体重轻，循环时间短，可酌情给药。

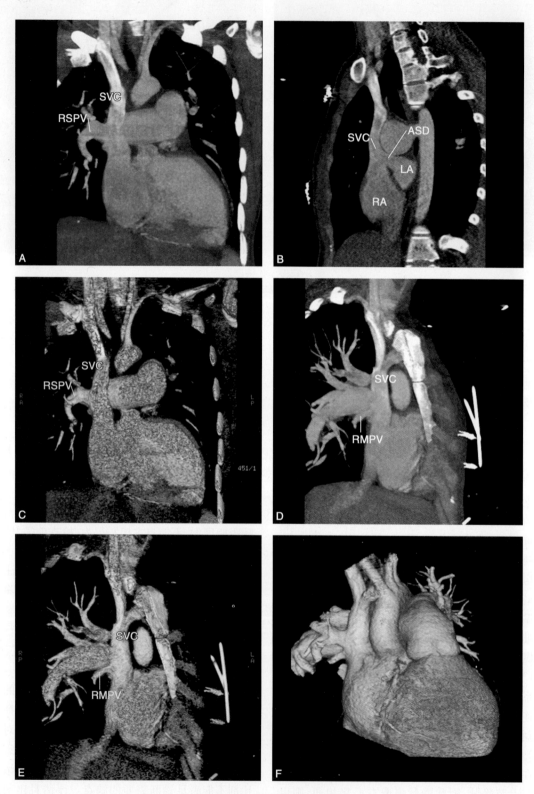

图 3-13-10 肺动脉畸形引流

患者,男,14 岁,右上肺静脉(RSPV)和右中肺静脉(RNPV)异位引流入上腔静脉内,同时合并房间隔缺损(ASD)。该患者采用 Flash 单期扫描,总的 DLP 为 27mGycm

三、先心病 CTA 检查技术

(一) 体位

患者仰卧于检查床上,采用足先进体位,双臂上举。分别在身体前胸正确安装心电图的电极片,放置电极处的皮肤应保持干燥、清洁,确保 CT 机能及时识别心电图的 R 波。检查过程中密切观察患者的心率、呼吸和血氧饱和度状态。

(二) 扫描范围

从胸廓入口至膈下 5cm,要求包括整个心脏、与其相连的大血管及部分肝脾等腹腔脏器。

(三) 对比剂注射方案

对比剂与生理盐水同步注射,二者总量相等。儿童与成人的对比剂注射参数不同(表 3-13-2)。

表 3-13-2　双源 CT 先天性心脏病扫描对比剂注射推荐参数

	儿童		成人
	5 岁以下	6～15 岁	
对比剂浓度(mg/ml)	320	320	320
对比剂总量(ml/kg)	1.5～2.0	1.5	1.0
生理盐水总量	与对比剂等量	与对比剂等量	与对比剂等量
注射速率(ml/s)	1.0～2.0	2.0～3.0	5.0～6.0
注射方案	对比剂与生理盐水同步注射	对比剂与生理盐水同步注射	对比剂与生理盐水同步注射
触发	手动触发	手动触发	自动触发(阈值:100Hu)
延迟时间	4～6 秒	4～6 秒	4～6 秒
套管针型号	24G	22G	20G
注射部位	外周静脉	外周静脉	肘前静脉

(四) 扫描步骤

1. 定位片为胸部正位像,确定扫描的范围。观察两侧肺野内的肺血及心脏和主动脉弓、肺动脉段的形态。

2. 兴趣区层面的横断面扫描　兴趣区层面通常确定为气管隆凸下 1cm 的主肺动脉层面,此层面显示升/降主动脉、主肺动脉及上腔静脉,便于实时观察对比剂流经不同血管的浓度。

3. 对比剂跟踪扫描　在兴趣区层面观察对比剂浓度变化,手动触发扫描。成人则是在确定的兴趣区层面行低剂量同层多次扫描,动态观察,当靶血管内的对比剂浓度达到一定 CT 值时,自动触发扫描,阈值设定为 100Hu。

4. 心血管延迟扫描延迟 4～6 秒后,采用 Flash 扫描模式。

(五) 扫描参数设置(表 3-13-3)

定位像扫描参数为:80kVp,20mAs;监控扫描参数为:80kVp,6mAs;监测层面为上腔静脉近右心房入口处,儿童患者监控 1～3 次手动触发扫描(待上腔静脉硬化束伪影降低时触发)。成人为 CT 值达到阈值后自动触发扫描,Flash 扫描的管电压 80kVp,管电流依患者体重而定。

表 3-13-3　双源 CT 先天性心脏病 Flash 扫描推荐参数

	儿童	成人
管电压(kV)	80	100
管电流(mAs)	80～300	自动
旋转时间	0.28 秒	0.28 秒
螺距	3.4	3.4
层厚	0.75mm	0.75mm
重组间隔	0.5mm	0.5mm
卷积核	B26f	B26f
扫描方向	头—足	头—足

球管旋转速度 0.28s/r,探测器宽度 64×0.6×2mm,螺距 3.4,层厚 0.75mm,重建间隔 0.6mm,重建函数选用卷积核 B26f。

四、小儿先心病 CTA 检查技术

(一) 扫描准备

5 岁以下患儿,待其熟睡后,在平静呼吸下进行扫描,5 岁以上患儿严格训练其呼吸。无论心率快慢,均不服用降心率药物。

（二）扫描参数

根据患者年龄、体重制订个体化扫描方案（表3-13-4），人工调整管电流和管电压。均采用 R-R 间期的 35% ~ 75% 全毫安，其余时相采用 20% 全毫安。并加用 Care Dose4D 技术。

表 3-13-4 双源 CT 小儿先天性心脏病扫描参数

	5 岁以下患儿	5 岁以上患儿
扫描机型	双源 CT	
扫描模式	回顾性心电门控	
扫描范围	胸廓入口至肋膈角下 1cm	
扫描方向	头—足	
管电压	80kV	100 ~ 120kV
管电流	最大为 80 ~ 100mAs	80 ~ 150mAs
旋转时间	0.28s	
螺距	0.25 ~ 0.32	
准直	128×0.6mm	
层厚	0.75mm	
重建间隔	0.5mm	
重建方法	B26f	

扫描过程采用手动触发扫描，监测层面在四心腔层面，感兴趣区放在体外，根据注药时间确定开始监控时间（比注药时间提前 1 秒开始监测）待右心完全充盈造影剂后，延迟 4 秒开始扫描。

五、图像重建及后处理技术

（一）期相重建

扫描结束后，计算机自动选择出运动伪影最小的 2 两个期相进行重建，得到最佳收缩期及舒张期，如果此 2 个最佳期相仍然无法满足诊断需求，则可以采用多期相重建法，此为选择最佳期相的最佳方法，但是费时费力，与繁忙的临床工作相背离，不作为常规应用。

（二）后处理技术

近年来，随着多排螺旋 CT（multi-detector spiral CT，MDCT）技术的进步，多种丰富的图像重建方式，如多平面重建（multiple planar reformation，MPR），最大密度投影（maximum intensity projection，MIP）和容积再现（volume rendering，VR）等可清晰、直观、多角度地显示复杂的心血管解剖结构，而且 MDCT 成像不受检查者经验的限制，在复杂型先心

病的诊断中扮演着越来越重要的角色。目前临床上多采用 VR、MIP 以及 MPR 对先天性心脏病进行图像后处理，并取得了良好效果。

1. **VR 图** 可斜面剪切原始图像，并行随意切割、三维旋转和任意角度多方位的连续动态观察心外畸形的三维解剖关系，能充分利用容积数据，图像更直观，且可避免后者因重叠而导致的误漏诊，可直观有利的检出心脏畸形。常见的如动脉导管未闭、肺静脉畸形引流、永存左上腔、迷走右锁骨下动脉、冠脉起源异常等。

2. **MIP 图** 容易受到骨骼和钙化等高密度结构的干扰，获得的图像三维空间感相对较差，应选择尽可能厚的部分容积数据，有利于显示心外畸形的情况。

3. **MPR** 是二维图像可以任意从不同平面显示血管的局部情况，但血管的全貌显示不佳，最适宜观察血管与周围组织的关系、显示血管狭窄或扩张的部位、长度以及程度，对于观察心腔内结构及心脏大血管连接处的畸形 MPR 也是首选的重组方式，可以观察心脏的长轴位、短轴位等各种位置，便于观察房室间隔、半月瓣的情况，心内畸形如房缺、室缺，心脏周围畸形如冠脉起源异常、冠状动脉瘘、主动脉狭窄、肺动脉狭窄及侧支血管情况。

六、心血管相关疾病 CT 检查图像质量控制

（一）检查指征

并不是每一个先心病患者都需要行心血管CTA 检查。对于房缺、室缺、心房心室发育异常等病变，超声完全可以诊断，并且对于较小的房缺、室缺，CTA 检查不及超声检查。CTA 对于先心检查的优势主要体现在心脏周围大血管的显示及侧支血管循环上，其丰富的图像后处理技术可以多发方位、多角度的显示心脏大血管的起止关系，相互之间的空间关系。常见的如动脉导管未闭、法洛氏四联症、右位主动脉弓、肺静脉畸形引流、腔静脉异位引流、迷走右锁骨下动脉、冠脉起源异常等。

（二）检查前注意事项

1. **镇静** 由于先天性心脏病大部分比例为婴幼儿患者，所以一般都需要在熟睡状态下进行扫描，无法熟睡的患儿，则需要在镇静剂作用下令其熟睡。

2. **对比剂** 注射对比剂过敏试验为阴性，一般采用右上肢建立静脉通道，避免高浓度对比剂对主动脉弓观察的影响。

(三)扫描注意事项

1. 对比剂剂量　先天性心脏病患者年龄、体重及病情有很大差异,对比剂到达心脏的高峰时间各不相同,图像质量受呼吸、心率、对比剂等的影响较大,特别是低体重患儿受多种因素的影响,检查过程更不易把握,需要检查者恰当调节各种相互制约的因素,才能得到满意的图像质量。传统对比剂注射方法为先注射一定剂量的对比剂,再注射生理盐水,该种方法上腔静脉硬化束伪影较大,且右心房内对比剂混合不均匀,采用对比剂与生理盐水同时注射,可以有效降低上腔静脉内伪影。

2. 监测层面及触发时间　如上所述,先天性心脏病需要心脏各房室以及大血管内均有对比剂充盈,则检查层面要放在四心腔层面,即包括左右心房、室,两心室流出道层面,降主动脉及肺内动脉分支层面。触发时间选择手动触发,即上述各心腔及大血管内均见对比剂充盈时触发扫描。

3. 辐射剂量　辐射剂量为 CT 检查的一大缺点所在,早期由于 CT 技术落后,CT 并不应用于小儿先心病的检查中,近些年来,随着低剂量技术的发展,才得以在儿童先心中推广开来,影像科大夫也很热衷于追求低剂量扫描,这样一来,很大程度上降低了图像质量,甚至影响了诊断,所以,在追求低剂量扫描的同时,要考虑诊断要求在先,根据病人情况,制订个体化扫描方案,在降低扫描剂量的基础上,保证图像的诊断能力。

(李文美　曹国全)

第十四节　冠脉血管及功能 CT 检查技术

一、冠脉血管相关疾病与 CT 的诊断需求

冠心病又称为冠状动脉粥样硬化性脏病,即缺血性心脏病。主要原因是由于冠状动脉发生严重的粥样硬化而造成了管腔狭窄或阻塞,并且在此基础上出现痉挛的症状,导致血栓形成,从而加重管腔的阻塞程度,进而引起营养心脏的冠状动脉供血不足,造成心肌缺血、缺氧,甚至发生梗死的一种心脏病。

选择性冠状动脉造影(selective coronary angiography,SCA)自问世以来一直是冠状动脉成像的金标准,但其有创性、检查费用高且具有一定的致残率和致死率,临床应用受到限制,不宜作为冠心病常规的筛查手段,近年来,随着多排 CT 的不断发展,多排 CT 冠状动脉血管成像因其无创、简单、快捷,越来越多的检查应用于临床,已成为冠心病筛查的最重要的影像学方法。

(一)冠状动脉的先天变异

1. 概述　冠状动脉先天变异发生率约为 1.3%,其中约有 20% 的人群会发生心肌缺血的症状。冠状动脉先天变异可分为起源异常及走行异常,起源异常包括高位起源、单支冠状动脉、异位起源于肺动脉等,而比较常见的冠脉起源变异为左冠脉起源于右冠窦,约占到 65% 的比例。另一类走行异常包括心肌桥血管的形成及冠状动脉瘘。冠状动脉异位起源于肺动脉、心肌桥血管及冠状动脉瘘这些变异可以引起心肌缺血,其他变异则很少有临床症状。

2. CT 诊断价值及限度　CT 血管检查可直接显示左右冠脉起源、走行及其与周围解剖结构的空间关系,可以为临床手术的选择提供详细的信息,并且可为术后提供临床评估信息。冠状动脉造影(DSA)也可以用于冠脉先天变异的诊断,但是与 CTA 相比,其无法显示冠脉周围组织结构,特别是对于起源异常的冠脉开口无法显示,总之,CTA 在显示冠状动脉先天变异疾病中有着不可比拟的优势。

(二)冠状动脉狭窄性病变

1. 概述　临床有很多原因可以引起冠状动脉的狭窄,而最常见的原因为冠状动脉粥样硬化。由于冠状动脉病理改变导致的管腔狭窄,进而引起对应节段的心肌缺血缺氧,从而对心肌形成损害,而临床上相当一部分病人是没有临床症状的,仅有一小部分患者会发生心绞痛,甚至猝死。

冠心病在发展、发生和转归过程中,冠状动脉斑块硬化一直是一个动态的过程,它可以同时存在于不同时期的病变,冠状动脉粥样斑块可以分为不稳定斑块(unstable plaque)或易损斑块(vulnerable plaque)和稳定性斑块(stable plaque)或不易损斑块(unvulnerable plaque)。kopp 等首次采用 64 层 CT 冠状动脉成像技术通过对斑块密度测量来判断具体的斑块成分,并和 ICUS 进行对照研究,对易损斑块有一定的应用价值,从而对预测冠状动脉急性综合征的危险性有很大的帮助,为临床提供了一个较为快速、简洁、方便的筛查模式。

已有大量的报道与冠状动脉造影术对比的研究出现,Sebastian Leschka 等研究报道,64 层以上 CT 冠状动脉成像中,当患者心率<65 次/分时,冠

状动脉血管诊断其狭窄程度的敏感性和特异性分别是94%、96%，阳性预测值和阴性预测值分别为80%和99%，进行节段性评价时，冠状动脉主干及其分支诊断的敏感性和特异性分别是100%和91%，阳性预测值阴性预测值分别为88%和100%，并且辐射剂量可以降低到1mSv以内。冠状动脉CTA检查判断冠状动脉狭窄除了有较好的敏感性和特异性外，还有其较高阴性预测值，分别达到了99%和100%，作为临床冠心病的筛查，诊断的准确性较高，费用也比CAG低，对比剂使用量少，安全性较高，可部分取代冠状动脉造影（CAG）检查。

2. CT诊断价值及限度　CTA目前逐渐成为冠心病的首选检查方法，它的优势主要体现在无创、评估斑块性质、钙化积分、测量冠脉狭窄程度等，并且可以评估心肌灌注状态。但是由于心率、心律、钙化斑块伪影的影响，常常导致狭窄程度被低估或高估。当临床医生对此有疑问时，则需要另行冠脉造影检查。

（三）冠脉支架置入的术前术后评估

1. 概述　目前临床对于冠脉阻塞性病变的治疗主要为支架置入，术前检查主要确定狭窄的位置，长度以及斑块的性质等，另外还可以观察是否存在心肌桥、心肌梗死等。支架置入后再狭窄是目前临床面临的一大问题，有报道表明发生率达到25%左右，支架管腔再狭窄一般是由于内膜增生、斑块形成及血栓形成等造成。目前与冠状动脉球囊扩张术相比，冠脉支架的植入成功率很高，大约为95%左右。

常规的冠脉造影后有80%～90%的患者都需要植入支架，支架的植入减少了急性并发症以及再狭窄的发生概率，冠状动脉支架植入术已经成为冠心病患者血管重建的主要方式，但是支架植入后也不是万能的，长时间支架内会有内膜的过度增生和血栓形成。这样一来对于冠状动脉支架的再狭窄的早期诊断是相当重要，它可以提高患者的长期预后生存率。临床上相对比较容易诊断支架植入术后形成的急性血栓，但是支架术后对没有症状的患者来说想进行早期诊断就比较困难，需要进行常规冠状动脉造影协助诊断。但是冠状动脉造影对无症状患者来说是有一种创伤性的检查手段，不可以用冠状动脉造影作为临床评估支架再狭窄的常规检查方法。第二代双源CT评价其较高的时间分辨率，开始逐渐成为评价冠状动脉支架再狭窄的重要替代方法，自然而然被认为是替代冠状动脉造影、

排除冠状动脉支架内再狭窄的无创、便捷的检查方式。

2. CT诊断价值及限度　MDCT可显示置入支架的位置、长度、直径及形态，并可评估支架内管腔通畅情况，是否形成栓子及斑块等，以及是否形成再次狭窄。CTA诊断支架内再次狭窄的敏感度及特异度均较高，可以达到90%以上。冠脉CTA对支架再狭窄的诊断还存在三大制约因素：一是金属支架周围的过度钙化造成的部分容积效应；二是冠状动脉的金属支架造成的部分容积效应导致支架管腔缩小，管腔的可见度减少，第三心率过快或者心律不齐形成的相关运动伪影。上述这些因素均可影响冠脉CTA对支架评估的准确性。

双源CT因其时间分辨率较高，对冠状动脉支架效果比较好，通过对178个支架的研究，植入支架的评估率约在95%左右，不可评估的支架直径均小于2.75mm。并且，当患者的心率无论是小于70bpm还是大于70bpm，对支架再狭窄的评估准确性无差异，这充分显示了双源CT时间分辨率较高的优势，即便是心率非常快，也不会引起采集图像太大的运动伪影。

（四）冠状动脉搭桥术后

1. 概述　对于一些比较严重的冠状动脉粥样硬化患者，冠脉搭桥成为唯一的治疗手段，常用的有静脉桥血管、内乳动脉桥血管，后者优于前者，可以降低病死率，是目前桥血管首选。然而冠脉搭桥术的一个严重并发症为桥血管闭塞，临床表现为心肌缺血。

2. CT诊断价值及限度　冠脉搭桥术前检查中，CTA可以在术前评价双侧内乳动脉的解剖、走行，冠脉的粥样硬化情况及主动脉管壁斑块情况。对于术后，CT可以评价桥血管的通畅情况，并评估原冠状动脉病变及心肌灌注情况。

（五）心肌缺血梗死

1. 概述　冠状动脉病变狭窄或闭塞后导致心肌缺血，心肌缺血并不等同于心肌坏死，研究表明，缺血心肌可能存在三种状态：坏死心肌、顿抑心肌、冬眠心肌。冬眠心肌及顿抑心肌，经过再灌注治疗可使心肌活性恢复。

2. CT诊断价值及限度　MDCT的不断研发，使得其空间分辨率及时间分辨率不断提高，使得CT心肌灌注成像及心肌活性成像成为可能，CT评价心肌活性具有无创，扫描时间快，不受心脏起搏器及体内有金属患者的限制，等优点。扫描层厚薄使得部分容积效应导致的伪影缩小，并可根据CT

值将坏死心肌与存活心肌区分开来。但是 MDCT 评价心肌活性存在辐射剂量大、存在对比剂肾病的危险等原因，使得其应用受到限制。

冠状动脉 CTA 检查目前已经作为临床常规首选检查冠脉疾病的方法，其在冠脉先天变异的诊断、冠脉斑块性质评估、冠脉管腔狭窄程度及心肌灌注状态的评估、冠脉支架置入术前术后的随访、冠脉搭桥术后的随访中发挥着巨大的作用，但是也受到心率、心律等的影像，存在一定的局限性。

（六）心脏冠状动脉 CTA 检查的限度

冠状动脉检查对 CT 机器的性能要求非常严格，因为心脏是一个跳动的器官，如果时间分辨率不够高，探测器不够宽，是无法完成这项扫描的，尽管 64 层 CT 在扫描时间上已经有了很大的提高，但是其较低的时间分辨率依然无法满足心脏的成像，扫描一次 5 ~ 6 秒，需要 6 ~ 8 个心动周期采集完毕，不能达到心脏的相对静止，所以在临床上面临着时间分辨率低的问题：

1. 时间分辨率　进行心脏检查时，时间分辨率需要低于 100ms，心脏出于"相对静止期"，但是目前的 64 排 CT 在心率过快或者心律不齐的情况下无法满足实现心脏的成像的时间分辨率，64 层 CT 时间分辨率可达 175ms，第一代双源 CT 球管旋转一周的时间可以到达 0.33 秒时，其高速旋转的离心力可以达到 28G，这对于机械制造业来说已经达到了一个极限的重力，一代双源 CT 心脏成像的时间分辨率为 83ms，小于 100ms，满足了心脏的成像时间。但是为了适应心率的波动情况，对于单源 CT 来说，特别是在高心率和心律失常的情况下，要想使时间分辨率小于 100ms，此时球管的旋转时间需在 0.2 秒左右，离心力将会达到 75G，这是当今机械制造业无法克服的离心力，这正是 64 层 CT 难以逾越的高度。

2. 探测器宽度窄　目前所有的 MSCT 均采用在扫描方向上（z 轴）的多排亚毫米级的探测器组合，使得 x、y、z 轴各方向上取得各同向性，但是单圈扫描的最大覆盖范围仅为 20 ~ 40mm，难以完成类似心脏等整个器官的瞬间扫描。尤其对心脏等运动器官的扫描时，其采集方式为螺距小于 1（pitch 值一般为 0.2 ~ 0.4）即多实相重叠扫描方式，辐射剂量水平较高，平均回顾性冠状动脉的辐射剂量可以达到 18.10mSv。目前东芝公司的 640 层 CT 探测器宽度可以覆盖 16cm，对于心脏来说，可以曝光一次结束覆盖整个心脏。

3. 密度分辨率　是 CT 成像的主要优势，64 层 CT 对组织结构的区分能力不够，这也是 CT 成像原理的基本出发点。例如对肥胖患者的扫描常需要加大扫描剂量以取得高质量的薄层图像，但往往需要牺牲扫描速度或范围。

二、相关准备

（一）适应证

1. 冠状动脉管壁钙化评价、钙化积分分析。
2. 冠状动脉管壁斑块性质评价和脱落预测。
3. 冠状动脉管壁狭窄、闭塞的评价。
4. 冠状动脉各种先天性变异的诊断。
5. 药物治疗后斑块缩小情况评价。
6. PCI 术前冠状动脉管径、距离测量和制订治疗计划。
7. 冠状动脉搭桥、支架术后再狭窄的评价。

（二）禁忌证

1. 严重心、肝、肾衰竭。
2. 含碘对比剂过敏。
3. 严重心律不齐者。

（三）操作方法及程序

（1）认真核对 CT 检查申请单，了解病情，明确检查目的和要求，对目的、要求、病史不清的申请单应与临床医师核准确认。

（2）做好解释工作，消除受检者的紧张心理，取得受检者合作。

（3）检查前 4 小时禁食，按含碘对比剂使用要求准备，告知对比剂注射风险，请受检者本人（无行为能力的可由家属代理）签订对比剂注射知情同意书。

（4）去除受检者扫描范围内的金属物品，取下携带的通信器材。

（5）控制心率，使用 64 层螺旋 CT 时建议心率控制在 60 ~ 70 次/分，使用双源 CT 和超 64 层螺旋 CT 时心率控制目标适度放宽。

（6）肘前静脉穿刺、放留置管。对搭桥术后患者在桥血管对侧上肢穿刺、放置留置管。

（7）对敏感腺体行必要的防护。

三、冠脉 CTA 检查技术

冠状动脉增强扫描包括常规冠状动脉扫描及对冠脉搭桥的扫描，扫描方式又包括前瞻性心电门控和回顾性心电门控，根据患者的心率和屏气情况及检查要求选择合适的冠状动脉增强扫描序列。

（一）冠状动脉搭桥术后

1. 患者取仰卧位，双上肢上举，心脏置于扫描中心。扫描范围自胸廓入口至心脏膈面下2cm。

2. 注射方案 选用非离子型造影剂浓度37ml/s，总量80~100ml，速率为4~5ml/s，注射完造影剂后以同速注入50ml生理盐水。

3. 扫描参数

（1）扫描延迟时间：采用自动触发扫描方式，阈值为100Hu。感兴趣区ROI置于升主动脉内。延迟4~6秒进行扫描，扫描时间12~18秒（表3-14-1）。

表3-14-1 冠状动脉搭桥术后MSCT血管成像对比剂应用表

项目	内容
浓度	370mgI/ml
总量	80~100ml
注药速度	4~5ml/s
盐水总量	50ml
注射方式	对比剂（5.0ml/s，80~100ml）+生理盐水（5.0ml/s，50ml）
延迟扫描时间	自动触发扫描方式，阈值设为100Hu，ROI定在升主动脉

（2）具体参数：管电压120kV，管电流380~420mAs。层厚0.6~0.75mm，重建间隔0.6~0.7mm（表3-14-2）。

表3-14-2 冠状动脉MSCT血管成像扫描参数表

项目	内容
检查体位	仰卧位，双上肢上举，心脏置于扫描中心
扫描范围	自胸廓入口至心脏膈面下2cm
kV	120
mA	380~420mAs
探测器组合	64×0.6mm、64×0.625mm、128×0.6mm、320×0.5mm
扫描方向	头→足
层厚	0.6~0.75mm
层距	0.6~0.75mm
重建算法	B26f（cardiac）

4. 图像后处理 所有图像传至后处理工作站进行容积再现（volume rendering，VR）、多平面重建（multiple planar reconstruction，MPR）、曲面重建（curved planar reconstruction，CPR）、最大密度投影

（maximum intensity projection，MIP）等后处理。VR用于立体观察心脏、冠脉和桥血管的三维空间结构，MPR、曲面MPR和MIP用于了解桥血管和冠脉管壁、管腔有无狭窄及其与邻近血管等组织结构的关系（图3-14-1，图3-14-2）。

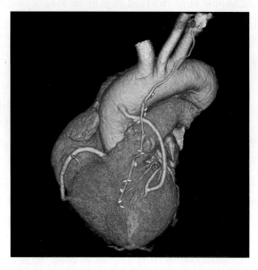

图3-14-1 VR重组可立体显示心脏、冠脉和桥血管情况

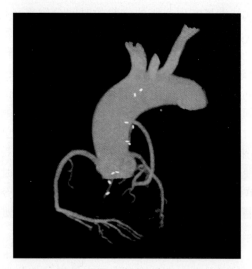

图3-14-2 MIP重组可清晰显示桥血管夹影

（二）前瞻性心电门控扫描

1. 患者取仰卧位，双上肢上举，心脏置于扫描中心。扫描范围自气管分叉处1~2cm至心脏膈面，包括整个冠状动脉。

2. 注射方案 对比剂用量1~1.5ml/kg，总量50~90ml。患者体弱，或BMI小于18，对比剂用量酌减。患者BMI大于25，对比剂用量适当增加。患者长期化疗、心功能差，可降低对比剂的注药速度（表3-14-3）。

表 3-14-3　前瞻性心电门控冠状动脉 MSCT 血管成像对比剂应用表

项目	内容
浓度	300~370mgI/ml
总量	50~90ml
注药速度	4~5ml/s
盐水总量	40ml
注射方式	对比剂(5.0ml/s,50~90ml)+生理盐水(5.0ml/s,30ml)
延迟扫描时间	自动触发扫描方式,阈值设为100Hu,ROI 定在升主动脉

3. 扫描参数

(1) 扫描延迟时间:采用自动触发扫描方式,阈值为100Hu。感兴趣区 ROI 置于升主动脉内。

(2) 具体参数:依据患者的具体情况设置扫描参数。BMI 小于25 时,管电压100kV,管电流220mAs;BMI 大于等于25 时,管电压120kV,管电流300mAs。层厚0.6~0.75mm,重建间隔0.6~0.7mm。图像采集时相,心率<75 次/分时为65%~75% R-R 间期;≥75 次/分时为35%~45% R-R 间期(表3-14-4)。

表 3-14-4　前瞻性心电门控冠状动脉 MSCT 血管成像扫描参数表

项目	内容
检查体位	仰卧位,双上肢上举,心脏置于扫描中心
扫描范围	从气管分叉下1~2cm 至心脏膈面,包括整个冠脉
kV	100~120
mA	200~330
探测器组合	64×0.6mm、64×0.625mm、128×0.6mm、320×0.5mm
扫描方向	头→足
层厚	0.6~0.75mm
层距	0.6~0.75mm
重建算法	B26f(cardiac);冠脉支架为 B46f(cardiac)
采集时相	心率<75 次/分时为65%~75% R-R 间期;≥75 次/分时为35%~45% R-R 间期

4. 图像后处理　所有图像传至后处理工作站进行容积再现(volume rendering,VR)、多平面重建(multiple planar reconstruction,MPR)、曲面重建(curved multiple reconstruction,CPR)、最大密度投影(maximum intensity projection,MIP)等后处理。VR 用于立体观察心脏及冠脉的三维空间结构,MPR、曲面 MPR 和 MIP 用于了解冠脉管壁、管腔有无狭窄及其与邻近血管等组织结构的关系(图3-14-3~图3-14-6)。

(三) 回顾性心电门控扫描

1. 患者取仰卧位,双上肢上举,心脏置于扫描中心。扫描范围自气管分叉处1~2cm 至心脏膈面,包括整个冠状动脉。

2. 注射方案　对比剂用量1~1.5ml/kg,总量50~90ml。患者体弱,或 BMI 小于18,对比剂用量酌减。患者 BMI 大于25,对比剂用量适当增加。患者长期化疗、心功能差,可降低对比剂的注药速度(表3-14-5)。

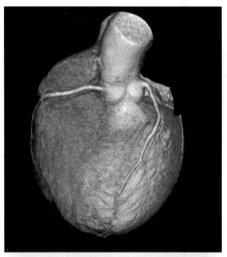

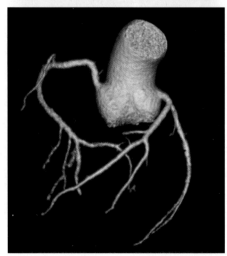

图3-14-3　前瞻性心电门控 VR 重组直观显示心脏及冠脉的三维结构

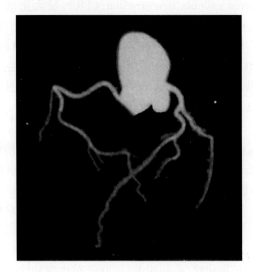

图 3-14-4 前瞻性心电门控 MIP 重组可显示冠脉有无狭窄及钙化斑块

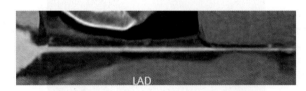

图 3-14-5 前瞻性心电门控扫描 CPR 重组清晰显示左前降支

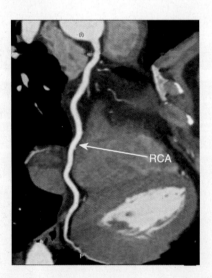

图 3-14-6 前瞻性心电门控扫描 CPR 重组清晰显示右冠状动脉

表 3-14-5 前瞻性心电门控冠状动脉 MSCT 血管成像对比剂应用表

项目	内容
浓度	300~370mgI/ml
总量	50~90ml
注药速度	4~5ml/s
盐水总量	40ml
注射方式	对比剂(5.0ml/s,50~90ml)+生理盐水(5.0ml/s,30ml)
延迟扫描时间	自动触发扫描方式,阈值设为100Hu,ROI 定在升主动脉

3. 扫描参数

(1)扫描延迟时间:采用自动触发扫描方式,阈值为100Hu。感兴趣区 ROI 置于升主动脉内。

(2)具体参数:依据患者的具体情况设置扫描参数。BMI 小于25时,管电压100kV,管电流220mAs;BMI 大于等于25时,管电压120kV,管电流300mAs。层厚0.6~0.75mm,重建间隔0.6~0.7mm。图像采集时相,35%~75%R-R 间期(表3-14-6)。

表 3-14-6 前瞻性心电门控冠状动脉 MSCT 血管成像扫描参数表

项目	内容
检查体位	仰卧位,双上肢上举,心脏置于扫描中心
扫描范围	从气管分叉下1~2cm 至心脏膈面,包括整个冠脉
kV	100~120
mA	200~330
探测器组合	64×0.6mm、64×0.625mm、128×0.6mm、320×0.5mm
扫描方向	头→足
层厚	0.6~0.75mm
层距	0.6~0.75mm
重建算法	B26f(cardiac);冠脉支架为 B46f(cardiac)
采集时相	35%~75%R-R 间期

四、冠状动脉"双低"CTA 检查技术

多层冠状动脉成像已经普及应用,相应对比剂注射技术也在不断更新。因为动脉的时间密度曲线属于速升速降型,所以在冠状动脉成像扫描期内

维持血管内的对比剂浓度即可。维持冠状动脉内含有高浓度对比剂用量，取决于扫描时间的长短。由于所用对比剂剂量与对比剂肾病的发生率相关，因此在保证 MSCTA 图像质量的前提下，尽可能少用对比剂，这不仅可降低对比剂肾病的发生，而且还能降低检查费用。有研究报告将 64 排（层）MSCT 冠状动脉 CTA 的对比剂用量减少至 70ml，注射流速为 4~5ml/s。已知被检查者体重与大血管成像效果负相关，若应用相同对比剂总量，则造成体重较重者用量不足成像效果差，而体重较轻者的对比剂用量过多。故有学者研究个性化给药方案，提出按照 0.8ml/kg 体重选择对比剂用量，所获冠状动脉 CTA 图像的质量既能达到诊断要求，又可显著降低对比剂用量。

研究证明在对比剂浓度确定的情况下，注射流率越高，血管强化的效果越佳，但由于血管本身的耐受问题，实际上注射流率并不能过高。因此，对比剂浓度成为影响冠状动脉 CTA 成像效果的重要因素。有研究表明：以较高流率（5ml/s）注射，分别采用 300mgI/ml、370mgI/ml、400mgI/ml 3 种不同浓度对比剂进行 CTA 检查，结果 370 和 400 两组的左、右冠状动脉主干 CT 值均高于 300 组，而且差异具有统计学意义。CTA 显示的血管密度与单位体积内碘含量正相关，在注射流率固定时，对比剂浓度越高，注射后单位时间内血管内部的碘含量越高，CTA 所示血管密度也越高。应该指出：在较低浓度对比剂能清楚显示血管时，增加对比剂浓度的意义并不大。因此，降低注射流率、使用高浓度对比剂是可行的方案，即可降低血管破裂的危险，并能减轻瞬时心脏容量负荷。在进行 64 排（层）螺旋 CT 冠状动脉 CTA 检查时，若以较高流率（5ml/s）注射，300mgI/ml 浓度的对比剂即可满足诊断需求。从另外角度看，若使用高浓度对比剂，则可适当降低对比剂的注射流率。

有研究对比观察恒速团注追踪法和优化的指数衰减团注法两种对比剂注射技术，在冠状动脉 CTA 中的效果。前者在整个扫描过程中的注射速率不变，靶血管密度迅速达到峰值为其优点，但其峰值持续时间较短；而后者通过适当降低靶血管的密度峰值，但其持续时间较长，故 CTA 的效果更佳，而且靶血管远段和近段的密度值相近。如果扫描时间较短，则优化团注法还可减少对比剂用量。

为获得高质量的冠状动脉 CTA 图像，必须确定最佳延迟扫描时间。目前临床常用测试性团注、单点触发和双点触发 3 种延迟扫描技术。有学者开展这 3 种方法的比较研究：测试性团注组一次性注射对比剂和生理盐水各 20ml，采用轴位扫描模式（axial full），扫描时间为 1.0s/r，扫描间隔时间（ISD）为 1.0s，经静脉注射对比剂 12s 后开始扫描，动态监测主动脉密度，在其由低至高，再由高至低时终止扫描，然后使用多图像感兴趣区（MI-ROI）绘出主动脉的时间-密度曲线，根据"主动脉密度峰值时间+16s = 延迟扫描时间"的计算公式，作为正式扫描的延迟启动点。注射对比剂总量为 70ml 后，追加注入 25ml 生理盐水。单点触发组应用智能追踪（smart prep）软件，将监测区放置在主动脉根部中心，监测间隔时间为 1s，延迟 12s 后开始连续扫描监测层面，可见 CT 值从 100~200Hu 瞬间垂直上升。当 CT 值升至 150Hu 时，即启动扫描。正式心脏扫描的起始层面与监测层面相同，对比剂和生理盐水的用量均与测试性团注组相同。

双点触发组应用智能追踪软件，测间隔时间为 1 秒，延时 12 秒后开始扫描监测层，监测点分别放置在气管隆凸水平的主动脉中心和肺动脉主干，正式心脏扫描的起始层面与监测层面相同，对比剂总量为 90ml。当主动脉和肺动脉主干两条时间-密度曲线交叉时，即启动正式扫描。结果表明应用双筒高压注射器时，既可选择测试性团注法、也可应用单点触发法，而应用单筒高压注射器时，则仅可采用双点触发法。上述 3 种触发扫描方案所获冠状动脉 CTA 的图像质量无显著差异，均能满足临床诊断要求。笔者认为：单点触发法简便易行，减去测试步骤，被检查者遭受的 X 线辐射剂量和对比剂用量均减少，并使总检查时间缩短、效率提高，建议推广应用。

CTA 检查常用对比剂示踪（bolus-tracking）技术，为非螺旋扫描方式，由于扫描参数固定，单层面扫描的辐射剂量也固定不变，总辐射剂量为单层面剂量乘以扫描次数。影响对比剂示踪扫描次数的因素很多，包括对比剂含碘浓度、注射部位、注射流率和注射总量，启动扫描阈值的高低，以及患者自身因素等。示踪扫描所致辐射剂量很低（仅 0.9mGy/层），实际工作中，我们还是一个尽量减少扫描次数，以降低辐射剂量。

在保证图像质量不降低的前提下，尽可能减少对比剂总量在腹主动脉扫描中取得进展。有研究结果表明：以 0.6~0.7ml/kg 体重选择个体化注射方法所获 CTA 的图像质量能满足诊断要求，并提出计算对比剂注射流率的公式：$V = G\lambda(5+S)$，其中 G 为被检查者体重、λ 为对比剂总量与体重的比值、S 为曝光扫描时间,推荐触发扫描的阈值为小于 120Hu,而注射生理盐水的总量至少为 V(30-对比剂注射时间),实践证明该方案可行。

有两种途径可维持主动脉内部的对比剂峰值:一是通过加快注射流率,二是使用高浓度对比剂。由于注射流率不能无限增加,而高浓度对比剂在不增加注射流率的前提下,增加血管密度。对 A 组使用小剂量对比剂而言,应用高浓度对比剂降低了因个体差抓不住主动脉峰值使扫描失败的风险。小剂量对比剂还可消除注射侧锁骨下静脉内对比剂充盈所致伪影的干扰。

随着多排(层)螺旋 CT 技术的不断进展,单脏器或多脏器的扫描时间大为缩短,故注射对比剂的时间也相应缩短。因此,在不增加对比剂总量的前提下,可应用提高注射流率、降低管电压或者使用低浓度对比剂等方法提高 CTA 的显示效果。但是无论选择哪种方法,准确捕捉扫描时机都至关重要,最好在动脉密度值达到高峰时结束扫描,稍微提前或推后,都可能导致检查失败。

不同厂家的高端螺旋 CT 具有不同优势,使用低剂量对比剂的方法也不尽相同,以心脏为例,64 排(层)CT 可以在 5 ~ 6 秒完成心脏冠状动脉扫描,而 640 层 CT 采用 16cm 的宽探测器进行成像、双源 CT 采用 3.4 的大螺距进行采集,当心率<70 次/min 时,均可实现亚秒扫描,完全可以在使用低剂量对比剂的高峰平台期内完成扫描。如何进一步减少对比剂用量,准确捕捉触发时机更为重要。

后 64 层 CT 最大的优势就是可以采用低管电压技术联合迭代重建进行低辐射剂量的研究,包括 GE 公司的 CT 能谱成像和 Siemens 公司的 CT 双能量成像也成为研究热点,尤其利用低管电压和单能量低 keV 图像来提高血管 CT 值,可进一步降低对比剂用量。常规 64 排(层)CT 通常采用较低管电压成像,虽然辐射剂量大为降低,但是血管 CT 值和信噪比得到提高,加上使用迭代重建后将会使 CTA 显示血管的效果更佳。同时单能量成像不仅可提高血管密度,还可降低噪声,提高密度分辨力。低管电压技术和能量成像在冠状动脉成像中得到普及可以大大降低辐射剂量和对比剂量。

五、冠状静脉 CTA 检查技术

冠状静脉与动脉伴行,但是要大于动脉。冠状静脉窦是一个直径 9 ~ 10mm 宽的静脉通道。通过对冠状静脉解剖的评价,可以预先确定左心室电极的置入方式,并评估左心室电极刺激到横膈的可能

性,还可以了解下缘冠状窦瓣情况,避免损伤冠状窦。

1. 扫描体位　仰卧位,两臂上举。

2. 注射方案　采用双筒单流注射,第一时相注射对比剂 60ml,第二时相注射生理盐水 30 ~ 40ml,注射流率 4 ~ 5ml/s。

3. 扫描延迟时间　冠状静脉充盈期比冠状动脉高峰期晚 5 ~ 7 秒,心功能正常者可采用小剂量团注测试法测量冠状动脉 CTA 的增强峰值时间再增加 5 ~ 7 秒为冠状静脉 CTA 扫描的延迟时间;心功能较差的患者则采用团注跟踪法,监测层面设于冠状静脉窦层面,ROI 设于该层面的降主动脉内,对比剂注射后 10 ~ 15 秒开始同层动态监测扫描,冠状静脉窦开始顺行显影或降主动脉峰值期后 5 ~ 10 秒自动或手动触发扫描。

4. 扫描参数　采用回顾性心电门控螺旋扫描,管电压 120kV,ECG 管电流调制,全剂量区根据心率设置:心率≤70 次/分,全剂量区 70% ~ 75%;心率>70 次/分,35% ~ 45% 或 40% ~ 80%,其余时相采用 MiniDose,准直器宽度 128×0.6mm,螺距 0.2 ~ 0.5,每周球管旋转时间 0.28 秒,FOV 是 180 ~ 250mm,重建层厚 0.75mm,重建间隔 0.5mm,重建算法卷积核为 B26。

5. 图像后处理　重组冠状静脉窦及其主要分支心中静脉,心大静脉等,进行冠状静脉的形态学评价,测量冠状静脉窦的长度、窦口的直径及其主要属支的数目、直径、属支与冠状静脉窦之间的夹角和冠状静脉窦的变异情况。常规采用 VRT,CPR 和 3-DMIP 等进行重组。

六、心肌灌注扫描技术

(一)概述

心肌灌注(myocardial perfusion)是指流经心肌组织内冠状动脉血管网的血流,即从小动脉流经毛细血管至静脉流出的血流。团注碘对比剂后,快速同排动态扫描观察这三者动态强化关系,得到时间密度曲线,从而定量评价组织灌注。此外利用对比剂在心肌组织内不同分布情况用伪彩图表达出来,就得到了心肌灌注图像。CT 心肌灌注可利用不同数学模型计算心肌血流量、心肌血容量、平均通过时间等定量数学参数评级组织灌注值,从而反映心肌微循环血流动力学状态。CTP 包括静息心肌灌注和更有临床意义的负荷心肌灌注,负荷心肌灌注包括运动负荷及药物负荷,常用的药物有腺苷、双嘧达莫等。

（二）扫描方案

1. 检查前准备 检查前受检者需禁食水4~6小时,检查前12小时内禁止摄入含咖啡因或可乐的食物,24小时前停用β受体拮抗剂。扫描前常规测量心率,对心率高于80次/min的受检查,实用倍他乐克25~50mg,控制心率在50~65次/min之间。测量受检者的基础血压、体重、身高,并计算相应BMI数值[BMI=体重(kg)/身高(m)^2],并根据BMI值设定对应的管电压、管电流数值。对所有受检者检查前均进行呼吸指导训练,尽量要求病人在整个试验过程中保持浅慢、平静的呼吸状态。受检者采用仰卧位,脚先进,双臂上举于头两侧,连接心电图导联线,同时在受检者右臂肘静脉放置18~20G的静脉内套管针连接注射用双筒高压注射器。

2. 扫描方法 心脏DECT扫描时,心率低于70次/min的患者可不给予药物控制心率,扫描前舌下含服或喷雾硝酸甘油以扩张冠状动脉。用双筒高压注射器经右侧肘前静脉以5ml/s流率注射浓度为370mgI/ml的对比剂碘普胺(商品名优维显)80~85ml。注射完成后再以相同的流率注射50ml等渗盐水。用人工智能触发扫描,触发点定于平肺动脉干层面的主动脉根部,触发阈值100Hu,延时6s扫描。扫描范围为自气管分叉至心脏膈面下1cm左右,屏气扫描。扫描参数如表3-14-7。

表3-14-7 扫描参数

项 目	内 容
电压(kV)	140/100(A/B)
电流(mAs)	82/164(A/B)
旋转时间(s)	0.33
螺距(mm)	Auto(0.17~0.2)
准直(mm)	64×0.6
视野(mm)	260×260
计量调制	ECG-pulsing on
重建层厚(mm)	1.5
重建间隔(mm)	0.8
时间分辨率(mm)	165
重建卷积核	D30f
矩阵	512×512
动态扫描时间(s)	30
扫描模式	前瞻性

3. 图像处理 将重建图传至的Siemens MM-WP(multi-modality workplace with Syngo software version,VA20)工作站。将用于心肌灌注分析的数据(140kV、100kV及双能融合数据)导入"Heart PBV"软件中,软件进行动态数据分析,进行3mm层厚,每隔2mm利用光滑解卷积核(D30f)重建;得到心肌血流量(myocardial blood flow,MBP)、心肌血容量(myocardial blood volume)、平均通过时间(mean transit time)。后处理通过双能量特殊算法将碘对比剂和软组织影像分离,得到心肌碘灌注分布图(碘图)和虚拟平扫图。碘图提供了心肌内碘对比剂分布信息,调节碘图与虚拟平扫图像融合比例,0%为虚拟平扫,100%为碘图,即可同时显示心肌内碘分布和相应解剖信息,结合CTCA图像同时评价心肌灌注及冠脉管腔和管壁情况(图3-14-7)。

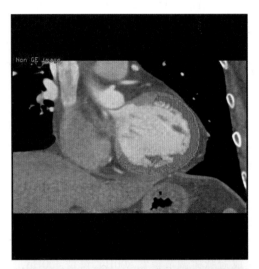

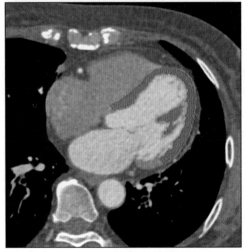

图3-14-7 根据CT值高低的伪彩色阶图于三维平面展示的心脏图像上,以便能直观清楚辨认心肌灌注异常区域的分布及相对严重度

红色代表高灌注血流,蓝色代表低灌注血流

4. 图像分析分段 根据美国心脏学会的推荐17个段法。因冠状动脉对心肌的支配具有特定性，每一节段都代表着相应的冠状动脉供血区，即：左室前壁、前间隔（1、2、7、8、13、14段）和心尖帽（17段）主要是 LAD 分布区；左室下壁和后壁（3、4、9、10、15段）主要是 RCA 是分布区；左室侧壁（5、6、11、12、16段）主要是 LCX 分布区。心肌灌注评价标准：①灌注正常；②灌注缺损（包括可逆性和固定性灌注缺损）。以2个不同短轴面图像连续2层相同部位出现低密度影区视为灌注缺损。由两位有经验的放射科医生对各段进行独立分析，意见不一致时协商解决。

七、冠脉血管及功能高级图像重建技术

心脏血管常用容积再现技术（VRT）、最大密度投影（MIP）、曲面重建（CPR）拉直（Curved）等图像后处理技术。

1. 重建方法 将采集的冠脉原始数据根据，选择最佳 R-R 间期重建，然后将重建数据传送到 GE AW4.6A 工作站上，选择心脏分析软件获得 VR、MIP、MPR、CPR 等图像。

2. 重建步骤 选择最佳冠脉显示时相进入 Cardiac-heart 可自动获得心脏三维图像，此技术可三维显示心脏和冠状动脉，直观显示冠状动脉和心脏解剖细节。缺点是受伪影影响较明显，能满足诊断要求的血管数目最少；对血管腔内病变的显示有局限，小的钙化灶及软斑块常常遗漏；而且对与阈值的选择非常敏感。然后进入 VR Tree 软件中，自动生成冠脉树调节窗宽800Hu，窗位400Hu，选择 MIP，即可得到冠脉树的 MIP 图像。

3. 血管分析 进入 Auto coronary anlysis 自动血管分析软件，对各个血管分支进行命名，Next 之后进入血管分析界面，此界面可进行血管 Curved 和 CPR，窗宽800，窗位240，将迂曲的血管全程清晰显示，可以发现钙化灶和软斑灶，利用测量软件测量斑块大小，并计算出狭窄度。

4. 冠脉能谱 CT 图像后处理及血管分析

（1）选择 GSI Cardiac 扫描模式，选择最佳重建时相，重建出 70keV 单能图像。将重建图像传送至 GE AW4.6 工作站上，进入 GSI viewer 选择 heart，自动生成心脏三维图像，调节呈单能模式，再调节 keV 值，降低 keV 值显示微小血管，提高 keV 值显示高密度钙化斑块。此外还可以调节 keV 值显示冠脉支架。

（2）调节 Iodine-water 分离，得到轴位、短轴位、长轴位的碘，设定感兴趣区测量碘基值。将碘图与单能量图像融合即可得到心肌灌注伪图像，清楚显示灌注减低区。

（3）选择 General，再选择感兴趣区（ROI）生成能谱曲线或直方图，分析斑块性质。

5. 冠脉冻结技术（snapshot freeze） 利用 Freedom 宝石 CT 可以应用于高心率检查者，可以纠正错层。将原始图像传至 Autolanch，计算机进行自动重建。

6. 心功能分析（myocardium analysis-LV） 采用回顾性心电门控扫描模式，获得冠脉 CTA 原始数据后，通过扫描站重建，设置重建层厚0.625mm，重建时相0%～100%，间隔5%，得到20帧图像。重建完成后将图像传送至 Advantage Workstation AW4.2 后处理工作站进行图像后处理，启动 Cadiac Function-Myocardium Analysis 程序，将重建所得的20个心动周期图像同时调入工作站，获得20帧心动周期中心脏的三个切面图像如短轴位、四腔位和两腔位图，通过调整以确保准确的心室容积时相，短轴范围中心尖层面以出现造影剂的心尖为准，心底面是二尖瓣平面的心底部，乳头肌包含在左心室腔范围内，采用自动功能勾画出清晰的心内外膜。如果出入较大时应用手动法进行改正，根据左心室容积曲线、表格图及电影模式，多次观察左心室收缩末期和舒张末期图像以确定定位准确性。通过自动检测并勾画出左心室的轮廓，包括心内、外膜边缘，其中左心室乳头肌被包含在心肌血池内，如果明显不准确，需要手动纠正左室腔内轮廓线。

然后通过 Cardiac Function express- Myocardium Analysis 软件（通过利用 Simpson 法，应用积分的原理，心内外膜边界的清晰显示来勾画它们的轮廓，将心室腔容积分为若干个圆柱体，它们的高度相同，分别计算各自的容积，然后累计相加，即可获得心腔容积数据），计算得出舒缩末期心室容积、每搏输出量和左心室射血分数，还可得出舒张末期室壁厚度，收缩末期室壁厚度，室壁增厚度及室壁运动（wan motion，WM）幅度牛眼图（bull,eye plot）（也称靶形图，星云图）（图3-14-8）。颜色标尺表示颜色与室壁厚度或运动的关系。图中显示的数字只是各个节段的平均值，当鼠标放在靶形图的任何部分时均可显示此点的对应数值。由此可测量各个节段相应室壁的厚度及运动幅度。

八、冠状动脉 CTA 心电图编辑及图像质量控制

多数病人在扫描时都能保持平稳的心率，并能

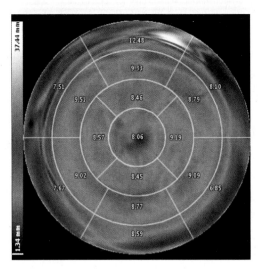

图3-14-8　牛眼图显示心肌室壁的厚度,反映心脏相应部位心肌的厚度

密切配合检查的需要,屏气保持不动。但在临床实际工作中,也经常会碰到病人在扫描时原先平稳的心率突然出现异常心跳或心律不齐,难以获取高质量图像。由于心脏运动的幅度不一致,如果还按照常规的方法进行重建,那么重建图像就会出现心脏轮廓及血管错层、不连续等情况。类似这种情况不是双扇区或是四扇区重建算法所能解决的。虽说多扇区算法对心率变化太敏感,也相应提高了时间分辨率,但并不能常规地提高图像质量。

因此要改善心律不齐病例的图像质量,就需要ECG编辑功能,以便更好地选择重建图像的最佳时间点。当然,ECG编辑功能也有自身的局限性和不足之处。对于少数患者,既使通过心电图编辑仍无法达到诊断需要,主要与检查前未发现心律失常或检查过程中出现的心律失常,未按心律失常的CT扫描方案进行数据采集有关。

(一) 心电图编辑功能的原理

因为在心脏扫描过程当中所有层面都是重叠扫描,每个层面均覆盖整个心动周期的数据甚至更多,所以可以利用记录的ECG信号更有效地选择最佳时间窗重建图像,即利用采集的数据,选择不同心动周期内时相相同且运动幅度一致的图像数据,并剔除心律不齐(心律失常)所带来的不连续数据,从而重建出理想的图像。并非所有心律失常患者均需使用心电图编辑技术,部分患者可通过多期相重建技术(4D模式)浏览多期相影像,重新选择最佳期相的数据进行重组可获得足够诊断的图像质量。如重组图像质量仍然不佳,选择图像较好的期相,通过心电图编辑技术以获得满意图像;再以

编辑后的心电图为基准,以更小的重建间隔(1% ~ 3%)重建之前选择的时相前后±10%的数据,从而选择满意的图像。

(二) 心电图编辑技术常见处理方法

心电图编辑技术包括插入法(insert sync)、忽略法(disable sync)、删除法(delete sync)、R波偏移法(shift R-peak)、基线调整法(adapt curve scaling)或上述方法综合使用。在上述心电图编辑方法中,插入法常用于识别心电图异常中漏识别期相或在调整期相值时与R波偏移法联合使用;忽略法常用于识别心电图异常中的多识别的期相;R波偏移法主要用于识别心电图异常中识别的R波假象;基线调整法主要用于R波低平的心电图。因为心电门控冠状动脉CT扫描是基于R波执行的,在心电图编辑中最重要的是正确识别R波。在重建心脏CT图像时,可以选择绝对期(正值是指选择R波后的相对或绝对值进行重建心脏图像,负值是指选择R波前的相对或绝对值进行重建心脏图像),也可选用百分比(即相对值),同时也可选择正或负值。应注意患者屏气是否最佳,对屏气不佳者,心电图编辑并不能提高图像质量。

(三) 心电图编辑技术操作流程

对于窦性心律不齐,首先浏览计算机自动重建的薄层影像,找出连续层面中出现跳层的影像,结合该层面原始的心电记录。对于ECG编辑功能,我们使用西门子公司的SOMATOM Definition CT,在心电图编辑操作中,从Triger界面中调出原始心电图,找到相应心率变化异常点,移动对应于心动周期R波波峰的小圆点,调匀相邻R-R间期,选中Recon mono,在%或者ms一栏中,选择ms,在时相一栏中选中最佳重建时相,利用计算机自动重建出调整后的影像;对于偶发的期前收缩,可以采用忽略的方式,计算机会自动忽略异常数据点进行影像重建;也可采用删除的方式,去掉异常数据采集点再进行影像重建;对于漏搏的患者可以在漏搏处添加一个采集点,以填补缺失的数据,再调整R-R间期进行重建。

(四) 心律不齐冠脉成像

对于心律不齐患者,一般采取先忽略特别高的心率的期相,然后通过多期相重建,得到相对较好的期相,再利用此期相使用R波偏移的方法,在正确识别的R波后绝对值也可使用绝对距离来量化(通过测量R波后面的距离),合理使用插入法及组合使用忽略法来使之固定于绝对位置是非常有用的。

九、冠脉血管及功能 CT 检查要点与图像质量控制

(一) 心脏大血管的检查要点

心脏是一个有着自主节律运动的器官,对于跳动着的心脏的进行 CT 扫描成像,最关键的成像指标是单扇区时间分辨率。单扇区时间分辨率越高,则对运动物体的瞬间捕捉能力越强。目前 CT 业界最高的单扇区时间分辨率是双源 Flash CT 的 75ms,其性能相当于单源 CT 机架的旋转时间是 0.15 秒一圈;而目前最快的单源 CT 旋转时间是 0.27 秒,其单扇区时间分辨率只有 135ms。理论认为只有在时间分辨率小于 100ms 时,才能够实现不控制心率的心脏 CT 检查。而在 64 层 CT 时代,机架的最快旋转时间是 0.35 秒或 0.33 秒,单扇区时间分辨率是 175ms 或 165ms,需要受检者的心率控制在每分钟 65 次或 70 次以下才能够进行检查。所以进入了后 64 层 CT 时代后,由于单扇区时间分辨率的提高,心率的高低和心律整齐与否不再是心脏 CT 检查的最主要限制因素;另外,由于在单扇区 75ms 的时间分辨率条件下,Flash 扫描模式也可用于心脏冠脉检查。

在某些条件下,甚至可以实现受检者自由呼吸状态下的心脏检查。同时,由于心脏前瞻序列扫描技术已经取代回顾性心电螺旋扫描技术成为心脏 CT 检查的常规技术,可以不需控制受检者的心率,而且也有效降低了剂量,从 64 层 CT 的 16~40mSv 可以降低到 3mSv 或更低,比如 Flash CT 和宝石 CT 均可在心率小于 65 次/分,实现成人心脏扫描剂量低于 1mSv。

控制心率和心律是心脏冠状动脉成像成功的基础,采用降低心率的药物(β-受体拮抗剂)可以将心率控制在理想状态是最佳的选择。如果部分患者口服 β-受体拮抗剂后心率依然很快,可采用重建不同的时间窗进行重建,依然可以获得满意的图像。心脏冠状动脉的检查要点如下:

1. 重建时相和心率

不同的心率对冠脉的显示情况差异较大.所以适当控制被检者的心率有助于减轻或消除冠状动脉的运动伪影。改善冠状动脉 CT 图像质量。CTCA 图像质量受心率影响,并与之呈负相关。如果心率过快使得成像不能完全在舒张期内完成,重建后图像易呈现血管模糊、中断和阶梯状伪影。因此要取得良好的冠状动脉图像,由于多层螺旋取得数据是连续的,图像可在心动周期的任意时相重建,心脏在 0%~30% 和 87.5%~100% R-R 时相分别处于心室和心房收缩期,不适于冠脉重建。

因此,选取合适最佳时相进行重建,减轻心脏运动伪影,对保证图像质量是很重要的。只需重建出 75% R-R 时相的 VR、CPR、MIP 及 VE 图像即能满足临床需要,这样则在同一时相容积重建的冠状动脉树中可以同时显示各支冠状动脉,有利于直观地评价各支冠状动脉,也可以减少图像重建时间,有利于临床应用。但也可能因为不同患者的心脏大小、心轴方向、血管走行方向的不同、心率不同导致不同冠状动脉分支间图像最佳重建相位窗可能不完全一致,若采用同一个重建相位窗有可能不能同时最佳显示冠状动脉各分支,因此在日常工作中,若 75% R-R 相位窗重建图像不能达到诊断要求时,可以按不同的相位窗重建图像来选择最佳图像用于诊断。一般重建原则为当患者心率大于 70 次/分,重建时相选择 30%~50%;当心率小于等于 70 次/分,重建时相选择 70%~80%。多相位窗重建保证了图像质量,提高冠状动脉检查的成功率。

2. 对比剂的最佳扫描延迟时间

因个体循环时间差异大,所以确定最佳扫描延迟时间是冠脉造影成功的关键。冠脉狭窄大多发生在近、中段,而且临床上 2mm 以下的冠脉狭窄意义不大,一般都不放支架。如果扫描时间早的话,那 MSCTCA 检查技术的质量控制如果冠脉起始段及近中段的冠脉分支还没有完全充盈造影剂,增强效果不好,那么重建的效果就不好,不利于诊断,无法判断狭窄的情况和有无软斑块的存在,有时做同层动态扫描,然后测冠状动脉水平的降主动脉腔内感兴趣区(ROI)的时间密度曲线(TDC),有时会发现 TDC 出现两个峰值,一般情况下我们选择第二个峰值作为扫描延迟时间。

3. 各种三维重建技术的临床应用

目前 CT 血管成像(CT angiography,CTA)常用的重建方法主要有 5 种:①多层平面重组(multi-planar reformation,MPR);②表面阴影显示(shaded surface display,SSD):③最大密度投影(maximum intensity projection,MIP);④容积再现(volume rendering,VR);⑤仿真内镜(virtualendoscopy,VE)技术。其中容积重建(VR)是首选的成像技术,其成像参数丰富,操作简单,能够在同一立体图像上显示多种组织结构,提供解剖结构的空间细节,还可多角度显示不同组织,它可以逼真显示冠状动脉与各心腔的三维关系,可靠地显示狭窄的位置、长度和斑块的性质,多数人认为是一种最佳的冠状动脉三维重建方法。

CT仿真内镜（RE）是于薄层扫描基础上冠脉的腔内重建,适当选择阈值,可显示血管内壁情况、狭窄程度、分支口形态等,采用透明技术还可观察管腔外情况,缺点是对渐进性狭窄、表浅溃疡显示欠佳;最大密度投影法（MIP）通过兴趣物体的投影线以最大密度成像,优点是能检测出微小的密度差异,显示血管壁的钙化、斑块,缺点是对前后重叠的血管不能区分,不能清晰显示解剖结构的三维关系,显示冠脉全段较为困难,且较为费时,在冠脉重建中起重要的补充作用;多层平面重建（MPR）可多层面重建图像,可以从不同方位来显示病变,显示冠状动脉主干的全程及腔内外状况,是三维图像的补充,但MPR缺乏总体感,需多幅图像来显示病变;遮蔽表面显示法（SSD）可显示冠状动脉的立体形态和空间关系,但小的冠状动脉分支显示欠佳,并且对狭窄程度有夸大效应,对管壁的钙化和管腔亦不能区分,也不能显示管腔内的血流情况,一般仅用于术前定位,指导手术计划等方面。在实际应用上,最好能结合多种重建方法,互相取长补短,可获得丰富的信息,以提高诊断准确率。

4. 心电门控技术　心脏舒张末期和收缩末期心脏运动相对较慢,一般选择这两个时相进行CT扫描,根据心电信号与心动周期的关系,心脏收缩末期对应心电T波的末端,心脏舒张末期对应心电QRS波的起始。因此,一般采用心电R波门控技术,即图像采集启动由R波的上升沿触发,计算机自动完成心动周期内各时点的图像采集。心电门分控技术分前瞻性和回顾性两种。前瞻性门控是在R-R间期的间隔或R波后的一组固定时间触发扫描,且以用扫描前的心率作为扫描的恒定心率,实际扫描中往往不能与实际心率相符而出现伪影。电子束CT冠状动脉成像（electron beam computed tomography coronary angiography,EBCTCA）多采用此法,在心动周期中推测数据采集的位置,在心脏搏动最弱时成像,但对于心率快速变化或心律不齐的病人,图像质量明显受到运动伪影的干扰。有文献报道这种预先选择心动周期时点并不能最佳显示各支冠状动脉。

临床上CT冠脉造影成像主要采用回顾性心电门控技术。即在整个心动周期采集数据,可根据同步记录下来的心电图,后处理时由使用者选择不同的R-R时相的图像进行自由整合。回顾性心电门控技术使得按需要灵活选择从收缩期到舒张期的各种图像成为可能,不足之处是辐射剂量大。而前瞻性心电门控可以进行低剂量成像,而且对于心律不齐的患者可以进行自适应门控技术,这样一来可以在遵循辐射剂量最适原则（as low as reasonably achievable,ALARA）的前提下,可避免不规则的心律而保证极低射线剂量下获得最佳的冠状动脉成像。

（二）功能CT成像

冠心病是由于冠状动脉粥样硬化或冠状动脉功能性改变等引起冠状动脉血流和心肌氧需之间的不平衡,进而导致的缺血性心肌损害。研究表明,冠状动脉狭窄程度和心肌是否缺血或缺血程度之间并非直线相关。因此仅凭冠脉狭窄来诊断冠心病不能反映心肌缺血状况,也不能对缺血性心脏事件的发生做出较准确地预警。其次,由于不同个体心肌血流分配调节的耐受性差异,一些狭窄程度较轻的患者,在静息状态下心肌血流灌注正常,但在负荷状态下,则显现出明显的心肌缺血表现。以上都显示出在明确冠脉狭窄程度的同时,早期发现心肌微循环灌注异常的重要性。

同时,对于心肌梗死患者,借助心肌灌注成像来评价心肌活性,区分梗死心肌和冬眠心肌对临床治疗方法的选择、治疗时间窗的把握具有指导性意义。所以心肌灌注尤其是负荷心肌灌注检查作为一种评价心肌微循环的方法已广泛开展。

1. 动态心肌灌注

（1）心肌灌注成像方法:常用的心肌灌注方法有核素心肌灌注（SPECT）、负荷超声心动图、磁共振和CT心肌灌注。核素心肌灌注成像作为心肌灌注的经典方法,被看做是心肌灌注诊断CAD的金标准,临床应用较多。但其检查程序复杂、检查时间长、空间分辨力低,不能显示心脏解剖细节和缺血区域,尤其不能显示心内膜下心梗或缺血。对早期、无症状CAD的诊断不敏感,对于三支血管平衡缺血区易产生假阴性,且不能显示冠脉的管腔结构。

负荷超声心动图检查通过负荷诱导心肌缺血从而显示病变血管远端区域的室壁运动异常,超声图像分辨率低,需要足够的声学窗,且结果的判断以观察者的主观印象为主,缺乏量化指标,易受人为因素的影响,限制了其在临床的广泛应用。

磁共振心肌灌注时间检查空间分辨率尚可,可显示心肌缺血的范围和活力,但容易高估缺血程度,且MR-MPI属于定性或半定量评价,不能定量地分析实际心肌血流量。另外,磁共振数据采集的时间长,技术难度也较大,对幽闭恐惧症、携带起搏器等患者有限制。CT具备较好的时间、空间分辨率的同时,性价比高,可避免上述限制,在某些方面弥补其他灌注方式的不足。

（2）动态增强CT心肌灌注：动态增强CT心肌灌注成像（dynamic contrast enhancement CT myocardial perfusion imaging，DCE-CT-MPI）可显示动脉、毛细血管及静脉流出的动态强化关系，得到时间-密度曲线（TDC），利用不同的数学模型计算相应参数，包括心肌血流量（MBF）、心肌血容量（MBV）、平均通过时间（MTT）等，定量评价组织灌注值，从而反映心肌微循环血流动力学的状态。常用的数学模型有去卷积法和非去卷积法。

去卷积法以双室模型为动力学基础，利用推动剩余函数（impulse residue function，IRF）综合考虑流入动脉和流出静脉，主要反映对比剂注射后组织器官中存留的对比剂随时间的变化量，从而计算MBF、MBV和MTT等。

非去卷积法则主要依据示踪剂稀释原理，通过对比剂"首过"获得增强的时间密度曲线，并计算MBF和MBV等值，因该模型假设了没有静脉流出及无对比剂外渗的前提，因此需要较快的注射速度和相对较少的对比剂容积。非去卷积法主要有应用单室模型的最大斜率法和双室模型的Patlak plots法。

George等运用最大斜率法得出的心肌灌注结果与微球法有较好的相关性（$R^2 = 0.87$）。Kido等则运用"首过"定量Patlak plots法负荷心肌灌注得出冠脉狭窄区MBF均值为（1.19±0.36）ml/（g·min），非狭窄区为（2.06±0.54）ml/（g·min），统计学有差异（$P<0.01$），可定量评估心肌血流量，临床应用前景较好。

（3）负荷动态心肌灌注检查要点：心肌负荷包括运动负荷和药物负荷。运动负荷时，一些冠心病患者不能耐受运动带来的影响，导致检查失败。药物负荷主要使用血管扩张剂，如双嘧达莫、腺苷等。双嘧达莫虽然价格低廉但半衰期较长，副作用和药物危险性增加。腺苷作为一种强有力的血管扩张剂，起效和终止快，持续时间短，外源性腺苷的血浆半衰期仅约10秒，是较为理想的心肌负荷检查的药物。在以0.1mg/（kg·min）静脉注射腺苷120秒后，正常冠状动脉最大血流速度平均增加4.4倍，正常心肌血流量超出基础水平（3.3±1.0）倍，但狭窄动脉血流不能增加或增加很少，造成正常冠状动脉"窃血"，引起狭窄冠脉供血区相对缺血反应，从而导致正常与异常心肌之间的血流灌注出现差异而导致显像异常。

同SPECT类似，DCE-CT-MPI也可采集负荷期和静息期的图像。不过，当两次扫描间隔较短时，第一期MPI扫描所用对比剂会对第二期产生影响，降低第二期MPI扫描检出梗死或缺血的敏感度，由于负荷期CT-MPI的临床价值显著高于静息期，同时考虑到最大限度减少辐射剂量，故多数学者认为DCE-CT-MPI只需采集负荷期图像即可。因此，最常用的检查序列是先行负荷DCE-CT-MPI，间隔5~10分钟后，再行静息下的冠状动脉血管成像。

腺苷负荷DCE-CT-MPI时，首先获取定位图像以确定最小的扫描范围，其次行Test bolus获取主动脉和心肌组织的时间密度曲线（TDC），计算DCE-CT-MPI的启动扫描时间（从开始注射对比剂至启动DCE-CT-MPI扫描的时间）。接下来开始负荷DCE-CT-MPI：以140μg/（kg·min）的速度注射腺苷5分钟，腺苷注射末期与另一静脉通道同时注射对比剂（速率5ml/s）60~70ml，按前述计算的延迟时间启动DCE-CT-MPI扫描，扫描时要求患者屏气，扫描时间不低于30秒，扫描间隔为1.5~2.0秒。DCE-CT-MPI扫描结束后立即停止腺苷注射并密切观察患者心电图监测，5~10分钟后再行静息状态下的冠状动脉成像。

2. 双能量心肌灌注　双能量CT心肌灌注成像（dual energy CT myocardial perfusion imaging，DE-CT-MPI）的原理是在进行含碘的CT造影剂增强检查时，正常的心肌组织和发生梗死或缺血的心肌组织对造影剂的摄取能力是不同的。正常的心肌组织增强正常，而发生梗死或缺血的心肌组织则没有增强或增强程度减低。把造影剂在心肌组织内不同的分布情况用伪彩色表达出来，就得到了心脏双能灌注图像。由于双能量成像是在二维能量空间里进行的造影剂的识别和表达，对造影剂分布浓度的识别敏感性要大于一维空间里的识别敏感性，所以对造影剂浓度差异的分布能够显著地表达出来，同时还可以对碘含量进行定量计算。

与负荷DCE-CT-MPI中腺苷负荷原理一样，腺苷负荷DualE-CT-MPI也能检出隐匿性心肌缺血，为冠心病风险评估和临床干预提供依据。由于双能量心肌灌注不需患者较长时间屏气，检查成功率较高，而且辐射剂量明显低于常规心肌动态灌注。

腺苷负荷的双能量心肌灌注检查要点：与负荷动态心肌灌注相同以140μg/（kg·min）的速度注射腺苷5分钟，对比剂使用方案为5ml/s流率注射60~70ml，采用对比剂智能跟踪技术监测升主动脉，当达到100Hu启动扫描，其他与普通冠状动脉成像的方法一样。

双能量心肌灌注的临床应用目的是在对受检者进行冠脉评估的同时也能够对心肌的灌注情况进行评估,并能够与对冠脉的诊断评估结合在一起进行观察,两方面互相印证,有利于医生做出更全面准确的诊断。双能量心肌灌注技术利用采集到的双能量心脏扫描数据经过计算得到心肌的灌注情况,在数据采集过程中不需要对心脏进行平扫,只需利用造影剂的射线能量敏感性来进行处理计算。基于正常心肌组织和受损心肌组织对造影剂的摄取差异性,双能量心肌灌注检查能够检测出心肌内很小的灌注缺损区,具有很高的敏感性。在双能模式的静息心肌灌注研究中,彭晋等人使用双源CT双能量模式对犬、猪模型做研究,结果与病例的金标准有较好的一致性。Bauer等人以MRI为标准,Ruzsics等以SPECT、CTA与ICA的复合形式作为参考标准,诊断准确性可达92%。

在此基础上,Ko与Weininger分别进行了负荷双能量心肌灌注的研究,敏感性和特异性可达93%和99%,诊断准确性有了进一步提高。双能量心肌灌注成像的虽然具有一定临床优势,但也存在一定的局限性,如心腔内和升主动脉内高浓度对比剂产生的伪影问题、如何选择最佳的彩色编码方案等,功能CT成像的图像质量将会随着CT的不断发展得到改善。

（余建明　曹国全　李文美）

第十五节　多部位一站式 CT 检查技术

一、多部位一站式 CT 检查与 CT 诊断需求

多部位"一站式"CT检查是指病变累及全身多个部位,或临床需要多个部位影像检查信息时,放射技师只采用一次静脉注射对比剂而完成的CT影像检查。它包括主动脉夹层及动脉瘤,胸痛三联征,头、颈、胸、全腹连扫,动静脉畸形等。多部位"一站式"检查,在满足临床诊断的基础上,减少了患者对比剂用量,减轻了患者经济负担,降低了对比剂对身体的损伤。

主动脉夹层指主动脉中膜血肿或出血(图3-15-1)。其诊断主要靠CT、MRI,由于CT具有主动脉及髂血管快速成像的特点,CT已成为该病的主要诊断手段。CT血管成像的目的在于确诊,确定内膜破裂口的部位、大小及数目,破口与邻近血管的分支关系及距离,内膜片及真假腔的形态、走行,主动脉主要分支(主动脉弓上3支大血管、腹腔干、肠系膜上动脉及肾动脉)起源于真腔或假腔,假腔内有无血栓及多少,主动脉夹层与周围血管的关系等。

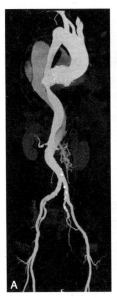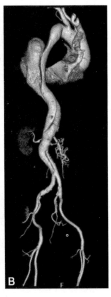

图 3-15-1　主动脉夹层

主动脉瘤指扩张的主动脉内径大于邻近正常管径的1.5倍以上(图3-15-2),CT、MRI均可明确诊断。CT平扫可显示动脉瘤的大小、形态、部位、瘤壁钙化及瘤体与周围结构的关系。增强

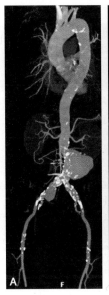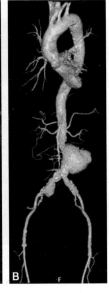

图 3-15-2　主动脉瘤

检查能清楚显示附壁血栓、主动脉瘤渗漏或破入周围组织器官等。用CT诊断主动脉瘤并不困难，还可测量主动脉内径与长度，显示重要分支血管的累及程度，血栓形成等情况，可以说目前CT已完全可以达到临床及诊断需求，为临床手术提供参考意见。

动静脉畸形常见于颅内，CT增强检查可见点状、条状血管强化影，亦可见粗大引流血管。目前脑血管造影是该病最可靠、最准确的诊断方法。但CT对颅内动静脉畸形的诊断具有其特有的优势，它可显示病灶本身及其周围脑组织情况，并可反映畸形血管内血流状况，区别出血与钙化、血肿与水肿。但对于隐匿性及颅后窝内AVM，CT诊断价值不如MRI，同时它不能如DSA般动态显示血流通过情况。

二、相关准备

增强检查前应签署知情同意书并去除被检部位异物如金属、义齿、耳环、项链等，提前建立静脉通道。需要心电门控者需在相应部位贴上电极，检查前训练患者呼吸及闭气。需要患者配合举手或放手的检查，应告知患者并提前训练。

三、心脑血管一站式CTA检查技术

（一）概述

心脑血管疾病已成为威胁人类健康和生命的主要疾病，具有发病率高、病死率高、致残率高及复发率高的特点。脑血管疾病主要分为出血性脑血管病和缺血性脑血管病两大类。主要病因有动脉瘤、动静脉畸形、动脉狭窄及闭塞、静脉血栓等。颈动脉、椎动脉狭窄是短暂性脑缺血、脑卒中等疾病发生的重要原因。颈血管鞘内及周围的肿块常常被血管包绕，临床需要了解颈部动、静脉受压、移位、肿瘤供血血管等。MDCT的时间分辨率和空间分辨率高，现已广泛用于心脑血管检查。

动脉粥样硬化是一种多发性血管硬化性疾病，具有慢性、进行性发展的特点，高血压、高血糖及高血脂患者动脉粥样硬化的发生率明显增高。冠状动脉粥样硬化引起狭窄与心绞痛、心肌梗死相关，颈动脉及脑动脉粥样硬化狭窄与心梗死、脑卒中有关。一旦发病，严重影响患者生存质量，因此早期发现疾病并早期干预治疗对患者的生存质量有很大提高。冠状动脉粥样硬化狭窄患者行头颈血管造影，可早期发现冠心病患者是否伴有颈脑动脉狭窄；颈脑动脉狭窄患者行冠状动脉造影检查，可早期发现脑梗死患者是否伴有冠心病（图3-15-3，图3-15-4）。

（二）对比剂

心脑血管CTA对比剂总量和流速依据患者的年龄、体质和心功能设置（表3-15-1）。中年、体壮、心功能强（如运动员）可增加对比剂总量和流速。

（三）扫描参数

依据患者的具体情况设置扫描参数（表3-15-2）。多层螺旋CT亚毫米扫描，重建层厚0.7～1.0mm，重建间隔0.7mm。

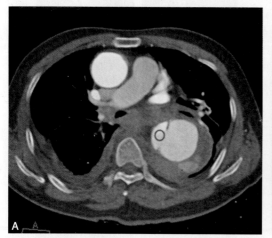
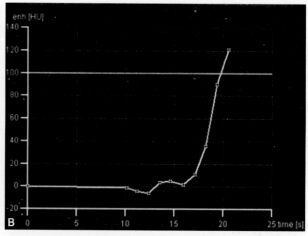

图3-15-3　夹层动脉瘤扫描ROI设置

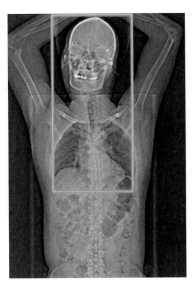

图 3-15-4　心脑血管扫描

表 3-15-1　MDCT 心脑血管成像对比剂应用表

项目	内容
浓度	370mgI/ml
总量	70～90ml
盐水总量	50ml
注射方式	生理盐水（6.0ml/s,20ml）+对比剂（5.0～7.0ml/s,50ml）+生理盐水（4.0ml/s,30ml）
延迟扫描时间	自动触发扫描方式,阈值设为100Hu,ROI置于升主动脉

表 3-15-2　MDCT 心脑血管成像扫描参数表

项目	内容
检查体位	仰卧,双手上举与颈椎不在同一层面
扫描范围	心底至颅顶
kV	100～120
mA	200～250
探测器组合	16×0.75mm、64×0.625mm、128×0.6mm、320×0.6mm
扫描方向	足→头
层厚	0.7～1.0mm
层距	0.6～0.7mm
重建算法	standard（B）

四、胸痛三联征一站式 CTA 检查技术

(一) 临床概述

急性胸痛是临床常见的急诊症状,常常需要多种检查方法才能做出正确的诊断,但该病常发病急,危险性大,死亡率高。如果反复搬动病人,可能会加重患者病情。双源 CT（dual-source CT,DSCT）心胸联合造影检查不但能对肺动脉、主动脉等大血管疾病做出正确诊断,而且能同时发现冠状动脉疾病,因此双源 CT 是针对急性胸痛的一种无创、可靠的检查方法。

急性胸痛的原因很多,可危及生命的常见病变主要包括心肌梗死、主动脉夹层以及肺动脉栓塞,急诊医学上将其统称为胸痛三联症。螺旋 CT尤其是 64 层螺旋 CT 已开始用于急性胸痛的诊断和鉴别诊断,虽然已取得一定成效,但因其扫描时的 Pitch 值固定,在门控下完成整个胸部扫描的时间较长,对冠脉成像效果不佳,同时应用的对比剂总量也较多。而 DSCT 在进行心脏门控扫描时,其 Pitch 可随患者心率改变而做出自适应调整,心率快则 Pitch 大,心率慢则 Pitch 小。此技术大幅度改善了获取优质的冠脉图像受限于患者心率的状况。

DSCT 的扫描序列中专门设定了针对急性胸痛的扫描方案,使上胸部的常规扫描和心脏部分的门控扫描获得的原始数据可以重建出整个胸部血管,还能对可疑病变部位进行靶重建。该序列可在十几秒钟内完成整个胸部的扫描,一次强化扫描可获得清晰的冠状动脉、肺动脉、胸主动脉的图像,在急性胸痛的临床诊断和鉴别诊断中具有极大的应用价值（图 3-15-5,图 3-15-6）。

(二) 检查前准备

1. 应严格掌握适应证,详细询问有无碘过敏史。

2. 检查前对患者进行屏气训练,告知检查过程中应按语音提示做好屏气的配合。每次扫描一般在呼气末期屏气,要求呼吸幅度尽量一致,避免出现漏层和重复扫描。

3. 根据扫描设备的相关要求,正确连接导线,放置电极。可用酒精棉球擦拭与电极接触的皮肤,增加电极的敏感性。

(三) 扫描序列

1. 普通平扫可使用非螺旋扫描或者螺旋扫描。

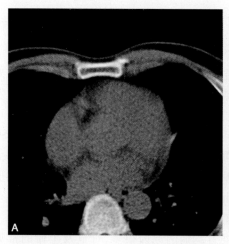
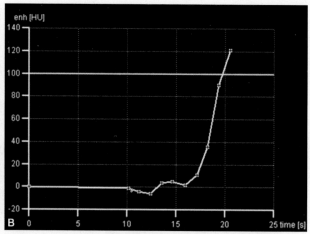

图 3-15-5　胸痛三联征扫描 ROI 设置

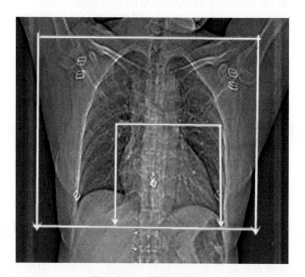

图 3-15-6　胸痛扫描范围

2. 增强扫描采用胸痛序列扫描。

（四）成像参数

1. 对比剂　对比剂用量 1.5～2ml/kg，根据患者体重计算对比剂总量，患者心功能差者，可降低对比剂的注射速度。注射方案为：盐水+对比剂盐水混合液（表 3-15-3）。为降低腔静脉高浓度对比剂伪影的影响，可将对比剂与生理盐水按 7：3 比例混合，以 4～5ml/s 的速率注入外周静脉，再以相同的速率注射 30～50ml 生理盐水。

2. 延迟扫描时间　人工智能触发扫描，ROI 设定在升主动脉，触发阈值为 80Hu。

3. 扫描参数　依据患者的具体情况设置扫描参数（表 3-15-4）。BMI 小于 25 用 100kV，BMI 大于等于 25 用 120kV。

表 3-15-3　胸痛双源 CT 血管成像对比剂应用表

项目	内容
浓度	300～370mgI/ml
总量	70～100ml
流速	4～5ml/s
盐水总量	40ml
注射方式	生理盐水（6.0ml/s，20ml）+盐水对比剂混合液（4～5ml/s，100ml）（备注：盐水对比剂混合比例 3：7）
延迟扫描时间	自动触发扫描方式，阈值设为 80Hu，ROI 定在升主动脉处

表 3-15-4　胸痛双源 CT 血管成像扫描参数表

项目	内容
检查体位	仰卧，被检部位置于扫描中心
扫描范围	胸廓入口处至膈肌下 3cm 处
kV	100～120
mA	220～250
探测器组合	64×0.6mm
扫描方向	头→足
层厚	0.75mm
层距	0.75mm
重建算法	B31f（abdomen）

五、颈胸全腹部 CT 增强检查技术

（一）概述

对于一些疾病通过血性转移至其他部位，这时

临床要了解病变情况就需要做全身多部位检查,如直肠癌、肺癌等。对比剂一次性注射,根据血液流动方向设置不同的扫描方案,以达到临床诊断的需求。

表 3-15-5 为颈、胸、全腹各个部位增强扫描触发时间。由该表可以发现,在我们需要采集的期相中,包括颈部平衡期、胸部动脉晚期、全腹动脉早期及平衡期,各个时间点是可以相互吻合的,即腹部动脉早期完成之后可以采集胸部动脉晚期,然后采集颈部平衡期,最后采集全腹平衡期。这样在一次静脉团注对比剂下完成各个部位各个期相的图像采集。

表 3-15-5　颈、胸、全腹各个部位增强扫描触发时间

时期	颈部	胸部	全腹
动脉早期	15～20s	15～20s	25～30s
动脉晚期	无	30s	45～50s
平衡期	45～50s	无	70～80s

颈部增强一般只采集平衡期图像,胸部增强一般只采集动脉晚期图像。

(二) 扫描体位及检查前准备

去除被检范围内高密度异物,体位选择仰卧位,双手置于身体两侧。检查前嘱患者头颈部保持不动、不吞咽,同时提前训练患者举手及放手。

(三) 扫描参数设置

依据检查部位和病变范围设置扫描参数,颈部鼻咽癌、喉癌和甲状腺癌的扫描范围从颅底上缘至颈根部,以了解淋巴结受累情况(表 3-15-6)。胸部及全腹部依据患者的具体情况设置扫描参数(表 3-15-7)。BMI 小于 25 用 100kV,BMI 大于等于 25 用 120kV。FOV 包全皮肤。采用螺旋扫描,扫描层厚、层距为 5mm,扫描范围从坐骨下缘至肺尖,包全整个全腹及胸部。临床怀疑肿瘤占位性病变需要定位时,采用较薄的层厚扫描或重建。

(四) 对比剂

常规对比剂用量为 70～90ml。高压注射器团注给药,速率为 2.5～3.0ml/s。小儿可采用手工推注。患者体弱或 BMI 小于 18,对比剂用量酌减。长期化疗或心功能差的患者,可适当降低对比剂的注射速度(表 3-15-8)。

表 3-15-6　颈部 MDCT 扫描参数表

项目	内容
检查体位	仰卧,被检部位置于扫描中心
扫描范围	颈部:颅底上缘至颈根部 鼻咽部:鞍底扫描至硬腭上缘 喉部:舌骨平面至环状软骨下缘 甲状腺:C₃至主动脉弓
kV	100～120
mA	200～250
探测器组合	16×1.5mm、64×0.625mm、128×0.6mm、320×0.6mm
扫描方向	头→足
层厚	3.0～5.0mm
层距	3.0～5.0mm
重建算法	Smooth

表 3-15-7　胸腹 MDCT 扫描参数表

项目	内容
检查体位	仰卧,身体放置于检查床中心
扫描范围	肺尖至坐骨下缘
kV	100～120
mA	140～210
探测器组合	16×0.75mm、24×1.2mm、64×0.625mm、128×0.6mm、320×0.6mm
扫描方向	平扫:足→头 双期扫描:第一期,足→头,第二期,头→足
层厚	5mm
层距	5mm
重建算法	B31f(腹部)B60f(肺)

表 3-15-8　颈、胸、全腹 MDCT 增强扫描对比剂应用表

项目	内容
浓度	350～370mgI/ml
总量	70～90ml
流速	2.0～3.0ml/s

(五) 延迟扫描时间

肝脏增强扫描常规采用双期增强扫描,即动脉期和平衡期增强扫描。其中动脉期图像于对比剂注射开始后 25～30 秒扫描,平衡期图像于对比剂

注射开始后 60~70 秒开始扫描。胸部增强扫描采集动脉晚期图像，大约在 30 秒后。颈部采集一期图像，在对比剂注射后 45~50 秒。

患者双手上举，团注对比剂，在对比剂注入后 25~30 秒触发扫描，采集上腹动脉早期图像及胸部动脉晚期图像，扫描方向由足至头，扫描范围肝下缘至肺尖，采集完成后嘱患者双手放置于身体双侧。于对比剂注射后 45~50 秒采集颈部增强图像，采集完成后嘱患者双手上举。于对比剂注射后 60~70 秒采集全腹平衡期，扫描方向由头至足侧（图 3-15-7）。

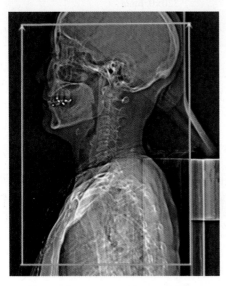

图 3-15-7　颈部扫描范围

六、多部位 CTA 三维图像高级重建技术

CTA 后处理技术较为繁多，多种不同血管重建方法灵活应用可以较为全面地显示病变，为临床及诊断提供帮助。下面我们列举常见后处理方式在血管显示中的优势：

1. MIP　可以比较真实地显示经对比剂强化的血管的走行和分支，异常改变和血管壁的钙化以及分布范围。可从不同的角度、不同的平面对其进行观察，发现病变，同时可利用相对层面的方法结合轴位图像对可疑病变的部位进行观察（图 3-15-8）。

2. VR　可以比较真实地显示大范围复杂血管的完整形态、走行、分支和病变，同时可观察管壁及管腔内的情况，图像立体感强，能以多角度直观地显示病变与血管、血管之间以及血管与周围其他器官之间的三维空间解剖关系（图 3-15-9）。但对比较小的血管分支的显示比较差。单独应用 VR 技术对于诊断外周血管疾病是不充分的。

3. VE　可比较直观地观察管腔内的情况，显示管壁的钙化及寻找管腔狭窄的原因，对血管性疾病的显示具有独特的优越性。通过对阈值的调节，辅以伪彩技术，可以显示狭窄段血管内壁的斑块，并且更能直接观察血管支架植入术后血管是否再狭窄。

4. SSD 重建　可形象逼真地对血管进行显示，并可在进行血管重建的同时又进行了相应骨骼及各脏器的重建，并利用透明法对血管、骨骼及脏器分别进行显示，显示血管在各脏器中的走行与分布及其与周围组织脏器的关系，但其存在很大的人为因素，对血管性疾病的诊断和鉴别诊断尚存在不足之处。

5. CPR 重组　可以将迂曲或复杂的结构展现在一张图像上，从而更加直观，便于诊断（图 3-15-10）。

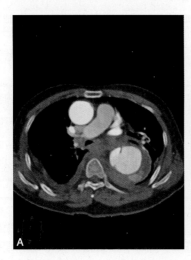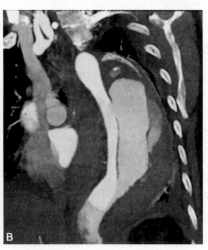

图 3-15-8　MIP 多方位显示破口

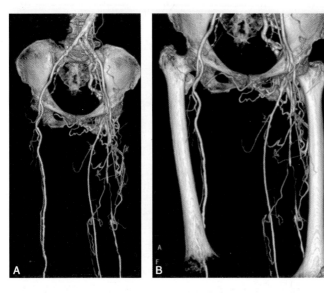

图 3-15-9　大腿血管 VR

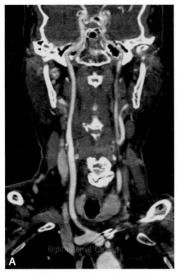
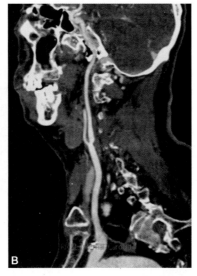

图 3-15-10　颈部血管 CPR

　　这几种图像后处理方法各有优劣,常需要综合应用,才能使病变部位、性质、范围、程度、侧支和闭塞端远侧动脉主干得以准确显示,单独任何一种后处理方法都不能代替其他方法。VR 能够显示重叠的血管,但对于感兴趣血管的内部结构或者狭窄程度难以显示。可以用 VR 显示目标血管的空间位置和相邻关系,用 MIP 显示血管走行和管壁的变化,MPR、CPR、VE 显示血管腔内情况。如外周动脉阻塞疾病(peripheral arterial occlusive disease,PAOD)CTA 的图像后处理,MIP 显示细小血管的走行(图 3-15-11),直观显示病变情况,多路径曲面重组(multipath curved planar reformations,MPCPR)了解钙化或者支架情况(图 3-15-12)。

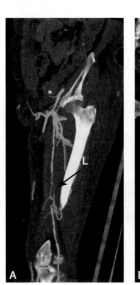
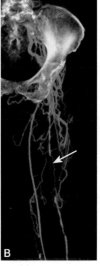

图 3-15-11　三维及二维 MIP 显示腿部血管

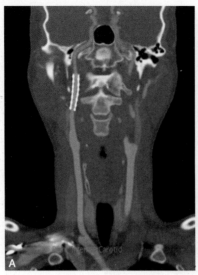
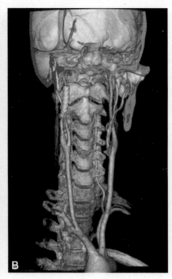

图 3-15-12　颈部血管支架

七、多部位一站式 CTA 检查要点与图像质量控制

多部位"一站式"CTA 检查可以快速方便地了解感兴趣血管是否有狭窄、斑块、血管缺失等情况,综合多个血管,对疾病诊断做出判断,为临床治疗提供影像依据。但是多部位血管连扫存在对比剂注射量、速率、体位选择、扫描参数设置等问题,只有合理解决这些问题,才能得到符合诊断、临床的图像。

(一)检查前准备

除去除被检部位高密度异物外,对于需要患者配合的检查还需要提前训练。如在心脑血管成像中,头颈部平扫时需要患者双手放置于身体两侧,而胸部平扫或钙化积分扫描时需要患者双手上举,在检查前都应训练,并交代清楚口令,不能配合患者,考虑是否需要家属陪同。对于胸痛三联症扫描,还应在检查前训练患者呼吸,以及是否需要家属配合检查等。

(二)对比剂使用

血管 CTA 成像一般采用浓度为 370mg/ml 的碘对比剂,高浓度血管 CT 值高,高注射速率,细小血管显示较佳。然而高浓度,高注射速率存在对比剂外渗风险等因素,因此合理注射速率、总量,在满足诊断的需求下,降低对注射比剂带来的风险十分必要。如在心脑血管连扫中,头颈部血管需要的对比剂总量为 50~60ml,而冠脉需要的对比剂总量为 75~80ml,为达到两者需求,一般选择总量 75~80ml。但是在扫描时,为减轻锁骨下静脉及上腔静脉对比剂放射状伪影,我们可以减少总量至 70ml,同时在对比剂注射完成后以相同速率注射生理盐水 40~50ml(图 3-15-13)。这样既减轻了锁骨下静脉及上腔静脉对比剂放射状伪影,又满足了诊断需求。

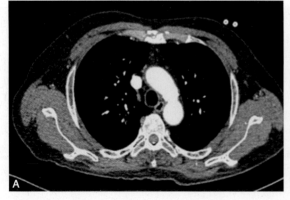
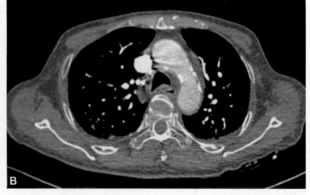

图 3-15-13　不同对比剂量上腔静脉对血管的影响

（三）扫描参数

在扫描参数设置中,由于选择体位并不是常规扫描标准体位,如心脑血管扫描时,双手上举,使得头颈部血管产生伪影,在 kV、mAs 选择时除了选择自动毫安、千伏技术外,同时还应根据实际情况调整参考 mAs 及 kV。

（四）图像后处理

图像后处理时应根据病变做针对性处理,给出满足临床需求的图像。主动脉夹层 CT 血管成像的目的在于确诊,确定内膜破裂口的部位、大小及数目,破口与邻近血管分支的关系及距离,内膜片及真假腔的形态、走行,主动脉主要分支(主动脉弓上三支大血管、腹腔干、肠系膜上动脉及肾动脉)起源于真腔或假腔,假腔内有无血栓及多少,主动脉夹层与周围血管的关系等。这些信息对于临床医生选择外科手术或者血管腔内治疗都有重要意义。因此图像后处理时,需采用多种方式,尽可能地显示临床所需的信息。

（陈晶　余建明）

第十六节　腹部 CT 检查技术

一、腹部相关疾病与 CT 的诊断需求

（一）腹膜后肿瘤

腹膜后肿瘤(tumor of retroperitoneal space)包括原发腹膜后肿瘤及转移瘤。前者指来自腹膜后间隙间质内的脂肪、肌肉、纤维、淋巴、神经等组织的肿瘤,但不包括腹膜后各器官所发生的肿瘤。后者指来源于腹膜后间隙以外全身不同器官和组织的肿瘤。腹膜后肿瘤有良性和恶性两大类。恶性肿瘤约占 60% ~ 80%,常见者有脂肪肉瘤,纤维肉瘤,神经纤维肉瘤及恶性淋巴瘤等;良性肿瘤中以纤维瘤,畸胎瘤等为常见。一般而言,腹膜后肿瘤,囊性者常为良性,实质性者多为恶性。CT 检查的价值及诊断需求:

1. 可以明确肿瘤所处腹膜后间隙的解剖部位、范围及大小。

2. 除了可以清楚显示腹膜后间隙及肿瘤与周围组织的关系外,也可清楚显示病变的成分,较准确地对病变作出定位和定性诊断,为术前正确诊断提供帮助。

3. 可发现局部淋巴结和(或)肝、肺、骨等部位转移。

（二）腹部脏器肿瘤、炎症、外伤、先天变异

1. 胃部肿瘤　不论良性或恶性,大多数源于上皮组织。在恶性肿瘤中,大部分为腺癌(adenocarcinoma),即通常所说的胃癌。胃部肿瘤很少出现症状,有的因肿瘤生长较大发生并发症或恶变后才发生症状,所以易被忽略。常见并发症有贲门附近的良性肿瘤可出现吞咽困难症状;幽门区的良性肿瘤可发生幽门梗阻或幽门梗阻现象或带蒂腺瘤滑入幽门管和十二指肠内,多数自行缓解,少数可发生充血、水肿,甚至出现肠套叠、坏死、穿孔而发生腹膜炎。如肿瘤表现有溃疡,可出现胃部不适、疼痛、甚至出血。平滑肌瘤和神经纤维瘤可发生急性大出血。

CT 检查的价值及诊断需求:①CT 检查对于进展期胃癌的主要价值在于肿瘤的分期、治疗计划的制订及评价治疗效果与复查随访;②CT 检查能了解胃癌组织向腔外累及和浸润的程度,及有无突破浆膜,与邻近脏器的关系,有无直接浸润肝左叶或胰腺,判断有无局部胃腔外淋巴结肿大及肝脏转移。

CT 检查的限度:若胃充盈不足,胃的扩张不适当,会导致评价错误;反之,胃若充盈过度,会影响肝胃韧带淋巴结的评估。

2. 肠道肿瘤

（1）脂肪瘤:脂肪瘤绝大多数发生于肠黏膜下,脂肪瘤和周围组织之间的境界很清楚,其质地较软,生长缓慢,大多数体积都较小。表现为肠腔内类圆形肿块,相邻肠壁不增厚,肿块具有特异性脂肪密度。

（2）腺癌:腺癌起源于肠黏膜层,好发于十二指肠,多为单发,可由腺瘤恶变而来。组织学上可见腺瘤-腺癌转化及腺癌中的残存腺瘤组织。十二指肠腺癌多发生于降部乳头周围。

（3）胃肠道间质瘤(gastrointestinal stromal tumors,GIST):胃肠道间质瘤是一类独立的来源于胃肠道原始间叶组织的非定向分化的肿瘤,部分可伴有平滑肌和(或)神经鞘细胞的不完全分化,大多数为恶性。

（4）淋巴瘤:原发性胃肠道淋巴瘤(primary gastrointestinal lymphoma,PGIL)起源自肠黏膜下淋巴滤泡,大多数为非霍奇金淋巴瘤,好发于远端小肠,空肠较少见。

（5）类癌:小肠类癌好发于回肠,起源于肠道黏膜 Kulchitsky 细胞的肿瘤,Kulchitsky 细胞又称肠嗜铬细胞,常表现为黏膜下结节。

CT检查的价值及诊断需求:CT能发现小至5mm的结节,能更精确的判断小肠肿瘤的数目、部位、局部外侵、淋巴结转移、肝脏等处转移及有无肿瘤合并肠梗阻和套叠等并发症,有利于肿瘤的分期,可以提供肠内外的重要术前信息。各种肿瘤的特征性CT表现有利于小肠肿瘤的定性诊断。

3. 肝脏肿瘤(tumors of liver) 发生在肝脏的肿瘤,有良性及恶性之分,肝脏的恶性肿瘤主要是原发性肝癌和继发性肝癌。

4. 肝脏炎性病变

(1)肝脓肿:肝脓肿是细菌、真菌或溶组织阿米巴原虫等多种微生物引起的肝脏化脓性病变。

(2)肝结核:肝结核病在临床上因诊断困难而少见,但由于诊断水平的提高,近年来报道增多。

CT检查的价值及诊断需求:CT是肝脏疾病的重要检查手段,CT增强扫描能明显提高肝内病灶的检出和定性诊断能力。螺旋CT增强延时扫描技术可进行连续扫描和容积数据采集,扫描速度快,图像清晰,能在门静脉期和肝动脉期分别行全肝螺旋扫描。同时,螺旋CT增强延时扫描技术可一次屏气完成兴趣区域的容积扫描和采样,减少了病变的漏检,还能够明确显示肝血管瘤及其特征。在肝癌及其他肝脏疾病均有较好的诊断价值。

CT检查的限度:MDCT扫描可产生大量的薄层图像,使阅读及储存相当困难。因MDCT扫描速度快,"扫描时间窗"较窄,因此延迟时间的确很重要。潜在危险为放射剂量的增加。

5. 胆系肿瘤 胆系肿瘤包括胆囊、胆管的良恶性肿瘤。良性者少见,如胆囊腺瘤、胆管颗粒细胞成肌腺瘤、胆管绒毛肿瘤;恶性者相对多见。

6. 胆系炎症病变

(1)胆囊炎(cholecystitis):系感染、胆汁刺激、胰液向胆道反流以及类脂质代谢失调等所引起的胆囊炎性疾病。

(2)胆管炎症:胆道炎症以胆管炎症为主者称胆管炎,以胆囊炎症为主者称胆囊炎。两者常同时发生,多是在胆汁淤积的基础上继发细菌感染。

7. 胆道结石 胆道结石是胆道系统中最常见的疾病,包括胆囊结石、胆总管结石和肝内胆管结石。

CT检查的价值及诊断需求:CT不仅可无重叠地显示胆囊、胆道局部解剖关系,而且能清楚显示肝脏、肝门及肝门与邻近器官的关系。对判断胆囊大小、形状、位置准确率较高。尤其观察胆囊壁的情况优于B超。增强扫描可展示胆囊壁真正厚度,

增厚的囊壁密度高于肝脏。利用这一特点可鉴别慢性胆囊炎和厚壁型胆囊癌。CT显示胆囊内容物尤其在结节型胆囊癌与息肉、腺瘤、腺肌瘤病的鉴别上起到一定的作用。CT还可分辨胆囊与肝脏的关系。

8. 胰腺肿瘤 胰腺肿瘤是消化道常见的恶性肿瘤之一,多发生于胰头部。

9. 胰腺炎(pancreatitis) 是由于各种刺激因素导致胰腺分泌多种消化溶解酶,从而引起胰腺及其周围组织"自身消化"的炎症病变,可分为急性和慢性两种。

CT检查的价值及诊断需求:胰腺疾病的CT检查和诊断,平扫和增强CT是两者不可缺一的有机组成,尤其现代螺旋CT具备亚秒扫描速度、亚毫米层厚、大范围覆盖扫描和高容量球管能力和特性等。同时,结合各种三维重建技术,对胰腺细微结构显示更清晰和理想,发现胰腺病变的敏感性、特异性和准确性等均明显提高,对胰腺肿瘤的早期发现以及评价胰腺肿瘤与周围血管之间的关系有较大的优势,这对临床分期或手术切除性判断均有十分重要的临床指导价值。

CT检查的限度:①当肿瘤较大侵及周围结构或与周围肿大淋巴结融合时,常难确定胰腺肿瘤起源;②胆管扩张不明显时会增加诊断的难度;③十二指肠充盈状况有时会影响到壶腹病变的诊断。

10. 脾脏肿瘤 脾脏是人体重要的淋巴器官,位于膈下,被周围的骨骼保护,所以脾肿瘤的早期症状不明显,不容易被人们发现,从而延误了疾病的治疗。

11. 脾脏炎性病变

(1)脾脓肿(abscess of spleen):是一种少见疾病。

(2)脾脏结核:脾结核从幼儿到老年人均可发病,以20～50岁多见,男女比例约为1～1.5:1。

CT检查的价值及诊断需求:目前对于脾脏肿瘤的影像学检查主要采用B超和CT检查,超声检查易受肠腔气体及腹腔脂肪的影响,且断面图像不如CT分辨率高;CT不仅能清楚地显示脾内病变的大小、形态、密度,而且对周围组织器官的显示较其他影像学检查手段更准确,且不受肠腔气体等伪影干扰。CT强化和薄层扫描在脾脏肿瘤的定性诊断方面更为重要,除能了解病灶的血供情况外,还能提高正常脾脏与病灶的密度差,有利于小病灶的发现。增强扫描还可观察脾门及腹膜后淋巴结肿大情况,为诊断提供更多的依据。

12. 肾脏肿瘤　肾脏肿瘤较为常见,其中以恶性者居多,常见类型依次为肾细胞癌、肾盂癌和肾母细胞瘤,少见者为淋巴瘤和转移瘤。

13. 肾脏炎性病变

(1) 肾小球肾炎:肾小球肾炎又称肾炎。发生于双侧肾脏肾小球的变态反应性疾病。

(2) 肾盂肾炎(pyelonephritis):是指肾脏盂的炎症,大都由细菌感染引起,一般伴下泌尿道炎症。

(3) 肾结核(tuberculosis of kidney):在泌尿生殖系结核中占有重要地位,泌尿生殖系其他器官结核,大多继发于肾结核。

(4) 肾脓肿(renal abscess):是指肾脏实质因炎症化脓而被破坏,形成一脓性包囊,肾功能完全丧失,常见于上尿路梗阻的患者。

CT 检查的价值及诊断需求:CT 扫描由于具有较高的图像清晰度,密度分辨度较高,加上造影增强技术的熟练运用,其对肾脏肿瘤诊断的敏感性和准确性均很高,CT 对肿瘤的定位、定性诊断均具有至关重要的作用。CT 平扫和增强扫描,不但能大致评估肾细胞癌的组织学亚型,而且能准确地显示肿瘤的范围,有利于肿瘤的病理分期,为临床治疗和预后提供依据。MDCT 在一次注入造影剂后完成对肾脏的多期扫描(包括皮质期、实质期及排泄期或延迟期)并结合图像后处理技术,不但能早期检出较小的病灶,了解肿块有无肾周侵犯、淋巴转移、血管侵犯等,还可通过分析病变在三个时相的强化情况及其反映出的特征性组织成分来作为定性的依据。图像后处理技术有助于更直观地了解肿瘤的空间位置及其与邻近脏器的关系。

因此,MDCT 对肾脏肿瘤的检出和鉴别诊断可提出更多有价值的信息、并可对肿瘤的手术前分期及病理分型起到一定的帮助作用。

肾脏炎性改变的影像表现多种多样,在 CT 普及之前主要依靠尿路造影、超声检查、尿液实验室检查以及膀胱镜等辅助诊断。CT 的空间分辨率虽不及尿路造影,但可清楚显示整个肾脏的横断面图像,对肾实质及肾盂、肾盏的形态结构均一目了然,能很好地显示其多种表现,同时还可判断肾周、对侧肾及其他脏器的情况。CT 还具有较高的密度分辨率,对细小的病灶及肾内钙化的检出率明显高于其他检查方法。

另外,通过增强扫描、延迟扫描,对肾功能降低或丧失有较好的判定。CT 检查在诊断肾脏炎性病变方面,不仅可以清楚显示病灶的部位、程度及病理特征,同时可明确患侧肾功能、破坏程度,患侧肾周围情况以及是否合并其他脏器受侵,为临床提供更加直观和丰富的确诊依据。CT 增强扫描有助于显示病变的特点,肾脏炎性病变病灶边缘无强化或轻度强化,对于本病的鉴别具有重要价值。

CT 检查的限度:肾脏多期扫描虽然具有上述诸多优势,但其大量的数据采集使病人所受辐射剂量增加,X 线球管曝光增加,一定程度上增加了病人负担和医疗成本,缩短了球管的使用寿命。以上问题的解决有赖于根据病人情况需要设计个体化、合理化的扫描方案,匹配适当的扫描参数,选择最佳延迟扫描时间和恰当的造影剂量等。总之,不同病人的肾脏 MDCT 检查方法应随检查目的的不同而有所不同。此外,肾皮质期由于皮质内高浓度造影剂集聚,产生强化过度的情况,反而使部分病灶难以显示清楚。这一点可通过调整合适的窗宽、窗位来克服。

14. 肾上腺肿瘤　肾上腺肿瘤的分类可按其性质分为良性肿瘤和恶性肿瘤;按有无内分泌功能(如分泌某种激素引起高血压)分为非功能性肿瘤和功能性肿瘤;按发生部位分为皮质肿瘤、髓质肿瘤、间质瘤或转移瘤等。

CT 检查的价值及诊断需求:MSCT 使用螺旋 CT 不间断扫描,可充分缩短扫描时间,受检者容易接受,同时能够有效地排除运动伪影的干扰。MSCT 可以在患者下床后再进行扫描图像数据的处理。三维重组可以提供肾上腺及周围脏器的三维立体结构关系,准确判断肿瘤的来源,为外科手术提供帮助。经多层螺旋 CT 增强扫描后进行多平面重组对肿瘤的影像诊断优势如下:

(1) 清晰显示肿瘤的大小、形态及内部结构特征。

(2) 清晰显示肿瘤与周围组织器官的毗邻关系,为肿瘤的定位诊断提供充分的影像信息。MIP 能直观显示肿瘤的供血血管及走行途径,为手术提供直观的血管示意图。

15. 腹部外伤　多数腹部损伤同时有严重的内脏损伤,如果伴有腹腔实质脏器或大血管损伤,可因大出血而导致死亡;空腔脏器受损伤破裂时,可因发生严重的腹腔感染而威胁生命。早期正确的诊断和及时合理的处理,是降低腹部创伤死亡的关键。腹部损伤可分为开放性和闭合性两大类。在开放性损伤中,可分为穿透伤(多伴内脏损伤)和非穿透伤(有时伴内脏损伤)。根据入口与出口的关系,分为贯通伤和盲管伤。根据致伤源的性质不同,也有将腹部损伤分为锐器伤和钝性伤。锐器伤引起的腹部损伤均为开放性的,钝性伤一般为闭合性损伤。

CT检查的价值及诊断需求:腹部外伤后的快速、准确诊断对抢救患者生命和临床治疗至关重要。创伤尤其是重度创伤患者,常常是多器官、复合性损伤,且在急救阶段患者不能合作。X线、B超对腹部外伤诊断作用有限,容易贻误抢救时机,导致严重后果。螺旋CT机有利于一次扫描发现所有潜在、可能的损伤,不但可为临床提供正确的诊断依据,而且可为临床治疗提供重要信息。胃、肠管损伤在腹部损伤中发生率较低,CT对腹腔内膈下、肝前间隙及腹膜后间隙的积气,经调节合适窗宽、窗位后可清晰显示。CT还可发现胸腹部X线检查不能见到的游离气体。CT检查对腹腔游离气体的早期诊断、早期治疗具有较大的参考价值。腹部闭合外伤患者的检查用螺旋CT平扫、图像后处理后,大多能得出明确诊断,一般很少再加做增强扫描,况且大部分患者病情也不允许。增强扫描多在复查时进行,CT复查一方面可对保守治疗患者动态观察脏器损伤发展情况与治疗效果,另一方面可避免对脏器损伤后慢性出血的遗漏。

CT检查的限度:多数患者根据明确的病史,CT平扫即可以判断有无腹部损伤,但仍有一部分患者需要通过增强扫描才能明确诊断。对于腹部钝性损伤的患者是否应该进行常规增强目前仍存在一定的争议,但实际上有一部分损伤或征象平扫不能显示或显示不明显,易引起漏诊延误治疗。

16. 腹部脏器的先天变异

(1)肝脏的先天变异:包括先天性肝右叶缺如、先天性肝左叶缺如、分叶肝、肝脏异位、先天性肝叶肥大及肝副叶等。

(2)脾脏的先天变异:包括副脾、脾切迹、脾裂、先天性脾缺如、游走脾、多脾综合征、脾种植及脾生殖腺融合症等。

(3)胆囊的先天变异:可根据数目、形状、大小、位置等分为双胆囊、三胆囊、先天性缺如、双房胆囊、葫芦状胆囊、皱褶胆囊、胆囊憩室、胆囊闭锁、游离胆囊、漂浮胆囊、左位胆囊、肝内胆囊、肝上胆囊及肝后胆囊等。

(4)胆管的先天异常:包括先天性缺如、副肝管、副胆囊管、胆总管重复、胆管内分隔等。

(三)肾、输尿管结石

肾、输尿管结石又称为上尿路结石,多发生于中壮年。

CT检查的价值及诊断需求:CT以其高度的分辨率和敏感性,确定梗阻部位,寻找梗阻原因,鉴别结石、血块、钙化及肿瘤,以及肾外梗阻性病变。如腹膜后肿瘤,淋巴结肿大和纤维化病变。扫描不受肾功能限制,可区分单纯性肾积水、感染性肾积水及肾积脓。患者一次屏气可完成多个平面连续性扫描,无层面遗漏,并可在可疑病变部位进行多层面及三维重建成像,提高了对病变的诊断率。CT能准确显示结石位置和大小,指导临床制订治疗方案。检测输尿管结石只需平扫,不必使用造影剂增强扫描。对碘过敏和肾功能严重受损的患者仍可采用CT检查。所获得的容积扫描经三维立体成像处理后,可得到像静脉造影一样的图像。

CT检查的限度:CT的每幅图像显示范围较局限,不能显示积水的全貌,对极少量肾盂积水的诊断帮助不大。

(四)肝肾囊肿

肝肾囊肿中以孤立性囊肿及多囊肝多见,孤立性肝囊肿通常无任何症状,若囊肿较大可出现压迫症状。多发性肝囊肿又称多囊肝,有半数以上的病人合并有多囊肾,多囊肝常侵犯整个肝脏。

CT检查的价值及诊断需求:CT上囊肿多为边缘锐利的类圆形水样低密度灶,壁薄而不能显示。可单发或多发,增强无强化,易于鉴别。

(五)急腹症

急腹症是指腹腔内、盆腔和腹膜后组织和脏器发生了急剧的病理变化,从而产生以腹部为主要症状和体征,同时伴有全身反应的临床综合征。常见的急腹症包括:急性阑尾炎、溃疡病急性穿孔、急性肠梗阻、急性胆道感染及胆石症、急性胰腺炎、腹部外伤、泌尿系结石及异位妊娠子宫破裂等。

CT检查的价值及诊断需求:CT扫描可清晰显示腹腔内脏器、胃肠道、脂肪等组织。CT检查在显示脏器挫裂伤、包膜下血肿、器官周围出血、腹腔内积液、脓肿以及肠套叠和内疝所致机械性肠梗阻、急性胆囊炎、急性阑尾炎、阑尾周围脓肿以及肠系膜血管狭窄和闭塞等疾病更具有优越性,诊断价值较高。

二、相关准备

(一)腹部检查的对比剂

1. **中性对比剂** 密度与水相似,CT值范围0~10Hu,通常为水、甘露醇(2.5%)等渗溶液、生理盐水和含有山梨醇的低浓度硫酸钡(0.1%)等。水是最安全、最便宜的对比剂,适用于大部分的临床疾病,特别是静脉内注射碘对比剂的检查;甘露醇(2.5%)等渗溶液和含有山梨醇的低浓度硫酸钡(0.1%)等对比剂吸附能力强,适用于胃和小肠的疾病。

2. 阳性对比剂　高密度,CT值>100Hu,通常为硫酸钡(1%~2%)或碘对比剂(1%~3%)的混合物。适用于静脉内不注射碘对比剂的大部分临床疾病;评估胃及小肠穿孔或肠瘘(克罗恩病的并发症)或评估胃及小肠腔内肿块。

3. 阴性对比剂　低对比度,CT值<0Hu,通常为空气和油乳剂。适用于胃及小肠,由于此对比剂的密度(-2800Hu)与强化肠壁(100~135Hu)间的高度对比经常会产生伪影,从而限制了其临床应用。

（二）腹部常规CT检查准备

1. 1周内不能服用含重金属成分的药物。

2. 行消化道钡剂检查者提前做腹部透视,明确腹部钡剂位置,急需检查者可清洁灌肠或口服缓泻药物处理。

3. 认真核对CT检查申请单,了解病情,明确检查目的和要求。

4. 禁食4小时以上,一般情况不禁水。

5. 去除检查部位金属饰物、腰围、腰带及外敷药物。

6. 对患者进行憋气训练,尤其是器官灌注检查及受检于较低排数CT机的患者。

7. 腹部器官灌注检查患者需加用腹带,以减少和限制患者腹式呼吸所带来的运动伪影。

8. 检查前20~30分钟口服含碘1%~3%对比剂溶液或清水300~500ml(增强患者通常口服中性对比剂,清水最为方便廉价),上床前再补服200~300ml。

9. 增强扫描时,请患者认真阅读《碘对比剂使用知情同意书》并签字。

（三）胃CT检查前准备

1. 认真核对CT检查申请单,了解病情,明确检查目的和要求。

2. 禁食6小时以上,充气检查时需禁水。

3. 去除检查部位金属饰物、腰围、腰带及外敷药物。

4. 对患者进行憋气训练,尤其是器官灌注检查及受检于较低排数CT机的患者。

5. 腹部器官灌注检查患者需加用腹带,以减少和限制患者腹式呼吸所带来的运动伪影。

6. 对比剂使用

（1）中性对比剂:检查前15~20分钟口服清水(建议服用温水)或甘露醇(2.5%)等渗溶液1000~1500ml,患者上检查床后再补服300~500ml。

（2）阴性对比剂

1）检查前3~5分钟,用10ml清水冲服下2~3袋产气粉(每袋9g)。

2）下鼻饲管注气,注气压力35~40mmHg,注气量1500~2500ml。

7. 扫描前10~15分钟肌注山莨菪碱20mg(青光眼、前列腺肥大者禁用),也可扫描前3分钟静脉注射0.5mg胰高血糖素。

8. 增强扫描时,请患者认真阅读《患者知情同意书》并签字。

（四）小肠CT检查前准备

1. 检查前晚低渣饮食并用酚酞(果导)或番茄叶或硫酸镁等缓泻药,清洁肠道。

2. 不建议采用灌肠洗肠方式,以防粪便反流到回肠。

3. 检查当日禁食。

4. 去除检查部位金属饰物、腰围、腰带及外敷药物。

5. 对患者进行憋气训练。

6. 小肠充盈方法及作用:

（1）小肠充盈方法:分口服法和鼻-空肠管注入法。

1）口服法:要求患者1小时内,间隔15~20分钟分3次服完1500~2000ml 2.5%甘露醇等渗溶液(有文献报道,服用温水或生理盐水)。

2）空肠管注入法:使用13Fr顶端带球囊的Maglinte灌肠导管能有效防止十二指肠胃反流,多功能鼻胃管同时具有胃肠减压和造影作用,可在15~20分钟内以100~120ml/min的速度灌注1500~2000ml的对比剂。

（2）小肠充盈是任何小肠检查方法的基本要求。

（3）肠襻萎陷可以掩盖疾病或类似病理性肠壁增厚。

7. 检查前要求患者将1500~2000ml 2.5%甘露醇等渗溶液分三次喝下,每次口服对比剂的时间间隔为15~20分钟。从开始口服(胃肠功能差者,口服对比剂前最好服用10mg甲氧氯普胺)到开始扫描约60分钟。2.5%甘露醇等渗溶液配制方法:

（1）甘露醇粉剂100g溶入4000ml清水。

（2）20%甘露醇100ml加700ml清水。

8. 阳性对比剂(1%~3%含碘对比剂或含有

山梨醇的0.1%低浓度硫酸钡)适用范围　评估肠穿孔或肠瘘(克罗恩病得并发症)或肠腔内肿块,如息肉或肿瘤;评估炎性肠病等疾病的肠壁强化模式时,禁忌使用此类对比剂。

9. 上床扫描前静脉注射山莨菪碱(654-2)20mg(青光眼、前列腺肥大者禁用)或扫描前3分钟静脉注射0.5mg胰高血糖素(注射30秒后开始显效,0.5mg胰高血糖素＝20mg山莨菪碱,足以达到理想效果)。

10. 扫描前憋足尿,直肠和乙状结肠保留注气或灌肠,有利于盆腔内回肠的显示。

11. 增强扫描时,请患者认真阅读《碘对比剂使用知情同意书》并签字。

常规采用二期增强扫描方案即动脉晚期(35～40秒)和静脉期(75秒)。

(五) 结肠 CT 检查前准备

结肠CT检查要求患者一定要准备充分(采用泻药和低渣饮食),确保肠道清洁以消除肠内可能掩盖或混淆结肠病变的粪便残渣或液体,检查前日每餐口服钡剂或碘对比剂标记粪便残渣,以区分息肉和食物残渣,有利于在肠道尚存有液体情况下的病变检出。另外,检查前需要仔细评估结肠扩张情况,确保肠壁和肠管对比良好及避免肠管塌陷。肠管充盈和扩张可通过不同对比剂实现(阳性或阴性),根据检查单位的扫描方案和患者要求给予口服对比剂或灌肠。

1. 检查前两日低渣饮食,检查前日当晚服用泻药,建议口服和爽(复方聚乙二醇电解质散)2袋+温水2000ml的混合液,口服后活动,不宜卧床。

2. 检查当日禁食、水。

3. 去除检查部位金属饰物、腰围、腰带及外敷药物。

4. 扫描前15分钟肌内注射山莨菪碱(654-2)20mg(青光眼、前列腺肥大者禁用)或扫描前3分钟静脉注射0.5mg胰高血糖素。

5. 对比剂种类和用途　阳性对比剂1%～3%含碘对比剂溶液,可以鉴别肠袢和潜在结肠外肿块以及各种并发症(如腹腔积液、瘘管、吻合口开裂或肠穿孔)的检查。

阴性对比剂水或2.5%甘露醇等渗溶液,主要用于评价结肠壁;空气或二氧化碳,主要用于评价黏膜层和结肠壁。

与阳性对比剂相比,笔者更倾向于使用气体,它不会影响三维成像图像和后处理过程(即CT血管成像和CT结肠造影),不过使用何种对比剂基本

上还要与临床协商确定。

(六) 泌尿系检查前准备

1. 1周内不能服用含重金属的药物。

2. 行消化道钡剂检查者提前做腹部透视,明确腹部钡剂位置,急需检查者可清洁灌肠或口服缓泻药物处理。

3. 认真核对CT检查申请单,了解病情,明确检查目的和要求。

4. 禁食4小时以上,不需要禁水。

5. 去除检查部位金属饰物、腰围、腰带及外敷药物。

6. 对患者进行憋气训练。

7. 不注射含碘对比剂CTU检查患者,检查前需憋足尿液。

8. 注射含碘对比剂CTU检查患者需憋尿(患者有尿意感即可);不能憋尿患者,应考虑采用利尿剂法(检查前需口服清水至少500ml),此方法需要临床医生授权。

9. 增强扫描时,请患者认真阅读《碘对比剂使用知情同意书》并签字。

三、腹部 CT 平扫与增强扫描技术

(一) 肝脏检查方法及扫描参数

1. 扫描前注意事项　扫描开始前请依照《相关准备》章节中的《腹部常规CT检查准备》内条款做好相应准备。

2. 检查方法及扫描参数

(1) 平扫:①扫描体位:足先进仰卧位,两臂上举抱头;②扫描方式:螺旋扫描;③扫描范围:膈顶至肝下缘;④扫描视野(FOV):45cm;⑤扫描层厚:5mm;⑥扫描参数:100～120kV(BMI<25用100kV,BMI≥25用120kV);250～300mA;转数0.5～0.8秒;螺距1.375:1;⑦重建算法:软组织算法。

(2) 增强扫描的意义:①提高对病灶尤其是小病灶的检出率;②已确定为恶性肿瘤的,可提高肿瘤分期的准确性或判断肿瘤手术切除的可能性;③提高病灶的定性能力;④对于血管性病变的诊断和显示。

(3) 增强扫描对比剂注射方案:①对比剂浓度及用量:非离子型对比剂,300～370mgI/ml;80～100ml对比剂+30ml生理盐水。儿童用量按体重计算为1.5ml/kg;②注射方式:双筒高压注射器,采用冲管技术;③注射流率:成人3～4ml/s;儿童按20秒打完计算流率;④延迟时间:单动脉期:经验法25～30秒(心功能不全患者不建议用此方法);阈

值法设置阈值为150Hu,诊断延迟时间6秒,监测平面为肝门处腹主动脉内。双动脉期:这种方法发现肝脏异常改变的敏感性要高于单动脉期扫描,且在动脉晚期图像上发现病变的概率要高于动脉早期,对于临床怀疑肝脏肿瘤(尤其是小肝癌)患者建议采用此方法。动脉早期20~25秒;动脉晚期30~35秒。肝脏门静脉期:经验法60~70秒。肝脏延迟期:经验法120~150秒(图3-16-1)。

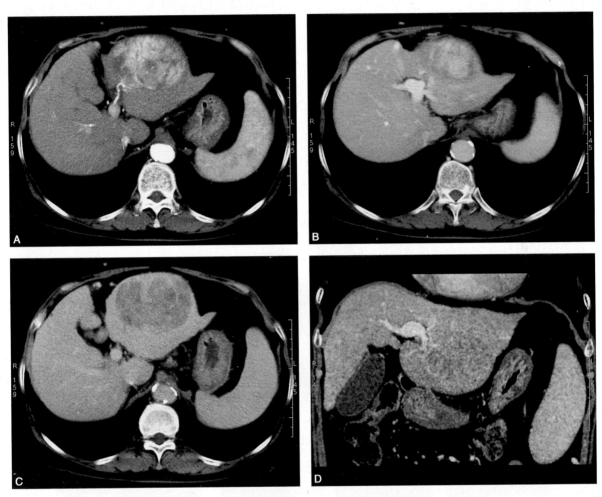

图3-16-1　肝脏三期增强显示肝左叶巨块型肝癌强化状况
A. 肝脏动脉期;B. 肝脏门静脉期;C. 肝脏延迟期;D. 肝脏门静脉期,采用最大密度投影技术显示肿块

(二)胰腺检查方法及扫描参数

1. 扫描前注意事项　扫描开始前请依照《相关准备》章节中的《腹部常规CT检查准备》内条款做好相应准备。

2. 检查方法及扫描参数

(1) 平扫:扫描体位:足先进仰卧位,两臂上举抱头;扫描方式:螺旋扫描;扫描范围:第11胸椎至第3腰椎(包括全部胰腺或病灶累及范围);扫描视野(FOV):45cm;扫描层厚:2~3mm;扫描参数:100~120kV(BMI < 25 用 100kV,BMI ≥ 25 用120kV);250~300mA;转数0.5~0.8秒;螺距0.984:1;重建法:软组织算法。

(2) 增强扫描:对比剂浓度及用量:非离子型对比剂,300~370mgI/ml;80~100ml 对比剂+30ml 生理盐水。儿童用量按体重计算为1.5ml/kg;注射方式:双筒高压注射器,采用冲管技术;注射流率:成人3~4ml/s;儿童按20秒打完计算流率;延迟时间:胰腺动脉期:经验法28~35秒(心功能不全患者不建议用此方法);阈值法阈值为150Hu,诊断延迟时间6秒,监测平面为肝门处腹主动脉内。胰腺门静脉期:经验法50~60秒。胰腺平衡期:经验法120~150秒。

(3) 胰腺肿瘤增强方案:1期(实质期)用于评价胰腺和胰腺周围动脉,注射流率适当提高4~5ml/s,延迟时间40~45秒,此期扫描范围从剑突到十二指肠水平(包括整个胰腺);2期(门静脉期)用于评价胰腺周围静脉及腹腔其他脏器,包括肝脏。延迟时间75秒,此期扫描范围从剑突到耻骨联合。

（三）肾上腺（肿瘤）检查方法及扫描参数

1. 扫描前注意事项 扫描开始前请依照《相关准备》章节中的《腹部常规CT检查准备》内条款做好相应准备。

2. 检查方法及扫描参数

（1）检查原则：如果肾上腺肿瘤的密度≤10Hu，那么就说明肾上腺肿瘤是一个富含脂肪的良性腺瘤，不需要在静脉内注射对比剂进行增强检查；如果肾上腺肿瘤的密度>10Hu，那么就需要在静脉内注射对比剂进行增强检查。

（2）平扫：扫描体位：足先进仰卧位，两臂上举抱头；扫描方式：螺旋扫描；扫描范围：包括肾上腺；扫描视野（FOV）：45cm；扫描层厚：2~3mm；扫描参数：100~120kV（BMI<25用100kV，BMI≥25用120kV）；250~300mA；转数0.5~0.8秒；螺距0.984:1；重建算法：软组织窗。

（3）增强扫描：对比剂浓度及用量：非离子型对比剂，300~370mgI/ml；80~100ml对比剂+30ml生理盐水。儿童用量按体重计算为1.5ml/kg；注射方式：双筒高压注射器，采用冲管技术；注射流率：成人3~4ml/s，儿童按20s打完计算流率；延迟时间：常规检查期相：动脉期：经验法30~35秒（心功能不全患者不建议用此方法）；阈值法阈值为150Hu，诊断延迟时间6秒，监测平面为肝门处腹主动脉内；实质期：经验法50~70秒；延迟期：经验法5~30分钟。肾上腺肿瘤增强方案：1期（实质期）：经验法60秒；2期（延迟期）：经验法15分钟。

（四）肾脏检查方法及扫描参数

1. 扫描前注意事项 扫描开始前请依照《相关准备》章节中的《腹部常规CT检查准备》内条款做好相应准备。

对肾移植术前和术后患者评估重点：

（1）供体评估：需证实肾动脉（是否存在肾副动脉以及肾门前过早分支）和肾静脉的变异（图3-16-2）。

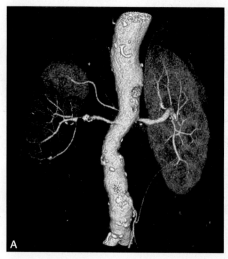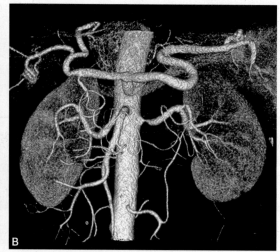

图3-16-2 双肾动脉CT造影容积再现图像
A. 肾脏CT造影双肾副动脉的显示；B. 肾脏CT造影左肾动脉狭窄

（2）受体评估：主要评估双侧髂血管狭窄及钙化（常规肾移植时肾动脉与受体髂内或髂总动脉吻合）。

（3）移植术后评估：供体肾的肾动脉常以端-侧吻合或端-端吻合方式与受体髂内或髂总动脉吻合。

2. 检查方法及扫描参数

（1）平扫：扫描体位：足先进仰卧位，两臂上举抱头；扫描方式：螺旋扫描；扫描范围：全部肾脏（包括肾上腺）或病灶累及范围；肾移植术前和术后评估动脉期扫描下部需包括耻骨联合；扫描视野（FOV）：45cm；扫描层厚：5mm；扫描参数：100~120kV（BMI<25用100kV，BMI>25用120kV）；250~300mA；转数0.5~0.8秒；螺距1.375:1；重建法：软组织算法。

（2）增强扫描：对比剂浓度及用量：非离子型对比剂，300~370mgI/ml；80~100ml对比剂+30ml生理盐水。儿童用量按体重计算为1.5ml/kg；注射方式：双筒高压注射器，采用冲管技术；注射流率：成人3~4ml/s。儿童按20秒打完计算流率；延迟时间：肾皮质期（图3-16-3）：经验法30~35秒（心功能不全患者不建议用此方法）；阈值法阈值为150Hu，诊断延迟时间6秒，监测平面为肝门处腹主动脉内。肾实质期（图3-16-4）：经验法90~110秒。肾排泄期（图3-16-5）：经验法150~180秒。

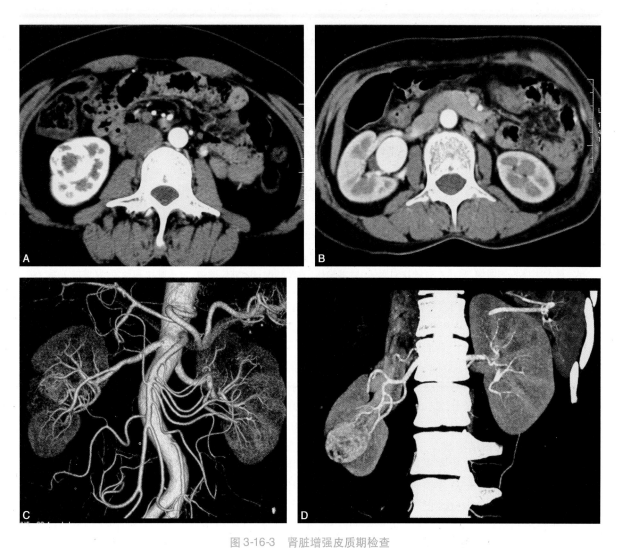

图 3-16-3 肾脏增强皮质期检查

A. 右肾肿块在皮质期轴位图像的显示；B. 右肾动脉瘤在皮质期轴位图像的显示；C、D. 最大密度投影和容积再现图像，显示皮质期右肾富血供肿块供血血管

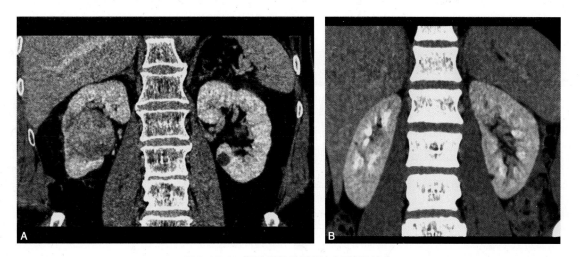

图 3-16-4 肾脏增强髓质期（实质期）检查

A. 最大密度投影图像，显示右肾实性肿块和左肾囊性病变；B. 最大密度投影图像，显示双肾多发囊性（CT 值 -70Hu）病变

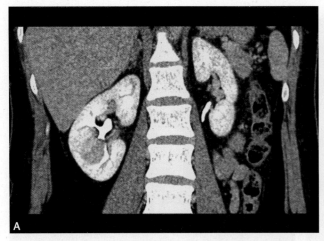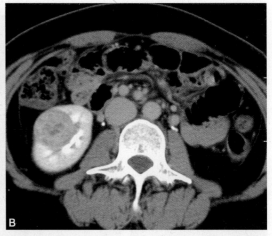

图 3-16-5　肾脏增强排泄期检查

A. 最大密度投影图像,显示右肾肿块对肾盂、肾盏受压、累及状况;B. 轴位图像,显示肿块和肾盂、肾盏的关系

(五)胃检查方法及扫描参数

1. 扫描前注意事项　扫描开始前请依照《相关准备》章节中的《胃 CT 检查前准备》内条款做好相应准备;扫描前患者需用胃肠低张力药物,目的是减少胃肠蠕动、对比剂易充盈和扩张整个胃腔。常用胃肠低张力药物及用量:山莨菪碱(654-2)20mg 或胰高血糖素 0.5mg。

2. 检查方法及扫描参数

(1)检查方法:低张胃充水扫描技术;低张胃充气扫描技术;低张胃充盈含碘对比剂扫描技术;CT 灌注成像检查(图 3-16-6 ~ 图 3-16-11)。

低张胃平扫结合增强扫描技术(鉴别肿瘤时建议采用此方法,平扫采用低张胃充水扫描技术或低张胃充气扫描技术)(图 3-16-12)。

(2)平扫:扫描体位,常规扫描采用足先进仰卧位,同时可根据病变位置,增加以下特殊扫描体位:胃窦部病变-右侧卧位或仰卧左前斜位;胃体胃大弯侧病变-俯卧位;扫描方式:螺旋扫描;扫描范围:剑突至脐孔(包括膈上食管下段和胃);扫描视野(FOV):45cm;扫描层厚:5mm;扫描间隔:5mm;扫描参数:100 ~ 120kV(BMI<25 用 100kV,BMI≥25 用 120kV);250 ~ 300mA;转数 0.5 ~ 0.8 秒;螺距 0.984:1;重建算法:软组织算法。

(3)增强扫描对比剂注射方案:对比剂浓度及用量:非离子型对比剂,300 ~ 370mgI/ml。80 ~ 100ml 对比剂+30ml 生理盐水。儿童用量按体重计算为 1.5ml/kg;注射方式:双筒高压注射器,采用冲管技术;注射流率:3 ~ 4ml/s。儿童按 15 秒打完计算流率;采用两期增强扫描:动脉期延迟时间:经验法 30 ~ 35 秒。阈值法阈值为 180Hu,诊断延迟时间 6 秒,监测平面为肝门处腹主动脉内。静脉期延迟时间:70 ~ 80 秒。

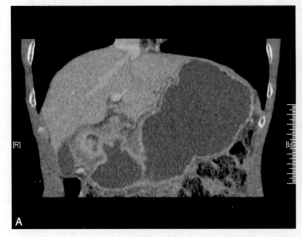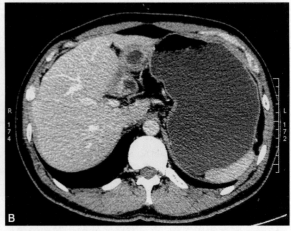

图 3-16-6　低张胃充水检查

A. 最大密度投影图像,显示胃窦部癌(溃疡型);B. 轴位扫描图像,显示胃窦部及肝左叶肿块

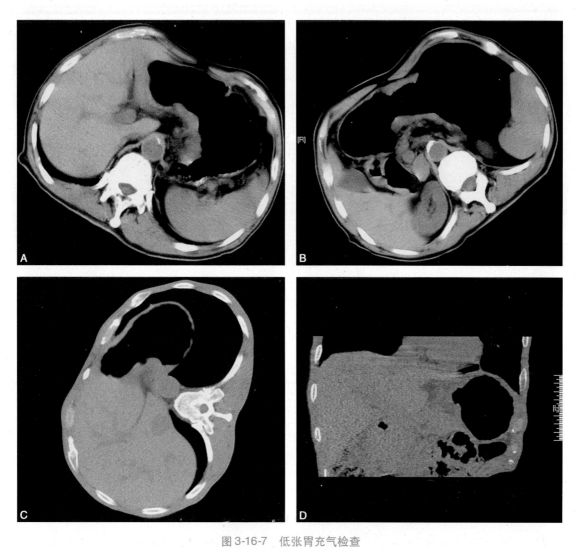

图 3-16-7　低张胃充气检查

A、B. 胃充气检查,左前斜位和右前斜位轴位图像,显示胃小弯癌;C、D 胃充气检查,右前斜位轴位图像和最大密度投影图像,显示胃贲门癌

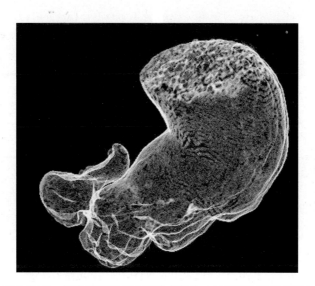

图 3-16-8　低张胃透明化处理技术图像,显示胃窦癌(溃疡型)

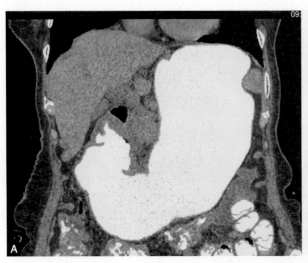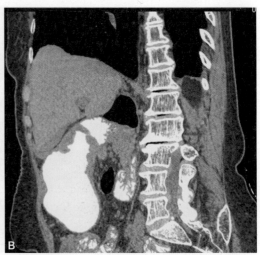

图 3-16-9 低张胃充盈含碘对比剂检查

A、B. 最大密度投影图像,显示胃窦部癌

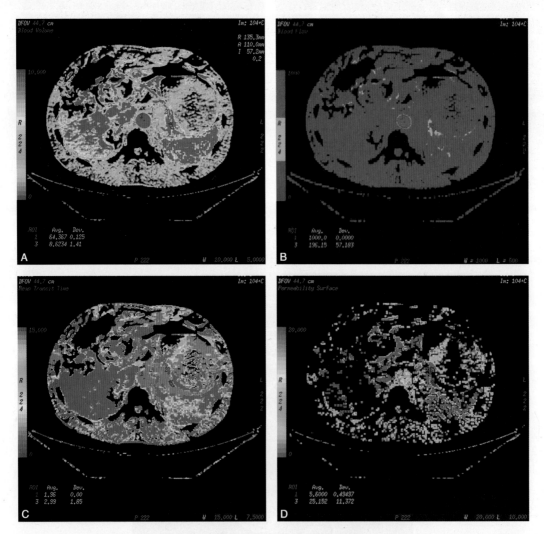

图 3-16-10 低张胃灌注成像检查

A. BV 图示病灶区血容量不丰富;B. BF 图示病灶区单位时间内血流量不高;C. MTT 图示平均通过时间为 6.83s;D. PS 图示毛细血管表面通透性较高

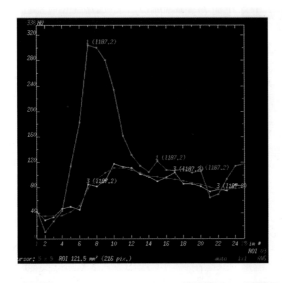

图 3-16-11 低张胃灌注成像检查
TDC(时间-密度曲线):红色线为腹主动脉;绿色线为病灶呈速升缓降型

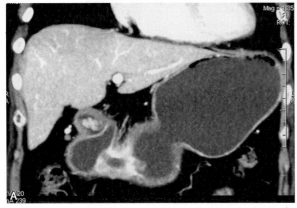
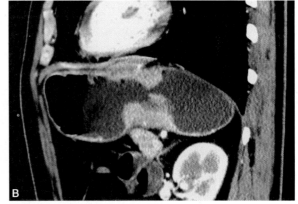

图 3-16-12 低张胃平扫结合增强扫描
A、B. 最大密度投影图像,显示胃体癌

（六）小肠检查方法及扫描参数

1. 检查前注意事项 扫描开始前请依照《相关准备》章节中的《小肠 CT 检查准备》内条款做好相应准备;扫描前患者需用胃肠低张力药物,目的是减少小肠蠕动、对比剂易充盈和扩张整个小肠肠腔,常用胃肠低张力药物及用量:山莨菪碱(654-2)20mg 或胰高血糖素 0.5mg。

2. 检查方法及扫描参数

（1）检查方法:处理清洁好小肠肠道;根据临床怀疑疾病状况来选择对比剂种类(中性或阳性对比剂);最后一次(每次间隔 15 ~ 20 分钟,分 3 次口服完 1500 ~ 2000ml 对比剂)喝完对比剂后即刻扫描;应采用低张平扫结合增强(两期)技术进行小肠扫描。严格对患者进行屏气训练。

（2）平扫:扫描体位:足先进仰卧位,两臂上举抱头;扫描方式:螺旋扫描;扫描范围:全腹部;扫描视野(FOV):45cm;扫描层厚:2 ~ 3mm;扫描参数:100 ~ 120kV(BMI<25 用 100kV,BMI≥25 用 120kV);

250 ~ 300mA;转数 0.5 ~ 0.8 秒;螺距 1.375:1 或 0.984:1;重建算法:软组织窗。

（3）增强扫描:对比剂浓度及用量:非离子型对比剂,300 ~ 370mgI/ml;80 ~ 100ml 对比剂+30ml 生理盐水。儿童用量按体重计算为 1.5ml/kg;注射方式:双筒高压注射器,采用冲管技术;注射流率:成人 3 ~ 4ml/s。儿童按 20 秒打完计算流率;延迟时间:动脉期延迟时间:经验法 35 秒。阈值法阈值为 180Hu,诊断延迟时间 6 秒,监测平面为肝门处腹主动脉内。静脉期延迟时间:75 秒(图 3-16-13,图 3-16-14)。

（七）结肠检查方法(CTC)及扫描参数

1. 检查前注意事项 扫描开始前请依照《相关准备》章节中的《结肠 CT 检查准备》内条款做好相应准备;扫描前患者需用胃肠低张力药物,目的是减少结肠蠕动、阴性对比剂易充盈和扩张整个结肠肠腔,常用胃肠低张力药物及用量:山莨菪碱(654-2)20mg 或胰高血糖素 0.5mg。标准的 CTC

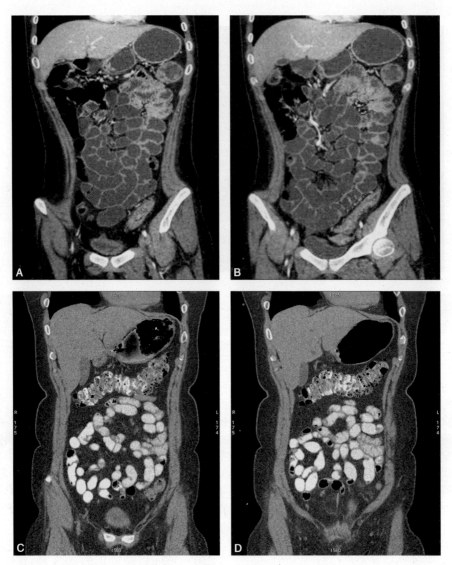

图 3-16-13　小肠使用不同对比剂的检查

A、B. 最大密度投影图像,使用阴性对比剂显示小肠;C、D. 最大密度投影图像,使用阳性对比剂显示小肠

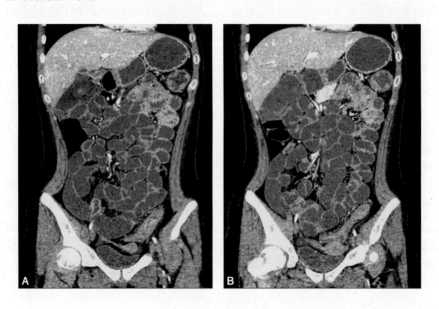

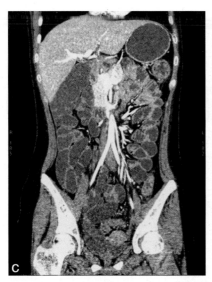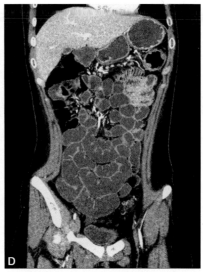

图 3-16-14 小肠低张平扫结合增强的检查
A～D. 最大密度投影图像,小肠低张平扫结合增强技术扫描显示小肠

扫描方案包括仰卧位和俯卧位扫描,可提高息肉检出的敏感性;结合两个体位扫描,有助于鉴别息肉和移动的粪便残留,可使肠道内空气重新分布从而扩张塌陷的肠管,还有助于显示被肠腔内液体掩盖的肠段;对于临床怀疑结肠癌的患者需进行平扫结合增强技术方案。

2. 检查方法及扫描参数

(1) 检查方法

1) 充气法:①需进行充分的肠道准备(标记物为 20ml 泛影葡胺于当晚 6:00 时餐后服下;和爽 2 袋+2L 温水混合均匀于当晚 8:00 服下;不建议采用灌肠法来清洁肠道,此方法易把残留粪便冲入到回肠内);②结肠充气时,患者应采用左侧卧位,结肠充盈满意后,各个体位(仰卧位、右侧卧位)须停留 15 秒后再进行扫描;③扫描需采用两种体位先后扫描技术,即仰卧位结合俯卧位扫描;④扫描技

术最好采用结肠低张平扫结合增强(两期);⑤严格对患者进行屏气训练(图 3-16-15～图 3-16-17)。

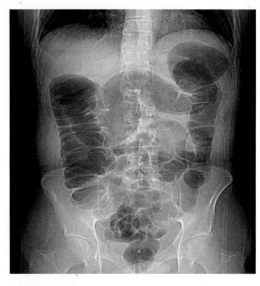

图 3-16-16 结肠充气检查全腹部平片,可显示结肠充气状况

2) 灌肠法:①通过导管将一定量液体(约 2L)经直肠灌入结肠,确保液体覆盖全结肠范围;②平扫结合增强扫描,对于肿瘤、炎症和血管疾病的检出十分重要(图 3-16-18,图 3-16-19)。

(2) 平扫:扫描体位:足先进仰卧位,两臂上举抱头;扫描方式:螺旋扫描;扫描范围:肝上缘至耻骨联合下缘;扫描视野(FOV):45cm;扫描层厚:1.25mm;扫描参数:100～120kV(BMI<25 用 100kV,BMI≥25 用 120kV);100～150mA;转数 0.5～0.6 秒;螺距 1.375:1;重建算法:软组织窗。

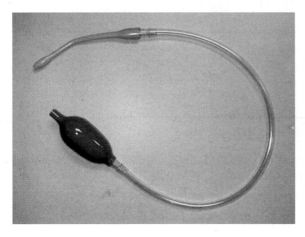

图 3-16-15 充气球囊

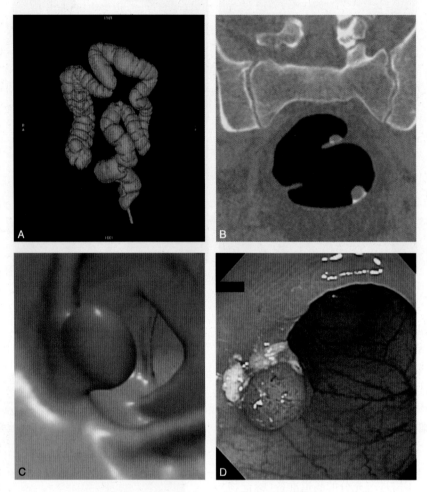

图 3-16-17　结肠充气三维成像检查

A. 表面遮盖技术图像,显示结肠整体状况;B. 轴位像可显示结肠内息肉;C. 仿真内镜技术显示结肠内息肉;D. 同一患者,结肠镜显示息肉状况

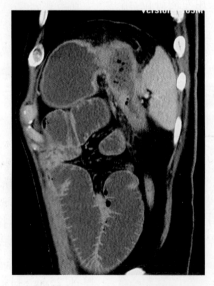

图 3-16-18　结肠灌肠检查

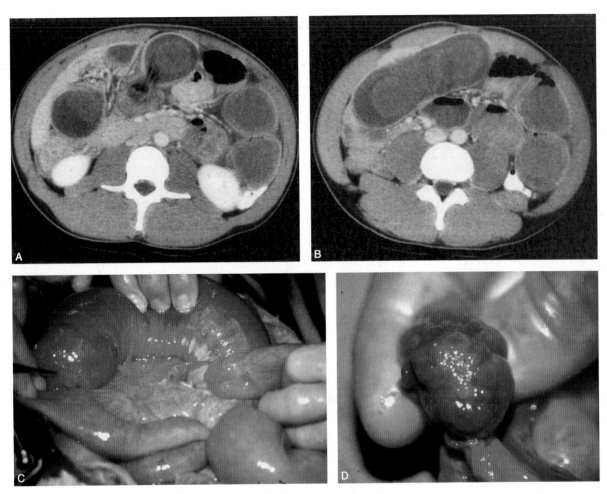

图 3-16-19　结肠平扫结合增强检查

A、B. 结肠增强轴位像,显示结肠内肿物;C、D. 同一患者,手术中摘除的肿瘤实物标本

（3）增强扫描:对比剂浓度及用量:非离子型对比剂,300~370mgI/ml;80~100ml 对比剂+30ml 生理盐水。儿童用量按体重计算为 1.5ml/kg;注射方式:双筒高压注射器,采用冲管技术;注射流率:成人 3~4ml/s。儿童按 20 秒打完计算流率;延迟时间:动脉期延迟时间:经验法 35~40 秒。阈值法阈值为 180Hu,诊断延迟时间 6 秒,监测平面为肝门处腹主动脉内。静脉期延迟时间:70~80 秒。

（八）肾输尿管膀胱检查方法及扫描参数

1. **检查前注意事项**　请依照《相关准备》章节中的《泌尿系 CT 检查准备》内条款做好相应准备。

2. **检查方法及扫描参数**

（1）平扫:扫描体位:足先进仰卧位,两臂上举抱头;扫描方式:螺旋扫描;扫描范围:肾上极至耻骨联合下缘或根据临床要求;扫描视野（FOV）:45cm;扫描层厚:2.5~5mm;扫描参数:100~120kV（BMI<25 用 100kV,BMI≥25 用 120kV）;250~300mA;转数 0.5~0.8 秒;螺距 1.375∶1;重建算法:软组织窗。

（2）增强扫描:对比剂浓度及用量:非离子型对比剂,300~370mgI/ml;80~100ml 对比剂+30ml 生理盐水。儿童用量按体重计算为 1.5ml/kg;注射方式:双筒高压注射器,采用冲管技术;注射流率:成人 3~4ml/s。儿童按 15 秒打完计算流率;延迟时间:皮质期:经验法 30~35 秒（心功能不全患者不建议用此方法）。阈值法阈值为 150Hu,诊断延迟时间 6 秒,监测平面为肾门处腹主动脉内。髓质期（肾实质期）:经验法 90~120 秒。排泄期:经验法 150~180 秒。

（九）盆腔(膀胱)检查方法及扫描参数

1. **检查前注意事项**　扫描开始前请依照《相关准备》章节中的《腹部常规 CT 检查准备》《小肠 CT 检查准备》《结肠 CT 检查准备》内条款做好相应准备。

2. **检查方法及扫描参数**

（1）检查方法:消化道是一个很长的肌性器官,从口腔至肛门。位于盆腔内的消化道主要包括回肠、乙状结肠、直肠等部分。患者在清洁灌肠后口服稀释对比剂,只要患者能够耐受,服用的量越多,小肠充盈扩张的情况就越满意,越利于病变的发现和避免假象;检查前晚或3~6小时口服1%~3%含碘对比剂水溶液1000~1500ml,使远、近段小肠和结肠充盈;扫描前大量饮水,保持膀胱充盈。如果预约好第二天早8:00点做该检查,可在当晚9点后服用对比剂;已婚女性患者常规放置阴道塞(也可填纱),未婚、阴道肿瘤、阴道出血、急诊患者不放置阴道塞;疑有直肠疾病者,请给患者洗肠,然后注入300ml阴性对比剂进行保留灌肠;对增强扫描患者,应认真阅读《碘对比剂使用知情同意书》并签字。

(2)平扫:扫描体位:足先进仰卧位,两臂上举抱头;扫描方式:螺旋扫描;扫描范围:髂骨上缘至耻骨联合下缘;扫描野(FOV):45cm;扫描层厚:2~3mm;扫描参数:100~120kV(BMI<25用100kV,BMI≥25用120kV)。250~300mA。转数0.5~0.8秒。螺距1.375:1;重建算法:软组织窗。

(3)增强扫描:对比剂浓度及用量:非离子型对比剂,300~370mgI/ml;80~100ml对比剂+30ml生理盐水。儿童用量按体重计算为1.5ml/kg;注射方式:双筒高压注射器,采用冲管技术;注射流率:成人3~4ml/s。儿童按20秒打完计算流率;延迟时间:动脉期35~40秒。静脉期50~60秒;延迟期90~120秒。

(十)CT泌尿系成像技术

随着MSCT的出现,CT可以实现在短时间内扫描大量的薄层图像,其空间、时间和密度分辨率完全可以满足尿路上皮成像的需要。因此,CT可用于评价尿路的全部主要解剖节段。扫描方案现已发展到可以提供包括腹部和盆腔注入对比剂前后的扫描,给影像科医生提供了大量的有价值的诊断信息。尽管CT尿路成像的最佳技术尚未发现,但更多信息的出现应当有助于改进此项技术。我们提供几种扫描方案,以供大家在日常工作中参考。

1. 不注射含碘对比剂法

(1)检查前注意事项:请依照《相关准备》章节中的《泌尿系CT检查准备》内条款做好相应准备;

(2)适应证:临床上怀疑泌尿系结石;碘过敏者,临床需了解泌尿系情况;协助任何随访后可能发现的肾脏肿瘤的定性;

(3)扫描方案的设计:一般采用正位定位像;冠状面或矢状面重组图像显示尿路病变的能力与横断面图像相同;

(4)扫描参数的设定:扫描体位:一般采用足先进仰卧位,两臂上举抱头;扫描范围:双肾上极至盆腔耻骨联合;扫描参数:120kV、180~300mA;扫描模式:Helical(螺旋模式);探测器宽度:40mm;旋转时间:0.6~0.8秒;扫描层厚:2~3mm(用于图像观察);扫描螺距:1.375:1;重建模式:标准重建,重建层厚0.625mm或1.25mm用于图像重组(图3-16-20,图3-16-21)。

2. 单次团注含碘对比剂法

(1)检查前注意事项:请依照《相关准备》章节中的《泌尿系CT检查准备》内条款做好相应准备;扫描过程中需扫描技师特别注意和了解:①扫描完实质期后,在扫描排泄期之间,让患者下地活动,然后回到扫描床上再翻身360°,使膀胱内对比剂和尿液混合均匀,膀胱显影充分,同时可以更好更多的显示尿路的段数;②可根据肾实质期观察的尿路及尿路梗阻情况,来估算排泄期的延迟时间。一般的,肾盂及尿路正常或轻度积水,延迟时间7.5~15分钟;肾盂及尿路中度积水,延迟时间30~40分钟;③肾盂及尿路重度积水,延迟时间1小时以上。

(2)适应证:不明原因血尿;腰痛;尿路感染;创伤;先天性疾病;手术方案的制订。

(3)禁忌证:碘制剂过敏者绝对禁忌证;严重甲亢者,严重心、肺、肝、肾功能不全者为相对禁忌证。

(4)扫描方案的设计:最全面的成像方案是至少三种不同的图像采集,根据临床需要还可增加,如动脉期、皮髓质交界期和额外的排泄期。三或四期扫描方案的CTU已经得到广泛的应用,但辐射剂量大,应引起足够的重视。

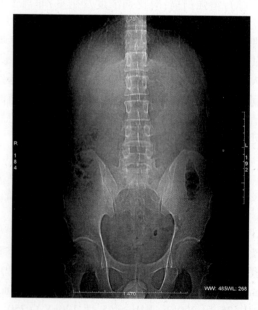

图3-16-20 泌尿系扫描范围,双肾上极至耻骨联合下缘

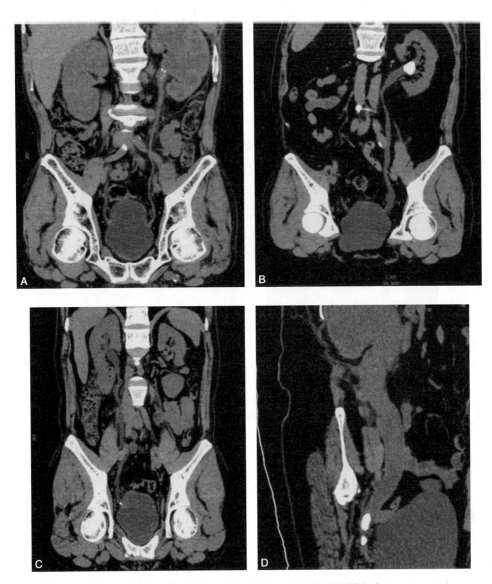

图 3-16-21　泌尿系成像不注射含碘对比剂扫描方案
A～D. 最大密度投影图像,显示输尿管结石及梗阻状况

1）平扫图像:用于确定肾和输尿管结石;协助任何随访后可能发现的肾脏肿瘤的定性。

2）肾实质期(髓质期):是发现和定性肾脏肿块的最佳方法。也可以评价泌尿系外的病变,因为是门静脉后采集的图像,故肝脏强化程度不是最理想的。尽管如此,与排泄期相比,肾实质期扫描能提高对内脏器官异常检测的敏感性,故为肝脏(和其他非肾脏的腹部器官)增强的首选。

3）延迟期(排泄期):用于评价肾收集系统、输尿管和膀胱。

（5）常规三期扫描方案

1）平扫系列:扫描范围:肾上极至耻骨联合;重建层厚:2～5mm;扫描目的:泌尿系结石。

2）肾实质期(髓质期):扫描范围:双肾或整个腹部(可以评价泌尿系外的病变);扫描目的:

了解肾实质情况,可发现肾脏小的病灶;延迟时间:90～110 秒。

3）肾排泄期:扫描范围:肾上极至耻骨联合;扫描目的:观察整个尿路和膀胱;延迟时间:7.5～15 分。

（6）扫描参数的设定:扫描体位:仰卧位,足先进仰卧位,两臂上举抱头;扫描范围:双肾上极至盆腔耻骨联合;扫描参数:120kV,180～200mA;扫描流速:3～4ml/s;对比剂浓度:300～350mgI/ml;对比剂量:80～100ml扫描模式:Helical(螺旋模式);探测器宽度:40mm;旋转时间:0.6～0.8 秒;扫描层厚:2～5mm(用于图像观察);螺距:1.375:1;重建模式:标准重建,重建层厚0.625mm 或 1.25mm 用于图像重组。

（7）扫描后的图像重建:冠状面多平面重组;每侧输尿管的曲面重组;前后位和双斜位容积再现;最大密度投影(图3-16-22)。

3. 单次团注含碘对比剂结合辅助用利尿剂法

（1）检查前注意事项：请依照《相关准备》章节中的《泌尿系 CT 检查准备》内条款做好相应准备；扫描期间需注意：扫完实质期后和排泄期之间，让患者下地活动，然后回到扫描床上再翻身 360°，

使膀胱内对比剂和尿液混合均匀，膀胱显影充分，同时可以更好更多的显示尿路的段数；可根据肾实质期观察的尿路及尿路梗阻情况，来决定排泄期的延迟时间，由于利尿剂能极大地增加尿液的分泌，所以该方案的延迟时间普遍缩短。

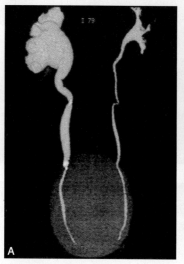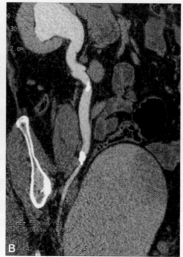

图 3-16-22　泌尿系成像单次团注含碘对比剂方案
A. 容积再现技术图像，显示泌尿系结石及肾盂积水；B. 同一患者，曲面重建技术图像

（2）适应证：不明原因血尿；腰痛；尿路感染；创伤；先天性疾病；手术方案的制订；不能憋尿的患者。

（3）禁忌证：碘制剂过敏者绝对禁忌证；严重甲亢者，严重心、肺、肝、肾功能不全者为相对禁忌证；水和电解质紊乱者慎用利尿剂。

（4）利尿剂成像优势：利尿剂能极大地增加尿液的分泌，故能改善 CT 尿路造影上无扩张无梗阻尿路的显影质量。利尿剂另一个作用是减低尿液中排泄的对比剂浓度。这些作用有可能提高 CTU 检查中的尿路显示，主要通过改善肾内收集系统和输尿管扩张。另外，可能增加显影尿路的段数。最后，通过降低尿路中碘对比剂的浓度，较易发现可能被掩盖尿路上皮微小病变。

尽管注射利尿剂（呋塞米）能改善 CT 尿路图像的总体质量，但增加了检查的复杂性，在美国大多数研究中心，必须获得特殊的指令，才可以注射呋塞米。通常，注射必须由护士和医生而不是由技术员操作。液体平衡能力弱或过敏患者可能发生极少的并发症。尽管如此，小剂量呋塞米的安全性极高且很容易耐受（图 3-16-23）。

（5）注意事项

1）尽管注射利尿剂（呋塞米）能改善 CT 尿路图像的总体质量，但增加了检查的复杂性，在美国

大多数研究中心，必须获得特殊的指令，才可以注射呋塞米。通常，注射必须由护士和医生而不是由技术员操作。

2）液体平衡能力弱或过敏患者可能发生极少的并发症。尽管如此，小剂量呋塞米的安全性极高且很容易耐受。呋塞米（速尿）作用于髓袢升支粗段。临床上长期大剂量用药（大剂量：100～150mg，每天 3 次）可引发水和电解质紊乱，耳毒性和高尿酸血症等不良反应。

3）查阅相关资料，至今未见到有关静脉注射 10mg 呋塞米对人体损害的相关报道。

4）应用此项技术前，请 CT 诊断科主任、护士长和医院医务部协调好，由临床医生开具利尿剂，经患者同意并签字后再做检查。

（6）扫描方案的设计：一般采用三期相扫描方案。

1）平扫图像：用于确定肾和输尿管结石；协助任何随访后可能发现的肾脏肿瘤的定性。

2）肾实质期（髓质期）：是发现和定性肾脏肿块的最佳方法。也可以评价泌尿系统外的病变，因为是门静脉后采集的图像，故肝脏强化程度不是最理想的。尽管如此，与排泄期相比，肾实质期扫描能提高对内脏器官异常检测的敏感性，故为肝脏（和其他非肾脏的腹部器官）增强的首选。

3）延迟期（排泄期）：用于评价肾收集系统、输尿管和膀胱。

（7）常规三期扫描方案

1）平扫系列：扫描范围：肾上极至耻骨联合；重建层厚：2～5mm；扫描目的：泌尿系结石。

2）肾实质期（髓质期）：扫描范围：双肾或整个腹部（可以评价泌尿系统外的病变）；扫描目的：了解肾实质情况，发现小病灶；延迟时间：90～110秒。

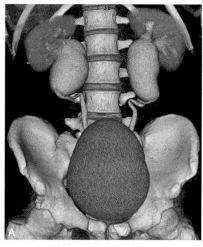
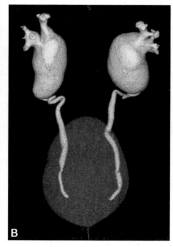
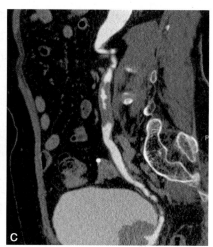
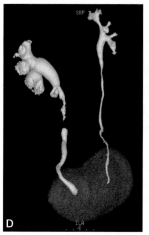
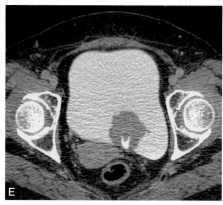
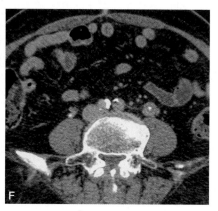

图 3-16-23　泌尿系成像单次团注含碘对比剂结合辅助用利尿剂方案

A、B. 病例1,患者男,30岁临床诊断双侧肾盂积水,该患者主诉不能憋尿,造影前30分钟让患者口服700ml清水,应用单次团注含碘对比剂结合利尿剂技术,12分钟采集的容积再现图像;C. 病例2,患者女,76岁临床怀疑输尿管癌,该患者主诉不能憋尿,造影前30分钟让患者口服500ml清水,应用单次团注含碘对比剂结合利尿剂方法,15分钟采集的曲面重建图像,清晰地显示输尿管受侵范围;D. 病例2,容积再现融合图像,显示输尿管、输尿管膀胱入口处多处受累;E、F. 病例2,轴位图像显示输尿管、输尿管膀胱入口处累及状况

3）肾排泄期：扫描范围：肾上极至耻骨联合；扫描目的：观察整个尿路和膀胱；延迟时间：6～15分钟。

（8）扫描参数：扫描体位：仰卧位,足先进仰卧位,两臂上举抱头；扫描范围：双肾上极至盆腔耻骨联合；扫描参数：120kV,180～200mA；扫描流速：3～4ml/s；对比剂浓度：300～350mgI/ml；对比剂量：80～100ml；扫描模式：Helical（螺旋模式）；探测器宽度：40mm；旋转时间：0.6～0.8秒；扫描层厚：2～5mm（用于图像观察）；螺距：1.375∶1；重建模式：标准重建,重建层厚0.625mm或1.25mm用于图像

重组。

（9）图像重建：冠状面多平面重组；每侧输尿管的曲面重组；前后位和双斜位容积再现；最大密度投影。

4. 分离团注含碘对比剂法

（1）检查前注意事项：请依照《相关准备》章节中的《泌尿系CT检查准备》内条款做好相应准备。

（2）适应证：不明原因血尿；腰痛；尿路感染；创伤；先天性疾病；手术方案的制订。

（3）禁忌证：碘制剂过敏者绝对禁忌证；严重

甲亢者,严重心、肺、肝、肾功能不全者为相对禁忌证。

(4) 分离团注概念:即分两次团注含碘对比剂。在两个剂量之间插入一次充分的延迟,这样当第一次剂量正在排泄到肾收集系统、输尿管和膀胱,而第二次剂量仍使肾脏实质显影时进行扫描成像。

(5) 分离团注优势:一次增强 CT 扫描采集了肾实质期和排泄期两个时相的尿路图像,有效地减少了一次扫描,与三或四期 CTU 扫描方案相比,这种方法降低了患者的辐射剂量。

(6) 分离团注局限性

1) 第一次团注的剂量减少可能使肾内收集系统与下尿路的扩张和显影程度减低,影响病变检测的能力。

2) 收集系统内排泄的高浓度对比剂可能产生线束硬化性条纹伪影,从而限制对肾脏实质的评价。虽然这种伪影不可能影响肾脏肿块的检出,但它可以妨碍邻近收集系统的肾脏肿块密度的准确测量,影响肿瘤定性。

3) 尽管分离团注的方法确实能减少患者的辐射剂量,但在整个检查中,辐射剂量的减少不超过 1/3。

4) 对比剂使用量较单次团注方案多,应注意和加强做好对比剂肾病的预防。

(7) 扫描方案要点

1) 第一次对比剂注射:70 ~ 80ml,延迟 600 秒(10 分钟)。

2) 第二次对比剂注射:70 ~ 80ml,延迟 100 秒,组合肾实质/排泄期系列。

3) 辅助方法:注射对比剂后,静脉再缓慢注射 250ml 生理盐水。

(8) 扫描参数:扫描体位:仰卧位,足先进仰卧位,两臂上举抱头;扫描范围:双肾上极至盆腔耻骨联合;扫描参数:120kV, 180 ~ 200mA;扫描流速:3 ~ 4ml/s;对比剂浓度:300 ~ 350mgI/ml;对比剂用量:140 ~ 160ml;扫描模式:Helical(螺旋模式);探测器宽度:40mm;旋转时间:0.6 ~ 0.8 秒;扫描层厚:2 ~ 5mm(用于图像观察);螺距:1.375:1;重建模式:标准重建,重建层厚 0.625mm 或 1.25mm 用于图像重组。

(9) 图像重建:冠状面多平面重组;每侧输尿管的曲面重组;前后位和双斜位容积再现;最大密度投影。

5. 降低辐射剂量与提高显影质量的方法

(1) 通过降低管电流降低患者的辐射剂量:平扫标准剂量:176mA、120kVp;一项实验证明不低于 70mA,图像质量没有显著减低,低剂量对输尿管下段显示不佳,可能影响肾脏肿块密度测量的准确性。

(2) 通过淘汰平扫降低患者的辐射剂量

1) 初步研究结果提示,不能只依靠肾实质期和排泄期图像检查尿路结石及对肾脏肿块定性。

2) 一项对肾实质期和排泄期图像的回顾性研究中发现,在平扫图像上发现尿路病例中仅 60% 能在其后的肾实质期和排泄期图像上看到。

3) 部分肿瘤在肾实质期和排泄期采集间隔的 10.5 分钟内,密度减低未超过 10Hu。比较平扫和肾实质期的 CT 值,都超过 10Hu,说明平扫对部分肿瘤定性是有意义的。

4) 如果临床上不怀疑肾脏肿瘤及最近一次影像学检查未发现实性肾肿块或只发现了不重要小结石的患者,可以考虑取消平扫。

(3) 未显影的尿路节段的解决方法:CTU 检查中最常的问题是一个或多个尿路节段不显影。这个问题常见于无梗阻的患者(输尿管蠕动所致),也偶尔见于尿路梗阻的患者。一般需要延迟,大多数可以解决,下面将分别讨论未显影的梗阻收集系统与未显影的无梗阻尿路节段的解决方法:

1) 不显影或部分显影的梗阻尿路:一是扫完实质期后和排泄期之间,让患者下地活动,然后回到扫描床上再翻身 360°;二是应用利尿剂。

2) 不完全显影的非梗阻尿路:当用较短的延迟时间(300 秒、450 秒)采集排泄期图像时,不显影问题可能更多见(尤其是远端)。可以通过定位像观察尿路的显示情况来决定排泄期的扫描质量,也可根据肾实质期观察的尿路及尿路梗阻情况,来决定排泄期的延迟时间。

3) 其他辅助操作:为了改善尿路扩张与显影,提高尿路病变检测的敏感性,已将一些辅助操作加到 CT 扫描方案上。这些操作包括:

①腹部加压:传统的静脉尿路造影中被久已接受的腹部加压已运用到 CTU 上,加压后可先扫描输尿管上段,松压后再扫描输尿管下段,这样可提高整个输尿管的显影质量,但是麻烦。

②生理盐水的水合作用:注射对比剂后立即注射(用 8 ~ 10 分钟滴注)250ml 盐水。远端输尿管显影好,可以考虑,但不是必须的;口服的水合作用:检查前 15 ~ 20 分钟内喝 750 ~ 1000ml 水,也有利于显影。

③小剂量利尿剂:利尿剂已被列入 MRI 尿路造影方案。有关对这些改善尿路显影的操作效果的评估都是初步的。CTU 也采用了注射少量利尿剂的方案,其效果非常可喜,方法是扫描时注射对比剂前 3 ~ 5 分钟,静脉注射 10mg 呋塞米,尿路显影

极佳。令人关注的是患者同时注射生理盐水和呋塞米时,显影或扩张无进一步改善。单独注射呋塞米,CT 图像质量最好。尽管注射利尿剂(呋塞米)能改善 CT 尿路图像的总体质量,但增加了检查的复杂性,在美国大多数研究中心,必须获得特殊的指令,才可以注射呋塞米。通常,注射必须由护士和医生而不是由技术员操作。液体平衡能力弱或过敏患者可能发生极少的并发症。尽管如此,小剂量呋塞米的安全性极高且很容易耐受。

(4)总结:泌尿系扫描期相的合理设计非常重要,一定要结合临床需要,要充分考虑到患者所接受的辐射剂量,也要考虑到对比剂肾病的预防;应用三期或两期分离团注技术检查可获得成功,这样的设计方案得到了大多数影像学专家的认可;应用于注射对比剂后 7.5 和 15 分钟开始采集排泄期薄层图像,层厚≤3mm;生理盐水的水合作用可能对成像质量有帮助;注射呋塞米的初步资料表明其前景是很好的。然而,需要强调的是,所有辅助操作对病变检测的作用仍然不详;冠状面或矢状面重组图像显示尿路病变的能力与横断面图像相同,标准 3D 重建不敏感,只能作为其他图像的辅助;图像复审最好在 PACS 工作站上完成,评价排泄期必须包括宽窗显示的图像。

四、腹部 CTA 扫描技术

(一)活体肝、肾移植供体的临床概述

1. 活体肝供体 CT 检查　肝移植术是目前终末期肝病最有效的治疗方法。近年来,随着手术经验的积累、医疗技术和设备的发展进步,肝移植术已经能够在国内多家大型医院开展;同时,作为一种便捷无创性影像学检查方法,CTA 在肝移植术中的作用也日趋受到人们的关注。

众所周知,人体肝脏血管存在许多变异,而肝移植术对供肝的要求之一就是要求其血管无重大的变异。所以,通过 CT 检查对供肝的解剖变异了解显得十分重要,CTA 检查的主要目的:①供、受体肝实质的情况。②活体肝移植供体肝体积。③供、受体肝血管系统的解剖关系及变异。④供、受体胆道系统的解剖及变异。⑤受体腹腔脏器是否存在病理状况及其与肝的解剖关系。

MSCT 平扫及多期增强扫描能在肝动脉早期、肝动脉晚期、门静脉期、实质期和延迟期进行容积数据采集,由于现代多排 CT 扫描速度快,密度和空间分辨力均较高,可提供精细的断面解剖图像,很好地评估肝及邻近组织器官情况,反映受体病肝的病理生理改变,准确测量肝血管的直径及肝体积;通过工作站的后处理技术,能很好地显示肝血管和

胆道系统。

2. 肾移植供体 CT 检查

(1)肾移植前:活体相关肾移植是目前终末期肾病的主要治疗方法。与尸体肾移植相比,活体肾移植的 1 年和 3 年生存率均明显提高。为保证移植术成功,术前全面了解供体的肾血管解剖在肾移植中具有重要的临床意义。

肾脏 CTA 检查目的:①供体评估肾移植术前需要证实的主要肾动脉变异是肾副动脉以及肾门前过早分支;还需要注意肾静脉的变异;②受体评估肾移植受体的评估主要为髂血管的评估。由于肾移植时供肾的肾动脉与受体髂内动脉或髂总动脉吻合,术前主要评估有无髂血管的狭窄及髂血管的钙化(图 3-16-24)。

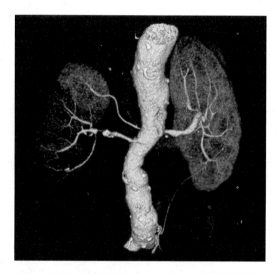

图 3-16-24　容积再现成像技术,显示双肾副动脉

(2)肾移植术后评估:供肾的肾动脉常以端-侧吻合或端-端吻合方式与受体髂内动脉或髂总动脉吻合。肾移植后相对常见的并发症是移植肾的动脉狭窄,其发生率 5% ~ 15%,多见于移植后的前三年。其他并发症:肾动脉栓塞;肾内动静脉瘘及假性动脉瘤;肾静脉栓塞等。

(二)腹部及周围血管 CTA 成像扫描技术

1. 检查前注意事项　请依照《相关准备》章节中的《腹部常规 CT 检查准备》内条款做好相应准备

2. 检查方法及扫描参数

(1)扫描体位及扫描参数:扫描体位:足先进仰卧位,两臂上举抱头;扫描方式:螺旋扫描;扫描范围:膈顶至耻骨联合;扫描视野(FOV):45cm;扫描层厚:0.625 ~ 1.25mm;扫描参数:100 ~ 120kV(BMI < 25 用 100kV,BMI ≥ 25 用 120kV);250 ~ 300mA;转数 0.5 ~ 0.8 秒;螺距 1.375∶1;重建算法:软组织算法。

（2）对比剂注射方案：浓度及用量：非离子型对比剂，350～370mgI/ml；80～100ml对比剂+30～40ml生理盐水，儿童用量按体重计算为1.5ml/kg；注射方式：双筒高压注射器，采用冲管技术；注射流率：成人4～5ml/s。儿童按15秒打完计算流率；延迟时间：①经验法：25～30秒（心功能不全患者不建议用此方法）；②阈值法：阈值为150Hu，诊断延迟时间10秒，监测平面为肝门处腹主动脉内。

（3）活体肝肾移植检查方法及扫描参数

1）扫描体位及扫描参数：扫描体位：足先进仰卧位，两臂上举抱头；扫描方式：螺旋扫描；扫描范围：膈顶至肝脏下缘（具体可根据临床需要而定，比如，肾脏排泄期扫描范围应从肾上极扫至耻骨联合）；扫描视野（FOV）：45cm；扫描层厚：5mm；扫描参数：100～120kV（BMI<25用100kV，BMI≥25用

120kV），250～300mA。转数0.6～0.8秒。螺距1.375:1；重建算法：软组织算法。

2）对比剂注射方案：浓度及用量：非离子型对比剂，300～370mgI/ml；80～100ml对比剂+30～40ml生理盐水，儿童用量按体重计算为1.5ml/kg；注射方式：双筒高压注射器，采用冲管技术；注射流率：成人4～5ml/s。儿童按15秒打完计算流率；肝脏延迟时间：①动脉期：经验法25～30秒，阈值法阈值为150Hu，诊断延迟时间6秒，监测平面为肝门处腹主动脉内。②门静脉期：经验法50～60秒。③延迟期：经验法120～150秒；肾脏延迟时间：④皮质期：经验法30～35秒；阈值法：阈值为150Hu，诊断延迟时间6秒，监测平面为肾门处腹主动脉内，⑤髓质期（肾实质期）：经验法90～120秒；⑥排泄期：经验法150～180秒（图3-16-25）。

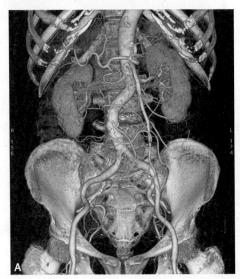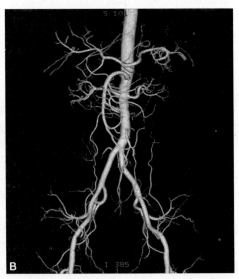

图3-16-25 腹主动脉及所属分支成像
A、B. 容积再现技术图像，显示腹主动脉及所属分支

3. 肝动脉CTA成像

（1）扫描体位及扫描参数：扫描体位：足先进仰卧位，两臂上举抱头；扫描方式：螺旋扫描；扫描范围：膈顶（下腔静脉入口水平）至肝下缘；扫描视野（FOV）：45cm；扫描层厚：0.625～1.25mm；扫描参数：100～120kV（BMI<25用100kV，BMI≥25用120kV）。250～300mA。转数0.5～0.8秒；螺距1.375:1；重建算法：软组织算法。

（2）对比剂注射方案：浓度及用量：非离子型对比剂，350～370mgI/ml。50～70ml对比剂+30～40ml生理盐水，儿童用量按体重计算为1.5ml/kg；注射方式：双筒高压注射器，采用冲管技术；注射流率：成人4～5ml/s。儿童按15秒打完计算流率；延迟时间：①经验法：25～30秒（心功能不全患者不

建议用此方法）；②阈值法：阈值为150Hu，诊断延迟时间10秒，监测平面为肝门处腹主动脉内（图3-16-26）。

4. 腹部门静脉系CTA成像

（1）扫描体位及扫描参数：扫描体位：足先进仰卧位，两臂上举抱头；扫描方式：螺旋扫描；扫描范围：膈顶（下腔静脉入口水平）至耻骨联合；扫描视野（FOV）：45cm；扫描层厚：0.625～1.25mm；扫描参数：100～120kV（BMI<25用100kV，BMI≥25用120kV）。250～300mA。转数0.5～0.8秒；螺距1.375:1；重建算法：软组织算法。

（2）对比剂注射方案：浓度及用量：非离子型对比剂，350～370mgI/ml；100～120ml对比剂+30～40ml生理盐水，儿童用量按体重计算为1.5～2ml/

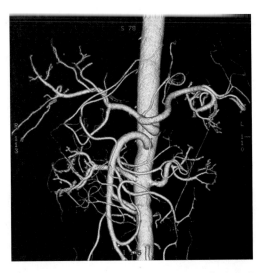

图 3-16-26 容积再现技术图像,显示腹腔动脉干、肝、脾及肠系膜上动脉

患者可适当延迟 2 秒);②阈值法:阈值为 150Hu,诊断延迟时间 18~20 秒,监测平面为肝门处腹主动脉内(图 3-16-27,图 3-16-28)。

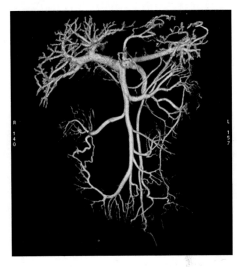

图 3-16-27 容积再现技术图像,显示门静脉系

kg;注射方式:双筒高压注射器,采用冲管技术;注射流率:成人 4~4.5ml/s。儿童按 15 秒打完计算流率;延迟时间:①经验法:48~55 秒(心功能不全

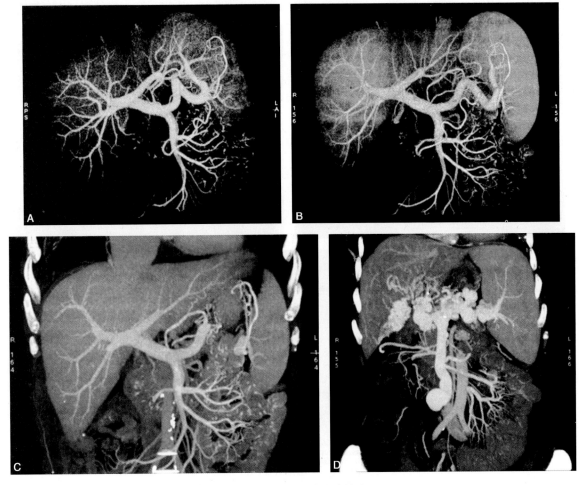

图 3-16-28 门静脉成像技术

A、B. 容积再现技术图像,采用不同的阈值显示门静脉及各分支;C、D. 最大密度投影技术图像,显示门静脉

5. 肝静脉 CTA 成像

（1）扫描体位及扫描参数:扫描体位:足先进仰卧位,两臂上举抱头;扫描方式:螺旋扫描;扫描范围:膈顶(下腔静脉入口水平)至肝下缘;扫描视野(FOV):45cm;扫描层厚:0.625～1.25mm;扫描参数:100～120kV(BMI<25 用 100kV,BMI≥25 用 120kV),250～300mA,转数 0.5～0.8 秒,螺距 0.984∶1;重建算法:软组织算法。

（2）对比剂注射方案:浓度及用量:非离子型对比剂,350～370mgI/ml;80～100ml 对比剂+30～40ml 生理盐水,儿童用量按体重计算为 1.5～2ml/kg;注射方式:双筒高压注射器,采用冲管技术;注射流率:成人 4～5ml/s。儿童按 15 秒打完计算流率;延迟时间:①经验法:60～80 秒(心功能不全患者适当延迟 2～4 秒);②阈值法:阈值为 150Hu,诊断延迟时间 25～30 秒,监测平面为肝门处腹主动脉内(图3-16-29)。

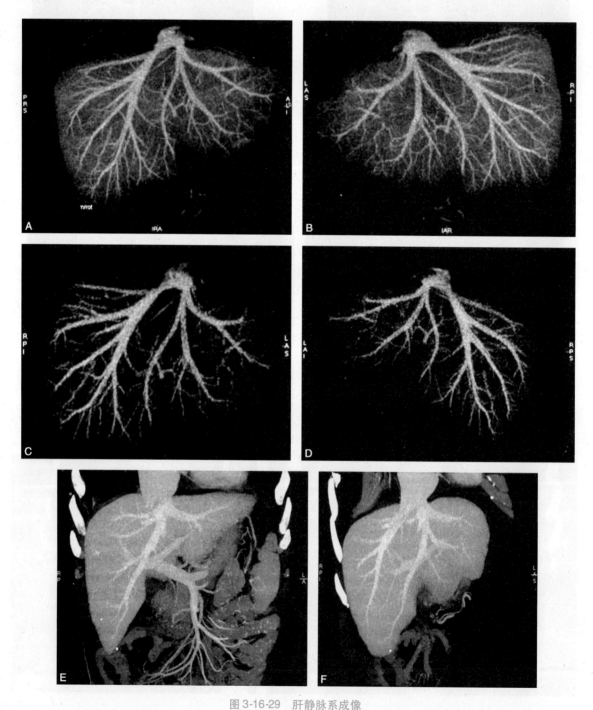

图 3-16-29　肝静脉系成像

A～D. 容积再现技术图像,采用不同的阈值显示肝静脉及各分支;E、F. 最大密度投影技术图像,显示肝静脉

6. 肾动脉 CTA 成像

（1）扫描体位及扫描参数:扫描体位:足先进仰卧位,两臂上举抱头;扫描方式:螺旋扫描;扫描范围:肾上极至耻骨联合;扫描视野(FOV):45cm;扫描层厚:0.625~1.25mm;扫描参数:100~120kV(BMI<25用100kV,BMI≥25用120kV)。250~300mA。转数0.5~0.8秒。螺距1.375:1;重建算法:软组织算法。

（2）对比剂注射方案:浓度及用量:非离子型对比剂,350~370mgI/ml,50~70ml对比剂+30~40ml生理盐水,儿童用量按体重计算为1.5ml/kg;注射方式:双筒高压注射器,采用冲管技术;注射流率:成人4~5ml/s,儿童按15秒打完计算流率;延迟时间:①经验法:30~35秒(心功能不全患者不建议用此方法);②阈值法:阈值为150Hu,诊断延迟时间10秒,监测平面为肝门处腹主动脉内(图3-16-30)。

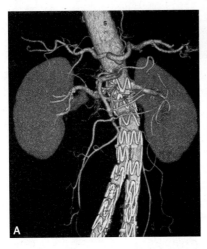
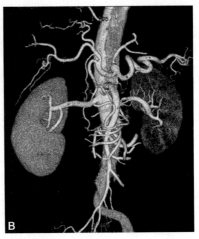

图 3-16-30　肾动脉成像
A、B. 容积再现技术图像,显示双肾动脉及肾脏灌注状况

7. 肾静脉 CTA 成像

（1）扫描体位及扫描参数:扫描体位:足先进仰卧位,两臂上举抱头;扫描方式:螺旋扫描;扫描范围:肾上极至耻骨联合;扫描视野(FOV):45cm;扫描层厚:0.625~1.25mm;扫描参数:100~120kV(BMI<25用100kV,BMI≥25用120kV),250~300mA,转数0.5~0.8秒,螺距1.375:1;重建算法:软组织算法。

（2）对比剂注射方案:浓度及用量:非离子型对比剂,350~370mgI/ml,80~100ml对比剂+30~40ml生理盐水,儿童用量按体重计算为1.5ml/kg;注射方式:双筒高压注射器,采用冲管技术;注射流率:成人4~5ml/s,儿童按15秒打完计算流率;延迟时间:①经验法:40~60秒;②阈值法:阈值为150Hu,诊断延迟时间15秒,监测平面为肝门处腹主动脉内(图3-16-31)。

五、腹部 CT 低剂量灌注技术

(一) CT 灌注成像 (CT perfusion imaging, CTP)

是指利用多层螺旋CT连续动态扫描,来检测随时间而变化的被测活体组织器官的增强情况,将采集的数据包利用后处理软件进行图像处理和数据计算,从而评价被测组织在病理、生理情况下的血流动力学改变及微循环状况。前64排CT只能对几个扫描层面的器官、组织进行灌注成像,64排螺旋CT其探测器最大覆盖范围也只有4cm,不能全面的评价患者脑部的血流灌注情况。随着"容积穿梭"扫描技术的诞生(既在不影响观察组织器官的生理变化所需的时间分辨率的前提下,通过往复"摇摆"移动检查床的方法,从而获得全器官、组织的灌注图像),和后64排CT探测器的增宽和扫描速度的加快,使得全组织、器官灌注成像得以实现。

(二) 腹部 CT 灌注成像的体位及扫描前准备

患者体位一般选取仰卧位,双手举过头顶。扫描前的准备(请参照第十五节腹部CT检查技术),由于腹部CT灌注扫描的扫描时间较长,呼吸伪影会影响图像质量和参数的真实度,因此扫描前训练应认真训练患者屏气,屏气时间最好达到60~70秒以上,如不能长时间屏气可扫描前训练患者平静而浅慢的呼吸,扫描过程中需增加腹带,其目的是固定患者腹部,限制患者的腹式呼吸幅度。

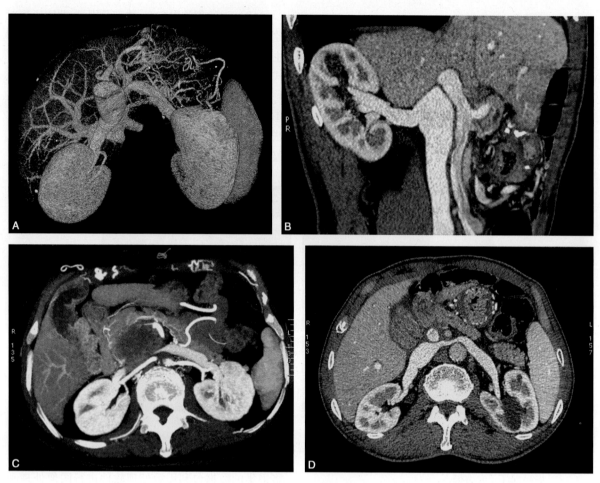

图 3-16-31　肾静脉成像
A. 容积再现技术图像,显示双肾静脉;B ~ D. 最大密度投影技术图

（三）注射方案

1. 注射途径选择　经肘前健康较粗大的静脉注射,静脉穿刺应一次成功,注射方向应与静脉回流方向一致,使用 18 ~ 21G 的穿刺针。注射前对比剂应恒温在 37℃,以减少患者的不适感。

2. 注射流率的选择　不同品牌的 CT 机器灌注成像使用的数学模型不同,其使用的灌注成像的后处理软件也不同,从而影响注射流率的选择。数学模型主要有两种:最大斜率法和去卷积法。

（1）最大斜率法:原理简单,使用也较为广泛。但它要求团注对比剂速度越快越好,约接近真实灌注情况,国外研究显示造影剂注射最高流速用至 20ml/s,国内 CT 灌注研究的注射流速多在 8 ~ 10ml/s 之间,临床使用能达到这个速度水平实在不易,注射流速提高会增加一些血管质量较差的患者注药血管破裂的可能,即使是血管健康的患者应用如此高的注射流速也会增加其不适感。因此现在常用流速一般为 4 ~ 6ml/s,这使得用最大斜率法计算出灌注参数较文献报道的会有所差异。

（2）去卷积法:原理较最大斜率法复杂,但其对比剂注射速率要求慢,可降低到 4ml/s。

3. 对比剂剂量　对肾、脾的 CT 灌注研究发现,注射对比剂剂量越小,计算的 BF 值越准确,但增强后图像的信噪比会下降,为了保证图像质量,对比剂的剂量不应少于 50ml。

（四）扫描参数

扫描延迟时间一般为 5 ~ 15 秒。标准管电压一般选用 120kV,相应的管电流可选用 150 ~ 250mAs,CT 灌注成像需要对同一器官、组织进行多次扫描,如果说一次扫描产生一次辐射剂量,多次扫描就是这些次扫描剂量的和,满足临床诊断同时尽量减低患者所受辐射剂量是现今专业人士及患者的共同要求和理想。主要降低剂量的方法有两种,一是降低管电压和管电流,有报道认为管电压和管电流可降至 80kV、50mAs;二是增加延迟时间,缩短扫描时间,层厚多采用 5 ~ 10mm。不同品牌机器由于扫描速度不同,所以扫描间隔时间不同,扫描次数也就不同。

（五）图像后处理

使用 CT 灌注成像软件对扫描获得的数据包进行后处理。可进行定义阈值去除骨质、脂肪、空气等组织对伪彩图像的影响。自动或手动选择好输入动脉和输入静脉。后处理软件可自动获得扫描层面内每一像素的密度随强化时间而渐变形成的曲线，称为时间-密度曲线（time-density curve，TDC），横坐标轴为时间，纵坐标轴为注药后增加的 CT 值，曲线所展现的是对比剂在该器官或组织中浓度的变化。根据该曲线可计算出血流量（blood flow，BF）单位为 $ml \cdot min^{-1} \cdot 100g^{-1}$，指单位时间内流经 100g 组织的血液量；血容量（blood volume，BV）单位 $ml \cdot min^{-1} \cdot 100g^{-1}$，指单位体积组织血管系统内的血液容量；平均通过时间（meantrans it time，MTT），单位为 s，从开始注射对比剂到时间-密度曲线下降至其最高强化值一半的时间；最大达峰时间（time to peak，TTP），单位为 s，从开始注射对比剂到时间-密度曲线至其最高强化值的时间。血管表面通透性（permeability surface，Ps）单位是 $ml \cdot min^{-1} \cdot 100g^{-1}$，指造影剂经过毛细血管内皮进入细胞间隙单向传输速率，等参数，同时得到其伪彩图像。

对于感兴趣区 ROI 的选择，应在避免部分容积效应影响的影响，避开血管并与组织、器官的周边部分有一定的距离。尽量选择大的 ROI 以减少光子噪声。系统会获得感兴趣区内的以上参数。

肝脏的灌注成像较为特殊，由于肝脏是由肝动脉和门静脉两套系统供血，因此肝脏的 CT 灌注情况较为复杂，其所研究的参数也与其他器官略不同，肝动脉灌注量（hepatic arterial perfusion，HAP），单位为 $ml \cdot min^{-1} \cdot 100g^{-1}$，指单位时间内流经肝动脉组织的血容量；门静脉灌注量（portal vein perfusion，PVP），单位 $ml \cdot min^{-1} \cdot 100g^{-1}$，指单位时间内流经门静脉组织的血容量；总肝灌注量（total liver perfusion，TLP）单位 $ml \cdot min^{-1} \cdot 100g^{-1}$，肝动脉灌注量与门静脉灌注量之和，即 TLP = HAP+PVP；肝动脉灌注指数（hepatic perfusion index，HPI）或肝动脉灌注分数（hepatic arterial fraction，HAF），肝动脉灌注量在总肝灌注量中所占的百分比，即 HPI = HAP/TLP 或 HAF = HAP/TLP；门静脉灌注指数 PPI = PVP/（HAP +PVP）。由于机器数学算法不同、人种不同、被测者所处的环境及被测者适应测试环境能力不同，导致灌注各参数值有差异，至今未能有权威统一的标准值，国内研究多设置对照组。

腹部 CT 灌注成像将在腹部疾病诊断、肿瘤的行为和严重度的评价与治疗效果评价的应用中发挥重要的作用并有着较好的临床应用发展前景。

六、腹部 CT 三维图像高级重建技术

（一）腹部实质脏器的三维图像重建技术

1. 实质脏器图像常用窗宽窗位　普通扫描，肝脏窗宽:180 ~ 200Hu，窗位:45 ~ 50Hu；胰腺、肾脏、肾上腺及腹膜后组织窗宽:300 ~ 400Hu，窗位:30 ~ 50Hu。增强扫描，肝脏窗宽:200 ~ 220Hu，窗位:55 ~ 56Hu；胰腺窗宽:300 ~ 350Hu，窗位:35 ~ 40Hu；肾脏、肾上腺及腹膜后组织:400 ~ 450Hu，窗位:40 ~ 45Hu。

2. 实质脏器图像重建　由于重建技术的需要，要把普通扫描的原始图像进行薄层重建，层厚 0.625 ~ 1.0mm，层间距 0.5 ~ 0.7mm，如果层厚过厚会出现"锯齿""台阶"状伪影。

3. 实质脏器重建技术　多平面重建技术（MPR）可以更详细的显示脏器与肿瘤、炎性病变、血肿等病变的位置关系、相关联性及浸润情况。最大密度投影技术（MIP）可以对肿瘤的供血血管及其微细血管分布有更加清晰的显示。容积再现技术（VR）可以更加形象地显示脏器与肿瘤、脏器与血管、脏器与脏器的空间立体位置关系（图 3-16-32，图 3-16-33）。

（二）腹部空腔脏器的三维图像重建技术

1. 空腔脏器图像常用窗宽窗位　腹部空腔脏器主要为消化系统器官:胃和肠道。普通扫描，可使用常用的软组织窗宽 350 ~ 400Hu，窗位 30 ~ 50Hu。增强后，窗宽 400 ~ 450Hu，窗位:40 ~ 45Hu。

2. 空腔脏器图像重建　为了更细腻的观察器官及病灶，要把普通扫描的原始图像进行薄层重建，层厚 0.625 ~ 1.0mm，层间距 0.5 ~ 0.7mm。

3. 空腔脏器重建技术　多平面重建技术（MPR）多角度、多方位的显示病灶的波及范围，对胃壁、肠壁及邻近组织、器官的累及情况，并且可以显示腹腔淋巴结的转移情况。CT 仿真内镜技术（CTVE）可以沿着空腔脏器内腔反复的探查，观察肿瘤的形态、大小表面情况、及其基底部与脏器内壁的关系。CTVE 显示病变不但可以从形态上与内镜相近，还可以直接结合 MPR 多平面、断层显示病变对胃肠壁累及与其他邻近组织器官的位置关系。容积再现技术（VR）可以立体的显示胃及结直肠较大肿块的占位情况，为临床手术提供形象的术前预期指导。最小密度投影（MinIP）可以显示空腔脏器内部息肉、肿块的位置情况，方便测量期大小并显示空腔脏器的狭窄情况（图 3-16-34）。

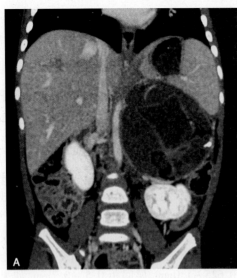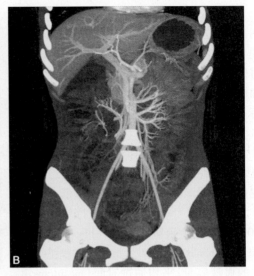

图 3-16-32　最大密度投影图像

A、B. 最大密度投影图像,分别显示腹膜后肿物(脂肪瘤)及腹腔内血管

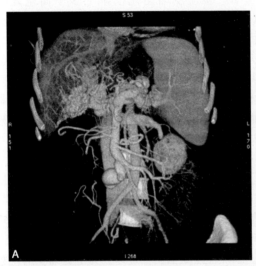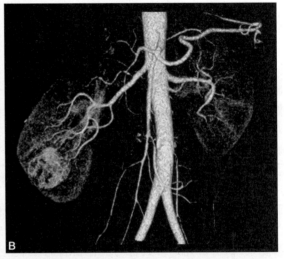

图 3-16-33　容积再现图像

A、B. 容积再现图像,分别显示门静脉迂曲扩张及右肾富血供肿瘤供血动脉

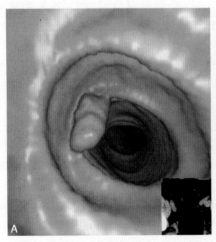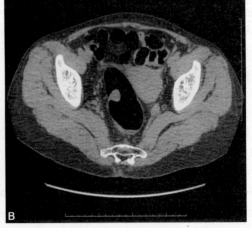

图 3-16-34　CT 仿真内镜技术图像

A. 仿真内镜技术图像,显示乙状结肠内肿物;B. 同一患者,轴位图像显示乙状结肠内肿物

（二）泌尿系统的二维图像重建技术

1. 泌尿系统图像常用窗宽窗位　普通扫描及不打药 CT 泌尿系统三维重建技术（CTU）常用的软组织窗宽 350～400Hu，窗位 30～50Hu。增强后及打药的 CTU 如窗宽过窄会使得排泄期肾盂肾盏、输尿管及膀胱内造影剂密度显示过高掩盖病变，可在 2000～4000Hu 间调整窗宽。

2. 泌尿系统图像重建　为了观察病变、重建 CTU 图像，要把普通扫描的原始图像进行薄层重建，层厚 0.625～1.0mm，层间距 0.5～0.7mm，或直接进行薄层扫描。

3. 泌尿系统重建技术多　平面重建技术（MPR）多方位、多方向的显示病灶与肾输尿管、膀胱及邻近组织、器官的累及情况、输尿管的狭窄情况，并且可以显示腹腔淋巴结的转移情况。在此基础上采用曲面重建技术（CPR）将肾脏、输尿管与膀胱连接起来并显示在同一平面内，便于病变位置的确定及测量。在打药的 CTU 检查时，可以使用最大密度投影技术（MIP）显示输尿管管腔的狭窄情况。容积再现技术（VR）可以仿真、立体的显示输尿管的走行及狭窄情况（图 3-16-35）。

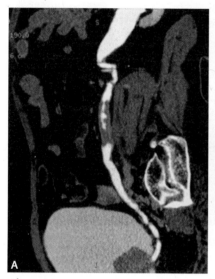
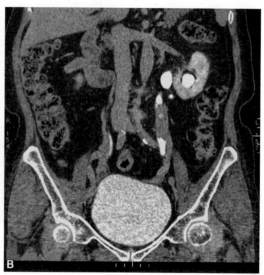
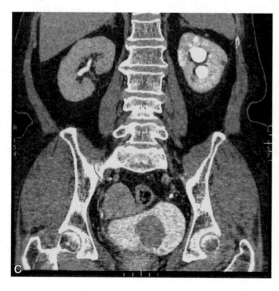
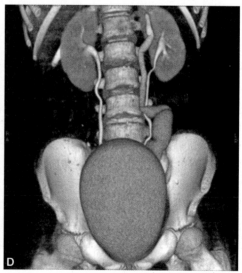

图 3-16-35　泌尿系成像技术图像

A. 采用曲面重建技术，显示输尿管病变；B、C. 最大密度投影图像，显示肾盂、输尿管和膀胱；D. 容积再现技术，可立体的显示输尿管的走行及病变情况（左侧双输尿管）

（四）腹部血管的三维图像重建技术

1. 容积再现技术（VR） 血管显示的常用方式，它可以显示血管的空间位置关系，明确邻近、重叠的血管间的解剖关系，能把血管影像较为逼真形象的展现给临床医生。但是其对于血管内部栓子或斑块的显示和细小血管的显示不如 MIP 及 MPR。它不能显示血管内部情况，仅能显示血管的走行以及其狭窄或膨隆情况。其常受窗宽、窗位、透明度、亮度、色彩、阴影的条件的影响，并可通过调节这些参数，更加细致精美的显示血管图像。如果窗宽和窗位不当可以影响血管的狭窄程度的评价。

目前 CT 生产厂家均提供常用的后处理参数表，操作者可以根据临床诊断需要自动套用。通过透明度的调节可以使观察者透过重叠的器官观察其后方的器官、血管组织，但是透明度的调节可以影响器官的大小，使之失真。操作者可以自定义色彩，通过其调节和改变可以区分不同的血管及组织，使之增加对比度，凸显病灶（图 3-16-36）。

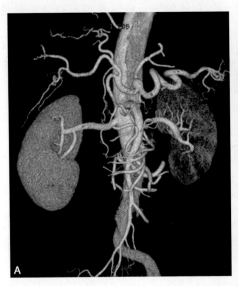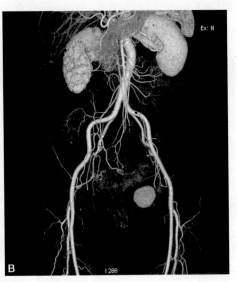

图 3-16-36 容积再现技术图像
A、B. 容积再现技术图像，分别显示腹主动脉夹层累及左肾动脉和左髂内动脉瘤

2. 最大密度投影技术（MIP） 血管显示的常用方式，对于门静脉、静脉系统血管强化较差时可用厚层 MIP 显示可以取得较好的图像效果。MIP 可以清晰显示血管内的栓子和斑块、血管的狭窄及膨隆，以及动脉血管夹层的内膜片及其破口等，明确血管的受累情况。据文献报道在测量血管狭窄、膨隆及破口；动脉瘤颈的角度、长度及直径；瘤体的直径和长度；动脉瘤两端的直径等数据时 MIP 是最接近真实情况的。薄层 MIP 可以详细较为真实的显示细小血管。部分血管与骨质紧邻，由于骨质密度较高，影像或遮挡血管成像，此时可转动图像让出骨质或切除骨质显示血管。近些年常用滑动层块最大密度投影技术，它是只显示容积数据的一部分，通过旋转和选择，可最大程度上减小骨质和高密度物质对靶血管的影响（图 3-16-37）。

3. 多平面重建技术（MPR） MPR 可以多角度、多平面清楚地显示血管的细微结构，明确血管的细小侧支及其与邻近脏器或病变的解剖关系，是目前临床上最为广泛使用的后处理技术。主要用于解剖结构较为复杂，关系较为密切的区域。MPR 与 MIP 一样可以显示血管内的栓子和斑块、血管的狭窄及膨隆，以及动脉血管夹层的内膜片、破口，明确血管的受累情况。MPR 可以较为明确的显示血管内、血管壁及血管周围的结构与病变（图 3-16-38）。

4. 曲面重建（CPR） CPR 可以将迂曲的血管显示在同一个平面内，并且能很好地显示血管内的栓子和斑块、血管的狭窄及膨隆，以及动脉血管夹层的内膜片、破口等情况，便于将多个病变或病变的全程显示在一幅图像上（图 3-16-39）。

5. 表面遮盖成像技术（SSD） 它主要显示血管的表面信息，对于管腔内的病变只有其影响了血管的形态及造影剂充盈才可通过血管表面改变显示。其可以把复杂的血管解剖关系显现的富有立体感。但其受阈值影像较大，阈值过高血管显示率下降，造成血管狭窄假象。阈值过低则噪声加大，血管轮廓模糊。SSD 无法区别血管壁的钙化，该技术目前在血管后处理技术中已经很少使用（图 3-16-40）。

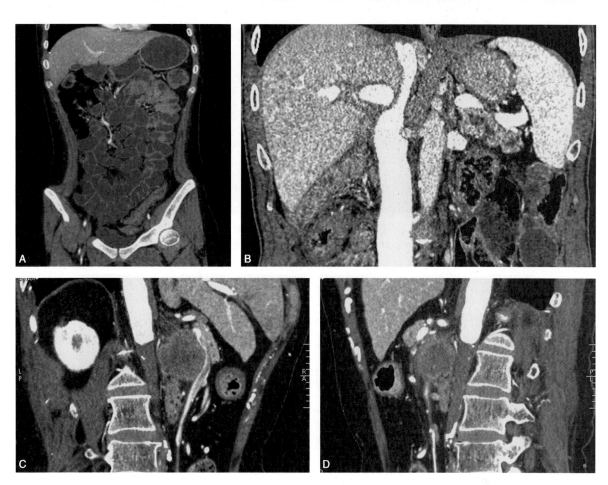

图 3-16-37 最大密度投影技术图像

A. 最大密度投影图像,显示小肠;B. 最大密度投影图像,显示下腔静脉;C、D. 最大密度投影技术冠状面和矢状面图像,能清晰显示腹主动脉肾门水平血管闭塞及腹膜后肿物

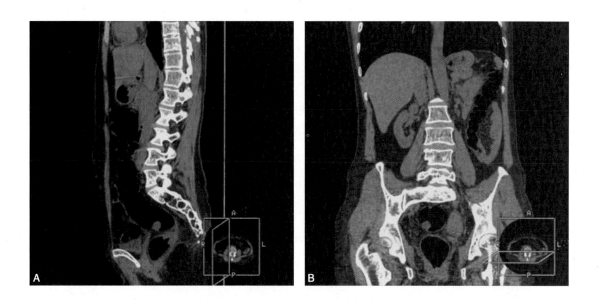

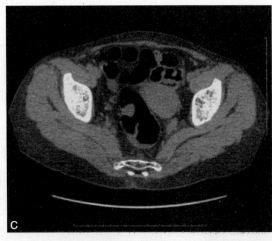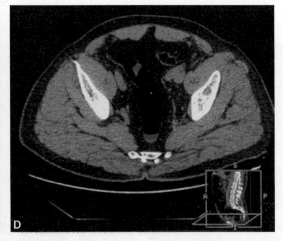

图 3-16-38 多平面重建技术图像
A. 矢状面;B. 冠状面;C、D. 横断面

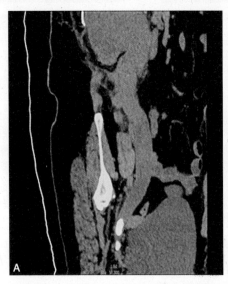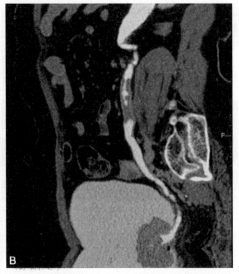

图 3-16-39 曲面重建技术图像
A、B. 曲面重建技术图像,分别显示输尿管多发结石和输尿管占位

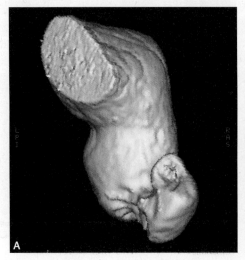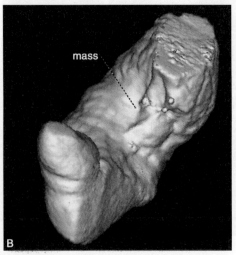

图 3-16-40 表面遮盖成像技术图像
A、B. 表面阴影成像技术图像,显示胃幽门及胃小弯处的病变

6. CT 仿真内镜技术(CTVE) 可以从血管内部如同内镜一般观察血管内部病变,但其显示的并不是真实的血管内膜,对于扁平病变、较小病变不能清晰显示。不同的后处理技术存在着各自的优势及缺点,诊断及操作者需要充分结合不同的方法最终诊断疾病并制作出准确、清晰的图像(图3-16-41)。

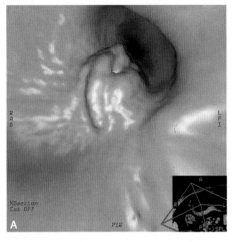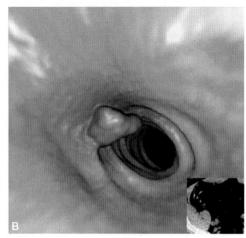

图3-16-41 CT 仿真内镜技术图像

A、B. 仿真内镜技术图像,分别显示胃幽门部和结肠内肿物

7. 减影技术 可分为数字减影法、时间减影法及双能量减影法。数字减影法是通过相同能量的注射造影剂前、后两次摄影图像相减,从而获得自动去骨的血管图像。时间减影是对靶器官进行CT 灌注扫描,利用后处理软件获得靶血管的动态血流动力学改变信息。双能量减影法,是使用双能CT 扫描,其具有两套球管和探测器(140kV、80 kV /100 kV),利用不同组织在不同能量状态下衰减系数不同,可以一次扫描获得两套不同的能量衰减系数的图像,通过其减影,得到去骨显示靶血管的目的。

8. CTA 数据的测量 CTA 可以详细、真实地显示血管的扩张、狭窄、撕裂等病变,对于病变的数值测量可以对于临床的治疗和处理有很重要的指导意义。

(1) 测量血管的狭窄和闭塞性病变需要调整血管测量平面至正交(垂直管径及最大长径)位置,用以测量管腔的最窄和最宽处的直径。测量其狭窄或闭塞的长度。

(2) 动脉瘤样病变需测量其内径(充盈造影剂的管腔)、外径(包括血栓等结构)、瘤颈、附壁血栓、长度、毗邻血管距离等数据,内径主要影响腔内设备的传送,外径则决定病变的范围,确定腔内设备的固定位置。注意明确动脉瘤的位置和瘤体指向。了解其分支血管累及情况及其供血器官的灌注情况。

(3) 主动脉夹层主要观察内膜撕裂的部位、夹层的范围、是否累及分支血管、与分之血管间的距离、分清真假腔、分支血管起自真腔还是假腔。证实主动脉周围有无血肿。评价假腔的通畅和真腔的受压程度。

七、腹部相关疾病的 CT 检查要点

1. 肝脏 在诊断肝脏病变的图像窗宽需要比胰腺、肾脏等脏器略窄,约200Hu,如果过宽则降低肝脏的密度分辨力掩盖一些密度与肝脏实质密度相近似或较小的病灶。对于肝脏内占位性病变,应行 CT 增强扫描进行病变性质的鉴别诊断,增强时相需要准确,必要时延长延迟时间,如可疑血管瘤的不典型病变。肝癌伴病灶坏死时,需分别测量肿瘤坏死区、肿瘤边缘以及正常肝实质的 CT 值。肝脏占位性病变,需要测量其最大平面的肿物直径。

2. 胰腺及胆道系统 怀疑胰腺占位性病变、胆道梗阻的患者,应该薄层扫描或薄层重建图像,以便观察病变细节,减少漏诊。急性胰腺炎患者应加大扫描范围,明确渗出坏死性病变的波及范围。

3. 肾上腺 肾上腺扫描时可以放大扫描,如需观察其他周围器官组织是也可以使用原始数据对肾上腺进行放大重建。肾上腺上的较小的病变如小腺瘤有时很难与邻近血管相区分,故应对图像进行 MPR 处理,从多个角度进行观察。

4. 泌尿系统 对于怀疑有肾、输尿管及膀胱结石的患者不应直接行注射造影剂的检查,排泄期或扫描前的试敏造影剂会影响对结石的判断。怀

疑占位性疾病的患者应进行注射造影剂的 CTU 或增强检查,以便明确占位区域、了解输尿管狭窄情况及病变波及范围。对于主要 CTU 的检查由于其需要多次扫描应尽量降低单次扫描剂量,如采用 80kV 的管电压。儿童由于可能有迷走血管压迫输尿管造成梗阻,需要做增强扫描或对图像进行 MPR 重建与占位性病变加以鉴别。

5. 消化道系统 扫描前应充分做好消化道准备,尽量清空消化道,以免残渣、内容物造成假象影响病灶判断,如不能清空内容物时应改变体位检查,内容物会根据体位的改变而改变位置,病灶则位置不变。胃及小肠扫描应大量饮水(或 2.5% 甘露醇等渗溶液),充盈胃肠道,以便观察胃肠壁病变情况,由于大量饮水有造成水中毒的危险,需配制平衡盐溶液便于做检查前的准备。结肠、直肠应经肛门充气,达到充盈管腔观察肠壁的目的。对于怀疑消化道穿孔的患者可将窗宽窗位调至肺部标准,肺窗对于气体尤为敏感,可以轻松发现较小的腹腔游离气体,避免漏诊。

(黄小华　李文美　杨明)

第十七节　盆腔 CT 检查技术

一、盆腔相关疾病与 CT 的诊断需求

(一) 盆腔骨骼病变

1. 骨肉瘤 亦称成骨肉瘤,是指瘤细胞能直接形成骨样组织或骨质的恶性肿瘤。

2. 尤因肉瘤 又称尤文瘤,肿瘤起源于髓腔,以髂骨、肋骨等多见。

3. 骨髓瘤 为起源于骨髓网织细胞的恶性肿瘤,由于其高分化的瘤细胞类似浆细胞,又称浆细胞瘤。

CT 检查的价值和限度:影像学检查对盆内病变的定位诊断有重要作用。X 线平片虽是骨骼病变的主要手段,大多数的骨质破坏均能显示,但骨盆结构复杂、重叠较多,髂骨区经常有肠道气体或肠内容物等因素,发现平片对轻微骨质破坏、软组织肿块及邻近盆腔软组织受压显示不尽满意,容易漏诊,特别是肠道准备不充分时就更明显。随着 CT 对骨病变诊断的广泛应用,CT 能发现一些平片不能发现或显示不清的征象,弥补平片的不足,提高诊断率。

CT 具有以下优点:①能较好的显示软组织肿块和内部结构,如软组织肿块内是否有钙化或肿瘤骨,增强时是否强化及强化程度的显示;②能清楚显示骨质破坏情况范围及软组织肿块与周围组织结构的关系;③CT 还能发现在 X 线平片不易发现的骨膜反应;④随着螺旋 CT 的多平面重建图像的运用,能将骨质改变的范围、病变的大小、形态、位置以及骨和病变之间的解剖关系得以多平面、多方位显示,为病变空间定位及临床治疗提供更多的信息。

(二) 盆腔血管病变

1. 髂血管动脉粥样硬化 血液成分的异常与动脉粥样硬化关系密切,其中高脂血症已成为临床诊断的主要依据之一。病变发生发展过程分为 4 个阶段,即脂质条纹形成、纤维斑块形成、粥样斑块的形成及粥样硬化的继发性改变。继发性改变包括斑块内出血、溃疡形成、血栓形成和钙化。溃疡可引起血肿,较局限或只延伸数厘米,且不形成假腔。罕见情况下溃疡会发展成为广泛的典型的主动脉夹层。临床上患者年龄往往偏大,有高血压病史,临床症状类似典型主动脉夹层的胸背痛。

2. 髂动脉瘤 髂动脉瘤的病因有动脉粥样硬化、创伤、感染及先天发育异常等,其中动脉粥样硬化导致局部血管壁的破坏最为常见。具体又分为真性动脉瘤、假性动脉瘤及主动脉夹层。真性动脉瘤不管是什么原因,其共同结果是导致髂动脉管壁结构薄弱,在高压的血流冲击下局部发生异常扩张,瘤壁是动脉壁的直接延续。假性动脉瘤为血管壁的慢性撕裂,血液外溢于血管周围形成局限性血肿,瘤壁为陈旧性血栓和纤维组织构成,瘤腔与主动脉管腔间有一个破口相通。多数患者无症状,有时可触及搏动性包块,部分患者合并压迫症状,压迫输尿管时出现血尿、肾盂肾炎,压迫直肠时出现便秘、排便痛。

3. 髂动脉夹层 主动脉夹层是各种原因所致的中膜弹力纤维病变或发育缺陷造成的动脉壁的薄弱为基础,主动脉内膜撕裂、血液通过内膜撕裂口进入到内膜与中膜层,导致内膜与中膜之间剥离形成双腔主动脉。常见的病因为高血压、妊娠、医源性损伤、外伤等。临床表现为腹痛,可伴有发热、高血压、冠心病等。

CT 检查的价值:CTA 在髂血管疾病诊断与随访中具有独特的优势:①一次扫描成像,扫描范围大且扫描时间短;②能清楚的显示病变的范围、形状、大小、瘤颈、瘤体及动脉分支的情况,对动脉瘤破口及周围假性动脉瘤亦能清晰显示;③能同时显示动脉管腔内外的情况,包括附壁血栓、软硬斑块

等;④强大的后处理功能可立体、直观、全方位的显示病变;⑤为无创检查,操作简便易行。

(三) 外伤

骨盆骨折是一种严重外伤,占骨折总数的1%~3%,多由外伤所致,半数以上伴有并发症或多发损伤,致残率高达50%~60%。CT是对于骨盆骨折最准确的检查方法。一旦患者的病情平稳,应尽早行CT检查。对于骨盆后方的损伤尤其是骶骨骨折及骶髂关节损伤,CT检查更为准确,CT三维成像可以更真实的显示骨盆的解剖结构及骨折之间的位置关系,形成清晰逼真的三维立体图像,对于判断骨盆骨折的类型和决定治疗方案均有较高价值。CT还可同时显示骨折伴发的盆腔脏器及肌肉的损伤。临床上常表现为疼痛及运动障碍。

(四) 膀胱病变

1. 膀胱炎　膀胱位于盆腔内,借尿道与外界相通,借输尿管与肾脏相连,并与前列腺、直肠、小肠、子宫等脏器毗邻,无论泌尿系统还是邻近脏器感染均可累及膀胱。

2. 膀胱肿瘤　膀胱肿瘤多见于40岁以上,男性发病率为女性的4倍。

CT检查是诊断膀胱肿瘤并对之进行分期的重要手段,尤其是增强早期最有助于病灶的检出和定性。但一般难以显示肿瘤浸润膀胱壁的确切程度,即对肿瘤的早期分期的准确性受到限制。CT对周围脏器及远处转移的显示优于超声,与MRI相仿。

(五) 男性生殖系统病变

1. 前列腺炎　非特异性前列腺炎是成人常见病,前列腺炎分为急性和慢性细菌性前列腺炎、非细菌性前列腺炎。

2. 前列腺增生　良性前列腺增生是老年常见病变,60岁以上发病率高达75%。

3. 前列腺癌　前列腺癌多发生于老年男性,我国前列腺癌的发病率相对较低,但近年来发病率逐年增高。前列腺癌好发于周围带,其生长可侵犯相邻区,并可突破前列腺被膜,进而侵犯周围脂肪及邻近结构,还可发生淋巴及血行转移,后者以骨转移多见且常为成骨转移。

在前列腺检查中,CT上前列腺炎可显示前列腺增大或缩小,但与前列腺增生难以鉴别。对于前列腺增生CT能确切显示前列腺增大,但难以鉴别良性前列腺增生与早期前列腺癌,尤其是未按前列腺结构和病灶特点采用扫描方式时。CT的优势之一在于能清楚显示前列腺内钙化灶,及快速大范围扫描观察淋巴结等情况。螺旋CT动态增强扫描对前列腺解剖分区的显示较常规扫描为佳,因此时中央带强化较外周带明显。薄层及三维重建可提高分辨力及鉴别能力。

CT检查的价值:螺旋CT能快速扫描病灶,应用螺旋CT薄层动态增强扫描,能够提高前列腺癌的显示率。CT可显示前列腺内的钙化及骨骼转移增生骨情况。螺旋CT动态增强有助于观察前列腺分区及增生结节的范围。对于晚期前列腺癌,CT检查多能做出诊断并可较准确显示肿瘤侵犯范围及是否有骨、淋巴结等部位转移。另外,螺旋扫描薄层重建及三维成像可提高显示能力,可提高检出率及分辨率,有助于诊断和鉴别。但是CT尤其是常规CT在前列腺癌的显示和分期有一定的限制。因前列腺病灶本身密度与正常腺体相似,因此常规CT往往无法显示局限在腺体内的病灶,只有当病灶足够大引起前列腺形态异常时才能发现。

4. 睾丸附睾炎　睾丸附睾炎常见感染部位为附睾,炎症发展可累及睾丸。

5. 睾丸肿瘤　睾丸肿瘤分为原发性及继发性,其中绝大多数为原发性。

CT检查的价值:CT显示钙化优于MRI,检查时间短,易根据情况扩大扫描范围,显示腹部淋巴结增大等情况,MDCT也可三维成像,空间分辨率高,但其软组织分辨力不如MRI。CT很少用于检查睾丸局部肿块,常用来检查恶性睾丸肿瘤的腹膜后淋巴结转移及远隔脏器转移。

(六) 女性生殖系统

1. 盆腔炎　女性内生殖器及周围结缔组织、盆腔腹膜发生细菌感染时,造成盆腔炎症,可形成炎性肿块,甚至发生脓肿。

2. 子宫肌瘤　子宫肌瘤又称子宫平滑肌瘤,是女性生殖系统中最常见的良性肿瘤,子宫肌瘤好发于30~50岁,约占绝经期前妇女的70%~80%。

3. 子宫内膜癌　子宫内膜癌又称子宫体癌,是女性生殖系统常见的恶性肿瘤,发病率仅次于宫颈癌。

4. 卵巢囊肿　卵巢囊肿有多种类型,是生育期妇女常见的良性肿瘤。

(1) 卵泡囊肿:是在不成熟卵泡或未排出的成熟卵泡内潴留液体而形成囊肿。

(2) 黄体囊肿:由于月经黄体或妊娠黄体持续存在而形成的,它和卵泡囊肿被称为功能型囊肿。

(3) 黄素囊肿:在病理情况下才发生,是由滋养层细胞所分泌的绒毛膜促性腺激素刺激黄素细胞,使卵泡囊肿壁上的卵泡膜细胞出现黄素化而形成的囊肿。

（4）单纯性囊肿：是由卵巢上皮向卵巢实质内凹并潴留液体而形成。临床上卵巢囊肿常无症状，功能性者可有月经异常，多囊性卵巢表现为多毛和不孕。

5. 卵巢囊腺瘤　卵巢囊腺瘤是卵巢最常见的良性肿瘤，约占45%，有浆液性囊腺瘤、黏液性囊腺瘤，发病年龄以20～50岁居多。

6. 卵巢畸胎瘤　畸胎瘤是卵巢常见的肿瘤，约占全部卵巢肿瘤的20%，多发生于生育期妇女，绝大多数为良性，恶性占极少数。

7. 卵巢癌　卵巢癌来源于卵巢上皮组织，占卵巢恶性肿瘤的90%，多发生于40岁以上妇女。

CT检查的价值：CT检查对女性生殖系统病变具有较高的诊断价值，可用于检查盆腔肿块，了解肿块与周围结构的关系，判断肿块的起源和性质；对于已确诊的恶性肿瘤，CT检查还可进一步显示病变范围及是否转移，以利于肿瘤分期和治疗；还可用于恶性肿瘤治疗后随诊以观察疗效，判断病变有无复发。

CT检查在女性生殖系统病变还存在一些限度：CT检查有辐射性损伤，在产科领域属于禁忌；对于育龄期女性也应慎用；对于某些病变的显示还有较大的限度，对于宫颈癌早期宫旁侵犯的肿瘤组织，不易与盆腔炎症及放疗后盆腔纤维化区别；不能检出较小的子宫内膜癌，定性诊断也有困难，例如对卵巢肿瘤，虽能确切显示病灶，但某些肿瘤定性困难，甚至不能与盆腔其他肿瘤鉴别。

二、相关准备

（一）检查前注意事项

1. 认真核对CT检查申请单，了解病情，明确检查目的和要求。

2. 1周内不能服用含重金属成分的药物。

3. 行消化道钡剂检查患者提前做腹部透视，明确腹部钡剂位置，急需检查者可清洁灌肠或口服缓泻药物处理。

4. 检查前2～3天进食少渣食物，检查当日禁食6小时以上。

5. 检查前晚或3～6小时口服1%～3%含碘对比剂水溶液1000～1500ml，使远、近段小肠和结肠充盈。扫描前大量饮水，保持膀胱充盈。如果预约好第二天早8：00点做检查，可在当晚9点后服用对比剂。

6. 已婚女性患者常规放置阴道塞（也可填

纱），未婚、阴道肿瘤、阴道出血、急诊患者不放置阴道塞。

7. 临床怀疑患有直肠疾病者，请给予患者清洁洗肠，然后注入300ml阴性对比剂进行保留灌肠。

8. 对增强扫描患者，应认真阅读《碘对比剂使用知情同意书》并签字。

（二）肠道准备

消化道是一个很长的肌性器官，从口腔至肛门。位于盆腔内的消化道主要包括回肠、乙状结肠、直肠等部分。患者在清洁灌肠后口服稀释对比剂，只要患者能够耐受，服用的量越多，小肠充盈扩张的情况就越满意，越利于病变的发现和避免假象。

1. 使用的对比剂溶液

（1）1%～3%含碘溶液。

（2）生理盐水。

（3）2.5%甘露醇，用甘露醇进行肠道准备为近年来使用的新方法，该溶液具有刺激小、不易被肠道吸收、对比性能佳等优点。配制方法：①甘露醇粉剂100g溶入4000ml清水。②20%甘露醇100ml加700ml清水。

2. 肠道准备

（1）小肠准备：检查前先口服10mg甲氧氯普安（甲氧氯普胺），然后口服1000～1500ml 2.5%等渗甘露醇溶液或清水。充盈和扩张好盆腔内的回肠。

（2）直肠和结肠准备：清洁灌肠后，于检查前5～10min用肠道对比剂300～400ml给患者进行保留灌肠。直肠和乙状结肠检查取仰卧位，左半结肠和右半结肠检查分别取左侧卧位和右侧卧位，使病变部位肠腔内尽可能充盈对比剂。

（三）膀胱准备

膀胱的充盈不仅可将一些小肠肠袢自然推出盆腔，减少重叠，而且有助于辨别其他盆腔器官和病灶，所以盆腔CT检查要求患者膀胱充盈时进行。膀胱充盈的具体方法有排泄法和逆行注入法，前者让患者饮水，由尿液自然充盈；后者用于肾功能不全患者，可用Foley管注入一定量的生理盐水。当膀胱内液体与盆腔内囊肿混淆时，让膀胱充盈阳性对比剂有助于两者区别。

（四）女性阴道准备

1. 女性患者应常规放置阴道塞（也可填充消毒的纱布块）。阴道常为萎陷状态，位于膀胱和直肠间，缺乏对比。置入阴道塞后，足够量的气体表现为膀胱后方圆形空气密度影，能满足显示扩张的阴道有助于对宫颈的定位,有利于于宫颈和于宫病变显示。

2. 未婚、阴道肿瘤、阴道出血、急诊患者不置入阴道塞。

(五)盆腔检查质量要求

良好的检查前准备是使盆腔结构得以清晰显示和准备判断相互关系的前提条件。CT检查前做好盆腔的各项护理准备非常重要,准备质量直接影响着疾病的诊断。盆腔检查控制标准为:

1. 清洁灌肠达标标准 直肠、结肠无较大粪块存留,无气体积聚;肠道充分清洁。

2. 保留灌肠达标标准 直肠中度充盈,内无粪块充盈缺损,对比剂充盈范围达乙状结肠远侧。

3. 口服对比剂达标标准 盆腔内小肠全面充盈对比剂,无对比剂未填充肠管。

4. 膀胱充盈达标标准 膀胱内有较多尿液,膀胱形态呈类似方形,膀胱壁黏膜皱襞充分展开。

5. 阴道塞放置达标标准 阴道塞位于阴道外口与宫颈开口之间。

三、盆腔CT平扫和增强扫描技术

(一)检查前注意事项

扫描开始前请依照《相关准备》章节中的《盆腔CT检查准备》内条款做好相应准备。

(二)检查方法及扫描参数

1. 检查方法

(1)消化道是一个很长的肌性器官,从口腔至肛门。位于盆腔内的消化道主要包括回肠、乙状结肠、直肠等部分。患者在清洁灌肠后口服稀释对比剂,只要患者能够耐受,服用的量越多,小肠充盈扩张的情况就越满意,越利于病变的发现和避免假象。

(2)检查前晚或3~6小时口服1%~3%含碘对比剂水溶液1000~1500ml,使远、近段小肠和结肠充盈。

(3)扫描前大量饮水,保持膀胱充盈,如果预约好第二天早8:00点做,可在当晚9点后服用对比剂。

(4)已婚女性患者常规放置阴道塞(也可填纱),未婚、阴道肿瘤、阴道出血、急诊患者不放置阴道塞。

(5)疑有直肠疾病者,请给患者洗肠,然后300ml阴性对比剂进行保留灌肠。

(6)对增强扫描患者,应认真阅读《碘对比剂使用知情同意书》并签字。

2. 平扫

(1)扫描体位:足先进仰卧位,两臂上举抱头。

(2)扫描方式:螺旋扫描。

(3)扫描范围:包括肾上腺。

(4)扫描视野(FOV):45cm。

(5)扫描层厚:5mm。

(6)扫描参数:100~120kV(BMI<25用100kV,BMI≥25用120kV);250~300mA;转数0.5~0.8秒;螺距1.375:1。

(7)重建算法:软组织窗。

3. 增强扫描对比剂注射方案

(1)对比剂浓度及用量:非离子型对比剂,300~370mgI/ml;80~100ml对比剂+30ml生理盐水。儿童用量按体重计算为1.5ml/kg。

(2)注射方式:双筒高压注射器,采用冲管技术。

(3)注射流率:成人3~4ml/s。儿童按20秒打完计算流率。

(4)延迟时间:3期扫描,动脉期30~35秒;静脉期40~60秒;延迟期90~120秒。

四、盆腔CTA扫描技术

(一)检查前注意事项

请依照《相关准备》章节中的《腹部常规CT检查准备》内条款做好相应准备

(二)扫描体位及扫描参数

1. 扫描体位 仰卧位,两臂上举抱头。

2. 扫描方式 螺旋扫描。

3. 扫描范围 盆腔动脉及其分支。

4. 扫描视野(FOV) 45cm。

5. 扫描层厚 0.625~1.25mm。

6. 扫描参数 120kV(BMI<25用100kV,BMI≥25用120kV)250~300mA;转数0.5~0.8秒;螺距1.375:1或0.984:1。

7. 重建算法 软组织算法。

(三)CTA注射方案

1. 对比剂浓度及用量 非离子型对比剂,350~370mgI/ml;70~80ml对比剂+30~40ml生理盐水。儿童用量按体重计算为1.5ml/kg。

2. 注射方式 双筒高压注射器,采用冲管技术。

3. 注射流率 成人4~5ml/s。儿童按15秒打完计算流率。

4. 延迟时间 ①经验法35~40秒;②阈值法阈值为180Hu,监测平面为腹主动脉分叉上水平处(图3-17-1)。

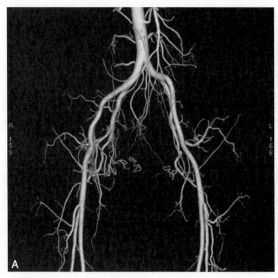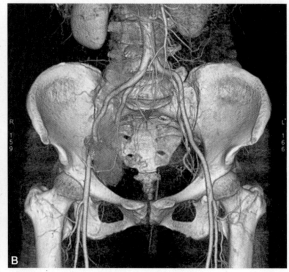

图 3-17-1　盆腔动脉成像

A、B. 容积再现技术图像,显示盆腔动脉及所属分支

五、盆腔 CT 三维图像高级重建技术

(一) 盆腔图像常用窗宽窗位

常用软组织窗:300 ~ 350Hu,窗位:35 ~ 40Hu;增强后:400 ~ 450Hu,窗位:40 ~ 45Hu。

(二) 实质脏器图像重建

由于重建技术的需要,要把普通扫描的原始图像进行薄层重建,层厚 0.7 ~ 1.0mm,层间距 0.5 ~ 0.7mm。

(三) 实质脏器的多平面重建技术(MPR)

可以更详细的显示肠管、子宫、前列腺、膀胱与肿瘤、炎性病变、血肿等病变的位置关系、相关联性及浸润情况。最大密度投影技术(MIP)可以清晰显示盆腔肿瘤的供血血管及盆腔其微细血管分布。容积再现技术(VR)可以立体的显示脏器与肿瘤、脏器与血管、脏器与脏器的空间立体位置关系(图 3-17-2)。

也可以使用透明化处理技术(transparent technic,透明化处理是对扫描获得的图像数据进行阈值选择,重组出结构的外表面形态后,同时进行透明化处理,使图像不仅能显示表面,也能显示内部结构)和仿真内镜(virtual endoscopy,VE,是利用快速强大的计算机功能,将螺旋 CT 容积扫描所获得的图像数据进行后处理,观察角度置于空腔器官内,调节不同的明暗度与色彩,重建出空腔器官内表面的立体图像,酷似纤维内镜所见)技术(图 3-17-3,图 3-17-4)。

(四) 盆腔的三维图像重建技术

盆腔大血管主要是由主动脉延续,其血管三维处理技术同腹部血管的三维图像重建技术。对于腹主动脉瘤需测量:腹主动脉瘤近段瘤颈直径、瘤体起始处直径、瘤体最大直径、主动脉分叉直径、双侧髂总动脉直径、近段瘤颈长度及瘤体长度。由于主动脉瘤腔内隔绝术手术入路有股动脉、髂动脉、腹主动脉下段以及颈动脉和主动脉弓,常用动脉是髂股动脉,所以需对双侧髂股动脉进行评估,选择合适的导入血管。

多平面重建技术(MPR)可以更详细的显示骨折线是否存在,骨折或肿瘤的波及范围以及其与周围结构的关系和其内部病变结构。最大密度投影技术(MIP)可以模拟普通放射线片立体的对骨折线、肿瘤进行显示,给观察者提供多方向观察病变的帮助。容积再现技术(VRT)、表面遮盖成像技术(SSD)可以更加形象地显示骨折断端、肿瘤等病变的空间立体位置关系,显示骨质较小碎片,较为逼真地模拟骨质的真实情况。

六、盆腔相关疾病的 CT 检查要点

CT 检查对盆腔疾病的发现和诊断敏感性较高,被公认为是一种较好的检查方法。盆腔脏器结构复杂,病变种类较多,组织间缺乏足够的对比,需进行规范化的盆腔准备。例如对直肠和乙状结肠病变,检查前行清洁灌肠,然后经肛门灌注稀释对比剂 150 ~ 300ml,可很好地显示肠曲本身及与盆腔脏器间的解剖关系,否则可能导致诊断困难甚至漏诊、误诊。膀胱病变扫描一般层厚、层距各为 3 ~ 5mm,所有病例在检查前晚上喝 500 ~ 1000ml 含碘

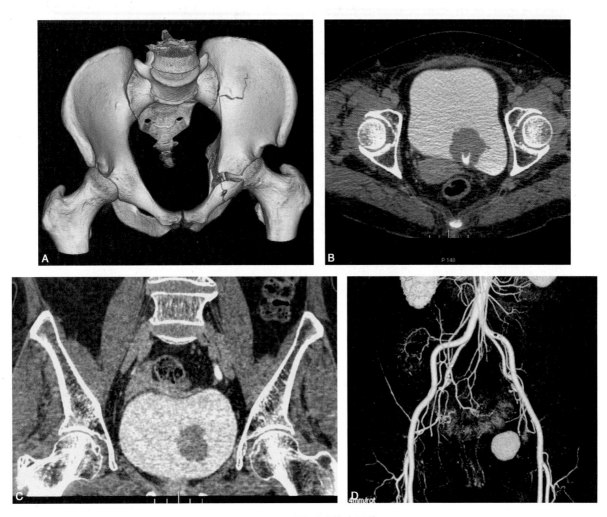

图 3-17-2　CT 重建技术图像

A. 容积再现技术,显示骨盆多发骨折;B. 轴位图像,显示膀胱占位病变;C. 最大密度投影图像,显示膀胱占位病变;D. 容积再现技术,显示左侧髂内动脉动脉瘤

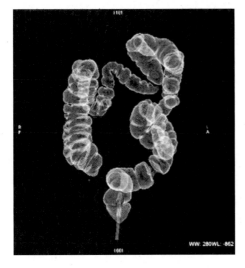

图 3-17-3　透明化处理技术图像

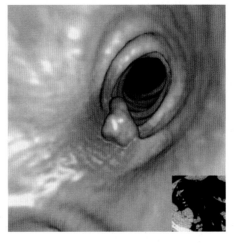

图 3-17-4　仿真内镜技术图像
仿真内镜技术显示结肠内肿物

1%～3%的对比剂,在 CT 扫描前 45 分钟补充喝 350～500ml,这样才能使消化道,尤其是回肠和结肠近端充盈造影剂,以免未充盈造影剂的肠祥伸入盆腔,形成软组织块影而影响诊断,也可使膀胱完全充盈以便更好的显示病变。前列腺病变检查应在空腹状态下,与检查前 2～3 小时或更早时间分次口服含碘 1%～3% 对比剂 1000ml,同时尽量憋尿,使膀胱处于充盈的状态,有利于前列腺和精囊腺的显示。

为了提高扫描图像质量,应尽可能使盆腔内的肠管充盈对比剂和液体,以便与软组织结构及病变如淋巴结、肿物等鉴别。彻底的清洁灌肠作为 CT 检查前的准备十分重要,残留的粪块可能被误认为腔内肿块。只有保证肠腔的清洁,再使肠管充盈足够的浓度适当的对比剂溶液和水样密度的溶液,才能提高盆腔肠道疾病诊断的准确率。所以检查前的注意事项、肠道准备、膀胱准备、女性阴道准备等对图像质量影响很大。

（黄小华　李文美）

第十八节　脊柱 CT 检查技术

一、脊柱相关疾病与 CT 的诊断需求

脊柱疾病最常见的有创伤、退变性疾病、畸形、肿瘤和感染。

1. 创伤　瞬间暴力是引起脊柱骨折和关节脱位等损伤最常见的原因。致伤外力包括屈曲、伸展、旋转、压缩或碎裂的力量。这些外力作用于椎体骨质、椎间盘、附件和椎管内容物及局部软组织后引起的后果。一方面取决于外力作用的方向和强度,另一方面取决于伤者在受伤时的体位和肌张力情况。外力的作用,可导致韧带损伤、骨折和关节脱位,并可引起脊髓神经根的压迫、损伤及脊柱不稳(图 3-18-1)。

CT 检查能发现一些普通 X 线摄影不能发现的隐形骨折或骨质损伤,薄层扫描可显示椎体重叠部位的细节结构,横断面图像可显示骨折碎片的移位情况及对脊髓、神经根的压迫以及椎管内积气等并发症。高分辨力 CT 扫描还能清楚显示骨折线走向。三维重建后可立体显示骨折线和骨块移位情况。一些附件骨折在 CT 上可清楚显示。尤其是寰椎、枢椎损伤所引起的半脱位、骨折、血肿、齿状突移位及其与颅底和椎管的解剖关系,CT 均能清楚显示(图 3-18-2)。

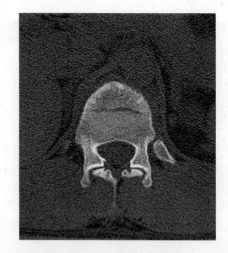

图 3-18-1　胸₁₂椎体横行骨折

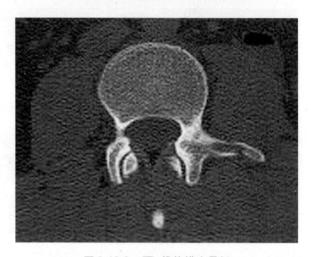

图 3-18-2　腰₃椎体横突骨折

2. 椎间盘变性　生理性的老化和病理性的损伤、外伤都可成为椎间盘变性的原因,长期的应力作用是其病变的重要因素。椎间盘的退行性变化主要有三个方面:一是胶原的改变,胶原纤维的物理特性随着年龄增加而发生改变,抗压缩、抗张能力均下降。髓核逐渐出现纤维化,使髓核与纤维环分界不清;二是蛋白多糖的改变,随着年龄的增长和变性的进展,总蛋白多糖含量下降;三是水的变化,椎间盘进行性变性与脱水有密切的关系,随着脱水的加重,纤维环可逐渐溶解和萎缩。椎间盘变性在影像上的表现为:椎间隙变窄、边缘性骨质增生、骨质硬化、真空现象和椎间盘钙化。CT 检查对椎间盘变性的诊断非常直观和精准,上述影像学表现均能表现出来。

3. 椎间盘脱出　椎间盘脱出是指髓核超越椎间盘的边界有局限性的凸出。髓核内水分的逐渐减少导致髓核处于失水状态,使椎间盘内的纤维组

织增多,髓核与纤维环之间界限消失,在纤维环的后部出现裂隙是成年人椎间盘中常有的现象,放射状的撕裂发生在纤维环后部组织中,通过此放射状撕裂,椎间盘物质可向外突出(图3-18-3)。

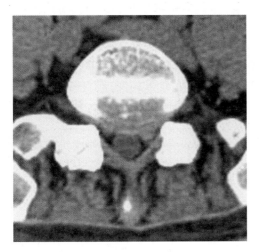

图 3-18-3 腰$_5$~骶$_1$椎间盘向右后方突出

4. 脊柱弯曲 脊柱弯曲常见的有先天性侧弯、特发性侧弯和后凸。根据畸形发生的部位,可分为:颈段畸形、颈胸段畸形、胸段畸形、胸腰段畸形、腰段畸形和腰骶段畸形。也可按畸形的凸向分为:侧弯畸形、后凸侧弯畸形、前凸侧弯畸形和后凸畸形。

多层螺旋CT能够采集容积数据,实现任意层面的重组(包括冠状位、矢状位及三维立体图像重建),可清楚观察侧弯脊柱全貌及椎体排列情况,目前被广泛应用于脊柱侧弯的诊断及术前各项数据的测量。脊柱侧弯的诊断比较容易,大部分通过查

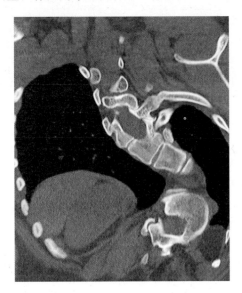

图 3-18-4 胸腰椎侧弯畸形

体即可诊断。CT检查可进一步明确诊断,并能在术前有效的评估手术的预期结果(图3-18-4~图3-18-6)。

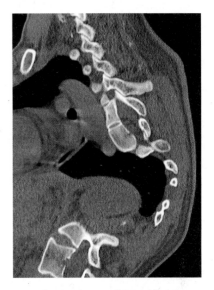

图 3-18-5 腰椎侧弯畸形

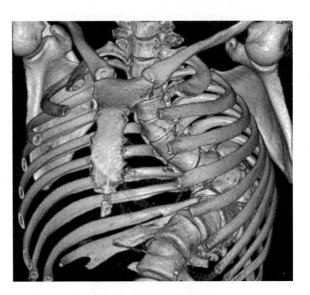

图 3-18-6 胸部骨骼重建

5. 转移性肿瘤 转移性肿瘤是指骨外其他组织、器官的恶性肿瘤转移至骨而发病。骨转移性肿瘤较常见,仅次于肺和肝脏的转移性肿瘤,居第三位。脊柱是骨转移性肿瘤最常见的部位,任何恶性肿瘤均可转移至脊柱。脊柱转移性肿瘤和其他骨转移性肿瘤一样可分为溶骨型、成骨型和混合型。溶骨型破坏可因破坏细胞增多、功能增强引起溶骨或肿瘤细胞直接引起的骨质溶解。多表现为椎体广泛性破坏,常因承重而压缩变扁,但椎间隙多保持完整。常见椎弓根受侵蚀、破坏。椎旁可形成软组织

肿块。病变可单发或多发,多发者多为节段式侵犯。

当出现多个椎体溶骨性改变时常常应考虑转移性肿瘤。成骨型转移常为多发,呈斑片状、结节状或棉团状高密度影,其密度均匀,位于松质骨内,边界清楚或不清楚。椎体常不被压扁,一般椎旁无软组织肿块。混合型的转移性肿瘤兼有溶骨型和成骨型两种表现,亦可在一些骨骼呈溶骨型改变,而在另一些骨骼呈成骨性改变。

CT在观察椎体和附件骨质破坏的形态、大小和数量等方面均有优势。CT还能清楚显示椎旁软组织肿块及肿瘤对硬脊膜囊和骨髓的压迫和侵犯。但当影像上仅表现为椎体的压缩性改变时,CT难以作出定性诊断,一般合并有椎弓根骨质破坏及后缘皮质侵蚀断裂时,应考虑转移性肿瘤所致的病理性压缩性骨质(图3-18-7,图3-18-8)。

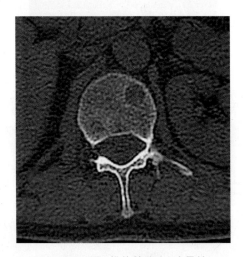

图3-18-7　腰₃椎体转移瘤(溶骨性)

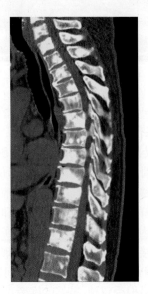

图3-18-8　胸腰椎多发转移瘤(成骨性转移为主)

6. **强直性脊柱炎**　强直性脊柱炎是以骶髂关节和脊柱附着点炎症为主要症状的疾病。多见于男性,极少见于女性。是四肢大关节、椎间盘纤维环及其附近结缔组织纤维化和骨化,以及关节强直为病变特点的慢性炎性疾病。强直性脊柱炎属风湿病范畴,是血清阴性脊柱关节病的一种。该病病因尚不明确,是以脊柱为主要病变部位的慢性病,累及骶髂关节,引起脊柱强直和纤维化,造成不同程度眼、肺、肌肉、骨骼病变,属自身免疫性疾病。CT检查是本病的主要检查方法,早期的诊断和治疗对改善预后极为重要。

骶髂关节炎是强直性脊柱炎常见的最早期表现,通常为双侧对称性向上蔓延。从骶髂关节的下2/3处开始,早期仅有骨质疏松,表现为骨皮质密度减低、关节面模糊毛糙,随后出现关节面锯齿状破坏,关节面下小的囊样吸收区,以髂骨侧为多见。最后边缘骨质硬化,关节间隙狭窄至消失,出现骨性强直时表现为粗糙的条纹状,骨小梁通过关节并向下外方散射。CT能清楚显示关节面的毛糙、关节面下小囊样骨质吸收、关节间隙狭窄的程度和骨质增生硬化(图3-18-9)。

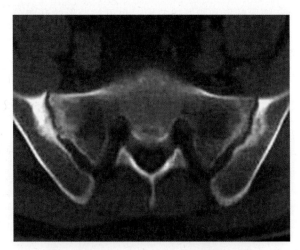

图3-18-9　强直性脊柱炎
双侧骶髂关节关节面模糊毛糙,边缘骨质硬化,关节间隙狭窄

二、相关准备

1. 去除检查部位高密度异物,以免产生高密度伪影。

2. 向被检者讲明扫描时须保持体位不动,颈部扫描时避免吞咽动作。对于不能配合的被检者,如儿童、躁动的患者,须检查前给以必要的药物镇静,以免产生运动伪影。

3. 需增强检查的病人,要仔细询问有无药物过敏史及含碘对比剂使用禁忌证,如肾功能不良等。

4. 对被检者及必要的陪护人员作好辐射防护。

三、脊柱 CT 平扫和增强扫描技术

(一)常规平扫

1. 扫描体位

(1) 颈椎及椎间盘:仰卧位,头先进,标准人体解剖位,人体冠状面及矢状面置于检查床及定位线中心,两肩尽量向足侧下拉,下颌微仰,颈部两侧采用棉垫固定。

(2) 胸椎及椎间盘:仰卧位,头先进,双手上举抱头,人体冠状面及矢状面置于检查床及定位线中心。

(3) 腰椎及椎间盘:仰卧位,头先进,双手上举抱头,人体冠状及矢状面置于检查床及定位线中心,双膝屈曲35°~40°并固定。

(4) 骶椎:仰卧位,足先进,人体矢状面对准检查床中心,及定位水平线高于人体冠状面3~5cm。

2. 扫描方法及扫描参数

管电压 100 ~ 140kV,管电流200~300mAs,螺距因子0.986:1 ~ 1.375:1,采集矩阵512×512,扫描野(SFOV)120 ~ 150cm,采集层厚0.625 ~ 1.0mm,重建层厚椎体及附件为3~5mm,椎间盘为2~3mm,重建间距椎体及附件为3~5mm,椎间盘为2~3mm,显示矩阵512×512,滤波函数椎体及附件采用骨重建算法和软组织重建算法,椎间盘采用软组织重建算法,旋转时间0.5 ~ 1.0s/r,倾斜角度0~30°,扫描类型椎体选用螺旋扫描,椎间盘选用非螺旋扫描(平行椎间隙轴位扫描)。扫描范围:颈椎从鼻根平面至颈静脉切迹平面;胸椎从颈静脉切迹平面至剑突与脐连线中点(第1腰椎)平面;腰椎从剑突平面至耻骨联合上缘平面;骶椎:从脐与耻骨联合中点(第5腰椎)平面至尾椎下缘2~3cm平面。

(二)增强扫描

脊柱外伤及退行性,椎间盘病变及脊柱发育变异等,一般平扫,不需增强检查,对于脊柱及软组织感染、血管性病变及良恶性肿瘤等常规增强。

1. 对比剂的浓度及用量

非离子性对比剂,一般选用300~370mgI/ml,成人用量2.0ml/kg(婴幼儿用量不超过1.5ml/kg)。

2. 注射方式及流率

单筒或双筒高压注射器,静脉团注给药,3.0~3.5ml/s,静脉留置针18G或20G。

3. 延迟时间

脊柱感染及良恶性肿瘤等情况,开始注射对比剂后40~45秒扫描,静脉期为60~90秒,延迟期90~120秒。对于血管性病变,可采用团注追踪或测试团注扫描方式,团注追踪的阈值设置为100~120Hu,监测层面选择脊柱病变所对应的供血动脉和静脉属支。

4. 螺距参数(P)

小于1,管电压100~140kV,管电流250~350mAs。

四、脊柱 CT 三维图像重建技术

图像处理:

1. 窗宽窗位

椎体及附件可采用骨窗和软组织窗显示,骨窗的窗宽为1200~1500Hu,窗位为500~700Hu,软组织的窗宽为300~350Hu,窗位为40~45Hu;椎间盘采用软组织窗显示,其窗宽为250~300Hu,窗位为35~40Hu(图3-18-10)。

2. 血管成像与图像重建

将脊柱容积采集的原始数据,以0.625~1mm的重建层厚,50%的重建间隔,骨、软组织函数分别重建,以MPR(CPR)、VR及MIP等后处理分别重组,MPR可显示脊柱冠状面、矢状面及任意斜面图像,显示病变周围关系,确定有无侧弯及后凸畸形等,CPR可显示病变不在同一平面的毗邻及受侵关系;VR可显示椎体及附件的立体构象、精确定位骨折及骨折片的对位对线情况,对手术方案的选择具有指导价值;MIP可显示脊柱动静脉与病变情况以及有无动静脉畸形等(图3-18-11~图3-18-13)。

五、脊柱相关疾病的 CT 检查要点

对于创伤者进行CT检查前应仔细询问神经方面的症状并仔细查体,必要时首先进行紧急处理(如初步固定等)后再行CT检查,以免在检查过程中使伤者病情加重或遭受危险。

CT检查均采用横断面扫描,正常的腰椎椎间盘的后缘略凸出或较平直,在腰骶交界处则略凹入。颈椎椎间盘的边缘一般不超出相邻椎体的边界。CT三维重建在脊柱骨折中可以获得清晰的立体图像,能精确定位骨折或骨碎片的位置,对手术有很大的指导意义。用MPR技术重组成其他任意方位的断层图像,在脊柱CT检查中可逐步用统一体位的MPR图像来代替常用的单一横断图像,使椎间盘病变的显示更加准确,从而提高CT对椎间盘病变的诊断水平。

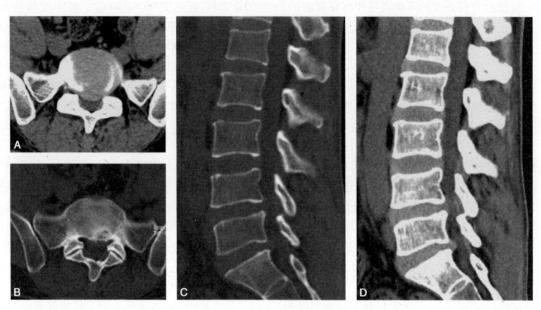

图 3-18-10　腰椎软组织骨窗及骨窗

A. 腰椎间盘软组织窗；B. 腰椎间盘骨窗；C. 腰椎矢状位骨窗；D. 腰椎矢状位软组织窗

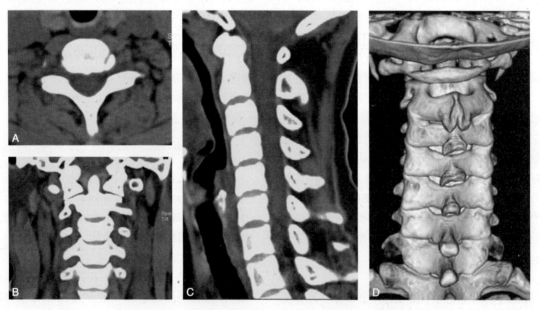

图 3-18-11　椎体横轴面扫描及多平面重建（MPR）图像

A. 横断位图像；B. 冠状位 MPR 图像；C. 矢状位 MPR 图像；D. VRT 图像

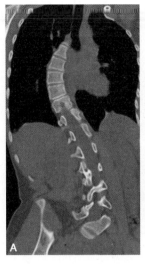
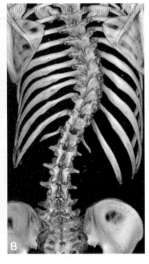

图 3-18-12　脊柱侧弯
A. MPR 重建脊柱冠状面像；B. 椎体 VRT

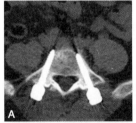
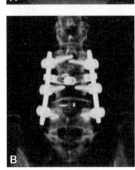
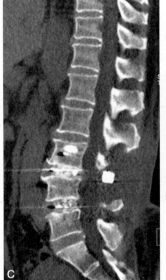
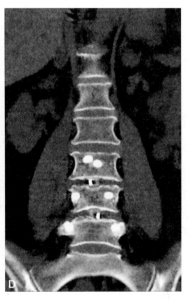

图 3-18-13　腰椎术后复查
A. 腰椎间盘骨窗；B. 腰椎 VRT 图像；C. 腰椎矢状面骨窗像；D. 腰椎冠状面骨窗像

对于脊柱弯曲患者，CT 扫描时要根据侧弯发生的部位完成全部位的扫描，必要时扫描范围需包括病变部位上、下各 1~2 个椎体。对严重先天性脊柱侧凸的患者，行脊柱全长 CT 三维重建，对预后的判断和个体化手术方案的制订有非常重要的作用。

（李文美）

第十九节　四肢骨关节 CT 检查技术

一、四肢骨关节相关疾病与 CT 的诊断需求

1. 外伤骨折　影像学检查首选的仍然是 X 线平片，但是 CT 对判断严重脊柱外伤，骨盆、髋及肩的外伤非常有价值，对于了解骨折碎片及其移位情况非常有效，CT 有时能明确 X 线平片不能确诊的轻微骨折，还能外伤区的出血、血肿以及发现外伤性的异物并加于定位。如骨盆或髋的骨折，CT 还可显示骨盆腔内脏的损伤情况，提供给临床更全面的诊断资料（图 3-19-1，图 3-19-2）。

2. 骨肿瘤　CT 在骨肿瘤的诊断中有很高的应用价值，在显示骨骼病变位置及其与周围组织的关系方面优于 X 线平片，特别是多层螺旋 CT 三维重建技术可很好显示骨骼的解剖形态，增强后还能显示四肢骨骼肌群、血管结构及其与病变之间的关系，可清楚显示病变侵犯范围，有利于手术前制订方案及治疗后疗效的观察；对显示一些钙化和骨质

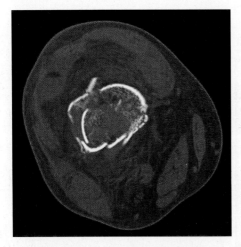

图 3-19-1　左侧股骨粉碎性骨折

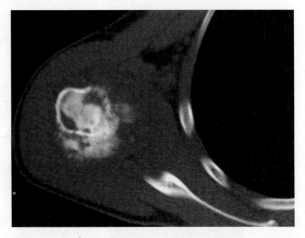

图 3-19-4　右侧肱骨近端肉瘤(骨窗)

3. **退行性骨关节炎**　退行性骨关节炎是关节软骨变性所引起的关节病变。常见于老年人,多发生于承重关节和多动关节,如膝关节、髋关节等。CT表现为关节间隙狭窄,关节面骨质毛糙,不规则缺损,边缘硬化密度增高和骨赘形成。

4. **下肢动脉疾病**　对于下肢动脉疾病,CT血管成像在显示动脉病变方面有较大的优势,特别是多层螺旋CT用很高的纵向空间分辨率,并能在短时间内完成大范围的扫描,对比剂用量较少,必要时能动、静脉分别成像(图3-19-5 ~ 图3-19-7)。

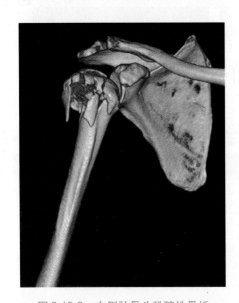

图 3-19-2　右侧肱骨头粉碎性骨折

密度的改变优于 MR 检查(图 3-19-3,图 3-19-4)。

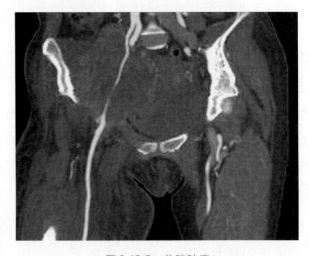

图 3-19-5　盆腔肿瘤
右侧髂外动脉和股动脉近段包埋于肿瘤内,管壁受侵犯

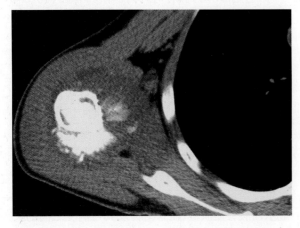

图 3-19-3　右侧肱骨近端骨肉瘤(软组织窗)

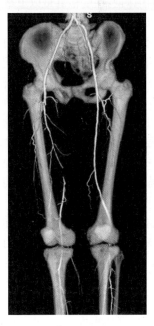

图 3-19-6　右侧股动脉中下段重度狭窄闭塞,周围侧支循环形成

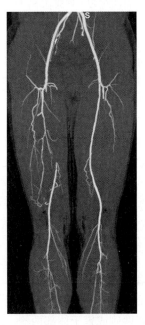

图 3-19-7　右侧股动脉中下段重度狭窄闭塞,周围侧支循环形成

二、相关准备

1. 去除检查部位高密度异物,以免产生高密度伪影。

2. 向被检者讲明扫描时须保持体位不动。对于不能配合的被检者,如儿童、躁动的患者,须在检查前给以必要的药物镇静,以免产生运动伪影。

3. 需增强检查的病人,要仔细询问有无药物过敏史及含碘对比剂使用禁忌证,如肾功能不良等。

4. 对被检者及必要的陪护人员作好辐射防护。

三、四肢骨关节 CT 平扫和增强扫描技术

(一) 常规平扫

1. 扫描体位　上肢选择头先进,而下肢选择足先进。扫描四肢长骨,以病变部位为中心,扫描范围应包括相邻一个关节。

(1) 双手、腕关节及尺桡骨:采用俯卧位,头先进,前臂向头侧上举伸直,手指并拢,掌心朝下并紧贴检查床面。

(2) 双肩关节、胸锁关节、肘关节及肱骨:采用仰卧位,头先进,双上肢自然平伸置于身体两侧,双手掌心向上。

(3) 骨盆、双骶髂关节、髋关节及股骨:采用仰卧位,头先进,双足尖向内侧旋转并拢,双上肢向头侧上举。

(4) 双膝关节、踝关节及胫腓骨:采用仰卧位,足先进,双下肢伸直并拢,足尖向上,双上肢向头侧上举。

(5) 双足:仰卧位,足先进,双下肢弯曲并拢,双足平踏于检查床面,双足纵轴相互平行且平行于检查床纵轴。

2. 扫描方法

(1) 定位像扫描:四肢关节均需扫描定位像。定位像应包含关节及相邻长骨,必要时需扫正位及侧位定位像。在定位像上设定扫描范围,关节的扫描还应包括相邻长骨的近关节端,长骨的扫描也应包括相邻的关节。

(2) 扫描范围:四肢骨关节及软组织 CT 扫描范围:

双手:自桡骨茎突至中指远节指骨;腕关节自尺桡骨远端至掌骨体;尺桡骨自尺骨鹰嘴上缘至桡骨茎突下缘;肘关节自肱骨远端至尺桡骨近端;肱骨自肩峰至肱骨远端;肩关节自肩峰至肩胛下缘;骨盆自髂嵴至小转子平面;骶髂关节自骶髂关节上缘 1cm 至骶髂关节下缘 1cm;髋关节自髋臼上 2cm 至小转子平面;股骨:自髋关节上缘至膝关节下缘;膝关节自髌骨上 5cm 至胫骨平台下 5cm;胫腓骨自膝关节上缘至踝关节下缘;踝关节自胫腓骨远端至距骨中段;双足自足趾远端至跟骨。

3. 扫描参数 螺旋扫描方式,管电压120kV。双手及腕关节的扫描常规采用管电流80～100mA,2～3mm层厚,2～3mm层间距;肘关节扫描采用管电流100～200mA,2～3mm层厚,2～3mm层间距;肩关节及髋关节采用管电流300～400mA,3～5mm层厚,3～5mm层间距;膝关节常规采用管电流300～400mA,常规为5mm层厚,5mm层间距;观察半月板则应采用1mm层厚,1mm层间距;踝关节及双足常规采用管电流260～300mA常规为2mm层厚,2mm层间距;以上扫描均采用标准算法。若观察骨骼的细微结构或细小骨折,可采用高分辨率算法。四肢骨关节及软组织CT扫描参数:

双手/腕关节/尺桡骨120kV,80～100mA,层厚2～3mm,层间距2～3mm;肘关节/肱骨120kV,100～200mA,层厚2～3mm,层间距2～3mm;肩关节120kV,200～300mA,层厚3～5mm,层间距3～5mm;骨盆/骶髂关节/髋关节120kV,300～400mA,层厚3～5mm,层间距3～5mm;股骨/膝关节120kV,300～400mA,层厚5mm,层间距5mm;膝关节半月板120kV,300～400mA,层厚1mm,层间距1mm;胫腓骨/踝关节/双足120kV,200～300mA,层厚2mm,层间距2mm。

(二) 增强扫描

1. 常规增强 扫描骨关节及软组织的增强扫描,主要是了解肿瘤病变的血供情况以及周围血管动脉瘤的位置和形态,还可以显示骨骼、肌肉内肿块与邻近动静脉血管的关系。增强扫描常规用静脉内团注法,对比剂总量为60～80ml,流速2.0～2.5ml/s,动脉期扫描延迟时间为25～35秒,实质期延迟扫描时间为60～70秒。

2. 四肢CT血管成像 常用于显示肢体血管病变,以及血管与软组织肿块的关系等。

四、四肢CTA扫描技术

1. 上肢CTA成像方法

(1) 扫描前准备:①严格掌握适应证与禁忌证,详细询问受检者是否有过敏史;②签署对比剂过敏反应告知书;③去除扫描区域表面所有金属物与饰物;④嘱受检者扫描时保持体位不动,不配合受检者可采取适当镇静;⑤耐心向受检者做好解释,告知扫描所需时间,以消除受检者紧张心理,以配合检查;⑥针对受检者不同病理生理基础,选择适合的对比剂类型、注射总量及注射流速,实现个体化扫描;⑦制订完善的过敏反应抢救程序,备齐抢救药物及器械。

(2) 扫描体位:在受检者可以上举上臂的情况下,首先采用仰卧位,可将患侧上臂上举。如受检者无法上臂上举,需要将上臂自然置于身体两侧,双手掌心向上,身体置于检查床面正中。

(3) 扫描范围:包含病变组织和一个相邻关节。

(4) 扫描参数:采用螺旋扫描,标准算法:层厚1～1.5mm,层间距0.7～1.2mm。通过设置球管的旋转时间及扫描螺距,将曝光时间控制在20～25秒,如需扫描图像方便浏览及样板打印,可重建出5mm厚层的图像。

(5) 扫描方法:①选择健侧的肘正中静脉:以避免注射针头产生的伪影和静脉血管内碘剂对动脉血管的影响。如需要检查双上肢,只能选择从足部静脉给药;②对比剂用肘静脉团注:对比剂含碘浓度300～370mg/ml,总量60～80ml,流速3～4ml/s;③双筒注射可使用生理盐水推注:20ml生理盐水用于试注射,30ml生理盐水用于注入对比剂后对手臂静脉血管内对比剂的冲刷,使对比剂在目标血管内保持高浓度和长时间,同时可避免上臂CTA扫描时静脉内高浓度碘剂的影响;④延迟扫描时间的经验值为23～25秒;⑤实时血流检测法(bolus-tracking),检测层面选择主动脉弓层面,监测区域选择主动脉弓,设阈值为100～150Hu,扫描时需要注意扫描的方向,扫描方向必须是自血管的近端至血管的远端,即扫描方向一定是沿着目标血管的血流方向进行扫描。如果出现靶兴趣区置于组织外时,需密切观察CT透视扫描层面内血管亮度的变化,一旦血管变亮,立即启动CTA扫描;⑥静脉扫描需延迟时间到达相应静脉显影时间再进行扫描;⑦检查结束后,观察20分钟,若受检者无不适方可离开,若情况允许,嘱受检者多饮水,以利于对比剂的排泄。

2. 下肢CTA成像方法

(1) 扫描前准备:同上肢CTA。

(2) 检查者体位:检查者仰卧,足先进,双上肢上举置于头部两侧或置于体部两侧,身体置于检查床面正中,双下肢需并拢,并保持对称。

(3) 扫描范围:自腹主动脉下端至足尖。

(4) 扫描参数:采用螺旋扫描,标准算法:层厚1～1.5mm,层间距0.7～1.2mm。通过设置球管的旋转时间及扫描螺距,将曝光时间控制在30～40秒,如需扫描图像方便浏览及排版打印,可重建出5mm厚的图像。

(5) 扫描方法:①选择肘正中进行静脉团注,对比剂含碘浓度300～370mg/ml,总量80～100ml;

②双筒注射可使用双流速对比剂方案：20ml生理盐水用于试注射，不建议使用生理盐水于注入对比剂后对手臂静脉血管冲刷，因为扫描范围内没有静脉对比剂的影响，通常使用对比剂推注，即双流速的方法。第一期3.0～4.0ml/s注射对比剂60ml，第二期2.0～3.0ml/s注射对比剂30～40ml，这样既能保证长时间扫描在下肢远端对比剂的团注效果，又能有效地控制对比剂使用的总量；③延迟扫描时间的经验值为30～35秒；④实时血流监测法：检测层面选择腹主动脉髂动脉分叉以上层面，监测区域选择腹主动脉，设阈值为100～150Hu，扫描启动延迟时间选7秒，扫描方向为自头侧至足侧，必须沿目标血管的血流方向进行扫描。如果出现靶兴趣区置于组织外时，需密切观察CT透视扫描层面内血管亮度的变化，一旦血管变亮，立即启动CTA扫描；⑤小剂量同层扫描时间-曲线测定法（time-curve analysis）：自肘静脉以20ml小剂量注射碘对比剂，在腘动脉水平进行同层动态扫描，测量腘动脉的时间-密度曲线（time-density curve，T-D曲线），曲线峰值时间即为扫描延迟时间。此方法对于循环障碍的受检者可以有效探测出强化时间，但测量花费的检查时间长，如果同时出现腘动脉栓塞的受检者，就无法计算出扫描延迟时间；⑥静脉扫描需延迟时间到达相应静脉显影时间再扫描，一般在注射造影剂后150～180秒启动扫描；⑦检查结束后，观察20分钟，若受检者无不适方可离开，若情况允许，嘱受检者多饮水，以利于对比剂的排泄。

五、四肢骨关节及动脉CT三维图像重建技术

图像处理：

1. 窗宽窗位 四肢骨关节及软组织的窗宽窗位应包括骨窗和软组织窗，根据扫描部位的不同和病变的情况选择合适的窗宽、窗位。软组织窗窗宽200～400Hu，窗位40～50Hu；骨窗窗宽1000～1500Hu，窗位300～400Hu。

四肢骨关节及软组织CT窗宽窗位：双手/腕关节/尺桡骨/肘关节/肱骨/肩关节软组织窗窗宽200～400Hu，窗位20～40Hu，骨窗窗宽2000～3000Hu，窗位100～400Hu；骨盆/骶髂关节/髋关节/股骨/膝关节软组织窗窗宽300～500Hu，窗位30～60Hu，骨窗窗宽2000～3000Hu，窗位200～500Hu；胫腓骨软组织窗窗宽200～400Hu，窗位20～40Hu，骨窗窗宽2000～3000Hu，窗位100～400Hu；踝关节软组织窗窗宽300～500Hu，窗位30～60Hu，骨窗窗

宽2000～3000Hu，窗位200～500Hu；双足软组织窗窗宽200～400Hu，窗位20～40Hu，骨窗窗宽2000～3000Hu，窗位100～400Hu。

2. 图像常规重建
（1）双手：横切位3mm重建，冠状位2mm重建。
（2）腕关节：横切位3mm重建，冠状位2mm重建。
（3）尺桡骨：横切位5mm重建，冠状位2mm重建。
（4）肘关节：横切位5mm重建，冠状位2mm重建。
（5）肱骨横：切位5mm重建，冠状位2mm重建。
（6）肩关节：横切位5mm重建，冠状位3mm重建。
（7）骨盆：横切位5mm重建，冠状位3mm重建。
（8）骶髂关节：横切位5mm重建，冠状位3mm重建。
（9）髋关节：横切位5mm重建，冠状位3mm重建。
（10）股骨：横切位5mm重建，冠状位3mm重建。
（11）膝关节：横切位5mm重建，冠状位3mm重建。
（12）胫腓骨：横切位5mm重建，冠状位3mm重建。
（13）踝关节：横切位5mm重建，冠状位2mm重建。
（14）双足：横切位5mm重建，冠状位2mm重建。

3. 常规三维图像重组 三维图像重组有利于显示病变的全貌，可以帮助诊断医生和临床医生对病变区建立良好的空间关系，对外伤或肿瘤受检者的诊治具有重要的临床意义。因此，四肢骨关节的CT扫描常规进行三维图像重组，用于骨折、关节脱位等的显示（图3-19-8～图3-19-13）。

4. CTA三维图像重组 需进行MPR、MIP、VRT等二维和三维图像后处理。对于上肢和下肢动脉血管CTA需要进行保留骨骼的VRT图像，来有效地对血管进行定位；去除骨骼的VRT能更好地显示血管全貌，并且能够排除骨骼在部分位置的

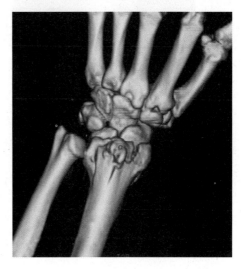

图3-19-8 腕关节三维重组图
桡骨粉碎性骨折

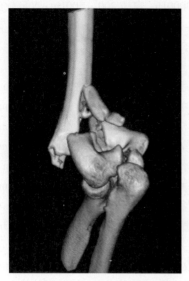

图 3-19-9 肘关节三维重组图
肱骨下段粉碎性骨折

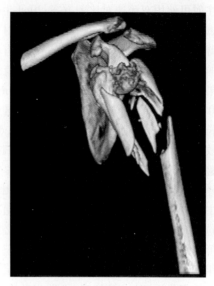

图 3-19-10 肩关节三维重组图
肱骨上端粉碎性骨折并肩关节脱位

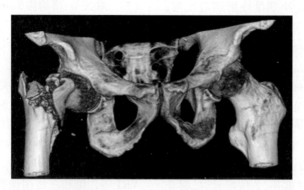

图 3-19-11 髋关节三维重组图
右侧股骨转子间粉碎性骨折

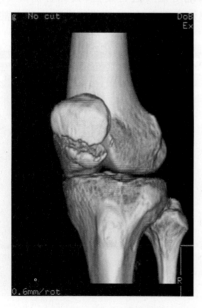

图 3-19-12 膝关节三维重组图
髌骨粉碎性骨折

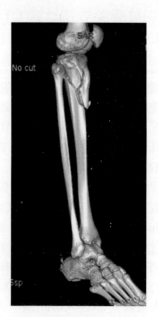

图 3-19-13 胫腓骨三维重组图
胫骨上段粉碎性骨折

遮挡;去除骨骼的 MIP 图,能有效地显示血管的狭窄、钙化等病变。VR 用于直观地了解血管的立体形态,MPR、CPR 和 MIP 则用于了解管壁、管腔的情况以及与邻近血管组织的关系。

　　为了更有效地观察血管情况,在同一个位置保存 VRT 和 MIP 两幅图像进行对比观察。双下肢动脉血管 CTA 扫描的图像保存,尽量将后处理屏幕放大到最大进行保存,这样可以获得更清晰的图像。否则,放大的图像会影响下肢血管特别是细小分支的观察效果。如果需要观察狭窄血管累积的范围和程度,可进行血管的 CPR 显示(图 3-19-14 ~ 图 3-19-22)。

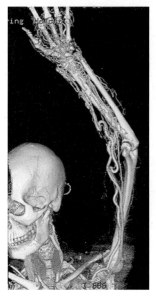

图 3-19-14　上肢动脉 CTA 图
左上肢动静脉瘘

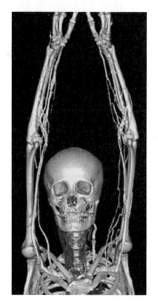

图 3-19-15　上肢动脉 VR 图像

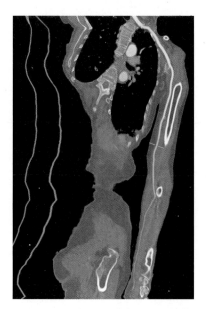

图 3-19-16　上肢动脉 MPR 图像

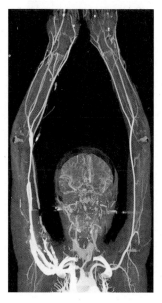

图 3-19-17　上肢动脉 MIP 图像

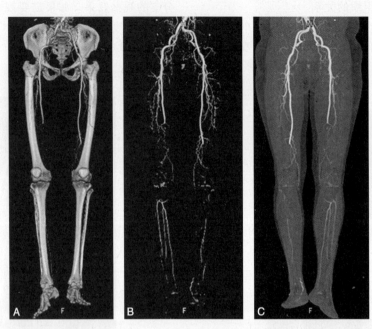

图 3-19-18　双下肢动脉 CTA 图

A. 保留骨骼的 VRT 图；B. 去除骨骼的 VRT 图；C. 去除骨骼的 MIP 图

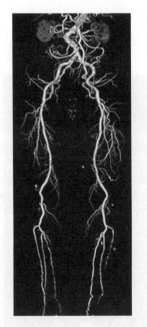

图 3-19-19　下肢动脉 VR 图像

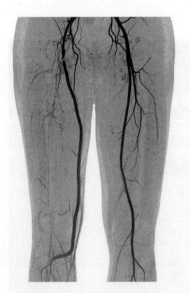

图 3-19-20　下肢动脉 MIP 图像

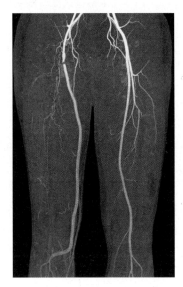

图 3-19-21 下肢动脉 MIP 图像

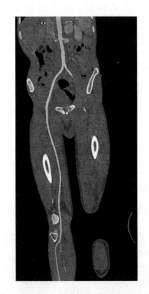

图 3-19-22 下肢动脉 MPR 图像

六、四肢静脉血管造影扫描技术

(一)上肢静脉血管造影扫描技术

1. 适应证与相关准备

（1）适应证：上肢静脉栓塞、上肢静脉外伤、上肢动静脉瘘、上肢肿瘤累及血管等与上肢静脉血管相关的疾病。

（2）相关准备：①患者准备：嘱咐患者去掉相应检查部位的所有物品，在扫描过程中患者的体位必须保持不动，对不合作的患者及婴幼儿应在临床医生给予镇定剂或者麻醉后方能检查，危重患者需临床医生的陪同，对病情的变化进行实时监护和处

理。②护理准备：询问患者有无碘过敏史，了解患者肾功能情况，明确有无增强扫描的禁忌证。③技师准备：认真核对患者的检查申请单的基本资料，向患者解释检查过程，取得患者的合作，对非检查区域做好安全防护。

2. 检查技术

（1）检查体位：常规体位为仰卧位，身体为常规解剖体位，头先进。若患者考虑为前臂血管的病变，可取双手上举体位。

（2）扫描范围：锁骨上缘至指尖。

（3）扫描参数：见表 3-19-1。

表 3-19-1 上肢静脉血管造影扫描

项目	内容		
管电压	100～120kV		
管电流	100～300mA		
旋转时间	0.5s		
探测器组合	16×0.625mm	64×0.625mm	128×0.625mm
扫描螺距	1.0～1.2	0.7～0.9	0.4～0.6
总扫描时间	15～25s		

（4）扫描方式：①直接法：经患侧手背直接注射 20%～30% 混合比对剂 80～120ml，延迟 8～15 秒后启动扫描；②间接法：经健侧手背注射对比剂，延迟 120～180 秒后触发扫描。

3. 图像后处理及质量控制 将容积扫描获取的原始数据重建出有重叠的横轴位图像，算法为平滑算法。将获取的数据传到后处理工作站，进行 2D 或 3D 的处理，其中 2D 的后处理方法有多平面重建（MPR）和曲面重建（CPR），3D 的方法有最大密度投影（MIP），最小密度投影（MinIP）和容积再现（VR）等。其中 VR 用于直观的了解血管的立体形态（图 3-19-23）。MPR、CPR 和 MIP 则用于了解管壁、管腔的情况以及与邻近血管组织的关系（图 3-19-24）。

(二)下肢静脉血管造影扫描技术

1. 适应证与相关准备

（1）适应证：下肢静脉栓塞、下肢静脉外伤、下肢动静脉瘘、下肢肿瘤累及血管等与上肢动脉血管相关的疾病。

（2）相关准备：①患者准备：嘱咐患者去掉相应检查部位的所有物品，在扫描过程中患者的体位

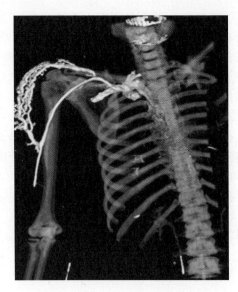

图 3-19-23　上肢静脉 VR 图像

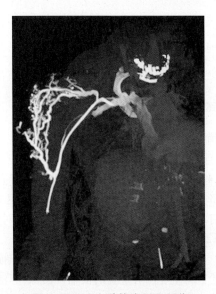

图 3-19-24　上肢静脉 MIP 图像

必须保持不动,对不合作的患者及婴幼儿应在临床医生给予镇定剂或者麻醉后方能检查,危重患者需临床医生的陪同,对病情的变化进行实时监护和处理。②护理准备:询问患者有无碘过敏史,了解患者肾功能情况,明确有无增强扫描的禁忌证。③技师准备:认真核对患者的检查申请单的基本资料,向患者解释检查过程,取得患者的合作,对非检查区域做好安全防护。

2. 检查技术

(1) 检查体位:仰卧位,检查者上手上举,双膝并拢,双腿稍内旋,使胫、腓骨分开,脚先进。

(2) 扫描范围:肾静脉水平至足底。

(3) 扫描参数:见表 3-19-2。

表 3-19-2　下肢静脉血管造影扫描

项目	内容
管电压	100～120kV
管电流	100～300mA
旋转时间	0.5s
探测器组合	16×0.625mm　64×0.625mm　128×0.625mm
扫描螺距	1.0～1.3　　0.7～1.0　　　0.4～0.6
总扫描时间	40～55s

(4) 扫描方式:①通常采用直接法:经双侧足背直接注射 20%～30% 混合比对剂 320～370mgI/ml,延迟 15～25 秒后启动扫描;②间接法:经肘静脉或者手背静脉注射对比剂,延迟 150～180 秒后触发扫描。

(5) 对比剂注射方案:①直接法:双侧足静脉穿刺并放置 22G 套管针,连接双筒高压注射器,通常采用非离子型对比剂,与生理盐水以 1∶3 或者 1∶4 混合,剂量共 180ml,流速为 2.5～5.0ml/s,若为单侧肢体,流速则为 1.5～2.5ml/s。若重点观察深静脉情况,则检查前在双踝上方绑扎止血带以阻断下肢浅表静脉。②间接法:肘静脉或者手背静脉穿刺,剂量为 80～120ml,双侧流速为 3～5ml/s。

3. 图像后处理及质量控制　将容积扫描获取的原始数据重建出有重叠的横轴位图像,算法为平滑算法。将获取的数据传到后处理工作站,进行 2D 或 3D 的处理,其中 2D 的后处理方法有多平面

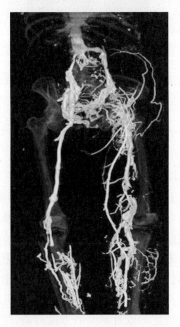

图 3-19-25　下肢静脉 VR 图像

重建（MPR）和曲面重建（CPR），3D 的方法有最大密度投影（MIP），最小密度投影（MinIP）和容积再现（VR）等。其中 VR 用于直观的了解血管的立体形态（图 3-19-25）。MPR、CPR 和 MIP 则用于了解管壁、管腔的情况以及与邻近血管组织的关系（图 3-19-26，图 3-19-27）。

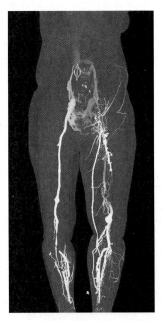

图 3-19-26　下肢静脉 MIP 图像

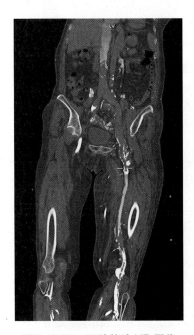

图 3-19-27　下肢静脉 VR 图像

七、四肢骨关节的 CT 检查要点

1. 扫描完成后采用层厚的 50% ～70% 间隔重建横断图像，后处理以 VR 和 MIP 为主，MPR 及 cMPR 为辅，诊断时参考横断图像。

2. 首先进行 VR 重组，完成各段血管显示后进行去骨处理，显示单一的血管 MIP 图像，必要时对可疑病变段血管进行 MPR 和 cMPR 重组。

3. VR 图像有较强的立体感，无需去骨就能显示血管走行，能准确地给病变段血管定位及显示周边骨等组织的关系。MIP 显示细小血管能力较强，可清楚显示血管壁的软、硬斑块（钙化），去骨后的 MIP 图像能完整的显示血管。

4. 四肢骨关节的 CT 检查大部分情况下仅行平扫即可，当可疑肿瘤性病变并有软组织肿块时可进行增强扫描，以了解肿瘤的血供情况以及与周围血管的关系，有助于定性诊断及治疗方案的制订。

5. 四肢骨关节初进行标准算法重建外需进行高分辨骨算法重建，有利于细小骨结构与骨小梁的显示。

6. 下肢一般应两侧同时扫描以便对照，尽量使两侧肢体处于同一体位，并妥善固定以免移位。

（李文美　陈晶）

第二十节　特殊 CT 检查技术

一、CT 能量检查技术

2005 年，西门子公司率先推出了一台具有两套数据采集系统的双源 CT，目前 GE 公司和飞利浦公司均推出能量 CT。

（一）CT 能量检查技术的应用范围

双能量成像即是在两种不同的能量下成像。其依据是不同成分的组织在不同的 X 射线能量照射下表现出的 CT 值不同，再通过图像融合重建技术即可得到能体现组织化学成分的 CT 图像，即组织特性图像。普通单源 CT 机是通过特制的探测器实现能量的分离，DSCT 则是通过产生不同能量的 2 个球管及相应的探测器实现能量的分离。两者的区别在于，前者容易控制管电压但会增加辐射剂量，且空间分辨率不够；后者辐射剂量不会增加且具有极高的空间分辨率。

DSCT 的两套采集系统使 CT 成像不再局限于单纯的形态成像，开辟了新的临床研究及应用领域——双能量成像组织成分分析，初步临床应用研究包括：①基于血液中碘成分与钙化或骨性成分的 X 线衰减率的差异，利用双能量直接分离出复杂结构中的血管、去除骨性结构、去除血管硬斑块；②依据双能量扫描对碘的敏感，识别可虚拟计算出去除碘剂后的平扫图像；③鉴别脑出血中的新鲜或陈旧性出血；④利用肺部增强扫描双能量成像，可更敏感识别肺动脉栓塞栓子及相应被栓塞的肺段,另外,通过吸入惰性气体后进行双能量成像可评估肺的通气状况;⑤由于胶原分子的侧链中有密实的羟赖氨酸和羟脯氨酸,对于 X 线能量变化有着特异的敏感性,故通过双能量平扫可区分肌腱和韧带结构;⑥另外,双能量成像可应用于尿路结石成分定性分析,同时还可以显示痛风尿酸盐结晶成分。这些应用的发现揭示了双源 CT 双能量成像具备较大的临床应用和科研价值。

(二) 单能谱 CT 的临床应用

CT 图像是物质对 X 线吸收的反映。由于常规 CT 中球管产生的 X 线具有连续的能量分布,用于成像的 X 线就具有混合能量,使得人们获得的常规 CT 图像也体现了这种混合能量的平均效应。而且

物质对不同 X 线能量的吸收具有选择性,低能量会被吸收得更多。具有混合能量的 X 线通过物体后被硬化,即经过物体后的射线中高能量的 X 线比例大于低能量 X 线的比例。这种平均效应或硬化效应随不同物质和物质在人体中的不同位置和环境而变化,进而引起物质的 CT 值不确定和不准确。从这个角度讲,单能谱就是为了获得能够提供相对准确 CT 值的单能量图像。

单能谱成像有助于提高信噪比,进一步降低噪声水平,比现行技术减少 36% ~ 72%。这样就可以解决临床上一个非常现实的问题:临床对比剂的应用。在低 keV 图像中提高血管中碘对比剂对比度(图 3-20-1),这样就可以降低对比剂注射的速率和总量。

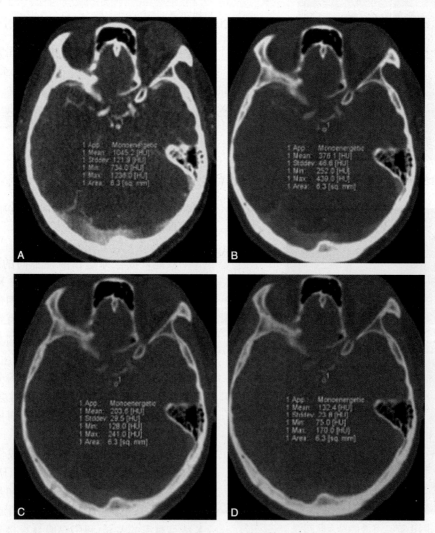

图 3-20-1 不同 KeV 下的血管 CT 值

A ~ D. 分别为 40keV、70keV、100keV、140keV 下大脑血管图,可以见到随着 keV 的升高,血管内平均 CT 值逐渐降低,及在较低 keV 下,增强对比更明显,由此可见双能成像可以降低对比剂用量

除了以上临床常用用途外,还包括:①通过肝脏肿瘤在不同 keV 下的特性来选择诊断的最佳 keV 并对病灶随着 keV 能量变化所显示出的特性进行评估;②利用脂肪随着 keV 的增加而表现出高吸收特性来测定脂肪的含量;③通过基于能谱 CT 单能量 CT 成像采集,可以重新对脂肪浸润进行评估;④在对显示泌尿道异常有一定的优势与潜力。

(三) CT 能量在去除骨与金属伪影方面的应用

双能量去骨功能是指从头部、四肢和体部的 CT 血管造影数据集中直接去除骨组织成分,以利于血管的充分显示。其原理主要是利用两套数据采集系统获得的独立数据通过一定的数学算法进行相减,从而将骨组织减掉,将充满造影剂的血管留下。利用双能量去骨功能时,被检体必须具有以下条件:血液、造影剂与骨。然而由于骨、软组织中含有的造影剂,三者组成的混合物存在部分容积效应,且在两组数据中表现出的程度不同,加之扫描时由于被检体的运动等造成的两组数据不能完全重叠,因此去骨往往不充分,有待于进一步探讨与研究。

去金属伪影方面的应用也是单能量的优势之一。能谱扫描可以提供多个单能量图像,这样就可以有效地避免混合能量下低能量射线衰减而造成的硬化伪影。虽然高 keV 下 X 线穿透能力增加,但还是有部分软组织由于 X 线未穿过造成信号丢失。随着技术的不断发展,各个公司推出了部分技术,在一定程度上解决了该问题,所以目前来说,该技术在去金属伪影方面应用已逐步趋于完善(图 3-20-2)。

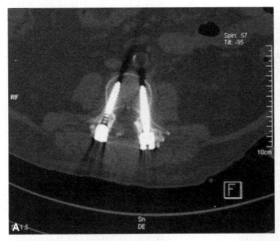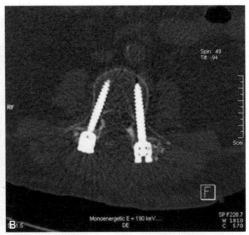

图 3-20-2 单能谱去除金属伪影

A、B. 同一患者金属植入物 CT 轴位图,A 为双能融合下图像,B 为单能谱 190keV 下图像,图 B 放射状伪影较图 A 明显降低,其在去金属伪影上有明显效果

(四) CT 能量在物质定量分析方面的应用

通过能谱成像中的物质分离工具得到的物质密度值可以反映被检组织内物质的含量,从而可以用来反映被检组织的供血状况或确定某种特异物质的存在。碘图主要反映增强后组织有无强化和强化的程度,钙图主要反映是否有含钙结石的存在,碘/钙图主要用于区分高密度物质的主要成分为对比剂或钙化(图 3-20-3),而尿酸/钙图主要用于明确是否有尿酸盐结晶的异常沉淀以区分真假痛风。

目前国内外有很多关于物质定量分析的研究,如利用能谱成像技术定量测定健康成年女性 L_2 骨质钙含量;以及 CT 物质定量分析检查痛风患者外周关节内痛风结石等。

除了现在较为成熟的应用外,CT 能量成像在物质定量分析中的应用还包括肺栓塞与肺功能的评价(图 3-20-4),以及手足肌腱成像(图 3-20-5)。

(五) 虚拟平扫技术的临床应用

双能量虚拟平扫就是在不做普通平扫的前提下,直接利用 CT 双能量成像技术对被增强组织(主要是肝脏与肾脏)进行增强扫描,然后再利用得到的增强数据进行相应处理,得到相应检查组织的平扫图像(图 3-20-6),也就是说 CT 双能量成像技术可以将碘造影剂直接从增强图像上减去(即虚拟平扫)。其主要用于鉴别肝脏或肾脏的肿瘤、分离一些含混不清的成分,如低密度的脂肪成分、碘剂及检测肾脏结石等。另外,虚拟平扫功能用在头颅检查时可以鉴别脑出血,并且能够区别新鲜出血和陈旧性出血。

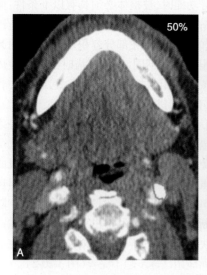
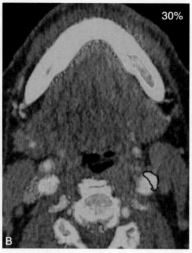

图3-20-3 能量成像分离钙化
和对比剂
A. 单源下颈部血管斑块,血管
狭窄评价为50%;B. 能量成像
下斑块与对比剂分离图,血管
狭窄评价为30%,单源检查的
窗值变化时评估的狭窄程度会
有变化,能量成像可区分斑块
与对比剂,血管官腔狭窄评价
更方便准确

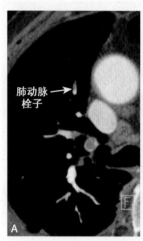
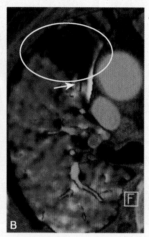
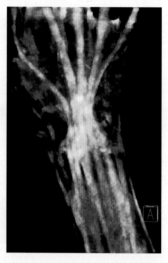

图3-20-4 能量成像评价肺栓塞
A. 对比增强图,示右肺动脉栓子;B. 碘图与对比增强叠
加图,示栓塞肺动脉支配肺段处肺功能损伤

图3-20-5 能量成像显示手部肌腱
通过能量成像清楚显示手部肌腱,并将
大部肌腱与肌肉血管等组织分离出来

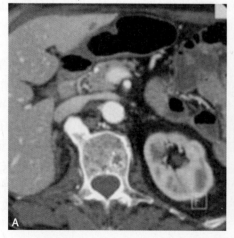
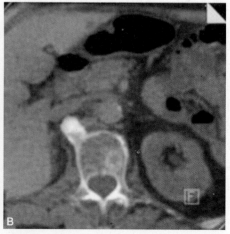

图3-20-6 虚拟平扫
A. 80kV+140kV 双能下增强图像;B. 虚拟平扫图像

该技术目前应用临床尚存在争议，但是其本身带来的便利却是毋庸置疑的。它改变了传统意义上的"平扫+增强"扫描方式，只需要在定位像后进行增强扫描就可得到传统方式的图像。而且，应用双能量成像不止能呈现虚拟平扫，还可以用其进行物质定量分析，同时，在一定程度上减少了患者的辐射剂量。

虚拟平扫对于一些较小病变，如肾脏结石，直径小于 1mm，其检出率较低。随着技术的发展，该项技术会不断地被完善，目前体现出来的优势是显而易见的，如在泌尿系统 CTU 成像，传统方法需要平扫后增强扫描，最后做延迟期扫描。在该技术下，上述内容可以一次性完成，即检查前静脉推注 30～40ml 对比剂，用于延迟期成像，延迟足够时间后，利用双能量，再次注射 40～60ml 对比剂进行皮质及平衡期成像，利用虚拟平扫技术得到平扫图像。较传统扫描减少了两次成像，平扫成像及延迟期成像，大大减少了患者的辐射剂量。

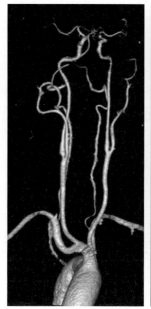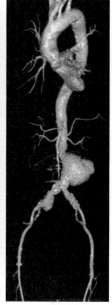

图 3-20-7　双能去骨

（六）CT 能量图像高级重建技术

CT 能量高级重建技术是指各个公司开发的专业用于双能量成像分析的后处理软件。它包括前面我们所讲的单能量成像，物质定量分析，虚拟平扫，双能量去骨等。在此基础上又分为较小临床应用：包括双能去骨（图 3-20-7），肺虚拟灌注，痛风结石成分分析（图 3-20-8），肌腱双能成像，心肌虚拟灌注（图 3-20-9），氙气肺灌注等。

（七）CT 能量检查要点

CT 能量检查具有诸多优势，临床应用也逐步体现出来，双能检查除去常规注意事项外还有自己特有的注意事项，主要体现在定位上。普通扫描往往只需要一个定位相，但是双能成像时往往需要正位以及侧位双定位相（图 3-20-10），这样可以最大限度地保证被检部位处于一个能量的正中心，这样才可以保证后处理的准确性。同时扫描方案的设定也应符合相关要求。

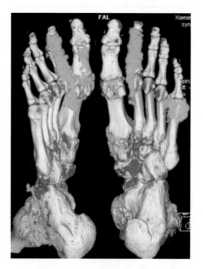

图 3-20-8　痛风结石成分分析

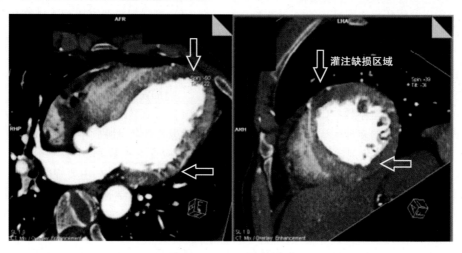

图 3-20-9　心肌虚拟灌注

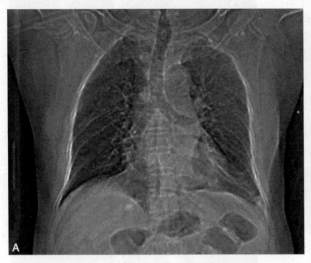
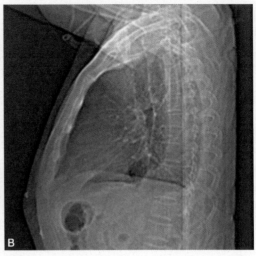

图 3-20-10　能量成像定位像

A. 为正位定位相,用于定位扫描范围以及被检者在检查床上左右的位置;B. 侧位定位相,用于定位扫描床高度及扫描范围

在图像后处理时,各个软件有自己特有的优势,有时不同软件可以达到同一效果,选择时应根据具体情况选择。

二、CT 介入技术

(一) CT 介入技术的临床应用

介入放射学是放射学界重要的先进技术之一,即在 X 线、CT、B 超等监视下将穿刺针或导管插入人体组织的靶目标进行诊断及治疗。它包括两大类:经皮非经血管技术和经皮经血管技术。CT 介入放射技术是经皮非经血管介入技术,包括 CT 导引经皮活检和介入性治疗。我国 1985 年应用此新技术于临床工作。CT 可用于全身各系统介入技术的导引,凡透视、超声不能导引的部位均可用 CT 导引。CT 扫描分辨率高,对比度好,可清晰显示病变大小、外形、位置以及病变与周围结构的空间关系。CT 增强扫描可了解病变部位的血供以及病变与血管的关系。

CT 导引技术可精确的确定进针点、角度和深度,避免损伤血管、神经和病变相邻的重要结构,提高介入技术的精确度和安全系数。CT 引导下介入治疗技术涉及全身各系统的多种疾病,例如脓肿与血肿的抽吸引流、囊肿的硬化剂治疗、椎间盘突出的损毁治疗、恶性肿瘤的^{125}I 粒子组织间植入治疗、恶性肿瘤的氩氦刀治疗、恶性肿瘤的射频消融治疗、癌性疼痛的神经节阻滞治疗等。CT 引导下经皮穿刺技术因其方便、安全、快速、微创等优点,越来越多地受到临床医师的青睐,有些甚至成为部分疾病的首选治疗手段。

(二) CT 介入技术的检查前准备

CT 引导下的介入手术,应遵循一般的术前准备流程,首先应仔细分析影像学资料和临床表现,明确介入的目的,选择介入的方法。

1. 一般准备

(1) 被检者须携带有关的病史资料,如病史、超声检查、化验、放射性核素、MRI 和已做过的各种影像检查资料以备参考。

除去检查部位的高密度物品,头部、颈部、胸部及四肢检查前尽量除去检查部位的金属物品,无需其他特殊准备。

(2) 婴幼儿应在睡眠状态下进行检查,必要时需要镇静剂。被检者家属尽量陪同被检者来做检查。

(3) 增强扫描请家属或本人在《CT 增强检查同意书》上签字,以履行必要的手续。

(4) 服用二甲双胍的被检者需在临床医生指导下停药两天。

2. 扫描前技师准备

(1) 认真核对患者检查申请单的基本资料,主要包括患者姓名、性别、年龄和 CT 检查号等一般情况,确认检查患者无误。

(2) 阅读现病史、主要症状、体征、既往史,实验室和其他影像学检查结果和资料,临床诊断、检查部位和目的等。如发现填写不清楚时,应与临床医生联系了解清楚后再行检查。

(3) 根据临床要求的检查部位和目的制订扫

描计划,向患者解释检查过程,取得患者合作,并告知患者出现异常情况时如何通过对讲系统与操作人员联系。

(4) 摆位时,对非检查部位的重要器官如甲状腺和性腺用专用防护用品遮盖,尤其应注意对儿童和女性患者性腺区的保护,减少不必要的辐射。

3. 术前准备

(1) 器械准备:操作间内消毒条件须满足手术室标准,检查所需器材是否能正常使用。备齐术中用药如利多卡因、消毒生理盐水、无水酒精、溶血素、尿激酶、明胶海绵、甲醛等、处理并发症的药品和器材。手术器材如经皮穿刺针、导引钢丝、导管、扩张器、定位器等准备齐全,另外纸质记录文书也须准备齐全。确保 CT 机运转正常,模拟扫描无伪影。

(2) 患者准备:全面了解患者基本情况和病情,与患者充分沟通告知手术过程和注意事项、争取患者术中配合、消除患者紧张情绪。患者体位应摆放一个合适的体位,有利于患者长时间固定不动、有利于穿刺操作有利于避开重要器官。询问是否空腹,原则上所有患者均应空腹手术,因为术中紧张情绪和麻醉用药可能诱发患者恶心、呕吐,影响手术操作。

(3) 术前检查:审阅患者病历资料和影像资料。做好术前检查如胸部拍片、血常规检查、血凝四项检查、肝肾功能检查、心电图检查等。术前用药,如基础止痛药、抗凝剂、镇静剂、镇咳药、解痉药等必要时保留静脉通道,对输液量较多的患者根据手术时间决定是否导尿。其他,如术前签订相应手术协议及知情同意书。准备相关穿刺手术用品及抢救设备。

(4) 影像扫描:一般范围要包含病灶整体,合适的扫描条件,如尽量低 kV、低 mA,扫描间隔和层厚要适当。确定进针点及进针方向角度,对进针点进行标记;CT 扫描,确定标记位置准确无误。

(三) CT 介入穿刺活检扫描技术

CT 引导下经皮穿刺活检是疑难疾病诊断和鉴别诊断的重要手段之一。活检技术的开展不仅提高了诊断和鉴别诊断水平,对治疗方案的制订、预后的判断具有重要的参考价值,有助于科研资料和教学资料的积累和提高。CT 导引下活检部位涉及颅脑、脊髓、胸部、肝、胆、胰、脾、肾、肾上腺、腹腔、盆腔、肌肉骨骼,以及甲状腺等,活检正确率范围为80% ~ 90%。由于 CT 扫描图像可清晰地显示病灶的大小、形态、位置以及病变与周围组织的关系,也

可精确地确定进针点、角度和深度,避免损伤重要脏器、血管、神经等重要的组织结构,提高了介入放射技术的精确度和安全系数。在临床工作中,越来越受到临床医师的重视,并取得了较丰富的经验。

1. 病人的体位设计　根据病变的位置、穿刺的方位和病人的具体情况,采用仰卧(前后位)、俯卧(后前位)或侧卧(侧位)。尽量做到体位舒适、稳妥,必要时固定,保持局部不动。若病变位置比较明确的,将激光对准病变的中心;若病变位置不够明确的,按解剖标志或病变的大体位置对好中心。

2. 选择定位的最佳层面　一般情况下,先扫一个范围稍大的定位像(scout),若病变比较明显,在定位像上可观察到病变的位置和范围时,可选病变的中心位置,扫描一层横断面图像,用该图像作为穿刺活检的定位层面。如果 scout 影像上病变的位置和范围显示欠佳时,先进行轴位平扫,在多层平扫的图像中选择显示病变范围最大、最清楚的图像作为穿刺活检的定位层面。必要时进一步做增强扫描确定。

3. 在选定层面上作几何学穿刺活检的定位　在图像显示屏上显示病灶中心层面影像,必要时进行放大,调节好窗宽窗位,使病变组织和周围组织能清晰地分辨和显示,并在该图像上作穿刺活检的几何学定位。选择椎体棘突皮肤处为起始点,向病灶侧延伸,避开重要的神经和血管,确定和标记穿刺进针点;用直线在图像上从病变中心到皮肤(进针点)标出穿入路线并测出其长度 OB;测量出这一层面上整个肢体中点 A 的位置并作上记号,同时测量出中点 A 到进针点 B 的距离 AB;测量或计算出进针角度 a,其方法是先从病变中心 O 点上引一条垂直于 AB 的垂线 OA`,OA`与 O B 的夹角 a 为进针角度。此角度可用测角仪直接在荧光屏上测量或用公式计算($\cos a = OA`/OB$)得来。进针点 B、进针深度 OB、进针角度 a 三要素由图像上的几何学定位确定后,进行实体定位。

具体方法是:首先打开激光模拟灯,在皮肤上沿着激光线用色笔画一条横线(影像定位的层面),再用体厚尺测出该层面处的肢体中点并划一竖线与横线交叉。将扫描床退出至便于操作的位置。依照图像上的几何学定位方法,从交叉处也就是中点 A 沿着病变侧的横线测出 A B 的距离来确定穿刺点 B,并做好标记。消毒麻醉后,在 B 点上垂直 A B 线竖一根针,并与 O A 相平行,则 a= a`。同时穿刺针按 a`角从 B 点刺进 OB 深度即可(图3-20-11)。

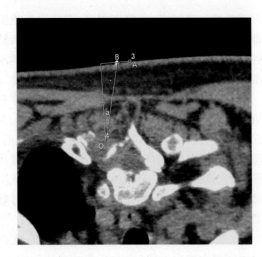

图 3-20-11　在选定层面上作几何学穿刺活检的定位

4. 确定定位穿刺是否准确　按上述穿刺活检的定位方法将针穿入 OB 长度后,移动扫描床至机架,在原定位层面做轴位扫描,从扫描图像上观察穿刺是否准确。必要时稍作调整后,进行活检。

（四）CT 介入治疗检查技术

CT 引导下的介入治疗是一种新型的治疗方法,它操作简便、直视、迅速、准确的扫描可提供穿刺针的进针部位、角度、深度、囊液抽吸情况及治疗药物的分布,有无外溢等信息,对介入治疗的成功至关重要。CT 导引介入治疗涉及多个系统,包括颅脑、胸部、腹部和肌肉骨骼系统等。CT 导引介入治疗可以代替原来传统的手术治疗方法;作为一种补充治疗手段,需严格掌握好适应证和禁忌证,充分发挥 CT 导引下介入治疗特点,通过改进 CT 导引介入治疗的适应证,提高疗效;可发展为重要的治疗手段之一。

1. 介入治疗中的 CT 扫描原则　实时扫描为介入治疗中的基本原则,选择行介入治疗的患者时,为确定病灶的性质,行 CT 增强扫描,可以了解病灶与血管之间的关系,病灶区域及准确部位、大小,手术的可行性及术后可能发生的情况。如 CT 平扫显示有等密度小病灶,用增强后显示出小病灶,立即行活检和灭活治疗获得成功。穿刺进针后取活检时或抽吸囊液及注射肿瘤坏死药物、囊壁硬化剂时需行 CT 扫描,用以观察药物的充盈、弥散、流向,是否有外溢等情况。如注射少量的药物后无反流,则可继续注射药物,并再次行 CT 扫描,这样反复多次直到肿块被药物充分弥散后,便可结束注射,在注射药物过程中每一次注射药物均行 CT 扫描。囊肿抽吸术中随着囊肿的缩小,穿刺针尖的部位不断改变,每一次改变后均应 CT 扫描。治疗过程中若出现胸闷、气喘等症状及穿刺针需经过肺组织时,应及时行胸腔 CT 平扫,以确定有无液气胸出现。治疗后第 1、3 和 6 个月复查 CT 平扫。随访可至 3 年。

2. 介入治疗中的 CT 扫描技术　检查前常规 CT 扫描,正位片定位后,定出 10～20 层于平静呼吸下行螺旋扫描。层厚 5mm,间距 5mm,螺距 1,视野 35～50cm,较大病灶可用间距 10mm,层厚 10mm,较小病灶扫描可用 3～5mm 层厚及间距一次性扫描 10～15 层。找出显示病灶的最佳层面后,设计进针线路角度,测定皮肤至病灶的距离,确定穿刺针的型号及穿刺点。局部麻醉后,将标记物放于穿刺点处进行该层面的平扫,以穿刺点为中心共扫 3 层,层厚、间距为 3～5mm。进针至病灶边缘时再行 CT 平扫,如针尖位置不当,调整后再行上述扫描直到满意。根据病情需要行活检、肿瘤灭活术或囊肿抽吸等治疗,治疗前亦可先抽吸肿瘤组织或液体行细胞学检查。在进行囊肿抽吸及注射肿瘤灭活药物过程中或穿刺针尖端位置调整后应随时行 CT 扫描,方法同前。完成介入治疗后再次行 CT 扫描,扫描范围可较大,要显示整个病灶及治疗后的全貌,了解药物在肿瘤中的分布情况,有无药液外溢。术后第 1、3 和 6 个月随访行常规 CT 扫描。

3. 介入治疗中的 CT 扫描价值　CT 图像能清晰显示病灶大小、形态、位置及周围结构的关系,亦可精确确定进针部位、角度、安全系数等。治疗过程中及时了解针尖的位置情况及药物的应用情况,避免出血及药物反流至腹腔,引起化学性腹膜炎。CT 引导下的介入治疗是一种微创技术,进针分 2～3 次进行,如出现方向偏离,应及时纠正,这样才能安全、准确将针尖置于预定位置,否则会有误穿重要解剖结构的可能。穿刺活检时可避开坏死组织、血管等部位,已取到阳性标本,避免出血。

（五）CT 介入检查要点

1. 术前 CT 扫描要点

（1）通常需要进行增强扫描。

（2）增强扫描常规要进行多期扫描,以清晰显示动静脉血管和病灶;有些病灶必要时还需延迟扫描,以进一步了解病灶范围和血供情况。

（3）扫描条件层厚<10mm,层间距 5mm 或者 10mm。

（4）扫描方式螺旋扫描或序列扫描。

（5）对 CT 机型无特殊要求,多排螺旋 CT 成像速度快,可以进行三维重建,更有利于操作。

2. 术中CT引导要点　术中CT引导要求要有符合观察和显示穿刺针的CT图像。

（1）为穿刺的需要,通常要反复对照增强扫描图像或MRI、彩超等资料,以确定血管等重要结构。

（2）要进行常规全病灶扫描,设计穿刺层面位置、层面数、进针路线、进针角度、进针深度。

（3）扫描条件层厚5mm或10mm,层间距5mm。管电压100~120kV,管电流200~250mA,建议采用低剂量扫描方式,以减少患者辐射。

（4）扫描方式提倡用序列扫描方式而不用螺旋扫描(螺旋扫描不利于观察针尖),连续扫描。

（5）手术过程中通过CT图像随时监视并发症(如出血、气胸、血胸、肿瘤破裂等)。

（6）为观察针尖的确切位置,可连续扫描1~3层。

（7）对于胸腹部等需要屏气的部位,在穿刺或者扫描过程中要训练患者保持同一呼吸时相。

（8）建议使用Pinpoint系统和CT断层基准仪引导穿刺。

3. 术后CT扫描要点　术后CT扫描要求要有符合观察和显示病灶要求的CT图像。

（1）反复对照增强图像或者MRI、彩超等资料。

（2）要进行常规全病灶扫描。

（3）扫描条件层厚5mm或10mm,层间距5mm。管电压100~120kV,管电流200~250mA,建议采用低剂量扫描方式,以减少患者辐射。

（4）扫描方式螺旋扫描或序列扫描。

（5）手术后通过CT图像继续观察有无并发症或者并发症的演变(如出血、气胸、血胸、肿瘤破裂等)。

4. 复查CT扫描要点　复查CT扫描要有符合和术前、术中对比的CT图像。

（1）一般平扫即可,当肿瘤边界不清或有新发病灶时需进行增强扫描。

（2）若需增强扫描常规行多期扫描,肿瘤的血供情况直接反映治疗疗效,显示肿瘤的血供情况非常重要。

（3）扫描条件层厚5mm或10mm,层间距5mm。

（4）扫描方式螺旋扫描或序列扫描。

（5）对比资料要满足要求:显示病灶大小和血供的变化情况。

（6）对CT机型无特殊要求,多排螺旋CT成像速度快,可以进行三维重建,更有利于对比。

（六）CT介入图像质量控制

1. 质量控制的内容　根据欧共体工作文件(EUR16262.1997.4),CT图像质量控制的内容包括:

（1）诊断学标准:包括解剖学影像标准和物理学影像标准。解剖学影像标准满足临床要求,以解剖特征的显示程度来表述,分为"可见""显示"和"清晰显示"。物理学影像标准是通过测试进行客观评价,它依赖于CT设备的技术性能和所选的技术参数。

（2）成像技术条件:包括层厚、层距、视野、曝光参数、重建算法、窗技术、检查体积、机架角度等。

（3）临床及相关的性能参数:包括患者准备、检查方法、成像观察条件、激光照相等。

患者辐射剂量标准　CT是一种辐射剂量较高的影像检查设备,在不影响图像质量及诊断要求的前提下,应尽量降低辐射剂量。

2. 质量控制的措施

（1）提高空间分辨率:采用高空间频率算法、大矩阵、小像素值、小焦点和增加原始数据量的采集可以提高空间分辨力,另外采用薄层面可提高z轴空间分辨力。

（2）增加密度分辨力:探测器的效率越高、X线剂量越大,密度分辨力越高。

（3）降低噪声:X线光子能量增加了三倍,噪声可减小一半;软组织重建算法的密度分辨力高;层厚越薄噪声越大。

（4）消除伪影:减少因被检者因素造成的运动伪影,避免因设备因素和扫描条件不当造成的伪影。

（5）减少部分容积效应:对较小的病灶尽量采用薄层扫描。

三、CT放疗定位检查技术

（一）CT放疗定位的临床应用价值

放射治疗的原则就是使放射线剂量最大限度的集中在肿瘤上,使周围正常组织的照射剂量减少到最低程度。传统的模拟定位机对显示病变的准确位置、外侵程度及其邻近组织结构关系无法判断,CT定位扫描能够准确地显示病变的大小范围,详细观察病变与周围正常器官的临界关系,精确地规划出病变靶区的照射范围,测量出照射角度及体表照射的准确性。尤其是对避开敏感要害器官组织的照射,如脊髓、脑干、肾脏等最大限度地减少不必要的放射损伤。

由于 CT 扫描有较高的密度分辨率,对全身各部位均可实施定位,而 X 光机透视下定位仅对胸部病变及食管,胃肠有较高准确性,对颅脑、颈部及腹部实性脏器及肿瘤则望尘莫及。

CT 扫描能够准确地分辨出病变的密度,解决了部分病变与周围组织结构无理想对比度而定位较难的问题,准确地测量出体表至病变的深度以及照射角度,为放疗剂量的制订提供参考资料。

CT 定位扫描能够清晰显示体内淋巴结转移及分布情况,有助于肿瘤的 TNM 分期,对病变区域进行 CT 定位扫描后,根据图像确定肿瘤的上下界限及侵犯范围。利用 CT 的准确走床及激光定位灯的指引进行划线放疗定位。利用 CT 后处理功能对肿块大小准确测量,设计照射野及照射角度,为制订放疗计划提供充分可靠的依据。(虽然采用 CT 定位费用稍显昂贵,但 CT 定位同时也是一次 CT 检查,尤其对化疗后或准备二次放疗的病人,CT 扫描可以明确肿瘤的发展情况,大大提高治疗效果。)

由于 CT 定位扫描技术能够准确地确定肿瘤位置、大小、范围及外侵和淋巴结转移情况,对病变照射靶区的大小及照射高度起到指导作用。所以,在肿瘤病人设计放射治疗计划时,CT 定位扫描是非常必要的。

(二) CT 放疗定位的检查前准备

1. 一般准备

(1) 被检者须携带有关的病史资料,如病史、超声检查、化验、放射性核素、MRI 和已做过的各种影像检查资料以备参考。

(2) 除去检查部位的高密度物品,头部、颈部、胸部及四肢检查前尽量除去检查部位的金属物品,无需其他特殊准备。

(3) 婴幼儿应在睡眠状态下进行检查,必要时需要镇静剂。被检者家属尽量陪同被检者来做检查。

(4) 增强扫描需做增强扫描的被检者提前做碘过敏试验。请家属或本人在《CT 增强检查同意书》上签字,以履行必要的手续。

(5) 服用二甲双胍的被检者需在临床医生指导下停药两天。

2. 扫描前技师准备

(1) 认真核对患者检查申请单的基本资料,主要包括患者姓名、性别、年龄和 CT 检查号等一般情况,确认检查患者无误。

(2) 阅读现病史、主要症状、体征、既往史,实验室和其他影像学检查结果和资料,临床诊断、检

查部位和目的等。如发现填写不清楚时,应与临床医生联系了解清楚后再行检查。

(3) 根据临床要求的检查部位和目的制订扫描计划,向患者解释检查过程,取得患者合作,并告知患者出现异常情况时如何通过对讲系统与操作人员联系。

(4) 摆位时对非检查部位的重要器官如甲状腺和性腺用专用防护用品遮盖,尤其应注意对儿童和女性患者性腺区的保护,减少不必要的辐射。

3. 设备准备 将放疗定位专用体模板固定于检查床板上,打开电脑,选择激光系统,确保检查左右激光灯中心与体模板中心重合。用水平尺测量检查床板水平情况,保证检查床定位精确性。定位线指示灯的正常误差范围不应大于 1mm。

4. 放疗定位和放疗时胃肠道及膀胱准备 部分器官放疗时,需要准确地显示(充盈)和勾画,以较准确地评价该器官的 DVH 并预测其放疗相关副反应,例如贲门、胃、小肠或膀胱。因此,放疗定位或放疗时,需饮水并加 60% 泛影葡胺(和水混合)服用,行胃肠道或者膀胱的准备。

(1) 显示贲门和胃:适用于食管和胃的放疗。CT 定位时:准备 300ml 水 +60% 泛影葡胺 20ml 混合,放疗 CT 定位前 30 分钟喝 200ml(显示胃)CT 增强扫描开始时再喝 100ml(显示贲门)。以后每次放疗前 30 分钟喝 200ml 饮用水,以便和放疗定位时胃的充盈程度重复(CT 定位时最好空腹,以后行放疗时最好也空腹)。

(2) 显示小肠:适用于盆腔肿瘤,如直肠癌和宫颈癌的放疗。准备 1000ml 饮用水 +60% 泛影葡胺 20ml 混合,放疗定位前 1 小时分 2~3 次口服,以显示小肠并充盈膀胱,喝水前最好排尿,喝水后憋尿至放疗定位结束。以后每次放疗前 1 小时分 2~3 次口服 1000ml 饮用水(喝水前排尿,喝水后憋尿至放疗结束)。

直肠癌放疗定位时必须在肛门处放置铅粒以显示肛门,如果为 Mile's 手术,在会阴部切口瘢痕处放置铅丝,另外注意患者大便情况。放疗定位时要确定患者无肠梗阻、便秘等大便不通畅情况。放疗定位前协助患者通便,以后放疗时也应注意患者大便情况。

腹部肿瘤(如胰腺癌、胆道系统肿瘤、肝癌、肾癌、腹膜后肉瘤、腹膜后淋巴瘤等)放疗时也应考虑显示患者小肠情况,建议根据需要显示的小肠部位来控制服用胃肠道造影剂的时间。

(3) 显示膀胱:适用于前列腺癌的放疗。准备

1000ml饮用水,放疗定位前1小时分2～3次口服,以显示膀胱。喝水前最好排尿,喝水后憋尿至放疗定位结束;以后每次放疗前重复以准备方法。

(三) CT放疗定位扫描技术

CT因其对病变的定位和定性,有较大的优势,临床应用越来越普遍。随着CT设备的升级,CT检查技术亦不断发展,由单层扫描发展到多层容积扫描,由普通的平扫和增强扫描发展到动态增强和灌注CT。丰富的后处理技术使临床应用范围进一步扩大。CT定位技术在肿瘤的放射治疗中起着重要技术支持,使放疗在肿瘤的精确定位和剂量计算及方案设计更好地实施并取得更满意的治疗效果。

1. CT定位　不仅要求CT提供清楚的病变大小、范围和周围正常结构,同时也要清楚的显示定位床和定位头架上的标记点及体表软组织轮廓,由于定位标记点的密度与病灶及其周围组织结构密度差别较大,要使它们同时显示必须仔细调节好窗宽和窗位,才能准确勾画靶区。确保治疗计划制订过程中资料的完整性。

2. 正确选择扫描参数　各扫描参数如管电压、管电流、FOV、X轴、Y轴扫描机架角度,在扫描过程中绝对不能更改,否则会使定位出现偏差。在扫描病灶区时,尽量使用层厚和层距均为3～5mm的薄层扫描,这样可以减少由于层厚和层距大而产生的部分容积效应,使病灶部位能更清晰的显示。另外,在选择FOV时,要做到既能显示完整的扫描区域,包括完整的皮肤,又能充分显示定位床上或定位头架上的定位标记物。若FOV太小,虽显示的病灶大,但易丢失皮肤表面,无法描绘靶区和重建图像;反之,则病灶太小,不易准确勾画靶区。所以FOV的选择十分重要。

3. 病人屏气的训练　呼吸运动对胸部和腹部的扫描影响很大,当行胸腹部定位时,必须使用腹压板(置于剑突),同时训练病人扫描时吸气后屏气,呼吸深度均匀一致,使扫描层面能保持相同的呼吸相,保持层面的连续性。否则因呼吸深度不一致而使病变部位漏层和层面重复,导致CT定位的不准确性影响治疗计划。

4. CT增强扫描　放疗定位扫描不同于诊断CT的强化扫描,强化扫描中的参数选择如造影剂的应用剂量、注射速率、扫描时间等显得十分重要。常规建立静脉通道,经高压注射器注入80～90ml碘对比剂注射速率2.5ml/s。CT增强能使病变组织及周围结构图像显示清晰。能分辨各种软组织的微小密度差异。显示普通平扫CT不能显示的等信号病变。

5. X和Y方向的精度　主要取决于CT扫描装置像素的大小,人为地在CT模拟计划系统中选择定位标记点可带来一定的误差。定位激光灯的准确也是非常重要的环节,它也是CT模拟定位误差的来源之一,所以在进行CT定位时,会提高CT机空间及密度分辨率,须注意各个环节,经常进行维护,调节校准,每周定时做CT水模校正,以保持CT值准确恒定。

6. CT定位技术和其他影像学检查的结合　其目的是将显示不清的肿瘤或正常结构在其他优势图像上进行勾画,同时在CT图像相应部位显示勾画轮廓,使CT模拟中对靶区和危险结构确定更加准确,常用者包括MRI/CT融合,PET/CT融合,ECT/CT融合。

7. 4D CT技术　对边缘较清晰的肺部肿瘤患者行呼吸训练,待呼吸平稳自然有规律后,测量每分钟呼吸频率,对具有较好重复性呼吸曲线信号的患者实行4D CT模拟定位。根据患者的呼吸曲线、信号周期设置合适的CT机架的旋转周期、管电压、管电流、层厚、FOV、螺距、像素矩阵等,行CT肺部电影扫描和传统呼气相末期增强扫描,CT图像采用全周扫描重建,扫描后把所采集的CT图像数据输入到自行开发设计的4D-CT软件系统进行4D-CT图像和MIP图像重建处理(图3-20-12)。

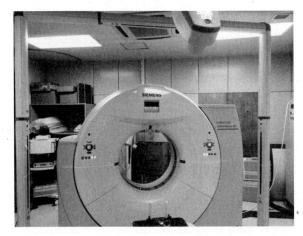

图3-20-12　CT放疗定位设备

(四) CT放疗定位扫描要点

1. 将所画的标志线(点)与CT孔径的激光线重合,治疗床的读数复零,做一次性CT顺序扫描,不能重复扫描或返回扫描,否则,计算机拒绝接受或重建后失真,同时需留意观察CT扫描图像时候包含有技术标志点显示,如无,需重新扫描。还应监视患者有无体位的变化。

2. 头部扫描时，头顶第一层应露空，以利于计算脑部靶区的深度；胸部和腹部扫描时，应分别包括肋膈角和肾脏，以便在剂量-体积直方图中计算肺组织及肾脏和周围重要脏器的剂量容积比。对靶区出现剂量不均或周围脏器出现受量过高时，可进行相应的调整。

3. 对需增强扫描的部位进行扫描时，注入造影剂的时间应根据扫描速度快慢适时掌握，使扫描病变的时间正好达到造影剂流入病灶区的浓度高峰。

4. 对于扫描盆腔的病人，最好采用和放射治疗时相同的状态，以免影响治疗计划的精度。

5. 其他 应注意 CT 扫描范围比常规诊断扫描范围要大，以便在放疗计划设计时能够准确勾画临床肿瘤体积（GTV）、临床靶体积（CTV）、计划靶体积（PTV）及照射面积（IV）等。扫描结束后，根据不同的放射治疗计划设计要求，通过网络直接传送所有 CT 图像到不同的治疗计划工作站，以便勾画肿瘤体积（GTV）、临床靶体积（CTV）以及做治疗计划设计等。

（五）CT 放疗定位扫描图像质量控制

1. 质量控制的内容 根据欧共体工作文件（EUR16262.1997.4），CT 图像质量控制的内容包括：

（1）诊断学标准：包括解剖学影像标准和物理学影像标准。解剖学影像标准满足临床要求，以解剖特征的显示程度来表述，分为"可见""显示"和"清晰显示"。物理学影像标准是通过测试进行客观评价，它依赖于 CT 设备的技术性能和所选的技术参数。

（2）成像技术条件：包括层厚、层距、视野、曝光参数、重建算法、窗技术、检查体积、机架角度等。

（3）临床及相关的性能参数：包括患者准备、检查方法、成像观察条件、激光照相等。

患者辐射剂量标准 CT 是一种辐射剂量较高的影像检查设备，在不影响图像质量及诊断要求的前提下，应尽量降低辐射剂量。

2. 质量控制的措施

（1）提高空间分辨率：采用高空间频率算法、大矩阵、小像素值、小焦点和增加原始数据量的采集可以提高空间分辨力，另外，采用薄层面可提高 Z 轴空间分辨力。

（2）增加密度分辨力：探测器的效率越高，X 线剂量越大，密度分辨力越高。

（3）降低噪声：X 线光子能量增加了三倍，噪声可减小一半；软组织重建算法的密度分辨力高；层厚越薄，噪声越大。

（4）消除伪影：减少因被检者因素造成的运动伪影，避免因设备因素和扫描条件不当造成的伪影。

（5）减少部分容积效应的影响：对较小的病灶尽量采用薄层扫描。

四、PET/CT 检查技术

（一）PET/CT 设备的构造和性能参数

正电子发射断层显像/X 线计算机体层成像仪（positron emission tomography/computed tomography，PET/CT）是一种将 PET（功能代谢显像）和 CT（解剖结构显像）两种先进的影像技术有机地结合在一起的新型的影像设备，它是将微量的正电子核素示踪剂注射到人体内，然后采用特殊的体外探测仪（PET）探测这些正电子核素人体各脏器的分布情况，通过计算机断层显像的方法显示人体的主要器官的生理代谢功能，同时应用 CT 技术为这些核素分布情况进行精确定位，使该设备同时具有 PET 和 CT 的优点，发挥出各自的最大优势。

PET/CT 检查设备是 PET 与 CT 两种设备的结合。但是，最初与 CT 组合的功能成像设备，却是单光子发射计算机断层。虽然这一设备获得的图像效果并不满意，但这一创意推动并形成一种实用的双功能成像概念，促进了 PET/CT 的出现和发展。

PET 使用正电子示踪剂，核素衰变过程中正电子从原子核内放出后很快与自由电子碰撞湮灭，转化成一对方向相反、能量为 511keV 的 γ 光子。在这光子飞行方向上对置一对探测器，便可以几乎在同时接受到这两个光子，并可推定正电子发射点在两探头间连线上，通过环绕 360°排列的多组配对探头，得到探头对连线上的一维信息，将信号向中心点反投影并加以适当的数学处理，便可形成断层示踪剂分布图像。凡代谢率高的组织或病变，在 PET 上呈明确的高代谢亮信号，凡代谢率低的组织或病变在 PET 上呈低代谢暗信号。PET 主要根据示踪剂来选择性地反映组织器官的代谢情况，从分子水平上反映人体组织的生理、病理、生化及代谢等改变，尤其适合人体生理功能方面的研究。但是图像解剖结构不清楚，CT 功能有：采用 X 线对 PET 图像进行衰减校正，大大缩短了数据采集时间，提高了图像分辨率。利用 CT 图像对 PET 图像病变部位进行解剖定位和鉴别诊断，所以 PET/CT 从根本上解决了核医学图像解剖结构不清楚的缺陷，同时又采用 CT 图像对核医学图像进行全能量衰减校正，使核医学图像真正达到定量的目的并且提高诊断的准确性，实现了功能图像和解剖图像信息的互补。

PET/CT 设备硬件包括几个主要部分：①PET影像扫描仪：采集 PET 影像数据；②CT 影像扫描仪：采集 CT 影像数据；③影像控制系统：控制扫描采集，传输数据和存储重建的 CT 数据；④影像重建系统：与扫描系统通信，计算 CT 断面的影像和传送数据；⑤高级计算系统：采集和临时存储 PET 原始数据；⑥PET 重建系统：将 PET 正弦图重建为影像；⑦影像处理系统：重建 3D 影像和 PET/CT 影像融合；⑧控制箱：启动 CT 采集和 PET 采集，开关 CT 机架和计算机。

PET/CT 的主要性能包括以下四个重要的参数指标：

（1）空间分辨率：空间分辨率表明 PET 对空间的两个"点"的分辨能力。一个理想的放射性点源放在 PET 的视野（field of view）中，PET 所得到的放射性分布图像并不是一个点，而是有一定扩展，所得到的是一个"球"，球的大小反映了 PET 的空间分辨能力。分辨率定义为该点源的扩展函数的半宽高，主要取决于环形探测器的位置分辨。另外，点源放在视野中不同位置，其分辨率稍有不同，距 FOV 中心越远，其分辨率越差。

（2）灵敏度：灵敏度常用单位体积内单位辐射剂量情况下探测器探测到的事例来表示。灵敏度越高表明在一定统计误差要求下，对特定脏器的放射性强度要求越低。影响灵敏度的主要因素有：①整个探测器对被测物体所张的立体角；②探测器本身的探测效率，即探测器响应事例数与入射事例数的比例；③系统时间窗、能量窗大小；④系统的死时间。

（3）时间分辨率：时间分辨率定义为对已知好事例相对的两个探测器响应的时间差分布的半宽高。时间分辨率是时间窗选定的主要依据，时间窗选择应比时间分辨率稍大，一般以时间分布曲线的 1/10 高宽来定。

（4）能量分辨率：能量甄别是排除散射事例的有力依据，因为散射事例中至少有一个光子经过了康普顿散射，能量部分损失，因而可以根据被测光子的能量大小决定好坏事例的取舍。系统能量分辨率的大小决定着能量窗的选择，好的能量分辨率可以选择较小的能量窗。

（二）PET/CT 检查的意义与准备

1. PET/CT 检查的意义　大多疾病都会经历从基因突变→代谢异常→形态改变的发展过程。传统的 CT 检查密度分辨率高、定位准确，但只有当疾病发生到"形态改变"这一阶段才能被发现，因此不能达到"早期诊断"的目的；传统的 PET 检查，虽然能在"代谢异常"阶段就发现病灶，但是由于缺乏周围正常组织的对照致使定位模糊。PET/CT 一次显像能同时获得 PET 与 CT 两者的全身各方向的断层图像，既发挥了两者的优势，又有效地弥补了两者的不足。

（1）对比传统影像，PET/CT 主要有以下优势：

1）早期：PET/CT 能早期诊断肿瘤等疾病。由于肿瘤细胞代谢活跃，摄取显像剂能力为正常细胞的 2～10 倍，形成图像上明显的"光点"，因此在肿瘤早期尚未产生解剖结构变化前，即能发现隐匿的微小病灶（大于 5mm）。

2）安全：检查安全无创。检查所采用的核素大多数是构成人体生命的基本元素或极为相似的核素，且半衰期很短，所接受的剂量较一次胸部 CT 扫描的剂量稍高，安全高效，短时间可以重复检查。

3）准确：检查结果更准确。通过定性和定量分析，能提供有价值的功能和代谢方面的信息，同时提供精确的解剖信息，能帮助确定和查找肿瘤的精确位置，其检查结果比单独的 PET 或 CT 有更高的准确性，特别是显著提高了对小病灶的诊断能力。

4）快速：进行全身快速检查。其他影像学检查是对选定的身体某些部位进行扫描，而 PET/CT 一次全身扫描（颈、胸、腹、盆腔）仅需近 20 分钟左右，能分别获得 PET、CT 及两者融合的全身横断面、矢状面和冠状面图像，可直观的看到疾病在全身的受累部位及情况。

5）性价比高：可早期发现肿瘤，确定性质，其治疗费用较晚发现减少 1～5 倍，生存时间提高 1～5 倍，甚至 10 倍；一次检查就可准确判断大多数肿瘤的良恶性、是否有转移，避免了多种检查延误疾病诊断或者制订错误的治疗方案；可准确对于肿瘤进行分期，评价治疗效果，减少不必要的治疗方法和剂量；能准确判定肿瘤治疗后的肿瘤复发，虽单一检查费用略高，但实际上避免了不必要的手术、放化疗和住院，总体性价比突出。

（2）PET/CT 在医学检查中目前有几个重要的应用：

1）在肿瘤疾病的诊断与治疗中的应用：早期诊断及鉴别诊断恶性肿瘤或病变；进行精确的肿瘤临床分期；有利于指导或调整临床治疗方案；帮助制订肿瘤放疗计划。

2）在冠心病诊疗中的临床应用：准确、无创地诊断有症状或无症状冠心病；估测溶栓治疗、经皮冠状动脉成形术、支架植入和其他冠脉血流重建术的治疗效果；跟踪观察有高危险因素人群（遗传史、不良生活习惯、高血压、高血脂、高血糖等）冠心病的进展或转归，制订相应的防治措施；心肌梗死后及其他坏死性心肌病治疗前存活心肌活力判断。

3）在大脑疾病中的作用:各种大脑疾病(脑血管性疾病、癫痫、帕金森病、脑原发肿瘤、早老性痴呆和血管性痴呆等)的定性、定位诊断,了解其影响范围及程度;脑瘤的分类、分型、定性和预后评估;监测退行性脑病的功能障碍;肿瘤复发灶与坏死灶鉴别;预测外科手术损伤脑组织,造成脑功能障碍的程度。

4）在癫痫诊疗中的作用:帮助定位癫痫病灶,为脑外科手术提供参考;可实现多种正电子同位素成像,能为患者提供脑血流、脑代谢、脑神经受体分布等多个方面的信息,为癫痫的定位和手术后复发预测提供了宝贵的资料。

5）在健康人体格检查中应用:在健康体检方面,随着人们生活方式、工作压力的改变,出现了退行性疾病的低龄化及肿瘤发病率持续上升的情况,定期进行 PET/CT 体检,可以早期发现这些处于萌芽状态的病灶,从而达到早发现、早治疗、早康复的目的,同时还可对一些良性病变进行监测,以提高生活和生命质量。

2. PET/CT 检查前后需要做的准备

(1) 检查前准备:PET/CT 检查是项安全、快速、无创伤的高端检查,为了保证有效的检查结果和准确无误的影像图片,需要配合一些简单的检查工作。PET/CT 检查前的注意事项需要受检者认真阅读:

1）由于放射性药物的特殊性,希望受检者及主管医生不要更改预约好的检查时间,如有特殊情况不能如期到来,请务必在前一天上午事先电话联系,否则药费损失由受检者承担。

2）受检者于检查前需禁食 4~6 小时,可以饮用白开水。

3）糖尿病患者需正常服用降糖药物,控制血糖;心脏受检患者在检查当日早晨 6 时口服速效降脂药。

4）禁酒、禁饮含糖饮料、禁静脉滴注葡萄糖、禁做剧烈或长时间的运动。

5）检查当日尽可能避免与人交谈,不咀嚼口香糖等;避免紧张体位。

6）来 PET/CT 中心检查时,需带齐有关资料(病历、CT 片、MRI 片、X 线片、病理结果等)。

7）在注射显像药物前后都须保持安静,并以卧位或半卧位休息,尽可能避免走动。

8）在检查前取出身上的金属物品,检查中确保身体不要移动。

(2) 检查后注意:进行 PET/CT 检查与其他影像学检查一样,也有需要注意的地方。不仅仅是检查前需要受检者与医护人员密切的配合,确保检查结果的准确性。在检查后的注意事项也非常重要:

1）检查后不要急于外出走动,要听从医护人员安排,部分病人可能需要进行延迟显像。

2）检查后需要多喝水,以利于 ^{18}F-FDG 的代谢而排除体外,一般 2~3 个小时后,可以将注射到人体的显像剂残留通过尿液全部排泄干净。

3）适当食用些胡萝卜、绿茶、鱼腥草、蜂蜜、花粉以及橘子、樱桃、草莓等水果。减少 PET/CT 检查的辐射对身体造成的损伤,有助于修补身体,并且极大程度上降低射线的副作用。

4）24 小时内尽量不要接触孕妇及儿童。

3. PET/CT 检查技术的种类 目前,PET/CT 的采集技术主要有 2D 采集和 3D 采集两种。2D 采集时探头环与环之间放置栅隔(septa)。栅隔由铅或钨等重金属屏蔽材料制成,防止错环符合事件发生。3D 采集收进环间栅隔,系统会记录探测器之间任何组合的符合事件。

根据所采用的示踪核素不同,应用组成人体主要元素的短命核素如 ^{11}C、^{13}N、^{15}O、^{18}F 等正电子核素为示踪剂又可以实现从分子水平动态观察到代谢物或药物在人体内的生理、生化变化,用以研究人体生理、生化、化学递质、受体乃至基因改变。

(1) 癫痫定位:对脑癫痫病灶准确定位,为外科手术或伽玛刀切除癫痫病灶提供依据。

(2) 脑肿瘤定性和复发判断:脑肿瘤的良恶性定性、恶性胶质瘤边界的确定、肿瘤治疗后放射性坏死与复发的鉴别、肿瘤活检部位的选择等。

(3) 痴呆早期诊断:早老性痴呆的早期诊断、分期并与其他类型痴呆如血管性痴呆进行鉴别。

(4) 脑受体研究:帕金森病的脑受体分析,进行疾病的诊断和指导治疗。

(5) 脑血管病变:PET/CT 可以敏感地捕捉到脑缺血发作引起的脑代谢变化,因此可以对一过性脑缺血发作(TIA)和脑梗死进行早期诊断和定位,并进行疗效评估和预后判断。

(6) 药物研究:进行神经精神药物的药理学评价和指导用药,观察强迫症等患者脑葡萄糖代谢的变化情况,为立体定向手术治疗提供术前的依据和术后疗效随访等。

(7) 肺癌检查:70% 肺癌确诊时已到中晚期,中晚期肺癌过了最佳治疗期,能够在早期发现肺癌病灶的最先进的影像学仪器是 PET/CT。PET/CT 的超高灵敏度,不仅提高了病灶的清晰度和特异性,更大大地提高了微小病灶的检出能力和确诊率,使定位更加准确。

(曹国全 李文美 陈晶)

第四章　DSA 检查技术

第一节　检查前准备

一、适应证、禁忌证及并发症

DSA 技术随着介入放射学的发展，临床应用不断扩大，不仅用于动脉及静脉系统成像，而且适合于全身各部位的血管疾病诊断与治疗，是目前诊断血管疾病最可靠的手段，更是血管疾病诊断的金标准，它还是介入治疗不可缺少的影像工具。但 DSA 的检查与治疗具有创伤性，需要进行穿刺插管、注射碘对比剂，导管留置在血管内的时间比较长，在检查中可能出现出血、栓塞及梗死等现象，因此，为确保每次手术的成功，在进行 DSA 检查前要掌握其适应证、禁忌证，特别要注意其并发症的产生。

（一）适应证

1. 血管性疾病

（1）血管本身的病变：血管瘤、血管畸形、血管狭窄、血管闭塞、血栓形成等诊断；血管疾病的介入治疗；血管病变的术后复查。

（2）外伤所致血管病变：外伤致血管损伤有开放性的或闭合性的。内脏血管的损伤采用开放性手术治疗既复杂，创伤面又大，愈后差。DSA 检查可以确定出血的部位、原因和性质。在确诊了出血的部位和性质后，通过栓塞术可有效地对靶血管进行栓塞，或通过支架置入术进行腔内修复以达到治疗目的。

2. 肿瘤性疾病

（1）肿瘤病变的诊断与治疗：了解肿瘤的血供、范围及肿瘤的介入治疗；对微小肿瘤，DSA 可根据肿瘤对碘染色的情况判断肿瘤的大小、范围，有利于进一步栓塞治疗。肿瘤治疗的随访，通过 DSA 检查可了解治疗后的肿瘤大小、形态。尤其对肿瘤供血血管的了解更加明确，有利于指导下次治疗。

（2）肿瘤手术前的栓塞治疗：对一些血管丰富的肿瘤，直接行开放性手术，出血量大，易危及患者的生命。手术前对肿瘤供血动脉进行栓塞，可减少患者的手术中的大出血，提高手术的成功率。

3. 心脏冠状动脉疾病

（1）心脏疾病的诊断与介入治疗：通过对主动脉、肺动脉及心房、室的造影，可对先天性心脏病及获得性心脏疾病进行明确诊断；也可通过封堵术及球囊扩张术进行心脏某些疾病的治疗。

（2）冠状动脉疾病的诊断与介入治疗：在冠状动脉造影的基础上发现冠状动脉的狭窄或某分支的闭塞，可通过球囊扩张及支架的植入进行治疗。

（二）禁忌证

1. 碘对比剂过敏者。
2. 严重的心、肝、肾功能不全者。
3. 严重的凝血功能障碍，有明显出血倾向者。
4. 高热、急性感染及穿刺部位感染者。
5. 恶性甲状腺功能亢进、骨髓瘤者。
6. 女性月经期及妊娠三个月以内者。

（三）并发症

1. 穿刺插管所致并发症

（1）穿刺部位血肿：是 DSA 检查的常见并发症，主要是穿刺不当、反复穿刺致血管损伤或拔管后压迫止血不当，导致血液外渗至血管外的组织间隙。血肿累及盆腔、腹腔时，若包膜破裂，则出现大出血，严重时危及生命。

（2）动脉痉挛：多因导丝、导管反复刺激血管或在血管内停留时间过长所致。若在检查与治疗中产生，则影响手术的继续进行。应停止导管或导丝运动，或通过导管在痉挛的动脉处注射利多卡因或罂粟碱来解除痉挛。四肢血管痉挛会导致四肢发麻，严重的导致肢体缺血坏死，应及时处理。

（3）假性动脉瘤、动脉夹层、动静脉瘘的形成：由于操作不当或导管、导丝过硬致使有动脉壁粥样斑块的血管内膜受损，插入的导管或导丝进入血管内膜而导致假性动脉瘤或动脉夹层的形成；若穿破动脉进入邻近的静脉则形成动静脉瘘。

（4）动脉切割、血管破裂：①动脉切割导管穿破血管进入非血管区，进行血管造影时靶血管消失。②血管破裂因外界因素导致血管破裂，造影时对比剂进入血管腔外,一般为球囊扩张时由于扩张力或扩张球囊的大小超过本身血管的大小而导致血管破裂,若大血管的破裂,严重危及患者的生命。

(5)异位栓塞、血栓、气栓的形成:①异位栓塞是栓塞剂通过其他渠道进入非靶血管或组织,对其进行栓塞。②血栓来自导管及导丝表面血液凝块、动脉斑块的脱落因导管、导丝反复移动而致斑块脱落,脱落的血块、斑块随血流的运动进入某个血管而致血管栓塞,引起组织或器官的缺血坏死。若进入肺部产生急性肺栓塞而死亡。③气栓形成有两个方面因素,插管时导管及血管鞘未进行排气,另一方面为注射药液及对比剂时未排气或排气不充分使气体进入血管内,导致血管的闭塞,严重的气栓,可引起血管闭塞,若使脑血管闭塞则会引起脑梗死。

(6)导管在动脉内打结或折断:主要由于操作不当、导管的质量问题,或拔管时没有进行导丝的引导而直接拔管,导致导管折断。严格按介入操作规程进行操作,插入导管前,应先进导丝,再在导丝的引导下插入导管;退出导管时应在 X 线监控下退出。严格按国家要求使用一次性导管,严禁导管反复使用。

(7)严重的心律失常:冠状动脉造影及心脏各房、室的检查,由于导管进入心室刺激房室的异位起搏点导致心律失常。

2. 对比剂过敏所致严重并发症

(1)碘过敏反应或特异质反应:特异质反应就是我们常说的个体过敏反应,一般与使用剂量无关。主要为过敏性休克、荨麻疹、血管神经性水肿、喉头水肿、急性肺水肿、急性肾衰、横断性脊髓炎、癫痫和急性脑水肿。

(2)剂量依赖或物理化学反应:与对比剂用量、注入方式和速度有关。因对比剂具有高渗性、离子性和化学毒性,注射后会产生如恶心、呕吐、心动过速或心动过缓,甚至心搏骤停等一系列反应。

二、术前准备

DSA 检查虽然是一种创伤性很小的手术,但仍是一种无菌手术,具有一定的并发症;操作技术对手术成败固然重要,但决定成败的另一重要因素还包括必要的术前准备。对可能发生的并发症要有充分的思想准备,并及时发现和处理并发症。具体准备包括病人的准备、器械的准备和药品的准备。

(一)病人准备

1. 碘过敏和麻醉药过敏试验。

2. 检测心、肝、肾功能及出凝血时间、血小板计数。

3. 术前 4 小时禁食。

4. 穿刺部位备皮。

5. 向患者和家属简述造影目的、手术过程,消除患者的顾虑及紧张心理。同时告知术中、术后可能发生的意外情况和并发症,获得患者家属理解,取得患者的合作,并签署手术知情同意书或其他的相关的知情同意书。

6. 儿童及意识不清不能配合者施行全身麻醉。

7. 建立静脉通道,便于术中给药和急救。

(二)器械准备

1. **手术器械准备** 消毒手术包,手术器械包,穿刺针,导管鞘,导管,导丝,注射器等。

2. **造影设备准备** 对 DSA 设备和高压注射器在术前检查运行状况,确保手术正常进行。备好心电监护仪、除颤器和吸引器等抢救设备。

(三)药物准备

1. **常规药物** 配备肝素、利多卡因、生理盐水及各类抢救药品。

2. **对比剂** 浓度为 60% ~ 76% 离子型或 270 ~ 400mgI/ml 非离子型对比剂。对比剂用量依据不同造影部位、目的、方式而不同。

(罗来树 林建华)

第二节 DSA 检查方式

DSA 是利用计算机对数字影像信息进行处理,消除骨骼和软组织影像,使血管清晰显示的成像技术,是数字 X 线成像技术之一,对全身血管的检查具有较大优势,是检查血管疾病的金标准。根据成像方式分静脉 DSA(IV-DSA)、动脉 DSA(IA-DSA)和动态 DSA。静脉 DSA 分外周静脉法和中心静脉法;动脉 DSA 分选择性动脉 DSA 和超选择性动脉 DSA。随着介入放射学的发展及广泛的临床应用,目前以选择性和超选择性动脉 DSA 为主。

一、静脉 DSA

(一)外周静脉法 DSA

外周静脉法 DSA(intravenous digital subtraction angiography, IV-DSA)是通过周围静脉注入对比剂,经过静脉回流至右心、肺循环再至全身的动脉、静脉,以此来获得心脏及所需的靶血管形态。这种用静脉注射方式来显示动脉系统的 DSA 检查方法称为外周静脉法 DSA。风险较小,它是最早应用的

DSA 检查。

采用外周静脉法需要注射大量的对比剂才能使较大的动脉、静脉系统显示，必须在短时间内使血管内对比剂的浓度达到一定的浓度，才能有效的显示靶血管。需要作对比剂的团注，所谓团注（bolus injection）是在单位时间内给血管内注入一定量的对比剂，其量略大于同期血管内的血流量，从而取代该节段血管内的血液。当这部分血流流经兴趣血管时，其中的对比剂稀释较少，仍保持较高的浓度，从而达到较高的对比。而静脉内团注的对比剂在到达兴趣动脉之前要经过心腔与肺循环，对比剂浓度将被稀释，稀释程度根据流量理论来评估。物质的浓度是指单位体积溶液中所含溶质物质的量，即稀释的碘在动脉的平均浓度（P）是所注射碘的总量（mg）除以造影团块通过的单位体积的血容量（ml）即：经肺循环后出左室的对比剂浓度：$V \times P_1 = P_c \times R \times T$。

$$P_1 = \frac{P_c \times R \times T}{V} \qquad （公式 4-2-1）$$

P_1 为碘的平均动脉浓度；Pc 为对比剂浓度；R 为注射速率；T 为注射时间；V 为对比剂团块通过期间总血量（心输出量与流经肺循环的总时间）。

在外周静脉法中，对比剂离开左心室时需要 8s，假设 R 为 20ml/s，T 为 2 秒，心输出量为 100ml/s，将此值代入公式 4-2-1，则有公式 4-2-2：

$$p_1 = \frac{p_c \times 20ml/s \times 2s}{100ml/s \times 8s} = \frac{p_c}{20} \qquad （公式 4-2-2）$$

从以上计算内容可知，当对比剂从外周静脉注入，经肺循环到达动脉系统时，血液中碘的浓度为原来的平均碘浓度的 1/20。影响静脉 DSA 法动脉显示的因素有：

1. 对比剂浓度的影响静脉团注的对比剂的碘浓度越高，靶动脉内碘浓度越高，显示效果越好。

2. IV-DSA 时与注射对比剂的剂量有关，一般要每次注射大剂量的对比剂，注射速率加大，注射时间长，单位体积的血管内碘浓度增加，靶动脉显示效果好。一次典型的 IVDSA 检查大约需要注射 40g 碘甚至更多。所以静脉给对比剂时，经心、肺循环后，动脉内的碘浓度大大降低，实际应用中 IVDSA 需要对比剂的量大而浓度高。

3. IV-DSA 时，动脉内碘浓度取决于所给予的碘总量，与注射速率无关。因为，对比剂团块必须流经体循环和肺循环，循环后的对比剂的流速与心输出有关，且循环路径长。在心血管的弹性限制和耐受范围内，对比剂的流率很难改变病人原有的血流速度。

4. IV-DSA 时与病人的心功能有关心功能差的病人，心输出量低，而中心血量高，单位时间到达靶血管的对比剂浓度降低。因此，心功能太差的病人，不宜做 IVDSA，原因是大剂量的造影剂加重了病人的负荷，高渗性的离子型造影剂也使血容量增加，图像质量差。

5. IV-DSA 时与注射部位有关注射位置可行中心置管或外周注射对比剂，前者是指把导管顶端送到右心房或上、下腔静脉开口附近，对比剂流经心、肺循环的时间短；后者只需在肘部穿刺后使导管沿正中或贵要静脉上行 10cm 以上，对比剂注射速度相应较低，中心血容量较大。比如以 10ml/s 速度注射 40ml 对比剂，则注射时间已长达 4 秒，大致相当于肺循环时间。中心血容量为心输出量与平均通过时间的乘积，即对比剂在其中被稀释的血量。中心血容量增加导致对比剂浓度的峰值降低，血管显示差。

另外，还可以用指示剂稀释法或 Stewart-Hamilton 关系式来描述对比剂衰减的时间-浓度曲线，估计造影剂的稀释情况。

曲线的峰值碘密度 ∝ 注射碘总量/中心血容量

对比剂团曲线宽 ∝ 中心血容量/心输出量

Stewart-Hamilton 是对染料稀释技术感兴趣的生理学家，采用的染料在水流中的稀释的浓度关系。同样的原理，对比剂在血流中，当血流量大时，对比剂向前流动很快，分散也快；但血流量小时，对比剂拉的较长，移动也慢。IVDSA 也可以认为是对比剂在血液中稀释检查。中心血量是指注射部位与感兴趣区之间的所有血量，对比剂在此过程中被稀释。兴趣血管的显示还和显影峰值碘浓度及对比剂团曲线宽度有关。

综上所述，IV-DSA 中的外周静脉法，动脉显影的碘浓度是所注射对比剂浓度的 1/20，对比剂团块特性曲线的峰值与注射碘的总量呈正比，与心输出量呈正比，与中心血量呈反比。所以，IV-DSA 是一种高剂量的造影检查，每次检查需要多次注入大量造影剂，方能显示感兴趣区的血管全貌。

（二）中心静脉法 DSA

采用中心静脉法 DSA，通过静脉导管注入造影剂，一般经过肘前静脉将导管插入上腔静脉、右心房、少数甚至右心室注射造影剂。即在上腔静脉或右心室注射对比剂，提高对比剂在血管中的浓度，由于通过肺循环,最终到达靶血管的对比剂量少,虽然比外周静脉 DSA 效果有所提高,但最终血管显示效果差。

静脉 DSA 虽然操作方便,可获得动脉造影图像,但检查区的大小血管同时显影,血管影像模糊且相互重叠,易产生运动性伪影,影像质量太差,几乎不能满足临床诊断的需要;造影剂用量较多,故临床应用少。不过在动脉插管困难或不适合做 IA-DSA 时可以采用。为了提高对比剂在所需血管的浓度,采用中心静脉法 DSA,即在上腔静脉或右心室注射对比剂,由于通过肺循环,最终到达靶血管的对比剂量少,虽然比外周静脉 DSA 效果有所提高,但最终靶血管的显示效果还是差。因此,采用外周静脉法 DSA 和中心静脉法 DSA 观察动脉的方法目前已基本废弃,现在通过下肢静脉注射对比剂进行 DSA 检查,只用于下肢的深静脉造影。对于门静脉、腔静脉、髂静脉、肾静脉、逆行股深静脉等部位的疾病诊断和介入治疗可采用选择性静脉 DSA。

二、动脉 DSA

动脉 DSA(intraarterial digital subtraction angiography,IA-DSA)是经皮股动脉或桡动脉穿刺,将所需的导管插入相应的血管内进行造影,获取所需的 DSA 血管图像。IA-DSA 分选择性动脉 DSA 和超选择性动脉 DSA。它使用的对比剂浓度低,对比剂团块不需长时间的传输与涂布,并在注射参数的选择上有许多灵活性。同时,血管重叠少,图像清晰,质量高,图像质量受病人的影响减小,对病人的损伤也小。

动脉 DSA 的一个极为重要的特性,DSA 显示血管的能力与血管内碘浓度和 X 线的曝光量平方根的乘积呈正比。比如,欲使一直径 2mm 的血管及其内径 1mm 的狭窄,与一直径 4mm 的血管及其内径 2mm 的狭窄获得同样的显示效果,可采用两种方法:一是将血管内的碘浓度加倍;二是将曝光量提高到 4 倍。增加 X 线的曝光量,从设备的负荷与病人的辐射剂量方面来说都是不可取的。只有从提高血管内的碘浓度来考虑,把碘对比剂直接注射到靶血管或在靶血管的附近注射,来提高血管显示的图像质量,由此出现了选择性和超选择性 IADSA 的方法。

进行 IA-DSA 时,将对比剂直接注射到兴趣动脉或在兴趣动脉附近处注射,对比剂不易被稀释。比如,在颈总动脉于 1s 内注入 8ml 15%(60%、292mgI/ml 碘对比剂的稀释液)的对比剂(75mgI/ml),若血流速度为 8ml/s,那么,由于注射的压力的作用,对比剂可很快地置换血流达 1s。动脉内的碘浓度在此期间会有 50~70mgI/ml,相比用较高剂量、较高浓度注射的 IV-DSA 可在同一部位达到的碘浓度仍高约 3~4 倍,可明显提高细小血管的显示率。

由于 DSA 对于对比剂的碘很敏感,当血管内碘的浓度太高时,重叠血管就不易观察。对于 IA-DSA 时血管内碘含量的计算,可通过时间-视频密度曲线和时间-浓度曲线对感兴趣区进行测量与推算,可得到对比剂出现和消失的时间,对比剂在血管内循环过程及流率,对比剂时间—浓度曲线的波幅、波宽、斜率等。在实际工作中,对比剂的用量、注射速率、注射压力要根据兴趣动脉的位置、大小、造影导管头至靶器官的距离作适当的调整。同时,动脉 DSA 对血管的显示与所用导管形态、导管直径大小及导管所在血管的位置有关,与注射的对比剂的速率有关。DSA 显示血管及病变的能力与血管内碘浓度与曝光量平方根的积呈正比,而血管所需最低对比剂的量与血管的直径呈反比;较高的注射速率可形成较密集的对比剂团块,提高细小血管内的碘浓度,提高细小血管的分辨率。

动脉 DSA 较静脉 DSA 具有较大的优势:①所需对比剂的浓度低,用量小;②显像清晰,能使直径 0.5mm 的小血管显示,血管相互重叠少;③运动性伪影发生概率大为减少;④放射辐射剂量减少;⑤成像质量高,诊断准确性增加,同时有利于介入治疗。

为了增加病变诊断和治疗的准确性,选择性、超选择性动脉 DSA 应用日益广泛,几乎取代了非选择性的静脉 DSA。IA-DSA 的操作是将导管插入动脉后,进行选择性和超选择性插管,导管在血管中停留的时间较长,为了防止导管凝血,经导管注入肝素 3000~5000U,行全身低肝素化,防止血栓对其他器官的影响。

DSA 主要用于外周血管的检查与治疗,对于心脏及冠状动脉的病变目前主要采用数字采集系统,可获得心脏、冠状动脉不同方位的数字化影像,对心脏病变的治疗提高了一个新台阶。

三、动态 DSA

动态 DSA(dynamic digital subtraction angiography)是球管、探测器或人体在规律运动情况下进行的 DSA 检查。常见的方式是旋转式血管造影和步进式血管造影或遥控对比剂跟踪。虽然动脉 DSA 具有很大的优势，但 DSA 的影像是从蒙片像与造影像相减得来的，在造影过程中，由于肢体移动，就会出现蒙片与造影片配准不良，而产生运动性伪影的 DSA 图像。同时，常规 DSA 的影像为二维图像，对重叠的血管不能完全显示，通过动态 DSA 可解决以上问题。

随着现代化技术的不断发展，DSA 系统设备性能不断改进，DSA 技术的不足得到改善，动态 DSA 在临床应用中发挥出巨大的作用。旋转 DSA 使成像部位重叠的血管，通过旋转式血管造影，获得多角度、非重叠的立体影像。通过 3D 及图像的后处理，使检查部位的血管及病变得到充分显示，可获得血管与病变关系的最佳显示角度，对于脑部血管病变的检查与治疗具有指导性意义。采用步进式摄影既可解决多次曝光、多次注药，也可以弥补因探测器面积小的问题，如下肢血管检查。采用遥控对比剂跟踪技术可在一次曝光过程中，观测全程血管结构。动态 DSA 通过改进高压发生器，使用超短脉冲快速曝光或采用数字技术脉冲方式曝光，可以减少运动部位成像及运动性伪影的产生，同时，X 线剂量接近减少一半。

四、减影方式

DSA 的成像基本原理是将受检部位没有注入对比剂和注入对比剂后的血管造影图像，分割成许多的小方格，做成矩阵化，形成由小方格中的像素所组成的数据图像，经对数增幅和模/数转换为不同数值的数字，形成数字图像并分别存储起来，然后通过计算机处理并将两幅图像的数字信息相减，获得的不同数值的差值信号，再经计算机处理，获得了去除骨骼、肌肉、软组织，只留血管影像的减影图像。根据数字减影方式的不同可分为三种，即时间减影、能量减影和混合减影。

（一）时间减影

时间减影（temporal subtraction）时间减影是 DSA 的常用方式，在注入的对比剂进入兴趣区之前，将一帧或多帧图像作蒙片（mask 像）储存起来，并与时间顺序出现的含有对比剂的充盈像（造影图像）一一进行相减。这样，两帧图像相同部分被消除了，只留下含有对比剂血管部分被显示出来。这种因造影图像和 mask 像两者获得的时间先后不同而获得的减影图像，称为时间减影。由于采集的蒙片的方式和减影的程序不同，其减影方式不同。具体有以下几种：

1. 常规方式　常规方式为选取 mask 像和充盈像各一帧进行相减，经处理获得减影图像。有手动方式和自动方式。

（1）手动方式：由操作者在曝光期根据显示器上显示的造影情况，先摄制蒙片（mask 像），尽可能选在血管充盈前的一瞬间；再选充盈像，尽量选取在血管内对比剂浓度最高时的图像，再把二者进行相减，获得减影图像。

（2）自动方式：由操作者根据导管头所在位置、病人的血液循环时间、事先设定注药至 mask 像间的时间，以及注药到充盈像的时间。自动获取 mask 像和充盈像，再把二者进行相减，获得减影图像。

2. 连续方式　X 线机连续发出 X 线，获得连续的 X 线图像，电视摄像机以 25～50 帧/秒同步摄取连续影像信号。以电视视频速度观察连续的血管造影过程，或以第一帧蒙片相减获得血管减影图像。这种方式的图像频率高，单位时间内图像帧数多，时间分辨率高。但 X 线剂量大，机器负荷大。适用于快速运动的部位，如心脏、大血管。

3. 脉冲方式　以脉冲方式选取 mask 像和充盈像各一帧进行相减，经处理获得减影图像的为脉冲方式。

（1）常规脉冲方式：每秒进行数帧的摄影，在对比剂未注入造影部位前和对比剂在靶血管充盈的过程中对 X 线图像进行采集和减影，最后得到一系列连续间隔的减影图像。X 线的产生与采集脉冲同步，以一连串单一的曝光为其特点，脉冲频率低，1～7.5 帧/秒。射线剂量较强，所获得的图像质量好，是一种普遍采用的方式。主要适用于脑血管、颈动脉、四肢动脉等活动较少的部位。

（2）超脉冲方式：超脉冲方式是脉冲频率高，在短时间内进行 10～30 帧/秒的 X 线脉冲摄影，然后逐帧高速重复减影，获得快速的动态减影图像。具有频率高、脉宽窄，具有动态显像的特点。主要适用于心脏、冠脉、主肺动脉等活动快的部位，图像的运动模糊小。

（3）时间间隔差方式：是一种以相隔一定数量的前一幅图像作为 mask 像，再与其后一定间隔的图像进行减影处理，从而获得一个序列的差值图像。其特点是 mask 像时时变化，边更新边重新减影处理，相减的两帧图像在时间上间隔较小，能增强高频部分，降低了由于病人活动造成的低频影响，对于心脏等具有周期性活动的部位，适当地选择图像间隔帧数，进行时间间隔方式减影，能够消除相位偏差造成的图像运动性伪影。

（4）心电触发脉冲方式：为了避免心脏搏动产生的图像运动性模糊，采用心电触发 X 线脉冲进行采集蒙片与充盈像，它与心脏大血管的搏动节律相匹配，以保证系列中所有的图像与其节律同相位，释放曝光的时间随心脏搏动变化而不同，以便掌握最小的心血管运动时刻。主要用于心脏大血管的 DSA 检查。

4. 路标方式　又称血管图方式。主要用于选择性血管造影进行插管时指导导管或导丝的运行方向。具体操作是：在路标的模式下，在透视下先注入少许对比剂，观察对比剂在靶血管充盈到最佳状态时释放透视，形成一幅减影血管图像，作为一条轨迹显示在透视影像上。此时插入导管或导丝，就可以清楚地显示导管或导丝的走向和尖端的具体位置，使操作者顺利地将导管插入目的区域。这种方式的优点是可以减少医师操作时间，减少辐射剂量，减少对比剂的用量，提高工作效率。

（二）能量减影

能量减影（energy subtraction）也称双能减影、K 缘减影。是利用 X 线通过碘与周围软组织间在不同能量下有明显衰减差异这一特性来减影的，即对兴趣区血管造影时，同时用两个不同的管电压（70kV、130kV）取得两帧图像，两种图像进行相减获得只含对比剂的减影图像。

碘在 33keV 时，碘原子在 K 层轨迹上的电子其衰减曲线具有锐利的不连续性，此临界水平称 K 缘。而软组织衰减曲线则是连续的，没有碘的特征，并且能量越大，其质量衰减系数越小。若将一块含骨、软组织、空气和微量碘的组织分别用略低于和略高于 33keV 的 X 线能量（若分别为 70kV 和 120～130kV）曝光，则后一帧图像比前一帧图像的碘信号大约减少 80%，骨信号大约减少 40%，气体则在两个能级上几乎不衰减。若将这两帧图像相减，所得的图像将有效地消除气体影像，保留少量的软组织影像及明显的骨与碘信号。这使得能量减影难以消除骨骼影像，若减影前首先将 130kV 状态时采集的影像由 1.33 的因数加权，则减影处理后可以很好地消除软组织及气体影像，仅留下较少的骨信号及明显的碘信号，获得只含对比剂的减影图像。若通过合成再蒙片、匹配滤过及递推滤过等技术的处理，减影产生的不仅仅是单纯的两幅图像，而是多幅图像。

（三）混合减影

混合减影（hybrid subtraction）是 1981 年 Bordy 提出的技术，将基于不同种物理变量的减影方法相互结合起来的减影技术称为混合减影。也是能量减影同时间减影技术相结合的技术。

基本原理是对注入对比剂以后的血管造影图像，先消除软组织，后消除骨组织，最后仅留下血管像。混合减影经历了两个阶段，先作高千伏及低千伏的双能量曝光及每个曝光对的能量减影，从而消除了软组织背景而保留碘及部分骨骼影。然后将能量减影过的蒙片与能量减影过的造影片再作一次时间减影，进一步消除骨骼影，最后仅留下血管像。混合减影对消除移动伪影及匹配不良很有效，但由于部分造影剂信号也被减除，故小血管显示欠佳。若能在能量减影后先行匹配滤过，将能量减影后的碘信号加权放大，再行时间减影，则可得到补救并改善图像质量。混合减影要求在同一焦点上发生两种高压，或在同一 X 线管中具有高压和低压两个焦点。所以，混合减影对设备及 X 线球管负载的要求都较高。

（罗来树　林建华）

第三节　特殊 DSA 检查技术

一、旋转 DSA 技术

旋转 DSA（rotational DSA）技术是动态 DSA 技术的一种，是在 C 臂旋转过程中注射对比剂、进行曝光采集，获得一系列含造影剂的图像，经过计算机图像处理，得到一组可回放的不同角度的减影图像，达到动态观察的检查方法。实现了对于运动部位的动态数字血管图像以及减影数字血管图像。按机架运动的方式可分为单轴旋转和多轴旋转，按 C 臂的结构可分为单 C 臂旋转和双 C 臂旋转采集。

（一）单轴旋转

它利用 C 臂的两次旋转动作，第一次旋转采集一系列蒙片像，第二次旋转时注射对比剂，采集一系列充盈像，在相同角度采集的两幅图像进行减影，以获取序列减影图像。

基本原理是采用角度触发技术，在 C 臂旋转过程中每间隔一定的角度自动进行图像的采集，获得一系列图像数据，旋转速度由早期的 25°/s。发展到 60°/s，图像帧频为 8～75/s 可调，旋转幅度由 180°发展 360°。最后取得动态的血管图像，或经两次旋转动作获得减影图像。其优势是只通过一次对比剂的注入就可以获得不同角度的多维空间血管造影图像，增加了影像的观察角度，能从最佳的位置观察血管的正常解剖和异常改变,提高病变血管的显示率,从而大大降低了射线剂量,为医生及患者提供了最大程度的保护。但不足的是对头、足方向的观测不满意,需要进行 3D 重建,以获得整体血管的观察。

该技术在临床上主要应用于心血管以及头颈部血管性病变,尤其是颅内动脉瘤的诊断,应用实时旋转 DSA 技术可以做到多角度全面观察病变部位,并可清楚地显示出动脉瘤的形态、大小,更能显示动脉瘤的瘤颈及与载瘤动脉的关系,为治疗方案的选择和术后效果的评定提供了最直观的影像根据。

(二) 多轴旋转

在一次造影剂注射的情况下,将 C 臂旋转和环内滑动的双轴旋转采集组合成一次完整的采集轨迹。系统会根据患者的体型等信息自动设定运动轨迹,该轨迹会将靶血管常规二维摄影角度无一例外的完美覆盖。换句话讲,其采集全程的影像信息比常规的二维摄影信息更多,更助于临床医生的诊疗效果。采集过程中的每一幅图像都被标明了曝光时的角度,非常好的用来确定最佳的摄影角度,有利于指导治疗。它与单轴旋转比较,更能显示靶血管的空间形态。

旋转 DSA 技术实际上是对常规体位 DSA 检查的重要补充,只通过一次对比剂的注入就可以获得不同角度的多维空间血管造影图像,增加了影像的观察角度,能从最佳的位置观察血管的正常解剖和异常改变,提高病变血管的显示率;从而大大降低了射线剂量,减少了对比剂的用量,缩短检查时间,为医生及患者提供了最大程度的保护。但不能观察靶血管造影的整个过程,不能显示血管腔内管壁、血栓情况,缺乏对病变血管实质期及静脉回流等血液动力情况的了解。

二、3D-DSA 技术

3D-DSA 技术(three dimensional digital subtraction angiography,3D-DSA)是对旋转 DSA 采集的横断面的投影图像,通过计算机进行三维数据重建的一项基本技术。利用采集到的旋转 DSA 图像进行实时运算分析,针对采集区域的像素立方体进行重建,得到三维立体的血管图像。三维血管成像可以更加形象的、立体的了解病变,对血管重叠的病变,特别是在细小动脉瘤的显示与诊断方面,有时起到决定性的作用。

在 3D 模式下进行旋转造影,将采集的数据送至具有三维后处理工作站,经计算机重建,获得 3D 图像,同时可以实现以下多项功能。

(一) 三维血管定量分析

在 3D 的图像上进行血管及动脉瘤的长度、角度、体积等数据测量;进行血管狭窄的分析,了解血管狭窄的长度及狭窄的程度;通过 3D 血管的旋转,充分展示瘤体与载瘤动脉的关系,为手术提供可靠的依据。

(二) 血管重建缩放

对各神经血管自动显示,还可对动脉瘤、肿瘤血管、动静脉畸形等目标血管进行局部显示。对重叠的细小血管可进行再重建,更能明确血管的细微结构,有利于指导血管病变的治疗。

(三) 实时 3D 路图

进入实时 3D 模式后,3D 图像跟随 C 臂的运动而同步,它能自动跟随 C 臂旋转,形成不同角度的血管图像,有利于对病变部位的血管,进行定位观察,更能明确病变与周围组织的关系。

(四) 血管内镜

选取目标血管,进行血管内镜成像,可以动态观察目标血管的内腔、内壁的情况,有效判断血管的通畅情况如血栓、粥样硬化等。

三、岁差运动 DSA 技术

岁差即年时间差,是天文现象。DSA 的岁差运动是岁差-等中心双向旋转 DSA 技术,也是多轴旋转造影,是旋转 DSA 技术的另一种运动形式。其原理是利用 C 型臂支架两个方向的旋转,精确地控制 C 型臂支架(z 轴)转动方向的进度,形成了 X 线焦点在同一平面内的四周运动,探测器则在支架的另一端做相反方向圆周运动,从而形成岁差运动,在运动中注射对比剂并曝光采集图像,获得一系列减影像。它对于观察血管结构的立体关系十分有利。

岁差运动 DSA 技术在临床上主要用于观察腹部和盆腔重叠的血管,以显示血管的立体解剖图像。在肝肿瘤的治疗中,应用岁差运动可清晰显示肿瘤的供血动脉、肿瘤染色,并利于指导超选择性插管,而行肝段、亚肝段栓塞治疗。

四、实时平滑蒙片 DSA 技术

实时平滑蒙片(real-time smoothed mask,RSM)DSA 技术是检查床或 C 型臂在移动中采集图像数据,即蒙片和实时图像交替采集,利用间隔很短的两次曝光,第一次曝光时影像增强器适当散焦,获得一帧适当模糊的图像,间隔33ms再采集一帧清晰的造影图像,两者进行减影可以获得具有适当骨骼背景的血管图像。其特点是在 DSA 图像上保留浅淡的骨骼影像,可用于血管病变位置识别。它可以在运动中获得减影图像,免除了旋转 DSA 减影图像需要进行两次运动采集的麻烦,且避免了两次采集间受检者移动造成失败的可能。由于蒙片像随时更新,且相间仅为33ms,因此不会产生运动性伪影。对下列一些检查具有一定的优势:

1. 胸部腹部和盆部　出血受检者处于休克前期,不能屏气而需要进行 DSA 检查者。因其他特殊情况如高龄、婴儿等,不能自主控制而必须进行 DSA 检查者。

2. 下肢血管性病变　DSA 检查室不能控制下肢抖动者。

3. 由它完成的 DSA 图像不受运动影响,可制作高性能高画质的旋转(三维)DSA,动态观察下肢全景式步进 DSA,而且使得放射剂量减小 1/3 ~ 2/3,对病人及医生起到极大的保护作用。

五、步进 DSA 技术

步进式血管造影技术(angiography of step-translation technique/bolus chasing angiography, BCA)是一次性注射对比剂,通过自动跟踪造影获得整个下肢血管及分支的图像,解决了普通数字减影血管造影技术需要分段、多次采集才能达到的效果。依据图像数据采集的方式不同分为分段步进和连续步进2种方式。

(一)分段步进

分段步进是以往常用的一种方式。X 线球管和探测器保持静止,导管床携人体匀速移动,或者是导管床与人体静止,X 线球管和探测器匀速移动。采用快速脉冲曝光采集图像,实时减影成像。具体方法是预先设定步进程序。当第一段曝光时序完成后,床面或 X 线管自动移动一定距离后停止,此时进入第二段曝光区域,再进行曝光。第三段、第四段以此类推。相邻两曝光区域有部分重叠。对于各区域段采集后的图像数据通过计算机处理进行剪接,获得血管全程减影像。步进时序的设定以对比剂在血管内的流速决定,曝光时的区域应是对比剂在血管内充盈最佳时段。此方式的缺点是步进及曝光时序难以与对比剂的充盈高峰相吻合。

(二)连续步进

在脉冲曝光中,通过检查床面或 C 臂的自动移动,X 线管以脉冲曝光方式跟踪对比剂在血管内充盈高峰同步进行,利用窄 X 线束连续采集,跟踪对比剂在血管内充盈过程并连续获取造影图像,实时减影显示。对跟踪采集的图像数据,计算机按顺序自动进行连接,以此获得该血管的全程减影像。又可降低受检者的辐射剂量。因是连续跟踪采集,重建后的全程血管减影图像不出现剪接处的位移影,血管连续显示。在连续追踪采集的过程中,可以同时转动被检四肢,使重叠的血管分离显示。

导管床的移动速度是技术员通过调速手柄来控制的,使导管床的移动速度与造影剂在下肢动脉血管中的流动同步。因此能否合理正确使用调速手柄是造影成功的关键。患者移动是造影失败的另一个主要原因,多为造影剂刺激引起。一则是因大量的高渗性造影剂一次短时间内注入,双侧追踪造影一次造影剂用量达 80 ~ 100ml,可引起红细胞血管内皮及血脑屏障的损害,引起抽搐或惊厥;一则是造影剂的高渗性带来的灼热感造成肢体的不自主的移动。因此,下肢动脉造影采用 Bolus 技术时,应尽量选用非离子型造影剂,并对下肢进行固定。对比剂的稀释或采用等渗对比剂进行造影,可以减少患者的疼痛。

步进 DSA 技术的优势就是能在一次性注射对比剂的同时获得整个下肢的图像,减少了对比剂的用量,同时也减少了患者接受的 X 线辐射,缩短了造影时间。其缺陷是对比剂的跟踪和采集速度难以协调,单次造影时间长,易产生运动伪影。

六、类 CT 的 DSA 技术

类 CT 的 DSA 技术也称类 CT 功能、或血管 CT,是继普通 CT 之后的一种新技术,是平板探测器 DSA 与 CT 技术相结合的产物。它在 DSA 系统中利用 C 臂的旋转,FPD 的数据采集,进行容积扫描,再经计算机对采集来的数据进行重建,将二维投影图像变换成三维目标图像,获得 CT 图像。通过一次旋转,重建出多个层面的图像。由于平板探测器的像素小,采集的数据信噪比差,图像的密度分辨率低,不能进行 CT 值的测量,与常规 CT 相比具有一定的局限性。

在脑血管治疗中,有时会有动脉瘤的再次破裂、出血等意外情况的发生,在常规 DSA 的治疗中若出现此类事件的发生,必须把病人送入 CT 室进行 CT 扫描,来确定出血程度及采取相应的治疗措施,甚至中断治疗。采用类 CT 功能,即可在 DSA

检查或治疗中及时进行 CT 扫描,可快速获得结果,为治疗提供更大的保证。同时在每次治疗结束后,也可以进行 CT 扫描,确保治疗的安全性(图 4-3-1)。

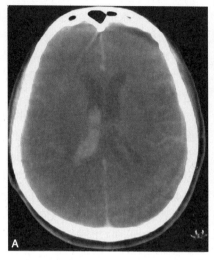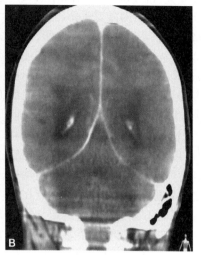

图 4-3-1 类 CT
A. 类 CT 横断面;B. 类 CT 冠状面

C 臂 CT 的应用既保证手术的安全又为并发症治疗赢得了时间,降低了并发症对脑组织的损害,是脑血管病变的介入治疗必须具备的功能。类 CT 技术能够不使用造影剂即可实现高质量的检查,除颅脑外还可以扩展到胸、腹部的操作如穿刺、引流和射频消融等检查与定位,为诊断和介入治疗提供帮助。

七、3D 路径图技术

3D 路径图(3D-roadmap)技术是基于 3D 血管重建技术将容积数据与实时透视匹配,代替传统二维路图功能。在旋转血管造影的基础上对该部位血管进行重建,形成三维血管图像后,再进入 3D-Roadmap 模式,形成 3D 路图(图 4-3-2A),此时随着机架的转动,三维图像自动旋转。根据病变需要进行调整,达到所需的显示方向的角度。在透视下进入导管或导丝,这样使透视图像与三维图像重合;若有血管重叠处,可以转动机架,可以最大程度显示血管的立体分布,以利于指导导管或导丝顺利地进入到靶血管内。

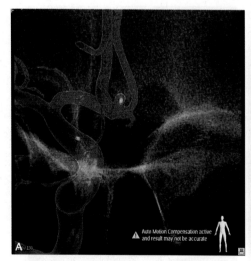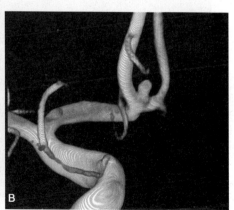

图 4-3-2 3D 路图形
A、B. 3D 路图

最初的路径图（2D路图）采用"冒烟"和峰值保持技术，将导管前端血管分布图像与连续透视图像重合，利于指导导管及导丝更容易地送入病变部位的血管内。但改变体位时则需要重新建立路图，反复操作。3D路径图技术只需要一次造影，获得3D图像（图4-3-2B），就能作为路径图显示，能使导管或导丝更容易选择性进入病变部位，也能明确机架的工作位，且易显示病变形态；如颅内动脉瘤的形态、大小、瘤颈的大小及与载瘤动脉的关系。同时在不改变条件的情况下，可反复转动机架，观察病变的形态及与周边组织的关系，易于确定微导管进入瘤腔内的角度；可以指导体外对微导管前端进行弯曲塑型，使之更容易进入动脉瘤内。优点在于当医生更换感兴趣区时不必重复注射造影剂制作路图，节约对比剂，减少辐射，缩短手术时间。但3D-Roadmap与C臂旋转、床面升降及移动、FOV改变等关联，在退出该模式时，任何机械的运动将会导致3D路径图的错误，需要重新建立3D模式。另外，对于动脉瘤后期的栓塞，不能明确栓塞的致密程度，还需要采用2D路图进行操作。

八、虚拟支架置入术

虚拟支架置入术（virtual stent implantation）是利用在DSA系统中进行的旋转血管造影采集的图像进行计算机血管3D成像，在支架置入病变血管前，模拟支架置入效果（包括置入支架的大小、位置、贴壁情况等），根据虚拟支架置入所得数据，选择合适支架置入血管内，以取得较好手术效果的一种后处理方法。脑血管病变的介入治疗时，根据病变情况，在3D工作站中对重建出来的动脉瘤及载瘤动脉，或者狭窄血管进行血管分析，根据测量数据及支架要求的数据进行虚拟支架置入，通过虚拟支架功能的运行，能形象地展示支架置入的效果，可清晰地模拟显示支架置入后的情况，包括支架置入的位置、大小是否合适，支架贴壁情况，封闭部位是否合适等。

支架置入可使狭窄或闭塞的血管再通，在治疗血管病变方面也有很大的优势，创伤小，恢复快，并发症少，其治疗效果可与传统的外科手术相媲美。但要取得手术成功的关键是正确判断病变血管的情况，如血管的直径、病变部位的长度及置入支架的位置，选择合适的置入支架。对于大动脉的血管病变，一般根据CT测量的数据选择相应的支架，而头颈部动脉的狭窄性病变支架的选择则主要依据血管造影的测量结果，颅内血管一般采用3D图像进行测量。但不管是CT测量还是DSA血管造影的测量，都受到主观因素的影响，存在一定的误差，对支架的选择较困难。如何使得置入的支架更完美，虚拟支架置入系统应运而生。该系统可将进行支架植入的病变血管形象地展示出支架入的效果（图4-3-3），可清晰地模拟显示内支架置入后的情况，包括支架置入的位置、大小是否合适，支架贴壁情况。封闭部位是否合适，如不合适可再次更换支架，直至欲植入支架满意为止；再选择同样支架植入体内，就会取得一个良好的治疗效果。颅内血管病变，血管狭窄、宽颈动脉瘤的治疗需要支架置入，

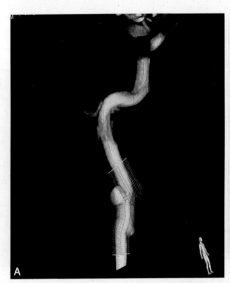
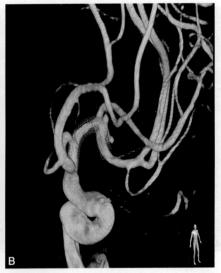

图4-3-3 虚拟支架
A. 颈内动脉虚拟支架；B. 大脑中动脉虚拟支架

在虚拟支架置入系统操作下,除了可以显示支架置入后的情况外,还可以利用工作站的处理,清晰显示支架置入后瘤腔的大小,这样可以确认置入弹簧圈的大小,不至于因为弹簧圈选得过小不能充分成篮,过大则挤压支架。颈动脉狭窄采用虚拟支架技术,有助于术者在颈动脉狭窄支架成形术中正确地选择合适类型的支架。因此利用虚拟支架置入技术,可以预先对治疗效果作出初步判断,能更好的选择支架及置入的方式、位置,可达到事半功倍的效果。

随着 DSA 技术的不断发展,电子工业的前进,相信会有更多的特殊功能产生。合理应用这些特殊技术,可以使 DSA 的检查更快捷、更安全,介入治疗效果也会更佳,更能促进介入放射学迅速地发展。

九、低剂量技术

低剂量技术(low dose technique)以自动曝光控制技术(AEC)获得的 X 线剂量为合理的基础剂量。它通过自动控制 X 线曝光条件获得适当的感光量,保证了优质的图像,确保了最低的 X 线剂量。在这个基础上,在保证影像质量的前提下,通过各种技术再降低 X 线的辐射剂量,这些降低辐射剂量的技术为低剂量技术。国际放射防护委员会(ICRP)1977 第 26 号出版物提出防护最优化,在尽可能低的剂量下显示目标区域的解剖结构和病变情况。

低剂量技术已成为趋势,DSA 设备的低剂量技术已成为热点,各大厂家在不断努力,通过技术创新来达到更低的剂量和更优质的图像。如 Siemens 公司 CARE+CLEAR,综合低剂量操作软件、无射线病人定位、低剂量采集协议、皮肤剂量实时监控和 DICOM 剂量报告系统等技术降低剂量。Philips 公司 Allura Clarity 低剂量技术采用微光信号处理引擎,自适应型全数字化影像通道,云架构影像链系统完成低剂量控制。微光信号处理以超低 X 线剂量获取信号为基础,通过新型强大的影像链技术转化为同等质量甚至效果更好的医学影像图像。自适应型全数字化影像通道使用超强空间噪声抑制技术和强力时间噪声消减技术,使得保持图像质量所需的探测器 X 线剂量大为减少。云架构影像链系统保证系统能够进行复杂的图像处理,达到图像采集与显示实时完成。Allura Clarity 无论是透视还是采集都能显著降低辐射剂量,减少患者及医护人员的辐射剂量,采用低剂量技术 X 线辐射将降 50% 以上。

十、DSA 图像融合技术

图像融合(image fusion)是指将各种影像设备获得的数字影像信息,关于同一目标的图像数据经过计算机及图像处理技术的计算、处理等,最大限度的提取各自的数字影像信息的有效信息,最后融合成高质量的图像,提高图像信息的利用率,以形成对目标的清晰、完整、准确的信息描述。DSA 图像融合技术是将 CT、MR 等图像与 DSA 采集三维图像,或是 DSA 采集的不同类型的三维图像之间融合在一起技术。其弥补了单一成像模式的局限性,可以更直观地显示解剖及病变结构,提高治疗的精准性。

DSA 图像显示血管具有较大优势,但无骨性标记对病变部位及手术的精确指导具有很大的局限性。三维影像融合技术是利用计算机技术将各种影像设备获得的数字影像信息通过 DICOM 接口传输到一个特定的工作站进行数字化综合处理,并进行空间配准,获得一种全新的影像。也就是说将各自单一的影像融合成一个影像,显示更多的具有各自特点又在一个图像上显示的一种特殊成像技术。既能显示解剖结构,又能显示功能,提高影像诊断的精准度,也能更准确的指导微创手术。

(一) 开展 DSA 图像融合技术必须具备的条件

1. 医院必须建有 PACS 系统,有数字影像网络化平台。

2. DSA 设备必须配置图像融合软件,相关影像设备具备 DICOM 接口。

(二) 融合方式

根据信号源及融合的结果,融合方式有:自身融合、其他融合和实时三维影像融合。

1. 自身融合　信号源来自 DSA 设备,即术前 DSA 检查同时采集类 CT 图像与三维图像,在后处理工作站进行图像融合。

2. 其他融合　信号源来自外部的不同影像设备,通过 PACS 系统进入目标 DSA 设备的后处理工作站,进行图像融合。

3. 实时三维影像融合　新型的 DSA 设备通过一键融合技术实现对所有厂家的 CT、MRI、PET 和超声等影像信息进行无缝融合,实现三维影像的实时融合,直接指导介入手术,缩短手术时间,减少辐射剂量,降低手术风险。

(三) 融合过程

当设备完成了 3D-DSA 数据采集时,根据需要明确病变解剖结构时需要进行图像融合,进行类CT扫描,获得CT图像。若需要外部影像资料必须通过PACS系统把需要的同一部位的影像资料(CT、MRI或USA)调入本机后处理工作站,根据目的进行相应的图像融合。以Philips为例,血管机自身融合——Overlay,Xper-CT图像与3D-DSA图像融合。点击Overlay,出现CT和3D-DSA图像选项,因与CT融合,点击CT图标;出现CT和3D-DSA图像,选择需要融合的层面,调节相应的配准点,调节蒙片、亮度和对比度进行配准,需要正侧位都要进行配准调节,确认后进入下一步,提示自动或人工配准,配准后确认完成,这样在DSA的图像上融合有CT的图像。调节窗宽、窗位,血管病变就显示在CT的相应的层面上。

(罗来树 林建华)

第四节 头颈部 DSA 检查技术

一、血管解剖

(一)动脉系统

头颈部的动脉系统起自主动脉弓,自右至左分别为头臂干(无名动脉)、左颈总动脉和左锁骨下动脉。头臂干发出右颈总动脉和右锁骨下动脉,锁骨下动脉发出椎动脉、胸廓内动脉、腋动脉等。

1. 颈内动脉 颈总动脉于甲状软骨水平(C_4水平)分为颈内动脉和颈外动脉,颈内动脉起自颈总动脉的分叉部,先居颈外动脉的后方,继而转向

颈外动脉的后内方,经颈动脉孔入颅,穿过海绵窦,于前床突上方分为大脑前动脉和大脑中动脉。其行径以岩骨的颈动脉管外口为界分为颅外段和颅内段。颅外段没有分支,呈垂直方向走行。

颈内动脉总体可分四段:颈段、岩段、海绵窦段和脑内段。其中岩段又分岩垂直段、岩水平段。海绵窦至脑内分鞍前段(C5)、海绵窦水平段(C4)、前膝段(C3)、以及床突上近段(C2)和床突上远段(C1)(图4-4-1)。

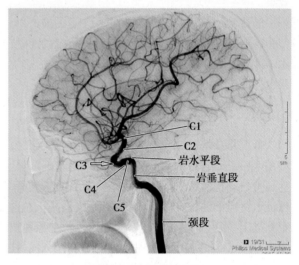

图 4-4-1 颈内动脉

颈内动脉的颈段没有分支,在岩段有些小分支,有颈鼓室动脉、翼动脉;海绵窦段的小分支有海绵窦支、脑膜垂体干。脑段有几个主要分支,即颈内动脉脑内段发出5支主要分支(图4-4-2):

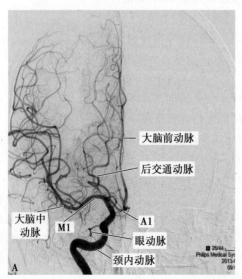

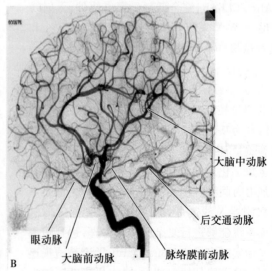

图 4-4-2 颈内动脉分支
A. 正位像;B. 侧位像

（1）眼动脉：是颈内动脉出海绵窦后的第一大分支，起自前膝段与床突上段之间，常发自颈内动脉床突段的内侧缘，向前进入眼眶，供应眼眶内结构血液。

（2）后交通动脉：起于颈内动脉的床突上段，向后与大脑后动脉近端吻合，构成 Willis 环的外侧面。

（3）脉络膜前动脉：起于颈内动脉的床突上段附近，后交通动脉以远 2～4mm，在鞍上池和脚间池内向后内方行走，从外向内跨过视束走向外侧膝状体，然后经脉络膜裂进入侧脑室下角向脉络丛供血。

（4）大脑前动脉：起自床突上远段，向前内侧行走，越过视交叉至头颅中线，这段为水平段（A1）。向前发出前交通动脉和胼周动脉、胼缘动脉、眶顶动脉和额极动脉。主干在胼胝体沟内走

行，发出分支分布到大脑半球的内侧面，顶枕裂之前和大脑半球外侧面的上缘。前交通动脉与对侧的大脑前动脉吻合，构成 Willis 环的外前面。

（5）大脑中动脉：是颈内动脉的直接延续，从颈内动脉分出后，向外侧到脑岛的前下方进入外侧裂，这段为大脑中动脉的水平段（M_1）。再向外侧横过前穿质向外，在蝶骨小翼附近进入大脑外侧裂，沿岛叶外侧面上行，并向后发出分支，然后转向后上沿脑表面后行。

2. 颈外动脉　颈外动脉是颈总动脉的另一终支，于甲状软骨水平（约 C_4 水平）与颈内动脉分开，位于颈内动脉的前内侧，然后跨过其前方绕至前外侧上行，穿腮腺实质，达下颌颈高度分为颞浅动脉和上颌动脉两个终支。主要供应颈前部、面部及颅部（皮肤、颅骨和硬脑膜等）的血液，主要分支有 8 支，由近至远端分别为（图 4-4-3）：

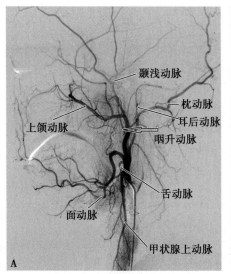
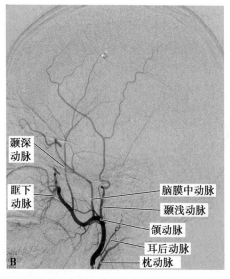

图 4-4-3　颈外动脉
A. 近端；B. 远端

（1）甲状腺上动脉：于颈外动脉起始处的前面发出，向前下方行于颈总动脉与喉之间，向前下方达甲状腺侧叶上端，分为前后 2 支，前支分布于侧叶前面，并有分支与对侧吻合，后支沿侧叶后缘下行，与甲状腺下动脉的升支吻合。

（2）咽升动脉：自颈外动脉起端的内侧壁发出，沿咽侧壁上升达颅底，分支至咽、腭扁桃体、颅底和颈部深层肌。由于动脉较细小，常规造影不易显影。

（3）舌动脉：平舌骨大角处，起自颈外动脉，经舌骨肌深面进入舌内，分支营养舌、腭扁桃体及舌下腺等。

（4）面动脉：在舌动脉稍上方起始，经下颌下腺深面至咬肌止点前缘绕过下颌骨体下缘到面部，又经口角和鼻翼外侧至内眦，易名为内眦动脉。面动脉行程迂曲，沿途分支至下颌下腺、面部和腭扁桃体等。

（5）枕动脉：发自颈外动脉后壁与面动脉同高度，向后上方行走，在斜方肌和胸锁乳突肌止点之间穿出至枕部皮下，分支分布于枕顶部。

（6）耳后动脉：在枕动脉的稍上方，向后上方行走，分布于枕耳后部、腮腺和乳突小房。

（7）上颌动脉：颈外动脉的另一终支，经下颌颈深面（腮腺内）入颞下窝，沿途分支分布于外耳

道、中耳、硬脑膜、颊部、腭扁桃体、上颌牙齿和牙龈、下颌牙齿和牙龈、咀嚼肌、鼻腔和腭部等(图4-4-4)。

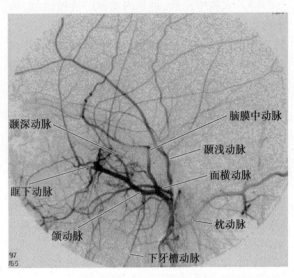

图4-4-4 上颌动脉

具体细小分支有:①下牙槽动脉;②脑膜中动脉是最大的脑膜血管,也是上颌动脉的最大分支,垂直向上经棘孔进入颅内,分额支和顶支;③脑膜副动脉;④颞深动脉;⑤颊动脉;⑥上牙槽后动脉;⑦眶下动脉。

(8)颞浅动脉:跨颧弓根至颞部皮下,分布于额、颞、顶部的软组织以及腮腺和眼轮匝肌等。

3. 椎动脉 椎动脉起自锁骨下动脉,经第六至第一颈椎横突孔上行,从枕骨大孔的椎动脉孔入颅,入颅后由延髓外侧转向腹侧走行,两侧椎动脉在脑桥下缘汇合成基底动脉。椎动脉在颈段发出脊髓支和肌支,比较细小,一般血管造影不能看到。椎动脉在颅内段的主要分支有脊髓前动脉、脊髓后动脉和小脑下后动脉。小脑下后动脉(posterior inferior cerebellar artery,PICA),行走于延髓橄榄体下端向后绕行,至脑干背侧,末端分两支;一支至小脑下蚓部,一支至小脑半球下面(图4-4-5)。

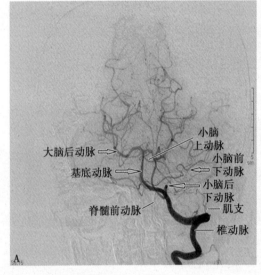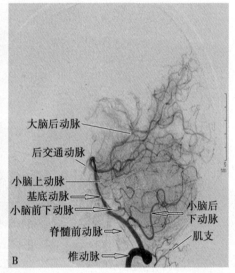

图4-4-5 椎动脉
A. 正位像;B. 侧位像

4. 基底动脉 基底动脉由双侧椎动脉在桥脑下缘汇合而成。主要分支有:小脑前下动脉、小脑上动脉和左、右大脑后动脉。在脑干腹侧面中线上行终于脚间池,末端分为两个终支即左、右大脑后动脉,它起自脑桥中缘附近、两侧动眼神经之间,发出分支分布于颞叶、顶叶、中脑、第三脑室和侧脑室的脉络丛及室管膜。小脑上动脉自基底动脉末端的稍下方发出,从中脑外侧绕大脑脚,再经小脑前缘至四叠体后部,分布于小脑蚓部上面和小脑背后

侧。小脑前下动脉(anterior inferior cerebellar artery,AICA)起于基底动脉下1/3,在脑桥腹侧沿外展神经向下外行走,进入小脑角池,供小脑下部的血液。

基底动脉发出的左右大脑后动脉与前交通动脉、后交通动脉、颈内动脉颅内段、大脑前动脉构成一个基底动脉环(Willis 环),当颅内某一血管发生病变时可以通过基底动脉环的血管形成代偿(图4-4-6)。

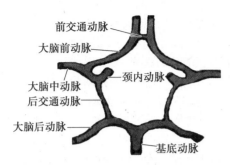

图 4-4-6 基底动脉环

（二）静脉系统

头部的静脉主要由颅内静脉、颅外静脉组成。脑及脑膜的静脉回流可分为板障静脉、脑膜静脉、硬脑膜窦、脑的深静脉和浅静脉。

1. **板障静脉** 是由小而不规则的内皮覆盖的血管管道组成，行走于内外板之间，与颅外静脉系统、脑膜静脉、硬脑膜窦相通，造影不显影。

2. **脑膜静脉** 存在于硬膜内，引流大脑镰、小脑幕、硬脑膜的静脉血流，走行于内板的静脉沟内，与硬脑膜窦或颅外面深部的翼丛、颈椎周围的椎静脉丛相通。

3. **硬脑膜窦** 是内皮覆盖的管道，位于硬膜的两层之间，没有瓣膜，呈小梁结构，是收集颅内静脉的主要通道。主要包括上矢状窦、下矢状窦、直窦、横窦、岩窦、乙状窦、海绵窦。各静脉窦的回流情况：

上矢状窦：位于大脑镰上缘，从鸡冠起向后直至窦汇。

下矢状窦：位于大脑镰的游离缘之下，与上矢状窦平行，与大脑大静脉汇合成直窦入窦汇。

直窦：由大脑大静脉与下矢状窦汇合而成，向后经窦汇至横窦。

窦汇：位于两侧小脑幕游离缘之间，由上矢状窦与直窦在枕内隆凸处汇合而成，注入横窦。

横窦：与上矢状窦呈 T 字相交。乙状窦是横窦的延续，向下经颈静脉孔与颈内静脉相近。

海绵窦：位于鞍旁，两侧海绵窦经海绵间窦互相沟通，它前接眼静脉，两侧接大脑中静脉，后经岩上窦与横窦相通，经岩下窦与乙状窦或颈内静脉相通。

4. **大脑的深、浅静脉**

（1）大脑深静脉：主要收集脑深部血液，包括丘脑纹状体表静脉、膈静脉、大脑内静脉、大脑大静脉和基底静脉。丘脑纹状体静脉接受丘脑、纹状体、胼胝体及侧脑室血液，在侧脑室侧壁尾状核和丘脑之间的沟内走向前、向下、向内走行，在室间孔后壁与膈静脉混合，转折后成为大脑内静脉。

左右大脑半球各一条大脑内静脉，沿第三脑室顶向后下，在胼胝体压部下汇合成大脑大静脉，大脑大静脉还接受四叠体、松果体和小脑上蚓的血液，其后方与下矢状窦汇合成直窦。基底静脉接受前穿质、基底节和岛叶的血液，沿大脑脚向后上汇入大脑大静脉。

（2）大脑浅静脉：主要收集大脑皮质血液。大脑上静脉每侧数条，经大脑表面注入上矢状窦。大脑中静脉由数分支汇合成一条，位于外侧裂，注入海绵窦。此外，还有大脑下静脉位于大脑底面，注入海绵窦和岩上窦。交通吻合静脉连接各种静脉之间（图 4-4-7）。

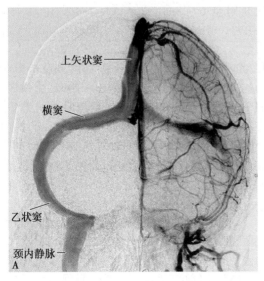

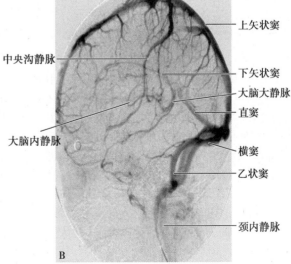

图 4-4-7 脑静脉回流
A. 正位像；B. 侧位像

（3）椎静脉：根据静脉引流的方向，后颅凹静脉可分为3个主要引流系统：

上组向上引流至Galen系统的静脉，其中小脑中央前静脉和上蚓静脉引流小脑上部和前部，中脑后静脉和中脑前静脉引流脑干。

前组引流至岩上窦的静脉，主要为岩静脉，它由引流小脑半球前部，以及引流脑桥和延髓前外面的多个尾支组成。

后组向后外引流入窦汇以及邻近直窦或侧窦的静脉，这组静脉引流小脑半球和扁桃体的后下面，主要为蚓下静脉和半球下静脉。

此外，天幕上组引流大脑后动脉及其分支供血的区域，并引流中脑、间脑的后部，侧脑室、枕叶、颞后叶和顶后叶，它连接Galen静脉、上矢状窦、直窦和侧窦。主要静脉有基底静脉、脉络膜丛和脉络上静脉、大脑内静脉和丘脑静脉。

（4）颅外静脉：主要有面总静脉、枕静脉、耳后静脉等。面总静脉中的面前静脉收集颜面大部分血流，面后静脉由颞浅静脉和上颌静脉汇合而成。枕静脉和耳后静脉都汇入颈外浅静脉，面总静脉注入颈内静脉，而颈外浅静脉则注入锁骨下静脉。

大脑静脉回流的总体情况：

大脑表浅静脉→大脑上静脉→上矢状窦→横窦→乙状窦→颈内静脉。

大脑深部静脉、丘脑纹状体表静脉、膈静脉、丘脑体静脉、纹状体、胼胝体、侧脑室静脉→大脑大静脉→下矢状窦→直窦→横窦→乙状窦→颈内静脉。

眼静脉、大脑中浅静脉、中央沟静脉、Labbe静脉→海绵窦→岩上窦（岩下窦）→横窦→乙状窦→颈内静脉。

二、造影技术

（一）手术操作

1. 颈动脉　包括颈总动脉、颈内动脉、颈外动脉。

应用Seldinger技术行股动脉穿刺，将所选用的单弯导管插至升主动脉弓，常规先行右侧颈动脉及分支的造影。转动导管，使导管的尖端向上，缓慢地向后拉，使导管尖端抵达无名动脉开口处，然后旋转导管使导管尖端指向内侧，继续推进使其进入右颈总动脉。转动C臂，使颈部成侧位像，将导管顶端插至第4～5颈椎平面时，根据造影目的将导管送入颈外或颈内动脉，然后注入少量对比剂，证实导管在靶血管后，透视下行造影定位，确认无误后即可造影。左颈总动脉自主动脉弓发出，其主干与主动脉弓约呈锐角，旋转导管使其尖端向上，然后缓慢向后拉动导管，使导管先端进入左颈总动脉

开口，并利用回抽和推动等操作技巧，使导管进入左颈总动脉，采用同样的方法将导管送入颈外或颈内动脉进行相应的造影。颈外动脉分支较多，常用超选择性插管进行造影。

2. 椎动脉　任何一侧椎动脉的造影均可获得椎-基底动脉血管像。左椎动脉的开口部与左锁骨下动脉的上行段平行，导管容易进入左椎动脉，也是常用左椎动脉插管造影的原因。将导管推进至主动脉弓部，使导管尖端指向外上方，直指左锁骨下动脉，略向上推进，并旋转导管180°，使其尖端指向内上方进入左椎动脉，继续向前插进3～4cm，注射对比剂后证实为椎动脉，再进行造影位置的定位，即可造影。

右椎动脉因插管困难而较少应用，若有动静脉畸形或烟雾病者，或当左侧椎动脉狭窄、闭塞时，则行右椎动脉插管造影。导管经主动脉弓进入无名动脉后，转动导管使其尖端指向外上方插入右锁骨下动脉，再转动导管使其头端向上，略向后拉导管，使导管头端进入右椎动脉开口，注射对比剂后证实为椎动脉，继续向前插进3～4cm，再进行造影位置的定位，即可造影。

（二）造影参数选择

对比剂常规选用300～370mgI/ml非离子型对比剂，也可使用浓度为50%～60%离子型对比剂。主动脉弓造影时，造影参数为：对比剂总量30～35ml，流率15～18ml/s，压限600～900PSI；颈总动脉造影，对比剂用量8～10ml，流率6～7ml/s，压限300～400PSI；颈内动脉造影时，对比剂用量6～8ml，流率4～6ml/s，压限150～200PSI；颈外动脉造影时，对比剂用量5～6ml，流率3～4ml/s，压限150～200PSI；超选择性颈外动脉分支造影时，对比剂用量3～5ml，流率2～3ml/s。椎动脉造影时，对比剂用量6～8ml，流率3～4ml/s，压限150～200PSI。考虑有海绵窦瘘者造影参数应加大，造影参数为：对比剂总量12～15ml，流率10～12ml/s，压限200～300PSI；旋转造影参数：颈内动脉造影参数为：C臂在头位对比剂总量18～24ml，流率3～4ml/s，压限150～200PSI；对比剂延时时间为2秒；椎动脉造影参数为：对比剂总量2～3ml，流率10～15ml/s，压限150～200PSI0，对比剂延时时间为2秒。若采用侧位旋转造影时，其他参数不变，延时4秒。

（三）造影体位

颈总、颈内动脉造影常规摄取头颅侧位和头位（汤氏位15°～20°），必要时加左、右前斜位。侧位为水平侧位，使两外耳孔重合，前颅底骨重叠；汤氏位，透视下观察要使双侧岩骨与眼眶内上缘重叠。颈外动脉造影取正、侧位，必要时加左、右前斜位。

椎动脉造影的常规体位是标准侧位和汤氏位。若在侧位上,颈内、外动脉开口处不明显,可采用15°~30°斜位来显示颈内、外动脉的根部。若要了解主动脉弓、颈动脉及椎动脉的起始点分布情况,可采用主动脉弓造影,即左前斜位45°~60°斜位,可使主动脉弓、头臂干、左颈总动脉及椎动脉显示清晰。

三、图像处理与重建

(一)图像处理

1. 窗口技术通过对DSA图像进行窗宽、窗位的调节,提高图像的清晰度,使细小血管清晰显示,病变及周围组织显示充分。

2. 再蒙片或像素位移因患者的运动DSA图像减影不干净,质量下降。通过再蒙片或像素位移,改变减影对,更正减影影像中的移动伪影,提高图像质量。

3. 骨性标记(能在减影的影像上添加一定的背景解剖)的应用、减影与非减影的转换,提高血管的解剖定位,明确血管病变的部位、走向及病变的范围,为治疗提供明确的方向。

4. 图像感兴趣区的处理为了更仔细的显示病变部位或作定量分析,需要作以下处理:

(1)局部放大:对获得的减影图像中感兴趣区进行局部放大,以便观察细微结构,必要时进行再重建,提高诊断准确率。

(2)测量分析:对获得的减影图像中感兴趣区的血管进行测量,病变血管的直径、狭窄的长度及狭窄的程度。

(二)图像重建

旋转造影后利用三维重建技术对血管进行重建获得3D图像,能提高动脉瘤的诊断准确性,特别是对瘤体形态、大小、瘤颈及与载瘤血管关系的显示优于2D-DSA和旋转DSA,同时也提高动脉瘤、动脉狭窄和动静脉畸形在治疗时的准确性、安全性,缩短手术时间,减少患者和操作者的X线辐射剂量。3D-DSA的主要重建技术有:

1. 最大密度投影(MIP) MIP可360°全方位旋转,血管影像清晰,原始信息丢失较少,主要用于血管直径和动脉瘤直径测量,可以较精确的显示血管之间的解剖关系,不会使微弹簧圈产生伪影,因此,对弹簧圈大小、形态的选择,尤其对第一个弹簧圈选择有重要意义,同时MIP还可以显示动脉瘤微弹簧圈栓塞后形成的钢圈与血液的界面,确认栓塞的程度与效果。

2. 表面阴影成像(SSD) 在MIP重建的基础上,设置适当的图像阈值而形成的立体感较强的图像,主要用于整体血管三维重建,但若图像阈值设置不恰当,则会使细小的血管消失,使某些血管影像模糊;也有可能丢失一些重要的小血管或重建一些原来不存在的解剖关系,同时也有可能使弹簧圈产生伪影。选择适当的图像阈值,可以提高图像细节的能力。

3. 容积再现(VRT) 它是血管壁在一定程度上透明化,使血管表面与深部结构同时立体地显示,血管图像清晰、逼真。可以发现血管内壁上的硬化斑块及透视出血管壁上动脉瘤或其分支的开口。

4. 仿真内镜(VE) 根据3D图像,选取病变血管,通过仿真内镜,可以观察血管腔内情况,显示动脉瘤瘤颈在载瘤动脉的开口,有无动脉瘤瘤腔内起源的正常动脉及其某些动静脉瘘的瘘口(图4-4-8)。

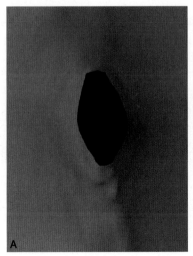
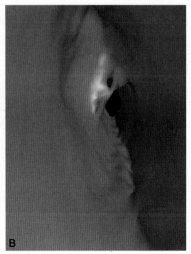

图4-4-8 仿真内镜
A. 正常;B. 异常

5. 其他图像重建技术 其他图像重建技术还包括彩色容积重建、梯度重建及 SUM(求和)重建等。图像处理技术有剪切技术、覆盖技术和融合技术等。

四、相关疾病 DSA 检查要点

(一) 颅内动脉瘤检查

1. 根据动脉的位置除正侧位造影外,需要进行斜位或其他体位的造影。直至显示瘤颈与载瘤动脉的关系。

2. 旋转造影及 3D 显示能更好显示动脉瘤。

3. 交通动脉的显示有利于指导手术。

(二) 颅内血管畸形的检查

1. 根据病变情况除正侧位造影外,需要进行斜位或其他体位的造影,更好显示动静脉关系;瘘口及静脉回流情况。

2. 造影需要显示静脉期。

3. 造影注射参数要根据血管的实际情况及时改变。

4. 考虑烟雾病患者要进行进外动脉的造影,以判断血管代偿情况。

(三) 其他病变

1. 颅内肿瘤造影剂量较正常血管造影加大,造影时间长,要显示肿瘤的染色。

2. 颈内海绵窦瘤造影剂量较正常血管造影更大,显示瘘口。

3. 颅内血管狭窄病变放大造影,同时需要进行测量标记的放置。旋转造影及 3D 显示对狭窄分析的影响。

(罗来树 林建华)

第五节 胸部 DSA 检查技术

一、血管解剖

(一) 动脉系统

1. 胸主动脉 胸主动脉起自心脏左室流出道,自主动脉口向右上升为升主动脉,约于第二胸肋关节(胸骨角平面)高度移行于主动脉弓。主动脉弓的凸面向上,自右至左分别发出头臂干、左颈总动脉和左锁骨下动脉。再向左下行走至第四胸椎水平移行于降主动脉,穿过膈肌裂孔后即为腹主动脉(图 4-5-1 A)。正常人体的升主动脉、主动脉弓、降主动脉其外径:男性,分别为 $31.2 \pm 0.5mm$、$28.5 \pm 0.5mm$、$22.0 \pm 0.4mm$;女性,分别为 $28.2 \pm 0.5mm$、$25.1 \pm 0.4mm$、$21.1 \pm 0.3mm$。

2. 肺动脉 肺动脉属于肺的功能性血管。肺动脉在左侧第二胸肋关节水平起自右心室,斜向左后上方行走,在主动脉弓下方,气管隆凸的前方分出左、右肺动脉,全长 3～4cm。右肺动脉近似水平走行,位于升主动脉、上腔静脉后方,右气管的前方,主动脉弓的下方,全长约 5cm。随后分出右肺动脉上、下干。右肺动脉下干再分出右中叶肺动脉和右下叶肺动脉。左肺动脉向左后上方行走,跨过左上叶支气管,全长约 3cm。分出左上叶肺动脉和左下叶肺动脉。远端的各级分支与相应的支气管伴行,支配相应的肺组织(图 4-5-1 B)。

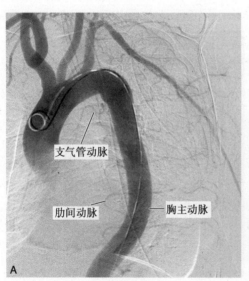

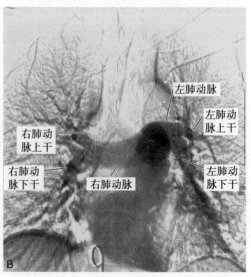

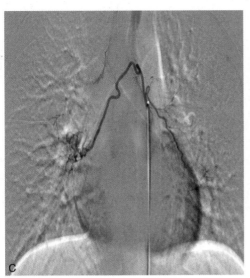
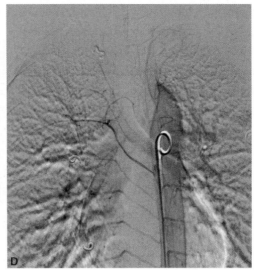

图 4-5-1　动脉系统
A. 胸主动脉；B. 肺动脉；C. 支气管动脉（右侧增粗）；D. 部分肋间动脉

3. 支气管动脉　支气管动脉属于肺的营养性血管。起自胸主动脉的脏支，数目及开口变异很大，右侧多为 1 支，左侧多为 2 支。也有部分发自肋间动脉、锁骨下动脉和腹主动脉等。其开口大部分在胸椎$_{4,5}$水平，相当于气管隆凸处（图 4-5-1C）。

4. 肋间动脉　起自胸主动脉的壁支，节段性对称性分布，共有 9 对，分布于第 3～11 肋间隙（图 4-5-1D）。

5. 胸廓内动脉　胸廓内动脉也叫内乳动脉。起于锁骨下动脉第一段下缘，于第 6 肋间隙水平分为膈肌动脉和腹壁上动脉两终支。

（二）静脉系统

1. 肺静脉　左右各两支，分别为左肺上静脉和左肺下静脉，右肺上静脉和右肺下静脉。起自肺门，止于左心房。

2. 支气管静脉　经支气管动脉流经肺部的血液回流主要有以下两个途径：

（1）肺外围部分的血液：在支气管壁内的静脉丛收集，汇集成较大的静脉干，进入肺静脉或直接回流到左心房。

（2）肺内侧中央部分的血液：经较细小的支气管静脉回流到奇静脉、上腔静脉或半奇静脉，最上肋间静脉，最后到左心房。

3. 上腔静脉　接收来自头颈部和上肢各静脉的血，由左右无名静脉合成于右侧第一肋软骨水平，下行进入右心房。

二、造影技术

（一）手术操作

1. 胸主动脉造影　应用 Seldinger 技术行股动脉穿刺，在正位透视下，将所选用的猪尾导管经腹主动脉插至胸主动脉，然后转成左前斜位，继续推动导管至升主动脉的升部。

2. 肺动脉造影　经股静脉穿刺插管，导管随导丝经下腔静脉至右心房达右心室。或经肘静脉或颈内静脉穿刺插管，导管随导丝经上腔静脉至右心房达右心室。导管前端可置于肺动脉主干或左右肺动脉分支，或右室流出道。

3. 支气管动脉造影　在常规局部消毒后，应用 Seldinger 技术行股动脉穿刺插管，选用 cobra 导管并将导管插到胸主动脉，于第 5、6 胸椎水平，缓慢地上下移动，寻找支气管动脉开口。当有嵌顿或挂钩感时，可能已插入支气管动脉，即用手推碘对比剂 0.5～1.0ml，在透视下确定支气管动脉显示，确认没有与脊髓动脉共干后，注射对比剂进行造影。

4. 肋间动脉和胸廓内动脉造影　肋间动脉造影方法与支气管动脉造影大致相同。胸廓内动脉一般行股动脉穿刺，选用 4～5F 的相应导管，进入主动脉弓，转动导管使导管头进入左或右锁骨下动脉，用导丝引导使导管头向后滑入胸廓内动脉，进行超选择性造影。

5. 上腔静脉造影　可应用穿刺法，穿刺头臂静脉或贵要或肘正中静脉。也可经股静脉穿刺插管，导管随导丝经下腔静脉至上腔静脉。采用猪尾导管进行造影。

（二）造影参数选择

对比剂浓度为 300～370mgI/ml 的非离子型对比剂，也可以使用 50%～60% 离子型对比剂。胸主动脉造影，对比剂用量为 30～40ml，流率 18～

22ml/s,压限 600~900PSI;肺动脉主干造影时,对比剂用量为 15~20ml,流率 10~12ml/s,压限300~600PSI;一侧肺动脉造影,对比剂用量 10~20ml,流率 6~8ml/s,压限 300~600PSI;支气管动脉造影,对比剂用量 3~4ml,流率 1~2ml/s,压限 250~300PSI,或手推对比剂;锁骨下动脉及腋动脉造影,对比剂用量 8~10ml,流率 3~4ml/s,压限 300~400PSI;胸廓内动脉及肋间动脉造影,对比剂用量 3~4ml,流率1~2ml/s,压限 300~450PSI 或手推对比剂;上腔静脉造影,对比剂用量 15~20ml,流率 10~12ml/s,压限 400~600PSI;下腔静脉造影,对比剂用量 20~30ml,流率 12~15ml/s,压限 400~600PSI。

(三) 造影体位

1. 胸主动脉造影常规取左前斜位 45°~60°,必要时加照正位或右前斜位,特殊情况采用侧位。

2. 肺动脉造影常规取正位成像,必要时加摄斜位或侧位。

3. 支气管动脉造影常规取正位成像,必要时加摄斜位或侧位。

4. 肋间动脉和胸廓动脉造影常规取正位成像,必要时加摄斜位或侧位。

5. 上腔静脉造影常规取正位成像,必要时加摄斜位或侧位。

三、图像处理

(一) 补偿滤过

由于肺部的密度不一致,在作心脏检查时,肺部的透亮度增加,图像的背景亮度加大,影响图像质量。在采集图像时,在肺野内加入一些密度相对低的物质,或使用光谱滤过器,使 X 线在被照射区衰减接近均匀,防止饱和伪影的产生。

(二) 呼吸性移动对策

为防止因呼吸产生的伪影,在采集图像时使患者屏气,或采取短暂的停止呼吸,减少运动伪影的产生。

四、相关疾病 DSA 检查要点

(一) 主动脉病变的检查

1. 造影参数要求高,注射限压高。特别注意高压连接管的保护压(大于 1000PSI)。

2. 注意采集速率,尽量采用高速率采集,减少运动模糊。

3. 常规采用左前斜位,根据显示需要选择不同体位。

4. 造影前注意训练患者屏气,减少运动伪影。

(二) 支气管动脉造影

1. 造影参数要求高,注射限压低,流率低。

2. 注意采集速率,尽量采用高速率采集,减少运动模糊。

3. 常规采用正位,根据显示需要选择不同体位。

(三) 肺动脉造影

1. 根据导管头的位置选择相应的注射参数。

2. 注意采集速率,尽量采用高速率采集,减少运动模糊。

3. 注意造影时间,尽量显示肺动脉的全程。

(罗来树　林建华)

第六节　心脏与冠状动脉造影检查技术

一、血管解剖

(一) 心脏解剖

1. **心的位置**　心位于胸腔中纵隔内。2/3 位于正中线左侧,1/3 位于正中线右侧。心的前面大部分被肺和胸膜所遮盖,只有一小部分借心包与胸骨下部和左侧 4~6 肋软骨相邻,此区称心包裸区。临床心内注射应选择胸骨左缘第 4 肋间处进针,可不伤及肺和胸膜。

2. **心的外形**　心呈倒置圆锥形,长轴约与正中矢状面成 45°角向左下倾斜。心的外形可归纳为一尖、一底、两面、三缘、三沟。

(1) **心尖**:指向左前下方,在第 5 肋间隙、左锁骨中线内侧 1~2cm 处可触及心尖的搏动。

(2) **心底**:指向右后上方,连有出入心的大血管。

(3) **两面**:①前面:与胸骨和肋软骨相邻,称胸肋面;②后面(下面):与膈相邻,称膈面。

(4) **三缘**:①左缘:主要由左心室构成;②右缘:主要由右心房构成;③下缘:主要由左心室构成。

(5) **三沟**:①冠状沟:心表面的环形沟,是心房和心室的心表分界;②前室间沟:左、右心室在心前面的分界线;③后室间沟:左、右心室在心后面的分界线。

3. **心腔的结构**　心有四个腔,分别是左、右心房和左、右心室。心房间有房间隔,心室间有室间隔。

（1）右心房：位于心的右上份，腔大壁薄，主要结构有右心耳、梳状肌、卵圆窝等。入口有三个，即上、下腔静脉口和冠状窦口，分别导入上、下半身和心本身的静脉血。出口一个，即右房室口，通向右心室。

（2）右心室：位于右心房左前下，分流入道和流出道。流入道：入口为右房室口，口周有纤维环，环上附三片瓣膜，称右房室瓣（三尖瓣）。瓣膜借腱索与乳头肌相连，作用为防止进入右心室的血液再反流入右心房。流出道：是右心室向左上延伸的部分，呈漏斗形又称动脉圆锥。出口为肺动脉口，口周纤维环上附有三个半月形的袋状瓣膜，称肺动脉瓣，作用是防止进入肺动脉的血液再反流回右心室。

（3）左心房：构成心底的大部，主要结构有左心耳等。入口：共四个，即左、右各二个肺静脉口，分别导入左、右肺的静脉血。出口：一个，即左房室口，通向左心室。

（4）左心室：也分为流入道和流出道。流入道：有一入口，即左房室口，口周有纤维环上附二片瓣膜，称左房室瓣（二尖瓣）。瓣膜借腱索与乳头肌相连，作用为防止进入左心室的血液再反流回左心房。流出道：有一出口为主动脉口，口周纤维环上也附有三个半月形的袋状瓣膜，称主动脉瓣，作用是防止进入主动脉的血液再反流回左心室（图4-6-1）。

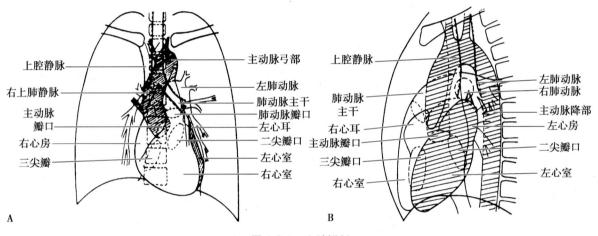

图 4-6-1　心脏解剖

A. 正位像；B. 侧位像

（二）冠状动脉解剖

冠状动脉是供应心肌血、氧的血管，它的解剖形态颇多变异。在正常情况下冠状动脉分出两大主支，为左冠状动脉（left coronary artery，LCA）和右冠状动脉（right coronary artery，RCA），分别开口于升主动脉的左、右冠状动脉瓣窦。左冠状动脉主干（LM）约径4~5mm，长度约0.5~2cm，从升主动脉发出后，在肺动脉总干后方向左下方行走，在肺动脉总干和左心耳之间沿左侧房室沟向前向下分为前降支（LAD）和回旋支（LCX）。前降支为左冠状动脉主干的延续，沿前室间沟下行，再绕过心尖切迹到达心脏后壁，在后室间沟下1/3处与右冠状动脉的后降支相吻合。前降支向左侧发出数支对角支、向右侧发出数支平行而细小的间隔支等分支，供血区域有主动脉和肺动脉总干根部，部分左心房壁，左心室前壁，部分右心室前壁，大部分心室间隔（上部和前部），心尖区和前乳头肌等。回旋支从左冠状动脉主干发出后，沿左房室沟前方紧贴左心耳底部，向左向后行走，再经心脏左缘下行到达膈面。回旋支发出的分支颇多变异，主要分支有数支钝缘支，心房支。回旋支的供血区域有左心室侧壁和后壁，左心房，有时还供血到心室膈面、前乳头肌、后乳头肌，部分心室间隔，房室结、房室束和窦房结。右冠状动脉自右冠状动脉瓣窦发出后贴近右心耳底部，沿后房室沟向外向下行。右冠状动脉的主要分支有右房支、窦房结支、右室支、锐缘支、后降支和左室后支等。右冠状动脉供血区域包括右心房、窦房结、右心室流出道、肺动脉圆锥、右心室前壁、右心室后壁、心室间隔下1/3和房室结。右冠状动脉占优势的病人还供血到部分左心室和心尖部（图4-6-2）。

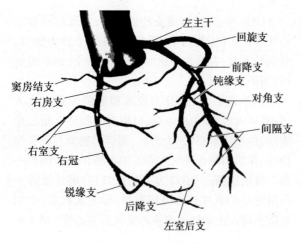

图 4-6-2 冠状动脉解剖

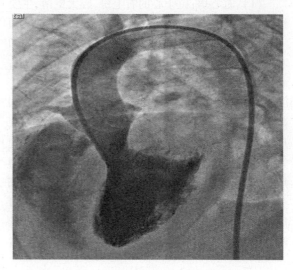

图 4-6-3 左室造影 LAO55°+CRA25°效果图

(三) 冠状静脉解剖

多伴行相邻的冠状动脉,如心大静脉也称左冠状静脉,心中静脉亦称右冠状静脉。常由心大、心中和心小静脉汇入冠状静脉窦,最后注入右心房。

二、造影技术

(一) 心脏大血管造影

心脏大血管造影(cardio-angiography)是临床诊断心血管疾病金标准之一。目前临床主要应用选择性心、血管造影,它能直接显示造影部位的血管病变情况,对心大血管疾病的诊断、治疗起决定性作用。

1. 手术操作 选择性右心房、右心室及肺动脉造影,是经股静脉穿刺插入 5～7F 猪尾巴导管或右心造影导管,按造影目的分别将导管置于右房中、右室流出道、肺动脉主干或左右分支等处进行造影。左心房造影可在右心房、右心室或肺动脉内注射对比剂,经肺循环使左房显影,也可用穿刺房间隔的方法将导管送入左心房造影;左心室造影从股动脉、桡动脉或肱动脉穿刺并插入"猪尾形"导管进入左心室进行造影。

2. 摄影体位

(1) 长轴斜位:探测器置左前斜 LAO35°～65°,同时向头侧倾斜 CRA25°～30°(图 4-6-3)。此位置主要显示主动脉窗,室间隔前半部及二尖瓣环常呈切线位,左室流出道拉长显示,肺动脉主干及左下肺动脉延续部展开等。适用于选择性左、右心室造影。

(2) 四腔位:又称肝锁位。取身体长轴向右斜与台面中线成 20°～30°,探测器置 LAO40°～50°,同时CAU45°。此时,整个房间隔和室间隔的后半部呈切线位,四个房室互相分开,房室瓣也分开且呈正面观。适用于房室通道型室间隔缺损(如心内膜垫缺损)、二尖瓣骑跨及单心室等的选择性左心室造影;三尖瓣骑跨或三尖瓣闭锁时的选择性右心房造影;三尖瓣关闭不全、单心室或右室双出口的选择性右心室造影等。

(3) 半坐位:又名肺动脉轴位。受检者取正位,将胸部垫高,使探测器置 CRA45°～55°。让肺动脉分叉部基本与 X 线垂直,以显示肺动脉瓣、主干、分叉及左右肺动脉分支,此时主、肺动脉也分开。适用于法洛氏四联症、肺动脉狭窄或异位肺动脉等的选择性右心室和肺动脉造影;或假性动脉干及主、肺动脉间隔缺损时的主动脉造影等。

(4) 延长右前斜位:探测器置于右前斜 RAO30°～35°,同时头倾 CRA20°～30°。让 X 线与右室流出道及肺动脉几乎垂直,展开主、肺动脉的前后关系,充分显示右室流出道、肺动脉瓣、肺动脉主干及其右侧分支。适用于选择性右心房、右心室和肺动脉造影。

(5) 右前斜位:通常取右前斜 30°,可观察左心功能、心室壁病变及二尖瓣功能(图 4-6-4)。

(6) 正位:标准前后位。

(7) 侧位:仰卧水平(左、右)侧位(图 4-6-5)。

(8) 其他:LAO20°～35°加 CRA20°～30°体位可显示房间隔及室间隔后部;RAO30°～45°体位可观察二尖瓣反流等。对于先天性心脏病,需灵活设计某些复合倾斜角度的摄影体位,以清晰地显示病变解剖部位。

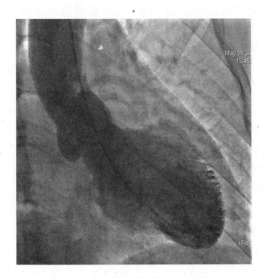

图 4-6-4　左室造影 RAO30°效果图

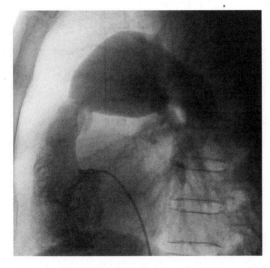

图 4-6-5　右室造影侧位效果图

3. **摄影参数选择**　对比剂选用浓度为 300～370mg/ml 非离子型对比剂,用量:成人主动脉及左心室造影每次 35～40ml,流率 18～20ml/s 连续注射;右心室和(或)肺动脉主干造影每次 25～30ml/,流率 14～16ml/s。左、右心房造影每次 20～25ml,流率 10～12ml/s;儿童以 1.25～1.5ml/kg 体重计算,流率 10～16ml/s 连续注射。注射压力选用 600～900PSI。以 15～30 帧/秒连续采集影像。

(二)选择性冠状动脉造影

选择性冠状动脉造影术(selective coronary arteriography)是诊断冠心病的"金标准"。它不仅能准确地判断冠状动脉内病变的程度与范围,还能通过发现受损血管数目和受损心肌范围,而准确地判断预后;可作为各种冠状动脉血管成形术和重建手术前后的评价与预后判断。

1. **手术操作**　冠状动脉造影常用血管径路为股动脉或桡动脉穿刺插管(图 4-6-6),将导管分别选择性插入左、右冠状动脉口部,试注对比剂证实导管在冠状动脉口内,先进行冠脉口内压力检测,避免导管嵌顿入冠状动脉口内,如压力正常即可行冠状动脉造影。一般情况下,先做左冠状动脉造影,后做右冠状动脉造影。有时冠脉开口变异,难以找到的情况下,可先行左心室造影,了解左室功能、冠状动脉开口及主动脉形态等情况,便于选择冠脉造影导管型号和指导插管。

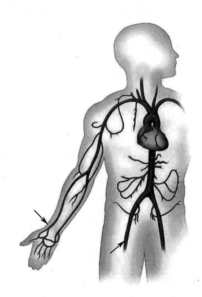

图 4-6-6　冠状动脉造影常用血管径路效果图

(1) **股动脉入路**:动脉穿刺成功后,选用冠状动脉造影导管(Judkins 导管),引入左冠状动脉导管,当导管尖端达到升主动脉时,左冠状动脉导管抵住升主动脉右壁,将管尖抵住升主动脉左侧壁慢慢下滑,导管尖即可顺利进入左冠状动脉口。以 1～2ml 对比剂先行试验推注,及观察冠脉内压力正常,确认插管位置恰当,然后手推对比剂约 8～10ml/次,以 15～30 帧/秒数字录像多体位摄影进行造影检查,左冠状动脉造影结束后,在左前斜位透视下,右冠状动脉导管抵达升主动脉右冠窦底,轻轻提拉和旋转导管头端使其转向右侧,轻轻上下滑动,一般都可顺利进入右冠状动脉口。以 1～2ml 对比剂先行试验推注,及观察冠脉内压力正常,确认插管位置恰当,然后手推对比剂,每次 6～8ml。右冠状动脉开口变异较多,因此插管较为困难,操作者应轻柔、耐心。

(2) **桡动脉入路**:经皮桡动脉穿刺插管时,选用桡动脉多功能造影管 Sones 导管,可避免因更换导管而造成桡动脉痉挛的发生。在透视下,将导管经桡动脉送至主动脉窦底部,使其前端成形,操纵导管使其头端位于左冠状动脉开口附近,轻轻提拉和旋转导管头端即可进入左冠状动脉开口。以 1～2ml 对比剂先行试验推注,及观察冠脉内压力正常,确认插管位置恰当即行多体位造影,左冠状动脉造影结束后,在左前斜位透视下,将导管头端移至主动脉瓣缘水平窦底处,管头向前,轻送并旋转至右侧,轻轻上下滑动,即可进入右冠状动脉口。

桡动脉入路优点:手部的双重循环,减少手部的缺血,穿刺部位骨面扁平无骨突,减少穿刺部位出血,穿刺部位无主要神经血管走行,无神经损伤的风险,减少穿刺点并发症,减少患者术后观察时间,进而降低患者的费用,使患者提前下床活动,改善患者术后的下肢活动能力,使患者感到舒适。为股动脉条件不佳的患者提供了另外一种选择,减少手术器械费用(不需要血管缝合器),改善患者在病床上的活动,便于患者接受其他治疗安排。

桡动脉入路缺点:桡动脉较细,容易发生痉挛,穿刺插管有一定的失败率,术后有部分患者可出现狭窄甚至闭塞。由于手掌有桡动脉和尺动脉双重供血,即使桡动脉闭塞一般也不会有感觉。极个别化患者可发生骨筋膜室综合征、手臂神经损伤等严重并发症。

Allen 试验(图 4-6-7):检查手部的血液供应,桡动脉与尺动脉之间的吻合情况。用来评价桡动脉穿刺插管的成功率。方法:①术者用双手同时按压桡动脉和尺动脉;②嘱患者反复用力握拳和张开手指 5～7 次至手掌变白;③松开对尺动脉的压迫,继续保持压迫桡动脉,观察手掌颜色变化。若手掌颜色 10 秒之内迅速变红或恢复正常,即 Allen 试验阴性,表明尺动脉和桡动脉间存在良好的侧支循环;相反,若 10 秒手掌颜色仍为苍白,Allen 试验阳性,这表明手掌侧支循环不良。阳性严禁从桡动脉入路做介入手术。

桡动脉的入点(图 4-6-8):在桡侧腕屈肌和肱桡肌之间触摸到的桡动脉搏动点,如果桡动脉的血供被阻断,手部的血供可由尺动脉代偿(图 4-6-9)。

经桡动脉介入的技术要点:先进行局部浸润麻醉,麻醉成功后,用 19～21G 的细针进行动脉穿刺,穿刺成功后,将 1 根直径 0.046～0.064cm 的短导丝沿穿刺针插入血管中,并使导丝长出针的头端,之后撤出穿刺针,将短导丝保留在血管中,沿短导丝插入桡动脉鞘后撤出短导丝,此时注射"鸡尾酒"(即经过稀释的利多卡因、肝素和硝酸甘油混合剂)可能有助于减少血管痉挛的发生。将造影导管沿锁骨下动脉插入升主动脉,有些情况下,锁骨下动脉会引导导丝直接进入降主动脉,为克服这一点,应将造影导管插到锁骨下动脉和主动脉的结合处,然后导丝就会直接进入升主动脉。

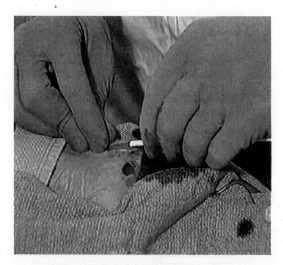

图 4-6-8　桡动脉穿刺示意效果图

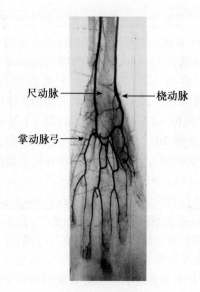

尺动脉　　　桡动脉

掌动脉弓

图 4-6-9　前臂和手部的血管造影效果图

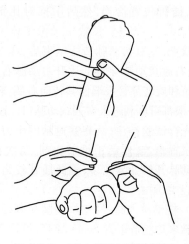

图 4-6-7　Allen 试验示意效果图

2. 摄影体位(图4-6-10)

（1）左冠状动脉主干摄影体位通常为左前斜(LAO)45°加头位(CRA)25°～30°或左前斜45°加足位(CAU)15°～20°(即蜘蛛位横位心时采用)在此两方位可以观察到左冠状动脉主干及前降支,回旋支的开口处;正位加头位30°可显示左冠状动脉主干远端;如左主干较短时,右前斜位加足位可观察左主干;右前斜位(RAO)30°及加头位或者足位也可以较好地展示左主干。

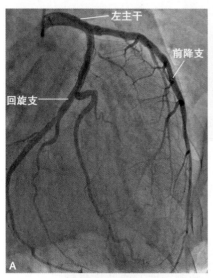
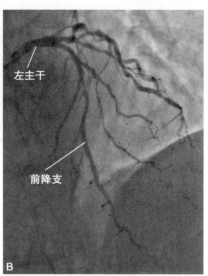
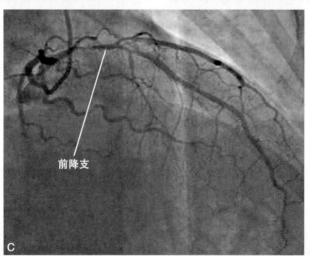
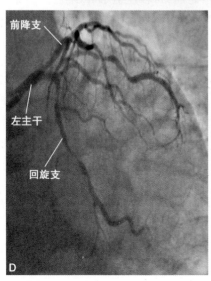
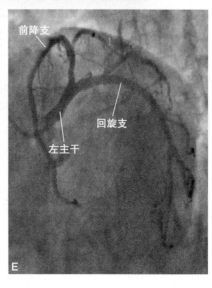

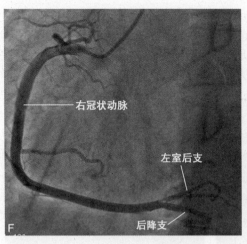
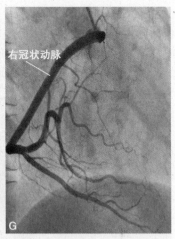

图 4-6-10 冠脉造影

A. 冠脉造影 RAO30°+CAU25°效果图；B. 冠脉造影 CRA30°效果图；C. 冠脉造影 RAO50°+CRA20°效果图；D. 冠脉造影 CAU30°效果图；E. 冠脉造影 LAO45°+CAU25°效果图；F. 冠脉造影 LAO45°效果图；G. 冠脉造影 RAO30°效果图

（2）左前降支摄影体位通常为左前斜位30°~45°加头位 20°~25°可对左前降支近端和中段以及角支和室间隔穿支开口部位清晰观察，右前斜35°~55°加向头位 15°~25°或加足位 25°也是显示左前降支近段较好的摄影角度；正位加向头位30°~35°为左前降支中段、远段显示的最佳摄影体位。

（3）回旋支摄影体位通常为右前斜位 30°加足位 15°~25°、正位加足位 25°~30°、左前位 45°加足位 25°能清晰显示左回旋支。

（4）右冠状动脉摄影体位通常为左前斜位45°，能对右冠状动脉起始部至后降支的血管节段作清晰显示；右前斜位 30°加足位 15°~20°亦是较好显示右冠状动脉主干的体位；左前斜位 45°加头位 15°~20°可显示右冠状动脉后降支和左室后支；前后位加头位 20°~25°亦可较好显示后降支和左室后支的体位。

3. 摄影参数选择 对比剂选用非离子型对比剂，浓度为 300~370mg/ml，左冠状动脉每次 8~10ml，右冠状动脉每次 6~8ml，手推对比剂 2~3秒内匀速推完，以每秒 15~30 帧连续采集影像。

（三）旋转冠状动脉造影

选用冠状动脉造影导管（Judkins 导管），采用股动脉或桡动脉穿刺插管，将导管分别选择性插入左、右冠状动脉口部，为获得较好的旋转采集序列，首先需要将患者置于等中心位，即在后前位和侧位透视下使感兴趣区都在视野的中心。然后在非透视下进行常速旋转轨迹测试，以确保机架运动过程不会遇到障碍。准备好高压注射器推注对比剂。按下旋转采集键后机架即开始按设定轨迹高速旋转采集。对比剂完全显示整个冠状动脉，通常在旋转运动停止延迟数秒钟后，停止采集。应注意的是对比剂注射在旋转前开始，在旋转结束后终止，准备的对比剂总量应用超过4ml/秒乘以旋转时间。旋转采集的机架旋转角度左冠为右前斜 30°+头位 25°（RAO30°+CRA25°）至左前斜位 50°+头位 25°（LAO50°+CA25°）；右冠为左前斜位 60°（LAO60°）至右前斜 30°（RAO30°）。根据每例患者冠脉血流的特征及影像采集所需要时间的调整造影剂用量及注射速率。一般用法是右冠旋转采集用 12ml 对比剂，每秒注射 3ml，左冠旋转采集用 16ml 造影剂，每秒注射 4ml。所有造影采集都采用 30帧/秒。

旋转冠状动脉造影主要优点是应用较少的对比剂及射线辐射量即能显示大量的冠脉病变信息。旋转冠状动脉造影对比剂的应用减少了近 1/5，辐射量左冠及右冠均明显减少。旋转冠状动脉造影减少了辐射量且没有损失完整冠脉造影的影像信息优势。旋转冠状动脉造影实际上比标准冠脉造影提供了更多的冠脉影像信息。提供了冠状动脉树额外信息，尤其是开口病变、分叉病变，及明显偏心病变；为术者冠脉三维重建提供了视觉效果，减少了术者寻找最佳投射角度对技术熟练的依赖程度。

三、图像处理

(一)图像显示包括透视图像和采集图像

1. 透视图像　透视图像一般采用小视野,低脉冲。透视时使人体尽量靠近影像平板,减少噪声,减少散射线,使图像更加清晰。插管过程及治疗中,采取间断脉冲透视,缩小透视野,应用静态分屏路标技术及窗口技术,可充分显示血管的开口及其走行,有利于导丝及导管超选择性的插入,在保证整个造影、治疗质量的前提下,缩短手术时间,提高手术效果和成功率,减少医患双方的放射损伤。超选时应用高脉冲或连续脉冲透视以得到优质的透视影像。

2. 采集图像　冠状动脉、左室造影可应用15F/S 或 30F/S 速率采集,进行多角度全方位造影,观察心血管情况,避免漏诊。另外,高压注射器的应用至关重要,注射延迟、X 线延迟、流量(注射速度 ml/s)、注射总量(ml)、注射压力(PSI)等均应根据不同部位精心设计。在介入治疗时应将患者的空曝区及肺部区域应用滤板技术进行遮挡,增加图像均匀性、减少噪声等。

(二)图像处理

通过对图像窗宽窗位调节、放大及多幅显示,测量、打印排版、感兴趣区选择等,进行校正后存储、刻录与打印。3D 图像可通过三维重建软件对3D 图形进行切割,导航引导等在全方位旋转状态下同步观察,选择最佳血管解剖状态进行图像的存储、打印与刻录。

1. 左心室造影　心功能分析经外周动脉(股动脉、桡动脉)经皮 Seldinger 穿刺,动脉穿刺成功后,放入血管鞘,经血管鞘引入 6F 或 7F 猪尾巴导管至左心室造影,采用右前斜 30° 角度摄影,对比剂选用非离子型对比剂,浓度为 300~370mg/ml,用量:成人一般 35~40ml,每秒 18~20ml 连续注射;儿童以 1.25~1.5ml/kg 体重计算,每秒 13~16ml连续注射。以每秒 25~30 帧连续采集影像,以观察心室壁的收缩功能及室壁运动情况。利用心功能分析软件,首先进行导管校正,校正因子为导管外径和图像中的导管外径之比。避免造影时导管刺激引起的早搏期,选取舒张末期心室容积(EDV)和收缩末期心室容积(ESV),采用 Simpson's 法测定左心射血分数(LVEF),EF = EDV-ESV / EDV。射血分数是目前临床上最常用的心脏功能指标,它

是心室每搏量与心室舒张末期容积的比值。

射血分数的正常值及变异范围:成人正常的左室射血分数(LVEF)为 60%±7.0%,通常认为,静态 LVEF<50% 即为心室功能降低。但事实上,由于各实验室所使用的仪器和检查方法的不同,如核素减除本底的程度不同,感兴趣区设置不同,EF 的正常值也有差异。临床上可根据各实验室的条件及方法,建立自己的正常范围。健康人运动高峰时EF 的升高应增加 5.0%;如等于或降低 5.0% 即为运动试验异常,表示心脏功能降低。

心室射血分数的影响因素:EF 主要是反映心肌的收缩力,因此它受前负荷、后负荷、心肌抑制药如奎尼丁、乙胺碘呋酮、心律平、异搏定等,酸中毒和心肌缺血等影响。所以评估心脏功能时,须要结合病人的临床情况。

2. 定量冠状动脉狭窄　分析常规多体位分别做左、右冠状动脉造影,选取冠脉狭窄显影最佳体位。首先,进行导管校正,校正因子为导管外径和图像中的导管外径之比;其次,选取冠脉狭窄段截取其近端及远端正常血管直径为参考血管直径,与病变处血管直径之比,自动分析靶血管病变的长度、直径、狭窄处最小直径、狭窄率、参考血管直径、分叉病变夹角。

3. 自动角度摄影分析系统(Compart 软件)冠状动脉造影(CAG)是目前确诊冠状动脉粥样硬化性心脏病最有价值的检查手段,也称之为"金指标",但由于摄影体位的不当,冠状动脉显影影像质量较差,造成误诊或漏诊,不能满足临床影像诊断需要。Christiaens 和 Dumay 把感兴趣血管段假设成直线段,通过在两幅不同角度(两角度之间角度差大于 30° 以上)的造影图像上分别选取血管段的始点和末点,利用向量间的几何关系来获得最佳造影角度。

冠状动脉造影术是利用导管对冠状动脉解剖进行放射影像学检查的一种介入性诊断技术,又是一种有创伤性的诊断技术,要求操作熟练,造影体位把握准确,能清楚地暴露冠状动脉的主支和分支血管的全貌及血管开口处的情况。通过 Compart 软件(自动角度摄影分析系统),可以展示冠状动脉显影的最佳摄影体位与心脏位置类型(横位心、垂位心等)的特异性关系,尽量做到 X 线的摄影方向与冠状动脉走行垂直,在该角度下的造影图像中,感兴趣血管段具有最小的放大率和最小重叠,血管狭

窄百分比测量的精度大大提高,从而为冠心病诊断提供可靠的解剖和功能信息,为介入治疗或冠状动脉搭桥术方案的选择奠定科学依据。

(三) 图像存储

1. 光盘存储 光盘图像根据机器配置的不同有多种刻录速度可供选择,通常有 16X、24X、48X 刻录。因刻录速度提高的同时,坏盘概率也随之提高,如对速度无特殊需要,常规使用 24X 即可达到使用要求。有条件时可编制患者数据库以便查询。随着光存储设备的发展,DVD 刻录机的应用日渐增多。和 CD-ROM 刻录机相比,DVD 刻录机具有容量大、保存方便等优点。

2. PACS 存储 通过内部网络上传至 PACS 系统,以利于其他科室对影像资源的共享。

四、相关疾病 DSA 检查要点

(一) 心腔造影

1. 检查过程中使用连续心电监护,严密检测心腔内压力的变化。

2. 使用猪尾导管造影时,导管头端应置于心腔中部,切忌导管头端顶着心肌壁引起心脏早搏。

3. 造影参数选择 对比剂总量、注射速率、注射压力、采集速率的选择应参考患者的年龄、性别、心脏病变特性、诊断要求等选择增减。

4. 采集时间可根据诊断要求显示多个心动周期像。

(二) 选择性冠状动脉造影

1. 检查过程中使用连续心电监护,建立静脉输液通道,备好急救药品。

2. 造影入路动脉穿刺成功后立即给予肝素 2000U,硝酸甘油 200 μg,防止血栓并发症,连接心内压力检测装置。

3. 导管插入冠脉口时观察冠脉内压力,压力下降低下,疑似导管嵌顿冠状动脉内,立即撤离导管。

4. 选择合适的造影导管,使造影导管头端与冠脉开口同轴吻合。

5. 多体位造影,使造影图像位于影像中心。

(罗来树 林建华)

第七节 腹部 DSA 检查技术

一、血管解剖

(一) 动脉系统

胸主动脉经膈肌的主动脉裂孔(约 T_{12} 椎体平面)进入腹腔,改名为腹主动脉,在脊柱的左前方行走,至腰$_4$椎体平面分为左、右髂总动脉,其直径约 20mm。腹主动脉的分支包括脏支和壁支。脏支有腹腔动脉、肠系膜上动脉、肠系膜下动脉、肾动脉、肾上腺动脉和精索内(或卵巢动脉)。壁支有膈下动脉、腰动脉和骶正中动脉(图 4-7-1A)。

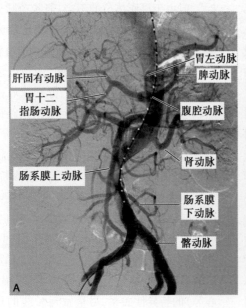

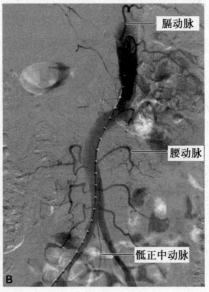

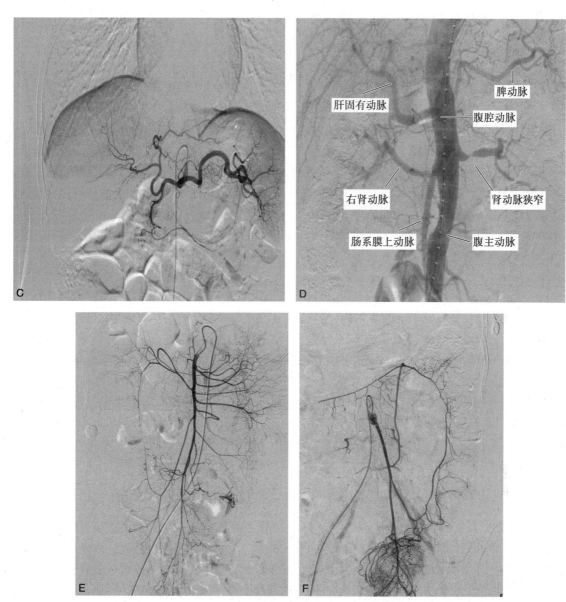

图 4-7-1　动脉系统

A. 腹部血管；B. 腰动脉；C. 腹腔动脉；D. 肾动脉；E. 肠系膜上动脉；F. 肠系膜下动脉

1. 腹腔动脉　腹腔动脉起自腹主动脉的腹侧，在 T_{12} 椎体下部或 $T_{12} \sim L_1$ 椎体间发出，主干向右、前、下方走行，末端发出分支供应上腹部脏器。腹腔动脉通常分为 3 支：胃左动脉、脾动脉和肝总动脉。胃左动脉较细，在胃小弯的幽门处与胃右动脉吻合，沿途分支至胃小弯附近的前后面。脾动脉来自腹腔动脉的左支，为三支中最粗大的一支，沿胰的上缘左行，经脾肾韧带达脾门，分数支入脾，脾动脉沿途发出许多胰支，分布于胰体和胰尾。肝总动脉一般起源于腹腔动脉右侧，沿胰头上缘向右方前行走，至十二指肠上缘分出胃十二指肠动脉后，改名为肝固有动脉。在肝门处分左、右肝动脉和胃右动脉。胃右动脉沿胃小弯左行与胃左动脉吻合，供应幽门、胃小弯及十二指肠，有时肝右动脉起源于肠系膜上动脉，肝左动脉起源于胃左动脉。肝右动脉入肝前发出一支胆囊动脉，入肝后分为肝前叶动脉和肝后叶动脉，之后又各自分出上段和下段动脉。肝左动脉较肝右动脉稍细，末端分出肝内叶动脉和肝外叶动脉，肝外叶动脉又分出上段和下段动脉。有时还有肝中动脉，主要供应肝方叶，或肝尾叶和胆囊（图 4-7-1C）。

2. 肠系膜上动脉　肠系膜上动脉自腹主动脉的侧壁发出，开口处相当于 $T_{12} \sim L_1$ 椎体间隙或 L_1 椎体的上部平面，位于腹腔动脉的开口下方，约 0.5 ～ 2.0cm 处。其主干向右下方斜行，并呈凸向左侧的弓形，末端至右髂窝。

肠系膜上动脉向右侧发出胰十二指肠下动脉，末端分为前后两支，前支与胰十二指肠前上动脉吻合成胰十二指肠前弓，后支与胰十二指肠后上动脉吻合成胰十二指肠后弓，发出的分支到胰头和十二指肠。空肠动脉和回肠动脉起自肠系膜上动脉的左侧，其数目为6~20支，上部为空肠动脉，下部为回肠动脉，分别分布空肠和回肠。中结肠动脉起自肠系膜上动脉的右前缘，开口于胰十二指肠下动脉下方约1cm。其主干向上走行，分左右两支：左支向结肠脾曲，与右结肠动脉吻合，右支向肝区，与右结肠动脉吻合。回肠动脉是肠系膜上动脉的终支，斜向右下走行，发出结肠支、盲肠支和阑尾动脉（图4-7-1E）。

3. **肠系膜下动脉** 在L₃椎体水平自腹主动脉前壁偏左发出，开口距肠系膜上动脉约3cm。分支有左结肠动脉、乙状结肠动脉、直肠上动脉，供养左半结肠及直肠。左结肠动脉为其第一分支，发出后向左横行，末端分为升支、水平支和降支。升支向结肠脾曲上行，与横结肠动脉的左支吻合；水平支和降支与乙状结肠动脉吻合，供应降结肠。乙状结肠动脉有2~3支，向左下方斜行，各分支互相吻合成动脉弓，并向上发出分支与左结肠动脉吻合，供应乙状结肠。直肠上动脉是肠系膜下动脉的终支，在第3骶椎平面分为两支，走行于直肠两侧，供应直肠的乙状线以上部分（图4-7-1F）。

4. **肾动脉和肾上腺动脉** 在L₁~L₂椎间盘高度起自腹主动脉，于肾静脉的后上方横行向外，经肾门入肾。因腹主动脉偏左，右肾动脉较长；受肝的影响，右肾低于左肾1~2cm。肾动脉的分支为叶间动脉，穿行于肾柱内，上行至皮质与髓质交界处，形成与肾表面平行的弓状动脉。肾上腺动脉有上、中、下三支，分布于肾上腺的三个部分，肾上腺上动脉起自膈下动脉，肾上腺中动脉起自腹主动脉，肾上腺下动脉起自肾动脉（图4-7-1D）。

5. **睾丸（卵巢）动脉** 起自腹主动脉的前外侧壁，肾动脉稍下方，在腹膜后间隙斜向外下方越过输尿管。睾丸动脉经腹股沟管环进入腹股沟管供应睾丸的血液，卵巢动脉在小骨盆上缘处进入卵巢悬韧带，供应卵巢的血液。

6. **膈下动脉** 腹主动脉于T₁₂椎体处发出膈下动脉，向上分布于膈的腰部。膈下动脉起始点、支数有变异，有时可见同一起始点。

7. **腰动脉** 起自腹主动脉的后壁，通常有4对，分别经第1~4腰椎体前面或侧面，在腰大肌的内侧面分出背侧支和腹侧支（图4-7-1B）。

8. **骶正中动脉** 起自腹主动脉的分叉处的后上方，经第4~5腰椎、骶骨、尾骨的前面下行，向两侧发出腰最下动脉。

（二）静脉系统

1. **下腔静脉** 下腔静脉为单一的大静脉，收集膈肌以下的腹、盆部和下肢的静脉血液。左、右髂总静脉在第5腰椎平面汇合成下腔静脉，沿脊柱右旁上行，经膈肌的腔静脉裂孔进入胸腔达右心房。其上行途中接纳腹、盆腔内脏和腹、盆壁组织的各支静脉的血液回流。

2. **肝脏静脉系统** 包括肝左静脉、肝中静脉和肝右静脉，分别接受肝左、中、右叶的血液。肝左静脉与肝中静脉通常汇合成干，肝静脉在肝脏后部斜向下腔静脉方向走行，在下腔静脉窝上端注入下腔静脉，此处为第二肝门。在下腔静脉窝下端，有来自肝右叶的副肝静脉和尾状叶的几支小静脉注入下腔静脉，此处为第三肝门。

3. **门静脉系统** 由肠系膜上静脉和脾静脉在L₁₋₂椎体平面汇合而成，主干向右上走行入肝门。门静脉主干分左，右支，再经5~6级分支终于肝窦。门静脉主干长约6cm，近肝端宽度约1.9cm，远肝端宽约2.3cm。收集脾静脉、胃冠状静脉、肠系膜上静脉和肠系膜下静脉的血液。脾静脉在脾门处由3~5支小静脉汇合而成，沿途收集胰静脉末端静脉、胃网膜左静脉；胃冠状静脉引流食管下部胃体小弯及贲门附近的静脉血，汇入脾静脉或门静脉；胃冠状静脉的食管支与奇静脉的食管支吻合，形成食管静脉丛；肠系膜上静脉由来自升结肠、横结肠和小肠的静脉血汇合而成，由下向上走行，与脾静脉汇合成门静脉；肠系膜下静脉由直肠、乙状结肠和左侧结肠的小静脉汇合而成，向上行在脾静脉与肠系膜上静脉汇处的左侧注入脾静脉。

二、造影技术

（一）手术操作

1. **动脉系统** 采用Seldinger技术，行股动脉或肱动脉穿刺插管。对不同器官、不同检查目的采用不同的造影导管进行相应的插管，行选择或超选择性动脉造影。

2. **下腔静脉** 采用Seldinger技术，行股静脉或肘正中静脉、颈内静脉穿刺插管。对不同器官进行相应的插管,行选择或超选择性静脉造影。

3. 门静脉系统　采用经皮肝穿刺或经颈静脉进入肝静脉穿刺门静脉造影。也可以采用动脉造影即在腹腔动脉或肠系膜上动脉进行动脉造影至门静脉期,间接显示门静脉。

(二) 造影参数选择

对比剂使用相应浓度的非离子型对比剂,如320mgI/ml 的碘佛醇、370mgI/ml 的优维显等或浓度为 50%~60% 的离子型对比剂。腹主动脉造影:对比剂量用量 30~35ml,注射流率 15~20ml/s,压限 600~900PSI;腹腔动脉造影:对比剂用量 18~25ml,流率 6~7ml/s,压限 300~500PSI;肝动脉造影:对比剂用量 15~18ml,流率 5~6ml/s,压限 300~500PSI。造影程序:采集速率 3~6 帧/s,注射延迟 0.5 秒,屏气状态曝光至肝内毛细血管期。腹腔动脉或肠系膜上动脉造影,间接观察门静脉者,曝光持续 15~20 秒,直至门静脉显示。

肠系膜上动脉造影:对比剂用量 15~20ml,注射流率 5~7ml/s,压限 200~300PSI;肠系膜下动脉造影:对比剂用量 9~12ml,注射流率 3~4ml/s,压限 200~300PSI;胃十二指肠动脉造影:对比剂用量 8~10ml/s,注射流率 3~4ml/s,压限 200~300PSI;胃左或胃右动脉、胰十二指肠动脉及肠系膜上、下动脉分支的造影:对比剂用量 6~8ml,注射流率 2~3ml/s,压限 200~300PSI;肾动脉造影:对比剂用量 10~15ml,注射流率 5~6ml/s,压限 200~300PSI;肾内动脉超选择性造影:对比剂用量 6~8ml,注射流率 2~3ml/s,压限 200~300PSI;选择性肾上腺动脉造影:对比剂用量 4~6ml,注射流率 2~3ml/s,压限 200~300PSI;膈动脉造影:对比剂用量 4~6ml,注射流率 2~3ml/s,压限 200~300PSI。

下腔静脉造影:对比剂用量 25~30ml,注射流率 10~15ml/s,限压为 500~600PSI。

直接门静脉造影:对比剂用量 10~15ml,注射流率 7~8ml/s,限压为 200~300PSI。

(三) 造影体位

腹主动脉、腹腔动脉和肝动脉造影均采用正位,对于动脉瘤或血管主干相互重叠者,可选用左或右前斜位,或其他不同角度的体位,以使病变充分显示;选择性肾动脉造影在正位的基础上,加摄同侧倾斜位,角度约为 10°~15°,以使肾动脉完全显示;肾上腺动脉造影取正位,必要加摄同侧倾斜

位,角度约为 15°~20°,以利于显示该侧肾上腺动脉;胰腺供养动脉造影、脾动脉造影及胆系供养动脉造影一般用正位;对于血管性病变,如动脉瘤、动静脉瘘、动静脉畸形,需要显示病变全貌,则加摄不同角度斜位;下腔静脉造影常规正位,根据病变显示情况加摄左、右斜位和侧位。

三、图像处理

(一) 补偿过滤器

腹部在侧腹部及肝的横隔膜处,以及消化道内的气体过多容易产生饱和状伪影,应作对应的密度补偿过滤,可用铅、含铅丙烯、增感纸、黏土、树脂等各种材料。

(二) 呼吸移动性对策

腹部 DSA 检查由于腹式呼吸,以及肠管的蠕动,容易产生运动性伪影,使得减影图像模糊。此时可以训练患者屏气,或注入以抑制肠蠕动的药物。训练呼吸状态,使其在屏气状态下采集图像。

(三) 清洁肠道,减少异物伪影

在腹部 DSA 的检查中,尽量做好清洁肠道或清除膀胱的尿液工作。在患者进入检查前应去除患者身体上的金属异物及对图像质量有影响的物品,同时也要防止一些监护设备的连接线进入采集图像区,以避免对图像质量产生影响。

四、相关疾病 DSA 检查要点

(一) 腹主动脉造影

1. 造影参数要求高,注射限压高。特别注意高压连接管的保护压(大于 1000PSI)。

2. 注意采集速率,尽量采用高速率采集,减少运动模糊。

3. 图像上包括 T_{12} 椎体平面,下缘包括双侧髂内外动脉及分支。

4. 造影时要求充分显示腹主动脉的各个主要分支,必要时采用分段造影。

5. 造影前注意训练患者屏气,减少运动伪影。

(二) 腹腔动脉造影

1. 造影时尽量显示腹腔动脉及其分支。

2. 对于肝脏肿瘤的检查,造影要求显示门静脉,造影时间长,对比剂用量相对增加。

3. 注意采集速率,尽量采用高速率采集,做好患者配合工作,长时间屏气曝光,减少因呼吸运动产生的模糊。

4. 采用微导管进行肝内细小动脉的造影，注射限压要增加（大于 750PSI），注射流率根据靶血管的大小而定。应充分显示肝实质期的造影影像。

5. 常规采用正位，根据显示需要选择不同体位。图像尽量包含整个肝脏，必要时进行分区造影。

（三）肾动脉造影

1. 根据导管头的位置选择相应的注射参数。

2. 注意采集速率，尽量采用高速率采集，减少运动模糊。

3. 注意造影时间，尽量显示肾动脉及其分支。

4. 尽管目标是一侧肾的造影，原则上应进行另一侧的肾动脉造影，了解整个肾脏的供血情况。若有异位供血，应行腹主动脉造影。

（四）肠系膜上、下动脉造影

1. 肠系膜上动脉造影图像　应包括整个肠系膜上动脉及其分支，必要时进行分区造影。注意肠道伪影对图像质量的影响。尽量区分肠道蠕动对造影的影响。

2. 肠系膜下动脉造影图像　应包括整个肠系膜下动脉及其分支，必要时进行分区造影。注意肠道伪影对图像质量的影响。肠系膜下动脉比较细小，造影速率要小，对比剂量要相对大。

（罗来树　林建华）

第八节　盆腔 DSA 检查技术

一、血管解剖

（一）动脉系统

腹主动脉在 L_4 椎体平面分成左、右髂总动脉，于骶髂关节平面处分成髂内和髂外动脉。髂内动脉从髂总动脉分出后即分为脏支和壁支，脏支供应盆腔内各脏器血液，其分支有膀胱上动脉、膀胱下动脉、子宫动脉、阴部内动脉以及直肠下动脉，其中阴部内动脉常是髂内动脉的延续支；壁支主要供应臀部肌肉血液，它分出髂腰动脉、骶外侧动脉、臀上动脉、臀下动脉和闭孔动脉等。髂内动脉有丰富的吻合支，当髂内动脉闭塞后可见以下侧支循环形成：直肠上、下动脉沟通；直肠中、上动脉沟通；腹壁下动脉与闭孔动脉、骶中动脉、骶外侧动脉沟通；腰动脉与髂腰动脉、股动脉的旋股支及其穿支沟通；两侧子宫动脉、卵巢动脉的沟通等等。髂外动脉在

骶髂关节前方自髂总动脉分出后，斜向下、外行走，主要分支有腹壁下动脉和旋髂深动脉两支。髂外动脉沿腰大肌内侧缘下降，经腹股沟韧带的深面至股前部，移行为股动脉（图4-8-1）。

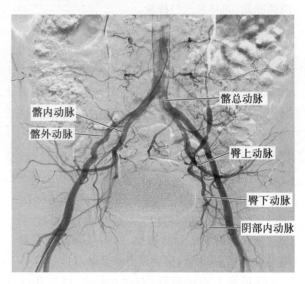

图 4-8-1　盆腔动脉图

（标注：髂总动脉、髂内动脉、髂外动脉、臀上动脉、臀下动脉、阴部内动脉）

（二）静脉系统

髂静脉是盆腔和下肢静脉血液回流的主干，双侧髂总静脉约于第 5 腰椎体平面的右侧，汇合成下腔静脉，沿脊柱右侧上行最终注入右心房。右髂总静脉位于骶髂关节前方，于同名动脉后方，几乎成直线与下腔静脉连续；左侧髂总静脉较长，在 L_5 椎体前方类似直角注入下腔静脉。髂内静脉起自坐骨大孔上方，至骶髂关节前与髂外静脉汇成髂总静脉。髂内静脉通常无瓣膜，接纳盆腔脏器和盆壁的静脉血，其属支与同名动脉伴行。髂外静脉延伸为股静脉，起自腹股沟韧带下缘的后方，沿小骨盆入口边缘与同名动脉伴行。右侧髂外静脉初始走行位于动脉的内侧，向上逐渐转至动脉背侧；左侧髂外静脉全程位于动脉的内侧。

二、造影技术

（一）手术操作

1. 动脉造影　常用的方法是经皮股动脉穿刺插管，采用 Seldinger 技术，将导管插入腹主动脉，在腹主动脉远端（约 L_4 椎体上缘）进行造影，显示两侧髂总动脉及其分支，再行单侧髂总动脉造影及髂内或髂外动脉造影。

2. 静脉造影

（1）顺行性静脉造影：经皮穿刺下肢静脉或表

浅静脉注射对比剂进行造影。

（2）逆行性静脉造影：采用 Seldinger 技术经皮股静脉穿刺插管，将导管置于患侧髂静脉注射对比剂进行造影。

（二）造影参数选择

对比剂采用相应浓度的非离子型对比剂，如 320mgI/ml 的碘佛醇、370mgI/ml 的优维显等。腹主动脉远端造影：对比剂用量为 20～25ml，流率 15～18ml/s，压限 600～900PSI；髂总动脉造影：对比剂用量为 18～20ml，流率 8～10ml/s，压限 600～900PSI；髂内和髂外动脉造影：对比剂用量为 10～12ml，流率 5～6ml/s，压限 300～500PSI；髂内和髂外动脉的分支造影（子宫动脉、膀胱动脉及卵巢动脉）：对比剂用量为 6～8ml，流率 2～3ml/s，压限 200～300PSI。

静脉造影因采用的造影方式不同，其参数不同。顺行性静脉造影采用为 50～60ml，流率 1ml/s，压限 100PSI；逆行性静脉造影、髂静脉造影：对比剂用量 10～15ml，流率 8～10ml/s，压限 200～300PSI。

（三）造影体位

常规采用正位，必要时加摄斜位。观察髂总静脉与下腔静脉关系，采用标准侧位。

三、图像的优化措施

由于呼吸运动及肠道的蠕动、腹腔内的气体及高密度物质均对图像质量有很大的影响，在行 DSA 检查前应清洁肠道，手术前排空膀胱，必要时进行导尿，防止大量的尿液（含有大量对比剂的尿液）对图像质量的影响。去除患者身体上的金属异物及物品，也同时防止一些监护设备的连接线进入图像采集区，避免影响图像质量。

四、相关疾病 DSA 检查要点

（一）子宫动脉造影

1. 造影参数根据导管头所在位置设定参数如髂内动脉、子宫动脉等，注射限压低，流率低，总量少。

2. 注意采集速率，减少运动模糊。

3. 常规采用正位，根据显示需要选择不同体位。

4. 双侧分别造影，根据病变情况注意造影范围及图像质量。

（二）髂动、静脉造影

1. 髂动脉造影必须显示髂内外动脉的分支的起始部，便于了解髂内外动脉的走向。

2. 髂静脉造影

（1）顺行性髂静脉造影：造影剂量与流入髂静脉的时间有关，同时要注意呼吸运动对髂静脉显示的影响。若有髂静脉狭窄或闭塞，造影时应注意其侧支血管及代偿血管情况。

（2）逆行性髂静脉造影：造影参数与导管头所在位置有关。下肢静脉瓣功能的好坏对下肢静脉的显示有较大影响，造影时注意血流情况的显示。

（罗来树　林建华）

第九节　四肢 DSA 检查技术

一、血管解剖

（一）上肢血管

1. 上肢动脉　双侧上肢动脉都是锁骨下动脉的延续。左锁骨下动脉起自主动脉弓，右侧起自无名动脉。锁骨下动脉向上出胸廓上口并沿第一肋骨上缘向外下方走行，至第一肋骨外侧缘改名为腋动脉。锁骨下动脉自近至远分别发出椎动脉、胸廓内动脉、甲状颈干、肋颈干和腋动脉（图 4-9-1）。

（1）椎动脉：为锁骨下动脉向上，发出第一分支动脉，沿颈椎横突孔向上，双层椎动脉在脑桥下缘汇合成基底动脉。椎动脉在颈段发出脊髓支和肌支，在颅内段发出小脑下后动脉和脊髓前动脉等。

（2）胸廓内动脉：开口与椎动脉对应，向下经胸廓上口入胸腔，经第 1～6 肋软骨后面下行（距胸骨外侧缘约 1cm 处），供应肋间、乳房、膈肌、胸膜、心包、胸大肌等的血液。

（3）甲状颈干：锁骨下动脉的另一分支，发出分支血管有甲状腺下动脉、颈升动脉和颈横动脉等。

（4）肋颈干：起自锁骨下动脉第二段，行向后越过胸膜顶，分为颈深动脉和最上肋间动脉，前者上行与枕动脉降支吻合，后者在胸膜顶后方降入胸廓，分布于第 1、2 肋间隙后部。

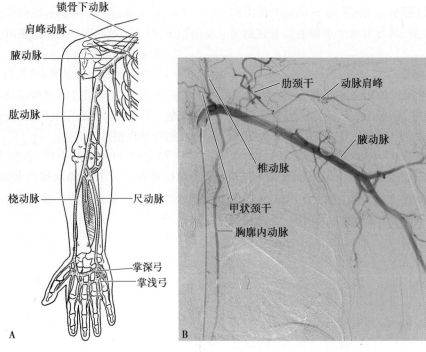

图 4-9-1 上肢动脉
A. 示意图；B. 造影图

（5）腋动脉：来自锁骨下动脉，其分支有肩峰动脉，胸外侧动脉，直接乳房支，旋肱前、后动脉等，出腋窝后改为肱动脉。

腋动脉位于腋窝深部，系从第一肋外侧缘至肱骨外科颈之间的动脉段，出腋窝后改名为肱动脉。腋动脉主要分支有胸肩峰动脉、胸外侧动脉、肩胛下动脉等。

肱动脉于肱骨前内侧走行至肘窝中点分为桡动脉和尺动脉两大支，分别沿桡骨和尺骨走行并发出分支，最后在腕部，桡动脉末端与尺动脉的掌深支构成掌深弓，尺动脉末端与桡动脉的掌浅支构成掌浅弓，再由深、浅两弓分出掌心动脉、掌背动脉和掌指动脉。

2. 上肢静脉　上肢的浅静脉变异较大，深静脉的分支、走行与同名动脉伴行。深、浅静脉均有静脉瓣。头静脉自前臂的背侧桡侧转入前臂掌侧，经上臂在锁骨下进入腋静脉或锁骨下静脉。贵要静脉沿前臂后面尺侧上行再沿上臂内侧走行，进入肱静脉或腋静脉。肘正中静脉连接自头静脉和贵要静脉，接受前臂正中静脉。

（二）下肢血管

1. 下肢动脉　髂外动脉出腹股沟续为股动脉，分支动脉有股动脉和股深动脉（旋髂浅动脉、旋股外动脉、穿支动脉等），股动脉在腘窝处改名为腘动脉，主要分支有膝上、中、下动脉、胫前动脉和胫后动脉。胫前动脉下行延续为足背动脉，末端形成足背动脉弓和足底深支；胫后动脉为腘动脉的直接延续，主要分支有腓动脉、胫骨滋养动脉、足底外侧动脉等。其中，足底外侧动脉与胫前动脉的足底支吻合成足底动脉弓（图 4-9-2）。

2. 下肢静脉　主要有浅静脉、深静脉和交通静脉。浅静脉位于皮下组织和深筋膜外，深静脉与同名动脉伴行，深、浅静脉之间有交通静脉连接。浅静脉主要由小隐静脉和大隐静脉构成：小隐静脉起自足背外侧缘静脉，沿外踝后方上行，在膝关节注入腘静脉；大隐静脉起自足背内侧缘静脉，沿大腿内侧上行注入股静脉。下肢静脉均有静脉瓣。

二、造影技术

（一）手术操作

1. 动脉造影　四肢动脉造影大多采用股动脉穿刺，部分采用肱动脉或桡动脉穿刺，应用 seldinger 插管技术，根据不同的部位，把相应导管插入靶血管进行造影。

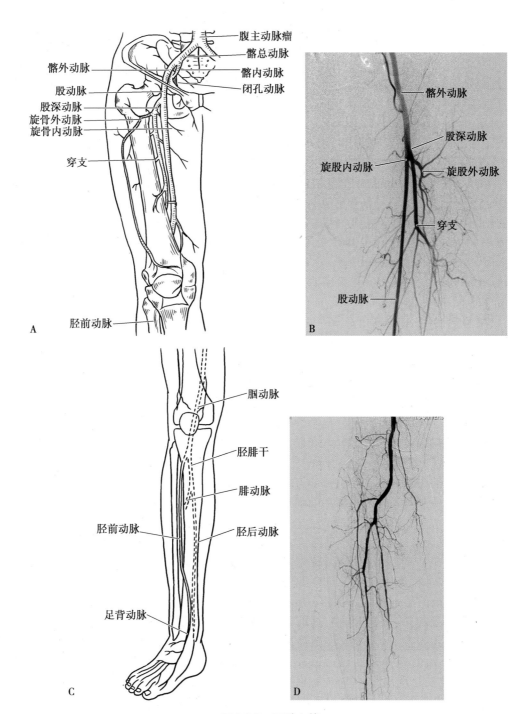

图 4-9-2　下肢血管

A. 示意图;B. 造影图;C. 胫、腓动脉示意图;D. 胫、腓动脉造影图

2. 静脉造影

(1) 顺行性静脉造影:经皮穿刺下肢静脉或表浅静脉注射对比剂进行造影。

(2) 逆行性静脉造影:采用 Seldinger 技术经皮股静脉或肘正中静脉穿刺插管,将导管置于患侧股静脉或肘正中静脉注射对比剂进行造影。

(二) 造影参数选择

1. 动脉造影

(1) 上肢动脉:相应浓度的非离子型对比剂,如 320mgI/ml 的碘佛醇、370mgI/ml 的优维显等,或浓度为 40% 的离子型对比剂。根据导管头所在位置,采用不同的造影参数。锁骨下动脉造影:对比剂用量 12 ~ 15ml,流率 5 ~ 6ml/s,压限 300 ~ 400PSI;腋动脉造影:对比剂用量 10 ~ 12ml,流率 3 ~ 4ml/s,压限 250 ~ 300PSI。观测掌弓造影应延时,造影至远端血管显示清晰。

(2) 下肢动脉:对比剂同上肢动脉。髂总动脉造影:对比剂用量 20 ~ 25ml,流率 12 ~ 15ml/s,压限 500 ~ 600PSI;髂外动脉:对比剂用量 10 ~ 12ml,流率 5 ~ 6ml/s,压限 500 ~ 600PSI;股动脉造影:对比剂用量 10 ~ 12ml/次,流率 5 ~ 6ml/s,压限为 300 ~ 400PSI;选择性下肢动脉造影将导管置于股动脉上段进行小腿动脉和足背动脉造影:对比剂用量 10 ~ 12ml/次,流率 4 ~ 6ml/s,压限 300 ~ 400PSI。注意应用曝光延时,造影至远端血管显示清晰。

2. 静脉造影 顺行静脉造影时,采用非离子型对比剂如 320mgI/ml 的碘佛醇、370mgI/ml 的优维显,按 1∶1 稀释后使用,对比剂用量 60 ~ 80ml/次,注射流率 1 ~ 1.5ml/s,注射压力 100PSI。注药曝光时,当对比剂流入髂静脉时,嘱患者闭气,作 Valsala 功能试验,观察下肢静脉瓣的功能情况。逆行静脉造影时,采用相应浓度的非离子型对比剂或 40% 的离子型对比剂,根据穿刺点不同,造影参数不同。股静脉穿刺,对比剂用量 10 ~ 15ml,注射流率 6 ~ 8ml/s,压限 300 ~ 400PSI。

上、下肢动静脉造影均可选用 DSA 脉冲方式成像,采集速率为 2 ~ 3 帧/s。曝光采集至毛细血管期显示为止。

下肢动脉造影应注意注射延迟还是曝光延迟,延迟的时间为多少。选择何种延迟、延迟时间多少,则应根据不同病变而定。不同类型的血管病变,对动脉血流的影响很大,例如有动-静脉瘘者,血流速度明显加快,采集时间应提前即注射延迟;下肢动脉闭塞症者,血流速度明显减慢,采集时间应适当延迟即曝光延迟。正常对比剂在下肢动脉内流动速度约 5 ~ 15cm/s,根据正常下肢的血液灌注时间,可大致确定不同部位的最佳采像时间。

在实际工作中,因病变的程度、范围不同,导管头所在血管的位置不同,注射对比剂的时间则不同,应根据具体的情况而定。对于下肢动脉阻塞性病变者,造影时应注射对比剂后进行曝光采集,延时时间要长,具体多少则应根据具体的情况而定。采用步进式血管造影、对比剂跟踪血管造影技术,对于下肢动脉造影的成像质量有帮助。

(三) 造影体位

上肢血管造影常规取正位,必要时加侧位和斜位,上肢外展,尽量使上肢中心与探测器中心一致。

下肢血管造影常规取正位,必要时加侧位和斜位。足底部的血管应采用头位加斜位,展示整个足底血管情况。双下肢同时造影,使双下肢并拢,足尖向上,双足间加密度补偿器,同时进行肢体上、下端的固定,提高图像质量。

三、图像处理与重建

(一) 步进式血管造影技术

步进式血管造影技术(angiography of step-translation technique/bolus chasing angiography, BCA)是一次性注射对比剂,通过自动跟踪造影获得整个下肢血管及分支的图像,解决了普通数字减影血管造影技术需要分段、多次采集才能达到的效果。其优势就是能在一次性注射对比剂的同时获得整个下肢的图像,减少了对比剂的用量,同时也减少了患者接受的 X 线辐射,缩短了造影时间。其缺陷是对比剂的跟踪和采集速度难以协调,单次造影时间长,易产生运动伪影。

其方法是:先固定肢体,对肢体造影范围进行测定,防止遗漏。通过控制导管床移动速度的调速器和曝光手闸,先选择近端起始点,进行蒙片采集直至远端。再回到起点,一边注射对比剂一边进床,使对比剂流速与床移动的速度相同,注射对比剂进行跟踪造影,同时采集图像,再做减影处理,获得实时减影图像。也可以先注射对比剂跟踪造影后进行蒙片采集进行减影处理。导管床的移动速度是技术员通过调速手柄来控制的,使导管床的移动速度与对比剂在下肢动脉血管中的流动同步,因此,能否合理正确使用调速手柄是造影成功的关键。而患者移动是造影失败的另一个主要原因,多为对比剂刺激致肢体疼痛所致。一则是因大量的高渗性对比剂一次性短时间内注入,当双侧追踪造影一次对比剂用量达 80 ~ 100ml,可引起红细胞、血管内皮细胞及血脑屏障的损害,引起抽搐或惊厥;一则是造影剂的高渗性带来的灼热感造成肢体的不自主的移动。因此,下肢动脉造影采用 Bolus 技术时,应尽量选用非离子型对比剂,并对下肢进行固定。对比剂的稀释或采用等渗对比剂进行造影,可以减少患者的疼痛。

(二) 图像拼接技术

图像拼接技术(image mosaics)就是将数张有重叠部分的图像(可能是不同时间、不同视角或者不同传感器获得的)拼成一幅大型的无缝高分辨率图像的技术(图 4-9-3)。

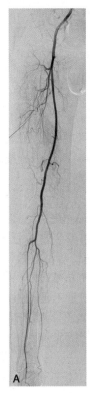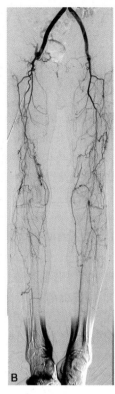

图 4-9-3　图像拼接技术
A. 双侧下肢拼接图；B. 单侧下肢拼接图

图像的拼接主要包括以下 4 个步骤：

1. 图像的预拼接　即确定两幅相邻图像重合的较精确位置。

2. 特征点的提取　即在基本重合位置确定后，找到待匹配的特征点。

3. 图像矩阵变换及拼接　即根据匹配点建立图像的变换矩阵并实现图像的拼接。

4. 图像的平滑处理　通过图像拼接技术，能将单次采集的多段造影的下肢动脉图像拼接成一幅下肢动脉的全程图像。对下肢血管病变能进行直接的完整的观察，有利于临床的诊断与介入治疗。

（三）图像优化的措施

由于四肢形状不同、粗细长短不一，尤其下肢，X 线成像区域密度相差很大，容易造成 DSA 成像中饱和性伪影，造成成像区域的图像缺失。因此，必须使用密度补偿，使成像区域的 X 线强度分布趋于一致，以便获得优质的图像。下肢血管造影时，在下肢插入与肢体厚度相反的补偿器（采用均质橡胶），同时对肢体上、下端的进行固定，既可以减少运动伪影，也可以减少饱和伪影，提高图像质量。

四、相关疾病 DSA 检查要点

（一）上肢动脉造影

1. 体位　DSA 检查床的特殊性，上肢造影很难包括全面，应根据情况进行体位的调节。

2. 造影参数　根据导管头所在位置进行设置，实行分段造影时应注意血管的连续性。

（二）下肢动脉造影

1. 体位　DSA 检查床的特殊性，下肢造影很难包括全面，应根据情况进行体位的调节，尽量是靶血管置于影像中心。

2. 造影参数　根据导管头所在位置进行设置，实行分段造影时应注意血管的连续性。

3. 固定肢体　注射对比剂易导致肢体疼痛，造影前固定肢体有利于提高造影质量。

4. 下肢血管　闭塞的血管造影造影时间延长，闭塞段血管的流入道、流出道要显示出来。

5. 下肢静脉造影

（1）顺行性下肢静脉造影：注意对比剂的稀释，深静脉的显示。

（2）逆行性髂静脉造影：造影参数与导管头所在位置有关。下肢静脉瓣功能的好坏对下肢静脉的显示有较大影响，造影时注意血流情况的显示。

（罗来树　林建华）

第十节　DSA 图像质量控制

一、影响 DSA 图像质量的因素

DSA 的图像质量是 DSA 检查与诊疗的关键，而 DSA 图像形成经过复杂的成像链才能获得，其中不可避免要丢失部分信息或产生伪影而降低影像质量。较高的 DSA 图像质量能给诊断提供有力的证据。检查中医师、技师及相关人员间的密切配合、对设备操作的熟练程度、患者的配合程度等对图像质量有一定影响。但从技术本身角度来看，图像采集的角度与体位、对比剂注射的速率、总量、注射压力以及造影血管的充盈情况等都有很大影响。影响 DSA 图像质量的主要因素有设备、成像方式、操作技术、造影方法及患者本身等因素。

（一）设备因素

DSA 图像的形成与设备的参数、性能及整个影像链的工作状态有关，包括硬件和软件。硬件如 X 线球管、影像接收器、数字成像系统及显示系统等，软件系统如图像数字处理系统、后处理系统等。

1. X 线球管　X 线球管是 DSA 设备的关键部件，为 DSA 提供优质的 X 线源。DSA 的图像在以每秒几帧至几十帧速度采集，这就要求具有产生高剂量、短脉冲和恒定输出的高压发生器和大容量的 X 线球管，并配置功能完善的遮线器和 X 线滤过装置。若 X 线管功率过小，不能产生脉冲较窄的短脉冲，对快速运动器官的图像采集具有很大的影响。若 X 线的线质不均匀，则易产生硬化伪影。

2. 影像接收器　DSA 的影像接收器有影像增强器（image intensifier，II）和数字平板检测器（flat panel detector，FPD）2 种，它是决定图像质量的主要部件。应具有较高的影像分辨率和最小的失真度，较高的量子检出率（DQE），理想的光敏度，较高的图像刷新率，每秒 30 帧以上的显像能力，适应不同部位使用的可变输出野。电视摄像系统其电视摄像管应具有较高的影像分辨率和最适宜的图像合成时间，确保 II 输出屏的影像能无遗漏地采集到。系统动态范围大，每帧图像的水平稳定度差异要小于 1%，防止图像信息递减丢失，从而获得精确的影像信息。

3. 数字成像系统　有较高的动态范围，获得较好的对比度和层次丰富的图像。快速的影像链，使得高分辨率的图像快速重建，处理速度快；图像数据传输快，也可以快速获得高质量的后处理图像。

4. 显示系统　DSA 图像质量最终通过显示系统来表达，它的质量对图像的影响是不可忽视的。要求配备主频频率高、分辨率高，屏幕大的高清晰的显示屏。

（二）成像方式

目前 DSA 设备一般采用脉冲方式来获取蒙片和充盈像，用于实时减影的成像方式有脉冲成像、超脉冲成像、连续成像和时间间隔差成像四种方式。各种方法有各自的优势，正确使用能有效地提高 DSA 的图像质量。采用脉冲方式，每帧减影的影像间的时间长（约 0.15s），单位时间内摄影帧频低，且每帧图像接受的 X 线剂量大，曝光脉冲宽度大（约 0.1s），图像信噪比高，图像对比分辨率较高，主要用于活动较缓慢的部位，如头颈部、四肢等。采用连续方式则恰相反。超脉冲成像在短时间内进行 10 ~ 30 帧/秒的 X 线脉冲摄像，然后逐帧高速重复减影，获得快速的动态减影图像，具有频率高、脉宽窄、动态显像的特点，这种方式主要用于心脏、肺动脉及冠状动脉等。时间间隔差方式主要用于快速运动的脏器，能够消除相位偏差造成的图

像运动性伪影。因此，造影时应根据受检部位和诊断要求选择相应的成像方式，以获取优质的减影像。

（三）噪声

噪声包括系统噪声（X 线源、探测器）、量子噪声（电子线路及 A/D 转换）、散射线噪声及其他噪声。噪声的增加，影像的清晰度下降，严重者直接影响图像观看。提高信噪比可以提高图像质量，如增加 X 线剂量，可以减少噪声；采用积分技术可在剂量不增加的情况下减少噪声。

（四）操作技术因素

1. 检查医师的因素　DSA 检查主要为血管造影，目前大部分的血管造影采用穿刺插管，即采用 Seldinger 技术进行股动脉插管，再将造影导管选择性插入靶血管。若导管位置不正确，或导管不能进入靶血管，则靶血管的对比剂量不足，造成的图像质量欠佳。操作医师对图像的质量意识不够，如图像显示的中心、范围及靶血管的显示达不到要求，严重影响 DSA 质量。

2. 技术人员的因素

（1）伪影：伪影是指病变及机体自身之外的高密度物质，影响 DSA 的图像质量，甚至诊断。这些高密度物质分为体内物质和体外物质。体内物质如胃、肠道的内容物质；金属固定材料如钢板、金属缝合器等。体外物质如患者体外的异物，监护用的设施如心电监护仪、呼吸机等。在 DSA 检查中，尽量避免这些伪影对图像质量的影响。

（2）摄影条件：DSA 设备的曝光参数常设有"自动曝光"和"手动曝光"两种，目前以自动曝光为主。对密度高且体厚的部位选用自动条件比较理想，而对密度低且体薄的部位采用手动条件，适宜的曝光条件，可避免过度曝光或曝光不足。现在 DSA 多采用数字化采集，根据不同部位、不同状态选择不同的采集速率，如心脏、冠状动脉采用 25 帧/s，四肢可采用 3 帧/s。对于不合作的患者，为了减少运动伪影，可增加采集速率。

（3）摄影体位：DSA 图像不仅要有很好的密度分辨率，还要有合适的体位，根据血管的形态选择不同的体位。DSA 检查技术中常规把正、侧位作为基本体位，再加左右斜位，必要时加上一些特殊体位。

（4）其他摄影技术因素：合理应用遮光器和密度补偿装置以使影像密度均衡，减少饱和失真；正确选择照射野、焦点至人体距离、人体至探测器距离和焦点至探测器距离，可防止图像放大失真和模

糊;采用一定的滤过技术,可减少患者接受的辐射剂量,同时提高图像质量。

（5）后处理技术:充分利用再蒙片、图像配准、图像合成、边缘增强和窗口技术等多种后处理技术来消除伪影、减少噪声、提高兴趣区信噪比,以改善DSA图像质量。

(五) 造影方法和对比剂因素

1. 造影方法　动脉法 DSA 可明显减少对比剂浓度和用量,提高影像密度分辨率和空间分辨率,缩短曝光时间,获取高信噪比、无血管重叠清晰的图像。其中,以选择性 IA-DSA 和超选择性 IA-DSA 成像尤佳。

2. 导管的选择　不同部位其血管的走向不同,所选导管头的形态不同。正确选择目的血管的造影导管,有利于对比剂短时达到靶血管,使血管的对比剂浓度增加,使血管快速充盈提高图像质量。如较大血管的造影应采用有多侧孔的猪尾导管,四肢血管采用单弯导管。

3. 对比剂的影响　对比剂浓度和用量与 DSA 图像质量直接相关。造影时,应根据不同的造影方法和部位、注射速率、注射总量、注射压力以及导管的大小与先端位置等情况选择所用对比剂的注射参数,尤其对四肢血管的造影,延时参数的选择更为重要。

(六) 患者因素

在 DSA 检查过程中,患者自主和不自主的移动,心脏跳动,吞咽、呼吸或胃肠蠕动等,可形成运动性伪影。为此,在检查前应与患者进行沟通,争取患者的配合;对意识差或无意识的患者,应给予镇静剂或适当麻醉;造影前对患者要进行呼吸训练,减少运动伪影的影响;对于不自主的移动、心脏跳动,应采用采集速率高的序列方式进行造影;对一些易活动的受检部位施行附加固定等,并正确把握曝光时机,以避免 DSA 图像模糊。

二、图像质量控制内容

DSA 设备不断更新换代,技术的不断发展,对技术人员的操作提出更高的要求,对图像质量要求更高。对 DSA 图像进行质量控制和质量保证,能极大地发挥 DSA 机器本身的性能,能使微小病变、微小血管等得到清楚显示,为医师提供优质的图像,降低患者对比剂的用量,缩短检查时间,减少医师和患者不必要的辐射等有非常重要的使用价值。DSA 图像的质量控制应从以下几个方面进行。

(一) DSA 设备运行进行质量控制

1. 设备条件　DSA 设备是一个比较贵重的医疗设备,对外部环境要求较高,必须提高合格的电源配置和良好的接地要求。同时,DSA 是一个电子产品,环境的干扰对 DSA 的成像有很大的影响。

2. 设备环境　对 DSA 设备的内部环境应保持一定的温度,尤其是设备控制室的温度应在 22℃ 左右,湿度应在 45% ～ 60% 。DSA 设备也是 X 线辐射装置,也应按辐射防护的要求对机房、操作室进行有效的辐射安全防护。

3. 机器的维护与保养　DSA 的检查是一种有创的检查,机器能否正常运行是病人检查的基础。一般要求技术人员在行手术之前必须检查设备的运行情况,发现问题及时报告,并停止检查。设备要有专人负责,定期对设备进行维护与保养,建立设备的维修保养制度,建立维修档案与日志。

(二) 设备操作的质量控制

1. 技术人员知识结构　DSA 的操作具有一定的专业特点,技术人员必须是放射技术的专业人员,掌握一定的 X 线设备、X 线摄影及计算机等相关知识。同时应有医学影像诊断的基础和 DSA 检查的专业知识。

2. 熟悉设备性能、操作流程及注意事项　DSA 设备比较复杂,功能较多,每一次不准确的操作都会影响整个检查的顺利完成,因此,技术人员必须对设备性能进行了解,对各功能操作准确掌握,才能保证检查的质量。熟悉操作流程及注意事项,时刻保证设备的安全运行。

3. 附属设备的正确使用　附属设备是与 DSA 设备运行密切相关的,准确的使用能确保 DSA 检查的顺利进行,使图像质量得到保证。DSA 的附属设备有很多,其主要的有高压注射器、后处理工作站、激光相机等。

(三) 人员操作的质量控制

1. 规范化操作　是病人安全的核心 DSA 检查是一种创伤较小的手术,整个检查需要医师、技术人员及护理人员的共同配合才能完成,但总体的思想是以病人为中心。每个工作人员必须具有相应的资质才能上岗。

2. 辐射防护　是检查的根本 DSA 检查是一种 X 线检查,尤其是检查的医师必须在机房内进行操作,辐射防护尤为重要,在检查前必须做好自身的辐射安全防护,同时,DSA 的检查又是一种时间较长的检查,患者接受的辐射剂量相对较多,对患者的防护也应值得重视。

3. **严谨的操作**　确保图像质量操作人员必须按规范化进行操作，根据不同的部位、检查目的及检查要求进行相应的操作。充分做好检查前的准备工作，发挥设备的最大功能，缩小照射野，减少辐射剂量，合理使用对比剂，缩短检查时间，提高工作效率。

三、图像质量控制方法

DSA 的图像质量受成像链中各项因素影响，改善 DSA 图像质量必须从 DSA 成像链中的可变因素着手。合理利用某些机械设备，同时运用 DSA 技术，探讨 DSA 图像质量对临床的诊断与治疗影响。通过对数字减影血管造影图像质量分析及各项技术要素优化，使得 DSA 图像质量得以控制，保证临床诊断、治疗的准确性，为医疗、科研、新技术提供可靠的依据。

（一）建立影像质量保证工作小组

小组成员应包括高年资影像诊断医师、DSA 技师、影像设备维修人员、护理人员及相关专业工程技术人员，一般由 5~7 人组成。

（二）工作人员准入要求

1. 从事 DSA 检查的医师和技术人员应经上岗培训，取得相应资质的工作人员证。

2. 从事 DSA 检查的医师应有执业医师资格。技术人员应有中专及以上学历，或已取得技师资格。

3. 从事 DSA 检查的医师、技术人员和其他相关人员应经放射防护知识培训合格，取得放射工作人员证。

（三）各种设备日常保养，责任落实到人

科室主任负责影像质量保证方案的全面实施，组织定期和不定期的核查。影像质量保证工作小组成员中，影像设备维修人员负责影像设备正常运行，保证影像设备运行稳定，参数准确，发生设备故障及时检修，DSA 技师负责 DSA 检查过程的质量控制，医师负责造影手术的技术操作，手术后的处理，影像诊断的质量控制。

（四）检查技术人员必须按操作规程进行工作

1. 首先按顺序开机，检查设备是否完好；仔细核对申请单、检查目的和要求，若有不清楚时主动与医师联系。完成检查后选择符合临床要求的影像，提供给医师进行影像诊断。

2. 术前与患者说明检查过程和注意事项，争取病人术中相应配合，尽可能地减少运动性伪影的产生。

3. 根据 X 线摄影学原理和诊断要求，选择最佳摄影体位。

4. 根据病变血管的特点，选择恰当的造影检查方式和注射参数。

5. 正确使用遮线器、密度补偿器以减少空间对比，防止饱和伪影的产生。

6. 合理应用采集序列，减少不必要的照射。

7. 充分利用 DSA 设备的图像后处理功能，使影像符合诊断要求。

8. 正确匹配相机，并定期检测。

（五）DSA 质量评价标准

1. 被检查的血管能清晰显示。包括动脉期、实质期及静脉期，血管走向清晰，细小血管能清晰辨认，图像能满足诊断和治疗要求。

2. 图像的诠释齐全、无误，左右标志、检查号、检查日期、检查医院、被检查者姓名、性别、年龄，图像采集序列、图像放大、图像测量、图像参数及辐射剂量等信息完整。

3. 检查部位影像标准、图像照射野大小控制适当。

4. 减影图像清晰，整体画面布局美观，影像无失真变形。

5. 无伪影。

6. 对辐射敏感的组织和器官应尽可能的遮蔽。

（六）电子文档、数字影像资料做好备份

1. 每一检查做好资料保存，做好备份。

2. 检查资料的上传，以备临床科室的查阅。

（罗来树　林建华）

第五章　磁共振检查技术

第一节　磁共振的检查准备

一、适应证与禁忌证

（一）适应证

MRI 检查适用于人体大部分解剖部位和器官疾病检查包括颅脑、耳、鼻、咽、喉、颈部、心脏、肺、纵隔、乳腺、肝脾、胆道、肾及肾上腺、膀胱、前列腺、子宫及附件、卵巢、四肢关节、脊柱、脊髓、外周血管等。临床应用应根据临床需要以及 MRI 在各解剖部位的特点进行选择，以避免过度检查，同时应根据不同部位、不同疾病、不同临床要求，制订规范的扫描方案。

（二）禁忌证

MRI 利用磁场与特定原子核的共振作用所产生的信号而成像，MRI 系统的强磁场和射频场能使心脏起搏器等磁性金属元器件功能失灵，也有可能使体内各种磁性金属植入物移位，同时，在射频脉冲激励作用下，体内金属还会发热而造成对人体组织灼伤。另一方面，磁性金属物品在 MRI 磁环境中，可导致 MR 磁场不均匀，影响成像质量，甚至使局部成像失效，因此，MR 检查禁忌证有两层含义一是对被检者的人身伤害。二是对成像质量的影响。因此，MRI 检查具有绝对和相对禁忌证。绝对禁忌证指被检者进入磁孔后，会有生命危险或人身伤害的情况。相对禁忌证是指被检者进入磁孔后，可能有潜在的或不确定的伤害或确定无伤害但对图像质量有影响的情况。

1. 绝对禁忌证　有下列情况者，不宜行 MR 检查
（1）体内装有不兼容心脏磁性起搏器、不兼容磁性心脏金属机械瓣膜、不兼容磁性血管金属支架。
（2）术后留置不兼容磁性金属血管夹。
（3）体内植入不兼容磁性电子耳蜗等电子装置者。

（4）体内植入磁性金属药物灌注泵、神经刺激器者。
（5）眼球外伤后可疑磁性金属异物者。
（6）妊娠三个月内的早孕者。

2. 相对禁忌证　下列情况者，在做好风险评估的前提下，衡量病情与检查的利弊关系后，慎重考虑检查：
（1）体内有陈旧金属弹片、金属人工关节、金属假肢/假体、固定钢板、钢钉、义齿，建议采用 1.5T 以下场强设备。
（2）体内有弱磁性置入物（如心脏金属瓣膜、血管金属支架、血管夹、螺旋圈、滤器、封堵物等）时，建议在相关术后 6~8 周再进行检查，采用 1.5T 以下场强设备。
（3）2007 年后，体内有金属或电子装置植入物者，建议参照产品说明书上的 MRI 安全提示。
（4）危重患者或可短时间去除生命监护设备（磁性金属类、电子类）的危重患者。
（5）癫痫、神经刺激症、幽闭恐惧症患者。
（6）高热患者。
（7）妊娠 3 个月及以上妇女。

二、检查前准备

1. 核对申请单，确认被检者信息，确认检查部位、目的、方案。
2. 详细询问、确认被检者有无禁忌证并做好笔录。
3. 危重患者及有相对禁忌证必须检查者，需做好风险评估及急救处理措施。
4. 告知被检者检查流程，注意事项及呼吸配合等。
5. 嘱被检者更衣或确认无随身磁性金属物品带入扫描室。
6. 禁止推车、床、轮椅等医疗金属设备进入 MR 扫描室。
7. 婴幼儿、烦躁患者做好给药镇静处理。
8. 做好增强检查前准备工作。

9. 做好 MR 检查意外救治准备工作。

（钟镜联）

第二节 磁共振特殊检查技术

一、磁共振血管成像

磁共振血管成像（magnetic resonance angiography, MRA）是磁共振成像常规检查技术之一，与其他血管成像技术相比，具有无创、简便、安全、无辐射等优点。MRA 不仅能提供血管的形态信息，还能提供血流的方向、流速、流量等量化信息。MRA 技术分为两大类，一种是不需要顺磁性对比剂的非对比增强 MRA（non-contrast enhanced MRA, NCE-MRA），另一种是采用顺磁性对比剂的对比增强 MRA（contrast-enhanced MRA, CE-MRA）。临床中常用的 NCE-MRA 技术包括时间飞跃（time of flight, TOF）法、相位对比（phase contrast, PC）法、心电门控的部分傅里叶快速自旋回波序列（ECG-gated partial-Fourier fast spin echo）法和平衡式稳态自由进动（balanced steady-state free precession, Bal-anced-SSFP）法。其中，TOF-MRA 和 PC-MRA 是两种常规的 MRA 技术，并有 2D 和 3D 两种成像方式。

（一）磁共振血管成像的血流动力学

MRA 中的血管信号与周围组织的对比是基于血液的流动状态和血液的信号，血流动力学的改变影响着 MRA 中血管的显示。在 MR 成像的整个过程中，静止组织内质子群的位置是相对固定的，而流动的血液其位置在不断发生变化，这势必会影响 MR 信号。血流的信号比较复杂，与周围静止组织相比，血流可表现为高信号、等信号或低信号，信号的高低取决于血流模式、血流方向、血流速度、脉冲序列及成像参数等。为了更好地理解血流的 MR 信号特点，首先了解一下血流动力学的相关内容是必要的。

1. 血流模式　血液为黏性流体，血液在血管中流动时会遇到阻力，而且由于血管形态和流向不同，人体中血液流动模式可表现为多种运动形式，层流和湍流是两种基本的血流模式。

（1）层流：是指血液中每个质点的流动方向一致，与血管长轴平行，但各质点的流速存在差异，与血管壁相接触的无限薄的血流层流速为零，越靠近血管壁的血流流速越慢，越靠近血管腔中心的血流速度逐渐递增，血管腔中心的血流速度最快，约为平均流速的 2 倍。如果设想血管内的血液由无数层同轴的圆柱面构成，由血管中心向管壁，各层液体的流速依次递减，各轴层速度矢量在纵向剖面上呈抛物线状分布（图 5-2-1A）。

（2）湍流：在正常情况下人体的血液循环属于层流形式。如果血流速度加速到一定程度之后，层流情况即被破坏，形成横向及回旋流动，此时血液中各个质点的流动方向不再一致，除了沿着血管长轴方向流动外，血液质点还在其他方向进行迅速不规则的运动，形成漩涡（图 5-2-1B）。这种流动模式即称为湍流或涡流。

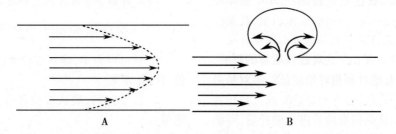

图 5-2-1　层流和湍流
A. 层流表现为血管腔内各点流速不同，管腔中心流速最快，从中心到管壁流速逐渐减慢，各轴层速度矢量呈抛物线状；B. 动脉瘤内湍流，动脉瘤内血流不规则，形成漩涡

血管里的血流通常是层流和湍流同时存在或交替出现，血流是以层流为主还是以湍流为主受诸多因素影响。在血流速度快、血管直径大、血液黏滞度低的情况下，容易发生湍流。而血管壁粗糙、血管狭窄、血管分叉处、血管迂曲或转弯及动脉瘤处等必将导致湍流的发生。湍流的存在使血流出现方向和速度上无规律的变化，因而体素内的质子群失相位，MR 信号明显减低。

2. 血管内血流信号特点　在常规 MR 成像时，尤其是利用自旋回波序列或快速自旋回波序列成

像时,血流常表现为低信号。具体原因如下:

(1)流空效应:在自旋回波序列或快速自旋回波序列中,如果血流方向垂直或接近垂直于扫描层面,当施加90°脉冲时,层面内血管中的血液和周围静止组织同时被激发。当施加180°复相脉冲时,层面内静止组织受到激发发生相位重聚产生回波,而被90°脉冲激发过的血液已经离开受激发层面,不能接受180°脉冲,不产生回波;而

此时受激发层面内血管中为新流入的血液,没有经过90°脉冲的激发,仅接受180°脉冲的激发也不产生回波,因此血管腔内没有 MR 信号产生而表现为"黑色",这种由于在自旋回波或快速自旋回波序列中流动质子未受到90°和180°射频脉冲的共同激发,血流表现为低信号,称为流空效应。在一定范围内,TE 越长、层面越薄、流速越快,流空效应越明显(图 5-2-2)。

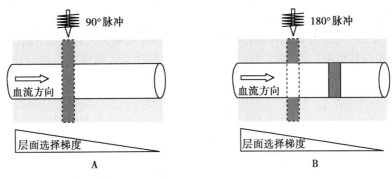

图 5-2-2　流空效应示意图

A. 示90°脉冲激发了层面内的血液和血管周围的静止组织;B. 示180°脉冲施加时,层面内静止组织能够接受180°脉冲激发产生信号;原来接受过90°脉冲激发的血液已经流出扫描层面不能接受180°脉冲因而不能产生信号;而这时层面内血管中新流入的血液没有经过90°脉冲激发,仅接受180°脉冲也不能产生信号,因而层面内的血流区表现为无信号

(2)扫描层面内质子群位置移动造成的信号衰减:180°脉冲可以剔除主磁场恒定不均匀造成的质子失相位。尽管沿扫描层内的血流在 TE/2 时间段内仍在扫描层面内,但与90°脉冲时相比,质子群在层面的位置发生改变,其所处主磁场环境发生了变化,180°脉冲不能纠正主磁场不均匀造成的质子群失相位,因此与静止组织相比,流动质子群的信号发生衰减。

(3)层流流速差别造成的失相位:层面内沿着频率编码梯度场的血流将经历磁场强度的变化,如果血管中一个体素内所有质子群的流动速度一样,那么这些质子的进动频率将发生相同的变化,体素内的质子群并不失去相位,但由于层流的存在,一个体素内的质子因处于层流的不同位置其流速将不同,经历梯度场强的变化就不同,进动频率将发生不同的变化,从而造成相位的不同,体素内的质子群将失相位,MR 信号衰减。

(4)层流引起的分子旋转造成的失相位:由于层流的存在,在一个体素内的不同位置质子具有不同的流速,流速的差异将使水分子发生旋转,其相应质子的相位将发生变化,质子群失相位,MR 信号强度发生衰减。

(5)湍流的存在使血流出现方向和速度无规律的变化,使体素内的质子群失相位,MR 信号强度将明显衰减。湍流容易发生在血管狭窄处的远侧、血管分叉处、血管转弯处、动脉瘤等部位。

血流在某些情况下也可表现为高信号,具体原因如下:

(1)流入增强效应:如果血流垂直于或基本垂直于扫描层面,同时所选用的 TR 比较短,这样层面内静止组织的质子群因没有足够的时间发生充分的纵向弛豫,出现饱和现象,即不能接受新的脉冲激发产生足够大的宏观横向磁化矢量,因而信号发生衰减。而对于血流来说,总有未经激发的质子群流入扫描层面,经脉冲激发后产生宏观横向磁化矢量,产生较强的信号,与静止组织相比表现为高信号。

这种流动的血液在流入静态组织区而产生的信号增强现象,称为流入增强(inflow enhancement)。流入增加效应既可以出现在梯度回波序列,也可出现在自旋回波序列。在多层面扫描时,血流上游方向第一层内血流的流入效应最强,信号很高,而血流方向的其他层面内由于血流中饱和的质子群逐渐增多,信号逐渐减弱。如在腹部梯度回波 T_1WI

横断面图像上,上方第一层腹主动脉血流信号最强,层面越往下,血流信号逐渐减弱;而腔静脉血流信号最强者出现在下方第一层,层面越往上,血流信号逐渐减弱。

(2)舒张期假门控现象:动脉血流的速度受心动周期的影响很大,收缩期速度最快,舒张期血流速度逐渐减慢,到舒张中后期血流速度变得很慢。如果利用心电门控技术在舒张中后期激发和采集MR信号,这时血液信号受流动影响很少,而主要受血液 T_1 值和 T_2 值的影响,可表现为信号增高甚至呈现高信号。如果当 TR 与心动周期刚好相吻合,且激发和采集刚好落在舒张中后期,则血管内的血液可表现为较高信号。这种现象称为舒张期假门控。但是,由于采样过程中序列周期不可能始终与心搏保持同步,完全意义上的心脏舒张期假门控现象是不可能出现的。

(3)非常缓慢的血流:某些部位的血流非常缓慢,如椎旁静脉丛或盆腔静脉丛及下肢静脉等,流动造成的失相位或流空效应表现的不明显,血管内血流的信号与流动本身关系不大,而主要取决于血液的 T_1 和 T_2 值,如果采用 T_2WI 成像,则可表现为高信号。

(4)偶回波效应:利用 SE 序列进行多回波成像时,在奇数回波中质子处于相位离散状态,图像上血流信号表现为低信号;而在偶数回波中质子处于相位聚合状态,图像上血流信号表现为高信号。这种现象称为"偶回波效应"或称"偶回波相位重聚"。

(5)血流在梯度回波序列上表现为高信号:在SE 或 FSE 序列中,由于流空效应使血流表现为低信号。与 SE 序列不同,梯度回波序列的回波是利用梯度场的切换产生的,而梯度场的切换是不需要进行层面选择的,因此受小角度激发产生宏观横向磁化矢量的血流尽管离开了扫描层面,但只要不超出有效梯度场和采集线圈的有效范围,还是可以感受梯度场的切换而产生回波,因而不表现为流空而呈现相对高的信号强度。

(6)利用超短 TR 和 TE 的稳态进动梯度回波序列,血流呈现高信号:由于采用了超短 TR(<5ms)和超短 TE(<2ms),血液流动对图像的影响也很小,包括较快的动脉血流,流动(层流和湍流)。在图像上组织的信号强度取决于 T_2^*/T_1,血液 T_2^* 较长的特点得以显现出来,因此动脉血流和静脉血流都呈现高信号。

(7)利用对比剂和超短 TR 和 TE 的梯度回波,T_1WI 序列可使血液呈现高信号:在一个超短 TR 和超短 TE 的梯度回波 T_1WI 序列中,血液的信号受流动影响很小,不会出现像 SE 序列中的流空效应,信号的高低主要取决于血液的 T_1 值。由于该序列的 TR 很短,一般的组织因饱和而呈现较低信号。如果利用静脉团注对比剂的方法可使血液的 T_1 值明显缩短(明显短于脂肪的 T_1 值),血液即表现很高信号。

(二)时间飞跃法 MRA

1. 基本原理 时间飞跃(time of flight,TOF)法 MRA 是基于流动血液和静止组织的信号差别,即血流的流入增强效应进行血管成像。首先我们先理解一下磁化饱和这一概念。当成像序列选用较短的 TR,尤其使得两次激励射频脉冲的间隔明显短于组织的 T_1 弛豫时间时,自旋质子没有足够的时间发生纵向弛豫就接受了下一个射频脉冲的激励,在射频脉冲的反复激励下,其纵向磁化矢量越来越小,产生的信号也就明显减弱,这种现象称为磁化饱和。

TOF-MRA 通常采用的是 TR 较短(20~30ms)的快速扰相 GRE T_1WI 序列,利用流动血液与成像区域内静止组织之间接受射频脉冲激励的不同而产生组织间的对比。由于 TR 时间明显短于组织的 T_1 弛豫时间,成像区域内的静止组织在接受多次射频脉冲激励后会相对饱和,信号发生明显衰减。对于流动的血流来说,成像区域以外的血液尚未经激发,在流入成像区域后才接受射频脉冲激励,因此具有较大的磁化矢量,产生的信号也比较强,与静止组织间形成鲜明的对比,即流入增强效应或时间飞跃效应。当血流方向垂直于扫描层面时,血流的流入增强效应表现最为显著。在 TOF-MRA 中,可在成像区域的一侧放置预饱和带,将来自一个方向的血流信号饱和,实现选择性的动、静脉成像。如果要进行选择性动脉成像时,可以在成像区域的静脉流入侧放置预饱和带。通过短时间内对预饱和带施加多个射频脉冲,激励其内的所有组织,达到磁化饱和。当静脉离开预饱和带进入成像区域时,就不产生信号,只有反方向流入的动脉血液产生信号并得以显示。反之利用这种方法在动脉流入侧放置预饱和带还可以进行静脉成像。

在进行 TOF-MRA 成像时,成像参数将对流动血液与背景组织之间的对比产生很多的影响。①TR时间延长:TR 时间可允许更多的未饱和血液流入成像容积内,增加扫描覆盖范围,但是会减弱静止组织的磁化饱和效应,背景组织的抑制效果变差,同时还会延长成像时间。当选用薄层扫描时,TR时间可相应缩短,有利于背景组织信号的抑制。但需要注意的是,降低层厚后,覆盖同样大小的扫描野便需要增加扫描层数,因此整体扫描时间并不会有明显的缩短;②翻转角:翻转角较大时,静止组织的饱和效应更明显,背景抑制效果较好,流动血液中的质子经充分磁化后产生的信号也更高,此时背景组织与流动血液之间的对比明显。但是若想采用较大的翻转角,必须保证每次射频脉冲激励时都有新鲜血液流入成像层面,这就意味着成像血管内血流流速要足够快,或者成像层面的层厚足够薄。根据实际成像要求的不同,TOF-MRA的翻转角多选用25°～60°之间。

2. 成像方法及特点　TOF-MRA有二维(2D)和三维(3D)两种成像方法,可根据所需空间分辨率和血管分布范围的不同,选择不同的成像方式。

(1) 2D TOF-MRA 一般采用扰相梯度回波(GRE T_1WI)脉冲序列,在1.5T的MR设备中,TR一般选择20～30ms,选择最短的TE以减少流动失相位,选择角度较大的射频脉冲(一般为60°左右)以增加背景组织的饱和。2D TOF-MRA为连续的薄层(层厚一般为2～3mm)扫描,即在成像区域内进行逐层的脉冲激励和二维信号采集,然后对原始图像进行后处理重建,获得整个被扫描区域的血管影像。

2D TOF-MRA的优点:①由于是薄层采集,流速慢的血流在流经成像层面时不容易发生饱和现象,有利于静脉慢血流的显示;②由于采用较短的TR和较大的反转角,因此背景组织信号抑制较好;③扫描速度较快,单层图像的采集时间约为3～5s。缺点:①由于是逐层扫描,后处理重建过程中容易受原始图像层间位置偏移影响而导致血管扭曲,重建的效果不如3D TOF-MRA;②由于空间分辨力相对较低,体素较大,流动失相位较明显,尤其是受湍流的影响较大,易出现动脉瘤处、血管转弯处和血管分叉处的信号缺失,以及对管腔狭窄的过度评价,出现假象。

(2) 3D TOF-MRA 一般采用扰相梯度回波(GRE T_1WI)脉冲序列,在1.5T的MR设备中,TR一般选择25～35ms,TE一般选择为6.9ms(相当于反相位图像,以尽量衰减脂肪的信号),激发角度一般为25°～35°。与2D TOF-MRA不同,3D TOF-MRA并不是对单一层面进行逐层射频激发和信号采集,而是对整个成像容积进行射频激发和信号采集。成像容积被划分为很多个很薄、连续而且无间隔的单元,因此空间分辨率大大提高。

3D TOF-MRA的优点:①空间分辨率较高,特别是层面方向,由于采用三维采集技术,原始图像的层厚可以小于1mm,可达到各向同性成像;②图像的信噪比较高,后处理重建图像的质量较好,优于2D TOF-MRA;③由于体素较小,受湍流的影响相对较小,流动失相位相对较轻。缺点:①由于3D TOF-MRA是对整个成像容积内的组织进行射频激发,因此血流在成像容积内停留时间比较长,受射频脉冲持续激发的影响,血液在流出成像区域之前可能发生饱和而造成信号衰减。容积内血流的饱和较为明显,不利于慢血流的显示;②为了减少血流的饱和而减小射频激发角度,背景组织的抑制效果相对较差;③扫描时间相对较长。

成像区域内的血流饱和现象是TOF MRA成像的主要缺点,在3D TOF-MRA中尤为明显。对于2D TOF-MRA而言,当血流方向平行于扫描层面时,该现象也比较明显。当进行较厚层块的3D TOF扫描时,血液饱和现象逐渐明显,导致血流流入侧的血流信号高,而流出侧信号低的现象。为了纠正血流信号在流动方向上递减这一现象,在行3D TOF-MRA检查时,可采用以下各种技术进一步提高血流的流入增强效应。减少血流饱和现象的措施如下:①缩小激发角度。但是会造成背景组织抑制不佳;②TONE技术,也称为倾斜优化非饱和激励(tilted optimized nonsaturating excitation,TONE)技术。容积采集时线性变化激发角度,在采集容积的血流进入侧信号时采用较小的角度,以减少饱和,而在血流的流出侧,翻转角逐渐增大,以增强远侧血流的信号。这种方法可以均衡血流近侧和远侧的信号,但会造成背景组织抑制的不一致;③MOTSA技术,即多个薄层重叠采集技术(multiple overlapping thin slab acquisition,MOTSA)。该技术将成像容积分为多个薄层的层块。因为每个层块的厚度都相对减薄,因此层块内饱和效应减轻,血管远端的信号减低得以纠正,相对减轻慢血流的饱和现象(图5-2-3);④逆血流采集,容积采集时先采集血流远侧的信号,然后向血流的近端逐渐采集,可有效减少血流的饱和;⑤滑动间隔Ky采集(sliding interleaved Ky,SLINKY)技术。该技术是沿层面方向以连续的方式采集,在层面内相位编码方向以隔行扫描方式采集,类似于2D TOF法的采集方式,大大减少了血管饱和效应,有利于复杂血流、慢血流和小血管的显示。

为了更好抑制背景组织的信号,在三维TOF-

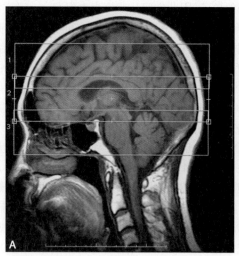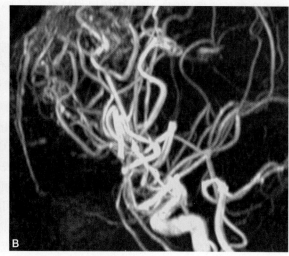

图 5-2-3　3D TOF MRA MOTSA 技术
A. 定位图；B. 3D TOF MRA，动静脉畸形

MRA 采集时，还可采用磁化传递（magnatization transfer，MT）技术。磁化传递脉冲利用了血液中的自由水和组织中结合水的 T$_2$ 弛豫时间的不同，使得富含结合水的组织在 MRA 成像前发生明显的信号衰减，达到改进血流和周围组织对比度的目的。应用 MT 技术后，TR 时间必须延长，因此采集时间相应增加。另外采用零填充技术可以提高图像质量和空间分辨率，该技术在层面间零填充可增加重建层数，使层数相互重叠，去除血管的阶梯样伪影。

3. 临床应用　TOF-MRA 是临床中最为广泛应用的 MR 血管成像技术，主要用于颅内、头颈部及四肢血管的显示。一般而言，头部动脉因其内血流流速较快，多采用 3D TOF-MRA，颈部动脉的检查可采用 2D 或 3D 技术，下肢血管多采用 2D 技术，而静脉成像则可选用 2D TOF-MRA。另外，2D TOF-MRA 成像时，要尽量保证血流方向与成像层面垂直，以最大限度地利用流入增强效应，因此多用于走行比较直的颈部血管或四肢血管成像中。而 3D TOF-MRA 对成像容积内任何方向的血流均比较敏感，所以适用于走行迂曲的颅内血管成像。对于扫描范围较大的区域，如颈动脉和四肢血管的成像，因 3D TOF-MRA 的容积内血流饱和现象过于明显，也多选用 2D TOF 法。TOF-MRA 可以同时显示动脉和静脉，但有时会造成重建图像上动静脉血管相互重叠，不利于观察，可采用预饱和带技术选择性显示动脉或静脉。

分析 TOF-MRA 图像时，应注意以下几点：①如果 MRA 显示某段血管腔光滑整齐，没有狭窄，则可以基本上认为该段血管没有狭窄；②血管狭窄处容易出现湍流，造成血流信号丢失，从而夸大狭窄程度；③在血管转弯处和血管分叉处，如颈内动脉虹吸、颈内外动脉分叉处等，由于湍流等原因造成的失相位可能引起血管某处血流信号丢失，造成血管狭窄的假象；④动脉瘤可能被遗漏。由于动脉瘤腔内一般都有湍流，造成血流信号丢失，信号丢失严重者整个瘤腔可能都不会显示，从而造成漏诊。

（三）相位对比法 MRA

1. 基本原理　相位对比（phase contrast，PC）法 MRA 是基于沿梯度场中流动的血液质子与静止质子相位变化的不同，实现背景抑制、突出血管信号的一种 MRA 方法。

进行 PC-MRA 成像时，先给成像层面或容积施加射频脉冲，此时静止组织和流动的血液都将产生横向磁化矢量。然后在层面选择梯度和读出梯度之间施加称为流速编码（velocity encoding，VENC）梯度的双极梯度脉冲，该梯度由正向和负向两部分组成，梯度脉冲的幅度和持续时间相同，而方向相反。施加正向梯度场时，无论是静止质子还是流动质子，沿梯度方向场强高的一侧者进动频率增高，而在场强低的一侧者则进动频率减低，因此出现相位的差别。随后在负向梯度场下，静止质子的进动频率又发生了相反的变化，两个梯度场的作用刚好完全抵消，正向梯度场获得的相位被负向梯度场完全纠正，因此静止质子就不存在相位差别，这样在 TE 时刻静止组织的相位变化等于零。而血液中的质子在两次梯度脉冲时流动了一段距离，位置发生了改变，因此不可能经历两次强度和持续时间相同但方向相反的梯度场，正向梯度场造成的相位变化不可能被负向梯度场完全纠正,到 TE 时刻流动质子的相位并不为零,因此与静止组织之间形成了相位差,PC-MRA 正是利用组织间的相位差来达到区分流动血液和静止组织的目的。与 TOF-MRA 不同的是,PC 法中像素的信号强度反映的是磁化矢量的相位或相位差,而不是磁化矢量的强度。

由 PC 法的成像原理可知,流动质子的剩余相位与移动距离呈正比,即与速度呈正比,流速越快则相位变化越明显。此外,剩余相位还与梯度场的大小和持续时间呈正比。通过调整梯度场的大小和作用时间,可使某种速度的血流产生的相位差最大,则该速度的血流在图像上的信号最高。成像前可根据目标血管的流速,选择一个适合的编码流速(V_{enc}),即设定合适的梯度场幅值和持续时间,就可以在 MRA 图像上突出显示该速度的血流。一般情况下,快血流速 V_{enc} 约为 80cm/s,中等速度血流 V_{enc} 约为 40cm/s,慢血流 V_{enc} 约为 10cm/s。另外,通过对流速编码梯度场的调整来观察流动质子的相位变化,则可能检测出流动质子的流速。

2. **成像方法及特点**　PC MRA 成像包括成像采集、图像减影和图像显示三部分。为了使三个方向的流动都比较敏感,在层面选择方向、频率编码方向、相位编码方向上分别施加流速编码梯度,完成数据采集后,将上述四组数据选用适合的算法进行减影,静止组织在减影后被去除掉,流动组织根据不同流速具有不同的相位差值。最后,将相位差转换为像素强度显示为图像。PC-MRA 是以流速为编码,以相位变化作为图像对比的特殊成像技术,常规的 PC-MRA 为速度图像,可以显示血流信号,从而显示血管结构。流动图像主要用作血流方向、流速和流量的定量分析。常用的 PC-MRA 方法包括 2D PC-MRA、3D PC-MRA 和电影(cine)PC-MRA 等。

(1)2D PC-MRA:对成像区域内的单个层面进行逐次成像。由于每次只激发一个层面,所以 2D PC-MRA 的成像时间很短,在应用心电门控后图像的搏动伪影也可得到改善。但是 2D PC-MRA 的空间分辨率较低,常用于定位片或是 3D PC 的流速预测。

(2)3D PC-MRA:是最常用的 PC-MRA 方法,和 3D TOF-MRA 一样,它也是容积采集。其优点在于体素很小,图像空间分辨率较高,同时还可以减少体素内失相位,提高对复杂流动和湍流的显示(图5-2-4)。另外 3D PC-MRA 的图像后处理也优于 2D 法。但是由于 3D PC-MRA 必须要在三个方

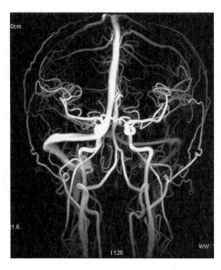

图 5-2-4　颅脑 3D PC MRA

向上施加流动编码梯度,进行重复扫描,所以成像时间较长,而且无法利用心电门控技术。

(3)电影(cine)PC-MRA:以 2D PC 法为基础,对单一层面在心动周期的不同时相进行连续扫描,常需要使用心电或脉搏门控。电影 PC 法产生的血管图像可提供一个心动周期内的血流动态变化信息,该方法主要用于定量评价血流搏动或各种病理血流状态。

与 TOF-MRA 相比,PC-MRA 的优点是:①有更好的背景抑制,具有较高的血管对比,能区分高信号组织(如脂肪和增强的肿瘤组织)与血管,能提高小血管或慢血流的检测敏感性,适用于静脉显示(图5-2-5);②利用血流速度与相位变化呈正比的关系,可获得血流的生理信息,有利于血流定量和方向研究;③有利于血管狭窄和动脉瘤的显示。缺

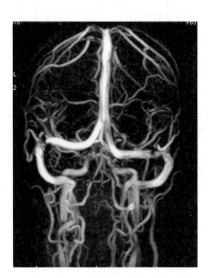

图 5-2-5　颅脑 3D PC MRV

点是：①成像时间较长；②图像后处理相对复杂；③成像前需要预设编码流速，编码流速过小容易出现反向血流的假象，编码流速过大则血流的相位变化相对太小，信号明显减弱；④对血管狭窄造成的湍流很敏感，呈明显低信号。

3. PC-MRA 的临床应用 与 TOF-MRA 相比，PC-MRA 在临床上的应用相对较少。在临床应用中，应该注意 TOF-MRA 与 PC-MRA 各自的优缺点，两种技术联合应用可取长补短，获得更多有用的信息。临床上主要用于：①脑动脉瘤的显示；②心脏及大血管的血流分析；③脑脊液流速分析；④静脉病变的检查；⑤门静脉血流分析；⑥肾动脉病变的检查。

（四）部分傅里叶快速自旋回波序列法 MRA

这项 NCE-MRA 技术是基于心电门控的 3D 部分傅里叶 FSE 序列（ECG-gated 3D partial-fourier, FSE），经心电门控触发分别采集收缩期和舒张期的血流信号。动脉血流搏动性明显，收缩期时动脉内血流流速较快，在 SE 或 FSE 序列上会出现信号缺失（即血管流空效应），但是舒张期时动脉血流速减慢，此时血液的信号受流动影响很小，而主要取决于血液的 T_1 值和 T_2 值，因此在 FSE T_2WI 呈现为高信号。静脉血流因搏动性不明显，流速相对较慢，因此无论收缩期或舒张期均表现为高信号。若将舒张期和收缩期的图像进行减影，静脉的信号便可被去除掉，动脉的信号得以保留显示。在临床上该技术多用于主动脉和四肢动脉 MRA 成像。

（五）平衡式稳态自由进动法 MRA

平衡式稳态自由进动（balanced steady state free procession, Balanced-SSFP）序列最初见于 1958 年 Carr 等人的报道，该序列常采用很短的 TR 和 TE，并采用较大的翻转角。在这个序列中，组织的信号强度取决于组织的 T_2/T_1 比值，因此血液的信号并不受流动的影响，而呈现为明显的高信号。另外，由于采用了极短的 TR 和 TE，血液流动造成的失相位程度较轻，同时由于在三个方向聚相位梯度的流动补偿效应，流动的血液也呈现高信号。由于动脉和静脉在 Balanced SSFP 序列上都呈明显高信号，因此常在 SSFP 序列前施加预备脉冲来实现选择性动脉显影。另外，在肾动脉 MRA 成像中，常常在肾脏和下腔静脉区域放置饱和带，以达到降低静脉信号，消除脂肪高信号的目的。序列对磁场不均匀非常敏感，很容易产生磁敏感伪影，尤其在气体-组织界面或者金属植入物处。为了增加局部磁场的均

匀性，可进行局部匀场，该技术在冠脉和胸主动脉 MRA 成像中的应用已经得到了广泛认可。

（六）对比增强 MRA

1. 对比增强 MRA（contrast-enhancement MRA, CE-MRA）的基本原理 与其他组织相比，人体内动、静脉血液的 T_1 弛豫时间相对较长，而且 T_1 值还会受到诸多因素的影响，在 1.5T 的磁场中，人体血管中血液的 T_1 值约为 1200ms。利用团注顺磁性对比剂（常用 Gd-DTPA）的方法可使血液的 T_1 值缩短到 100ms 左右，明显短于脂肪组织 T_1 值（250ms）。

CE-MRA 的原理就是利用顺磁性对比剂的顺磁性效应，促进血液组织的纵向弛豫，使血液的 T_1 值明显缩短，短于人体内其他组织，然后利用超快速且权重很重的 T_1WI 序列来记录这种 T_1 弛豫差别，有效地抑制周围背景信号，获得最佳的组织对比。此技术主要依赖于 T_1 特性而不是流动效应，因此流动对成像的贡献很小，血液与其他组织的对比是由对比剂制造出来的。团注 Gd-DTPA 后，血液的 T_1 值变化有以下特点：①持续时间比较短暂，因此需要利用超快速序列进行采集；②对比剂流经不同的血管可造成相应血管内血液的 T_1 值发生改变，因此多期扫描可显示动脉和静脉血管。

目前用于 CE-MRA 的序列多为三维扰相 GRE T_1WI 序列，在 1.5T 的磁场中，TR 常为 3~6ms，TE 为 1~2ms，激发角度常为 25°~60°，根据所选用的 TR、矩阵、层数等参数的不同，TA 常为 15~60 秒。该序列采用很短 TR 和相对较大的激发角，因此 T_1 权重很重。注射顺磁性对比剂的血液 T_1 值很短，可产生较高的信号，其他组织的信号因饱和效应将明显减弱，血液与其他组织的对比明显。另外该序列还采用很短的 TE，这有两个方面的好处：①血液中浓度较高的对比剂不仅有短 T_1 效应，同时也有缩短 T_2^* 的作用，因此有助于减少 T_2^* 效应对图像的影响；②与流动相关的失相位可明显减轻。

2. 成像方法及特点 对比剂的应用是 CE-MRA 的关键技术之一。根据不同的检查的部位、范围和目的的不同，对比剂的入路、用量和注射流率应作相应调整，一般情况下多采用肘前区浅静脉或手背部浅静脉作为入路，而在进行下肢静脉、髂静脉或下腔静脉检查时，也可采用足背部浅静脉为入路，而且对比剂常需要进行稀释。对比剂用量和注射流率：①单部位的动脉成像：如肾动脉 CE-MRA 等，采用单倍剂量（0.1mmol/kg）或 1.5 倍剂量即可，注射流率一般为每秒 1.5~3ml。②多部位的动脉成像：如一次完成腹主动脉、髂动脉和下肢

动脉的检查,由于完成整个检查所需时间相对较长,则通常需要 2～3 倍剂量,注射流率为 1.5～2ml/s。③如进行肾静脉、颈静脉、门静脉等血管检查时,则需要 2～3 倍剂量,注射流率提高到 3～5ml/s 效果较好。对比剂的注射可采用 MR 专用高压注射器,快速人工推注的方法也能达到很好的效果。

CE-MRA 的成像参数主要有 TR、TE、激发角度、容积厚度和层数、矩阵、FOV 等。TE 应该选择最小值,TR 和激发角度将决定 T_1 权重,如果 TR 延长则激发角度应该适当加大以保证一定的 T_1 权重。扫描容积厚度和 FOV 决定采集的范围,在保证覆盖目标血管的前提下,容积厚度越小越好,减少容积厚度可缩短扫描时间,在扫描时间不变的前提下缩小层厚可提高空间分辨力。

CE-MRA 成败的关键技术是扫描时机的把握。扫描序列启动的过早或过晚都会严重影响 CE-MRA 的质量,甚至导致检查的失败。扫描序列何时启动的原则是在目标血管中对比剂浓度最高的时刻采集的信号填充到 K 空间中心区域。决定扫描时机的三个关键参数是循环时间,即对比剂开始注射到目标血管内对比剂浓度达到峰值所需的时间、采集时间(TA)、K 空间填充方式,即 K 空间是循序对称填充还是 K 空间中心优先采集。通常采用的方法是:①循环时间计算法。循环时间常通过经验估计或试射对比剂的方法获得。经验估计主要是根据以往的经验,并结合病人的生理指标进行调整。如一般成人从肘静脉注射,对比剂到达腹主动脉约需 12～25 秒,平均约 18 秒左右。试射对比剂则从静脉推注小剂量(一般为 2ml),同时启动二维快速梯度回波序列对目标血管进行单层连续扫描,观察目标血管的信号变化,从而获得循环时间。②透视触发技术:该技术无需考虑循环时间,但必须采用 K 空间中心优先采集技术。该方法是开始注射对比剂后,同时启动超快速序列,对目前血管进行监控,当发现对比剂已经进入目标血管时,立刻切换到 CE-MRA 序列并启动扫描。目前多采用此方法(图 5-2-6)。③自动触发技术。在目标血管处设置一个感兴趣区,并事先设置信号强度阈值,启动超快速二维梯度回波序列动态探测感兴趣区的信号强度变化,当信号强度达到阈值时,MR 设备将自动切换到 CE-MRA 序列并开始扫描。

后处理技术利用三维 CE-MRA 序列采集到原始图像,需要进行后处理重建,常用的是最大强度

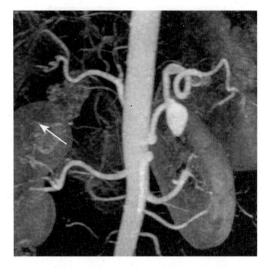

图 5-2-6　透视触发技术 CE-MRA,脾动脉瘤

投影(MIP)和多平面重建(MPR),也可采用 VR、SSD、仿真内镜的技术进行图像重建。

由于脂肪组织的 T_1 值也很短,因此该序列并不能很好抑制脂肪组织信号,脂肪信号的存在将降低重建图像的质量。CE-MRA 抑制脂肪组织信号的主要方法:①化学位移频率选择饱和成像技术:该技术脂肪抑制效果较好,采集时间增加不明显;②减影技术:在注射对比剂前后利用 CE-MRA 序列各扫描一次,用注射对比剂后的图像减去注射对比剂前的图像,背景组织包括脂肪组织的信号可基本去除,剩下的主要是增强后目标血管中血液的信号。

3. 临床应用　　CE-MRA 技术在临床上的应用日益广泛,对于大中血管病变的检查几乎可以取代 DSA。临床应用有以下几个方面:①颈部和脑部动脉狭窄或闭塞、血管畸形、动脉瘤等病变的检查;②主动脉瘤、主动脉夹层、主动脉畸形等病变检查(图 5-2-7);③肺动脉栓塞和肺动静脉瘘等。可很好显示亚段以上血管的栓塞、供血动脉和引流静脉;④用于肾动脉狭窄的检查;⑤肢体血管的狭窄、血栓性脉管炎、血管畸形及动脉瘤等病变的检查;⑥肠系膜血管的狭窄或血栓、门静脉高压及其侧支循环的检查。

二、磁共振水成像

MR 水成像是指体内静态或缓慢流动液体的 MR 成像技术。具有信号强度高、对比度大,在暗背景下含液解剖结构呈亮白高信号的特点。主要技术包括:MR 胆胰管成像(MRCP)、MR 尿路成像(MRU)、MR 脊髓成像(MRM)、MR 内耳迷路成像、

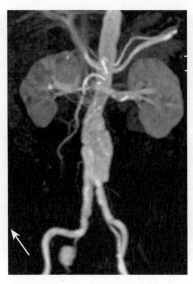

图 5-2-7　腹主动脉瘤、髂动脉瘤

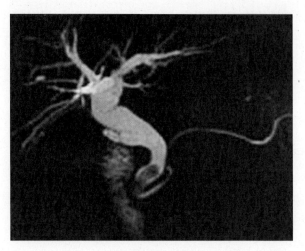

图 5-2-8　MRCP 示胆总管下端结石

MR 涎腺成像和 MR 输卵管成像、MR 泪道造影、MR 脑室系统造影等。

（一）成像原理

磁共振水成像技术是利用人体中静止或相对静止液体的长 T_2 特性，在重 T_2 加权成像时表现为明显高的信号强度，而 T_2 较短的实质器官及流动血液呈低信号，从而使含液体的器官显影，然后通过各种后处理技术以获得类似于各种 X 线造影效果的液体 MR 影像。人体组织中水样成分如脑脊液、尿液、胆汁、淋巴液、胃肠液等的 T_2 值远远大于其他实质性脏器，水成像利用的是重 T_2 权重的效果，即长 TR（大于 3000ms）、很长 TE（大于 150ms），使含水器官显影的原理。长 TR 主要为了消除 T_1 对比的影响，突出 T_2 特性，很长 TE 是为了增强水的长 T_2 的效果，TE 值是水成像技术的关键。该技术具有无创、无毒副作用、无电离辐射、不用任何造影剂、获得多方位多层面图像、适应证广、操作简单等诸多优点。凡不适于做 ERCP、排泄性尿路造影、逆行肾盂造影等病人均可用此方法。

（二）临床应用

1. MR 胆胰管成像

（1）检查技术：MR 胆胰管成像（MR cholangio-pancreatography，MRCP）目前在临床应用有两种方法。一是采用重 T_2WI 3D-FSE 序列，病人自由呼吸，配合呼吸门控技术进行三维容积采集，减少呼吸运动伪影，获得多层连续的薄层图像，利用 MIP 进行重建（图 5-2-8）。二是采用单激发厚层或薄层投射技术，需屏气扫描，常规结合脂肪抑制技术。在扫描时首先要做常规轴位 T_1WI、T_2WI 和冠状位

T_2WI，范围由膈肌到胰腺下部。用轴位图像定位，再作冠状位重 T_2WI FSE 扫描。

（2）临床应用：MRCP 具有安全、无创、检查速度快适应证广、成功率高和并发症少的特点，并可多角度成像适于各种胰、胆道病变检查。不足的是易受空间分辨率和部分容积效应的影响，使胆胰管轻度狭窄显示不可靠。另外在检查过程中无法进行治疗，梗阻的良恶性鉴别不如 ERCP。

2. MR 尿路成像

（1）检查技术：MR 尿路成像（MR urography，MRU），检查前 3 小时禁水，前 5～8 小时禁食。先做常规 SE 序列腹部成像，后由冠状位 T_1WI，轴位 T_2WI 确定范围后扫描。扫描范围应包括肾、输尿管、膀胱。再用 FSE 重 T_2 脂肪抑制技术作冠状、轴位 T_2WI，用 2D 或 3D 数据采集成像。适于碘过敏病人、IVP 中度积水或不显影者及某些病变诊断与鉴别诊断困难时应用。不足之处是在重建过程中部分信号丢失，可造成诊断的假阴性等。

（2）临床应用：MRU 诊断尿路梗阻病变不但可以发现梗阻部位，还可显示腔内梗阻的原因，及腔外病变压迫的改变（图 5-2-9）。并可鉴别炎症、肿瘤、先天性病变等。

3. MR 脊髓成像

（1）检查技术：磁共振脊髓造影显像（magnetic resonance myelography，MRM）应用 2D 和 3D 重 T_2 加权成像技术。

（2）临床应用：该技术有助于显示神经根出硬脊膜囊时的形态、与脊髓圆锥相连接的状态和马尾空间的解剖关系。可以提供椎间盘、骨赘与神经根袖、马尾之间的解剖关系。对于椎管梗阻范围、硬膜囊受压的程度和脊髓膨出有一定的诊断价值。

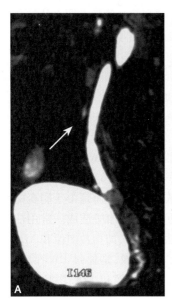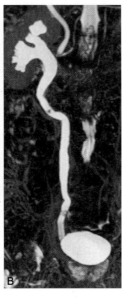

图 5-2-9 MRU
A. 输尿管下段占位；B. 输尿管结石

4. MR 内耳迷路成像

（1）检查技术：内耳膜迷路由膜半规管、蜗半规管、椭圆囊和球囊组成，其内含有内淋巴液，外有骨迷路包绕，内耳道内充满脑脊液。应用 3D 重 T_2 加权成像或双激发 Balance-SSFP 成像技术可增强有液体充盈的内耳迷路与周围骨的对比。经 MIP 三维重建后可多方向、多角度的观察这些细小复杂的解剖结构。

（2）临床应用：能够测量正常内耳及显示解剖变异，用以诊断各种内耳疾病。

5. MR 涎管成像

（1）检查技术：用 3D 重 T_2 加权成像技术显示腺体内外大部分含唾液的管道。

（2）临床应用：评价涎管扩张、狭窄、脓腔、创伤性涎管损伤，评估普通 X 线涎管造影不能评价的受感染腺体及涎管闭塞平面以上部分和涎管开口。

6. 其他水成像技术 水成像技术除了在前面所述的应用以外，较常用的部位还有 MR 输卵管成像、MR 泪道造影、MR 脑室系统造影等。其原理、所用序列和扫描方法与前述其他水成像技术相似。

三、磁共振功能成像

（一）扩散加权成像

1. 基本概念与原理 扩散加权成像（diffusion weighted imaging，DWI）是 20 世纪 90 年代初中期发展起来的 MRI 新技术，又称扩散加权成像或弥散成像，是一种在分子水平上无创地反映活体中水分子的无规则热运动状况的成像方法，适用于活体细胞水平探测生物组织的微动态和微结构变化。扩散（diffusion）是物质的转运方式之一，是指分子热能激发而使分子发生一种微观、随机的平移运动并相互碰撞，使分子等微观颗粒由高浓度向低浓度区的随机微观移动，即布朗运动又称分子的热运动。任何分子都存在扩散运动，在很多非平衡态系统中可以观察到，如在一杯纯水中加入一滴墨水，墨水在水中向四周逐渐散开就是一种扩散现象。DWI 就是利用水分子的扩散运动特性进行 MR 成像的，而非组织的质子密度、T_1 或 T_2 值，反映着人体组织的微观几何结构以及细胞内外水分子的转运，对人体的研究深入到细胞水平，是活体中可测量水分子随机运动状态的唯一方法，为组织对比提供了一种新的成像方法。

DWI 主要是描述人体内自由水和结合水的随机位移运动状况。在生物体中，水分子的随机运动导致其不断相互碰撞，每次碰撞后水分子发生偏向并旋转，其位置与运动方向发生随机性变化。水分子的扩散运动一般可以分为自由扩散和受限扩散两种类型。自由扩散属于传统物理学的范畴，在人体中，我们可以把脑脊液、尿液等的水分子扩散运动视作自由扩散。但在人体内，大多数生物组织中存在许多天然的扩散屏障，如细胞膜、大分子蛋白及细胞密集程度等，使水分子的扩散运动受到一定程度的限制，即受限扩散。活体状态下的 DWI 就是研究水分子受限扩散的程度、范围以及方向，间接反映组织微观结构的变化。

2. 成像方法 在常规 MRI 序列的基础上，DWI 成像是利用自身序列的变换来检测水分子的运动状态及速度。目前常规采用的成像方法是在 SE-EPI 序列 180° 相位重聚脉冲的两侧对称地各施加一个梯度场，这两个梯度场的方向、强度和持续时间完全相同，即扩散敏感梯度（G），以减弱其他方向上成像梯度对扩散的影响。此梯度脉冲即是水分子扩散的标记物，当水分子沿梯度场方向进行扩散运动时，其进动频率将发生改变，结果在回波时间内相位离散而不能完全重聚，进而导致信号下降。用相同的成像参数分别使用和不使用对扩散敏感的梯度脉冲进行两次成像，两次成像相减后，剩下得就是弥散运动的质子在梯度脉冲方向上引起的信号下降的成分，即由于组织间的扩散系数不同而形成的图像，凸显了水分子的扩散权重。如果水分子在敏感梯度场方向上扩散越自由，则在扩散梯度场施加期间扩散距离越大，经历的磁场变化也越大,则组织的信号衰减越明显。DWI通过测量施加扩散敏感梯度场前后组织发生的信号强度变化,来检测组织中水分子扩散状态(自由度及方向)。

在病理状态下,水分子的扩散强度的变化在常规SE序列中是无法充分表现出来的。DWI实际上是测量水分子之间的运动,可用爱因斯坦公式来表示$(X^2)=2DT$,其中(X^2)为平均位移平方,D为弥散系数,T为弥散时间。水分子的扩散特性通常以扩散系数D来描述。它是以一个水分子单位时间内自由随机扩散运动的平均范围(距离)来量度的,其单位是mm^2/s。DWI主要根据D值分布成像,对沿着施加扩散梯度方向上所有组织中的微小运动均比较敏感,水分子的扩散即可引起进动质子的失相位,造成DWI上的信号丢失。人体中的任何运动均可影响DWI信号,增加扩散的作用,即增加D值。因此,常用表观扩散系数(apparent diffusion coefficient,ADC)来描述在活体中扩散成像上所观察到的表观作用。

$$ADC = Ln(s_2/s_1)/[b_1 - b_2]$$

(公式5-2-1)

s_2与s_1是不同扩散敏感系数(b)值条件下的扩散加权像的信号强度,b为扩散敏感系数。ADC值反映水分子在组织内的扩散能力,ADC值越大,水分子的扩散运动越强。ADC值的大小受b值的影响,一般来说,选低b值时,ADC值受灌注影响较大,导致测量结果偏大,系统误差增大;选高b值时,系统误差小,能更精确的反映扩散状况及测量的ADC值。因此在测量ADC值时,宜选用较高的b值和较大的b值差。较高的b值具有较大的扩散权重,对水分子的扩散运动越敏感,并引起较大的信号下降。

由于DWI图像以SE-EPI序列扫描,含有不同程度的质子加权和T_2成分,组织或病变的T_2值增高也会影响其DWI信号,造成其DWI信号增高,称之为T_2余辉效应或穿透效应(T_2 shine-through effect)。这种效应往往会造成对DWI高信号的错误的解释,即DWI信号的增高可能不是真正意义上的病变内水分子弥散运动受限,而是由于病变的T_2高信号(提示水含量较高)叠加所造成。常用的消除T_2穿透效应的方法有两种,即指数图像和ADC图。指数图像又称假弥散图像,是通过DWI除以SE EPI T_2WI而获得。指数图像和ADC图均可以消除了T_2穿透效应,较真实地反映组织的弥散状况。

3. DWI临床应用　DWI适用于活体细胞水平探测生物组织的微动态和微结构变化。在缺血性病变,肿瘤的良恶性鉴别、疗效评估和预测起着举足轻重的作用。此技术经过几十年的发展,几乎可用于全身器官。DWI序列对运动极其敏感,无论是人为运动还是生理运动都可产生对比的改变。目前临床上常规使用的单次激发EPI_DWI,用DWI方式进行分子随机微观运动的测量,有效地控制运动伪影。

DWI在缺血性脑梗死的早期诊断有着重要临床价值。脑组织在急性或超急性梗死期,没有形态学变化,T_1、T_2加权成像变化不明显。而此时首先出现细胞毒性水肿,细胞外水分子进入细胞内,使

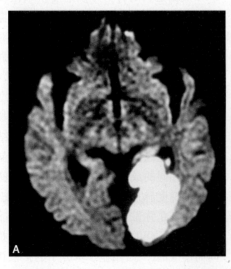 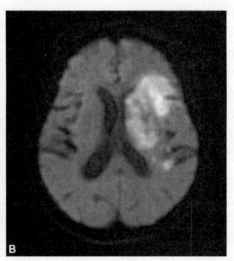

图 5-2-10　急性脑梗死的 DWI 成像
A. 左枕叶急性脑梗死左侧;B. 大脑中动脉供血区急性梗死

局部梗死区脑组织的自由水减少,扩散系数显著下降,在扩散加权像上表现为高信号区(图5-2-10)。另外在颅脑肿瘤的良恶性鉴别、疗效评估及预测方面有广泛的应用。DWI还可以鉴别各种肿瘤的性质,判断肿瘤的囊实性,多发硬化、癫痫、弥漫性轴束损伤及脊髓损伤,胆脂瘤与蛛网膜囊肿的鉴别,椎体压缩性骨折良恶性鉴别。另外DWI在全身软组织、前列腺、乳腺、肝脏、肾脏及肺部等部位病变的诊断及鉴别诊断得到了广泛的应用。

随着MR技术的不断发展,近年来全身DWI技术(类PET技术)在临床上得到广泛的应用,并成为MRI技术的研究热点之一,对评估恶性肿瘤全身转移等情况有很高的临床价值。另外DWI相关的研究越来越成为研究热点,如单指数、双指数、拉伸指数模型,和高分辨率DWI等。

(二)扩散张量成像

1. 基本概念与原理 扩散张量成像(diffusion tensor imaging,DTI)是在DWI技术基础上改进和发展的一项新技术,扩散张量是从三维立体角度分解、量化扩散的各向异性数据,能更加精细、准确地显示组织微细结构。

在完全均质的溶质中,水分子向各方向的运动能力是相等的,这种扩散方式称为各向同性(isotropy)的,其向量分布轨迹成一球形;而在非均一状态中,水分子向各方向运动具有方向依赖性,水分子向各方向扩散能力不相等,称为各向异性(anisotropy),其向量分布轨迹成一椭球形。如在白质内,水分子沿白质纤维通道方向的扩散速度快于垂直方向。由于各向异性的存在,水分子在三维空间的扩散不再是一个单一的数学系数,而是用张量(tensor)D表示,以描述水分子在各个方向移动和各个方向的关系。张量是一个数学结构,描述一个有三维空间的椭球形结构,即在 x、y 和 z 三个方向均存在扩散系数,用 D_{xx}、D_{xy} 和 D_{zz} 表示。

DWI的脉冲序列是在三个方向上施加扩散敏感梯度,获得各向同性扩散图像,此图像不包含扩散的方向信息,消除了各向异性的影响。而DTI在多个方向上施加扩散敏感梯度,分别感受不同方向的扩散运动,获得不同扩散方向的多个扩散图像,至少在6个方向上施加扩散敏感梯度,最多在256个方向甚至更多,方向越多感受到的扩散运动方向也就越多。DTI图像突出强调扩散的各向异性,图像的对比度反映了成像平面内水分子扩散的各向异性。

DTI的主要技术参数:①平均扩散率MD:主要反映扩散运动的快慢而忽略扩散各向异性;②各向异性分数(fraction anisotropy,FA):数值在 0~1 之间,1代表整个扩散运动均为各向异性,0 为最小各向异性(最大各向同行);③相对各向异性(relative anisotropy,RA):扩散各向异性与各向同行的比值;④容积比(volume rate,VR):各向异性椭球体的容积与各向同行圆球体容积的比值。以上均代表水分子运动各向异性大小的参数,可建立 FA、RA、VR 图,既可对水分子扩散运动进行量化,又可描述扩散方向,常用各向异性分数 FA 成像。

2. 临床应用 DTI 具有在活体中探索脑及脊髓超微结构的能力,广泛应用于中枢神经系统疾病,如肿瘤、脱髓鞘疾患、梗死、出血、神经变性性疾病等(图5-2-11);亦可应用于神经发育、老龄化、心理学等研究领域。白质纤维束成像(FT)技术有助于脑肿瘤术前计划的制订,术前明确脑肿瘤与白质纤维束的关系,有助于手术时避免损伤。

(三)灌注成像

1. 基本原理与方法 灌注(perfusion)是物质转运的一种方式,是指血流通过毛细血管网,将携带的氧和营养物质输送给组织细胞的过程。MR灌注加权成像(perfusion weighted image,PWI)是指利用快速扫描技术显示组织的微血管分布及血液灌注情况,描述血流通过组织血管网的状况,主要反映的是组织中微观血流动力学信息,从影像学角度评估组织活力和功能的成像方法。其成像方法很多,目前采用的主要有两种方法:①使用外源性对比剂的首次通过法成像;②利用动脉血的水质子作为内源性对比剂的动脉自旋标记(arterial spin labeling,ASL)技术。

(1)对比剂首次通过法:PWI 常用的是动态磁敏感增强灌注加权成像(dynamic susceptibility contrast perfusion weighted imaging,DSC-PWI),对比剂采用外源性顺磁性对比剂 Gd-DTPA,用高压注射器快速注入周围静脉,同时采用很高时间分辨力的快速 MR 成像序列,对目标器官进行连续多时相扫描。团注对比剂后,带有对比剂的血液经毛细血管后由静脉首次流过组织时,引起局部磁场不均匀性变化,导致组织的 T_1 或 T_2^* 弛豫率发生改变,从而引起组织信号强度的变化。通过检测对比剂首次流经组织时引起组织的信号强度变化,可以计算出其 T_1 或 T_2^* 弛豫率变化,组织 T_1 或 T_2^* 弛豫率的变化代表组织中对比剂的浓度变化,而对比剂的浓度变化则代表血流动力学变化。这就是首次通过法 PWI 的基本原理。这种局部磁场的变化可以通过

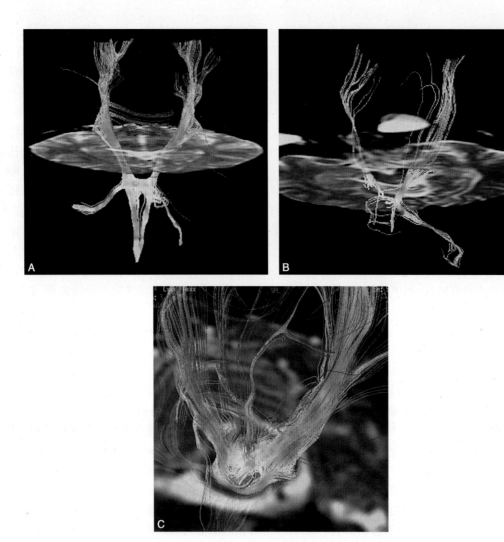

图 5-2-11 肌萎缩侧索硬化症（ALS），皮质脊髓束破坏

A. 正常皮质脊髓束；B. ALS 患者明显萎缩的皮质脊髓束；C. ALS 患者明显萎缩的皮质脊髓束（右侧明显）

MR 图像上信号强度的变化测得，然后再通过适合数学模型的计算，可得到组织血流灌注的半定量信息，如平均通过时间（mean transit time，MTT）、达峰时间（time to peak，TTP）、局部脑血流量（regional cerebral blood flow，rCBF）、局部脑血容量（regional cerebral blood volume，rCBV）等（图 5-2-12）。

在血液中顺磁性的 Gd-DTPA 将使血液的 T_1 和 T_2 值降低，在一定的浓度范围内，血液 T_1 值和 T_2^* 值的变化率与血液中对比剂的浓度呈线性关系，信号强度与横向弛豫率的变化呈指数关系，通过公式可将信号强度-时间曲线转化为组织对比剂浓度-时间曲线。

$$Ct(t) = -k. \log[S(t)/S(t0)]/TE$$

（公式 5-2-2）

式中 Ct(t) 为某时间点上组织中对比剂的浓度；S(t) 为注射对比剂在某时间点上组织的信号强度；S(t0) 为注射对比剂前组织的信号强度；k 为常数；TE 为回波时间。

因此我们在实际工作中，可根据 T_1 值和 T_2^* 值的变化率，采用 T_1WI 序列或 T_2^*WI 序列进行 PWI 成像。由于 Gd-DTPA 的钆螯合物是大分子化合物，在脑组织的血脑屏障保持完整的前提下，对比剂不能通过完整的血脑屏障进入组织间隙，不能与组织间隙内的氢质子发生作用，不产生 T_1 缩短作用。而 Gd-DTPA 颗粒的不成对电子会干扰局部磁场的均匀性，引起局部磁场不均匀性变化，使得组织的 T_2^* 缩短，当对比剂以团注的形式通过脑组织的微循环时，血管内物质的磁性发生了明显的变化，使周围组织表现为不同程度的信号下降。因此一般多采用 T_2^*WI 序列进行 PWI，最常用的序列是

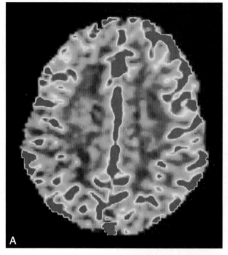
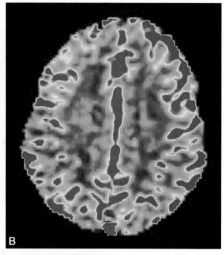
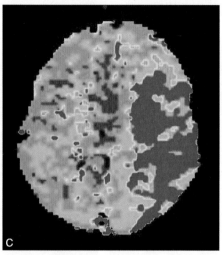

图 5-2-12 右大脑中动脉供血区梗死血流灌注图
A. rCBF；B. rCBV；C. MTT

GRE-EPI $T_2^* WI$ 序列。而在脑组织外的其他器官，由于对比剂可以进入组织间隙，较好地发挥其短 T_1 效应，因此常采用快速 T_1WI 序列进行 PWI。

DSC-PWI 的缺点：①Gd-DTPA 不能自由通过血脑屏障；②组织信号变化与对比剂浓度不具有线性关系，因此所提供的是间接征象；③灌注成像时一般需要较高的注射速率，因而可能导致对比剂外渗；④由于 Gd-DTPA 可能诱发肾源性系统纤维化，所以肾功能不全患者不宜进行这种灌注成像。

（2）动脉自旋标记（ASL）技术：是利用人体动脉血液中可以自由扩散的水质子作为内源性对比剂的 MR 灌注成像方法，该技术无需引用外源性对比剂。当动脉血液以一定的速度流入毛细血管床时，水在血液和组织中呈自由扩散状态。其中一部分水与血管外间隙组织水交换，剩下的水流入毛细血管静脉端，不予组织水交换。在 ASL 成像技术

中，需要解决的基本的问题是如何区分流入动脉血液中的水质子和感兴趣组织中的水质子。如果流入动脉中的水质子自旋状态与组织中的水质子不相同，则会引起整体磁化率的改变，这种变化可被 MR 设备检测出来，ASL 就是利用此原理进行成像。

在该技术中，把感兴趣组织的层面称为成像层面。利用不同的方法对成像层面的血流上游的血液进行标记，从而使其自旋状态与组织的自旋状态不同，这个被标记的层面称为标记层面；标记血液流入成像层面后的成像称为标记像。然后在其他参数都相同的条件下施加选择性的反转脉冲对相同层面成像，得到对照图像；两次图像减影就得到组织灌注图像。由于血液中质子被反转，标记像中流入标记血的组织信号强度降低，而静态组织的信号比灌注信号强很多，因此灌注像的信号微弱，需要进行多次采集，使信号平均。

ASL 技术在 1992 年最早被提出,此后该项技术得到了不断的研发和改进。传统的 ASL 技术根据标记方法的不同可分为 FAIR、EPISTAR 技术;根据标记脉冲的类型可以分为连续式动脉自旋标记(CASL)和脉冲式动脉自旋标记(PASL)两大类。CASL 的成像原理是在稳态磁场中通常应用饱和反转脉冲或绝缘隔热反转脉冲于接近成像层面对供血动脉的水质子进行持续标记;PASL 成像原理是在成像层面近端利用反转脉冲来标记供血动脉中的质子,且持续到标记的质子进入成像层面为止。CASL 具有连续标记、标记时间长等特点,可以产生较大的动脉自旋信号改变,其信噪比高于 PASL。FAIR 和 EPISTAR 都是基于 EPI 信号读取方式,因而无法克服磁敏感伪影的影响。另外由于 ASL 成像技术要运用标记图像和对照图像进行减影,因此该技术对运动伪影非常敏感。传统的 ASL 技术是基于 2D 采集方式,信噪比很低,需要花费更长的时间来换取信噪比,不利于显示灌注的变化。正是因为这些限制使得 ASL 这项技术在临床应用受到了极大的限制,目前推出了基于 FSE 序列的容积灌注成像 3D ASL 技术。该技术结合了 CASL 信噪比高和 PASL 标记效率高的优点,实现了效率更高的螺旋 K 空间采集技术,扫描范围更大,克服磁敏感伪影影响,提高了图像信噪比。该技术能在 1.5 秒内实现连续 1000 次的连续标记,确保了 3D ASL 成像能有更均匀更稳定的灌注对比,大大提高了 ASL 灌注成像的可靠性(图 5-2-13)。

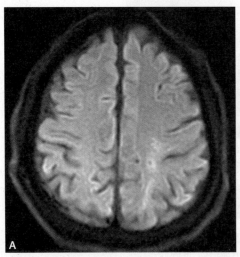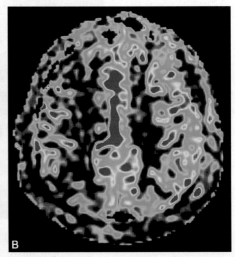

图 5-2-13 3D ASL 显示右侧额顶叶 CBF 降低,而 DWI 未见明显异常
A. DWI 图像;B. 3D ASL

2. 临床应用 组织器官的生理性和病理性变化是与其血流灌注状态密切相关,研究组织器官的灌注可以了解其血流动力学状态。监测组织器官的血流灌注变化可以揭示其病理过程,从而对疾病及早的定性、定量诊断。临床上研究相对较多的包括:①脑组织 PWI:主要用于脑缺血性病变、脑肿瘤的血供研究及评价癫痫、Alzheimer 病等疾病;②心肌灌注:常用超快速扰相 GRE T_1WI 序列。主要用于心肌缺血的研究,在静息状态和负荷状态下分别进行 PWI 可检测心肌灌注储备,有助于心肌缺血的早期发现;③肾脏血流灌注、肝脏血流灌注、乳腺血流灌注、前列腺血流灌注及软组织肿瘤血流灌注等;④评价肺功能、肺栓塞和肺气肿。

(四)脑功能定位成像

功能磁共振成像(functional MRI,fMRI)是基于大脑受到的刺激与局部脑组织的代谢相关这样一个事实,间接的无创测量神经元的活动,并对激活的大脑皮层区进行成像。获取大脑实质对所施加的语言、图形、声音等刺激材料进行加工时产生的 MRI 信号并加以分析,确定这些刺激与对应脑区的关系,从而分析其引起脑激活的机制。fMRI 技术成像方法有很多,目前最为流行的是脑血流测定法中的血氧水平依赖(blood oxygenation level dependent,BOLD)成像方法。

1. BOLD-fMRI 的基本原理与方法 人体的血液中包含氧合血红蛋白和脱氧血红蛋白,这两种蛋白具有不同的磁化特性,氧合血红蛋白是抗磁物质,可以延长组织的 T_2 或 T_2^* 值,而脱氧血红蛋白是顺磁物质,可以缩短组织的 T_2 或 T_2^* 值。对大脑皮层区域的刺激,使脑皮层相应区域局部代谢活动增强,引起局部脑血流量、血容量和血氧的变化,即血流量、血容量增加和氧消耗、葡萄糖应用增加。单纯的氧消耗可导致毛细血管内脱氧血红蛋白浓度增加,而在刺激状态下,由于血流量、血容量的增加过度地弥补了氧气的消耗,导致血液中有效脱氧血红蛋白的浓度降低,从而导致刺激开始一段时间后血液中脱氧血红蛋白浓度相对减少、氧合血红蛋白浓度相对增加。脱氧/氧合血红蛋白的浓度变化,引起 T_2^* 信号升高,反映了相关脑区的激活状态。这一效应就叫做 BOLD 效应。BOLD-fMRI 对比就是利用了血流动力学效应中 rCBF 和 rCBV 的增加,减低了脱氧血红蛋白的浓度,而对活化的皮层区进行成像。

BOLD-fMRI 常用序列为 GRE 结合 EPI 成像技术,成像的步骤可分为确定实验系统,优化扫描序列,制订实验设计方案,定位像扫描,功能像采集和数据的获取,数据处理和受激发可视性显示等。BOLD-fMRI 实验设计包括任务态和静息态两种,任务态实验设计一般包括组块设计、事件相关设计和混合性设计。组块设计是把若干相同情况的事件或实验境况放到一个实验模块中;事件相关设计指每一个观察点不是一系列连续的相同刺激,而是一个个随机呈现的单独独立刺激;混合性实验设计中组块设计和事件相关设计都被使用,分别用于评价状态依赖的效应和事件相关效应,强化了任务态研究设计的统计功效。BOLD-fMRI 实验所采集的大脑图像包括解剖像和功能像两种,要分别对这两种图像进行处理。常用的实验数据处理软件有 AFNI、SPM 等。具体的处理步骤一般分为预处理和统计分析两个部分。BOLD-fMRI 的优势是无创伤性、无放射性、具有较高的时间和空间分辨率、可多次重复操作,能准确、直观地观察到脑功能活动的部位和范围,全面地定位大脑皮质的各功能区;在生理状态下,无创地研究人脑的形态结构和功能活动,从整体水平上研究脑的功能和形态变化,可早期、准确地定位脑功能性病灶的部位和占位性病变对脑功能的影响程度,为疾病的预防和临床提供更加精确的信息。

2. 临床应用 BOLD-fMRI 的临床应用目前仍于在不断探索和完善的过程中,随着研究的逐渐深入,其在临床中的应用范围正在不断的扩大,大致概括如下:①脑部外科手术前评估:能够解读人脑功能区域分布情况,理清重要功能区同预切除病变组织的空间位置关系,决定手术入路,评估手术的危险性、可行性及预后;②卒中及脑损伤后功能恢复的评估:指导临床康复训练计划及药物干预手段,有效提高病人康复速度,评估预后;③神经精神疾病的诊断:通过对神经精神疾病如阿兹海默症、抑郁症、精神分裂症等的脑功能活动的研究,有利于对此类疾病的早期临床诊断,并为药物干预和预后估计提供有效的临床手段;④传统医学研究:近年来在这一领域中的研究,为传统中医药中经络和针灸作用机制及对脑功能的影响等提供大量有益的信息;⑤戒毒的药物干预:探索毒品产生生理和心理依赖的机制,以及使用戒毒药物对神经生理及脑功能的影响,可以帮助医生评估药物干预的作用及寻找根除毒瘾治疗方法;⑥在认知上、视觉通路上、听觉通路上的应用(图 5-2-14)。

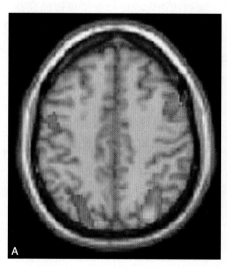 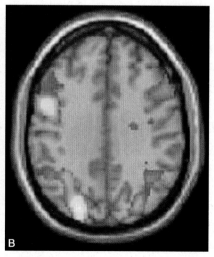

图 5-2-14 默读数字与汉字的大脑激活图
A. 默读数字,可见双额叶和顶叶有激活;B. 默读汉字,可见双顶叶和双额叶更加明显激活,信号范围及强度相对增大

四、磁敏感加权成像

磁敏感加权成像(susceptibility weighted imaging, SWI)是利用组织间磁敏感性差异产生特殊对比的一种成像技术,如脱氧血红蛋白的血液,血红蛋白,铁蛋白和钙与周围组织之间的磁敏感性差异,具有三维、高分辨力、高信噪比的特点。

(一) 基本概念与原理

磁敏感性的定义是将物质置于外加磁场中的磁化反应,是物质的基本特性之一。磁敏感性是组织中不同于质子密度、弛豫时间、弥散系数的另一个可以反映组织特征的变量,用磁化率来度量,反映物质在外磁场作用下的磁化程度。磁化率是指物质进入外磁场后的磁化强度与外磁场的比率,与磁场强度和磁敏感性呈正比。每一种物质均在磁场中表现出一定差异的磁敏感性,反磁性物质的磁化率为负值,顺磁性物质的磁化率为正值,但一般较低,铁磁性物质的磁化率为正值,比较高。

人体组织在外加磁场作用下产生特定感应磁场,该感应磁场依赖于外磁场强度和组织分子的磁敏感性。SWI 是对传统自旋密度成像(T_1, T_2, PD 加权像)方法的补充,提供不同组织之间磁敏感差异信息。在血液中不同血红蛋白形式将影响着组织的磁敏感性,血红蛋白的氧合和脱氧转换也是 BOLD 成像的基础。氧合血红蛋白没有不成对电子,呈反磁性;脱氧血红蛋白有 4 个不成对电子,呈顺磁性;高铁血红蛋白有 5 个不成对电子,具有较强的顺磁性;含铁血黄素,具有高度顺磁性。非血红素铁常以铁蛋白的形式存在,表现为反磁性;钙化的磁敏感性比铁弱,也呈反磁性,可以引起局部组织的磁敏感性改变。无论是顺磁性还是反磁性物质,均可使局部磁场发生改变而引起质子去相位,造成 T_2^* 减小,去相位程度的强弱仅取决于像素内磁场变化的大小。

(二) 成像技术与方法

SWI 实际上是一种 T_2^* 技术,以 T_2^* 加权梯度回波序列作为序列基础,采用较长的 TE、较大矩阵、完全流动补偿的 3D 梯度回波技术,伴滤过的相位信息来增加磁矩图的对比和增加组织间的磁敏感差异,使磁敏感效应的敏感性最大化。在脑组织中顺磁性物质会导致组织的磁性产生变化,由于磁敏感性的差异,会产生亚体素的磁场不均匀,使处于不同位置的质子的自旋频率不一致,在回波时间足够长的情况下,自旋频率不同的质子间将形成相位差。

SWI 原始数据包括原始幅度图像和原始相位图像两部分,这些原始数据因背景磁场不均匀的存在而造成低频相位干扰,使图像对比度降低。为了消除低频相位干扰,增强组织间的磁敏感对比度,更加清晰地显示解剖结构,需要对原始图像进行一系列复杂的后处理。后处理过程包括:①产生"滤过"后相位图用高通滤过因子,从 16×16 到 128×128 不等,Haacke 等研究认为 64×64 是最佳的滤过因子。将滤过因子叠加到原始相位图像上,以消除低频相位干扰;②生成相位蒙片;③产生 SWI 重建图将相位蒙片上的每个像素的相位值经过多次权重(一般为 4 次)以后,再与原始幅度图像中的相对应位置的幅度值相乘,就得到重建后的 SWI 图像,将重建的图像再用最小密度投影(MinIP)处理,形成 SWI 最小密度像,可以更好地观察脑内小静脉的变化。

SWI 最好是在高场上成像,这是因为低场 TE 长,为了使静脉得到最好的对比,在 1.5T 上需要的 TE 在 40 到 80ms。如果局部不同组织之间的磁敏感差异保持不变的前提下,在 3T 上 TE 为 20ms。

(三) 临床应用

SWI 是一项新的神经影像学技术,它是利用组织磁敏感差异产生的特殊对比,对脱氧血红蛋白等顺磁性成分敏感,在小静脉的显示上有其独到的优势。早期主要应用于脑内静脉成像,以后研究发现其对血液代谢产物很敏感,甚至可检出微量出血。近来研究发现,SWI 还可以对人体内铁质沉积和非血色素铁含量进行定量,可以活体无创而敏感地检测到体内铁浓度变化所导致的局部磁环境的改变,进一步揭示了人脑铁代谢以及铁异常沉积机制,有助于评估疾病发展趋势和预后。这些疾病主要包括衰老、MS(多发硬化)、神经变性性疾病、卒中、创伤、血管畸形和肿瘤等(图 5-2-15)。

五、磁共振波谱成像

磁共振波谱成像(MR spectroscopy, MRS)技术就是利用不同化学环境下的原子核共振频率的微小差异来区分不同的化学位移,无创地研究人体器官组织代谢及生化改变,测定某一特定组织区域化学成分及其含量的检测技术。MRI 提供的是正常和病理组织的形态信息,而 MRS 则可提供组织的代谢信息。在很多疾病的发生和发展过程中,代谢改变往往早于形态学改变,因此 MRS 所能提供的代谢信息有助于疾病的早期诊断。

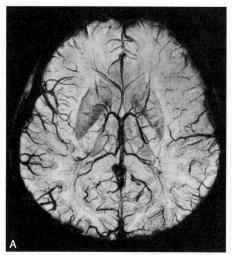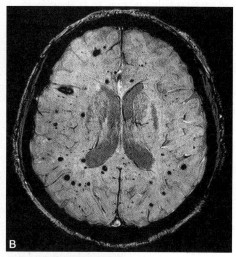

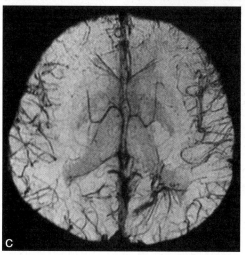

图 5-2-15　SWI 成像

A. SWI 小静脉成像；B. SWI 显示脑内多发海绵状血管瘤；C. SWI 显示隐
匿性静脉畸形

（一）基本概念与原理

由 MRI 原理 Larmor 公式可知

$$\omega_0 = \gamma B_0 \qquad （公式 5-2-3）$$

磁性原子核在外磁场中的进动频率 ω_0 由磁性原子核的旋磁比 r 和所处位置的磁场强度 B_0 所决定的。对于一个确定的磁性原子核，其磁旋比是固定的，这是原子的内在特性。在理想均匀的磁场中，同一种磁性原子核（如 ^1H）理论上应具有相同的共振频率。而磁性原子核所感受的外磁场强度除了受外加静磁场影响外，还会受原子核周围的电子云和周围其他原子电子云的影响，这些电子云将会对磁场起屏蔽作用，使原子核所感受的磁场强度略低于外加静磁场的强度，因此其进动频率也会略有降低。对于给定的外磁场，同一种磁性原子核如果处于不同的分子中，甚至在同一分子的不同位置或不同的原子基团中，由于分子化学结构的不同，它周围的电子数和电子的分布将有所不同，电子云对磁性原子核的磁屏蔽作用的大小也存在差别，因而将表现出其进动频率的微小差别。这种由于所处的分子结构不同造成同一磁性原子核进动频率差异的现象被称为化学位移现象。

自旋-自旋耦合（J 耦合）现象是原子核之间存在共价键的自旋磁矩相互作用形成的耦合，可造成 MRS 图中的信号峰形状发生变化，通过解析这些峰形的变化，可以推测出分子结构中各原子之间的连接关系。化学位移是 MRS 的基础，化学位移和自旋耦合两种现象形成了波谱的精细结构。

下面以 ^1H 为例简述 MRS 的原理。通过对某组织的目标区域施加经过特殊设计的射频脉冲，该射频脉冲往往带宽较宽，频率范围必须涵盖所要检测代谢产物中质子的进动频率。然后采集该区域发出的 MR 信号,该信号可以是 FID 信号或回波信号,来源于多种代谢产物中质子。由于化学位移效应,不同的代谢产物中质子进动频率有微小的差别,通过傅里叶转换可得到不同物质谱的信息,通常采用谱线来表示。谱线包括一系列相对比较窄的波峰,其横坐标表示不同物质中质子的进动频率。常选择一种比较稳定的化学物质作为某种磁性原子核相关代谢产物的进动频率参照的标准物(^{1}H MRS 常选用三甲基硅烷,^{31}P MRS 可采用磷酸肌酸),以它的进动频率作为谱线横坐标的原点,并且将不同种原子基团中的核的进动频率相对于坐标原点的频率之差作为该基团的化学位移,这种用频率之差表示的化学位移的大小与磁场强度高低有关。因此在实际测量中只能得到化学位移的相对值,单位为赫兹的百万分之一,即 ppm(parts per million)。

在正常组织中,代谢物在物质中以特定的浓度存在,当组织发生病变时,代谢物浓度会发生改变。MRS 主要是对水和脂肪中的氢质子共振峰进行测量,在 1.5T 场强下水和脂肪共振频率相差 220Hz(化学位移),但是在这两个峰之间还有多种浓度较低代谢物所形成的共振峰,这些代谢物的浓度与水和脂肪相比非常低。因此 MRS 需要通过匀场、抑制水和脂肪的共振峰,才能使这些微弱的共振峰群得以显示。

(二) 成像技术与方法

在实际临床工作中,我们需要获得的是一个组织器官特定部位的正常或异常组织的波谱信息,因此 MRS 检测时一个重要技术就是将检测范围局限在一定容积的感兴趣区内,即空间定位技术。MRS 采用的定位和信号产生方式很多,其中只有较少的几种被广泛使用包括深部分辨表面线圈频谱分析法,单体素技术(如 ISIS、STEAM、PRESS)和化学位移成像(chemical shift imaging,CSI)。

1. 深部分辨表面线圈频谱分析法(depth-resolved echo spin spectroscopy,DRESS) 是一种简单且功能较多的定位技术,可以用来定位骨骼肌,肝脏等。缺点是线圈的敏感性与组织深度有关,导致近线圈效应。用于[1]H MRS 和[31]PMRS 研究。

2. 单体素定位技术 该技术能够测定单个立方或长方体内组织的 MRS 信号,可以使用两种序列(STEAM,PRESS)定位[1]H MRS;活体图像选择频谱分析法(ISIS)应用很少,主要用于定位[31]P MRS。

(1) 点分辨表面线圈频谱分析法(point-resolved echo spin spectroscopy,PRESS):采用一个

90°脉冲和两个 180°复相脉冲,三个脉冲分别施加在三个相互垂直的层面上,得到的是自旋回波信号。其优点在于信噪比较高;缺点在于最短 TE 相对较长。

(2) 激励回波探测法(STEAM):采用一连串 3 个层选方向上的 90°脉冲,产生一个刺激回波。优点在于简单直接,可采用的 TE 相对较短;缺点在于信噪比较低。

3. 化学位移成像定位方法(CSI) 采用多维(2D 或 3D)相位编码技术,可对一定数量的体素同时检测,获得一定区域的波谱,为多体素定位技术。也可进行二维多体素 MRS 和三维 MRS 采集,并将 MRS 的信号变化标记到 MRI 图像上,直观显示代谢情况,称为磁共振波谱成像(MR spectroscopy,MRS)。

MRS 的定量分析问题峰的高度(信号强度)和宽度(共振频率)可以用以计算峰下面积,其峰下面积与其含量呈正比。主要有三种方法:相对定量、绝对定量和半定量。相对定量是代谢物峰下面积的比值;绝对定量是计算代谢产物含量的绝对值,主要有两种方法,即内标准法和外标准法。是将已知含量的化合物作为外标准,内标准用内生水来计算代谢物的浓度,用其峰下面积来校正代谢产物的峰下面积,计算出代谢产物含量的绝对值;半定量是直接测峰下面积。

评价 MRS 谱线常用的参数:①共振峰的共振频率的中心,峰的位置 V 由化学位移所决定;②共振峰的分裂;③共振峰下的面积和共振峰的高度,在 MRS 中,吸收峰占有的面积与产生信号的质子数目呈正比。在临床应用中共振峰下的面积比峰的高度更有价值,因为它不受磁场均匀度的影响,对噪声相对不敏感;④半高宽,半高宽是指吸收峰高度一半时吸收峰的宽度,它代表了频谱的分辨率。

(三) 临床应用

MRS 反映的是组织代谢状况,可检测很多重要化合物的浓度,其谱峰的位置决定了化学性质,峰下面积代表了化合物的相对含量,为临床诊断和鉴别诊断提供有价值的信息。其临床应用主要有以下几个方面:①脑肿瘤的诊断和鉴别诊断;②代谢性疾病的脑改变;③脑肿瘤治疗后复发与肉芽组织的鉴别;④脑缺血疾病的诊断和鉴别诊断;⑤前列腺癌的诊断和鉴别诊断等;⑥弥漫性肝病;⑦肾脏功能分析和肾移植排斥反应等。

目前用于 MRS 检测的核素有[1]H、[13]C、[19]F、[23]Na、[31]P 等。因[1]H 在体内含量最多,且无需增加特

殊硬件，因此 ^{1}H MRS 目前在临床上应用相对较多。下面简单介绍其在脑的应用，颅脑 ^{1}H MRS（图5-2-16）分析的主要代谢产物有：①NAA（N-乙酰门冬氨酸），位于2.0ppm。主要存在于神经元及其轴突，可作为神经元的内标物，其含量可反映神经元的功能状态，NAA含量降低表示神经元受损；②肌酸（Cr），位于3.03及3.94ppm。为能量代谢产物，在脑组织中其浓度比较稳定，可作为脑组织 ^{1}H MRS的内参物，常用其他代谢产物与Cr的比值反映其他代谢产物的变化；③胆碱（Cho），位于3.02ppm。主要存在于细胞膜，其含量变化反映细胞膜代谢变化，在细胞膜降解或合成旺盛时其含量增加。在脑肿瘤时，常有Cho升高和NAA降低，因此Cho/NAA升高，尤以恶性肿瘤更为明显。多发硬化等脱髓鞘病变如果Cho升高，往往提示病变活动；④乳酸（Lac），位于1.3ppm。为糖酵解的终产物，一般情况下无明显的Lac峰，但在脑缺血或恶性肿瘤时，糖无氧酵解过程加强，Lac含量增高。有时与脂质（lipid）重叠，可采用改变TE的方法加以区别，在TE=144ms时，Lac波峰向下，在TE=288ms时，Lac波峰向上；⑤脂质（Lip），由于脂质TE很短，因此一般检测不到，如果出现明显的Lip的波峰，往往是感兴趣区接近于脂肪组织而受后者污染所致；⑥肌醇（MI）、谷氨酸胺（Gln）、谷氨酸盐（Glu）等。

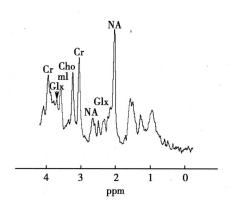

图5-2-16　正常颅脑 ^{1}H MRS

另外在许多生物分子中都有 ^{31}P，这些化合物参与细胞的能量代谢和与生物膜有关的磷脂代谢， ^{31}PMRS被广泛用在对脑组织能量代谢及酸碱平衡的分析上，可以检测磷酸肌酸（PCr）、无机磷酸盐（PI）、α-ATP、β-ATP、γ-ATP 的含量和细胞内的PH值。

六、磁共振组织抑制技术

在MR成像中，为了更好地显示感兴趣区，经常采用一些特殊的方法使某一局部组织的信号减小或消失，最常使用的方法就是饱和技术。饱和技术包括局部饱和技术、磁化传递饱和技术、幅度选择饱和技术、化学位移频率选择饱和技术、频率选择反转脉冲脂肪抑制技术、选择性水或脂肪激发技术、化学位移水-脂反相位饱和成像技术、水脂分离技术。

（一）局部饱和技术

局部饱和技术是最常用的饱和技术，其原理是：在成像脉冲施加前，在梯度场的配合下，利用90°脉冲对某一个或多个选定的区域进行选择性激发，使该选定区域的组织在成像脉冲施加时不能产生MR信号。

这种技术常用于垂直于层面的流动信号的饱和。如腹部横断面成像时，需在成像区上下加预饱和抑制动静脉的影响，从而不产生流动伪影。在MRA中，常在静脉流入端加预饱和来显示动脉造影像，显示静脉时则在动脉流入端加预饱和带。还可以减少运动伪影和卷褶伪影。

（二）磁化传递饱和技术

磁化传递（magnetization transfer，MT）是一种选择性的组织信号抑制技术，又称磁化传递抑制（MTS），由MT技术产生的图像对比称为磁化传递对比（MTC）。在MRI成像过程中通过MT技术可以有目的地增加图像对比，也可以通过磁化对比图像来获得更多的组织结构信息。

人体组织中存在着两种不同状态的水分子，磁共振成像技术中称其为自由池（free pool）和结合池（bound pool）。自由池质子的磁共振波谱频带窄，幅度高（ T_2 弛豫时间长），所以只有自由池质子才能直接产生MR信号。而结合池质子的磁共振波谱频带宽（非常短的 T_2 弛豫时间），幅度低，通常不能直接产生MR信号。但是，在两个池的组织中，两个池的质子通过"偶极-偶极交换作用"，可产生一个稳定速率的磁化交换作用，使两个池间的磁化保持在一个平衡状态。如果一个池间的磁化被饱和，则平衡态被打破，通过磁化交换作用使另一个池出现部分饱和，从而形成一种新的对比，使小分子与大分子的对比更大。这个过程就像将后者的磁化传递给了前者，所以称为磁化传递。

MT技术通常是在射频脉冲激发前，使用一个中心频率与拉莫频率相差数百至数千赫兹的偏振MT饱和脉冲，使结合池质子的磁化被饱和，通过MT作用，自由池质子的磁化被部分饱和，所产生的MR信号幅度稍有下降（图5-2-17）。

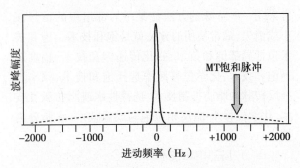

图 5-2-17 MT 原理图

MT 效应对脑脊液、脂肪组织、骨髓及流动的血液无明显饱和效应。目前 MT 技术主要应用于脑部 3D TOF MRA 及对比增强扫描中，通过 MT 技术使血管和增强组织与脑组织产生更大的对比。另外，在 SE 增强扫描序列中可以用来压制瘤周正常组织的信号，使病变的增强区域显示的更明显。在多发硬化（MS）和阿尔茨海默病（AD）也有一定的应用，还可以增加透明软骨和关节内部滑液之间的对比。

（三）幅度选择饱和技术

幅度饱和技术是一种选择性饱和技术，它是针对不同组织具有不同的纵向弛豫时间，在 180°磁化反转脉冲作用下，所有组织的纵向磁化都被转移至 z 轴负向，脉冲停止后，各种组织的纵向磁化开始弛豫，负向磁化逐渐缩短，并向 0 值接近，通过 0 值后进一步向 z 轴正向增长。由于各种组织的纵向弛豫时间不同，其纵向磁化到 0 值的时刻也各不相同。如果在某种组织的纵向磁化矢量到 0 值时刻施加 90°脉冲激励，并进行信号采集，此时该组织就没有横向磁化矢量产生，该组织就不能产生信号，即被饱和。利用这一特点，通过设定不同的 TI（反转时间）值可以选择性的抑制各种不同组织。临床上常用的是 STIR、FLAIR 两种成像技术。

（四）化学位移频率选择饱和技术

同一元素的原子由于化学结构的差异，在相同强度的磁场中其拉莫频率不同，这种频率的差异称为化学位移。如水分子中的氢原子与脂肪分子中的氢原子其化学位移为 3.5ppm，在不同场强的磁场中其频率差也不相同。

化学位移饱和技术就是利用这种频率的差异，在信号激发前，预先发射具有高度频率选择性的预饱和脉冲，使一种或几种单一频率的信号被饱和，而只留下感兴趣组织的纵向磁化，这是化学位移成像技术的基本原理。

其优点是有较高的组织选择性，可在多种序列

中应用，使用方便。缺点是场强依赖性较大，1.0T以上的中高场强扫描机上效果较好；对磁场的均匀度要求很高；大 FOV 扫描时，视野周边区域脂肪抑制效果较差；人体吸收射频能量和扫描时间增加。

（五）频率选择反转脉冲脂肪抑制技术

频率选择脂肪抑制技术需要利用连续的脉冲对脂肪组织进行预饱和，脉冲在 TR 间期占据的时间约需要 12~20ms。STIR 技术需要在 TR 间期占据的时间更长（1.5T 时需要 150ms 左右）。因此大大减少能够采集的层数，或需要延长 TR 从而增加 TA。而且在超快速梯度回波序列时，由于 TR 很短（往往小于 10ms），利用上述两种技术进行脂肪抑制显然是不现实的。

近年来在三维超快速梯度回波成像序列（如体部三维屏气扰相 GRE T_1WI 或 CE-MRA）中，推出一种新的脂肪抑制技术，即频率选择反转脉冲脂肪抑制技术。该技术既考虑了脂肪的进动频率，又考虑了脂肪组织的短 T_1 值特性。其方法是在真正射频脉冲激发前，先对三维成像容积进行预脉冲激发，这种预脉冲的带宽很窄，中心频率为脂肪中质子的进动频率，因此仅有脂肪组织被激发。同时这一脉冲略大于 90°，这样脂肪组织将出现一个较小的反方向纵向磁化矢量，预脉冲结束后，脂肪组织发生纵向弛豫，其纵向磁化矢量将发生从反向到零，然后到正向并逐渐增大，直至最大值（平衡状态）。由于预脉冲仅略大于 90°，因此从反向到零需要的时间很短，如果选择很短的 T_1（10~20ms），则仅需要一次预脉冲激发就能对三维扫描容积内的脂肪组织进行很好的抑制，因此采集时间仅略有延长。

该技术的优点在于：

1. 仅少量增加扫描时间。

2. 一次预脉冲激发即完成三维容积内的脂肪抑制。

3. 几乎不增加人体射频的能量吸收。

缺点在于：

1. 对场强的要求较高，在低场扫描机上不能进行。

2. 对磁场均匀度要求较高。

频率选择反转脉冲脂肪抑制技术一般用于三维快速 GRE 序列。但如果在 SITR 技术中采用的 180°反转脉冲是针对脂肪中质子的进动频率，则该技术也可用于 T_2WI，这种技术可以增加 STIR 技术的脂肪组织抑制的特异性。

（六）选择性水或脂肪激发技术

选择性水或脂肪激发技术可以选用水激发或

脂肪激发,水激励属于选择性水或脂肪激发技术的一方面。选择性激发技术通常采用频率和空间选择的二项脉冲,这种脉冲实际上是偏转角和偏转方向不同的多个脉冲的组合。如一个90°的二项脉冲可以由一个22.5°、一个45°和一个22.5°脉冲组合而成。

下面就以这种组合模式的二项脉冲来介绍水激发技术的原理。第一个22.5°脉冲激发后水和脂肪的宏观磁化矢量M处于同相位,由于这两种成分中的氢质子进动频率存在差别,两者相位差逐渐增大;当两者处于反相位(相差180°)时,施加45°脉冲,这样这两种宏观磁化矢量M又在同一平面且处于同相位,但他们与主磁场的交角不同,脂肪的M为22.5°,水的M为67.5°;过了一段时间后,这两种宏观磁化矢量又处于反相位,这时给予第二个22.5°脉冲,这个脉冲把脂肪的M打回到主磁场方向,因此没有信号,而把水的M打到XY平面,因此只有水的信号可以采集到,这样就完成了脂肪抑制的水激发。

这种选择性激发技术可以用于SE、FSE及梯度回波序列中,既可以用于2D采集模式,也可用于3D采集模式,对磁场均匀度要求很高,所以需要匀场。临床上主要应用于关节软骨成像。

(七)化学位移水-脂反相位成像技术

由于化学位移效应,水中的氢质子较脂肪中的氢质子的进动频率稍快,其相位差会随时间而发生周期性改变。若干时间水质子与脂肪质子进动相位就会出现在相反的方向上,这种状态称为水-脂反相位。水-脂反相位时采集的MR信号,水信号与脂信号相互抵消,因此含有水和脂的组织信号被饱和,表现为低信号。这种技术常被用于诊断肝脏的脂肪浸润(图5-2-18)。

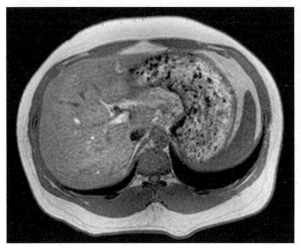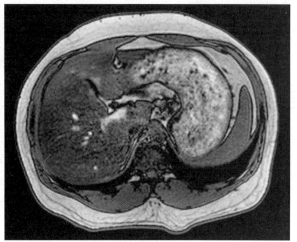

图 5-2-18　化学位移水-脂反相位饱和成像技术在肝脏脂肪浸润中的应用

(八)水脂分离技术

磁共振图像中的高亮脂肪信号会掩盖水肿、炎症或者肿瘤病变,给诊断带来困难,临床应用中会经常借助各种抑脂技术来抑制脂肪信号,增加图像对比度,以利于发现病变组织。

Dixon技术是一种水脂分离成像技术。是反转恢复(STIR)和脂肪饱和(fatsat)等常规方法外的新抑脂技术,通过一次扫描获得多个对比度图像并能用于脂肪定量测量。

磁共振信号由水、脂两个分量构成,是体素内两个信号的向量和。Dixon方法借助向量运算将磁共振信号分解,求解出水、脂分量,实现水脂分离。

最初的水脂分离方法是由Thomas Dixon于1984年提出。通过对自旋回波序列TE的调整,获得水脂相位一致(同相位)图像和水脂相位相反(反相位)的图像。通过两组图像信息相加或相减可得到水质子图像和脂肪质子图像。把同相位图像加上反相位图像后再除以2,即得到水质子图像;把同相位图像减去反相位图像后再除以2,将得到脂肪质子图像。这种方法使用了两个不同的TE成像,被称为两点Dixon方法:

$$W = (IP + OP)/2 \qquad (公式5-2-4)$$
$$F = (IP - OP)/2 \qquad (公式5-2-5)$$

上述方法忽略了T_2的影响,对脂肪的估计不够准确,技术上也更易产生水脂互换伪影。为了获得更准确的水脂分离结果,研究人员提出了各种改进方案。三点Dixon方法是对两点Dixon方法的一个重要改进。三点 Dixon 方法最早由 Glover 和 Schneider 于 1991 年提出。这种方法通过三幅具有不同水、脂相位差的图像实现分离运算，能够消除 T_2 影响，获得更准确的分离结果。

与传统的反转恢复和脂肪饱和等抑脂技术相比，Dixon 方法就有如下优势：

1. 对 BO 的不均匀性不敏感。

2. 对射频的不均匀性不敏感。

Dixon 技术目前在临床上主要应用于腹部（图 5-2-19）、关节和脊椎。

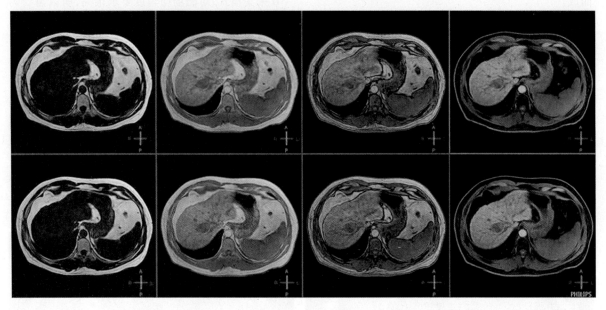

图 5-2-19　Dixon 成像

七、磁共振辅助成像技术

在 MR 成像中，为了达到理想的成像效果，经常使用一些特殊的技术在特定部位辅助成像，可获得优良的图像效果。

（一）磁共振电影成像技术

磁共振电影（MR cine）成像技术是利用磁共振快速成像序列对运动的脏器实施快速成像，从而达到"冻结"运动的目的，并产生一系列运动过程的不同时段（时相）的"静止"图像。将这些"静止"图像对应于脏器的运动过程依次连续显示，即产生了运动脏器的电影图像。

对于具有固定周期运动的脏器，将其运动周期平均分成若干时段，每一时段又称为一个时相，每个时相产生同一个层面的一幅图像，全部时相对应的图像呈连续显示，即为电影图像。

运用梯度回波序列，可在一个运动周期内的每个时相采集多行 K 空间数据（一个 K 空间段），从而提高成像速度，这种方法又称节段电影技术（图 5-2-20）。这种方法的心脏电影成像在心功能评价、心瓣膜病变、先天性心脏病诊断中具有重要价值。

对于无固定周期运动的脏器，如膝关节、颞颌关节等，其电影成像的方法是将其运动的最大范围

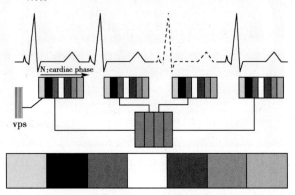

图 5-2-20　磁共振心脏节段电影原理

分成若干相等的空间等份，然后按照一定的顺序，每次运动一个等份。在每一个等份点采集一幅图像，直至所有图像采集完毕。然后将每个空间位置的图像放在一个序列内连续显示，即成为关节运动功能的电影图像，这种方法的成像时间很长。随着超快速序列的发展，磁共振实时成像技术将使运动功能的显示成为常规。

（二）磁共振生理同步采集技术

1. 心电门控技术（ECG gating）

（1）心电门控技术：包括回顾性心电门控和前瞻性心电门控。前者在整个心动周期 MR 射频激发和信号采集都在进行，同时把心电信息融入 MRI

系统中,用每个心动周期中相似时相的 MRI 信号重建一幅图像,明显减少了运动伪影;后者又称心电触发技术,其在 R 波波峰被探测后,经过一个延时,相当于进入心室舒张中期时刻,扫描序列被触发启动,直到下一次心室收缩前被暂停。

(2)心电图导联的安放:心电电极放置有多种方式,有胸前导联和胸后导联,这里主要介绍胸前导联的准备方式,放置方式如图(图 5-2-21),基本原则是最大程度获取心电信号和减少干扰,局部皮肤清洁,避免将电极放置在阻抗较高的组织如肋骨和乳腺体,避免将白色电极放置在主动脉走行区域以降低水磁效应带来的高 T 波干扰,各电极之间不要大于 15cm 以减少磁场切变带来的噪声干扰等。4 个电极分别放置左锁骨中线第 5 肋间隙(红)和第 2 肋间隙(黑),胸骨左缘第 5 肋间隙(绿)和第 2 肋间隙(白)。

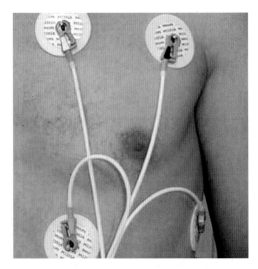

图 5-2-21 心电电极安放位置

(3)参数设定:序列参数与心动周期或频率必须协调,否则影响成像质量及成像时间。

$$心动周期(HP)=60×1000/心动频率(HF)$$

(公式 5-2-6)

触发延迟时间 TD,即 R 波至开始采集的间隔时间,在 T_1 加权成像时,有效 TR 为一个 HP,序列 TR 一般应设定为较 HP 小于 10% 左右,防止心律不齐。在 T_2 加权成像时,TR 应为两个或三个心动周期。TD 则应根据欲观察心脏的运动时相而设定。

(4)应用 心脏大血管的 MR 成像,肺及纵隔 MR 成像,PC-MRA,流量分析技术。

2. 脉搏门控(pules trigger)技术 脉搏门控与心电门控相似,所不同的是,脉搏门控一般利用指脉探测夹或指套来探测脉搏随心动周期的变化波,作为门控信息来取代心电门控。

3. 呼吸门控技术

(1)呼吸门控技术:包括呼吸补偿(respiratory compensation)技术和呼吸触发(respiratory triggering)技术。前者在整个呼吸周期中,MR 信号采集一直在进行,对呼吸周期中相似时间点的 MR 信号采用相似的相位编码。这样原来呼吸运动引起的随机相位偏移,因与呼吸信号整合并进行相位重新编排后变成规律性变化;后者属于前瞻性呼吸门控技术。其一般以呼气末为触发点开始采集,至下一次吸气前停止采集,这样信号采集发生于呼吸运动相对停止的平台期,呼吸运动伪影明显减少。

(2)呼吸感应器的安放:呼吸感应器用于感应呼吸状态产生呼吸运动幅度的波。由于男女的呼吸方式不同,男性应将呼吸感应器安放于上腹部,感应器两端围绕患者腹部的系带的松紧度要适中,过紧、过松都会导致感应信号被变形。女性患者则应安放在下胸部。

4. 导航回波(navigator echo)技术

(1)导航回波技术:可采用一维、二维或三维采集,目前临床上应用较多的是二维导航回波技术。导航回波是膈面位置随呼吸运动变化的信息,其波形正好与呼吸门控得到的曲线相反,最高点为呼气末,最低点为吸气末。信号采集则同呼吸门控一样,在呼气末以后的相对平台期进行。

(2)导航条的放置:使用导航回波技术时,导航条的放置非常重要。其长轴方向垂直于膈面,上下径的中点放置在膈面水平,这样导航条上半截位于右肺,下半截位于肝脏(图 5-2-22)。

(3)临床应用 导航回波技术目前在临床上主要有两个用途,一是自由呼吸的心脏成像特别是

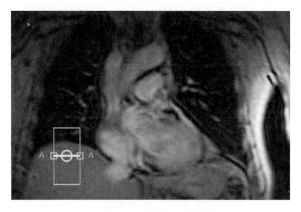

图 5-2-22 导航条的放置

冠脉成像;二是自由呼吸的上腹部成像,作用相当于呼吸触发。

八、磁共振介入与分子影像学

(一)介入 MRI

介入 MRI(interventional MRI)是应用 MRI 引导器械,以达到诊断或治疗作用的新技术。介入 MRI 系统磁体设计有各种各样的开放式系统,如"马蹄"形、"面包圈"样等设计,以满足临床介入 MRI 的需要。一般使用超短或较超短的磁体,标准磁体最大缺陷是与病人接触差,优势在于其磁体磁场强度较高,有利于实时成像。

介入器械的可视化(instrument visualization)是介入 MRI 的关键问题之一。常规介入工具和外科器件是由塑料制成的,在 MRI 中观察不到;如果是由金属制作的,会导致严重的甚至是无法接受的金属伪影。介入 MRI 器械要求:

1. 被动可视化 使用较微弱的顺磁性穿刺针或附带有稀有金属的工具,介入器械通过由磁化率效应所产生的微小金属伪影来识别。

2. 仿真内镜显示(virtual reality visualization)涉及光学三角系统,通过识别固定在支架上的发光二极管实施。

3. MR 示踪技术 在介入器械顶部或其周缘安装一个或多个微小的 MR 接收线圈,由于它能对线圈附近的自旋质子成像,从而明确介入器械的位置。

4. 天线示综技术 是一种优良的示踪方法,又称"MR profiling",它采用直环天线作为信号接收装置,对诸如导丝这样很薄的结构也能清晰显示。

5. 外科辅助设备 除了介入操作时在成像观察野内所运用的工具外,还有许多辅助设备需在此种环境下顺利工作。首先是患者麻醉和监测设备,其他工具(如射频切除装置、激光加热源、内镜设备等)均需能在磁场下正常工作。

介入 MRI 的临床应用主要表现以下几个方面:

1. 应用 MRI 的良好软组织 对比和在线(online)多层成像优势,对一些复杂活检操作提供引导。

2. 对热消融外科手术进行控制 因为 MRI 是唯一对程度较轻组织温度变化敏感的影像学显示技术,在此程度的温度变化下,蛋白质变性和组织破坏尚未发生。

3. 引导内镜操作 直接观察所进入管腔的周围区域。

4. 引导经腔道或经皮腔介入治疗 优势是综合运用形态学和流动灌注信息,可与血管内线圈结合使用,使介入治疗取得最佳效果,可对治疗进行及时随访。

(二)分子影像学

分子影像学(molecular imaging)是分子生物学和医学影像学高速发展并高度融合的产物。分子生物学研究的是人体在分子水平的生理和病理变化,分子影像学则是分子生物学和医学影像学两者各取所长并相互渗透的结晶。

1. 分子影像学的概念 分子影像学就是活体状态下在细胞和分子水平应用影像学对生物过程进行定性和定量研究。它从生理生化水平认识疾病,阐明病变组织生物过程的变化、病变细胞基因的表达、代谢活性的高低、病变细胞是否存活以及细胞内生物活动的状态等,为临床早期诊断、治疗疾病提供分子水平信息。

2. 分子影像学的技术方法 显示分子信息的关键在于运用高特异性的成像专用探针、相应的放大技术和敏感高效的图像检出系统。分子显像的过程如下:分子探针用核素、顺磁性物质或荧光素标记后与靶目标结合,经合适的扩增方法将信息放大,然后由成像系统(如 PET、MRI)或光学成像技术发现信息。

(1)分子显像探针:要检测某一种样品或基因组中特定的 DNA 序列或基因片段,首先必须有相应的探针。探针通常要用核素或非核素物质进行示踪标记。在显示分子信息的几个关键因素中,分子显像探针的研究最为重要,它是进行分子影像学研究的先决条件。

(2)分子影像学成像技术

1)核医学成像:主要由 SPECT 和 PET 把有明确生物学效应的示踪剂送入体内,让它参加体内生物活动,再用 SPECT 或 PET 加以探测和显示,由此反映体内的特定的生物活动。目前,临床上已用 PET 成功地对癌症患者体内多药耐药(multidrug resistance,MDR)进行成像。此外,PET 还可以显示基因感染、表达的过程和状态以及用于心肌梗死后存活心肌的确认等。PET 成像的敏感性高、速度快,但其空间分辨率低,不能对发现的分子水平的异常信号进行准确的解剖定位。而 PET 与 CT 的融合,则可提供病变的准确空间定位。

2)MR 成像:目前用 MRI 技术进行的基因表达显像主要包括两个方面,即传统的 MRI 技术和 MRS 分析技术。传统的 MRI 技术中目的基因的扩增方法是采用多种标记基因,并利用不同的对比剂增加其信号来完成。MRS通过评价特异标记底物代谢水平的改变来发现基因的表达。利用MRI进行基因表达显像与PET相比有如下优点:①MRI的空间分辨率高,可达到或接近显微镜的分辨率(几十微米范围);②能同时获得生理和解剖信息,能够进行小动物的生理和分子标记物的分析。相对于PET来说,MRI基因表达显像的扩增信号要弱得多,需要有强大的扩增系统。MR分子成像目前主要用于基因表达传递成像、肿瘤血管生成以及细胞分子水平的功能成像等。

3)光学成像:用于活体基因表达显像的光学成像方法主要有弥散光学成像、多光子成像、活体内显微镜成像、近红外线荧光成像及表面共聚焦成像等。用于光学基因表达显像的标志基因有绿荧光蛋白、虫荧光素酶、基质金属蛋白酶(matrix metalloproteinase,MMP)等。

4)CT成像:微小CT(micro-CT)能提供很高的空间分辨率(几十微米),可以扫描转基因鼠表型或评估肺或骨组织。骨小梁样本的分辨率可达14μm×14μm×14μm像素。CT还可与PET和SPECT进行图像融合,在显示生理信息的同时,解剖结构更加清晰。

(三) PET/MR技术

多模式分子影像技术是将在人体细胞水平的特征分子、组织水平功能和脏器水平解剖结构有机结合起来的全新医学影像成像模式。随着PET/CT临床应用的巨大成功及MR成像所特有的性质(高软组织对比度、多参数成像、组织功能成像),PET/MR这种最新的多模式分子影像技术在没有进入实际临床应用前就被寄予极大期望。

1. **第一代多模式分子影像设备PET/CT-MRI** 采用PET/CT中CT对γ射线在组织细胞中衰减进行精确的校正(CTAC),再用CT与MRI进行准确匹配,然后进行PET与MRI图像融合。

2. **第二代PET/MR** 采用MR和PET的分体式设计,为避免磁场的影响和对磁场的干扰,PET和MR安装在完全不同的两个房间,分别进行MR和PET的扫描。不同于PET/CT紧密结合在一起的一体化机设计,PET具有独立的数据校正系统,利用图像融合软件进行图像配准与融合。第二代PET/MR多模式分子影像系统明显缩短PET/CT-MRI扫描时间,采用第二代配准工具进一步缩短图像配准、融合时间,提高了融合图像的精度。在进一步加强图像配准、融合和显示功能基础上,又推出定量化指导个体治疗的系统工具。

3. **第三代一体化PET/MR设备** 是将全新的3.0T MRI平台与PET机紧密结合,基于磁共振实现对PET成像过程γ射线在组织衰减进行精准定量化的衰减校正(MR based attenuation correction,MRAC)。MRI具有最新的零回波时间(zero echo time,ZTE)技术,采用TOF结合ZTE技术进行MRAC,实现PET图像精准定量化。可以看出,第三代一体化PET/MR设备的特征是MRI和PET图像均具有精准定量化功能,同时PET和MRI实现真正同步扫描。图5-2-23示一台具有精准定量功能的一体化PET/MR设备,支持TOF技术和具有超高性能的PET探测器与3.0T磁共振成像设备的磁体内置全身体线圈有机整合在一起。

目前,第三代一体化PET/MR设备作为最先进的功能分子影像成像设备,与传统的PET/CT相比,在神经系统疾病、胸腹部运动脏器成像中已经表现

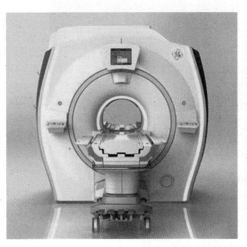
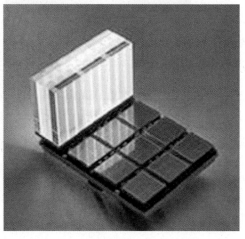

图5-2-23 TOF-PET/MR和PET探测器单元

出其独特的优势,在临床前期研究、脑科学研究、转化医学和精准医疗研究中已经被作为最重要的利器。

在神经系统临床应用中,第三代一体化 PET/MR 设备中的 MRI 能够无需注射任何对比剂就能够获得脑血流量(3D ASL)、水分子再组织细胞扩散(多 b 值水分子扩散加权图像)和组织血氧水平(血氧依赖水平依赖效应)。对脑缺血半暗带、帕金森病、痴呆早期诊断、癫痫和线粒体脑病诊断,一体化 PET/MR 设备能够提供更加准确的定量化诊断信息。如图 5-2-24 所示,[11]C-雷比利脑基底节受体一体化 PET/MR 设备成像图像。如图 5-2-25 所示,用于痴呆诊断[18]F-THK5117 一体化 PET/MR 设备临床图像。目前,更多的基础研究成果表明痴呆发生、发展过程中 tau 蛋白在神经元微观上沉积具有特征性改变,β 样淀粉蛋白沉积缺乏特异性。[18]F-THK5117 tau 蛋白成像比[11]C-PIB β 样淀粉成像在痴呆诊断更具有个异性。Catana 等人也较为全面的总结了 PET/MR 在神经系统性疾病中的潜在临床应用。

一体化 PET/MR 设备对肿瘤疾病的诊断也有巨大的临床应用前景,Buchbender 等人对 PET/MR 在肿瘤 TNM 分期中的作用进行了评估,该研究认为 PET/MR 可以提供精确的脑组织及颈部恶性肿瘤、骨肿瘤和软组织病变的 T 分期;在有无淋巴结转移方面的检测效果类似于 PET/CT;对脑、肝脏、骨等病变有无远处转移的评估,PET/MR 也可以提供较为精确的诊断信息。在 PET/MR 肿瘤成像过程,许多肿瘤对[18]F-FDG 是低摄取或不摄取(比如:支气管肺泡癌、胃印戒细胞癌、原发性肝细胞肝癌、肾脏透明细胞癌、前列腺癌等),而采用 MRI 的 AQP MR、IDEAL IQ 和 3D ASL 成像技术能够提供弥补[18]F-FDG PET 固有缺陷的更多信息。

一体化 PET/MR 设备中的 PET 和 MRI 是同步扫描,所以 PET/MR 图像能够消除运动造成伪影,提高 PET/MR 全身扫描图像质量。如图 5-2-26 所示,同一患者[18]F-FDG PET/CT 的 PET 和[18]F-FDG

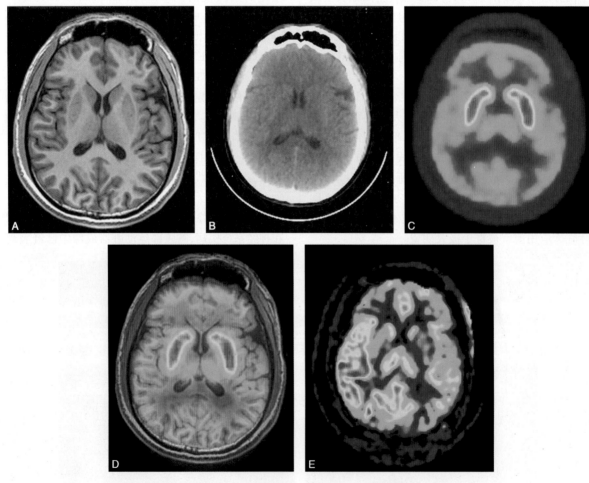

图 5-2-24 [11]C-脑雷比利临床图像(自愿者)
A. MRI;B. CT;C. PET;D. PET/MR;E. 3D ASL

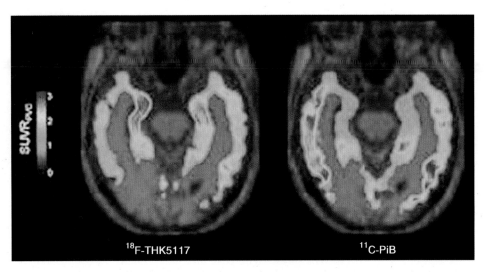

图 5-2-25 ^{18}F-THK5117 脑 tau 蛋白成像

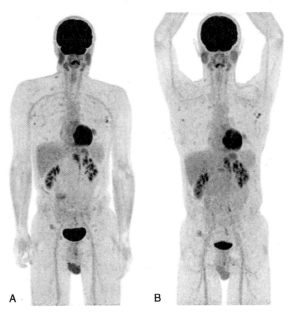

图 5-2-26 同一患者 PET/CT 和 PET/MR
临床图像比较

A. PET/MR 中 PET 图像；B. PET/CT 中 PET 图像

PET/MR 的 PET 临床图像，可以看出 PET/MR 的
PET 图像明显优于 PET/CT 的 PET 图像。另外，传
统 PET/CT 由于 PET 与 CT 不是同步扫描，胃肠道
存在生理性蠕动，导致 65% 以上病灶的 PET 与 CT
图像错位。所以，在胃肠道肿瘤原发灶诊断存在明
显的假阳性、假阴性。第三代一体化 PET/MR 设备
中 PET 与 MRI 是同步扫描，克服传统 PET/CT 和早
期 PET/MR 设备 PET、CT 或 MRI 是序列化扫描固
有缺陷，使得 PET 与 MRI 图像达到精准的配准，从
而提高 TOF-PET/MR 对运动脏器疾病诊断的效能，

TOF-PET/MR 开创了运动脏器占位性疾病诊断的
新纪元。

由于一体化 PET/MR 设备的扫描速度快、患者
的辐射剂量极低，这就为对肿瘤患者监测治疗效果
提供了基础。进行疗效评估需要多次扫描，PET/
CT 辐射剂量成为患者极大地思想顾虑。而 PET/
MR 极低辐射剂量成为其独特的优势。对于血液病
患者的儿童，PET/MR 是他们最大的福音。PET/
MR 扩大在儿童肿瘤患者、妇科疾病中的应用范围。
可以看出，与 PET/CT 相比较，PET/MR 全身扫描具
有更广泛地临床应用范围。

在心脏应用方面，一体化 PET/MR 设备在冠状
动脉斑块成像、心肌存活性检测和心功能评价领域
具有独特的价值。无论是 PET 还是 MRI，在心脏疾
病的诊断和评估方面均有成熟的临床应用，MR 在
软组织高分辨率提供心肌高分辨率的解剖结构，
PET 可以提供精确的心肌活性、定量的心肌灌注信
息。同时第三代一体化 PET/MR 设备 PET 和 MR
同步扫描克服 PET/CT 在心脏扫描中序列化成像
固有缺陷。一体化 PET/MR 设备无疑会为心脏疾
病患者提供更为全面精确的诊断。采用 ^{18}F-FDG 首
次通过方法 PET/MR 成像能够一站式获得心肌血
流灌注和代谢的临床图像(图 5-2-27)，该方法开拓
PET/MR 在心血管系统临床应用的新领域。

正如任何一种新出现的成像技术一样，PET/MR
成像的临床应用仍然存在一系列问题需要解决：最
优化的成像序列、伪影的处理、长成像时间、高维护
费用、图像融合对医师更高的要求等。但我们相信
随着科技的进步，这些技术难题会被攻克，PET/MR

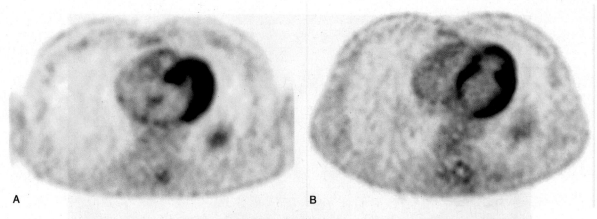

图 5-2-27 同一患者 TOF-PET/MR 与 PET/CT 的心脏图像比较
A. TOF-PET/MR 中心脏 PET 图像;B. PET/CT 中心脏 PET 图像

成像有望将多模式分子影像学的发展到一个新的高度,对现代和未来医学模式产生革命性影响。

(宋清伟 钟镜联)

第三节 颅脑 MR 成像技术

一、颅脑相关疾病的 MR 检查特点

MRI 具有软组织分辨率高及多参数多序列多种功能成像技术可选择的特点,对颅脑的影像诊断具有其他影像检查手段不可比拟的优势,可广泛应用于颅脑外伤、脑血管疾病、颅内占位性病变、颅内感染与炎症、脑退行性病变、脑白质病变、颅脑发育异常、脑积水、脑萎缩及颅骨骨源性病变等多种疾病的诊断及脑功能分析。

1. 脑外伤 MRI 对外伤引起的脑挫裂伤、脑淤血、脑水肿、脑出血异常信号的检出均较敏感,但常规序列对 24 小时内脑出血的检出是盲点。由于检查时间较 CT 长,以及对急救设备进入磁体室的限制,颅脑急性出血 24 小时内 CT 扫描具有优势。临床上,对颅脑外伤急诊,一般沿用 CT 急查的惯例,而对 24 小时后 CT 检查阴性者,则 MRI 具优势。因此,常规 MRI 扫描尤其适用于 24 小时后 CT 检查结果阴性者。

2. 血管性疾病 MRI 有多种序列可对脑梗死、脑出血、脑血管畸形作出明确诊断。人体组织的病理改变在出现器质性改变之前,常常已有细胞功能的病理变化。传统的影像检查手段往往只在器质性病灶出现后才有阳性征,MRI 功能成像序列则可以在器质性改变出现之前的功能改变期较早地发现病灶。MR 扩散加权成像,利用水分子布朗运动原理,通过扩散梯度脉冲检测人体组织细胞间隙间水分子的扩散现象,间接地反映组织细胞的功能状态。MR 扩散加权成像可检出早至 6 小时的早期脑梗死灶。动脉自旋标记灌注成像序列(ASL)无需注射对比剂,也可以获得与注射对比剂的灌注成像序列相同,甚至更高信噪比的脑血流灌注图。对早期脑梗死、脑出血等的脑血管功能状态作出早期诊断,对指导临床早期干预治疗具有非常重要的意义。

MRI 对脑出血可作出明确诊断,甚至对细小出血点、早期点状出血也能用特殊序列检出。利用铁磁性物质对磁场的敏感效应,MRI 普通序列可以检出铁磁性物质呈低信号表现,比如金属伪影、亚急性出血机化灶等,而 MR 磁敏感序列(SWI)不仅能显示静脉血管(呈低信号),同时能检出 T_1WI、T_2WI 等普通序列呈阴性的早期及超早期出血、少量出血、微小出血点、机化/陈旧出血灶。

颅脑 MRA、MRV 序列,无需注射造影剂,即可获得颅脑动脉造影像及静脉造影像,对脑血管瘤、血管狭窄和闭塞、脑动静脉瘘等脑血管畸形疾病的诊断具有筛查意义,对肿瘤血管的血供情况及肿瘤压迫邻近血管结构并使之移位的情况,可为外科手术方案的制订提供影像学支持信息。

3. 颅内占位性病变 良恶性肿瘤、囊肿等病变,除了应用常规颅脑平扫及增强序列进行诊断外,还可以应用功能成像序列对肿瘤进行定性分析、定量分析及功能评估。

扩散加权序列(DWI)对鉴别良恶性肿瘤具有一定辅助意义。弥散张量成像(DTI)对评估神经束破坏受损、挤压移位等情况可提供分子水平影像学信息。ASL 可评估脑肿瘤的血流灌注情况。血氧依赖水平测定(BOLD-fMRI)序列主要用于功能皮层中枢的定位,包括视觉、运动、听觉、感觉、语言等

皮层中枢的定位研究,可间接反映大脑皮层中枢的功能,从而为外科手术提供指导性定位信息以及评估术后情况,BOLD-fMRI的应用已扩展至类似于记忆等认知功能的研究领域,以及化学刺激研究、癫痫、抑郁症等的评价。波谱分析(MRS)序列,通过测定兴趣区组织代谢化合物的波谱信息,间接反映脑肿瘤组织代谢物的变化情况,为诊断提供分子水平的辅助信息。

4. 颅内感染与炎症性病变　MRI平扫和增强扫描即可提供形态学影像诊断意见,应用MRS可获得病变组织化学代谢物质的相关信息。

5. 脑部退行性病变及脑白质病变　常规颅脑平扫,必要时增强可提供形态学影像诊断意见,同样,应用MRS及DTI序列可获得有价值的分子水平研究信息。

6. 脑先天性发育异常、脑积水、脑萎缩　常规颅脑平扫即可从解剖形态上作出诊断意见,MRS的研究从分子水平作出功能分析。

7. 骨源性疾病　一般应用常规颅脑平扫及增强扫描。由于病变所在部位颅骨对功能成像序列的影响较敏感,目前的功能成像序列在颅骨的成像质量较差,结果的准确性可疑,临床应用价值有限。

二、颅脑MR检查技术

1. 适应证　①颅脑外伤(CT检查阴性者);②脑血管疾病,如脑梗死、脑出血、脑血管畸形等;③颅内占位性病变,良恶性肿瘤;④先天性发育异常;⑤颅内压增高、脑积水、脑萎缩等;⑥颅内感染;⑦脑白质病;⑧颅骨骨源性疾病。

2. 射频线圈　头部正交线圈,头部多通道相控阵线圈或头颈部联合线圈。

3. 被检者体位及成像中心　仰卧位,头先进,眉间作为成像中心。

4. 扫描技术

(1) 常规扫描:颅脑以横断面为主,扫描序列包括SE或FSE-T_1WI序列、FSE-T_2WI序列、T_2W-FLAIR序列等,并配合矢状面或冠状面T_1WI或T_2WI序列。横断面与胼胝体前、后联合连线平行,中心位于脑干前缘,扫描方向由下至上,成像范围从枕骨大孔至颅顶;矢状面与大脑矢状裂平行,扫描方向由右至左;冠状面与大脑矢状裂垂直,扫描方向由前至后。相位编码方向横断面采用LR方向,矢状面采用AP方向,冠状面采用LR方向。在扫描层面下方设置预饱和带。

(2) 增强扫描:采用钆对比剂(如Gd-DTPA),剂量为0.1mmol/kg或遵照对比剂使用说明书,静脉注射速度为0.5~2.5ml/s。注射完对比剂后即开始增强扫描。扫描序列应针对病灶并兼顾横断面、冠状面、矢状面T_1WI扫描。

(3) 颅脑MR成像参数,如表5-3-1。

表5-3-1　颅脑MR成像参数

脉冲序列	TR (ms)	FA(°)	TI (ms)	TE (ms)	ETL	矩阵	FOV (cm)	层厚/间隔 (mm)	NEX
FSE-T_1WI	300~600	90		10~25	2~4	256×192	22~24	5~6/1~2	2~4
T_1flairWI	1500~2000	70	700~900	10~25	6	256×192	22~24	5~6/1~2	2
FSE-T_2W	2000~4000	90		90~120	8~32	256×192	22~24	5~6/1~2	2~4
T_2flairWI	8000~9000	90	2000~2500	90~120	8~32	256×192	22~24	5~6/1~2	2

5. 颅脑MR图像　如图5-3-1。

6. 注意事项

(1) 高场颅脑MRI应用T_1W-FLAIR序列代替SE-T_1WI序列。

(2) 婴幼儿因头颅较小,需在其枕背部加软垫,以确保患者头颅中心与线圈中心一致,同时注意保暖。

(3) 婴幼儿灰白质对比度较差,采用IR序列。

(4) 意识不清及运动无法控制被检者,采用快速扫描技术。

(5) 鉴别有无脑出血被检者,采用磁敏感加权序列成像(SWI)。

(6) 增强扫描时,至少应有一个扫描序列参数与常规扫描相同,并采用脂肪抑制技术。

(7) 增强扫描时,如病变紧邻颅底或颅盖骨,应采用脂肪抑制技术。

三、颅脑MR血管检查技术

颅脑MR血管成像技术属于非介入性的成像方法。根据采集目标血管的不同,颅脑MR血管成

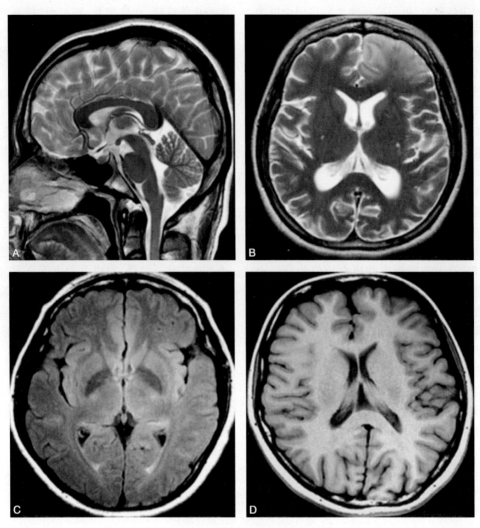

图 5-3-1　颅脑 MR 图像
A. 矢状面 T_2WI；B. 横断面 T_2WI；C. 横断面 T_2 flairWI；D. 横断面 T_1WI

像技术可分为颅脑动脉成像和颅脑静脉成像。根据成像原理的不同，颅脑 MR 血管成像技术可分为时间飞跃法 MRA（TOF-MRA）、相位对比法 MRA（PC-MRA）和对比剂增强血管成像。

（一）颅内动脉三维 TOF-MRA

1. 适应证　①血管瘤；②动静脉畸形；③或脑出血；④脑梗死；⑤烟雾病等。

2. 射频线圈　头部正交线圈，头部多通道相控阵线圈或头颈部联合线圈。

3. 被检者体位及成像中心　仰卧位，头先进，眉间作为成像中心。

4. 扫描技术

（1）常规扫描：采用横断面（纯轴位或斜位均可）三维 TOF 快速梯度回波序列。扫描平面与多数颅内动脉走行成角；扫描方向由上至下；扫描范围以 Willis 环为中心，一般从枕骨大孔处至胼胝体

上缘。在矢状面定位像上定位横断面三维多个扫描块，冠状面调整左右角度，横断面调整旋转角度。层块之间重叠范围应相当于其厚度的 25%。相位编码方向 LR 方向。在扫描层面上方设置预饱和带以消除静脉信号。

（2）增强扫描：一般不进行增强扫描。

（3）颅内动脉三维 TOF-MRA 参数，如表 5-3-2。

5. 颅脑动脉 MR 图像　如图 5-3-2。

6. 注意事项

（1）TR 越短，血液流入增强效应越明显，但同时流入血液的饱和效应则更显著，因此，TR 的选择需要平衡血液流动速度。为了减轻饱和效应，需适当增加 TR。

（2）TE 影响背景信号强度，可通过调节带宽使 TE 位于反相时间。

表 5-3-2　颅脑 MR 血管成像参数

脉冲序列	TR(ms)	FA(°)	TE(ms)	矩阵	FOV(cm)	层厚/间隔(mm)	NEX
3D-TOF-MRA	20 ~ 40	15 ~ 25	1.4 ~ 2.4	220×256	20 ~ 24	1.0 ~ 1.4/0	2 ~ 4
2D-TOF-MRV	20 ~ 40	50 ~ 70	2.4 ~ 6.0	256×192	20 ~ 24	0.5 ~ 2.0/0	2
3D-PC-MRA	20 ~ 60	10 ~ 20	5.0 ~ 10	256×256	20 ~ 24	1.0 ~ 1.2/0	1 ~ 2

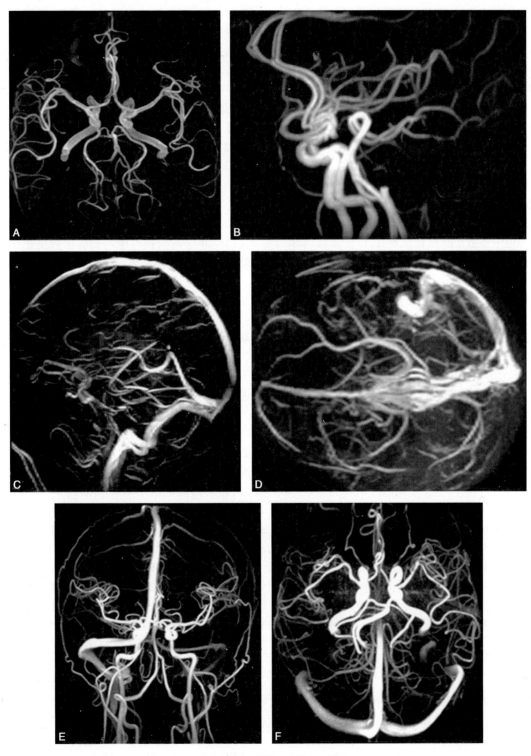

图 5-3-2　颅脑血管 MR 图像

A、B. 颅内动脉 3D-TOF-MRA；C、D. 颅内静脉 2D-TOF-MRA；E、F. 颅内静脉 3D-PC-MRA

（3）图像需经过三维后处理重建。重建时，如观察到阶梯样信号不均匀，应使用斜坡脉冲。

（4）为了缩短扫描时间，建议采用并行采集技术。

（5）大部分情况下，应采用流动补偿技术、脂肪抑制技术、磁化传递技术和层面内插技术；如有脑梗死或金属义齿时，则建议不用脂肪抑制技术和磁化传递技术。

（6）在颅内血管壁 MR 成像时，除了按正常剂量静脉注入对比剂后的 T_1WI 或 PDWI 序列增强扫描外，可考虑加入增强 TOF-MRA 序列，尤其是遇到严重动脉狭窄或动脉扩张的患者。

7. 技术要点及质量控制

（1）静脉预饱和带设置：在扫描块上方（颅顶）；对动静脉畸形病例，可取消静脉预饱和带，作用是不饱和静脉血流同时显示动静脉畸形的动脉、畸形血管及引流静脉血管影像。

（2）3D-TOF-MRA 层面设置：一般尽量使层面与成像部位中多数动脉血管相垂直，以使多数动脉血管血流达到最高信号强度。3D 块的厚薄及位置应尽量包含病变血管范围。由于受 TR、翻转角及流速的影响，血流流经一定距离后，逐渐产生饱和效应，信号逐渐减弱。因此，3D 块越厚，血管远端及分支信号则越弱。可通过以下几种方法改善这种状况：

1）信号等量分配技术：在成像过程中逐渐加大翻转角。即，在接近流入方向部分，由于流入效应较强，血流质子多未饱和，可用小的翻转角激励，在逐渐向流出方向，血流质子逐渐饱和，需逐渐加大翻转角，以产生较大的信号，此技术又称倾斜优化非饱和激励（tilted optimized nonsaturating excitation，TONE）。

2）多薄块重叠血管造影技术（multiple overlapping thin slab angiography，MOTSA）：对较大的扫描范围用多个相对小的 3D 块在衔接处重叠采集，以增加扫描范围。

3）磁化传递（magnetization transfer，MT）：该技术可抑制背景静止组织的信号，从而提高血管高信号与背景周围静止组织信号的对比。

4）运用三维部分 K-空间填充技术和层面选择方向内插技术，可提高成像速度及层面选择方向的分辨率。

（二）颅内静脉二维 TOF-MRA

1. 适应证 ①脑静脉窦先天变异；②静脉窦损伤；③静脉栓塞；④肿瘤性病变压迫、侵袭静脉系统等。

2. 射频线圈 头部正交线圈，头部多通道相控阵线圈或头颈部联合线圈。

3. 被检者体位及成像中心 仰卧位，头先进，眉间作为成像中心。

4. 扫描技术

（1）常规扫描：采用冠状面（或斜矢状面）二维 TOF 快速梯度回波序列。扫描方向由后至前逆向静脉血流方向，扫描范围超过窦汇，最前至上额窦。斜矢状面扫描时，在横断面上定位，扫描平面与颅脑正中矢状面呈 10°～20°夹角，确保大部分静脉走行与成像层面教程成角而产生流入增强效应，扫描范围应包括双侧乙状窦外缘。相位编码方向 LR 方向。在扫描层面下方设置预饱和带以消除动脉信号。

（2）增强扫描：一般不进行增强扫描。

（3）推荐颅内静脉二维 TOF-MRA 参数，如表 5-3-2。

5. 颅内静脉 MR 图像 如图 5-3-2。

6. 注意事项

（1）该序列扫描时间与扫描层数呈正比。为了缩短扫描时间，可考虑采用矩形扫描野。

（2）为了增加血管亮度，可以将翻转角增大至 70°以上。

（3）应采用选用流动补偿技术、磁化传递技术及脂肪抑制技术。

（4）图像需经过三维后处理重建。大部分情况下，左右横窦静脉血液流动不对称，必要时可以增强扫描。

7. 技术要点及质量控制

（1）扫描层面与静脉血管成交：TOF-MRV 成像斜矢状位扫描层面较横轴位能与更多的静脉血管成角，获得流入增强效应，而使更多的静脉血管显影，而且扫描范围层数较横断面少，节省时间。因此，一般取斜矢状位成像，避免设置为正中矢状面成像，否则矢状窦因与层面平行，静脉血流与在扫描层面内无流入增强效应而不能产生信号。

（2）2D-TOF-MRV 与 3D-TOF-MRA 的比较：2D-TOF-MRV 是成像层面二维脉冲激励，流入饱和效应小，血管末端信号衰减不明显，故可采集较大范围。同时，流动-静止对比好，对慢速血流、血流方向一致的血管显示好，但由于层面厚，空间分辨力差，相位弥散严重，弯曲血管信号有丢失；而 3D-TOF-MRA 是成像块三维脉冲激励，流入饱和效应明显，血管末端信号衰减明显，成像块厚受血流速度制约，血管显示质量与成像范围有关，但信噪比好。同时，层面较薄，空间分辨率高，对复杂弯曲血管的信号丢失少，相同容积 2D-TOF-MRV 较 3D-TOF-MRA 成像时间短。

（三）颅内血管三维 PC-MRA

1. 适应证 同颅内动脉三维 TOF-MRA 及静脉二维-TOF-MRA。

2. 射频线圈 头部正交线圈，头部多通道相控阵线圈或头颈部联合线圈。

3. 被检者体位及成像中心 仰卧位，头先进，眉间作为成像中心。

4. 扫描技术

（1）常规扫描：采用横断面、矢状面、冠状面三维 PC 快速梯度回波序列。一般采用矢状面扫描，扫描范围包括全颅外缘。根据显示目标血管的不同，设置预饱和带和流速编码值。相位编码方向 LR 方向。

（2）增强扫描：一般不进行增强扫描。

（3）颅内血管三维 PC-MRA 参数，如表 5-3-2。

5. 颅内血管三维-PC-MRA 如图 5-3-2。

6. 注意事项

（1）流速编码值的设置应比目标血管最大流速高出 20%。颅内动脉成像时，流速编码值为 70cm/s；颅内动脉成像时，流速编码值为 30cm/s。

（2）颅内动脉成像时，应在扫描层面上方设置预饱和带以消除静脉信号；颅内静脉成像时，应在扫描层面下方设置预饱和带以消除动脉信号。

（3）应采用选用流动补偿技术、脂肪抑制技术、并行采集技术及层面内插技术。

（4）图像需经三维后处理重建。

（5）由于 PC 法成像中动脉与静脉流速重叠，因此 MRA 成像中无法完全消除静脉信号。

7. 技术要点及质量控制

（1）流速编码值：流速比预设流速编码值高的血流产生高信号，比预设值低的血流信号降低或消失。因此，应熟悉血管的正常解剖生理流速，设置正确的流速编码值。

（2）3D-PC-MRA 的特点

1）血流因流动产生相位差而呈现高信号，背景组织因静止，无相位差效应而受抑制。因此，PC 法优于 TOF 法。

2）空间分辨力高。

3）成像容积内信号均匀一致。

4）有较宽的流速敏感范围，可同时显示颅内静脉及部分动脉血管。因此，对动静脉畸形病变，选择 3D-PC-MRA 成像，往往能显示畸形动脉、扭曲紊乱的血管团及引流静脉。

5）能作定量和定性分析。因此，对需要明确病变区的细节、分析血流流量与方向、观察被大量未吸收的血肿掩盖的血管病变等病理，可选择 PC 流量定量定性分析成像，但成像时间较长。

四、鞍区 MR 检查技术

1. 适应证 ①鞍区肿瘤；②鞍区血管性疾病；③颅脑外伤累及鞍区；④鞍区先天性发育异常；⑤鞍区肿瘤术后复查；⑥鞍区感染；⑦鞍区骨源性疾病等。

2. 射频线圈 头部正交线圈，头部多通道相控阵线圈或头颈部联合线圈。

3. 被检者体位及成像中心 仰卧位，头先进，眉间作为成像中心。

4. 扫描技术

（1）常规扫描：鞍区行矢状面 SE 或 FSE-T$_1$WI 序列、冠状面 SE 或 FSE-T$_1$WI 序列、FSE-T$_2$WI 序列。矢状面与正中线平行；冠状面在矢状面上定位，尽量与垂体柄平行，成像范围从前床突至后床突。

（2）增强扫描：采用钆对比剂（如 Gd-DTPA），剂量为 0.1mmol/kg，静脉注射速度为 1.5~2.5ml/s。注射完对比剂后即开始增强扫描，成像程序一般与增强前 T$_1$WI 程序相同。常规做矢状面 T$_1$WI、冠状面 T$_1$WI，必要时加横断面 T$_1$WI。

垂体微腺瘤被检者，采用半剂量对比剂（剂量为 0.05mmol/kg）行垂体冠状面 T$_1$W 动态增强技术。该技术单次采集时间 15~25 秒，动态采集 8~10 次，总扫描时间>2min。扫描时，先采集蒙片，注射对比剂后，立即采用冠状面连续成像。动态增强扫描完成后，再行矢状面 T$_1$WI、冠状面 T$_1$WI 常规增强扫描或 3D T$_1$WI。

（3）鞍区 MR 成像参数，如表 5-3-3。

表 5-3-3 鞍区 MR 成像参数

脉冲序列	TR（ms）	FA（°）	TE（ms）	ETL	矩阵	FOV（cm）	层厚/间隔（mm）	NEX
FSE-T$_1$W	300~500	90	15~20	4	288×224	18~20	2~5/0.5~1	2
FSE-T$_2$W	2000~4000	90	90~150	5~20	256×224	18~20	2~5/0.5~1	2~4
Dyn[①]	200~300	90	6~10	4	224×224	18~20	2~5/0.5~1	2

[①]Dyn（Dynamic）即动态扫描（FSE-T$_1$WI）

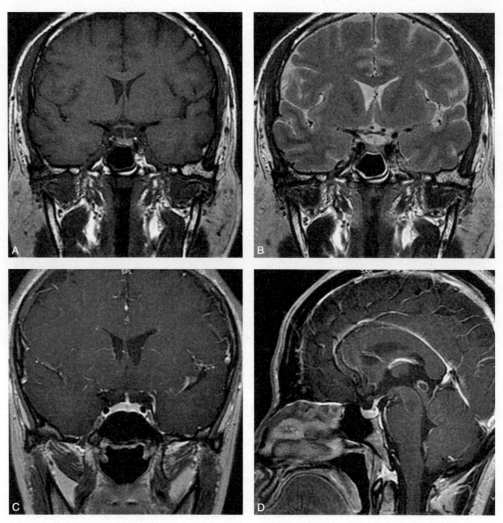

图 5-3-3　垂体 MR 图像

A. 冠状面 T_1WI；B. 冠状面 T_2WI；C. 冠状面 T_1W 增强图像；D. 矢状面 T_1W 增强图像

5. 垂体 MRI　　如图 5-3-3。

6. 注意事项

（1）一般选择层厚为 2～3mm，如果病灶较大则增加层厚。

（2）鉴别鞍区出血性病变或脂肪成分时，需加脂肪抑制技术。

（3）为了提高垂体 T_1W 动态增强扫描速度，该序列仅设置为 4～5 层。扫描后的图像需要应用后处理软件进行动态增强后处理。

（4）为了减轻血管搏动伪影，冠状面扫描时，应在扫描野左、右添加预饱和带；矢状面扫描时，应在扫描野前、后方添加预饱和带。

7. 技术要点及质量控制

（1）以垂体冠状面、矢状面成像为主，横轴位为辅。

（2）小 FOV，过样采集，以消除小 FOV 产生的卷褶伪影；薄层、小像素采集，以提高空间分别率，显示垂体细微结构。

（3）根据病变大小及病理情况选择增强类型

1）动态增强：微腺瘤及垂体小于 1cm² 的占位性病变，选择动态增强扫描，动态序列扫描方位采用垂体冠状面（平行经过垂体柄），便于观察垂体柄是否偏歪及垂体是否左右对称；同时，动态时相图可用作时间—强度曲线分析微腺瘤体及正常垂体的信号变化信息。

2）普通增强：大于 1cm² 的垂体占位性病变及鞍区病变可以选择普通增强扫描，增加横轴位成像。平扫 T_1WI 不加脂肪抑制技术，便于观察病变侵犯鞍区周围情况，增强 T_1WI 加脂肪抑制技术，与平扫 T_1WI 对比。

五、脑桥小脑角区 MR 检查技术

1. 适应证　　①面瘫；②脑桥小脑角区肿瘤

及肿瘤样病变;③颅脑外伤累及小脑角区;④脑桥小脑先天性发育异常;⑤脑桥小脑区肿瘤术后复查;⑥内听道骨源性疾病;⑦内耳发育畸形等。

2. 射频线圈　头部正交线圈,头部多通道相控阵线圈或头颈部联合线圈。

3. 被检者体位及成像中心　仰卧位,头先进,眉间作为成像中心。

4. 扫描技术

(1) 常规扫描:行冠状面 SE 或 FSE-T$_1$WI 序列、横断面 SE 或 FSE-T$_1$WI 序列、FSE-T$_2$WI 序列,必要时行矢状面 SE 或 FSE-T$_1$WI 序列、FSE-T$_2$WI 序列。横断面与前颅底平行,成像方向自颅底向下,扫描范围包括脑桥上界至延髓枕骨大孔水平;冠状面与脑干上下长轴线平行,扫描范围包括脑桥小脑三角区;矢状面平行与颅脑正中矢状裂扫描范围包括双侧颞骨外缘或病变区。

(2) 增强扫描:采用钆对比剂(如 Gd-DTPA),剂量为 0.1mmol/kg,静脉注射速度为 1.5~2.5ml/s。注射完对比剂后即开始增强扫描,成像序列一般与增强前 T$_1$WI 序列相同。常规做横断面 T$_1$WI 序列、冠状面 T$_1$WI 序列或 3D T$_1$WI 序列,必要时加矢状面 T$_1$WI 序列扫描。

(3) 脑桥小脑区 MR 成像参数,如表 5-3-4。

表 5-3-4　脑桥小脑角区 MR 成像参数

脉冲序列	TR（ms）	FA（°）	TE（ms）	ETL	矩阵	FOV（cm）	层厚/间隔（mm）	NEX
FSE-T$_1$W	300~800	90	10~20	2~4	256×224	20~25	2~5/0.3~1	2
FSE-T$_2$W	2000~4000	90	90~150	5~20	256×224	20~25	2~5/0.3~1	2~4
3D TOF	20~30	15	1.2~2.4		320×224	20~25	0.8~1.6/0	2
3D FIESTA	4~6	65	1~3		512×512	18	0.8~1.2/0	4

5. 脑桥小脑角区 MR 图像　如图 5-3-4。

6. 注意事项

(1) 临床高度怀疑后组颅神经病变的被检者,可采用 3D TOF 序列或 3D FIESTA 序列,其成像参数如表 5-3-4。

(2) 3D TOF 序列、3D FIESTA 序列和 3D T$_1$WI 序列扫描后,在工作站进行图像后处理,分别采用 MPR、MIP 技术,并结合轴位原始图像,观察更多信息,如后组颅神经与周围血管的空间关系。

(3) 为了减轻血管搏动伪影,应在 T$_2$WI 时添加上、下饱和带。

(4) 为了突出显示病灶,T$_2$WI 序列扫描时应用脂肪抑制技术。

7. 技术要点及质量控制

(1) 使用薄层、小像素、高空间分别率、高信噪比扫描。

(2) 面听神经痉挛症血管袢绊颅内面听神经干近脑桥端,常常是面听神经痉挛症的病因之一。因此,借助 MRI 显示面听神经干与周围血管的关系可为临床诊断和治疗提供重要的影像学信息。

1) 序列组合:以横轴位三维薄层高分辨率序列 3D-T$_1$WI 为主,结合横轴位 T$_2$WI,矢状面 T$_2$WI 辅助。横轴位定位方法:在矢状面 T$_2$WI 像上选中显示面听神经干断面的层面,将横轴位扫描层面的中心层对准面听神经干断面(圆点状高信号),在冠状位像上调整扫描层面的中心层经过两侧面听神经干连线或平行两侧脑底连线。扫描范围上界包含颞岩骨上缘,下界包含颞岩骨下缘。

2) 图像后处理:①血管曲面重建:在 3D-T$_1$WI 横轴位原始图像上逐层翻阅追踪面听神经干的周围血管,密集标记血管的行走轨迹,生成血管走行图,显示血管与面听神经干的比邻关系。②MPR 多平面重建:在靶兴趣区作血管与面听神经干切线面的平面重建。

(3) 突聋、内耳眩晕症等:主要观察前庭蜗(位听)神经、耳蜗、内耳迷路等结构。以内耳水成像序列即三维薄层高分辨率水成像序列 3D-T$_2$WI 为主。

1) 序列组合:横轴位 3D-T$_2$WI-水成像、T$_2$WI、3D-T$_1$WI,矢状面 T$_2$WI。

横轴位定位方法:在矢状面像上选中显示面听神经干断面的层面,将横轴位扫描层面的中心层对准面听神经干断面,在冠状位像上调整扫描层面的中心层经过两侧面听神经干连线或平行两侧脑底连线。扫描范围上界包含颞岩骨上缘,下界包含颞岩骨下缘。

2) 图像后处理:①MPR 重建:主要作斜矢状面重建及横轴位重建。斜矢状位重建层面在原始横轴

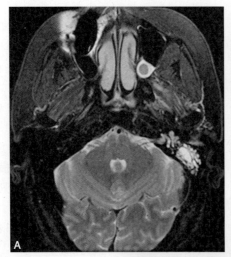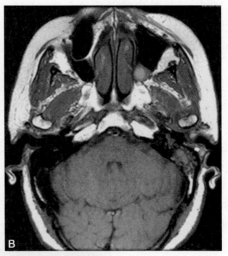

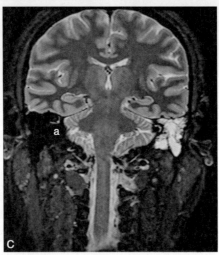

图 5-3-4 脑桥小脑角区 MR 图像

A. 横断面脂肪抑制 T_1WI；B. 横断面 T_1WI；C. 冠状面脂肪抑制 T_2WI

位图像上垂直同侧面听神经干长轴，范围包含外半规管至面听神经干入脑桥端。由外侧至内侧（脑桥端）显示半规管、耳蜗、前庭神经及蜗神经、面神经等结构的断面结构关系。横轴位重建的作用主要是针对原始扫描左右两侧神经干定位不对称时，可作横轴位 MPR 重建，重新调整使对称显示两侧内耳结构；②MIP 重建：将 3D-T_2WI 水成像原始图像进行 MIP 重建，剪除内耳膜迷路半规管及面听神经管以外的重叠结构，然后进行多角度旋转，暴露显示半规管及面听神经管的三维立体解剖结构造影像。

六、MR 脑扩散加权成像技术

MR 脑扩散加权成像技术属于功能性的 MR 成像方法。根据其成像方法的不同，该技术包括脑扩散加权成像技术、脑弥散张量成像技术和脑扩散峰度成像技术等。这里着重介绍前两种成像技术。

（一）脑扩散加权成像技术

1. 适应证 ①急性期及亚急性期脑梗死的诊断；②表皮样囊肿及蛛网膜囊肿鉴别诊断；③脑肿瘤及转移瘤的鉴别诊断；④脑肿瘤恶性级别的评估等。

2. 射频线圈 头部正交线圈，头部多通道相控阵线圈或头颈部联合线圈。

3. 被检者体位及成像中心 仰卧位，头先进，眉间作为成像中心。

4. 扫描技术

（1）常规扫描：行横断面 SE-EPI 序列。横断面尽量避开颅底界面，与胼胝体前、后联合连线平行，扫描方向由下至上，成像范围从枕骨大孔至颅顶。频率编码方向 LR 方向。不需要添加上下饱和带。

（2）脑扩散加权成像参数，如表 5-3-5。

表 5-3-5 脑扩散加权成像参数

脉冲序列	TR （ms）	FA （°）	TE （ms）	b 值 （s/mm²）	矩阵	FOV （cm）	层厚/间隔 （mm）	NEX
DWI	5000～8000	90	90～100	0,1000～1300	192×192	20～25	3.5/1～2	2～6
DTI	8000～10 000	90	90～100	0,1000	192×192	20～25	2～5/0	1～2
DKI[①]	4000～8000	90	90～100	0,1000/2000	192×192	20～25	2～5/1～2	1～2
3D T₁WI	5～10	15	2.1～4.5		256×224	20～25	0.8～1.6/0	1

①定弥散敏感梯度方向数目大于 15

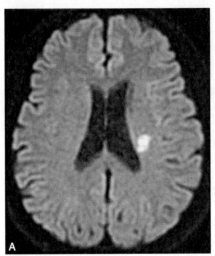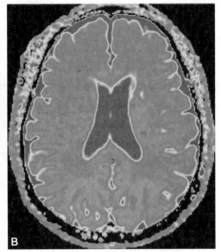

图 5-3-5 脑扩散加权图像
A. 横断面 DWI；B. ADC 图

5. 脑扩散加权图像 如图 5-3-5。

6. 注意事项

（1）DWI 定位时可以直接复制 T₁W 或 T₂W 横断面定位线。

（2）b 值一般取 0,1000～1500s/mm²，如临床怀疑肿瘤时，可采用更高的 b 值。

（3）因脑实质水分子表现为各向异性弥散，因此需施加三个方向（上下、左右、前后）的弥散梯度。

（4）为了缩短扫描时间及 TE，并减轻图像变形及颅底区磁敏感伪影，需要采用并行采集技术。

（5）扫描完成后，在工作站经 DWI 后处理软件进行图像后处理，计算出受检组织 ADC 值及 ADC 图。

7. 技术要点及质量控制

（1）b 值的选择：b 值越大，扩散权重越大，信号衰减越明显，DWI 图像信噪比越差，但不同组织间的对比噪声比增加。b 值 = 1000s/mm² 以下时，随着 b 值增加，ADC 值衰减较快，而 b 值大于 1000s/mm² 后，ADC 值衰减趋于平缓，因此，大 b 值的图像，ADC 值较准确。

（2）磁敏感伪影：DWI 序列磁敏感效应较明显，在组织密度差异大的区域较易出现磁敏感伪影——形变及失真，例如在颅底、眼眶等部位。启用并行采集技术、Propeller 技术有助于改善磁敏感伪影。

（3）N/2 伪影：读出编码的频率脉冲波形不稳定或磁场不均匀，可出现重影，改变相位编码方向可消除伪影或改变伪影方向避开在兴趣区外。如果不能消除，可能需要校正磁场均匀度。

（二）脑弥散张量成像技术

1. 适应证 ①脑外伤；②脑灰质异位症；③放射性脑炎；④脑梗死；⑤脑白质变性；⑥脑肿瘤等。

2. 射频线圈 头部正交线圈，头部多通道相控阵线圈或头颈部联合线圈。

3. 被检者体位及成像中心 仰卧位，头先进，眉间作为成像中心。

4. 扫描技术

（1）常规扫描：先行横断面全脑 3D T₁WI 序列，再行全脑纯轴位横断面 SE-EPI 序列。频率编码方向 LR 方向。

（2）推荐脑弥散张量成像参数，如表 5-3-6。

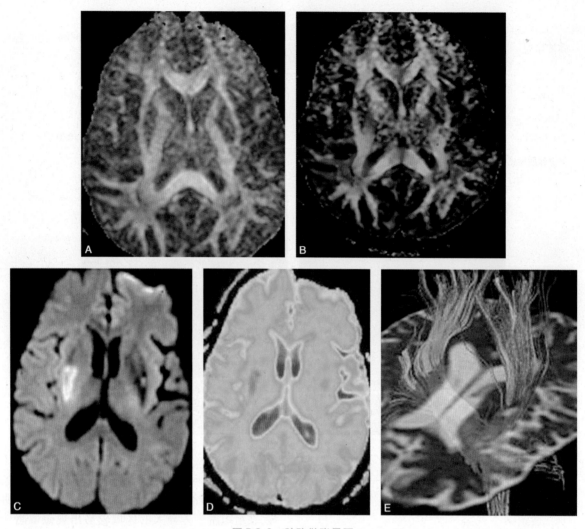

图 5-3-6 脑弥散张量图

A. 内囊平面 FA 图(正常);B. 彩色弥散张量图(正常);C. DWI 示右侧内囊高信号;D. c 对应的 ADC 图;E. 对应 C 图 DTI 神经纤维束追踪图

5. 脑弥散张量图 如图 5-3-6

6. 注意事项

(1) b 值一般取 0,1000s/mm²。

(2) 设定弥散敏感梯度方向数目为 6~55 个。

(3) 为了改善图像质量,可以通过增加采集次数、增加弥散敏感梯度方向数目,并缩短 TE 来实现。

(4) 弥散敏感梯度方向数越多,白质边界越清楚,但扫描时间越长。

(5) 扫描完成后,在工作站经 DTI 后处理软件进行图像后处理,将 3D T₁WI 与 DTI 融合,并计算出受检组织 ADC 值、FA 值、VR 值等及其相应的 ADC 图、FA 图、VR 图。

(6) 为了准确评价某些疾病的早期组织微结构的变化,显示精细的中枢神经系统的病灶内部不均质的组织微结构,可以进行扩散峰度成像

(DKI),推荐其成像参数如表 5-5。

7. 图像后处理 利用 DTI 后处理软件,将 3D-T₁WI 图像与 DTI 图融合。在 DTI 图像上可获取以下量化指标:

(1) 平均弥散系数(average diffusion coefficient,ADC):成像体素内各个方向弥散程度的平均值。值越大,说明水分子扩散能力越强。

(2) 部分各向异性指数(fractional anisotropy,FA):指弥散的各向异性部分与弥散张量总值的比值。反映了各向异性成分占整个弥散张量的比例,取值 0~1 之间,0 代表了最大各向同性的弥散,比如在完全均质中的水分子弥散,1 代表了假想下最大各向异性的弥散。

(3) 相对各向异性(relative anisotropy,RA)和容积比(volume rate,VR):RA 为各向异性和各向同性成分的比例,VR 等于椭球体的体积与半径为平

均扩散率的球体体积之比,两者的范围均在 0 ~ 1 之间,RA 的意义与 FA 相似,越接近 1 说明水分子的各向异性程度越高,而 VR 越接近 1 说明水分子的弥散越趋同于各向同性。

(4) DTI 的彩色弥散张量图:根据体素弥散的最大本征向量的方向决定白质纤维走行的原理,通过将 x、y、z 轴方向的主要本征向量分别配以红、绿、蓝三种颜色,得到 DTI 彩色弥散图。

(5) 白质纤维束示踪像:利用最大本征向量对应纤维束传导方向将大脑中枢神经纤维束轨迹描出来,实现直观地查看和研究活体中枢神经以及周围神经系统的神经通路的连接和连续性走行。方法:从一个设置的种子位置开始追踪,直到遇到体素的 FA 值小于 0.2,即可描出由该种子开始的神经纤维束走行的通路及形态。

8. DTI 的临床应用

(1) 大脑发育及衰老:DTI 定量分析不同部位脑组织的各向异性程度,显示大脑的发育过程及衰老。

(2) 脑肿瘤:DTI 定量分析肿瘤组织的特征以鉴别肿瘤的级别,鉴别正常脑白质纤维、水肿及肿瘤区域。测量肿瘤周围水肿的平均 ADC 值和 FA 值,以分析鉴别转移瘤和胶质瘤,但目前这些研究尚未取得一致结论。显示脑白质纤维和肿瘤的相互关系,这对指导外科手术具有重要的临床价值。

(3) 脑梗死:DWI 有助于临床诊断早期、超早期脑梗死的及时诊断,而 DTI 在检测脑梗死后皮质脊髓束损伤有着显著优势。

(4) 脑白质变性疾病:应用 DTI 随访追踪脑白质变性疾病的病理变化过程,如多发性硬化(MS)、缺血性白质疏松(LA)、肌萎缩性侧索硬化症(ALS)、阿尔茨海默氏病(AD)。

(5) 其他:如精神分裂症、慢性酒精中毒、弥漫性轴索损伤等,应用 DTI 参数评估,均有一定价值。

9. DTI 的局限性

(1) "证实"问题:如何在证实 DTI 所追踪描出的白质纤维走行的精确度与人体是否符合,是当前待研究解决的关键问题。

(2) 结果准确性问题:DTI 结果分析还受后处理操作因素的影响,例如选取分析兴趣区的大小、位置、FA 阈值、采用的算法以及对神经解剖学知识的熟知程度等均影响示踪成像结果的准确性。

七、MR 脑灌注成像技术

MR 脑灌注成像技术是通过测量血流动力学参数来反映脑组织血流灌注及微血管渗透情况的一种功能性成像方法。根据其成像原理不同,该技术分为动态对比增强 MRI(DCE-MRI)、动态磁敏感对比增强 MRI(DSC-MRI)和动脉自旋标记(ASL)灌注成像等。这里着重介绍后两种成像技术。

(一)动态磁敏感对比增强 MRI(DSC-MRI)

1. 适应证 ①脑血管性病变,如脑梗死、脑血管畸形等;②颅内肿瘤和转移瘤鉴别诊断;③脑胶质瘤级别鉴别;④放射性脑病;⑤其他疾病,如癫痫、抑郁症及 Alzheimer 病等。

2. 射频线圈 头部正交线圈,头部多通道相控阵线圈或头颈部联合线圈。

3. 被检者体位及成像中心 仰卧位,头先进,眉间作为成像中心。

4. 扫描技术

(1) 常规扫描:横断面 SE 或 FSE-T_1WI 序列或 T_1W-FLAIR 序列。横断面与胼胝体前、后联合连线平行或平行于颅底,中心位于脑干前缘,扫描方向由下至上,成像范围从枕骨大孔至颅顶。相位编码方向 LR 方向。在扫描层面下方设置预饱和带。

(2) 增强扫描:复制横断面 T_1WI 序列定位线。采用钆对比剂(如 Gd-DTPA),剂量为 0.1mmol/kg,静脉注射速度为 3.0 ~ 8.0ml/s。先启动该序列扫描,在 2 ~ 3 时相扫描后快速注射对比剂,完成扫描后再针对病灶并兼顾横断面、冠状面、矢状面作 T_1WI 延时增强扫描。

(3) 推荐脑 DSC 成像参数,如表 5-3-6。

表 5-3-6 脑灌注成像参数

脉冲序列	TR (ms)	FA (°)	TI (ms)	PLD (ms)	TE (ms)	ETL	矩阵	FOV (cm)	层厚/间隔 (mm)	NEX
FSE-T_1WI	300 ~ 600	90			10 ~ 25	2 ~ 4	256×192	22 ~ 24	3 ~ 6/1 ~ 2	2 ~ 4
DSC-MRI[①]	1500 ~ 2000	90			30		128×128	22 ~ 24	3 ~ 6/1 ~ 2	1
2D ASL	800	90	1200		20 ~ 25		96×96	22 ~ 24	5 ~ 6/1 ~ 2	1
3D ASL[②]	2500 ~ 4000	90		1000 ~ 2000	10 ~ 20		64×64	22 ~ 24	3 ~ 6/0	3

①设定扫描时相为 40,②螺旋状 K 空间填充

5. 脑 DSC 图　如图 5-3-7。

6. 注意事项

（1）脑灌注成像对磁敏感伪影非常敏感，需去

掉义齿等影响因素。

（2）灌注成像时，不需添加上下饱和带。

（3）先启动 DSC 序列扫描，后注射对比剂。

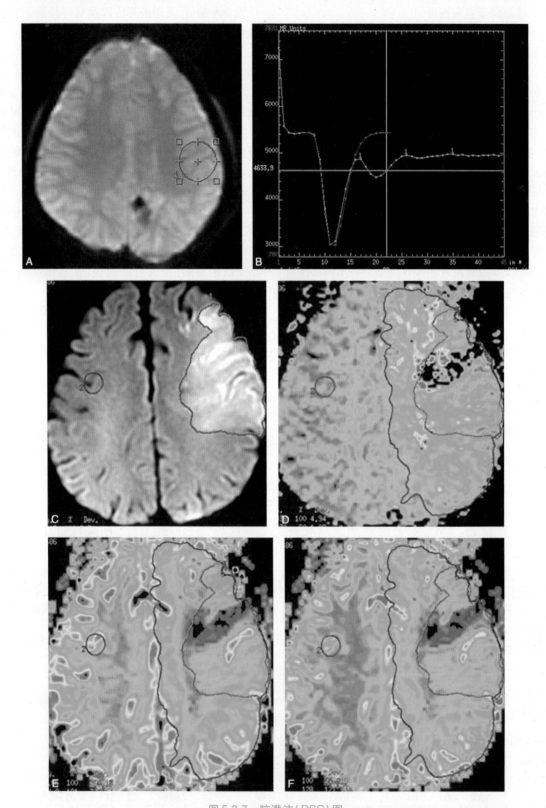

图 5-3-7　脑灌注（DSC）图

A. 横断面 PWI；B. 后处理得到时间-信号强度曲线；C. 横断面 DWI；D. MTT；E. CBV；F. CBF

图像出现后,需观察图像质量是否满意,再决定是否注射对比剂。

(4)扫描完成后,在工作站经时间-信号强度后处理软件进行分析,得出局部相对脑血容量(γCBV)、局部血流平均通过时间(MTT)、达峰时间(TTP)和局部脑血流量(γCBF)等参数。

(5)为了提高图像质量,并确保后处理数据准确性,应尽量缩短 TR 及 TE。

(二)动脉自旋标记(ASL)灌注成像

1. 适应证 除了 DSC-MRI 的适应证外,还用于儿童、新生儿、胎儿的脑血管疾病,感染或炎症性疾病及随访。

2. 射频线圈、被检者体位及成像中心 同DSC-MRI。

3. 扫描技术

(1)2D ASL 对流入动脉血进行脉冲式反转动脉自旋标记,基于二维激励梯度回波序列采集。理论上可以得到脑血流量 BF(用于临床定量指标)、血容量 BV(科研理论)及平均通过时间 MTT(科研理论)等三个血流动力学参数。

(2)3D ASL 对流入动脉血进行连续式反转动脉自旋标记,基于三维全脑激励快速自旋回波序列采集。在三维全脑定位后,先行非标记成像,再采集标记图像,最后将两组图像进行减影,则得到血流灌注图像。频率编码方向 LR 方向。

(3)脑 ASL 成像参数,如表5-3-6。

4. 脑 3D ASL 图 如图5-3-8。

5. 注意事项

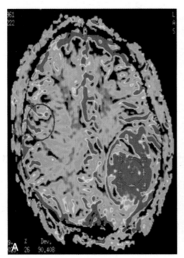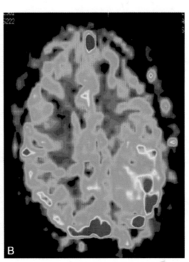

图 5-3-8 脑 DSC 与 ASL 对照
A. DSC 后处理得到 CBF 图; B. ASL 后处理得到 CBF 图

(1)动脉自旋标记(ASL)灌注成像对运动伪影敏感。有时运动所导致的像素信号改变会远远大于灌注所导致的信号改变。

(2)脉冲式标记信噪比低,但能减少 SAR 值,连续式标记信噪比高。但对于系统硬件要求高。

(3)3D ASL 序列基于 FSE 序列,图像伪影小。

(4)3D ASL 序列中,随着 PLD 延长,图像 SNR会下降。脑血流速度快,选用 PLD 时间为1~1.5s;脑血液速度慢,延长 PLD 时间,选用1.5~2.5s。

(5)扫描完成后,在工作站经 ASL 后处理软件进行分析,得出脑血容量(CBV)、脑血流量(CBF)和血流平均通过时间(MTT)等参数。

6. 技术要点及质量控制 DSC 只能在二维梯度回波 EPI-T_2^*W 序列进行,因此磁敏感效应明显,在靠颅骨及含气结构部位及金属义齿等产生磁敏感伪影较严重,影响灌注结果的准确性。对比剂钆螯合剂分子量较大,不能自由扩散。因此,不能像同位素示踪剂那样如实地反映微循环的灌注情况。对比剂灌注使用的是血脑屏障模型,其灌注结果的准确性受血脑屏障状态的影响。同时,钆对比剂的使用仍然有不良反应及导致肾源性系统纤维化的潜在危险。DSC 运动伪影较敏感,可见,DSC 的结果受诸多因素的影响,操作复杂,结果稳定性差。因此,操作上应注意选择适宜病例,能制动,配合检查,病灶区域不靠近脑底及脑周边颅骨。

ASL 则改善 DSC 的局限性,不需注射钆对比剂,因而无钆对比剂不良反应的问题。同时,动脉血的水分子能自由扩散,不受血脑屏障影响,使ASL 灌注与 PET 金标准相关性好,结果稳定准确可靠。因此,脑灌注成像应尽量选择 ASL 法。

2D-ASL 为二维采集模式,空间分辨率不如 3D-ASL,序列为梯度回波序列。因此,应注意被检者的制动及去除义齿等金属物品。

3D-ASL 使用的是快速自旋回波 FSE 序列,磁敏感效应少,磁敏感伪影小,信噪比高;三维采集,空间分别率高;螺旋式 K-空间填充技术可使扫描加速,减少运动伪影,但仍应注意不要过于追求太高的空间分辨率,否则信噪比过低;层厚不要太薄,一般 4mm 即可;注意义齿等磁性金属物品仍要去除;注意标志延迟时间(PLD)的选择,脑血流速度快时,选择短的 PLD(1～1.5 秒),流速慢时,选择较长的 PLD(1.5～2.5 秒),PLD 长,信噪比会降低。3D-ASL 是目前最优良的脑灌注成像技术,但需要较高的硬件系统配置。

八、MR 脑活动功能成像技术

MR 脑活动功能成像是利用 MR 技术探测人脑在不同条件及不同区域,与神经活动相关的生理变化的实验方法。血氧水平依赖(blood oxygenation level dependent,BOLD)技术是 MR 功能成像(functional magnetic resonance,fMR)的基础。它是基于局部脑组织内氧合血红蛋白和脱氧血红蛋白的相对含量变化所导致的局部脑组织磁化率的改变,通过 MRI 中一些特殊成像序列来显示这种对比改变的成像技术。其成像过程包括实验设、计数据采集和数据处理等三个阶段,这里主要介绍后两个阶段:

1. 适应证 ①获得实验设计下的皮层活动状态;②观察功能区的活动程度;③术前功能区定位及术后随访;④目前已扩展至类似于记忆等认知功能的研究领域。

2. 射频线圈 头部正交线圈,头部多通道相控阵线圈或头颈部联合线圈。

3. 被检者体位及成像中心 仰卧位,头先进,鼻根或眉间作为成像中心。

4. 扫描技术

(1) 常规扫描:首先行横断面(纯轴位)GRE-EPI 序列 BOLD 成像。扫描方向由上至下,成像范围从大脑顶叶至颅底。频率编码方向 LR 方向。不需要添加上下饱和带。一般不使用并行采集技术。然后行横断面 FSE-T_1WI 序列成像或 3D T_1WI 序列成像。为保证 T_1WI 定位像能与脑功能定位线融合,T_1WI 序列需复制脑功能定位线。3D T_1WI 序列成像需全脑覆盖,扫描范围超出颅脑范围。定位完成后,按照扫描方案进行扫描。

(2) 脑 BOLD 成像参数,如表 5-3-7。

表 5-3-7 脑 BOLD 成像参数

脉冲序列	TR (ms)	FA (°)	TI (ms)	TE (ms)	ETL	矩阵	FOV (cm)	层厚/间隔 (mm)	NEX
FSE-T_1WI	1500～2000	90	720～840	10～20	2～4	256×224	20～25	5～6/0.3～1	2
BOLD	3000	90		30～40		64×64	20～25	5～6/0.3～1	1
3D T_1WI	5～10	15		2.1～4.5		256×224	20～25	0.8～1.6/0	1

5. 注意事项

(1) 脑 BOLD 成像对头部运动非常敏感,因此对头部固定要求更高。

(2) BOLD 扫描层数受 TR 的影响而有限制,当扫描层数有限时,可以增加扫描层厚以符合临床扫描范围需要。

(3) 大部分脑功能激活区位于顶叶,因此,要求 BOLD 最上面层面包括顶叶灰质结构。

(4) BOLD 扫描分辨率不宜过高,3.0T 设备可设置为 96×96。

(5) 参考扫描方案:①TR＝3000ms,即扫描一期的时间为 3 秒,也根据不同实验进行调整;②扫描 128 期,共 6 分 24 秒;③开始 8 期为静息状态(共 24 秒),10 期刺激状态(共 30 秒),10 期静止状态(共 30 秒);④一动一静为一组(共 6 组)。即一共 6 分 24 秒,前面 24 秒为静息状态、然后 30 秒刺激状态,30 秒休息,反复 6 次。

(6) 扫描完成后,在工作站经 BOLD 后处理软件处理,即实现功能像与解剖像的融合(图 5-3-9),也能显示信号与刺激方案之间的相关性曲线。

6. 技术要点及质量控制

(1) 扫描前特殊准备

1) 根据所观察活动中枢配备适当的刺激工具,设计刺激模式。

2) 与被检者充分讨论检查过程,使被检者熟悉刺激过程,并作出正确的反应。

3) 注意将被检者头部尽量靠近磁场中心,头前后径小的被检者应将颅后加垫,使头颅前后径中

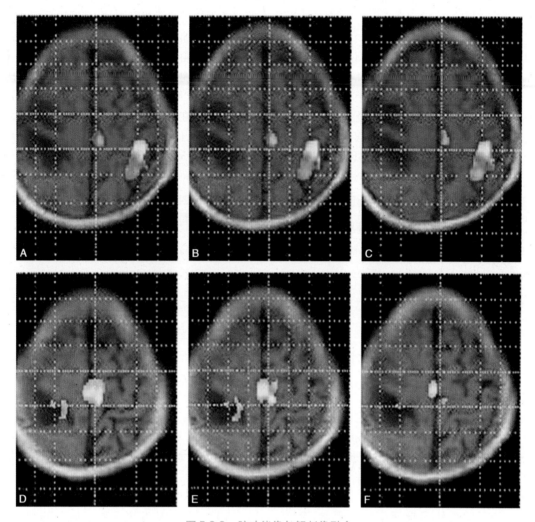

图 5-3-9 脑功能像与解剖像融合
A ~ C. 脑膜瘤病人右手运动脑功能;D ~ F. 脑膜瘤病人左手运动脑功能

心与正中冠状面一致,因 EPI 成像无中心偏置,用固定器将被检者头部摆正固定,保持被检者头部制动。

(2) BOLD 序列扫描前先作多方位投影匀场,以保持磁场均匀度处于最佳状态。

(3) 相位编码方向选择前-后方向,可减少 N/2 伪影(重影)。

(4) 激励次数增加可减少磁敏感伪影的扭曲形变。

(5) 使用斜坡脉冲(逐渐加大激励脉冲的激励角)采样,及增加激励脉冲的带宽,均可降低回波间隔时间 ESP,有利于提高信噪比及减少形变。

九、MR 脑波谱成像技术

目前临床应用最多的是氢质子磁共振波谱(proton magnetic resonance spectroscopy,^{1}H-MRS)。与常规 MRI 不同,MRS 主要应用激励采集模式

(stimulated echo acquisition mode,STEAM)和定点分辨选择波谱法(pointed resolved selective spectroscopy,PRESS)。前者只能进行单体素成像,信噪比较低,短 TE 成像时图像质量最佳;后者信噪比相对较高,最适合长 TE 成像。因此,PRESS 采集为首选的 MRS 序列。

1. 适应证 ①脑梗死;②脑肿瘤,尤对脑内肿瘤与脑外肿瘤的鉴别、脑肿瘤与非肿瘤性病变的鉴别、脑肿瘤良恶性鉴别、恶性肿瘤的分级、肿瘤术后复发与坏死的鉴别、原发与转移瘤的鉴别等;③颅咽管瘤与垂体瘤的鉴别;④脑白质和脑灰质疾病;⑤癫痫和代谢性疾病等。

2. 射频线圈 头部正交线圈,头部多通道相控阵线圈或头颈部联合线圈。

3. 被检者体位及成像中心 仰卧位,头先进,人体长轴与床面长轴一致。鼻根或眉间作为成像中心。下颌内收,必要时垫高枕后,以减少图像

伪影。

4. 扫描技术

（1）常规扫描：行横断面（纯轴位）全脑 FSE-T$_1$WI 序列或 FSE-T$_2$WI 序列无间隔成像。扫描方向由下至上，频率编码方向 AP 方向。添加上下饱和带。

（2）空间定位：准确的空间定位是 MRS 采集成功的前提。确定 MRS 扫描感兴趣区（ROI）时，应避开干扰组织，如颅骨、空气、脂肪、硬膜、脑脊液等。若无法避免干扰组织，在其周边呈切线位放置饱和带并添加局部匀场，以保证其局部磁场的绝对均匀。如肿瘤病灶位于脑表面，采集信号的矩形定位框就会部分位于脑外，对信号的采集会产生影响；肿瘤结节不明显而表现为大量水肿信号时，准确定位也存在相当的难度。这就需要事先认真结合平扫图像，仔细鉴别病灶所在。

（3）脑 MRS 成像参数，如表 5-3-8。

表 5-3-8　脑 MRS 成像参数

脉冲序列	TR (ms)	FA (°)	TI (ms)	TE (ms)	ETL	矩阵	FOV (cm)	层厚/间隔 (mm)	NEX
FSE-T$_1$WI	1500~2000	90	720~840	10~20	2~4	256×224	20~25	5~6/0	2
PRESS	1500~3000	90		35,144,288		18×18	20~25	10/0	128
STEAM	1500~3000	90		30~35			20~25	20/0	128

5. 注意事项

（1）波谱成像对运动比较敏感，需严格制动，否则谱线质量较差。

（2）所有方向定位像均需覆盖全脑大范围扫描（一般层厚为 5mm），以利于波谱定位时，观察波谱定位区域周围结构是否会影响谱线质量。

（3）单通道和多通道线圈均可进行 MRS，但多通道线圈扫描多体素波谱时需要针对病变区域作偏中心校准扫描。

（4）为了避免体素选择带来的误差，在做 MRS 前，主张先进行 MR 增强扫描以确定体素是否来自肿瘤组织。也有学者认为，因 Gd-DTPA 与肿瘤组织中细胞外的胆碱化合物（Cho）发生相互作用，会引起 T$_2$ 值缩短、基线增宽，从而导致 ^{1}H-MRS 可探测到的 Cho 峰降低。因此，为了避免 MR 增强扫描对 ^{1}H-MRS 代谢物波峰的影响，MRS 应在平扫后、增强前进行检查。

（5）自动预扫描后，出现波谱预扫描结果，波谱预扫描结果直接影响谱线质量。一般要求：①单体素波谱预扫描水峰半高线宽（LnWidth）<7；②二维多体素波谱预扫描水峰半高线宽（LnWidth）<10；③三维多体素波谱预扫描水峰半高线宽（LnWidth）<15。

（6）MRS 需要自动水抑制优化，以改善波谱扫描水抑制的效果。如果使用多通道线圈是，建议关闭该技术。

（7）扫描完成后，在工作站经 MRS 后处理软件处理，可以得到成像区域各种标志物的相对含量（图 5-3-10）。

6. 技术要点及质量控制

（1）体位：尽量摆正头部，制动。

（2）采集区的设置：为更集中地采集到病变区域的病理生理信息，需要精确定位采集区。原则上应避免包含多种不同信号组织，即采集区域组织尽量均匀单一，对病灶均匀单一的，采集区可稍大，但一般不超过 20mm^3。过大，易受多种组织信号干扰，谱线变形；采集区小，数据较准确，但太小，扫描时间长，所得信号相对低（信噪比低）。

（3）抑水：是专用于质子波谱的技术，波谱的信号强度与所测物质的浓度呈正比。抑制水信号，可提高所测物质的信号强度，减少水信号的干扰。

（4）匀场：波谱的信号和分辨率部分决定于谱线线宽，谱线线宽受原子核自然线宽及磁场均匀度的影响，内磁场的均匀度越高，线宽越小，基线越平整光滑。新一代的磁共振扫描仪都是自动匀场和具有抑水功能。因此，MRS 时应保持主磁场匀场性能处于最佳状态，移除金属磁性物质，外环境保持恒温等。

（5）序列：STEAM 序列，信噪比较低，对运动较敏感，TE 时间短，适用于观察短 T$_2$ 的代谢产物；PRESS 序列信噪比较高，对运动不敏感，对匀场和水抑制的要求不如 STEAM 严格，但是 TE 时间较长，一般 135~288ms，适宜观测长 T$_2$ 的代谢物，难以发现短 T$_2$ 的代谢产物。

十、磁敏感成像扫描技术

MR 常规序列大多采用自旋回波序列，自旋

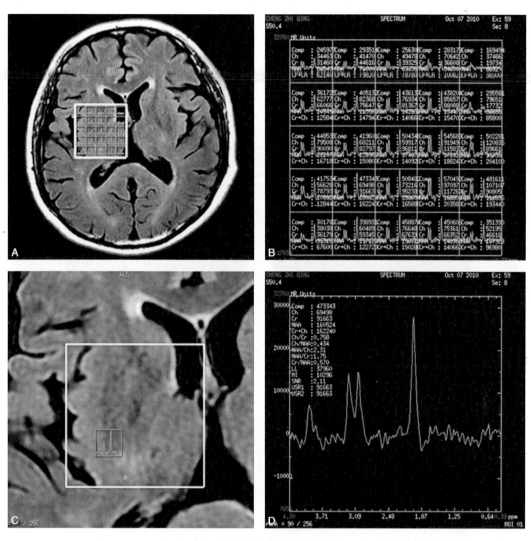

图 5-3-10 脑 MRS
A、B. 各个体素对应的波谱;C、D. 单个体素对应的波谱(包括相对含量)

回波序列可以减少磁敏感效应,而梯度回波序列采集的是 T_2^* 的自由衰减信号,因此,受磁场影响(磁敏感效应)较明显,这种磁敏感效应表现为局部去相位(低信号)。利用磁敏感效应的原理而设计的磁敏感加权成像(susceptibility weighted imaging,SWI)序列,甚至可以检出引起极微弱的局部去相位的物质,例如静脉血、微小出血点、钙化等。其基本原理是,当人体血液中的氧合血红蛋白(动脉血)去氧后转为脱氧血红蛋白(静脉血)时,铁离子被还原,具有铁磁性(可以被看作一个小磁粒),在磁场中可以引起去相位——信号丢失(低信号),但由于铁离子小磁场很微弱,SE 序列已经消除了这种微弱的磁敏感效应(T_2^* 衰减)。因此静脉血不足以在自旋回波序列上形成去相位影像,但在 T_2^* 衰减敏感的梯度回波 SWI 序列上,即使是微弱的铁离子也能产生

磁敏感效应而出现去相位低信号影。因此,SWI 不仅能显示静脉血管(呈低信号),同时对 SE 序列 T_1WI、T_2WI 等普通序列呈阴性的早期及超早期出血、少量出血及细微小出血点、机化/陈旧出血灶、钙化等的检出则具有重要意义。

（一）检查技术

序列为 SWI-3D-T_2^* 加权梯度回波序列;体位同颅脑 MRI;扫描方位取横轴位;扫描参数 TR = 28ms,TE = 20ms,激励角 = 15°,FOV 200 ~ 250mm,矩阵 224 ~ 256×256 ~ 448,层厚 2 ~ 4mm,层间隔 0mm。

（二）图像后处理

MRI 信号有幅度信号和相位信号,除 SWI 序列,MR 其他序列仅采集质子弛豫的幅度信号用于生成图像,因此,我们看到的普通 MRI 序列的图像为幅度图。SWI 则采集质子磁化的幅度信号及相

位信号用于分别生成幅度图及相位图。

目前,大多 MRI 设备以实现 SWI 扫描后自动生成 4 组图像:幅度图、相位图、最小密度投影图和磁敏感图,分别用 M、P、MniP、SWI 表示。幅度图由 MR 信号数据中的幅度信号构成;相位图由信号数据中的相位信号数据构成;最小密度投影图为原始数据经最小密度投影技术(MinP)处理获得的与最大密度投影(MIP)相反的图像,静脉血管表现为低信号;磁敏感图为幅度信号和相位信号叠加经特定数学模式处理获得的 SWT 图像。4 组图像自动生成,一般不需要进行手动后处理,但可根据需要进行兴趣区的 MPR 重建(图 5-3-11)。

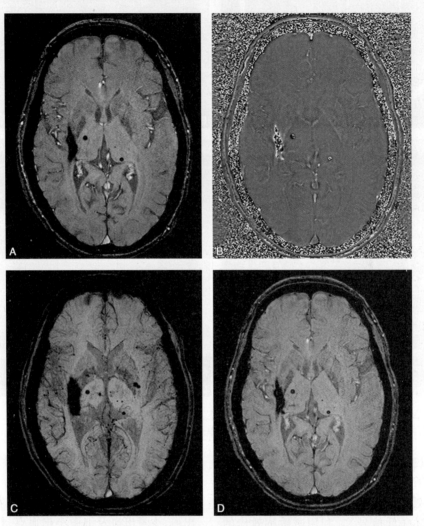

图 5-3-11 颅脑 SWI 序列的 4 组图像

右侧内囊外侧旁出血慢性期表现及基底节区多发点状微出血。A. SWI 序列的幅度图;B. SWI 序列的相位图;C. SWI 序列的最小密度投影图;D. SWI 序列的磁敏感图

(三)技术要点及质量控制

SWI 序列为三维扫描,空间分别率高,信噪比高,磁敏感效应明显,注意保持外环境场均匀度良好及恒温。

对 MRI 常规序列阴性的病例,SWI 常常能发现阳性病灶。因此,SWI 可广泛应用于颅脑外伤性疾病、血管性疾病、肿瘤性疾病、神经退行性疾病、钙化性疾病及其他。

1. 颅脑外伤性疾病 如外伤性脑出血及梗死、弥漫性轴索损伤(DAI)。在急性、超急性期,MRI 常规序列阴性者,增加 SWI 序列,常有阳性发现。

2. 血管性疾病 如早期及超早期脑梗死及脑出血、海绵状血管瘤、动静脉畸形、Sturge-Weber 综合征、毛细血管扩张症、淀粉样脑血管病(CAA)(图 5-3-12)。

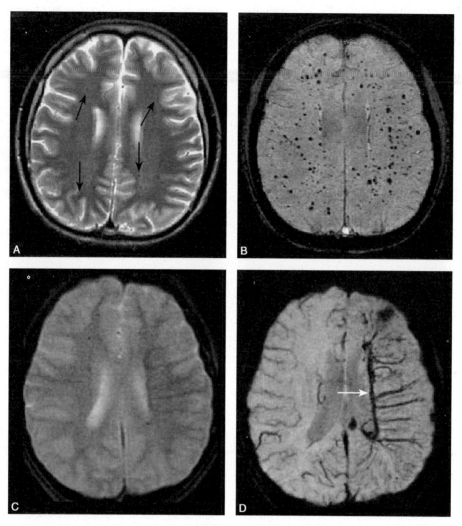

图 5-3-12　SWI 与常规序列对比

A、B. 毛细血管扩张症病例。A. 常规 T_2W 像,只少数几处似隐约可见针尖大小稍低信号(黑箭);B. SWI 像,大脑区域可见弥漫、明确的圆点极低信号影;C、D. 左侧大脑半球静脉发育畸形病例。C. 质子密度加权像,隐约可见稍低信号畸形静脉血管影。D. SWI 像,可见明确的极低信号畸形静脉血管影(白箭)

3. 肿瘤性疾病　SWI 可以显示肿瘤边界、静脉、出血及钙化情况。

4. 神经退行性疾病　多发性硬化(MS)、帕金森氏病(PD)、阿尔茨海默病(AD)以及以脑内铁质沉积增多为特征的病变。

5. 钙化性疾病　如苍白球矿物质沉积在 CT 几乎未见显示,MRI 常规序列上往往也呈阴性,但 SWI 常能显示为低信号。SWI 还能发现肿瘤钙化及慢性病变机化钙化灶。

6. 其他　如感染性及炎症性疾病、脑白质疏松病变、白血病脑内出血点、狼疮脑病、肝性脑病肝豆状核变性等。

（周学军）

第四节　五官及颈部 MR 成像技术

一、五官及颈部相关疾病 MR 检查要点

（一）眼部常见疾病 MR 检查要点

眼部常见疾病有眶内病变、眼肌病变、眼球病变和眼眶内血管性病变,其各自的 MR 的检查要点如下:

1. 眶内病变　眼眶内脂肪丰富,T_2WI 像上病变多为高信号,病变容易被脂肪所掩盖。因此 T_2WI 上要加脂肪抑制技术,用以抑制高信号的脂肪。T_1WI 一般不加脂肪抑制技术,因为大多数眶内占位

性病变为长 T_1（低信号），有脂肪的衬托有利于对病变的自然显示及观察。如疑为脉络丛黑色素瘤则 T_1WI 加脂肪抑制，T_2WI 不加脂肪抑制，因黑色素瘤在 T_1WI 上为高信号，T_2WI 为低信号。这是因为黑色素瘤细胞内有较多的顺磁性物质，使肿瘤的 T_1 和 T_2 值缩短，形成一般肿瘤 MR 信号相反的信号特征。

2. 眼肌病变　眼肌病变有时候需要高信号脂肪的衬托，所以不加脂肪抑制技术，有利于对病变的显示。眼肌病变和眶内占位性病变均需做增强扫描。增强扫描 T_1WI 的所有脉冲序列均加脂肪抑制技术，以除去高信号脂肪对肿瘤增强信号的干扰。

3. 眼球病变　眼球病变时需用 7.62cm 环形表面线圈，以提高影像的信噪比。双侧同时扫描以便对比，矩阵要选择 512×256，以提高影像的空间分辨率。眼球病变更加强调患者的配合，嘱患者目视正前方后闭目，保持眼球不动。

4. 内血管性病变　如眼眶静脉曲张、颈动脉海绵窦瘘等，除常规扫描外，还要做俯卧检查及血管成像，这对明确病变性质及其部位更有帮助。眼眶静脉曲张在平卧及立位时眼眶压力不高，眼球位置正常或轻度内陷，加压检查后眼球压力增高，突出明显，更能清楚显示病变。颈动脉海绵窦瘘多数为外伤所致，表现为搏动性眼球突出，临床又称红眼短路综合征。该病变表现为眼球突出，眶上静脉扩张，眼肌增粗等静脉回流受阻表现，同时双侧海绵窦区血管结构紊乱。MRA 采用 TOF 法，范围自枕骨大孔至胼胝体。预饱和带加在扫描范围上侧，以饱和静脉血管。

（二）鼻及鼻窦、鼻咽部、耳部、颌面部疾病 MR 检查要点

1. 鼻及鼻咽部疾病　扫描时应注意 T_2WI 要加脂肪抑制技术；鼻咽部病变必须做增强扫描，而且要做三个方位的增强扫描，并加脂肪抑制技术；有一侧咽隐窝变浅时应引起高度重视，必要时行增强扫描。

2. 耳部疾病　MR 扫描时应注意良好地显示听神经束，能在听神经束内显示面神经及听神经；3D 扫描层厚 0.6mm，为了提高空间分辨率可用 512×512 矩阵；2D、3D 内耳水成像要做 MIP 重建，照相时要标记左右侧，并放大。

3. 颌面部病变　如舌癌等占位性病变时，常规扫描三个方位都要做，T_2WI 加脂肪抑制技术。增强扫描需做矢状位、冠状位和横轴位并加脂肪抑

制技术；腮腺病变时，平扫横轴位、冠状位 T_2WI 要加脂肪抑制，T_1WI 一般不需要加脂肪抑制技术，有利观察病变，如果是短 T_1 病变，T_1WI 要加脂肪抑制，使病变显示更清晰，如怀疑腮腺导管受侵时可以行腮腺导管水成像，方便了解病变与导管关系。增强扫描时需加脂肪抑制。

（三）咽部及颈部疾病 MR 检查要点

1. 咽部占位性病变　如喉癌时，常常要了解喉周围的浸润情况，有无颈部淋巴结转移等。在扫描时应在横轴位加大扫描范围，上至蝶鞍、海绵窦和 Meckel 腔区域，以明确这些部位有无肿瘤沿神经蔓延，矢状位、冠状位要薄层扫描，T_2WI 要加脂肪抑制技术。

2. 颈部疾病　如甲状腺病变时，扫描范围上至甲状软骨上缘，下至胸骨柄上缘，以横轴位和冠状为主。T_2WI 要加脂肪抑制，T_1 高信号病变时，要注意加脂肪抑制，必要时可加扫 DWI。颈部包块要根据病变大小来决定扫描层厚。T_2WI 均须加脂肪抑制，并且要增强扫描做定性诊断。增强扫描时，三个方位都要加脂肪抑制，增强扫描对某些肿瘤的诊断及肿大的淋巴结与正常结构的鉴别很有价值。为消除来自颈部搏动伪影的干扰，可在扫描范围上、下方使用空间预饱和带。

怀疑颈部血管病变，进行颈部 MRA 扫描时，应注意成像断面尽量与血流方向垂直，以使血管更亮。想进一步了解病变的血供及血管狭窄、闭塞和血管畸形情况时，可以行 CE-MRA，以便更精准地显示颈部血管情况。

二、眼部 MRI 技术

1. 适应证　①眶部占位性病变；②眼肌疾病；③血管性病变；④外伤及非金属性眶内异物；⑤眶内炎症；⑥视网膜病变等。

2. 射频线圈　头部正交线圈，环形表面线圈，眼眶专用线圈，头部相控阵线圈或头颈部联合线圈。

3. 被检者体位及定位中心　仰卧位，头先进，鼻根或两内眦连线中点作为成像中心。

4. 扫描技术

（1）常规扫描：眼部以横断面、斜矢状面为主。扫描序列为 SE 或 FSE-T_1WI 序列、FSE-T_2WI 序列。配合冠状面 T_1WI 序列或 T_2WI 序列成像。横断面定位时，取矢状面，使横断面平行于视神经长轴方向，扫描范围上下包括眶上、下壁，前后包括眼睑至眶尖；斜矢状面定位时，取横断面，使斜矢状面平行

于视神经长轴方向,左、右眼眶分成不同的序列完成,以避免交叉干扰伪影。冠状面基线垂直于前颅窝底或视神经走行,扫描覆盖范围由眼球至视交叉。相位编码方向横断面采用 LR 方向,斜矢状面采用 AP 方向,采用 LR 方向。添加上下饱和带以减轻血管搏动伪影。

(2)增强扫描:采用钆对比剂(如 Gd-DTPA),剂量为 0.1mmol/kg,静脉注射速度为 1.5 ~ 2.5ml/s。扫描序列应针对病灶以横断面、斜矢状面 T_1WI 序列,必要时加冠状面 T_1WI 序列或各向同性的 3D T_1WI 序列。

(3)眼 MR 成像参数,如表 5-4-1。

表 5-4-1 眼 MR 成像参数

脉冲序列	TR (ms)	FA (°)	TE (ms)	ETL	矩阵	FOV (cm)	层厚/间隔 (mm)	NEX
FSE-T_1W	300 ~ 600	90	10 ~ 15	2 ~ 4	288×224	16 ~ 18*	3 ~ 4/0.5 ~ 1	2
FSE-T_2W	3000 ~ 4000	90	100 ~ 120	4 ~ 16	288×224	16 ~ 18	3 ~ 4/0.5 ~ 1	2
DWI	4000	90	100		128×128	16 ~ 18	3 ~ 4/0.5 ~ 1	6

* 采用眼表面线圈时,FOV 为 10cm×10cm

5. 眼 MR 图 如图 5-4-1。

6. 注意事项

(1)可疑眼球及眶内金属异物者,禁忌做 MRI 检查。

(2)为防止因眼球活动产生伪影,扫描时,应嘱被检者闭目或注视一个目标。若是需要严格控制眼球运动,可提前训练病人盯住固定标识点两分钟以上。

(3)对于眼眶、眼球病变,先选用头表面线圈扫描;若病变很小或需要观察细微结构时,为提高影像空间分辨力,加用眼眶表面线圈扫描。

(4)为显示视神经走行,在斜矢状面 T_2WI 时

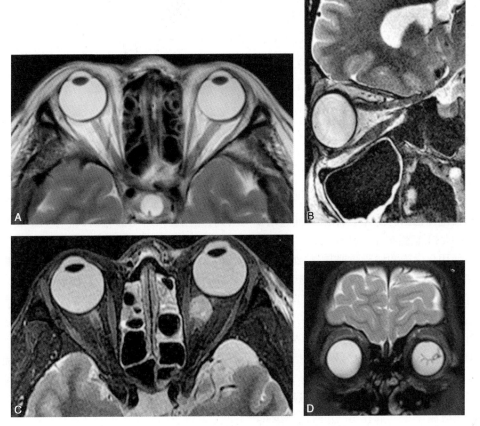

图 5-4-1 眼 MR 图
A. 横断面 T_1WI;B. 矢状面脂肪抑制 T_2WI;C. 横断面脂肪抑制 T_1WI;D. 冠状面脂肪抑制 T_2WI

采用脂肪抑制技术。

（5）脂肪抑制序列需要添加局部匀场，横断面及冠状面扫描时大小覆盖左右眼眶；斜矢状面扫描时大小覆盖单侧眼眶。

（6）不压脂的 T_1WI 对显示眼眶内占位病灶累及的范围比较好；压脂的 T_1WI 对显示眼底内的占位病灶比较好。

（7）如眼眶内或眼球内占位，复制横断面 T_2WI 定位线行 DWI（成像参数如表 5-9），取 b=600s/mm²，频率编码方向 LR 方向，并添加局部匀场。

三、鼻及鼻窦、鼻咽部、颌面部 MRI 技术

1. 适应证　①鼻窦炎；②鼻息肉；③鼻咽部肿瘤；②内耳、颌面部疾病等。

2. 射频线圈　头部正交线圈，头部相控阵线圈或头颈部联合线圈。

3. 被检者体位及成像中心　仰卧位，头先进，下颌下收，鼻尖作为成像中心。

4. 扫描技术

（1）常规扫描：以横断面 FSE-T_1WI 序列、FSE-T_2WI 序列为主，配合矢状面 FSE-T_1WI 序列或 FSE-T_2WI 序列、冠状面脂肪抑制 FSE-T_2WI 序列或 STIR 序列。矢状面定位像图像上定位横断面和冠状面，横断面扫描范围从蝶窦至喉咽；在横断面压脂 T_2WI 上确定前后扫描范围，当病变范围较大时，冠状面或矢状面需要包括颅脑或整个颈前软组织（包括颈部淋巴结）。相位编码方向 LR 方向。添加上下饱和带以减轻呼吸运动或血管搏动伪影。

（2）增强扫描：采用钆对比剂（如 Gd-DTPA），剂量为 0.1mmol/kg 或遵照对比剂使用说明书，静脉注射速度为 1.0～2.5ml/s。注射完对比剂后即开始增强扫描。扫描序列应针对病灶并兼顾横断面、冠状面、矢状面 T_1W 序列或各向同性的 3D T_1W 增强扫描序列。

（3）鼻及鼻窦、鼻咽部、颌面部 MR 成像参数，如表 5-4-2。

表 5-4-2　鼻及鼻窦、鼻咽部、颌面部 MR 成像参数

脉冲序列	TR（ms）	FA（°）	TE（ms）	ETL	矩阵	FOV（cm）	层厚/间隔（mm）	NEX
FSE-T_1WI	400～600	90	10～25	2～3	256×224	22～25	3～5/0.5～1	2～4
FSE-T_2WI	3000～4000	90	90～120	8～25	256×224	22～25	3～5/0.5～1	2
2D FSPGR	150～250	80	2.1～4.5		256×192	22～25	3～5/0.5～1	1
3D FSPGR	5～10	15	2.1～4.5		256×224	22～25	0.8～1.2/0	1
DWI[①]	4000～6000	90	60～80	2	128×128	22～25	3～5/1	2

① b 值取 0,800s/mm²

5. 鼻咽部 MR 图像　如图 5-4-2。

6. 注意事项

（1）扫描期间，嘱患者下颌不要运动。

（2）扫描范围根据病变大小确定，可通过增加层厚或层数扩大扫描范围。

（3）若使用化学饱和法脂肪抑制，需要添加局部匀场，大小与解剖结构类似。因鼻咽部解剖形态不规则，并有空气骨骼影响，化学饱和法脂肪抑制不佳，推荐应用 DIXON 法（如 IDEAL 技术）或 STIR 法脂肪抑制技术。

（4）冠状面和矢状面定位时，不能包括胸腔或主动脉弓。

（5）若冠状面成像时频率编码采用 LR 方向，若矢状面成像时频率编码放在 AP 方向，可减轻颈动静脉流动或搏动伪影。

（6）观察病变有无出血时，T_1W 成像时使用脂肪抑制技术。

（7）为减轻血管搏动伪影，T_1W 增强扫描推荐使用具有脂肪抑制技术的 2D 或 3D FSPGR 序列，并注意添加局部匀场（推荐 MR 成像参数如表 5-4-2）。

（8）为鉴别鼻咽部良恶性病变及鼻咽癌 T 分期，建议行 DWI（成像参数如表 5-4-2）。在扫描后，利用后处理软件处理得到病变的 ADC 值。

（9）颌面部 T_1W 成像，平扫和增强扫描均推荐使用 3D FSPGR 序列。

（10）颌面部血管性病变或肿瘤性病变增强扫描时，先获取病变部位的增强 MR 血管像。

四、咽喉部及颈部 MRI 技术

1. 适应证　①喉及咽喉、气管、甲状腺、甲状旁腺、颈部淋巴结、上段食管及颈部血管、肿瘤性病

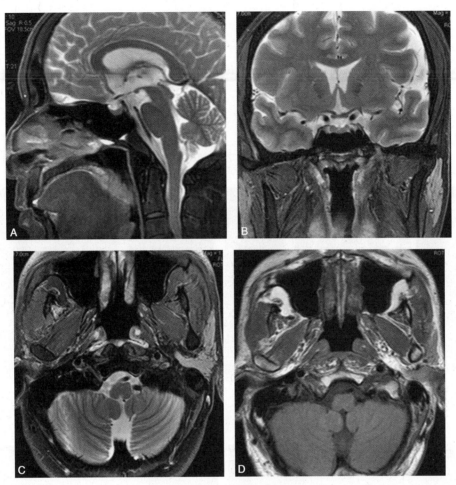

图 5-4-2　鼻咽部 MR 图像

A. 矢状面 T_2WI；B. 冠状面脂肪抑制 T_2WI；C. 横断面脂肪抑制 T_1WI；D. 横断面 T_1WI

变；②颈部淋巴结转移；③颈部软组织肿块；④颈部外伤。

2. 射频线圈　颈部表面线圈，头颈联合线圈或脊柱相控阵线圈。

3. 被检者体位及成像中心　仰卧位，头先进，喉结或甲状软骨作为成像中心。

4. 扫描技术

（1）常规扫描：以横断面和冠状面 FSE-T_1WI 序列、FSE-T_2WI 序列为主。在矢状面定位像上设定横断面，使其与甲状软骨垂直或与颈部气管垂直；在矢状面定位像上设定冠状面，使其与颈部气管平行；必要时行矢状面 FSE-T_1WI 序列，在冠状面定位像上设定矢状层面，使之与颈部气管平行。添加上下饱和带以减轻呼吸运动或血管搏动伪影。

（2）增强扫描：采用钆对比剂（如 Gd-DTPA），剂量为 0.1mmol/kg 或遵照对比剂使用说明书，静脉注射速度为 1.0 ~ 2.5ml/s。注射完对比剂后即开始增强扫描。扫描序列应针对病灶并兼顾横断面、冠状面 T_1WI 序列或各向同性的 3D T_1W 增强扫描序列。

（3）推荐咽喉部及颈部 MR 成像参数，如表 5-4-3。

表 5-4-3　咽喉部及颈部 MR 成像参数

脉冲序列	TR (ms)	FA (°)	TI (ms)	TE (ms)	ETL	矩阵	FOV (cm)	层厚/间隔 (mm)	NEX
FSE-T_1WI	400 ~ 600	90		10 ~ 25	2 ~ 3	256×224	22 ~ 26	3 ~ 5/1	2 ~ 4
FSE-T_2WI	3000 ~ 4000	90		90 ~ 120	8 ~ 25	256×224	22 ~ 26	3 ~ 5/1	2 ~ 4

脉冲序列	TR (ms)	FA (°)	TI (ms)	TE (ms)	ETL	矩阵	FOV (cm)	层厚/间隔 (mm)	NEX
STIR	3000~4000	180	180~220	40	8~10	256×192	22~26	3~5/1	2~4
2D FSPGR	150~250	80		2.1~4.5		256×192	22~26	3~5/0.5~1	1
3D FSPGR	5~10	15		2.1~4.5		256×224	22~26	0.8~1.2/0	1
DWI①	4000~6000	90		60~80	2	128×128	22~26	3~5/1	2

①b 值取 0,600~800s/mm²

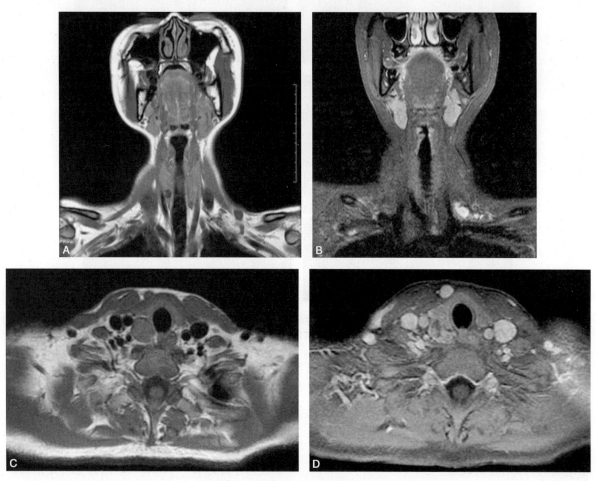

图 5-4-3　咽喉部及颈部 MR 图像
A. 冠状面 T₁WI；B. 冠状面脂肪抑制 T₁WI；C. 横断面 T₁WI；D. 横断面增强 T₁WI

5. 咽喉部及颈部 MR 图像　如图 5-4-3。

6. 注意事项

（1）体位设置时，注意下颌紧收，不能仰起，必要时垫高背部或枕部，下颌紧收，以免颈椎过度弯曲。

（2）由于颈部解剖结构的复杂性，不建议使用化学饱和法压脂，推荐应用 DIXON 法（如 IDEAL 技术）或 STIR 法脂肪抑制技术（推荐 MR 成像参数如表 5-4-3）。

（3）为减轻呼吸运动和血管搏动伪影，冠状面定位时，尽量不包括主动脉弓、频率编码采用 LR 方向并加非相位卷积技术；横断面定位时，频率编码置采用 AP 方向，并应用非相位卷积技术。

（4）为减轻血管搏动伪影，T₁W 增强扫描推荐使用具有脂肪抑制技术的 2D 或 3D FSPGR 序列，并注意添加局部匀场（推荐 MR 成像参数如表 5-4-3）。

（5）为判断颈部淋巴结的性质，建议行 DWI（成像参数如表 5-4-3）。在扫描后，利用后处理软件处理得到病变的 ADC 值。

五、耳部及内听道 MRI 技术

1. 适应证　①面瘫；②桥小脑角区占位；③内耳发育畸形等。

2. 射频线圈　头部正交线圈，头部相控阵线圈或头颈部联合线圈。

3. 被检者体位及成像中心　仰卧位，头先进，鼻根或眉间作为成像中心。

4. 扫描技术

（1）常规扫描：以横断面和冠状面 FSE-T$_1$WI 序列、FSE-T$_2$WI 序列为主，辅以横断面内耳水成像（如 3D-FIESTA 序列）。在冠状面定位像上设定横断面，使其平行于左右内听道结构，扫描范围包括蝶窦和左右乳突结构；在横断面定位像上设定冠状面薄层 T$_2$WI 序列，使其平行于左右内听道结构；在冠状面定位像上设定横断面内耳水成像序列，扫描范围包括左右侧半规管结构。添加上下饱和带以减轻呼吸运动或血管搏动伪影。必要时行横断面内听道神经血管成像（3D TOF MRA）。在冠状面定位像上设定横断面 3D-TOF-MRA，扫描范围覆盖三叉神经和小脑结构，一般情况下不复制 3D-FIESTA 序列定位线。

（2）增强扫描：一般不进行增强扫描。增强扫描时，采用钆对比剂（如 Gd-DTPA），剂量为 0.1mmol/kg 或遵照对比剂使用说明书，静脉注射速度为 1.0~2.5ml/s。注射完对比剂后即开始增强扫描。扫描序列应针对微小病灶并兼顾横断面、冠状面 T$_1$WI 序列或各向同性的 3D T$_1$W 增强扫描序列。

（3）推荐耳部及内听道 MR 成像参数，如表 5-4-4。

表 5-4-4　耳部及内听道 MR 成像参数

脉冲序列	TR （ms）	FA （°）	TE （ms）	ETL	矩阵	FOV （cm）	层厚/间隔 （mm）	NEX
FSE-T$_1$WI	400~600	90	10~25	2~3	320×256	18~20	3/0~1	2~4
FSE-T$_2$WI	4000~5000	90	90~120	8~25	320×256	18~20	1.5~3/0~1	2~4
3D FIESTA	5~10	60	1~3		512×512	18~20	0.8~1/0	4
3D TOF	20~30	15	2.1~4.5		256×224	22~26	1.0~1.2/0	2

5. 双侧内听道神经　如图 5-4-4。

6. 注意事项

（1）体位设置时，注意下颌紧收，不能仰起，必要时垫高背部或枕部。

（2）婴幼儿因头颅较小，需在其枕背部加软垫，以确保患者头颅中心与线圈中心一致。

（3）为便于后续序列定位，要求三平面定位图像，层厚设置较薄（一般层厚设置为 5mm），且冠状面能覆盖内听道结构。

（4）建议横断面采用零间隔扫描。为避免交叉干扰，调整 TR 为两次采集。

（5）3D-TOF-MRA 序列不使用脂肪抑制技术和磁化传递技术。若同时观察动静脉，则去掉上下预饱和带。

（6）扫描完成后，分别将 3D-FIESTA 序列和 3D TOF 序列原始数据传后处理工作站进行内听道三维重建（水成像效果）和薄层听神经、面神经薄层重建，并显示半规管及膜迷路的结构。

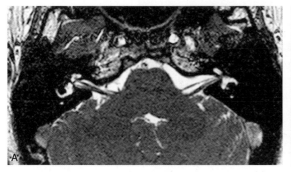
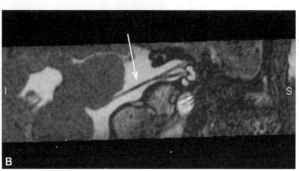

图 5-4-4　双侧内听道及神经
A. 双侧内听道及神经；B. 经后处理显示耳蜗-前庭神经（箭）

六、颈部 MRA 技术

颈部 MRA 技术属于非介入性的成像方法。根据其成像原理的不同,颈部 MRA 技术可分为相位对比法 MRA(PC-MRA)、时间飞跃法 MRA(TOF-MRA)和对比剂增强血管成像(CE-MRA)等。这里着重介绍后两种技术。

(一)颈部三维时间飞跃法 MRA(3D TOF-MRA)

1. 适应证 ①高血压;②颈部血管性病变,如颈部血管狭窄、颈部动静脉畸形;③颈部肿瘤性病变;④颈部软组织肿块;⑤颈部外伤等。

2. 射频线圈 头颈部联合线圈或脊柱相控阵线圈。

3. 被检者体位及成像中心 仰卧位,头先进,下颌下缘作为成像中心。

4. 扫描技术

(1)常规扫描:采用横断面三维 TOF 快速梯度回波序列。扫描平面平行于人体长轴;扫描方向由上至下;扫描块下缘包括主动脉上缘,以便显示颈总动脉和锁骨下动脉起始段。一般设置6~8个层块,层块之间重叠范围应相当于其厚度的25%。相位编码方向 LR 方向。在扫描层面上方设置预饱和带以消除静脉信号。

(2)颈部 3D TOF-MRA 成像参数,如表5-4-5。

表 5-4-5　颈部 MRA 成像参数

脉冲序列	TR (ms)	FA (°)	TE (ms)	ETL	矩阵	FOV (cm)	层厚/间隔 (mm)	NEX
3D TOF MRA	20~40	20	2.1~4.5		256×192	22~26	1.8~2.4/0	2
2D TOF MRA	25	60	2.1~4.5		224×160	20~28	2~8/0	2
3D CE MRA*	5~10	25	1~3		224×1922	28~32	1.4~2.0/0	1
DIR[①]	800	180	11	8	256×256	12~14	2/0	4

[①]TI 取 520ms

5. 颈部 3D TOF-MRA 如图5-4-5。

6. 注意事项

(1)体位设置时,注意下颌紧收,不能仰起,必要时垫高背部或枕部。

(2)为减轻血管流入的饱和效应,建议使用自下而上的斜坡脉冲。

(3)扫描完成后,将原始数据传后处理工作站重组(MIP)出血管图像,并旋转保存。

(二)颈部对比剂增强血管成像(CE-MRA)

1. 适应证、射频线圈、被检者体位及成像中心同颈部 3D TOF-MRA。

2. 扫描技术

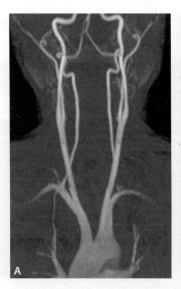
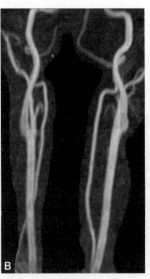

图 5-4-5　颈部 TOF-MRA
A. 颈部 3D-TOF-MRA;B. 颈部 2D-TOF-MRA

（1）定位：首先采用横断面二维 TOF 快速梯度回波序列自上而下大范围扫描，获得颈部血管影像。然后通过获得的颈部血管影像进行冠状面颈部对比剂增强血管成像（CE MRA）定位，扫描平面平行于颈部血管长轴，冠状面定位像上调整上下位置，FOV 下缘包括主动脉弓，一般除蒙片外，设置 2~3 个时相。定位完成后，进行蒙片扫描。

（2）增强扫描：增强扫描时，采用钆对比剂（如 Gd-DTPA），剂量为 0.1mmol/kg 或遵照对比剂使用说明书，静脉注射速度为 2.0~2.6ml/s。注射后，对比剂到达颈部靶血管的检测方法主要有两种，一种是透视触发（fluoro trigger）技术，一种是智能检测（smart prep）技术。血管扫描完成后，可以针对微小病灶并兼顾横断面、冠状面 T_1WI 序列或各向同性的 3D T_1W 增强扫描序列。

（3）推荐颈部 3D TOF-MRA 成像参数，如表 5-4-5。

3. 颈部 CE-MRA 如图 5-4-6。

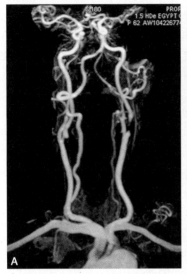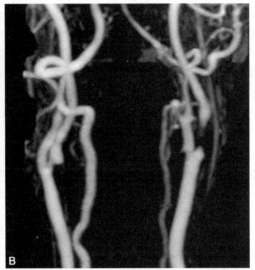

图 5-4-6 颈部 CE-MRA
A. 颈部 CE-MRA；B. 放大的颈部 CE-MRA，显示左侧颈内动脉分叉起始处充盈缺损

4. 注意事项

（1）颈部二维 TOF 定位时，一定要包括主动脉弓。为了缩短扫描时间，不使用上下饱和带；为了增加血管亮度，应使用最短 TR、较大翻转角。

（2）为防止空间位置误差而不能实现图像减影，增强血管序列一定要复制蒙片的定位线。

（3）无论采用哪种对比剂到达颈部靶血管的检测方法，均应关注 K 空间的填充方式。透视触发（fluoro trigger）技术采用椭圆 K 空间中心填充方式，扫描时间的前九分之一时间先填充到 K 空间的中心，临床上常用此方法。

（4）建议注射对比剂后，等速注入等量生理盐水。

（5）为避免发生静脉污染并动态显示颈部血管，可以采用基于血流动力学的时间分辨率成像（time resolved imaging of contrast kinetics，TRICKS）。

（6）颈动脉血管壁成像，采用小视野四翻转恢复序列（quadruple inversion-secovery，DIR）高分辨率成像技术，成像参数如表 5-4-5。

（周学军）

第五节 胸部 MR 成像技术

一、胸部相关疾病的 MR 检查要点

（一）纵隔疾病常见疾病 MR 检查要点

MR 成像在胸部应用困难主要因胸部呼吸、心跳、血管搏动等伪影干扰，以及肺组织磁敏感伪影和低质子密度导致在任何成像序列上都是低信号，因此肺部和纵隔 MR 成像时，需凭借强大的梯度磁场，应用多通道相控阵线圈和并行采集技术，合理运用相应门控技术，以提高其图像质量。

1. 对于儿童和孕妇，肺部 MR 成像应作为首选检查手段。

2. 对于肺内外病变及胸膜、胸壁病变，因肺部 MR 成像多组织参数成像、多平面显示的特点而具有明显优势，尤其对肺部肿瘤与其阻塞远端实变的

鉴别,显示隐匿在胸水内病变、肺内病变对胸壁的侵犯及鉴别胸腔积液的性质等具有较大价值。注意横断面和冠状面心电门控技术 T_1WI 时及时更新病人心率;呼吸门控技术 T_2WI 时及时更新呼吸频率,合并采用脂肪抑制技术,同时添加适合被检者体径的局部匀场。建议在以上基本序列基础上,行横断面 DWI 和 3D SPGR 序列进行多期动态增强扫描;有条件的还可以做肺 MR 灌注(DSC 或 3D ASL),以了解病变性质及其微血管情况。

3. 对于鉴别纵隔内外病变、膈上膈下病变,鉴别纵隔肿块为血管性与血管性非、实性与囊性侵袭性与非侵袭性,胸膜、胸壁病变,以及纵隔神经源性肿瘤的诊断,采用胸部 MR 成像,因胸部大血管的流空效应和脂肪组织的特有信号强度,我们先行横断面或冠状面 SSFSE-T_2WI 序列确定病变范围,后采用横断面心电门控技术的 T_1WI 和呼吸门控技术的 T_2WI(合并采用脂肪抑制技术),能使其结构和病变清晰显示。

4. 对于血管瘤、肿块、淋巴结的鉴别,除了上述的成像序列外,还可采用 3D SPGR 序列进行多期动态增强扫描,直接显示胸部血管形态、强化情况及其血流动力学信息。该序列设置时,需注意包括肺循环和体循环信息,以便病变定性。

5. 肺部 MRI 的限度 对于肺内微细结构的显示,不适用于慢性支气管炎、肺气肿、肺大疱、肺间质性炎症、支气管扩张等以间质改变为主的疾病检查。

(二) 乳腺疾病常见疾病 MR 检查要点

乳腺 MR 成像已成为继乳腺 X 线摄影和超声检查后的重要补充方法。对于观察致密型乳腺内的肿瘤、乳腺癌术后局部复发及乳房成形术后乳腺组织有无癌瘤,尤其对高位、深位多中心、多灶性乳腺癌的显示及其对腋窝、胸壁病变的检出,乳腺 MR 成像具有独特优势。

1. 对于乳腺常规 MR 成像,横断面定位时,FOV 中心应位于乳腺中心,因体径大于扫描野尺寸,建议常规序列扫描时采用非相位卷积技术;横断面 STIR 扫描时,为了减少心脏搏动伪影,在扫描层面上、下方添加预饱和带,并注意根据设备场强大小选择 TI(1.5T 场强选择 TI 为 150ms);矢状面 T_2W 成像时,要求减小 FOV,采用脂肪抑制技术,添加单侧乳房大小的局部匀场,并在扫描层面上、下方添加预饱和带。

2. 对于乳腺横断面 DWI,除了将频率编码方向设置为 LR 方向、FOV 中心稍偏乳头侧外,还需要添加局部匀场以覆盖双侧乳房,并在病人背部添加一较宽预饱和带以消除脂肪信号的干扰。

3. 对于乳腺 MR 动态增强扫描,既要兼顾其图像高空间分辨率,又要考虑其病变血流动力学特点。为了提高扫描速度,采用并行采集技术;为了保证磁场均匀度,需要分别添加双乳局部独立匀场;为了显示腋窝淋巴结,需要设置足够大 FOV,且无需添加非相位卷积技术;为了确保乳腺峰值时间有效扫描并能显示病变特征,要求对比剂注入后延时 30 秒启动增强扫描,且每个时相 1 分钟左右,共 8 ~ 15 个时相。为了在延时时间内获得更多信息,还可以先行横断面灌注,定位同横断面 TIWI 序列。

二、肺部 MR 检查技术

1. 适应证 ①肺部良恶性肿瘤和肿瘤样病变的诊断和鉴别诊断;②肺部肿块及肺不张、肺炎等病变的鉴别;③肺血管性病变的诊断和鉴别诊断;④放疗后纤维化团块与肿瘤组织的鉴别;⑤胸部手术后疗效的评价;⑥肺外伤;⑦胸膜、胸壁病变等。

2. 射频线圈 包绕式柔韧表面线圈,相控阵体部线圈或体线圈。

3. 被检者体位及成像中心 仰卧位,头先进或足先进,心电门控导联安装于被检者左胸前,胸部中点(两乳头连线中点)为采集中心。

4. 扫描技术

(1) 常规扫描:以横断面心电触发(R 波触发)双翻转恢复 T_1WI 序列(Double IR 序列)、呼吸触发 FSE-T_2WI 序列为主,辅以冠状面或矢状面呼吸触发 FSE-T_2WI 序列。必要时行横断面或冠状面 SSFSE-T_2WI 序列、冠状面屏气 FIESTA 序列和横断面呼吸触发 DWI。横断面扫描范围自胸廓入口至膈肌脚,相位编码方向采用 AP 方向;冠状面包括前后胸膜,相位编码方向采用 LR 方向;矢状面包括病灶,相位编码方向采用 AP 方向。添加上下饱和带以减轻血管搏动伪影。

(2) 增强扫描:采用钆对比剂(如 Gd-DTPA),剂量为 0.1mmol/kg 体重或遵照对比剂使用说明书,静脉注射速度为 1.5 ~ 2.5ml/s。注射完对比剂后即开始增强扫描。扫描序列应针对病灶并兼顾横断面、冠状面 T_1WI 序列或各向同性的 3D FSPGR 增强扫描序列,并采用脂肪抑制技术。

(3) 肺部 MR 成像参数,如表 5-5-1。

表 5-5-1　肺部 MR 成像参数

脉冲序列	TR （ms）	FA （°）	TE （ms）	ETL	矩阵	FOV （cm）	层厚/间隔 （mm）	NEX
Double IR	①	90	10 ~ 25	2 ~ 3	320×2224	35 ~ 42	6 ~ 10/0 ~ 1	2 ~ 4
FSE-T$_2$WI	②	90	70 ~ 90	8 ~ 16	320×224	35 ~ 42	6 ~ 10/0 ~ 1	2
SSFSE	2000	90	60		256×224	35 ~ 42	6 ~ 10/0	1
2D FIESTA	5 ~ 10	60	1 ~ 3		512×512	35 ~ 42	6 ~ 10/0 ~ 1	1
3D FSPGR	5 ~ 10	20	2.1 ~ 4.5		256×224	35 ~ 42	3.6 ~ 4.4/0	1
DWI③	②	90	70 ~ 90		128×128	35 ~ 42	6 ~ 10/1	4 ~ 6

根据所使用 MRI 仪性能决定，①取决于心率，②取决于呼吸频率，③b 值取 0,600 ~ 800s/mm^2

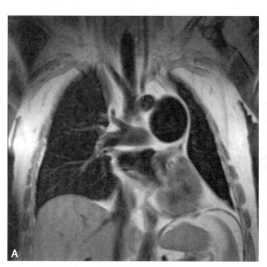
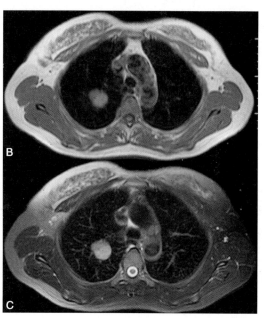

图 5-5-1　肺部 MR 图
A. 冠状面 T$_1$WI；B. 横断面 T$_1$WI；C. 横断面脂肪抑制 T$_2$WI

5. 肺部 MR 图　如图 5-5-1。

6. 注意事项

（1）建议采用多通道相控阵线圈，同时并行采集技术。

（2）检查前应针对被检者呼吸状况进行耐心训练，推荐采用呼气末屏气。

（3）Double IR 序列使用心电门控技术，扫描前必须确认导联类型，更新心动频率。

（4）T$_2$WI 序列采用脂肪抑制技术。如采用化学饱和法脂肪抑制时，需要添加与体径相仿的匀场。

（5）为了显示肺血管影像，可以应用 3D FSPGR 序列行多时相增强扫描，并在扫描完成后，做不同时相的后处理。特别提醒肺动脉显影时间早于体循环。

（6）为了鉴别肺部肿块的良恶性并确定肺癌的分期，建议行肺部 DWI（参数如表 5-5-1）。扫描完成后，在工作站应用 DWI 后处理软件处理得到的 ADC 值。

三、纵隔 MR 检查技术

1. 适应证　①胸廓入口病变及其与颈部、上胸部、胸腔及纵隔结构的相互关系；②气管及大支气管肿瘤；③纵隔肿瘤及囊肿，及其与血管的相互关系；④纵隔肿瘤、淋巴结肿大和大血管病变的诊断和鉴别诊断等。

2. 射频线圈被检者体位及成像中心　同肺部 MRI 技术。

3. 扫描技术

（1）常规扫描：以横断面心电触发（R波触发）双翻转恢复 T_1WI 序列（Double IR 序列）、呼吸触发 FSE-T_2WI 序列为主，辅以横断面呼吸触发 DWI 序列、矢状面或冠状面 FSE-T_2WI 序列。必要时行横断面 SSFSE-T_2WI 序列。横断面扫描范围自胸廓入口至心底，相位编码方向采用 AP 方向；矢状面包括病灶，相位编码方向采用 AP 方向；冠状面包括整个纵隔结构，相位编码方向采用 LR 方向。添加上下饱和带以减轻血管搏动伪影。

（2）增强扫描：采用钆对比剂（如 Gd-DTPA），剂量为 0.1mmol/kg 或遵照对比剂使用说明书，静脉注射速度为 1.5 ~ 2.5ml/s。注射完对比剂后即开始增强扫描并等速注入等量的生理盐水。扫描序列应针对病灶并兼顾横断面、矢状面 T_1WI 序列或各向同性的 3D FSPGR 增强扫描序列，并采用脂肪抑制技术。

（3）推荐纵隔 MR 成像参数，如表 5-5-2。

表 5-5-2　纵隔 MR 成像参数

脉冲序列	TR（ms）	FA（°）	TE（ms）	ETL	矩阵	FOV（cm）	层厚/间隔（mm）	NEX
Double IR	①	90	10 ~ 25	2 ~ 3	320×2224	35 ~ 42	5 ~ 8/0 ~ 1	2 ~ 4
FSE-T_2WI	②	90	70 ~ 90	8 ~ 16	320×224	35 ~ 42	5 ~ 8/0 ~ 1	2
SSFSE	2000	90	60		256×224	35 ~ 42	5 ~ 8/0	1
2D FSPGR	6 ~ 10	70	2.1 ~ 4.5		256×192	35 ~ 42	5 ~ 8/0 ~ 1	1
3D FSPGR	6 ~ 10	20	2.1 ~ 4.5		256×192	35 ~ 42	3.6 ~ 4.4/0	1
DWI③	②	90	70 ~ 90		128×128	35 ~ 42	5 ~ 8/1	4 ~ 6

根据所使用 MRI 仪性能决定，①取决于心率，②取决于呼吸频率，③b 值取 0,800s/mm²

4. 注意事项

（1）建议采用多通道相控阵线圈，同时并行采集技术。

（2）检查前应针对被检者呼吸状况进行耐心训练，推荐采用呼气末屏气。

（3）Double IR 序列使用心电门控技术，扫描前必须确认导联类型，更新心动频率。

（4）为了缩短扫描时间，弥补 Double IR 序列可能的像质问题，可以加扫屏气横断面 2D FSPGR 序列（参数如表 5-5-2）。为减轻该序列血管搏动伪影，建议选择最短 TE。

（5）为了显示纵隔大血管影像，建议在普通增强扫描前先应用 3D FSPGR 序列行多时相扫描，并在扫描完成后，做不同时相的后处理。有关对比剂注射速度及延时时间等内容参考血管成像技术。

四、乳腺 MR 检查技术

1. 适应证　①乳房肿块的鉴别；②乳腺癌的术前分期及术后复查；③乳腺癌放疗后；④乳腺癌高危人群普查；⑤乳房成形术后等。

2. 射频线圈　双侧乳腺专用环形线圈或单侧环形线圈。

3. 被检者体位及定位中心　俯卧位，足先进，身体左右居中，双臂向前。双乳头连线中心作为采集中心。

4. 扫描技术

（1）常规扫描：采用横断面 FSE-T_1WI 序列、STIR 序列或 FSE-T_2WI 序列，矢状面 FSE-T_2WI 序列，辅以横断面 DWI。扫描范围包括双侧全部乳腺组织及腋窝区。乳腺中心作为扫描 FOV 中心。频率编码方向除横断面 DWI 序列采用 LR 方向外，横断面和矢状面其他序列均采用 AP 方向。T_2W 成像时，必须使用脂肪抑制技术。

（2）增强扫描：采用钆对比剂（如 Gd-DTPA），剂量为 0.1 ~ 0.2mmol/kg 体重，静脉注射速度为 2.0 ~ 2.5ml/s。扫描序列为横断面双侧乳腺容积成像序列（3D SPGR 序列），采用脂肪抑制技术，分别添加类似乳房大小的局部匀场，并在矢状面定位像上调整上下位置。注射对比剂前，先完成一期采集，作为蒙片；注射对比剂后，延时 30 秒开始动态增强扫描，每个时相 1 分钟左右，一般 8 ~ 15 个时相。对比剂注完后，等速注入等量的生理盐水。

（3）乳腺成像参数，如表 5-5-3。

5. 乳腺 MR 图　如图 5-5-2。

6. 注意事项

（1）因育龄期女性体内激素水平会影响乳腺增强效果，建议乳腺 MRI 检查选择在增殖早期进行。

表 5-5-3 乳腺 MR 成像参数

脉冲序列	TR（ms）	FA（°）	TE（ms）	ETL	矩阵	FOV（cm）	层厚/间隔（mm）	NEX
FSE-T₁WI	400~600	90	10~25	2~4	256×224	32~35	4~5/1	2
FSE-T₂WI	3000~4000	90	100~120	8~16	320×2244	20~32	4~5/1	2~4
STIR	3000~4000	90	40~60	8~16	320×224	32~35	4~5/1	2~4
3D FSPGR	6~10	15	2.1~4.5		320×224	32~35	1.6~2.4/0	1
DWI①	6000	90	100		128×128	32~35	4~5/1	4~6
MRS②	2000	90	155			35	10/1	32

①$b=0,1000s/mm^2$，②单体素采集

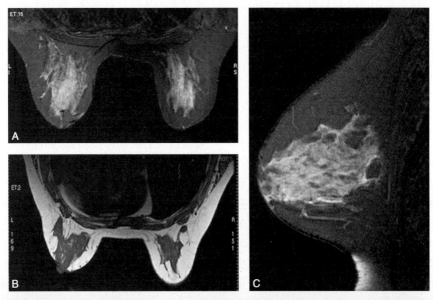

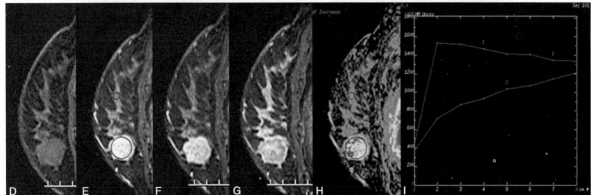

图 5-5-2 乳腺 MR 图

A. 横断面 STIR；B. 横断面 T₁WI；C. 矢状面脂肪抑制 T₂WI；E. 平扫；D~G. 不同时相动态增强；H. 后处理功能图像；I. 后处理得到时间-信号强度曲线

（2）一般情况下不需使用呼吸补偿感应器。如使用呼吸补偿感应器，应将其放置在被检者胸背部，并调整体位尽可能使被检者感觉舒适。

（3）在 DWI 或脂肪抑制序列成像时，需要添加适当大小的匀场。为了消除脂肪信号对 DWI 的干扰，建议 DWI 时背部添加较宽的饱和带。扫描完成后，在工作站应用 DWI 后处理软件处理得到相应的 ADC 值。

（4）单侧乳腺成像定位时，注意确认实际扫描侧线圈，以免错误使用。

（5）动态增强扫描技术对乳腺疾病诊断价值较高，扫描后必须利用MRI仪后处理软件进行后处理，得到反映病变特点的时间-信号强度曲线。将明显强化时相作三维重组得到病变增强后图像，可观察肿块与血管结构之间的关系。

（6）如MR成像仪允许，可进行乳腺PWI（DSC）或MRS检查（成像参数如表5-5-3），以提高乳腺疾病诊断的特异性。MRS定位时，注意ROI体积不宜过小，一般要求边长>1.5cm，并在其周围设置预饱和带，以覆盖可能造成干扰的组织，如皮肤、胸壁或心脏。扫描后利用后处理软件进行后处理，得到相应参数。

（周学军）

第六节　心脏大血管MR成像技术

心脏大血管MRI检查是一项复杂的综合性检查，既可用常规电影序列成像观察心脏的形态、结构与功能情况，也可用对比增强心肌灌注成像观察心肌的组织特性情况、判断心肌的存活性，还可用非对比增强的容积成像观察冠状动脉的情况，以及一些其他新序列用于观察心肌纤维化、心肌应变、心脏微循环等多种信息。因此，我们必须熟悉心脏大血管的解剖关系，了解心脏常见疾病的临床知识，常用的心脏大血管成像相关序列和参数，掌握各个检查层面的准确定位与扫描。

一、循环系统相关疾病MR成像的技术要点

1. 先天性心脏、大血管位置和连接异常　以形态学平扫、功能电影及CE-MRA为主要成像手段，以显示房室及大血管之间的畸形及血液循环关系；扫描序列以屏气扫描亮血序列为主，黑血序列为辅；扫描方位为冠、矢、轴加以显示大血管的最佳方位为主，如主动脉全长位、肺动静脉位等；亦要结合合并其他房室畸形时加做四腔位等。

2. 先天性心脏病　绝大部分以婴幼儿为主，MRI多在镇静状态下实施，通常需要快速准确实施检查方案。建议首先行冠、矢、轴三方位多层电影，以判断畸形的部位和血流情况，再根据已有图像显示做相应方位用以提供最佳的诊断信息，必要时行CE-MRA或动态CE-MRA了解畸形所在和功能、解剖房室及血流动力学的变化。

3. 后天性心脏病　冠状动脉硬化性心脏病MRI的优势在于对心脏的一站式检查，即一次检查可得到形态、功能、心肌灌注和心肌活性评价等多项综合信息，必要时亦可行冠脉MRA成像。在心肌缺血时，可根据心室壁的运动减弱，每搏心输出量、射血分数及心室壁压力的参数的测定做出诊断。在急性缺血期，心肌局部T_2WI上信号强度增加，室壁运动减弱，心肌梗死后可见心室腔扩大或室壁瘤形成。利用MR评估心肌活性，包括延迟增强和小剂量多巴酚丁胺负荷试验。坏死心肌会出现显著的透壁延迟强化，而且小剂量多巴酚丁胺不会恢复其正常的收缩运动。而顿抑或冬眠心肌通常表现为非透壁的延迟强化，特别是在多巴酚丁胺的刺激下，其心肌功能障碍可短暂恢复，为临床治疗提供指导。

高血压性心病和风湿性心脏病主要以形态学和功能电影为主要成像技术，用以评价心脏形态和瓣膜以及心脏功能指标；而肺源性心脏病则不仅行形态学和功能电影成像，必要时辅以CE-MRA显示主肺动脉或左、右肺动脉主干明显扩张，及肺动脉主干内异常信号影，即肺动脉栓塞情况。

4. 心肌病　心肌病系指主要侵犯心肌的病变，心肌病一般分为原发性与继发性两大类。根据其临床表现与病理机制又分为扩张型心肌病、肥厚型心肌病、限制型心肌病、致心律失常性右室心肌病、左室心肌致密化不全、心肌炎等。对于心肌病的诊断与鉴别诊断，MRI的优势也在于对心脏的一站式检查，即一次检查可得到形态、功能、心肌灌注和心肌活性评价即延迟增强等多项综合信息，其延迟强化反映纤维瘢痕的分布，一般位于中层心肌及外膜下心肌，如肥厚型心肌病室间隔与右室游离壁交界处斑片状强化常见于猝死的无症状的青少年病人，因此一站式心脏MRI有望对肥厚型心肌病进行危险性分级。MRI可对部分限制型心肌病行病因分析：血色素沉着症病人的心肌内低T_2WI信号影显示心肌受累情况；而弥漫性内膜下心肌延迟强化则是心肌淀粉样变性的特征性表现。对于心肌致密化不全，延迟强化的范围与射血分数显著相关，与室性心律失常及左心衰的危险性显著相关。另外，左室游离壁外膜下心肌的斑片状强化提示病毒B19（PV19）感染，室间隔中层带状强化主要提示疱疹病毒6（HHV6）或PVB19感染。因此，心肌病MRI一站式检查对于临床诊断与治疗具有极其重

要的作用。

5. 心包疾病　MRI 可采用双反转或三反转"黑血"技术和"亮血"技术，根据心包积液的信号强度有所不同，鉴别心包积液的性质。心包积液吸收不彻底，可引起心包肥厚、粘连，并可逐渐发展成缩窄性心包炎，致心脏活动受限，进而产生功能异常。MRI 为鉴别缩窄性心包炎和限制性心肌病提供了最佳的影像学诊断手段。

6. 大血管病变　如主动脉瘤，MRI 平扫及电影可显示主动脉内腔、管壁及其周围组织结构的关系等及血流动态变化，亦可行 CE-MRA 三维成像，有利于显示主动脉瘤的形态、大小、类型、病变的纵行范围、瘤壁、附壁血栓及瘤体与主动脉主支的关系。对于主动脉夹层，MRI 平扫及电影分别用于观察夹层的解剖变化和血流动态，大视野、多方位直接成像，无需对比剂，即可明确显示内膜片、壁内破口，显示真假腔及腔内血栓、分支受累等主要征象，能满足分型的诊断要求，必要时行 CE-MRA 进一步显示。

7. 心脏肿瘤性病变　心脏原发肿瘤绝大多数为良性，其中以左心房黏液瘤最多见，SE 序列上多呈均匀或不均匀中高信号并随心动周期改变。其次是恶性肉瘤，以右心房壁最常见，SE 序列肿瘤常呈混杂信号，以高中信号为主。心脏的继发肿瘤多位转移瘤，侵犯心包可有心包积液，侵犯心肌可有心律失常或心力衰竭，累及大血管导致上腔静脉、下腔静脉或肺静脉狭窄阻塞等。MRI 清楚显示病灶所在及上述继发性异常改变。根据心脏肿瘤的特点，MRI 检查以黑血和亮血技术为主，根据肿瘤在 T_1WI 和 T_2WI 图像上信号的演变过程，鉴别肿瘤的性质，Gd-DTPA 的增强扫描也有助于肿瘤的鉴别诊断，必要时辅以心脏电影成像判断肿瘤是否侵犯心瓣膜或是否影响心脏功能。

二、心脏大血管形态学 MR 检查技术

1. 适应证　心脏形态学包括心肌、心包和瓣膜。心脏室壁运动评估，心脏大血管疾病，如缺血性和非缺血性心肌病，心肌炎，心脏占位，心包积液及先天性心脏病等。

2. 射频线圈　心脏、体部相控阵线圈。

3. 被检者体位及成像中心　仰卧位，头先进或足先进。患者体位偏右，心脏接近磁场中心，线圈中心以心脏为中心，即两侧锁骨中线第五肋间水平连线。VCG 向量式心电门控，同时添加脉搏门控技术（PG）以防心电门控失败（图 5-6-1）。观察腹部呼吸最明显位置，外加呼吸门控，嘱患者练习呼气末屏气。由于心脏扫描时间较长，患者双手可垂放于身体两侧。

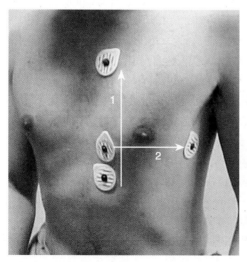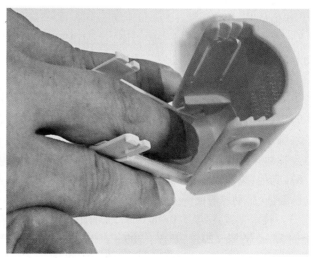

图 5-6-1　心电门控与脉搏门控

4. 扫描技术与方法

（1）扫描序列：黑血序列和白血序列为必选序列。

1）黑血序列：主要采用双反转 T_2WI 黑血序列及三反转 T_2WI 黑血序列，可在某一方位加扫双反转 T_1WI 黑血序列。双反转 T_2WI 黑血序列是在 FSE 序列的基础上采用了复杂的预饱和脉冲，使心腔中的血液信号被饱和而消失，有利于观察心肌壁的病变。三反转 fs-T_2WI 黑血序列在双反转 T_2WI 黑血序列的基础上添加了翻转恢复脉冲而抑制了

心包中脂肪的信号,对心肌病变的显示更为敏感。

2)白血序列:主要采用心电门控的平衡稳态自由进动梯度回波序列,选用单时相成像显示心脏形态,多时相电影成像显示心脏的运动功能。心腔内的血液由于流入相关增强效应而显示为高信号,瓣膜、心肌和涡流表现为低信号,易于观察瓣膜运动及血流状况。

对于心脏肿瘤、心包和心肌病变可采用SE序列做心脏增强扫描,必要时加脂肪抑制技术,对诊断与鉴别诊断具有重要意义。

(2)成像方位:心脏在胸腔的位置因人而异,根据美国心脏学会(AHA)对心脏的断层解剖成像的统一命名,其成像方位如下。

1)心脏二腔心面:(左/右室长轴面)左心室二腔心,经过左心室二尖瓣口并与左心室短轴层面平行于室间隔;右心室二腔心(流入道长轴面),横断面平行于室间隔,位于右心室短轴中点。显示左/右心房和心室。

2)心脏四腔心面:层面经过左室心尖及二尖瓣口和三尖瓣口中心,显示垂直于室间隔的"四腔心"位。该位置能均匀显示左室左房和右室右房,是所有心脏检查层面的定位基础。

3)心脏短轴面(左室短轴面):以心尖和二尖瓣中心的连线为中垂线,垂直于四腔心层面的左心室长轴,包全左、右心室的平面,显示包含左、右室的"短轴位"。

4)左室流出道面(心脏三腔心面):层面经过主动脉瓣口、二尖瓣口及左心室。主要显示主动脉瓣和二尖瓣的情况,同时可显示左心室最大长轴连线。

5)右室流出道面:层面经过右室及肺动脉段(左、右肺动脉分叉)。显示部分右心室、右心室流出道及肺动脉瓣、肺动脉主干的情况。

6)其他:胸部轴面、胸部冠状面、主动脉弓面、主动脉瓣面、肺动脉瓣面等。

(3)技术参数:层厚5.0~8.0mm,无间距扫描或层间隔≤层厚×20%,FOV(300~400)mm×(300~400)mm,TR、TE等与序列特征对应。采用心电门控、外周门控及呼吸门控技术。心功能分析采集短轴面电影图像,扫描范围覆盖完整左心室,从心尖到心底(即二尖瓣口),层厚8.0mm,无间距扫描,每个RR间期采集20~30个时相。

5. MR图示 无严重呼吸运动伪影、心脏血管搏动伪影及磁敏感伪影,清晰显示心肌、心腔、瓣膜、心包、血管壁、血管腔等结构。功能电影成像可显示心脏的全心功能和心肌局部功能。部分成像方位见图5-6-2。

6. 注意事项

(1)平稳的均匀呼吸是影响呼吸门控序列图像质量的关键因素。在检查前,嘱病人手部放在腹前调整呼吸,屏气时呼气末水平线处于水平直线。

(2)规则而整齐的心电,可以减少心律不齐导致的伪影。对于任何一个使用心电门控的序列,适当调节TR或TD时间,使采集窗落在心动周期的收缩末期或舒张中期。具体操作步骤为:①打开心电门控确认导联;②输入平均心率;③设置暂停一次;④添加局部匀场。

(3)触发延迟R波至射频开启之间的时间,以心动周期的百分数表示,心脏形态学检查中一般选"minmum";触发窗心动周期中数据采集完毕至R波的时间,系统用来等待探测QRS波,心脏形态学检查中一般选20%。

7. 技术进展 T_1 mapping技术可以对心肌的T_1值进行定量测量,心肌纵向弛豫时间在心肌水含量及细胞外环境发生变化时会发生改变,因此,此技术可以评估心肌的局部及弥漫性病变。目前,T_1 mapping技术多采用Look Locker技术(MOLLI或SHMOLLI或类似序列)。T_1 mapping技术通常包括:平扫T_1 mapping及增强后T_1 mapping。常用指标包括:初始T_1值,即平扫T_1 mapping测得的T_1值,为心肌内在T_1值,其反映的是心肌细胞及细胞外间质的混合信号;ECV值,是指细胞外间质容积占整个心肌组织容积的百分比,通过测量平扫T_1值、增强后T_1值及从血液标本中获得血细胞比容(Hct)计算出的一种相对稳定的参数指标。心肌初始T_1值及ECV值在心肌水肿(如急性心肌梗死、心肌炎)及细胞外容积增加(如肥厚型心肌病、扩张型心肌病、心肌淀粉样变性)等情况下常常发生改变,因此,具有较高的临床价值。

T_2 mapping技术可以对通过测量心肌组织T_2值来定量分析心肌内部成分的变化,作为一种MRI新技术,其在理论上可以从分子水平反映组织代谢与生化信息的改变,并且具有可重复性的特点。T_2 mapping技术采用快速自旋回波序列,在不同回波时间获得多幅图像形成简单的T_2衰减曲线,克服了常规T_2WI的不足,能以一种较准确、快速、定量的方法检测心肌水肿相关的高T_2值,界定心肌梗死危险区域,监测心肌的再灌注出血等。

IVIM在心脏成像方面研究报道非常少,且不成熟。1986年Le等学者首先提出了体素内不相干

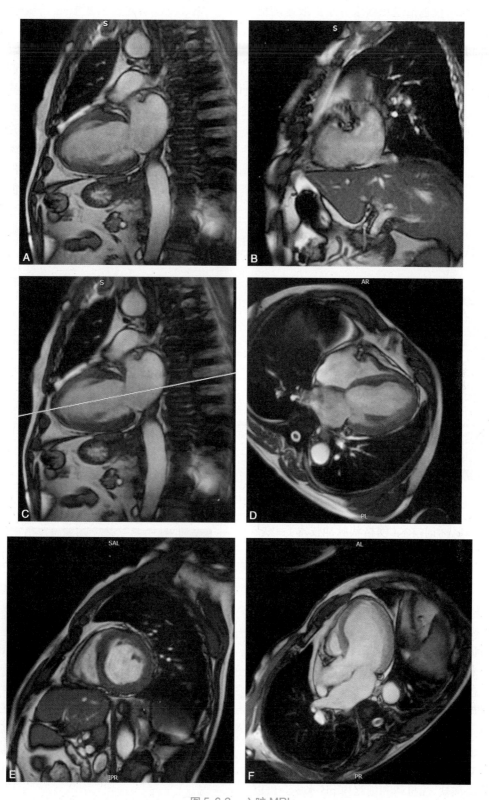

图 5-6-2　心脏 MRI

A、B. 心脏二腔心面；C、D. 心脏四腔心面；E. 心脏短轴面（左室短轴面）；F. 左室流出道面（心脏三腔心面）

运动(intravoxel incoherent motion,IVIM)理论,组织结构微观运动不仅包括组织内水分子扩散运动情况,还包括组织内血液微循环灌注情况。DWI 成像时随着不同 b 值的变化,可以将组织水分子的扩散运动和微循环灌注两部分区分开来,从而使得 DWI 技术的临床应用价值更进一步地深入与拓展。IVIM 理论采用双指数模型,利用 $Sb/S0 = (1-f) \cdot \exp^{(-bD)} + f \cdot \exp^{[-b(D+D*)]}$ 计算公式,从而可以获得组织的水分子扩散参数和微循环灌注参数。

三、磁共振成像心功能分析技术

1. 适应证 正常与疾病的心功能评估,如肥厚型心肌病,扩张型心肌病及其他心脏疾患等。

2. 射频线圈 同心脏大血管形态学 MRI 技术。

3. 被检者体位及成像中心 同心脏大血管形态学 MRI 技术。

4. 技术与方法

(1) 短轴位多时相白血电影序列:门控电影 MRI 可无创测量心室运动及功能,测定精确性方面优于 3D 超声,是测量心室运动及功能的金标准。扫描层数一般为 8~10 层,包含心尖至心底房室瓣口,以保证心功能分析准确无误。扫描后,利用 MRI 专用的心功能分析软件对扫描数据进行心功能分析处理。测量的功能参数包括射血分数(EF)、每搏量(SV)、收缩末容积、舒张末容积、左心室充盈率与排空率和心肌质量等(图 5-6-3)。

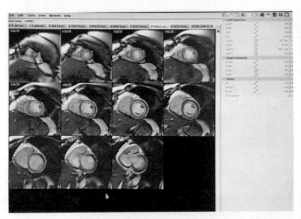
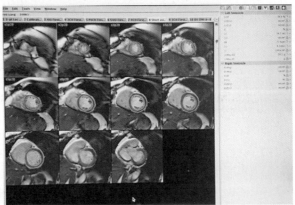

图 5-6-3 心功能分析软件

(2) 心肌标记技术(网格状脉冲技术):该技术是非侵入性评价心肌壁运动功能的重要手段,可以在静息及药物负荷下定量评价心肌梗死后心肌应变能力。在心脏电影序列前,R 波后立刻采用选择性 RF 饱和脉冲,饱和选择区域的心壁,使用线或网格形式标定心脏,使心肌壁显示为明暗交替的网格或网条状(图 5-6-4)。用心脏收缩时标记线或网格的运动来显示正常与异常组织运动的变化,用电影显示状态。一个 R-R 周期 20~30 个心动时相,便于观察其运动过程中的相对位置,以判断心肌应变的能力。

(3) 磁共振波谱分析(MRS):心脏代谢研究主要用 ^{31}P MRS 和 ^1H MRS。^{31}P MRS 能检测局部心肌的高能磷酸盐、无机磷和细胞内 pH 水平。可以研究缺血对心脏代谢的影响、心肌缺血再灌注损伤、扩张型心肌病、晕厥心肌、心肌梗死、心脏肿瘤等。随着在体定域波谱分析技术的不断发展,该技术在心血管系统中的应用日趋广泛。

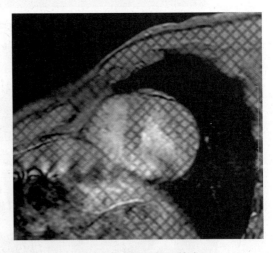

图 5-6-4 心肌标记技术

5. MR 图示 心功能分析软件及心肌标记技术。

6. 图像处理

(1) 将整个心动周期的数层短轴位电影图像

输入心功能分析软件包,用手动或半自动可分别在舒张期、收缩期对左、右室的内侧壁勾画轮廓。

(2)产生心脏功能报告表,内容包括心肌肌块(平均肌块、肌块标准差)、LV 腔容积(EDV-0 相位、ESV-6 相位、第二 EDV-14 相位)、心功能(射血分数、每搏输出量、心脏搏出、峰射血率、峰充盈率)、时间数据(收缩期持续时间、舒张期持续时间、峰充盈时间及心率)及舒张末期容积差等。

(3)产生左室容积以及容积变化率曲线。

(4)心肌厚度分析:在已勾画的心室心肌内侧壁的基础上再勾画其外侧壁轮廓,确定放射状区域,并计算结果,以表格或"牛眼"图的形式显示出来,包括心肌厚度的百分比、厚度差和绝对厚度。

(5)心脏磁共振几何和功能评价:MR 心脏图像特别适用于几何和功能评价,这主要是基于 MR 心脏图像良好的空间对比度、自由选择层面方位以及良好的心肌和血液对比。而心肌和心室的几何测定在心脏疾病诊断中非常重要,内容包括:心室容积、心肌肌块、左室和心肌的区域功能、心室的时间-容积曲线。①心室容积计算:利用短轴位电影多层采集图像可获得舒张末期心室容积(EDV)和收缩末期心室容积(ESV),每搏输出量(SV)和射血分数(EF 百分比);②心肌肌块正常心肌的密度值为 $1.05g/cm^3$;③心脏运动过程时间-压力、容积变化;④心脏血流动力学变化。

四、磁共振成像心肌活性评价

利用对比剂首过灌注和延迟增强过程中心肌信号强度变化规律,来探测对比剂在心肌内早期血液灌注的状况以及晚期对比剂廓清的情况,从而反映缺血心肌和梗死心肌的病理改变。

(一)MR 心肌灌注成像

1. 适应证 心肌缺血和心肌梗死,肥厚型心肌病,扩张型心肌病,心肌炎,心肌淀粉样变性及其他心脏疾患等。

2. 射频线圈 同心脏大血管形态学 MRI 技术。

3. 被检者体位及成像中心 同心脏大血管形态学 MRI 技术。

4. 扫描技术与方法

(1)扫描序列:首过灌注成像采用心电门控下快速梯度回波(FGRE-ET)序列,具有较高的时间分辨率和较大的覆盖范围(2R-R 间隔可以采集 8 个层面)。该序列采用了特殊空间编码的翻转恢复饱和脉冲,提高了图像的 T_1 对比度,更好显示增强区域与非增强区域之间的对比。

(2)扫描方法:在四腔心像上按左室短轴位定位。由于第一层非稳态采集,图像效果不佳,将其定于心尖之外或心尖顶端,扫描层数按 次采集允许的最大层数来定。在注入对比剂前,可设置 5 个时相,自由呼吸扫描,观察图像质量是否符合要求,检查系统状态和扫描位置。设置相同序列和位置(35 ~ 40 时相),完成预扫描。指示患者深呼吸 4 次,然后尽量屏气,患者最好全程屏气,减轻运动伪影,当无法继续屏气时,减小呼吸幅度。整个扫描时间与心率有关,1 分钟左右。屏气开始扫描,第一幅图像出现后注射对比剂 Gd-DTPA(0.2ml/kg 体重,4 ~ 5ml/s)。观察实时图像窗口,对比剂先进入右室,然后进入左室,接着左室心肌强化,信号升高。

心肌梗死后局部发生的功能性毛细血管减少和广泛的微血管床的损伤,使梗死区心肌灌注减少,造成对比剂在血管外组织间弥散不均匀,从而引起心肌信号增强程度上的信号差异(缺血区表现为充盈缺损)。因此在静脉内注入对比剂后快速、连续地在左室采集图像,可获得对比剂通过靶区时心肌的微循环峰值图(图5-6-5),直接显示其微循环的状态,反映着冠状动脉血管状况。

5. MR 图示 心肌灌注成像。

6. 注意事项 首先确认导联,更新心率后才能决定最大扫描层数。心率越快,允许的扫描层数越少。在四腔心层面舒张中晚期垂直于左室长轴定位短轴位,定位线层数为最大允许扫描层数,如果无法完全覆盖左室,增加层厚和层间隔。不使用任何信号均匀性纠正技术(如 PURE 或 SCIC)。

(二)MR 心肌延迟强化成像

1. 扫描技术与方法

(1)扫描序列:与首过灌注序列相似,也采用心电门控下含翻转恢复饱和脉冲的快速梯度回波序列 FGRE-ET(IR Prepared)。

(2)扫描方法:首过灌注扫描结束再次注入对比剂 Gd-DTPA(0.2ml/kg 体重,0.5 ~ 1ml/s)并开始计时,复制首过灌注扫描序列,延迟 7 ~ 12 分钟时扫描。当发现有高信号的心肌梗死灶后,要以病灶为中心扫描左室长轴位和四腔心位,观察心肌梗死的范围。Gd-DTPA 为细胞外对比剂,在正常心肌内被迅速廓清。当心肌发生凝固性坏死时,细胞膜完整性被破坏,对比剂通过渗透的方式进入梗死的部位并聚积,其廓清时间较正常心肌延长。延迟扫描时,正常心肌和梗死心肌因对比剂的分布差别从而

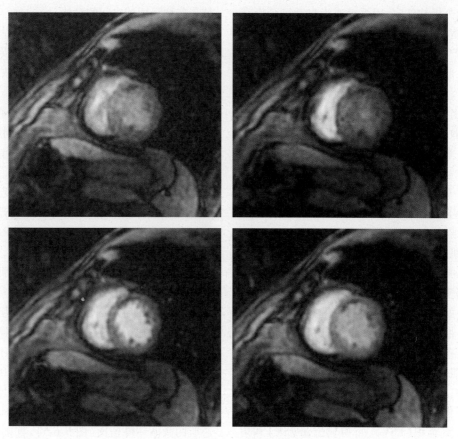

图 5-6-5 心肌灌注成像

形成 T_1 信号对比度差异（图 5-6-6）。

2. MR 图示 心肌延迟强化成像。

3. 注意事项 为了更好地抑制正常心肌信号，突出显示对比剂残留的梗死心肌高信号，翻转准备时间（prep time）和心电门控中触发延迟时间（trigger delay）的选择非常重要。延迟扫描包括早期延迟（3min）和晚期延迟（7～12min），两者翻转准备时间不一样，早期应该 350～400ms 左右，晚期 250ms 左右。由于正常心肌信号抑制也受心率、打药后延迟扫描时间、对比剂类型、注射方法等诸多因素影响，心肌 T_1 时间延长，有时需要增加翻转准备时间，从 200ms 开始，每次增加 20ms，观察正常心肌抑制效果，达到最好的正常心肌抑制目的。不使用任何信号均匀性纠正技术（如 PURE 或 SCIC）。

五、心血管 MRA 技术

（一）心脏大血管 MRA 技术

1. 适应证 主动脉夹层、动脉瘤、狭窄等的各种心脏大血管病变。

2. 射频线圈 同心脏大血管形态学 MRI 技术。

3. 被检者体位及成像中心 心脏大血管 MRA

在常规 MRI 形态学成像的基础上施行，常规先进行胸部轴位、冠状位及矢状位扫描。非对比剂增强血管成像采用斜冠状位或斜矢状位；对比剂增强血管成像采用冠状位。定位及门控同心脏大血管形态学 MRI 技术。

4. 扫描技术与方法

（1）非对比剂增强血管成像：包括白血技术和黑血技术，对于升主动脉及其附近的大血管病变，建议加扫心电门控的电影序列。根据血管走行及范围适当调整成像方位及层厚。

（2）对比剂增强血管成像：采用超短 TR、TE 的三维扰相 GRE-T_1WI 序列（CE-MRA）。根据血管走行及范围适当调整成像方位及层厚。胸部大血管一般选取冠状面成像，可进行多期扫描。CE-MRA 成像一般采用透视触发技术来确定扫描时机，采用 K 空间中心优先采集技术。对比剂剂量 0.2mmol/kg 体重，注射流率为 3ml/s（或前半剂量注射流率为 3ml/s，后半剂量流率为 1ml/s），再以等量生理盐水冲管。采集到的原始图像需要进行后处理，常用最大强度投影（MIP）和多平面重建（MPR）技术，也可采用 VR、SSD、仿真内镜的技术进行图像重建（图 5-6-7）。

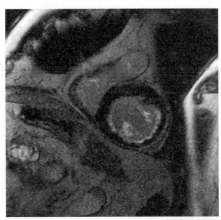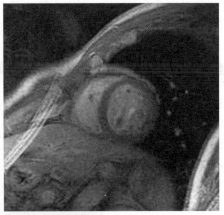

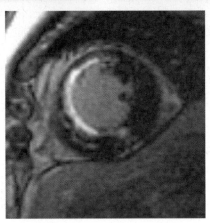

图 5-6-6　心肌延迟强化成像

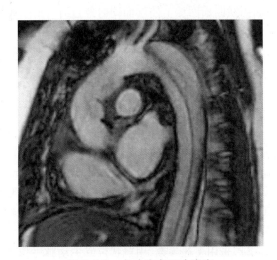

图 5-6-7　主动脉夹层动脉瘤

5. **MR 图示**　主动脉夹层动脉瘤。

6. **注意事项**

（1）应根据血管走行及范围适当调整成像方位及层厚；

（2）应用脂肪抑制；

（3）应显示心脏大血管动脉像及静脉像，且靶血管对比剂处于峰值浓度，图像清晰，无明显运动伪影。

（二）冠状动脉 MRA 技术

1. **适应证**　诊断缺血性心脏病、冠状动脉畸形等，定量评价冠状动脉狭窄，对冠脉血管成形术、冠脉搭桥术和冠脉内支架术后进行检测和随访。

2. **射频线圈**　同心脏形态学检查。

3. **被检者体位及成像中心**　与心脏形态学检查相似，门控技术使用脉搏门控而非心电门控。

4. **扫描技术与方法**

（1）扫描序列：非对比剂增强冠脉白血和黑血成像及采用自由呼吸导航 3D 扰相梯度回波技术的对比剂增强磁共振冠脉成像。目前比较成熟的是三维平衡式稳态快速梯度回波序列（如 FIESTA 序列）。该序列采用分段 k 空间采样技术，屏气扫描或者结合导航回波使用。应用较大的翻转角，在多个梯度方向重聚磁化矢量，最大程度地降低了血流对 B_0 场和 B_1 场不均匀的敏感性，形成 T_2/T_1 加权对比的图像，突出了血流的对比度。该序列成像时间快、信噪比高。采用脉搏门控使得成像时间处于冠脉运动相对静止的舒张中期，施加脂肪抑制脉冲提高冠状动脉与心肌和脂肪的对比度，突出冠状动脉。采用3D采集可以多角度重建。但由于憋气时间的限制,层块厚度受限,因而需要较高的定位技巧。

(2)扫描方法:以白血序列四腔心、左室长轴位、右室长轴位层面作为定位序列。根据四腔心层面多时相电影中定义触发延迟时间(TD),使扫描时心脏处于运动相对静止的舒张中期。

冠状动脉定位步骤:更新心率、设置TD时间后在该TD时间对应的定位像上定位。①在四腔心层面经右冠状动脉(RCA)和左回旋支(LCX)断面连线定位显示RCA和LCX;②右室长轴位沿房室沟(心右缘冠状沟)定位显示RCA;③在步骤①获得的图像上经RCA和LCX起点连线定位显示RCA和左主干(LM)及其在主动脉的开口;④在步骤①获得的图像上沿LCX走行定位显示LCX近段;⑤在步骤④获得的图像上沿LM和左前降支(LAD)走行定位显示LM和LAD近段;⑥在步骤④获得的图像上沿LM和LCX走行定位显示LM和LCX近段;⑦左室长轴位上沿LM和LAD近段走行定位显示LM和LAD近段;⑧左室长轴位上沿LAD中段和远段走行定位显示LAD中段和远段;⑨在步骤⑤获得的图像上沿LM和LAD近段定位显示LM的分叉。采用MPVR方式,选取合适的层厚和角度,获得显示清楚而充分的冠脉图像(图5-6-8)。

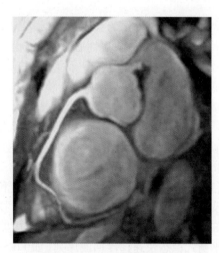

图5-6-8 冠状动脉MR

5. MR图示 冠状动脉MRA。

6. 注意事项 磁共振冠脉成像无需对比剂而可显示冠状动脉血管内腔、血管壁和血管周围组织,对无狭窄的排除具有很高的可信度。由于冠状动脉直径细小且运动方式及走行复杂,定位方法也比较复杂。另外,还受到心跳和呼吸运动的干扰,需要患者配合屏气。目前对冠状动脉狭窄程度的

准确定量分级还存在一定问题。对于心率大于90次/分的被检者,舒张中期的运动"静止"间期消失,导致检查显示的冠状动脉轮廓模糊,此时可以用药物控制心率,保证冠脉成像的图像质量。目前磁共振在冠脉成像的技术尚处于研究中,在临床的应用还有待进一步提高。

六、心血管系统MR血流定量

流量测量是心血管磁共振检查的重要补充部分。主要涉及主动脉、肺动脉、冠状动脉等主要动脉的流速测定及流量估算。

(一)主动脉血流定量分析

1. 适应证 主动脉流速测定及流量估算等。

2. 检查技术

(1)线圈及序列线圈同心脏大血管MRI。序列采用黑血序列定位扫描,血流定量测量采用2D-PC相位对比流速编码梯度回波电影序列。

(2)扫描方法

1)体位:同心脏大血管MRI。

2)成像方位。

①定位像扫描:在3plan-三平面定位像上,作主动脉弓位黑血序列扫描。层面设置方位:在冠状面定位像上转动扫描层面使其通过主动脉的流出道及主肺动脉,在肺动脉分叉高度显示升、降主动脉断面的横断面图像上使层面同时经过升、降主动脉断面,获得主动脉弓位成像(倾斜矢状面像)。

②血流定量测量序列扫描:在定位像获得的主动脉弓位像上,作垂直于升、降主动脉方位的流量测量序列成像(图5-6-9)。

(3)扫描参数

1)推荐流体定量测量扫描序列为2D-PC相位对比流速编码梯度回波电影序列,例如,2D-FLASH:流速编码(Venc)250cm/s,TR 20~40ms,TE 5~10ms,激励角20°~30°,层厚4~6mm,FOV 280~300mm,矩阵160~256×256~300,30个时相。用以评价每搏输出量及主动脉瓣功能。

2)采用上述参数,用冠状位或主动脉弓位,即平行于层面的动态观察图像:Venc:250cm/s,用以显示主动脉夹层。

3)采用上述参数,用显示主动脉瓣口的冠状位或矢状位,即平行于层面的动态观察图像,Venc:500cm/s。

4)采用上述参数,垂直于平面的定量测量图:Venc:500cm/s。用于评价、测量主动脉瓣狭窄的近端与远端的流体情况。

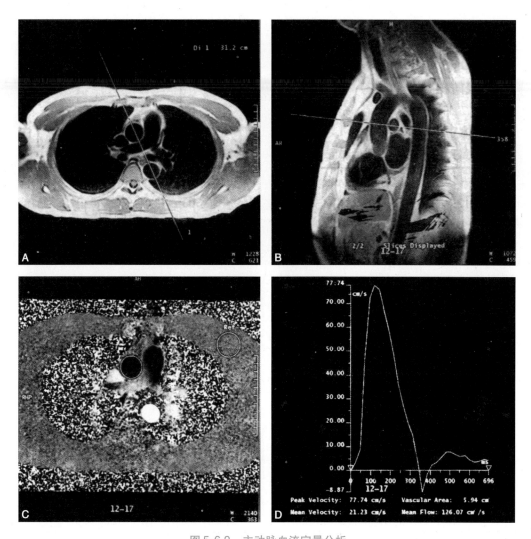

图 5-6-9　主动脉血流定量分析

A ~ B. 在主动脉弓位像上作层面垂直于升主动脉的流量分析成像;C. 相位图(白色-高信号代表血流正向,黑色-低信号代表血流逆向);D. 幅度图

3. 影像处理　相位对比流速编码梯度回波电影序列产生 2 组图像,即幅度图像(magnitude imaging)和相位对比流动图像(phase-contrast flow imaging)。扫描所获得的原始数据在一个心动周期内产生一系列时间间隔相等的图像,它代表速度在心动周期内作时间的函数。在相位对比图像上勾画出兴趣区(ROI)的截面轮廓,利用流动分析软件计算出每一心动周期内流体的峰速、平均流速(cm/s)、流量(cm³/s)。

在相位对比图像中,白色(高信号强度)代表正向流体,而黑色(低信号强度)代表逆向流体。

(二)肺动脉血流定量分析

1. 适应证　用于肺动脉流速测定及流量估算;左右心室心搏容积的测量、瓣膜返流的动量分析;流量差的测定;瓣膜和血管狭窄两侧压差的评价等。对肺动脉高压具有一定的诊断价值。

2. 检查技术

(1)线圈及序列同主动脉血流定量分析。

(2)扫描方法

1)体位:同心脏大血管 MRI。

2)成像方位

①定位像扫描:在3plan-三平面定位像上,作黑血序列扫描。层面设置:在显示部分肺动脉主干及左右肺动脉分叉的横断位定位像上,作平行于肺动脉主干的倾斜矢状面成像,所获的倾斜矢状面图像显示肺动脉瓣及肺动脉主干。

②肺动脉流体定量测量扫描:在定位像获得的倾斜矢状位图像上,肺动脉瓣口上2cm处作垂直于肺动脉主干的倾斜轴位流体定量测量成像(图5-6-10)。

3)扫描参数:与主动脉流量测定基本相同。流速编码比主动脉流量测定低:Venc:150cm/s,TR

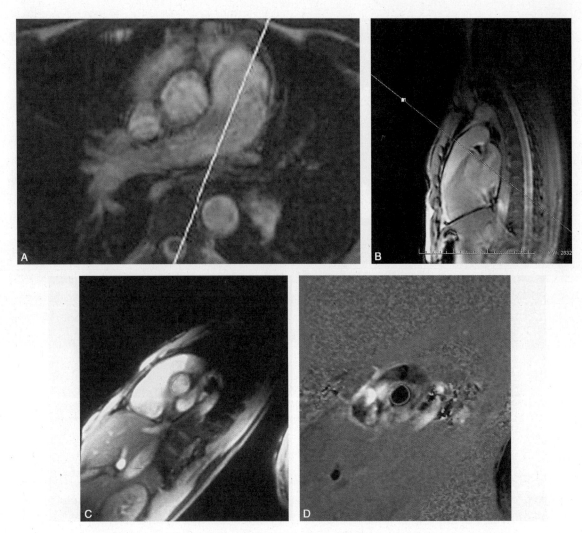

图 5-6-10 肺动脉血流定量分析

A. 肺动脉主干定位：轴位平行肺动脉主干定位；B. 肺动脉主干长轴像；C. 由长轴像垂直肺动脉干上方 1.5 ~ 2cm 描得到相应的模数图；D. 相位图

20 ~ 40ms，TE 5 ~ 10ms，激励角 20° ~ 30°，层厚 4 ~ 6mm，FOV 300 ~ 360mm，矩阵（160 ~ 256）×（256 ~ 400），30 个时相。

3. 影像处理方法　同主动脉流体定量分析。

（三）冠状动脉血流定量分析

1. 适应证　冠状动脉流量和流速测定。屏气 MRI 已用于冠状动脉成像，磁共振相位对比流速成像可在单次屏气中获得，并用以测定冠状动脉血流速度。运动和血管扩张剂导致心肌对氧需求增加，冠脉循环血流量和血流速度增加数倍，此反应称冠脉血流储备。在冠状动脉有血流动力学意义的狭窄时，冠脉血管扩张储备丧失或减低，屏气 MR 相位对比流速成像图可以显示。作为血管扩张剂如腺苷和双嘧达莫以及等长运动的反应，冠脉血流速度增加。MRI 通过定量评价冠脉血管扩张储备，而无创显示冠脉主干及其主要分支，和检测冠脉循环

生理完整性的应用具有潜在价值。

2. 检查技术

（1）线圈及序列：同主动脉、肺动脉流体定量分析。

（2）扫描方法

1）体位：同心脏大血管 MRI。

2）成像方位：冠状动脉各主干成像扫描见冠状动脉 MRI，分别以显示左右冠脉主干、LAD、LcX、RCA 的图像为定位图像，再取与之垂直的层面做定量分析扫描。

3）扫描参数：与肺动脉流量测定基本相同。流速编码比肺动脉流量测定序列低：Venc：75cm/s，TR 125ms，TE 5ms，激励角 30°，层厚 4 ~ 6mm，FOV 240mm，矩阵（110 ~ 160）×（128 ~ 256），30 个时相。

3. 影像处理方法　同主动脉、肺动脉流体定量分析。由于心脏大血管错综复杂的空间结构以

及使血液流动形式复杂,用相位对比流动分析方法测量复杂区域的血流时会有很多困难,自旋饱和以及体素内自旋—相位弥散可以导致信号丢失和测量误差。ROI 的选择应尽量客观反映所测解剖区域的真实大小或具有代表性的区域,才能保证该技术的成功应用。

在扫描过程中采用适当的速度编码非常重要,其强度以采样能产生 180°相位位移为依据,速度编码值 Venc 要大于所观测的流体速度。当 Venc 小于所观测流体的最大速度时,会产生所谓"相位回卷效应",造成伪影和速度测量偏低等假象。同时,还应注意层面选择的标准化,以避免由于选层不同,而得出不同的结果。

七、循环系统 MR 成像的图像质量控制

1. 形态学平扫 显示心脏大血管形态和 MR 信号特征,包括心肌、心腔、瓣膜、心包、血管壁、血管腔等结构。采用黑血技术,心肌和血管壁呈中等灰色信号强度,心腔和血管腔呈流空黑色信号,如果在双反转 FSE 序列上心肌呈高信号,或者怀疑心包病变、致心律不齐的右室发育不良等,需加增脂肪抑制的三反转 FSE 序列,此时图像应抑脂均匀。采用亮血技术,心肌和血管壁仍呈中等灰色信号强度,心腔和血管腔则呈白色高信号,应尽量避免由于磁敏感效应和血液流动而产生伪影。以上序列都需适当调节 TR 或 TD 时间,使采集窗落在心动周期的收缩末期或舒张中期,相对制动心跳或血管搏动和呼吸运动。各腔室及大血管扫描方位统一按 AHA 心脏的断层解剖成像命名,且断层角度和方位标准。提供真实可靠的诊断依据。

2. 功能电影成像 显示心脏的全心功能和心肌局部功能成像与分析、瓣膜的运动、心脏与心肌的形态学检查。一般采用梯度回波 Balance-SSFP 序列,也可采用施加网格状脉冲进行心肌标记成像,每个 RR 周期 15~20 心动时相。全心功能测量需短轴位 6~8mm 层厚、连续层面覆盖从心尖到心底房室沟水平,房室沟水平不能省略,因此层面可以同时显示 3~4 个心脏瓣膜;心脏运动功能观察还要补充平行与室间隔的左室长轴位、四腔位、三腔心位、左室流出道位、右室流出道位,部分复杂疾病状态,心脏发生扭曲转位时,可加扫横轴位帮助解剖结构识别。心脏电影功能成像需患者心律整齐,严重心律失常患者电影图像质量难以控制。

3. 心肌灌注 利用 Gd 造影剂首过效应显示心肌毛细血管床的灌注状态,采用 IR-FGRE 序列,每两个 RR 间期完成 4~6 个层面采集,图像畸变和伪影较少。采用短轴位成像,成像范围从心尖至房室沟。剂量 0.1mmol/kg,注射速率 4~6cm/s,30~50 时相。短轴位成像标准,亮血信号强度,无呼吸和心脏运动伪影。

4. 延迟强化 利用 Gd 造影剂延迟渗透进入凝固坏死的心肌,显示心肌梗死或纤维化的存在和范围以及心脏肿瘤的增强扫描。采用反转快速梯度回波序列(IR-FGRE)或相位敏感反转梯度回波序列(PSIR)。在心肌灌注后补充造影剂达到 0.2mmol/kg,延迟 10 分钟后开始扫描,以短轴位和四腔位为成像方位,由于注射 Gd 造影剂后影响正常心肌 T_1 值,IR-FGRE 序列需要根据造影剂注射后的延迟时间和心率实时调整 TI 时间以抑制正常心肌信号。PSIR 序列无需根据心率造影剂注射后延迟时间进行调节。无呼吸和运动伪影,诊断信息真实可靠。

5. 冠脉成像 冠脉 MRA 磁共振在冠脉成像的技术尚处于研究中,包括两个主要方式:"亮血"对比的冠状动脉血管成像和"黑血"对比的斑块成像,由于冠状动脉直径细小且运动方式复杂,具体的脉冲序列比较多,成像控制方式比较复杂。冠脉主要分支显示清晰,心脏运动和呼吸运动伪影制动良好;黑血技术采用高分辨图像显示斑块,特别是软斑块的显示具有独到的优势。

6. 心脏大血管 CE-MRA 心脏大血管的轮廓及空间位置显示良好,屏气采集,采用蒙片减影和脂肪抑制技术使背景抑制良好,增加血管显示的对比度。如怀疑锁骨下动脉盗血综合征,或者需要动态显示血管充盈状态时,可选用时间分辨率 CE-MRA,成像血管充盈过程各时相连续显示,犹如 DSA,提供真实可靠的诊断信息。

(宋清伟)

第七节 腹部 MR 成像技术

一、肝胆为脾 MRI 技术

(一)适用证

1. 肝、胆、脾肿瘤 如肝癌、肝血管瘤。
2. 肝、胆、脾弥漫性病变 如脂肪肝、肝硬化。
3. 肝、胆、脾先天性病变 如肝囊肿。
4. 肝、胆、脾病变治疗后随访 如肝移植术后、肝癌介入术后。

（二）射频线圈

肝、胆、脾 MR 检查优先选用体部多通道表面相控阵线圈。

（三）被检者体位及成像中心

被检者仰卧位，足先进，身体左右居中，双臂尽量举过头，困难者可置于身体两侧；线圈中心对准胸骨剑突，以剑突为成像中心进行定位。

（四）扫描技术

1. MR 平扫 检查方位、序列及参数横轴位为基本检查方位，常规检查序列为呼吸触发快速自旋回波 fs-T$_2$WI 序列、屏气快速梯度回波水-脂同反相位（双回波）T$_1$WI 序列、屏气 DWI 序列；冠状位为

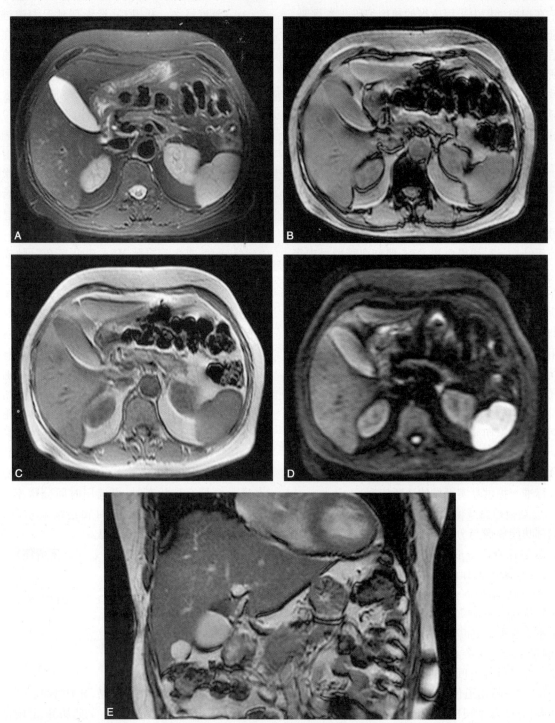

图 5-7-1 肝胆脾 MR 平扫检查序列

A. 横轴位呼吸触发 fs-T$_2$WI 序列图像；B. 横轴位双回波 T$_1$WI 序列反相位图像；C. 横轴位双回波 T$_1$WI 序列同相位图像；D. 横轴位 DWI 序列图像；E. 冠状位 FIESTA 序列图像

辅助检查方位,常规检查序列为屏气 Balance-SSFP T$_2$WI 序列(GE 公司的 FIESTA 序列、西门子公司的 True FISP 序列、飞利浦公司的 Balance-FFE 序列等),根据情况可选择呼吸触发快速自旋回波 fs T$_2$WI 序列。检查范围自上而下覆盖肝、胆、脾。相位编码方向横轴位和矢状位以前后方向为相位编码方向,冠状位以左右方向为相位编码方向。肝、胆、脾 MR 平扫检查序列如图 5-7-1 所示。

2. MR 动态增强扫描 检查方位、序列及参数以横轴位为基本检查方位,辅助以冠状位,常采用的检查序列为快速梯度回波三维 T$_1$WI 动

态容积屏气采集序列(如 GE 公司的 LAVA 序列,西门子的 VIBE,飞利浦的 THRIVE)。采用多期动态增强扫描方式,分为动脉期(注射对比剂 23~25 秒)、静脉期(50~60 秒)和平衡期(3~4 分钟),并根据具体情况进行延迟扫描,每期的扫描时间≤10 秒。对比剂首选高压注射器推注,也可采用手推的方法,并在对比剂推注结束后随后注射等量生理盐水。肝、胆、脾 MR 动态增强检查序列如图 5-7-2 所示。

3. 肝、胆、脾 MRI 常规序列参考参数见表 5-7-1。

表 5-7-1 肝、胆、脾 MRI 常规序列参考参数

序列	方位	TR(ms)	TE(ms)	ETL	FOV(mm)	矩阵	层厚(mm)	层间隔(mm)
FSE-T$_2$WI	横轴位	①	60~90	7~16	300~400②	320×224	5~8	1~2
双回波 T$_1$WI	横轴位	100~250	③		300~400②	320×192	5~8	1~2
FIESTA	冠状位	3.5~5	最短		300~400	320×192	5~8	1~2
DWI④	横轴位	①	60~90		300~400②	128×128	5~8	1~2
LAVA⑤	横轴位	最短	最短		300~400②	320×192	3~5	0

①由呼吸频率决定,1~3 个呼吸周期,②采用矩形视野,③1.5T 磁场中,同相位约为 4.4ms,反相位为 2.2ms,④b 值取 0,600~800s/mm²,⑤动态增强扫描常规采用含钆对比剂标准剂量为 0.1mmol/kg 体重(即 0.2ml/kg 体重),注射速度为 2~3ml/s

(五)注意事项

1. 脂肪抑制 T$_2$WI 序列是肝、胆、脾 MR 检查的首选序列,辅助以冠状位 Balance-SSFPT$_2$WI 序列可显示胆管、血管的情况。

2. FOV 不宜过小,一般要求超过解剖的 25%,并尽量使用矩形 FOV,可缩短扫描时间,添加上下饱和带可消除血管波动伪影。

3. 呼吸运动是影响腹部 MR 检查图像质量最重要的因素,检查前对被检者进行呼吸训练很有必要,呼吸门控触发检查序列要求被检者均匀呼吸,屏气序列要求被检者在呼气末屏气,一般按照吸气-呼气-屏气-正常呼吸的语音提示进行,或者直接在呼气末屏气,对于呼吸不均匀的被检者可以采用屏气序列检查。

4. 肝脏为肝动脉和门静脉双重血供的器官,在进行多期动态增强扫描要包含动脉期、门脉期、平衡期影像,动脉期最好检查多期,如动脉早期、动脉晚期。

5. 含水量较多的病变加做重 T$_2$WI 序列,TE 为 120~150ms,有利于和实性病变进行鉴别。

6. 胆道 MR 检查在确定梗阻部位后可进行层厚 3~5mm 的薄层扫描,必要时沿管道方向进行斜冠状位和斜矢状位检查。

7. 肝实质的 T$_2$ 值为 40~50ms(1.5T 场强),快速自旋回波中 T$_2$ 值有所延长,TE 值可设定为 60~90ms,有利于 T$_2$ 值接近于肝实质的小病灶的检出;脾脏的 T$_2$ 值高于肝脏,重点检查脾脏时,TE 可设定为 80~100ms。

二、胰腺、胃肠和腹膜后 MRI 技术

(一)适用证

1. 胰腺及胃肠肿瘤 如胰腺癌、胃间质瘤等。

2. 腹膜后肿瘤或淋巴结转移等。

3. 胃、胰腺或腹膜后病变治疗后随访。

(二)射频线圈

胰腺、胃肠和腹膜后 MR 检查优先选用体部多通道表面相控阵线圈。

(三)被检者体位及成像中心

被检者仰卧位,足先进,身体左右居中,双臂尽量举过头,困难者可置于身体两侧;以剑突下 3cm 左右为成像中心或以胃肠及腹膜后病变区为成像中心进行定位,线圈中心与成像中心一致。

(四)扫描技术

1. 胰腺 MRI 技术

(1)胰腺 MR 平扫:检查方位、序列及参数横轴位为基本检查方位,常规检查序列为横轴位呼吸

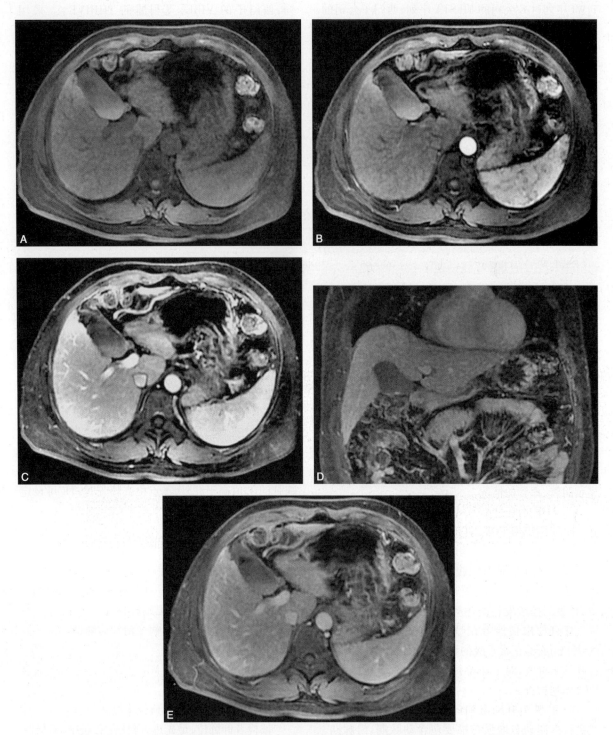

图 5-7-2　肝、胆、脾 MR 动态增强检查序列

A. 横轴位 LAVA 平扫序列图像；B. 横轴位 LAVA 序列动脉期图像；C. 横轴位 LAVA 序列静脉期图像；
D. 冠状位 LAVA 序列图像；E. 横轴位 LAVA 序列平衡期图像

触发快速自旋回波 fs-T$_2$WI 序列、屏气快速扰相梯度回波 fs-T$_1$WI 序列(也可采用双回波 T$_1$WI 序列)、屏气 DWI 序列;冠状位为辅助检查方位,常规检查序列为屏气快速梯度回波 fs-T$_1$WI 序列,根据情况可选择冠状位屏气 Balance-SSFP T$_2$WI 序列。检查范围自上而下覆盖胰腺。横轴位和矢状位以前后方向为相位编码方向,冠状位以左右方向为相位编码方向。胰腺 MR 平扫检查序列如图 5-7-3 所示。

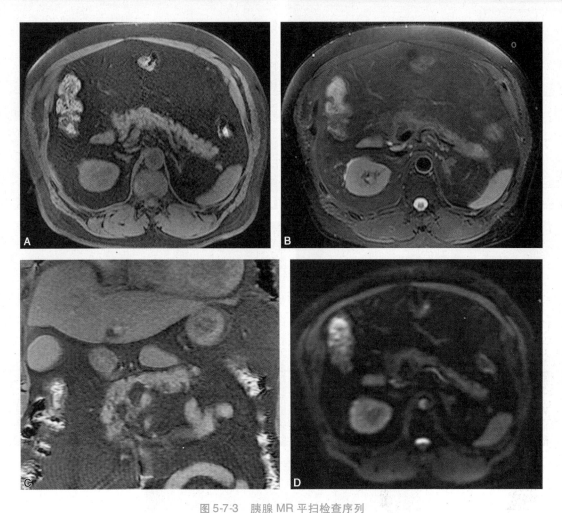

图 5-7-3 胰腺 MR 平扫检查序列
A. 横轴位 fs-T$_1$WI 序列图像;B. 横轴位 fs-T$_2$WI 序列图像;C. 冠状位 fs-T$_1$WI 序列图像;D. 横轴位 DWI 序列图像

(2)胰腺 MR 动态增强扫描:检查方位、序列及参数以横轴位为基本检查方位,辅以冠状位,常采用的检查序列为快速梯度回波三维 T$_1$WI 动态容积屏气采集序列(如 GE 公司的 LAVA 序列,西门子的 VIBE,飞利浦的 THRIVE)。采用多期动态增强扫描方式,分为动脉期(注射对比剂 23~25 秒)、静脉期(50~60 秒)和平衡期(3~4 分钟),并根据具体情况进行延迟扫描,每期的扫描时间≤10 秒。对比剂首选高压注射器推注,也可采用手推的方法,并在对比剂推注结束后随后注射等量生理盐水。胰腺 MR 平扫及动态增强检查序列如图 5-7-4 所示。

(3)胰腺 MRI 常规序列参考参数见表 5-7-2。

2. 胃、小肠及结肠的 MRI 技术 胃、小肠及结肠 MR 检查易受下列因素影响呼吸运动及心脏、大血管搏动的影响;胃肠道自身的蠕动影响;胃腔、肠腔内气体导致的磁敏感伪影;胃壁、肠壁厚度及形态受充盈度影响变化较大;胃肠周围解剖结构复杂、走行迂曲。所以采用快速成像技术、使用胃肠道蠕动抑制剂、合理的充盈胃肠道、多方位成像成为获得高质量图像的必要手段。

(1)被检者准备:胃、小肠 MR 检查前 12 小时禁饮食,结肠 MR 检查前一天给予泻药清洁灌肠,胃检查前 1 小时饮水 1000ml,检查前再饮 600~1000ml,小肠检查前 1 小时内分段口服清水或 2%~4% 安其格纳芬(angiografin)水溶液 1000~

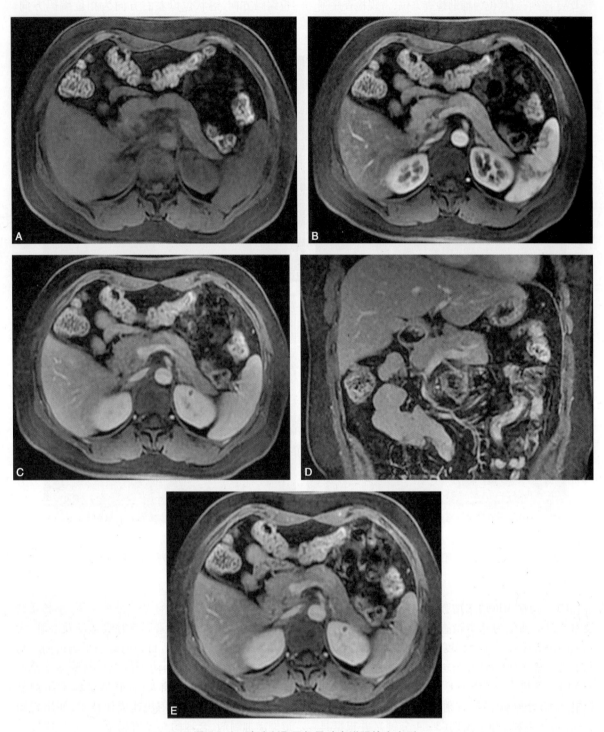

图 5-7-4　胰腺 MR 平扫及动态增强检查序列

A. 横轴位 LAVA 平扫序列图像；B. 横轴位 LAVA 序列动脉期图像；C. 横轴位 LAVA 序列静脉期图像；
D. 冠状位 LAVA 序列图像；E. 横轴位 LAVA 序列平衡期图像

表 5-7-2 胰腺 MRI 常规序列参考参数

序列	方位	TR (ms)	TE (ms)	ETL	FOV (mm)	矩阵	层厚(mm)	层间隔(mm)
FSE-T_2WI	横轴位	①	60~90	7~16	300~400②	320×224	3~5	0~1
FSPGR-T_1WI	横轴位	100~250	最短		300~400②	320×192	3~5	0~1
FSPGR-T_1WI	冠状位	100~250	最短		300~400	320×192	3~5	0~1
DWI③	横轴位	①	60~90		300~400②	128×128	3~5	0~1
LAVA④	横轴位	最短	最短		300~400②	320×192	2~4	0

①由呼吸频率决定,1~3个呼吸周期,②采用矩形视野,③b值取0,600~800s/mm²,④动态增强扫描常规采用含钆对比剂标准剂量为0.1mmol/kg体重(即0.2ml/kg体重),注射速度为2~3ml/s

1500ml,结肠检查前经肛门注入清水或生理盐水1000~1500ml,并使膀胱处于中等充盈状态;如无禁忌,检查前5~10分钟肌内注射山莨菪碱20mg抑制胃肠蠕动;屏气序列采取呼气末屏气可适当延长屏气时间。

(2) MR平扫:检查方位、序列及参数胃和结肠以横轴位为基本检查方位,辅助以冠状位;小肠以冠状位为基本检查方位,辅助以横轴位和矢状位。检查序列以快速屏气采集为主,一般不采用脂肪抑制技术。常规 T_2WI 检查序列为:①快速回复快速自旋回波(FRFSE,GE公司;TSE-Restore,西门子公司;TSE-DRIVE,飞利浦公司)是胃肠道MR检查的常用序列,需要结合呼吸门控技术。②Balance-SSFP T_2WI 序列(FIESTA,GE公司)根据情况可选择采用或不采用脂肪抑制技术。③单次激发快速自旋回波(signal shot fast spin echo,SS-FSE)序列或单次激发半傅里叶采集快速自旋回波序列(half fourier acquired signal shot turbo spin echo,HASTE)用于不能配合完成检查的被检者,成像速度<1秒/幅。常规 T_1WI 检查序列为:①快速扰相梯度回波 T_1WI 序列(GE公司为FSPGR,西门子为FLASH)单层图像获取时间<1秒,一次屏气可完成全胃检查;②快速梯度回波水-脂同反相位(双回波) T_1WI 序列。

(3) MR胃肠道水成像技术(magnetic resonance gastrointestinal hydrography,MRGIH):一种基于快速扫描序列的重 T_2WI 序列并结合脂肪抑制的成像技术,包括2D和3D两种成像方法,后者在采集结束后对原始图像需要进行手动MIP重建。优点有安全有效,无辐射,不受钡剂影响,无伪影,可发现及定位病变。

(4) MR增强扫描:检查方位、序列及参数以横轴位为基本检查方位,辅助以冠状位,常采用的检查序列为屏气快速梯度回波三维 T_1WI 动态容积采集序列(如GE公司的LAVA序列,西门子的VIBE,飞利浦的THRIVE)。胃、小肠、结肠MRI序列图像如图5-7-5所示。胃、小肠、结肠MRI常规序列参考参数见表5-7-3。

表 5-7-3 胃、小肠、结肠 MRI 常规序列参考参数

序列	方位	TR (ms)	TE (ms)	ETL	FOV (mm)	矩阵	层厚(mm)	层间隔(mm)
FRFSE-T_2WI	①	②	60~90	7~16	320~400③	320×192	5~8	1~2
FIESTA-T_2WI	①	3~5	最短		320~400③	320×192	5~8	1~2
SSFSE-T_2WI	①	无穷大	60~90		320~400③	320×192	5~8	1~2
FSPGR-T_1WI	①	100~250	最短		320~400③	320×192	5~8	1~2
双回波 T_1WI	横轴位	100~250	④		320~400③	320×192	5~8	1~2
DWI⑤	横轴位	②	60~90		320~400③	128×128	5~8	1~2
2D水成像	放射状	6000	500		360~400	384×224	30~70	0
3D水成像	冠状位	6000	600		360~400	384×224	1~2	0
LAVA⑥	横轴位	最短	最短		320~400③	320×192	4~6	0

①冠状位或横轴位,②由呼吸频率决定,1~3个呼吸周期,③横轴位采用矩形视野,④1.5T磁场中,同相位约为4.4ms,反相位为2.2ms,⑤b值取0,600~800s/mm²,⑥动态增强扫描常规采用含钆对比剂标准剂量为0.1mmol/kg体重(即0.2ml/kg体重),注射速度为2~3ml/s

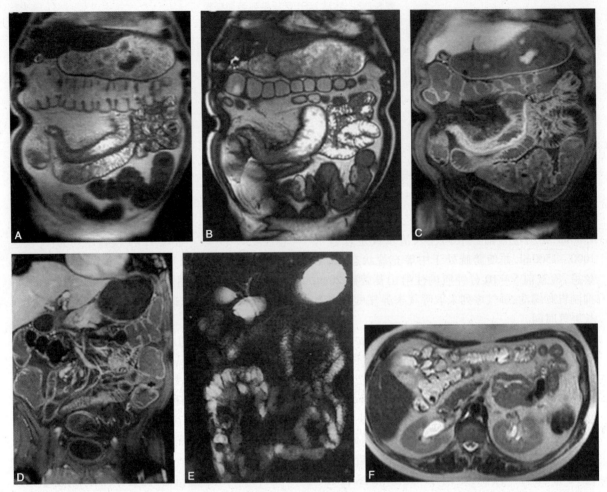

图 5-7-5 胃肠道 MR 检查序列

A. 冠状位 SSFSE-T₂WI 序列图像；B. FIESTA 序列图像；C. 脂肪抑制 FIESTA 序列图像；D. 冠状位 LAVA 序列图像；
E. 胃肠道 2D 水成像图像，F. 横轴位 SSFSE-T₂WI 序列图像

3. 腹膜后 MRI 技术 检查技术与肝脏 MR 检查大体相同，只是扫描范围要大一些，层厚适当增加，T₂WI 序列通常以脂肪抑制为主，需要着重观察的病变采用高分辨薄层检查。

（五）注意事项

1. 胰腺周围富含脂肪组织，在 T₂WI 序列和 T₁WI序列都为高信号，降低了组织间的对比，因而无论是 T₂WI 序列还是 T₁WI 序列都应施加脂肪抑制技术；胰腺组织内富含蛋白质和糖原，在 T₁WI 序列上呈现较高信号，而大多数胰腺病变为相对低信号，因此 T₁WI 序列是胰腺 MR 检查最重要的序列；对于怀疑胰腺恶性肿瘤的病例，至少有一个序列要覆盖全肝，以了解有无转移。

2. 胃、小肠及结肠的 MR 检查要求被检者在检查前必须做好充分的胃肠道准备，才能获得良好的影像。

三、胰胆管造影 MR 成像技术

（一）适应证

1. 胆管、胰管梗阻性病变 如结石、肿瘤、炎症等。

2. 肝、胆、脾、胰腺及部分胃肠道术前检查。

3. ERCP 术前检查 了解胰胆管是否有变异或畸形。

（二）射频线圈

胰胆管水成像检查优先选用体部多通道表面相控阵线圈。

（三）被检者体位及成像中心

被检者仰卧位，足先进，身体左右居中，双臂尽量举过头，困难者可置于身体两侧；以剑突下 3cm 左右为成像中心，线圈中心与成像中心一致。

（四）扫描技术

检查方位、序列及参数横轴位呼吸触发快速自

旋回波 fs-T$_2$WI 序列(不配合者采用 Balance-SSFP 序列检查)作为 MRCP 序列的定位图像。水成像包括 2D 和 3D 两种成像方法,单次激发厚层块 2D 重 T$_2$WI MRCP 序列至少获取 3 个角度的冠状面像,即以胆总管为轴,正冠状面为中间层,向前、后旋转一定角度分别各获取 2~3 层斜冠状像,层块范围覆盖主要肝内外胆管和胰管,屏气采集,层块厚度 30~70mm,FOV(300~400)mm×(300~400)mm,矩阵≥384×224,TR≥6000ms,TE≥500ms;呼吸触发快速自旋回波 3D 重 T$_2$WI MRCP 序列斜冠状面扫描,覆盖主要肝内外胆管、胆总管、胆囊和胰管,层厚 1.0~2.0mm,无间距扫描,FOV(300~400)mm×(300~400)mm,矩阵≥384×224,TR 为 2000~6000ms(选 1~3 个呼吸周期),TE≥500ms,对原始图像进行 MIP 重建,最好手动调节旋转方向,婴幼儿呼吸频率过快及幅度过小时可不使用呼吸触发。MRCP 检查序列如图 5-7-6 所示。

(五)注意事项

1. MRCP 不应单独进行,应结合肝胆胰脾及胰腺的平扫和(或)三维动态增强扫描技术,应重视原始薄层图像的显示。

2. MRCP 的扫描层面必须平行于目标胆管走行方向,如肝门区病变应平行于左右胆管,壶腹部病变应平行于壶腹的走行方向。

3. 在梗阻水平进行高分辨薄层扫描,常规采用脂肪抑制 T$_2$WI 序列,有利于病变细节的显示。

四、肾脏及肾上腺 MR 成像技术

(一)适用证

1. 肾脏及肾上腺肿瘤 如肾癌、肾上腺转移瘤、嗜铬细胞瘤等。

2. 肾盂、肾盏占位性病变。

3. 肾脏先天性病变 如多囊肾。

4. 肾脏及肾上腺病变治疗后随访。

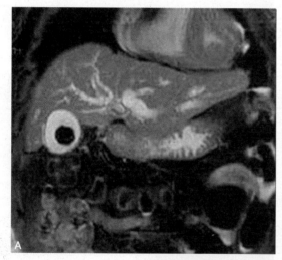
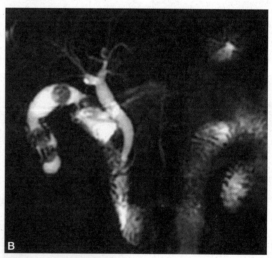
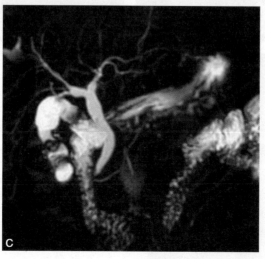

图 5-7-6 MRCP 检查序列
A. 冠状位 FIESTA 序列图像;B. 2D 水成像序列图像;C. 3D 水成像序列图像

（二）射频线圈

肾脏及肾上腺 MR 检查优选体部多通道表面相控阵线圈。

（三）被检者体位及成像中心

被检者仰卧位，足先进，身体左右居中，双臂尽量举过头，困难者可置于身体两侧；以剑突和脐连线中点为成像中心进行定位，线圈中心与成像中心一致。

（四）扫描技术

1. 肾脏 MRI 技术

（1）肾脏 MR 平扫：检查方位、序列及参数以横轴位为基本检查方位，常规检查序列为呼吸触发快速自旋回波 fs-T$_2$WI 序列、屏气快速梯度回波水-脂同反相位（双回波）T$_1$WI 序列、屏气 DWI 序列；冠状位为辅助检查方位，常规检查序列为呼吸触发快速自旋回波 fs-T$_2$WI 序列或 Balance-SSFP 序列。扫描

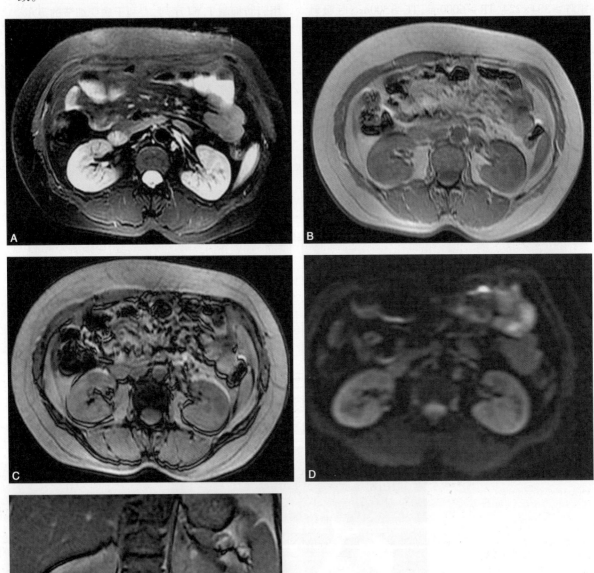

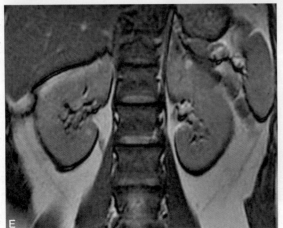

图 5-7-7　肾脏 MR 平扫检查序列

A. 横轴位 fs-T$_2$WI 序列图像；B. 横轴位双回波同相位 T$_1$WI 序列图像；C. 横轴位双回波反相位 T$_1$WI 序列图像；D. 横轴位 DWI 序列图像；E. 冠状位 T$_2$WI 序列图像

范围从左肾上极至右肾下极;横轴位和矢状位以前后方向为相位编码方向,冠状位以左右方向为相位编码方向。肾脏 MR 平扫检查序列如图 5-7-7 所示。

(2) 肾脏动态增强扫描:检查方位、序列及参数以横轴位为基本检查方位,辅助以冠状位,常采用的检查序列为快速梯度回波三维 T_1WI 动态容积屏气采集序列(如 GE 公司的 LAVA 序列)采用多期动态

增强扫描方式,分为动脉期(注射对比剂23~25秒)、静脉期(50~60秒)和平衡期(3~4分钟),并根据具体情况进行延迟扫描,每期的扫描时间≤10秒。首选高压注射器推注,也可采用手推的方法,并在对比剂推注结束后随后注射等量生理盐水。肾脏 MR 动态增强检查常规序列如图 5-7-8 所示。

(3) 肾脏 MRI 常规序列参考参数见表5-7-4。

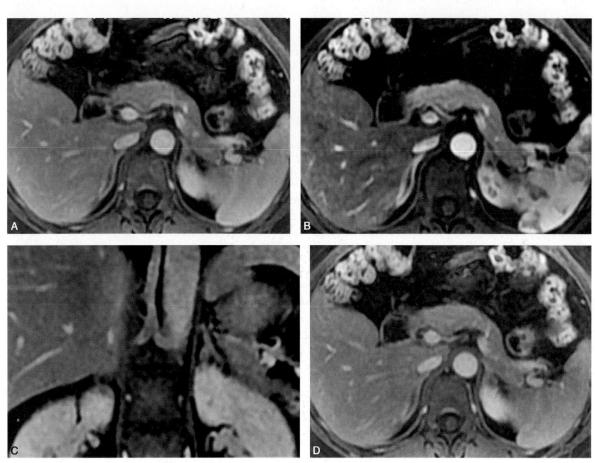

图 5-7-8　肾脏 MR 动态增强检查序列

A. 横轴位 LAVA 平扫序列图像;B. 横轴位 LAVA 序列动脉期图像;C. 横轴位 LAVA 序列静脉期图像;D. 冠状位 LAVA 序列图像;E. 横轴位 LAVA 序列平衡期图像

表 5-7-4　肾脏 MRI 常规序列参考参数

序列	方位	TR(ms)	TE(ms)	ETL	FOV(mm)	矩阵	层厚(mm)	层间隔(mm)
FSE-T_2WI	横轴位	①	60~90	7~16	300~400②	320×224	3~5	0~1
双回波 T_1WI	横轴位	100~250	③		300~400②	320×192	3~5	0~1
FSE-T_2WI	冠状位	①	60~90	7~16	300~400	320×224	3~5	0~1
DWI④	横轴位	①	60~90		300~400②	128×128	3~5	0~1
LAVA⑤	横轴位	最短	最短		300~400②	320×192	2~4	0

①由呼吸频率决定,1~3 个呼吸周期,②采用矩形视野,③1.5T 磁场中,同相位约为 4.4ms,反相位为 2.2ms,④b 值取 0,600~800s/mm²,⑤动态增强扫描常规采用含钆对比剂标准剂量为 0.1mmol/kg 体重(即 0.2ml/kg 体重),注射速度为 2~3ml/s

2. 肾上腺 MRI 技术

（1）肾上腺 MR 平扫：检查方位、序列及参数以横轴位为基本检查方位，常规检查序列为呼吸触发快速自旋回波 fs-T_2WI 或（和）T_2WI 序列、屏气快速梯度回波水-脂同反相位（双回波）T_1WI 序列、屏气 DWI 序列；冠状位为辅助检查方位，常规检查序列为冠状位 Balance-SSFP T_2WI 序列（或单次激发快速自旋回波 T_2WI 序列）。扫描范围从胃底上缘至肾门。横轴位和矢状位以前后方向为相位编码方向，冠状位以左右方向为相位编码方向。肾上腺 MR 平扫检查序列如图 5-7-9 所示。

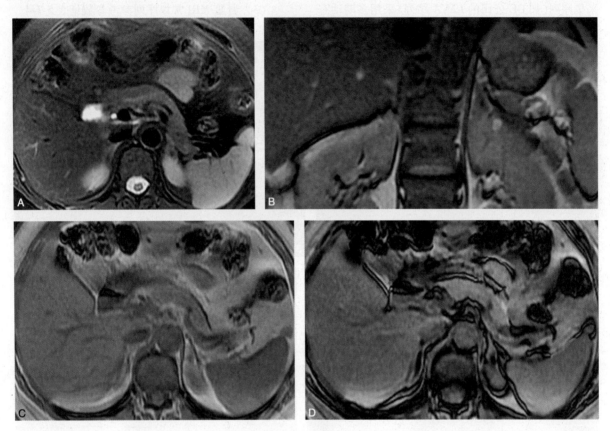

图 5-7-9　肾上腺检查序列

A. 横轴位 fs-T_2WI 序列图像；B. 冠状位 T_2WI 序列图像；C. 横轴位双回波同相位 T_1WI 序列图像；D. 横轴位双回波反相位 T_1WI 序列图像

（2）肾上腺动态增强扫描：检查方位、序列及参数以横轴位为基本检查方位，辅助以冠状位，常采用的检查序列为快速梯度回波三维 T_1WI 动态容积屏气采集序列（如 GE 公司的 LAVA 序列）扫描范围从胃底上缘至肾门。肾上腺 MR 动态检查序列如图 5-7-10 所示。

（3）肾上腺 MRI 常规序列参考参数见表 5-7-5。

表 5-7-5　肾上腺 MRI 常规序列参考参数

序列	方位	TR(ms)	TE(ms)	ETL	FOV(mm)	矩阵	层厚(mm)	层间隔(mm)
FSE-T_2WI	横轴位	①	60~90	7~16	300~400②	320×224	2~4	0~1
双回波 T_1WI	横轴位	100~250	②		300~400②	320×192	2~4	0~1
FIESTA	冠状位	3.5~5	最短		300~400	320×192	2~4	0~1
DWI④	横轴位	①	60~90		300~400②	128×128	2~4	0~1
LAVA⑤	横轴位	最短	最短		300~400②	288×192	2~4	0

①由呼吸频率决定，1~3 个呼吸周期，②采用矩形视野，③1.5T 磁场中，同相位约为 4.4ms，反相位为 2.2ms，④b 值取 0，600~800s/mm²，⑤动态增强扫描常规采用含钆对比剂标准剂量为 0.1mmol/kg 体重（即 0.2ml/kg 体重），注射速度为 2~3ml/s

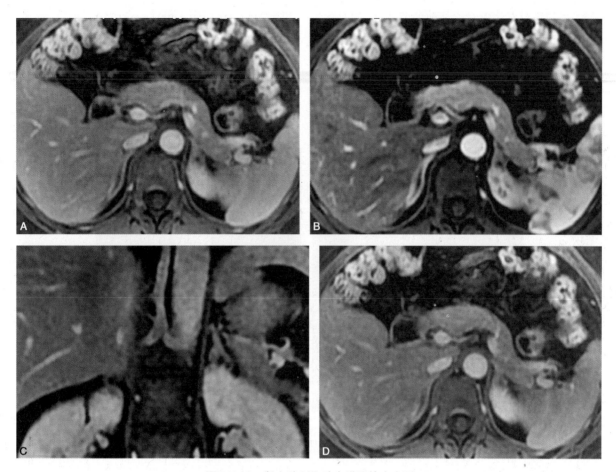

图 5-7-10　肾上腺 MR 动态增强检查序列

A. 横轴位 LAVA 序列动脉期图像；B. 横轴位 LAVA 序列静脉期图像；C. 冠状位 LAVA 序列图像；D. 横轴位 LAVA 序列平衡期图像

（五）注意事项

1. 肾上腺体积较小，且位于脂肪囊内，薄层高分辨、脂肪抑制扫描有利于肾上腺的显示；化学位移成像在肾上腺疾病的鉴别诊断中作用很大；怀疑为异位嗜铬细胞瘤或肾上腺恶性肿瘤时，应加大扫描范围，以便发现肾上腺以外的病变。

2. 冠状位检查有利于显示肾及肾上腺和周围组织器官的毗邻关系，并且扫描范围相对较大，有利于显示病变累及范围。

3. 脂肪抑制技术和非脂肪抑制技术的联合应用更有利于肾脏及肾上腺病变的鉴别诊断。

五、腹部 MRA 技术

（一）适用证

1. 腹部大血管及其较粗的分支血管的解剖及变异。

2. 腹部大血管管腔、管壁的改变，如狭窄、斑块、血栓、动脉夹层等。

3. 腹部大血管介入术前检查及术后随访。

（二）射频线圈

腹部 MRA 检查优先选用体部多通道表面相控阵线圈。

（三）被检者体位及成像中心

被检者仰卧位，足先进，身体左右居中，双臂尽量举过头，困难者可置于身体两侧；以目标血管为成像中心进行定位，线圈中心与成像中心一致。

（四）扫描技术

1. 腹部非增强血管成像技术　检查方法和心脏形态学 MR 检查部分序列相同，但操作相对简单一些，比如不需要采用心电门控技术。腹部非增强 MRA 检查常采用双反转或三反转快速自旋回波序列（黑血技术）及平衡稳态自由进动序列（亮血技术），一般采用屏气采集，沿目标血管的长轴和短轴各扫描一次。

2. 腹部对比增强 MRA（CE-MRA）技术　检查方位及序列 2D 或 3D 对比增强 MRA 冠状面扫描，包含腹主动脉后缘、前缘分支血管及周围器官的大血管,先扫描没有注射对比剂前的蒙片,注射对比剂后至少扫描 2 个时相(动脉期及静脉期),各期图像行减影 MIP 重建;检查参数 2D 对比增强 MRA 层厚 4.0~8.0mm,层间隔≤1.0mm,FOV(350~400)mm×(350~400)mm,矩阵≥320×192;3D 对比增强 MRA 扫描块厚度 40~50mm,层厚 1.0~2.0mm,无

间隔扫描,FOV(350~400)mm×(350~400)mm,矩阵≥320×256,单期扫描时间控制在 20s 内。采用高压注射器经静脉团注钆对比剂,剂量为 0.1~0.2mmol/kg 体重,注射速度为 2~3ml/s,并以相同速度注射等量生理盐水,对原始图像进行 MIP 重建。腹部 MRA 检查序列如图 5-7-11 所示。

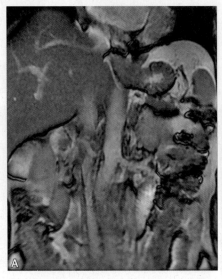
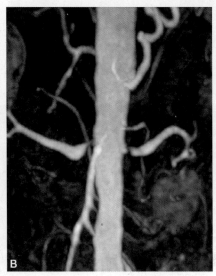

图 5-7-11　腹部 MRA 检查序列
A. 冠状位 FIESTA 序列图像;B. 3D 增强 MRA 图像

(五)注意事项

1. 腹部增强 MRA 成像技术的关键是选择合适的启动扫描时间,需结合 K 空间的填充方式来决定,否则极易失败;为实现准时地扫描,常用的检查方法有静脉团注测试法、自动跟踪探测法及实时监测触发法等。

2. 采集后的原始图像需要进行 MIP 重建,并多角度旋转显示腹部血管 3D 影像。

3. 双反转或三反转快速自旋回波序列主要用于显示血管壁的结构,Balance-SSFP 序列主要用于显示管腔。

六、尿路造影 MR 成像技术

(一)适应证

1. 泌尿系统梗阻性病变造成的肾盂、肾盏、输尿管扩张　如结石、肿瘤、炎症等。

2. 泌尿系统先天性病变　如巨输尿管、肾缺如、双肾盂、双输尿管等。

3. 泌尿系统病变术前检查。

(二)射频线圈

MR 尿路水成像检查优先选用体部多通道表面相控阵线圈。

(三)被检者体位及成像中心

被检者仰卧位,足先进,身体左右居中,双臂尽量举过头,困难者可置于身体两侧;以剑突和耻骨联合连线的中点为成像中心,线圈中心与成像中心一致。

(四)扫描技术

1. 检查方位及序列　检查方法和 MRCP 大致相同,横轴位和冠状位 Balance-SSFP 序列作为 MRU 序列的定位图像,检查范围覆盖整个肾盂、肾盏、输尿管和膀胱,屏气采集;单次激发厚层块 2D 重 T_2WI MRU 序列冠状位显示双侧尿路,斜冠状位显示单侧尿路,层块方向沿双侧或单侧肾盂、输尿管和膀胱方向,屏气采集;呼吸触发快速自旋回波 3D 重 T_2WI MRU 序列斜冠状面扫描,层块方向沿肾盂、输尿管和膀胱方向。

2. 检查参数　二维 MRU 序列层块厚度 30~70mm,FOV(300~400)mm×(300~400)mm,矩阵≥384×224,TR≥6000ms,TE≥500ms;三维 MRU 序列层厚 1.0~2.0mm,无间距扫描,FOV(300~400)mm×(300~400)mm,矩阵≥384×224,TR 为 2000~6000ms(选 1~3 个呼吸周期),TE≥500ms。婴幼儿呼吸频率过快及幅度过小时可不使用呼吸触发。MRU 检查序列如图 5-7-12 所示。

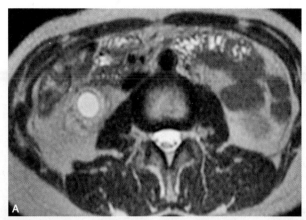

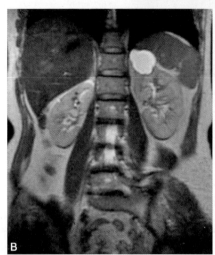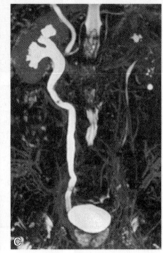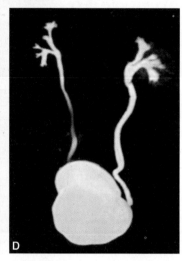

图 5-7-12　MRU 检查序列

A. 横轴位 FIESTA 序列图像；B. 冠状位 FIESTA 序列图像；C. 2D 水成像序列图像；D. 3D 水成像序列图像

（五）注意事项

1. MRU 不宜单独进行，应结合肾脏、输尿管及膀胱的平扫和（或）三维动态增强扫描技术，应重视原始薄层图像的显示。

2. MRU 不能反映肾功能的改变；不能区分梗阻和非梗阻性扩张。

3. 采集后的图像需要进行 MIP 重建，并多角度旋转显示泌尿系三维影像。

4. 检查前适当憋尿，禁饮食 12 小时，可以避免胃肠道内容物信号对 MRU 图像的影响。

七、相关疾病 MR 检查要点

（一）小肝癌的 MR 检查要点

小肝癌的早期诊断并早期治疗是延长患者生存期的关键，MR 检查已经成为小肝癌诊断的重要方法。

1. 小肝癌的直径一般不大于 3.0mm，所以高分辨薄层 MR 检查是诊断小肝癌的重要方法，一般采用呼吸触发快速自旋回波 fs-T_2WI 序列，层厚≤5.0mm，层间隔≤1mm。高度不典型结节增生在 T_2WI 图像上为略低信号或等信号，而小肝癌 90% 为高信号，脂肪变性也是小肝癌的特征之一，因此必须采用脂肪抑制技术，可以提高小肝癌的检出率。

2. 多期动态增强扫描结合肝细胞特异性对比剂的使用，进一步提高了小肝癌的检出率。常采用的检查序列为快速梯度回波三维 T_1WI 动态容积屏气采集序列（如 GE 公司的 LAVA 序列）层厚≤5.0mm，无间隔扫描。静脉注射肝脏特异性对比剂后先进行常规多期动态增强扫描，获得病变动脉期、门脉期、平衡期的血流信息（图 5-7-13），对比剂被肝细胞特异性的摄取，经胆系排出。现在临床应用中的普美显（Primovist，钆塞酸二钠，Gd-EOB-DT-PA）就是这类对比剂，肝细胞特异性摄取率达50%，使用较少的剂量（0.025mmol/kg 体重）就可获得满意的强化效果。典型的小肝癌表现出对比剂"快进快出"的特点，但也可以产生假阳性，和一

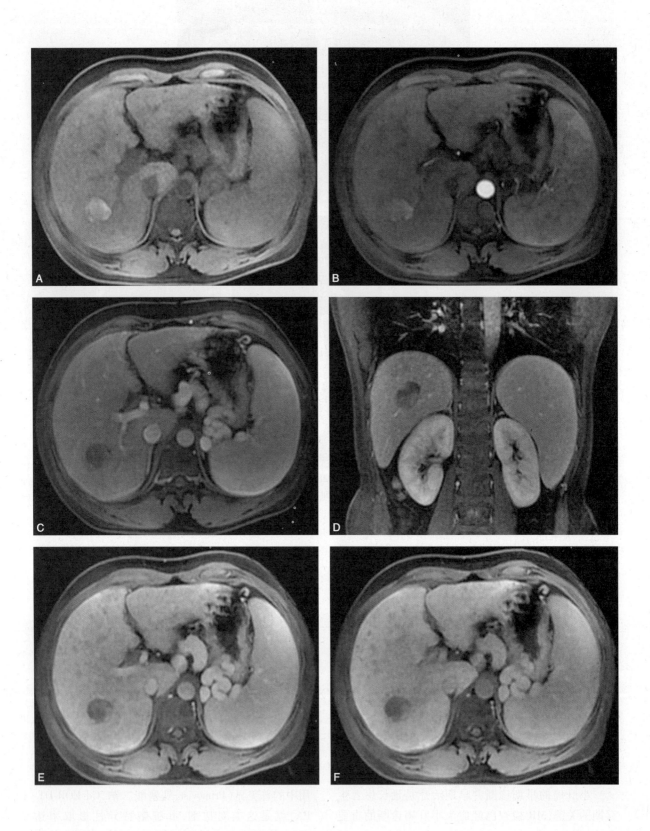

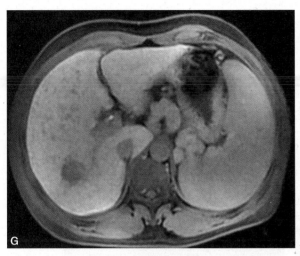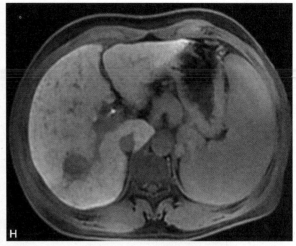

图 5-7-13 肝细胞特异性对比剂动态增强检查序列

A. 对比剂注射前横轴位 LAVA 序列图像;B. 对比剂注射 23 秒时横轴位 LAVA 序列图像;C. 对比剂注射 60 秒时横轴位 LAVA 序列图像;D. 对比剂注射 90 秒时冠状位 LAVA 序列图像;E. 对比剂注射 3 分钟时横轴位 LAVA 序列图像;F. 对比剂注射 6 分钟时横轴位 LAVA 序列图像;G. 对比剂注射 15 分钟时横轴位 LAVA 序列图像;H. 对比剂注射 20 分钟时横轴位 LAVA 序列图像

些富血供的良性病变如肝动脉门静脉瘘不易鉴别。高分化小肝癌即使使用肝细胞特异性对比剂也易漏诊,但对于中、低分化的小肝癌在肝胆期(为普美显对比剂注射后 10~20 分钟)表现为低信号或略低信号易于诊断。

(二)肝囊肿和肝海绵状血管瘤的 MR 鉴别诊断检查要点

1. 动态增强扫描很容易鉴别肝囊肿和肝海绵状血管瘤这两种含水量多的肝脏良性病变。

2. MR 平扫重 T_2WI 序列也可以鉴别这两种病变,在常规 T_2WI 序列均为高信号,肝海绵状血管瘤在重 T_2WI 序列图像上信号有所下降,而囊肿仍呈现高信号。

3. DWI 序列肝囊肿为低信号,肝海绵状血管瘤为略高信号。

(三)MR 肾图的检查要点

是利用 MR 成像技术来测定肾小球滤过率的方法,用来评价肾脏功能。常采用小剂量(0.015~0.025mmol/kg 体重)的 Gd-DTPA 作为对比剂,采用 2D 或 3D 快速扰相梯度回波重 T_1WI 序列进行数据采集,通过一系列后处理技术,将信号强度转换为对比剂浓度,得到 MR 肾图。从目前的研究状况看,尽管所采取的检查方案在采集模式、对比剂剂量、后处理技术、感兴趣区的选择、MR 信号强度与对比剂浓度的转换、示踪剂动力学模型等方面不尽一致,但得出结果与核素肾图相比较还是很准确的,正逐渐为临床所接受。

(四)化学位移成像在肾上腺疾病 MRI 检查要点

化学位移成像的原理不再赘述。肾上腺体积较小,位于肾周脂肪囊中,除了需要进行高分辨薄层扫描外,脂肪抑制技术使得肾上腺显示更清楚。肾上腺腺瘤、髓样脂肪为肾上腺良性肿瘤,含有多少不等的脂肪成分,采用快速梯度回波水-脂同反相位(双回波)T_1WI 序列进行检查,在反相位图像上信号强度有明显下降;肾上腺转移瘤、或原发性肾上腺皮质癌不含或含有极少量脂肪成分,在反相位图像上信号不下降;当肾上腺病变在常规 MRI 未发现明确脂肪成分时,化学位移成像可能对鉴别诊断有帮助。

(五)胃、小肠及结肠病变 MR 检查要点

1. 综合图像质量、病变细节显示、肿瘤分期准确性分析,快速恢复 $FSET_2WI$ 序列(GE 公司为 FRFSE,西门子公司为 TSE-Restore,飞利浦公司为 TSE-DRIVE)要优于 Balance-SSFP 及 SS-FSE 序列;快速恢复 FSE 序列需要结合呼吸门控,成像时间长,需要得到被检者良好的呼吸配合及胃肠道充盈良好;对于胃肠道充盈不满意和(或)呼吸配合不好的被检者 SS-FSE 序列是最佳选择;观察 Balance-SSFP 序列或双回波 T_1WI 反相位图像上胃肠道边缘伪影带的连续性,可辅助评价浆膜层的完整性和是否侵犯毗邻组织,fs-Balance-SSFP 序列对于胃壁的三层结构,黏膜层、黏膜下层、肌层/浆膜层具有较高的显示能力。

2. 快速恢复 $FSET_2WI$ 序列结合快速扰相梯度

回波 T_1WI 序列是显示胃肠道淋巴结的最佳序列组合。

3. 采用快速梯度回波三维 T_1WI 动态容积采集序列进行多期动态增强扫描,对早期癌变及黏膜下肿瘤有较高的显示能力,并且可以提高胃癌分期的准确性。

（六）流入反转恢复（in-flow inversion recovery,IFIR）序列肾动脉 MR 检查要点

1. IFIR 序列是一种基于平衡稳态自由进动序列的非对比剂增强 MRA 技术,先在梯度回波之前施加磁化准备反转脉冲以抑制背景组织和静脉的信号,在此基础上施加频谱预饱和反转恢复（spectral presaturation inversion recovery,SPIR）序列以抑制脂肪信号。

2. 检查技术 横轴位呼吸触发采集,反转时间设置 1200～1300ms,TE 及 TR 为系统默认的最小值,TE 为 2.5～2.7ms,TR 为 5.0～5.4ms,TE = 1/2TR,翻转角 70°,带宽 125.00MHz,层厚 2mm,层间隔 1mm,视野（300～360）mm×（300～360）mm,矩阵 ≥256×256,对原始图像进行 MIP 重建（图 5-7-14）。

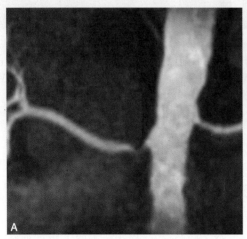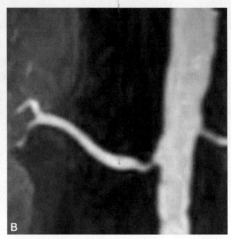

图 5-7-14 IFIR 序列评价肾动脉狭窄
A. IFIR 序列图像；B. 增强 MRA 图像

3. 在评价肾动脉的临床应用中同对比剂增强 MRA 有较好的一致性,可用于肾功能不全的被检者。

（刘世恩）

第八节　盆腔 MR 成像技术

一、膀胱 MR 成像技术

（一）适用证

1. 膀胱肿瘤 如膀胱癌。
2. 膀胱梗阻性病变 如膀胱结石等。
3. 膀胱及周围组织病变术前检查及术后随访。

（二）射频线圈

膀胱 MR 检查优先选用体部多通道表面相控阵线圈。

（三）被检者体位及成像中心

被检者仰卧位,足先进,身体左右居中,双臂可置于胸前或举过头,困难者置于身体两侧;以耻骨联合为成像中心进行定位,线圈中心与耻骨联合一致。

（四）扫描技术

1. MR 平扫检查方位、序列及参数 以横轴位为基本检查方位,常规检查序列为快速自旋回波 fs-T_2WI 序列、快速自旋回波 T_1WI 序列、DWI 序列;冠状位和矢状位为辅助检查方位,常规检查序列为快速自旋回波 fs-T_2WI 序列或 T_2WI 序列。检查范围自上而下覆盖膀胱。相位编码方向横轴位和矢状位以前后方向为相位编码方向,冠状位以左右方向为相位编码方向。膀胱 MR 平扫检查序列如图 5-8-1 所示。

2. MR 动态增强扫描检查方位、序列及参数 以横轴位为基本检查方位,辅助以冠状位和矢状位,常采用的检查序列为快速梯度回波三维 T_1WI 动态容积屏气采集序列,采用多期动态增强扫描方式,每期 15～20 秒,通过高压注射器或手工推注皆可,并在注射对比剂结束后注射等量生理盐水。膀胱 MR 动态增强检查序列如图 5-8-2 所示。

3. 膀胱 MRI 常规序列参考参数见表 5-8-1。

表 5-8-1 膀胱 MRI 常规序列参考参数

序列	方位	TR(ms)	TE(ms)	ETL	FOV(mm)	矩阵	层厚(mm)	层间隔(mm)
FSE-T$_2$WI	横轴位	≥2000	80~120	7~16	180~200[①]	320×192	3~5	0~1
FSE-T$_1$WI	横轴位	300~500	最短	3~5	180~200[①]	320×192	3~5	0~1
FSE-T$_2$WI	冠状位	≥2000	80~120	7~16	240~300[①]	320×224	3~5	0~1
FSE-T$_2$WI	矢状位	≥2000	80~120	7~16	240~300[①]	320×224	3~5	0~1
DWI[②]	横轴位	≥2000	80~120		180~200[①]	128×128	3~5	0~1
LAVA[③]	横轴位	最短	最短		240~300[①]	288×192	2~4	0

[①]采用矩形视野，[②]b 值取 0，800~1000s/mm²，[③]动态增强扫描常规采用含钆对比剂标准剂量为 0.1mmol/kg 体重(即 0.2ml/kg 体重)，注射速度为 2~3ml/s

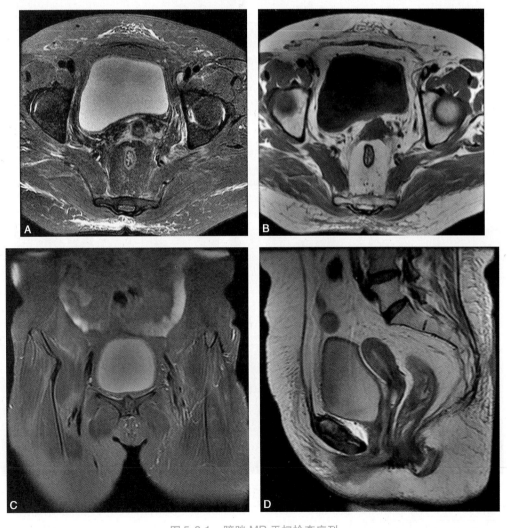

图 5-8-1 膀胱 MR 平扫检查序列

A. 横轴位 fs-T$_2$WI 序列图像；B. 横轴位 T$_1$WI 序列图像；C. 冠状位 fs-T$_2$WI 序列图像；D. 矢状位 T$_2$WI 序列图像

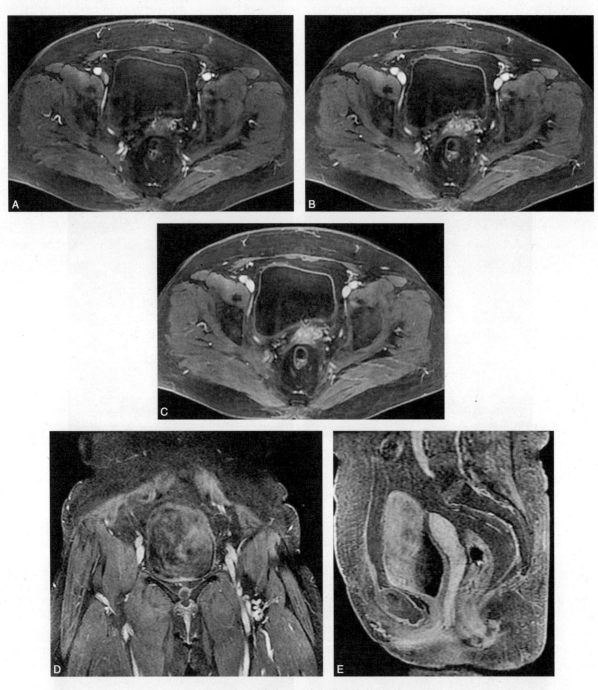

图 5-8-2 膀胱 MR 动态增强检查序列

A. 横轴位 LAVA 平扫序列图像;B. 横轴位 LAVA 序列动脉期图像;C. 横轴位 LAVA 序列静脉期图像;D. 冠状位 LAVA 序列图像;E. 横轴位 LAVA 序列平衡期图像

(五) 注意事项

1. 膀胱为中空囊性器官，检查时要求适当憋尿，有利于膀胱壁的显示，要求被检者在检查过程中呼吸幅度不要太大，并覆以软垫适当加压，用来减少图像呼吸运动伪影。

2. 膀胱位于盆腔内，受呼吸运动影响较小，不需要采用呼吸门控技术和屏气序列进行检查，常在下腹部垫以海绵垫，并束紧线圈前后片压迫小腹以抑制呼吸运动。

3. 对于神经源性膀胱，要注意脊髓圆锥、马尾神经的病变。

二、前列腺 MR 成像技术

(一) 适用证

1. 前列腺癌　如前列腺癌的诊断及分期。

2. 前列腺增生。

3. 前列腺炎症。

(二) 射频线圈

前列腺 MR 检查可用体部多通道表面相控阵线圈或(和)直肠内线圈。

(三) 被检者体位及成像中心

被检者仰卧位，足先进，身体左右居中，双臂可置于胸前或举过头，困难者置于身体两侧；以耻骨联合为成像中心进行定位，线圈中心与耻骨联合一致。

(四) 扫描技术

1. MR 平扫检查方位、序列及参数　检查方位、序列及参数以横轴位为基本检查方位，常规检查序列为快速自旋回波 fs-T_2WI 序列、快速自旋回波 T_1WI 序列、DWI 序列；冠状位和矢状位为辅助检查方位，常规检查序列为快速自旋回波 fs-T_2WI 序列或 T_2WI 序列。检查范围覆盖前列腺及精囊。横轴位和矢状位以前后方向为相位编码方向，冠状位以左右方向为相位编码方向。前列腺 MR 平扫检查序列如图 5-8-3 所示。

2. MR 动态增强扫描检查方位、序列及参数同膀胱 MR 检查。检查范围横轴位自上而下覆盖前列腺及精囊，冠状位和矢状位可适当扩大。前列腺 MR 动态增强检查序列如图 5-8-4 所示。

3. 前列腺 MRI 常规序列参考参数见表 5-8-2。

表 5-8-2　前列腺 MRI 常规序列参考参数

序列	方位	TR(ms)	TE(ms)	ETL	FOV(mm)	矩阵	层厚(mm)	层间隔(mm)
FSE-T_2WI	横轴位	≥2000	80～120	7～16	180～200①	320×192	3～5	0～1
FSE-T_1WI	横轴位	300～500	最短	3～5	180～200①	320×192	3～5	0～1
FSE-T_2WI	冠状位	≥2000	80～120	7～16	240～300①	320×224	3～5	0～1
FSE-T_2WI	矢状位	≥2000	80～120	7～16	240～300①	320×224	3～5	0～1
DWI②	横轴位	≥2000	80～120		180～200①	128×128	3～5	0～1
LAVA③	横轴位	最短	最短		240～300①	288×192	2～4	0

①采用矩形视野，②b 值取 0,800～1000s/mm²，③动态增强扫描常规采用含钆对比剂标准剂量为 0.1mmol/kg 体重(即 0.2ml/kg 体重)，注射速度为 2～3ml/s

(五) 注意事项

1. 前列腺检查时要求将尿液排空，消除膀胱蠕动伪影，前列腺位于盆腔内，受呼吸运动影响较小，不需要采用呼吸门控技术和屏气序列进行检查，在下腹部垫以海绵垫，并束紧线圈前后片压迫小腹以抑制呼吸运动。

2. 要求被检者在检查过程中呼吸幅度不要太大，并覆以软垫适当加压，用来减少图像呼吸运动伪影。

3. 直肠内线圈的使用是 MR 前列腺检查技术的一个飞跃，分辨力明显提高，但观察范围小，通常与常规体部线圈结合使用，有利于扩大观察范围，使用前要清洁灌肠并做好消毒工作，避免交叉感染。

三、子宫及附件 MR 成像技术

(一) 适用证

1. 子宫及附件肿瘤　如子宫肌瘤、卵巢囊肿、子宫内膜癌。

2. 宫颈癌的诊断及分期。

3. 子宫、附件及周围组织病变术前检查及术后随访。

(二) 射频线圈

子宫及附件 MR 检查优先选用体部多通道表

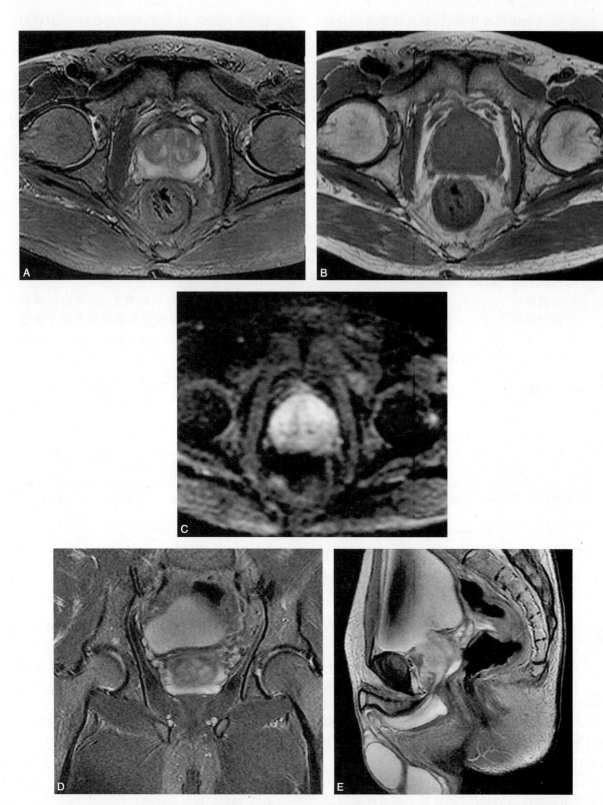

图 5-8-3 前列腺 MR 平扫检查序列

A. 横轴位 fs-T$_2$WI 序列图像;B. 横轴位 T$_1$WI 序列图像;C. 横轴位 DWI 序列图像;D. 冠状位 fs-T$_2$WI 序列图像;E. 矢状位 fs-T$_2$WI 序列图像

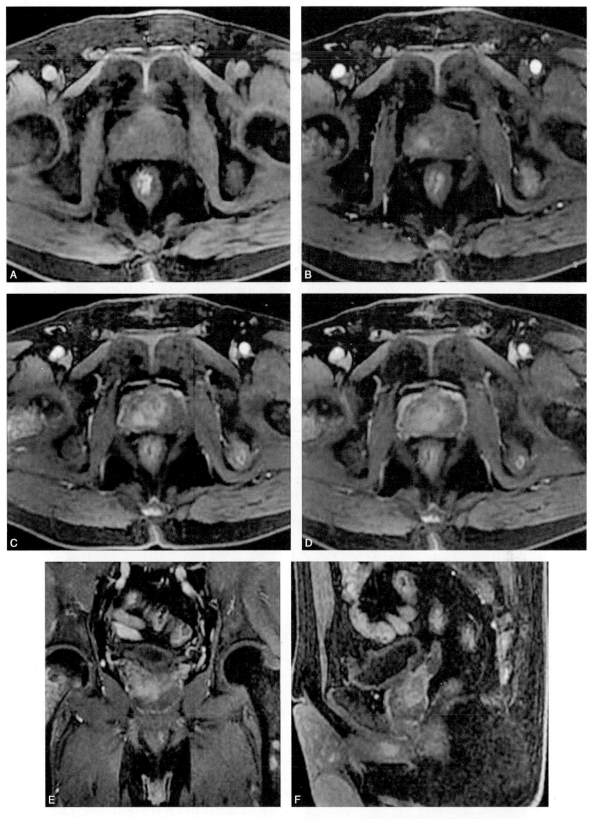

图 5-8-4　前列腺 MR 动态增强检查序列

A. 横轴位 LAVA 平扫序列图像；B. 横轴位 LAVA 序列动脉期图像；C. 横轴位 LAVA 序列静脉期图像；D. 冠状位 LAVA 序列图像；E. 横轴位 LAVA 序列平衡期图像

面相控阵线圈。

（三）被检者体位及成像中心

被检者仰卧位，足先进，身体左右居中，双臂可置于胸前或举过头，困难者置于身体两侧；以耻骨联合为成像中心进行定位，线圈中心与耻骨联合一致。

（四）扫描技术

1. MR平扫检查方位、序列及参数 以矢状位（沿子宫长轴）和横轴位（垂直于子宫长轴）为基本检查方位，常规检查序列为快速自旋回波T$_2$WI或（和）fs-T$_2$WI序列、横轴位快速自旋回波T$_1$WI序列、矢状位或横轴位DWI序列；冠状位为辅助检查方位，冠状位快速自旋回波T$_2$WI序列。检查范围覆盖子宫及附件。相位编码方向横轴位和矢状位以前后方向为相位编码方向，冠状位以左右方向为相位编码方向。子宫及附件MR平扫检查序列如图5-8-5所示。

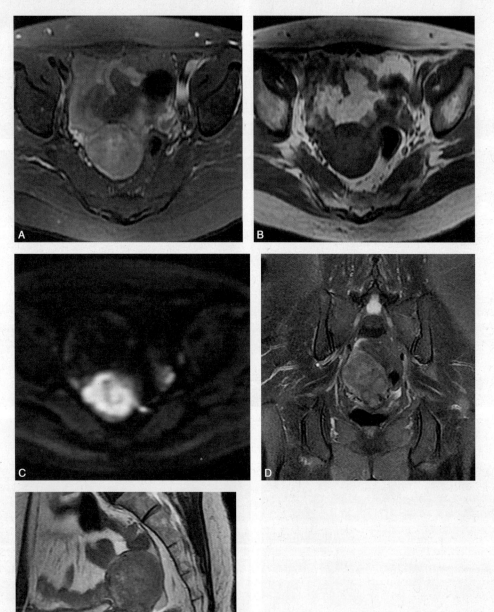

图5-8-5 子宫及附件MR平扫检查序列
A. 横轴位fs-T$_2$WI序列图像；B. 横轴位T$_1$WI序列图像；C. 横轴位DWI序列图像；D. 冠状位fs-T$_2$WI序列图像；E. 矢状位T$_2$WI序列图像

2. MR 动态增强扫描　检查方位、序列及参数同膀胱 MR 检查。检查范围横轴位自上而下覆盖前列腺及精囊,冠状位和矢状位可适当扩大。前列腺 MR 动态增强检查序列如图 5-8-6 所示。

3. 子宫及附件 MRI 常规序列参考参数见表 5-8-3。

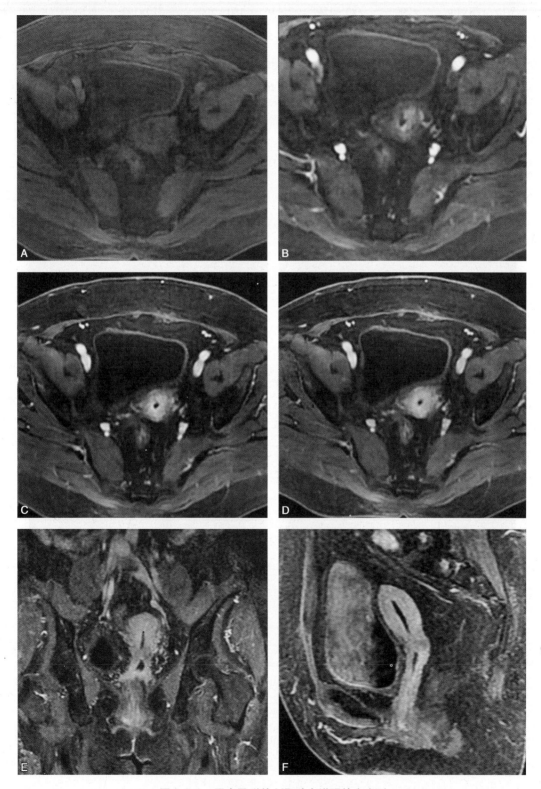

图 5-8-6　子宫及附件 MR 动态增强检查序列

A. 横轴位 LAVA 平扫序列图像;B. 横轴位 LAVA 序列动脉期图像;C. 横轴位 LAVA 序列静脉期图像;
D. 横轴位 LAVA 序列平衡期图像;E. 冠状位 LAVA 序列图像;F. 冠状位 LAVA 序列图像

表 5-8-3　子宫及附件 MRI 常规序列参考参数

序列	方位	TR（ms）	TE（ms）	ETL	FOV（mm）	矩阵	层厚（mm）	层间隔（mm）
FSE-T$_2$WI	横轴位	≥2000	80~120	7~16	180~200①	320×192	3~5	0~1
FSE-T$_1$WI	横轴位	300~500	最短	3~5	180~200①	320×192	3~5	0~1
FSE-T$_2$WI	矢状位	≥2000	80~120	7~16	240~300①	320×224	3~5	0~1
FSE-T$_2$WI	冠状位	≥2000	80~120	7~16	240~300①	320×224	3~5	0~1
DWI②	横轴位	≥2000	80~120		180~200①	128×128	3~5	0~1
LAVA③	横轴位	最短	最短		240~300①	288×192	2~4	0

①采用矩形视野，②b 值取 0.800~1000s/mm²，③动态增强扫描常规采用含钆对比剂标准剂量为 0.1mmol/kg 体重（即 0.2ml/kg 体重），注射速度为 2~3ml/s

（五）注意事项

1. 子宫及附件 MR 检查时，通常要求将尿液排空，消除膀胱蠕动伪影，子宫及附件位于盆腔内，受呼吸运动影响较小，不需要采用呼吸门控技术和屏

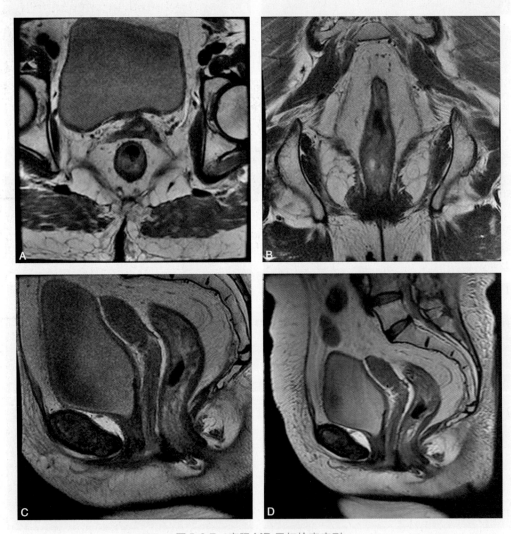

图 5-8-7　直肠 MR 平扫检查序列

A. 横轴位小 FOV T$_2$WI 序列图像；B. 冠状位小 FOV T$_2$WI 序列图像；C. 矢状位冠状位小 FOV T$_2$WI 序列图像；D. 矢状位大 FOV T$_2$WI 序列图像

气序列进行检查,在下腹部垫以海绵垫,并束紧线圈前后片压迫小腹以抑制呼吸运动。尽管子宫MR检查无需借助充盈膀胱来完成,但是子宫浆膜层菲薄,而相邻的子宫肌层和腹壁肌肉信号相似,适当憋尿可将腹壁肌肉和子宫肌层分开。

2. 子宫及附件不同病变检查方位可做适当调整,子宫内膜癌和宫颈癌以矢状位为主要检查方位;卵巢病变以冠状位为主要检查方位。脂肪抑制和非脂肪抑制序列要相互参照。

四、直肠MR成像技术

(一)适用证

1. 直肠肿瘤　如直肠癌的诊断及分期。

2. 直肠及周围组织病变术前检查及术后随访。

(二)射频线圈

直肠MR检查优先选用体部多通道表面相控阵线圈。

(三)被检者体位及成像中心

被检者仰卧位,足先进,身体左右居中,双臂可置于胸前或举过头,困难者可置于身体两侧;以耻骨联合上缘2cm为成像中心进行定位,线圈中心与成像中心一致。

(四)检查技术

1. MR平扫检查方位及序列　以小FOV斜横轴位(垂直于病变直肠的长轴)、斜冠状位(沿病变直肠的长轴)和矢状位(沿病变直肠的长轴)为主要检查方位,常规检查序列为快速自旋回波T_2WI序列;辅助检查方位为盆腔大FOV矢状位和横轴位检查,采用的检查序列有矢状位快速自旋回波T_2WI序列、横轴位快速自旋回波fs-T_2WI序列、快速自旋回波T_1WI序列、DWI序列。检查范围小FOV序列覆盖病变区,大FOV覆盖整个盆腔。相位编码方向横轴位和矢状位以前后方向为相位编码方向,冠状位以左右方向为相位编码方向。直肠MR平扫检查序列如图5-8-7所示。

2. MR动态增强扫描　检查方位、序列及参数以横轴位为基本检查方位,参数及序列参照子宫及附件MR动态增强检查。

3. 直肠MRI常规序列参考参数见表5-8-4。

表5-8-4　直肠MRI常规序列参考参数

序列	方位	TR (ms)	TE (ms)	ETL	FOV (mm)	矩阵	层厚 (mm)	层间隔 (mm)
FSE-T_2WI	横轴位	≥2000	60~90	7~16	180~200①	256×224	3~5	0~1
FSE-T_2WI	冠状位	≥2000	60~90	7~16	180~200①	256×224	3~5	0~1
FSE-T_2WI	矢状位	≥2000	60~90	7~16	180~200①	256×224	3~5	0~1
FSE-T_2WI	矢状位	≥2000	60~90	7~16	300~400①	320×224	5~8	1~2
FSE-T_1WI	横轴位	300~500	最短	3~5	300~400①	320×192	5~8	1~2
DWI②	横轴位	≥2000	60~90		300~400①	128×128	5~8	1~2
LAVA③	横轴位	最短	最短		240~300①	288×192	2~4	0

①采用矩形视野,②b值取0,800~1000s/mm²,③动态增强扫描常规采用含钆对比剂标准剂量为0.1mmol/kg体重(即0.2ml/kg体重),注射速度为2~3ml/s

(五)注意事项

1. 大FOV检查有利于了解有无转移性病灶和淋巴结分布情况,小FOV高分辨力薄层检查有利于了解直肠壁的结构及对周围脂肪的浸润情况。

2. 要求被检者在检查过程中呼吸幅度不要太大,并覆以软垫适当加压,用来减少图像呼吸运动伪影。

3. 直肠MR成像一般不采用脂肪抑制技术,这是因为直肠壁的低信号处在直肠周围脂肪的高信号中,对比良好。

4. 一般应选择清晨空腹检查效果更佳,不主张检查前清洁灌肠,但膀胱应处于充盈状态,有利于显示膀胱壁和直肠间的毗邻关系。

五、盆底肌肉MR成像技术

(一)适应证

1. 女性盆底功能障碍性疾病　如盆底器官脱垂,包括子宫脱垂、膀胱脱垂及直肠脱垂。

2. 尿失禁、肛门失禁的病因检查。

3. 性生活质量差的病因检查。

4. 盆底重建术后疗效评估。

（二）射频线圈

直肠 MR 检查优先选用体部多通道表面相控阵线圈。

（三）被检者体位及成像中心

被检者仰卧位，足先进，身体左右居中，双臂放于胸前即可；以耻骨联合上缘2cm为成像中心进行定位，线圈中心与成像中心一致。

（四）检查技术

1. 静态 MR 检查方位、序列及参数　常规检查序列为快速自旋回波 T_2WI（包括横轴位、冠状位和矢状位）、横轴位自旋回波 T_1WI、横轴位 DWI。T_2WI 序列采用高分辨力薄层扫描，通常不加脂肪抑制。检查范围覆盖盆底肌肉软组织。相位编码方向横轴位和矢状位以前后方向为相位编码方向，

冠状位以左右方向为相位编码方向。盆底肌肉静态 MR 检查序列如图5-8-8所示。

2. 动态 MR 检查方位及序列及参数　矢状位 Balance-SSFP 序列（如西门子公司的 True-FISP，GE 公司的 FIESTA 等），检查过程中嘱被检者反复行 Valsalva 呼吸 2～3 次。盆底肌肉动态 MR 检查序列如图5-8-9所示。

3. 盆底肌肉 MRI 常规序列参考参数见表5-8-5。

（五）注意事项

1. 动态检查前要训练好被检者进行 Valsalva 呼吸，包括静息、提肛、用力、排泄四个步骤，以取得最佳的动态效果。动态 MR 检查结合排粪造影技术也称之为 MR 排粪成像，更接近于人体的生理状态，该项检查技术正越来越受到重视。

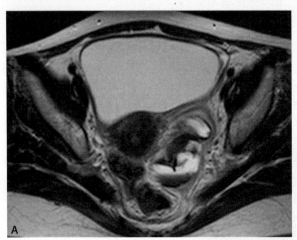
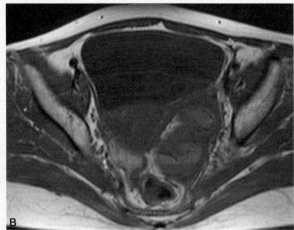
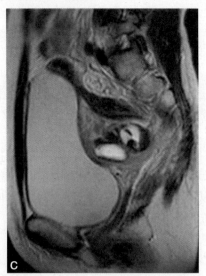

图5-8-8　盆底肌肉静态 MR 检查序列

A. 横轴位 T_2WI 序列图像；B. 横轴位 T_1WI 序列图像；C. 矢状位 T_2WI 序列图像

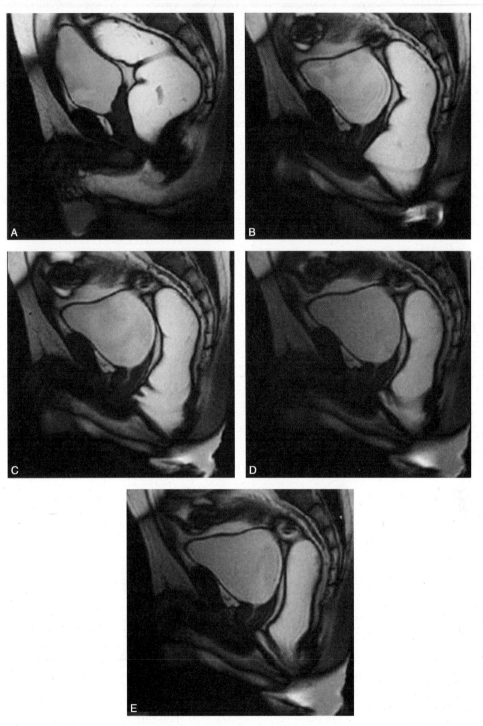

图 5-8-9　盆底肌肉动态 MR 检查序列

A ~ E. 矢状位动态 FIESTA 序列图像

表 5-8-5 盆底肌肉 MRI 常规序列参考参数

序列	方位	TR（ms）	TE（ms）	ETL	FOV（mm）	矩阵	层厚（mm）	层间隔（mm）
FSE-T_2WI	横轴位	≥2000	60 ~ 90	7 ~ 16	280 ~ 320[①]	320×224	3 ~ 5	0 ~ 1
FSE-T_2WI	冠状位	≥2000	60 ~ 90	7 ~ 16	280 ~ 320[①]	320×224	3 ~ 5	0 ~ 1
FSE-T_2WI	矢状位	≥2000	60 ~ 90	7 ~ 16	280 ~ 320[①]	320×224	3 ~ 5	0 ~ 1
FSE-T_1WI	横轴位	300 ~ 500	最短	3 ~ 5	280 ~ 320[①]	320×192	3 ~ 5	0 ~ 1
DWI[②]	横轴位	≥2000	60 ~ 90		280 ~ 320[①]	128×128	3 ~ 5	0 ~ 1
FIESTA	矢状位	3.6 ~ 5.1	1.0 ~ 1.8		240 ~ 300	320×224	4 ~ 8	1 ~ 2

[①]采用矩形视野，[②]b 值取 0,800 ~ 1000s/mm²

2. 膀胱要保持适度充盈状态,以 50 ~ 100ml 尿液为佳。

3. 直肠内对比剂的应用可提高直肠膨出和小肠疝等疾病的检出率。

六、胎儿 MR 成像技术

(一) 适应证

1. 产前诊断评价胎儿的正常解剖器官功能、胎动、发育及发育异常。

2. 诊断胎儿先天性疾病。

3. 胎儿死亡后的替代尸检。

4. 诊断是否存在胎盘植入。

(二) 射频线圈

胎儿 MR 检查优先选用体部多通道表面相控阵线圈。

(三) 被检者体位及成像中心

被检者仰卧位,足先进,身体左右居中,双臂放于胸前即可;以耻骨联合上缘 2cm 为成像中心进行定位,线圈中心与成像中心一致。

(四) 检查技术

1. 检查方位及序列 选择快速扫描序列进行 MR 平扫,以获得 T_2WI 图像或类 T_2WI 图像为主,可选择 Balance-SSFP 序列或单次激发快速自旋回波序列进行胎儿横轴位、矢状位、冠状位检查,在一个方位施加脂肪抑制技术;快速反转恢复运动抑制(fast inversion recovery motion insensitive, FIRM)T_1WI 序列,检查一个方位即可;最佳方位的 DWI 序列。检查范围上自子宫底部下至盆腔下缘,左右包括孕妇腹壁。胎儿 MR 检查序列如图 5-8-10 所示。

2. 检查参数见表 5-8-6。

表 5-8-6 胎儿 MRI 常规序列参考参数

序列	方位	TR（ms）	TE（ms）	FOV（mm）	矩阵	层厚（mm）	层间隔（mm）
FIESTA	三方位	3.6 ~ 5.1	1.0 ~ 1.8	320 ~ 400	320×224	4 ~ 6	1 ~ 2
SSFSE-T_2WI	三方位	737 ~ 17 173	82.9 ~ 95	320 ~ 400	320×224	4 ~ 6	1 ~ 2
FIRM-T_1WI	任一方位	7.7 ~ 10.7	2.0 ~ 5.3	320 ~ 400	320×224	4 ~ 6	
DWI[①]	最佳方位	≥2000	60 ~ 90	320 ~ 400	128×128	4 ~ 6	1 ~ 2

[①]b 值取 0,800 ~ 1000s/mm²

(五) 注意事项

1. 胎儿在母体内的位置没有规律性,且有可能因为胎动在不断变化,加上孕妇的耐受性等问题,所以必须选择快速成像技术进行扫描。

2. 孕前三个月胚胎处于细胞分化发育期,为确保胎儿安全,不主张进行 MR 检查。

3. 3.0T 以上场强中羊水和胎盘的 SAR 值明显增高,建议使用场强不高于 1.5T 的 MR 进行胎儿检查。

4. 20 周后的孕妇可进行胎儿检查,一般要求大于 26 周后为宜,孕周较小者可训练孕妇配合屏气检查,晚期妊娠可以平静自由呼吸。

5. 不可使用镇静剂及对比剂。

七、相关疾病 MR 检查要点

(一) 前列腺癌 MR 分期检查要点

1. 前列腺多参数 MR 最佳扫描方案 2014 年的《中华放射学杂志》前列腺疾病诊疗工作组达成

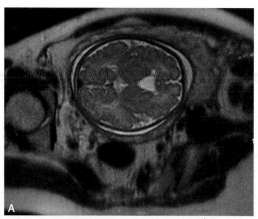

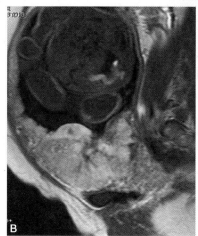 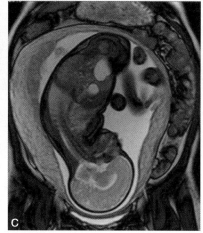 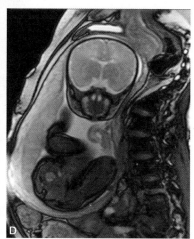

图 5-8-10 胎儿 MR 检查序列

A. 胎儿颅脑横轴位 T_2WI 序列图像；B. 胎盘矢状位 T_1WI 序列图像；C. 胎儿矢状位 T_2WI 序列图像；D. 胎儿冠状位 T_2WI 序列图像

的前列腺癌 MR 检查和诊断共识，将包括 T_1WI 序列、T_2WI 序列、DWI 序列、动态增强 MRI 序列在内的扫描方案作为前列腺多参数 MRI 最佳扫描方案。最佳扫描方案再以 MRS 序列作为备选检查方法，明显提高了前列腺癌局部分期的准确性。

2. 不同序列对于前列腺癌分期的价值 T_1WI 序列难以区分前列腺的组织结构，对 T 分期无价值，可辅助 N、M 分期，观察盆腔淋巴结增大情况及骨骼的转移；T_2WI 序列分辨率高，前列腺包膜显示清楚，易于观察前列腺癌包膜浸润和周围脏器侵犯情况，对于 TNM 分期有重要作用；DWI 序列局部的 DWI 序列或全身 DWI（类 PET 技术）发现转移性病灶敏感性高，有利于 NM 分期；动态增强 MRI 序列进一步的动态增强扫描可提高前列腺癌诊断和分期的准确性；MRS 序列正常的前列腺中含有较多的枸橼酸盐，而前列腺癌组织中含量极低，并且前列腺癌组织中胆碱的含量增高，胆碱和枸橼酸盐的比值明显增高，所以 MRS 诊断前列腺癌的敏感度、特

异度、准确度都极高。

（二）直肠癌 MR 分期检查要点

1. 小 FOV 高分辨薄层非脂肪抑制快速自旋回波 T_2WI 序列是直肠癌 MR 分期最重要的序列，动态增强检查并不能提高准确性。MR 检查可以准确识别 T1 和 T2 期的肿瘤，T3 期的敏感性在 82% 以上，T4 期的敏感性仅为 74% 左右。MR 对 N 分期的敏感性和特异性都较低。

2. 脂肪抑制无助于肿瘤的发现，患者不需要做特殊肠道准备，不建议使用直肠对比剂，因为拉长的肠壁可能导致 T 分期高估。

3. DWI 序列检查有利于提高 N 分期能力。

4. 直肠癌放疗后 T 分期的准确性降低。

（三）胎儿 MR 检查要点

1. Balance-SSFP 序列 成像速度快，单个序列检查几十秒就可完成，极少产生胎动伪影；为重 T_2WI 序列，对含水较多的组织显示较好；可以无间隔高分辨扫描，对胎儿细微结构显示较好。

2. **快速反转恢复运动抑制(fast inversion recovery motion insensitive, FIRM) T₁WI 序列** 可准确判断胎儿先天性膈疝或腹壁缺损时肠管和肝脏的位置,对诊断胎儿腹部肠道病变、脐部异常等有重要价值;对于部分囊性病变及颅内出血也具有一定的鉴别诊断作用,囊性病变内的脂肪或高蛋白成分表现为高信号;该序列还可描述脂肪组织的多少,可评估胎儿宫内的发育状况,诊断胎儿颅内脂肪瘤。

3. **DWI 序列** 可用于胎儿正常发育及疾病的研究,可以检出超急性期脑缺血改变,有助于脑室扩大及脑积水的鉴别,尚可无创性监测肺的成熟度。

(刘世恩)

第九节 脊柱与脊髓 MR 成像技术

一、脊柱与脊髓 MRI 技术

MRI 具有任意方向成像的特点,同时具有较高的软组织分辨力,因此,对于脊柱及脊髓的病变,可以进行矢状面与冠状面的成像,检出脊髓细小病变。近年来,随着技术的进步,各种新的序列、新的技术,如椎管水成像、神经根成像,乃至 DTI 与 MRS 等一些功能成像序列也逐渐应用到临床或扩展到应用研究。

(一)适应证

脊柱与脊髓 MRI 的适应证主要有:①脊柱和脊髓外伤;②外伤导致的脊柱周围软组织的损伤;③脊柱退行性变及椎管狭窄;④脊柱和脊髓的先天性疾病;⑤脊柱和脊髓的炎症性病变;⑥椎管内肿瘤、脊柱骨肿瘤;⑦脊髓及椎管内病变手术后复查。

(二)射频线圈

采用全脊柱相控阵线圈。

(三)被检者体位及成像中心

脊柱相控阵线圈置于检查床上,长轴与床长轴一致。被检者仰卧于线圈上,头先进,身体放松,长轴与线圈长轴一致,被检段脊柱中心设为定位中心。

(四)扫描技术

1. **定位扫描** 采用三平面快速定位成像序列进行定位像扫描,然后在三平面上进行不同成像方位的定位。

2. **扫描序列** 根据不同的病情选择合适的序列成像。脊柱与脊髓 MRI 常规选择矢状位 FSE-T₂WI、T₁WI 与 T₂WI-fs(或 STIR 序列),横轴位 T₂WI 或 T₁WI,必要时加扫冠状位 T₂WI 序列。

3. **增强扫描** 钆对比剂静脉注射,剂量为 0.2ml/kg 体重(0.1mm/kg 体重),或根据药品使用说明书剂量要求。增强扫描的序列选择矢状位、冠状位与横轴位的 T₁WI-fs 序列。序列参数如表 5-9-1。

表 5-9-1 脊柱 MR 成像序列推荐参数

序列	方位	TR	TE	FOV(mm)	矩阵	层厚(mm)	层间距
T₂WI	矢状位	3000	120	250~380	320×256	3	0.5
T₁WI	矢状位	550	10	250~380	320×256	3	0.5
T₂WI	横断面	3000	120	200	320×256	4	0.5

(五)MR 图示

1. **颈椎和颈段脊髓**

(1)矢状位扫描定位:在冠状位图像上定位,扫描基线平行于颈椎(髓)正中矢状面,在横轴位图像上调整扫描基线,使得成像层面与颈髓正中矢状面平行,在矢状位图像上调整扫描视野,成像范围要覆盖 C₁₋₇椎体及附件,上至颅底下至第 2 胸椎水平(图 5-9-1)。

(2)横轴位扫描定位:在矢状位图像上定位。①椎间盘病变,扫描基线平行于椎间盘,每个椎间盘设置 3 层,范围覆盖 C₁~T₁ 之间有病变的椎间盘(图 5-9-2)。②椎体及颈髓病变,扫描基线平行于椎体或垂直于颈髓,在冠状位图像上扫描基线平行于椎体或垂直于颈髓。成像范围要覆盖病变区域。

(3)冠状位扫描定位:在矢状位图像上定位,扫描基线平行于病变区域颈髓或椎体,在横轴位扫描基线垂直于病变区域颈髓正中矢状面,在冠状位图像上调整视野,成像范围要覆盖 C₁₋₇椎体及附件,上至颅底下至第 2 胸椎水平(图 5-9-3)。

(4)技术要点及质量控制:矢状面、横断面成像时,在颈椎椎体前方设置预饱和带,以消除吞咽动作引起的运动伪影及颈部血管搏动伪影。

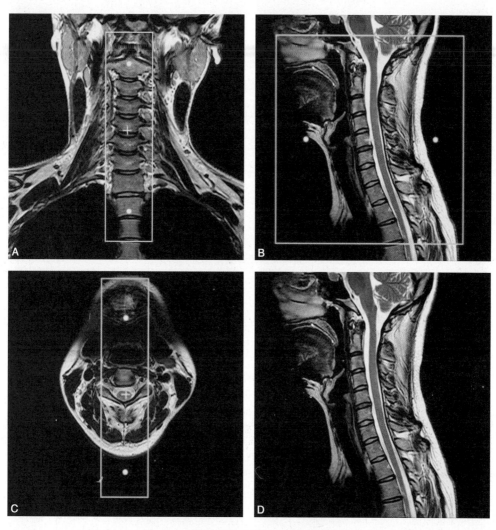

图 5-9-1 颈椎和颈段脊髓矢状位扫描定位

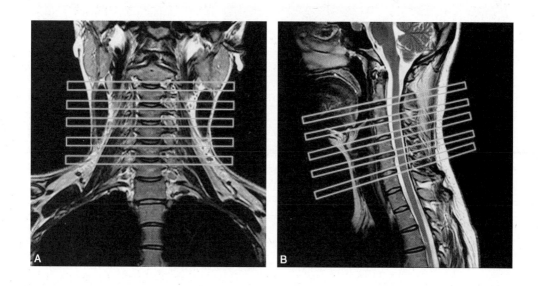

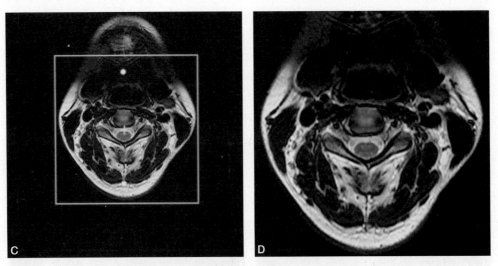

图 5-9-2 颈椎和颈段脊髓横轴位扫描定位

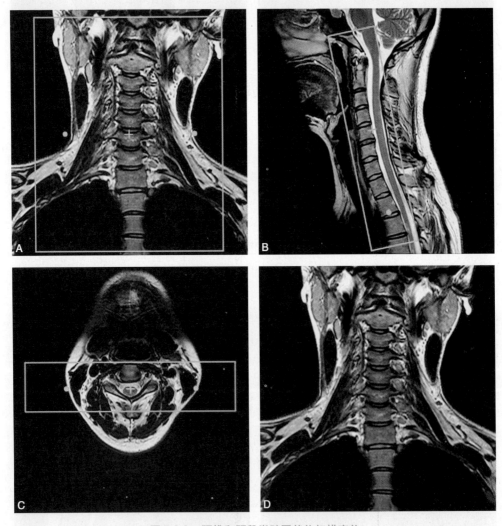

图 5-9-3 颈椎和颈段脊髓冠状位扫描定位

横断面成像时,脑脊液流动可产生脊髓周围流动伪影,采用层面选择方向流动去相位技术,能明显改善此类伪影,或在扫描范围上、下方设置轴位预饱和带,也可减少脑脊液流动伪影。矢状位成像时相位编码方向取头-足向,伪影较少,取前-后虽然可通过减少矩阵而缩短扫描时间,但易受运动伪影及搏动伪影的影响。冠状位成像相位编码方向取头-足向或左-右向,均需使用过量采样技术以避免两侧肩部卷积伪影的出现。横轴位成像取前-后向相位编码可节省扫描时间,但易受颈椎前方的口咽部运动伪影、颈部血管搏动伪影的影响,取左-右向时有肩部卷积伪影的影响,需增加过量采样加以消除。无论取什么方向,当出现相位编码伪影时,可以尝试改变相位编码到另一方向,有时有助于消除伪影或将伪影避开在兴趣区外。

2. 胸椎和胸段脊髓

（1）矢状位扫描定位:在冠状位图像上定位,扫描基线平行于胸椎（髓）正中矢状面,在横轴位图像上调整扫描基线,使得成像层面与胸髓正中矢状面平行,在矢状位图像上调整扫描视野,成像范围要覆盖胸椎体及椎体两侧附件,FOV 上至第 7 颈椎下至第 1 腰椎水平（图 5-9-4）。

（2）横轴位扫描定位:在矢状面图像上定位,椎间盘病变扫描基线平行于椎间盘,每个椎间盘设置 3 层,范围覆盖 $T_{1\sim12}$ 之间有病变的椎间盘;椎体及胸髓病变扫描基线平行于椎体或垂直于胸髓,在冠状面图像上扫描基线平行于椎体或垂直于胸髓。成像范围要覆盖病变区域（图 5-9-5）。

（3）冠状面扫描定位:在矢状面图像上定位,扫描基线平行于病变区域胸髓或椎体,在横断面扫描基线垂直于病变区域胸髓正中矢状面,在冠状位图像上调整视野。成像范围要覆盖胸椎体及椎体两侧附件,FOV 上至第 7 颈椎下至第 1 腰椎水平

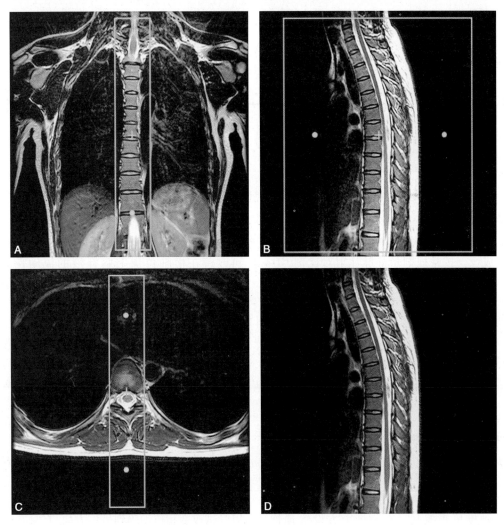

图 5-9-4　胸椎和胸段脊髓矢状位扫描定位

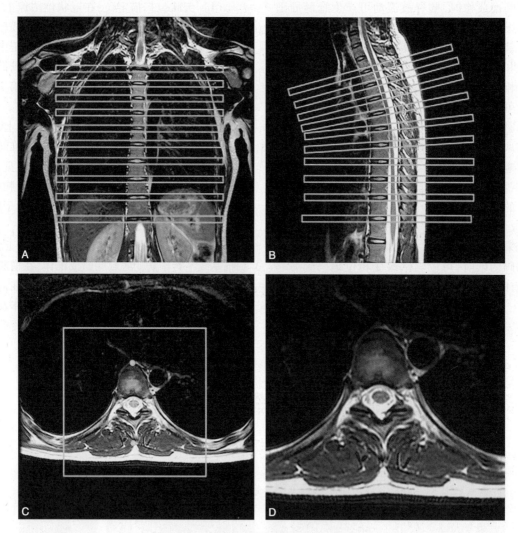

图 5-9-5 胸椎和胸段脊髓横轴位扫描定位

（图 5-9-6）。

（4）增强扫描：常规作 T_1WI-fs 矢状位、冠状及横轴位成像。按常规剂量静脉注射对比剂 GD-DTPA。

（5）扫描参数仅供参考：层厚 2～4mm，层间隔为层厚的 10%～20%。矢、冠状面成像 FOV 340～380mm，头-足向相位编码，矩阵（256～320）×（320～448）。横断面 FOV 200～300mm，，前--后向相位编码，矩阵（192～256）×（256～320）。T_2W 序列：TR = 2000～4000ms，TE = 90～120ms，激励角 150°～160°，激励次数 1～4。T_1W 序列：TR = 300～700ms，TE = 10～20ms，激励角 150°～160°，激励次数 1～4。T_2W-fs 序列加脂肪抑制，余同 T_2WI。

（6）技术要点及质量控制：胸椎前方有心脏大血管搏动及胸部呼吸运动，因此胸椎 MRI 图像质量较颈椎更难控制。在胸椎前方设置预饱和带，或使用脉搏搏动同步采集技术，有助于减少心脏大血管的搏动伪影及胸部呼吸运动伪影的影响。采用层面选择方向流动去相位技术，可改善在横轴位像上脑脊液的流动伪影，或在扫描范围上、下方设置预饱和带，也可消除脑脊液流动伪影。

相位编码方向的选择，矢状位成像取头-足向，可避开胸椎前方心脏大血管搏动伪影及胸部呼吸运动伪影；冠状位成像取头-足向或左-右向，均需使用过量采样技术以避免上下方或左右两侧组织的卷积伪影的出现；横轴位成像取前-后向优点是因矩阵小可节省扫描时间，但前方心脏大血管搏动伪影及胸部运动伪影影响严重，取左-右向则需增加过量采样（会增加采集时间）以消除两侧胸壁及手臂的卷积伪影。

无论取什么方向，当出现相位编码伪影时，可以尝试改变相位编码到另一方向，有时有助于消除伪影或将伪影避开在兴趣区外。

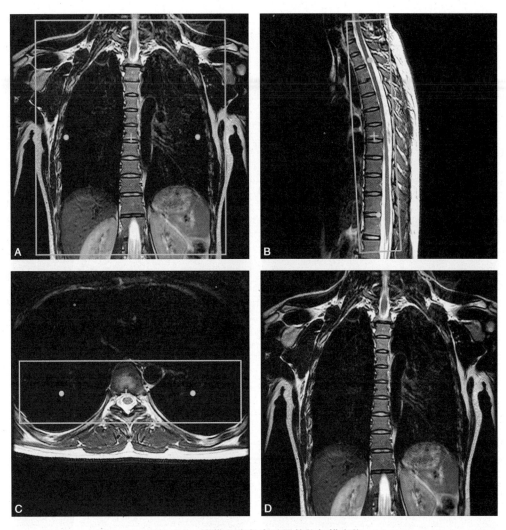

图 5-9-6　胸椎和胸段脊髓冠状位扫描定位

3. 腰椎和腰段脊髓

（1）矢状位扫描定位：在冠状位图像上定位，扫描基线平行于腰椎（髓）正中矢状面，在横轴位图像上调整扫描基线，使的成像层面与腰髓正中矢状面平行，在矢状位图像上调整扫描视野，成像范围要覆盖腰椎椎体及两侧横突，FOV 上包含第 11 胸椎下包含第 3 骶椎水平（图 5-9-7）。

（2）横轴位扫描定位：在矢状面图像上定位，椎间盘病变扫描基线平行于椎间盘，每个椎间盘设置 3 层，范围覆盖 L₁～S₁ 之间有病变的椎间盘（图 5-9-8）。椎体及腰髓病变扫描基线平行于腰椎体或垂直于腰髓，在冠状位图像上扫描基线平行于椎体或垂直于腰髓。范围要覆盖病变区域。

（3）冠状位扫描定位：在矢状面图像上定位，扫描基线平行于病变区域腰髓或椎体，在横轴位扫描基线垂直于病变区域腰髓正中矢状面，在冠状位图像上调整视野。成像范围要覆盖椎体及椎体两侧附件，FOV 上至第 11 胸椎下至第 3 骶椎水平（图 5-9-9）。

（4）增强扫描：常规作增强 T₁WI-fs 矢状位、冠状及横轴位成像。

（5）扫描参数仅供参考：层厚 2～4mm，层间隔为层厚的 10%～20%。矢、冠状面成像 FOV 260～280mm，竖矩形，矩阵（192～256）×（256～320）。横轴位 FOV 200～240mm，横矩形，编码方向前--后向，矩阵（192～256）×（256～320）。T₂W 序列：TR＝2000～4000ms，TE＝90～120ms，激励角 150°～160°，激励次数 1～4。T₁W 序列：TR＝300～700ms，TE＝10～20ms，激励角 150°～160°，激励次数 1～4。T₂W-fs 序列加脂肪抑制技术，余同 T₂WI。

（6）技术要点及质量控制：腰椎前方设置预饱和带，消除腹主动脉搏动及腹部呼吸运动引起的伪影。根据病情及检查目的设置横轴位层面在椎体或椎间盘。

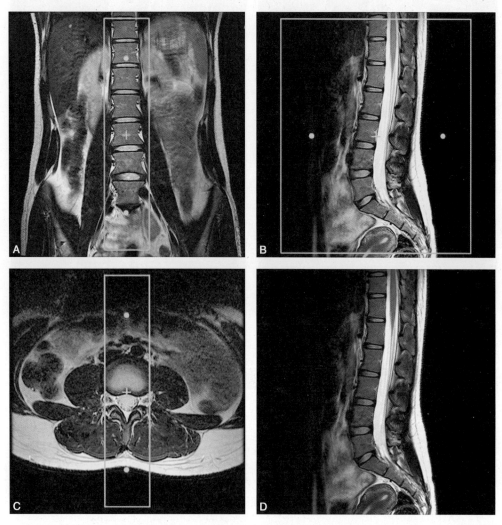

图 5-9-7 腰椎和腰段脊髓矢状位扫描定位

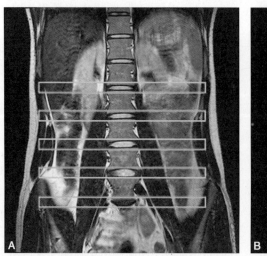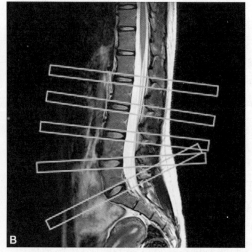

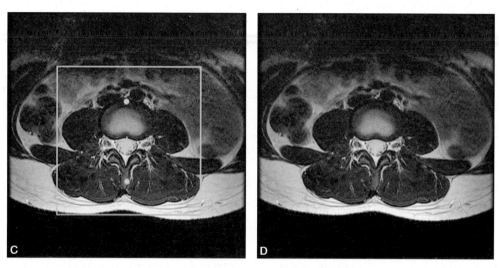

图 5-9-8　腰椎和腰段脊髓横轴位扫描定位

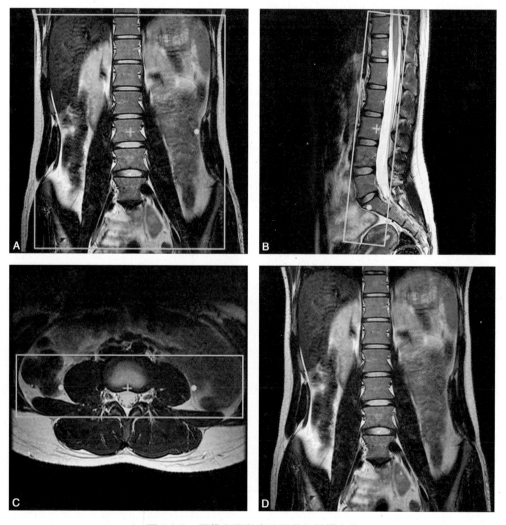

图 5-9-9　腰椎和腰段脊髓冠状位扫描定位

由于脊髓血管极细小,常规 MRA 序列常无法显示脊髓血管,对比剂增强血管造影 MRA 序列分别率低,一般也难以显示脊髓血管。因此,对于临床怀疑脊髓血管畸形的胸椎或腰椎 MRI 检查,可以使用长回波时间(TE>200ms)的高分辨(512×512)快速 SE-T$_2$WI 序列,使畸形血管呈流空表现,即"黑血"影像。也可采用流动去相位序列,产生"黑血"效应,显示脊髓畸形血管呈扭曲、成团的"流空"低信号。

4. 全脊柱/脊髓 MRI　目前全脊柱/脊髓 MRI 主要是通过分段(颈、胸、腰骶段)扫描后,在后处理环节用拼接软件将各段同序列、同方位(角度偏差不超过一定度数)、同层面的图像无缝拼接起来而实现,主要拼接矢状位像及冠状位像。

(1)扫描方法

1)由上至下或由下至上分 3 段扫描三平面定位像。

2)将各段的矢状位及冠状位像拼接后,作为完整的定位像用于成像序列定位。

3)在全脊柱定位像上分别设置上中下 3 段矢状位成像或冠状位成像。

4)在各段的矢状位图像上分别设置横轴位成像。

(2)技术要点及质量控制

1)扫描层面的定位,下一段尽量与上一段对齐,如果倾斜,角度尽量在设备允许的范围内,这样,后处理拼接时才被允许拼接。

2)必须是相同的序列,最好是同一序列,这样,各段图像信噪比、分辨率相同,拼接后图像质量统一性好。全脊柱/脊髓 MRI 像便于直观准确的定位椎体。对脊柱侧弯病例,给外科提供直观显示的影像信息。

(六)注意事项

1. 颈椎扫描时,叮嘱被检者在扫描过程中控制吞咽动作。

2. 脊柱畸形加扫冠状位 T$_2$WI 成像。

3. 观察骨折或肿瘤以及 T$_2$WI 图像有高信号病灶时,加扫 T$_2$WI-脂肪抑制序列或 STIR 序列。

4. T$_1$WI 图像有高信号病灶时,加扫 T$_1$WI-脂肪抑制序列。

5. 脑脊液搏动伪影一般在胸椎较明显,可使用搏动同步采集技术。

6. 矢状位、横轴位成像时,在成像范围脊柱前方设置预饱和带,以消除伪影。例如在颈椎前方的预饱和带可消除吞咽动作引起的运动伪影,胸椎前方的预饱和带可消除主动脉及心脏搏动产生的伪影,腰椎前方预饱和带可消除腹主动脉及腹部呼吸运动引起的伪影。

7. 在横断面扫描时,由于脑脊液流动方式复杂,易产生脊髓周围流动伪影,采用层面选择方向流动去相位技术,能明显改善此类伪影,或在扫描范围上、下方设置预饱和带,也可消除脑脊液流动伪影。

8. 当病人脊柱有金属植入物时,首先必须考虑 MRI 检查的安全性问题,其次要注意尽量减少伪影的形成与干扰(如改变频率编码与相位编码的方向等)。

9. 如需行脊柱 MRI 增强扫描,在横轴位、矢状位与冠状位都使用脂肪抑制的 T$_1$WI 序列,层位置、层厚及层间隔均与平扫一致。

10. 一般扫描图像不需要处理。高级成像软件可实现全脊柱 MRI 成像。其主要技术要点为分别进行分段脊柱同层采集后,利用高级软件将各段脊柱采集数据进行无缝拼接而成。

二、脊髓造影 MR 成像技术

(一)适应证

MR 脊髓造影的适应证主要有:①椎管狭窄;②椎管内占位性病变,如蛛网膜及神经根囊肿、神经纤维瘤、神经源性肿瘤等;③椎间盘突出。

(二)射频线圈

采用脊柱相控阵线圈。

(三)被检者体位及成像中心

脊柱相控阵线圈置于检查床上,长轴与床长轴一致。被检者仰卧于线圈上,头先进。被检段脊柱中心设为定位中心。

(四)扫描技术

1. 定位扫描　在常规脊柱 MRI 扫描的基础上,在平扫图像上进行 MRM 定位。

2. 扫描序列　一般采用水成像序列成像。常采用 2D 快速自旋回波 T$_2$WI 序列,序列参数如表 5-9-2。

(五)MR 图示

先行脊柱 MRI 常规检查,根据平扫图像,定位进行 MRM 检查。

1. 单次激发-2D 快速自旋回波 T$_2$WI 序列以椎管长轴为旋转轴,进行辐射状成像层面扫描(图 5-9-10)。

表 5-9-2　脊柱 MRM 成像序列推荐参数

序列及参数	方位	TR（mm）	TE（mm）	FOV（mm）	矩阵
2D 快速自旋回波 T_2WI	放射状	8000	900	200 ~ 250	320×320
3D 快速自旋回波重 T_2WI	冠状位	8000	900	200 ~ 250	320×320
3D 快速自旋回波重 T_2WI	横轴位	8000	900	200	320×320

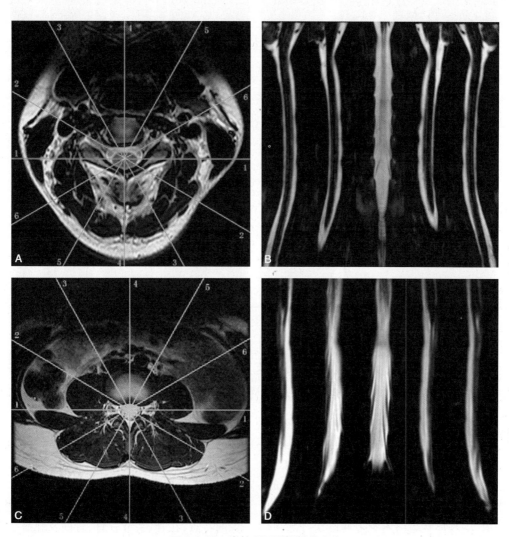

图 5-9-10　脊柱 MRM 辐射状定位

2. 多激发多层薄层 3D 快速自旋回波重 T_2WI 序列在矢状位图像上定位，进行平行于椎管的冠状面 3D 快速成像扫描（图 5-9-11）。

（六）注意事项

1. 与一般水成像基本相同。

2. 方法同 MRCP/MRU。

3. 多激发或单激发-多层薄层序列原始图像需作 MIP 处理并旋转，获得三维椎管造影像。单激发 2D 块序列扫描无需后处理即得相应角度扫描的椎管造影像。

三、技术要点及质量控制

与一般水成像序列如 MRCP、MRU 基本相同，不同的是，MRM 序列不需闭气，不需呼吸门控（取消门控技术 Trigger）。在腰椎前方设置预饱和带，相位编码方向取头-足向比或左-右向或前-后向相位编码伪影要少，图像质量要好。梯度回波序列背景抑制较轻，重 T_2WI 效果不如自旋回波序列，椎管脑脊液与周围组织对比信噪比差，因此，MRM 一般不用梯度回波序列。

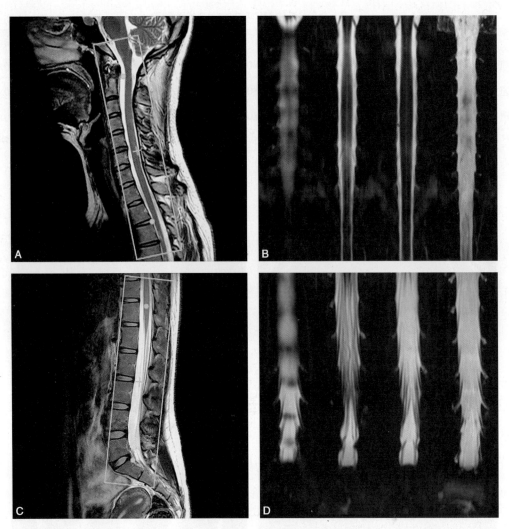

图 5-9-11　脊柱 MRM 冠状面 3D 成像定位

水成像序列技术关键在于 TR 及 TE 时间要长,以保证图像的对比特征为重度 T$_2$ 加权像,比普通的 T$_2$ 加权像对比更强,大多数组织在长 TR 长 TE 中信号被衰减丢失,只有 T$_2$ 值最长的自由水的信号被采集到而成像。因此,MRM 像显示椎管脑脊液为高信号,其他软组织大多为低信号,一些混杂水分子的区域,如肌间隙、结缔组织等显示为混杂高信号,MRM 序列使用脂肪抑制技术抑制脂肪信号。因此 MRM 序列影像表现为,椎管脑脊液为高亮信号,其他组织为极低信号,脊髓圆锥及马尾神经为低信号,在椎管脑脊液高亮信号中衬托显示。当占位性病变存在时,即显示为低信号充盈缺损征。MRM 可应用于椎间盘疝、椎管狭窄、蛛网膜及神经根囊肿、神经纤维瘤、神经源性肿瘤等椎管内占位性病变,囊肿类病变则显示为高信号。

(王世威)

第十节　四肢骨关节及软组织 MR 成像技术

MRI 具有较高的软组织分辨力,以及多参数成像的特点,在骨、关节软骨、骨髓及肿瘤病变、韧带损伤及关节周围软组织病变检查中具有重要价值,特别是在骨关节病变的早期阶段,MRI 比 X 线和 CT 具有更高的敏感性和特异性,具有独到的优势。

一、肩关节 MR 成像技术

(一) 适应证

肩关节 MR 检查适应证主要有:①肩关节及关节周围软组织外伤性病变;②肩关节及关节周围软组织感染性病变;③肩关节及关节周围软组织肿瘤性病变;④肩关节撞击综合征;⑤肩关节不稳定;⑥肩关节盂唇病变。

（二）射频线圈

以能实现肩关节高分辨、高信噪比的扫描为选择原则。首选专用偏中心、小视野肩关节相控阵线圈，线圈能充分包裹受检侧肩关节，信噪比高，也可选用包绕式柔软线圈等，但由于肩关节独特的解剖部位，图像质量较差。

（三）被检者体位及成像中心

被检者在检查时取仰卧位，头先进，尽量将被扫描肩关节接近磁场中心，贴近床面，上臂垫高与肩平齐，使被检者上肢自然伸直，置于舒适体位，掌心朝上，尽量避免内旋，以免造成冈上肌和冈下肌

的重叠，被检侧手臂加沙袋固定，对侧肩部略抬高并在其下置放海绵垫。

（四）扫描技术

1. 定位扫描　采用二平面快速定位成像序列进行定位像扫描，然后在三平面上进行不同成像方位的定位。

2. 扫描序列　根据不同的病情选择合适的序列成像。肩关节 MRI 常规选择冠状位 FSE-T_2WI、T_1WI 与 T_2WI 抑脂序列，矢状位 T_2WI 抑脂与 T_1WI，横断位 T_2WI 抑脂与 T_1WI 序列，也可以 PD 替换 T_1WI。序列参数如表 5-10-1。

表 5-10-1　肩关节 MR 推荐序列参数

脉冲序列	成像平面	TR(mm)	TE(mm)	层厚(mm)	层间隔	FOV(mm)	矩阵
T_1WI	矢状位、冠状位	300~700	10~30	4	0.5	160	320×256
T_2WI-FS	横断位、冠状位、矢状位	2000~5000	100~150	4	0.5	160	320×256

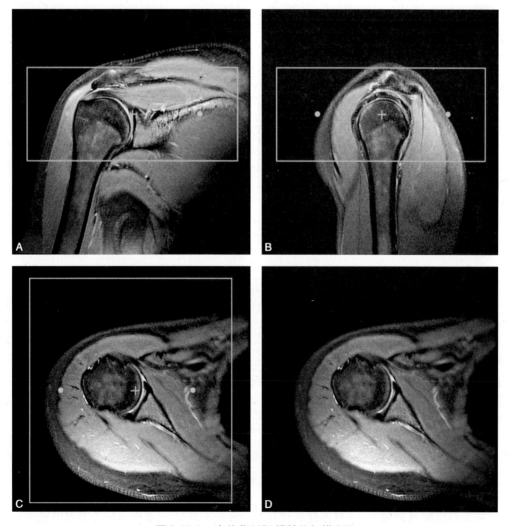

图 5-10-1　肩关节 MRI 横轴位扫描定位

（五）MR 图示

1. 横轴位扫描定位　扫描基线在冠状位上垂直于关节盂,扫描范围自肩锁关节上方至腋窝水平（图 5-10-1）。

2. 斜冠状位扫描定位　斜冠状位扫描通常在横轴位图像上定位,扫描基线平行于冈上肌腱的走行方向,范围包括锁骨远端至肩胛冈,此位置有助于诊断肩袖损伤（图 5-10-2）。

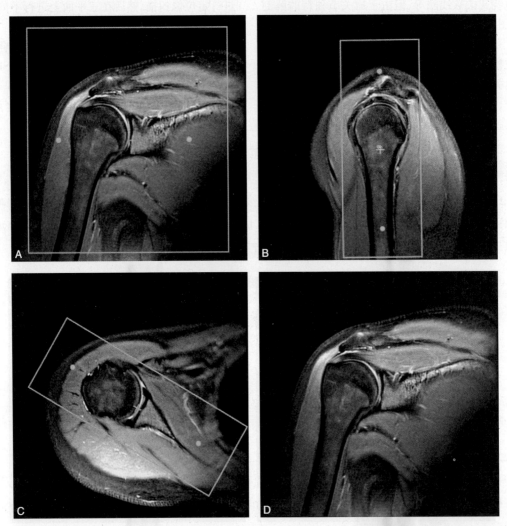

图 5-10-2　肩关节 MRI 斜冠状位扫描定位

3. 斜矢状位扫描定位　斜矢状位的扫描在横轴位上定位,扫描方向平行于关节盂,范围内侧包括肱骨头和关节盂,斜矢状位能较好的显示肩袖、盂唇与关节囊的形态与信号（图 5-10-3）。

（六）注意事项

高质量的肩关节 MRI 图像应清晰显示肩关节的各个解剖结构,在肩关节 MRI 检查中应注意:

1. 根据需要,选择适当的成像序列、合适的成像参数。

2. 肩关节扫描时,在各个扫描方向上均需应用相位无卷积伪影技术。

3. 肩关节扫描时视野较小,一般不建议使用过大的矩阵,以免信噪比过低。

4. 脂肪抑制的 PDWI 信噪比较高,能获得较大的软组织分辨率,可以替代 T_2WI,横断面上有利于关节盂唇病变及肩胛上下肌腱的诊断,斜冠状面有利于观察冈上肌腱和上方盂唇,斜矢状面有利于观察肩袖的 4 个部分。

5. 在斜冠状面扫面时,冈上肌腱与主磁场之间近似 55°的夹角,易产生"魔角效应"。在低 TE 出现信号升高。因此不能仅靠 T_1 和 PD 像的异常信号来诊断为肌腱病变,此时建议使用 STIR 序列,有利于诊断肩袖撕裂。

6. 对于肩关节盂唇与韧带、肌腱等复合损伤诊断困难时,必要时行肩关节 MRI 造影。

7. FOV 中心必须以肱骨头为中心,远离胸腔,

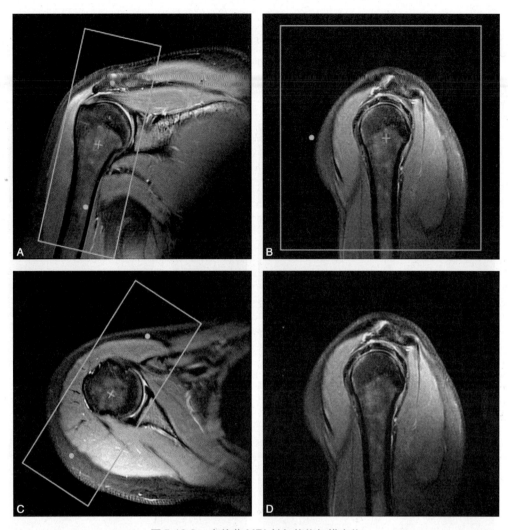

图 5-10-3　肩关节 MRI 斜矢状位扫描定位

以避免呼吸运动的影响。

二、肘关节 MR 成像技术

（一）适应证

肘关节 MR 检查适应证主要有：①肘关节骨与软组织创伤性疾病；②肘关节骨与软组织感染性病变；③肘关节骨与软组织肿瘤性病变；④肘关节退行性骨关节病。

（二）射频线圈

一般选用包绕式柔软线圈，包绕整个肘关节实施扫描。亦可采用膝关节相控阵线圈。

（三）被检者体位及成像中心

首选体位为仰卧位，被检侧手臂置于躯体旁，自然伸直，手心向上，使用柔软线圈包绕肘关节，肘关节尽量靠近磁体中心。手掌可适当垫高，并固定。

对于体型肥胖者，可采用俯卧位，上肢上举，肘关节过头，使用柔软线圈包绕肘关节。将肘关节尽量移至磁体中心。这种体位，也可使用膝关节相控阵线圈进行肘关节 MRI 扫描。

（四）扫描技术

1. 定位扫描　采用三平面快速定位成像序列进行定位像扫描，然后在三平面上进行不同成像方位的定位。

2. 扫描序列　根据不同的病情选择合适的序列成像。肘关节 MRI 常规选择横断位 T_1WI 与 T_2WI 抑脂序列，矢状位 T_1WI 与 T_2WI 抑脂序列，冠状位 T_1WI 与 T_2WI 抑脂序列。序列参数如表 5-10-2。

（五）MR 图示

1. 横轴位扫描定位　扫描基线在矢状位或冠状位上，垂直于尺、桡骨长轴，平行于肱骨内外髁连线，范围上自肱骨干骺端，下达桡骨结节（图 5-10-4）。

表 5-10-2　肘关节 MR 序列推荐参数

脉冲序列	成像平面	TR（mm）	TE（mm）	层厚（mm）	层间隔	FOV（mm）	矩阵
T$_1$WI	横断位、冠状位	300～700	10～30	3	0.5	160	320×256
T$_2$WI-FS	横断位、冠状位、冠状位	2000～5000	100～150	3	0.5	160	320×256

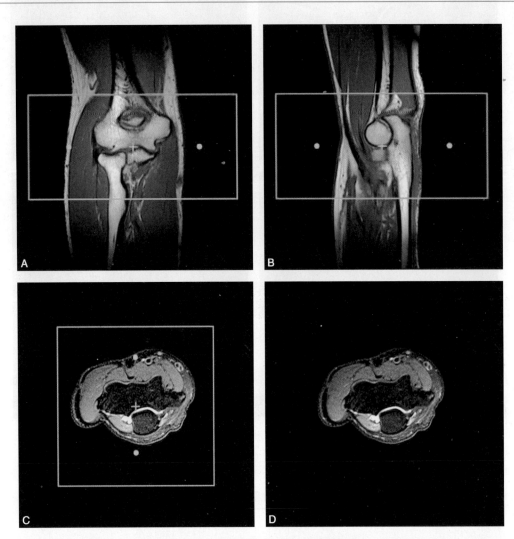

图 5-10-4　肘关节 MRI 横轴位扫描定位

2. 冠状位扫描定位　扫描基线在横轴位上，平行于肱骨内、外髁的连线，范围前缘达肱肌中份，后缘含肱三头肌腱（图 5-10-5）。

3. 矢状位扫描定位　扫描基线在横轴位上，垂直于肱骨内、外髁的连线，范围内侧包括桡侧副韧带，外侧要超过肱骨内上髁（图 5-10-6）。

（六）注意事项

高质量的肘关节 MRI 图像应清晰显示肘关节的解剖结构，包含骨关节及附属韧带及肌肉等，在肘关节 MRI 检查中应注意：

1. 肘关节的病变通常以平扫为主，必要时可以进行增强扫描。

2. 根据需要，选择适当的成像序列、合适的成像参数。

3. 为了提高图像分辨率，通常采用薄层、大矩阵、小视野。

4. 对于关节内游离体的显示、局限性软骨缺损、侧副韧带的部分断裂等病变可行肘关节 MRI 造影检查，但临床较少应用。

5. 为更好显示关节软骨，可以加扫软骨成像序列。

6. 3D 梯度回波序列为原始图像，可作 MPR 重建，获取所需方位或重点观察兴趣区细微结构。

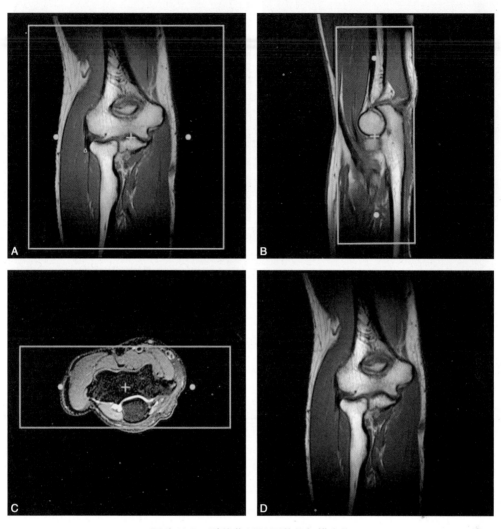

图 5-10-5 肘关节 MRI 冠状位扫描定位

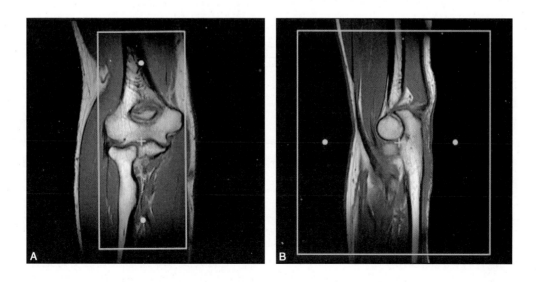

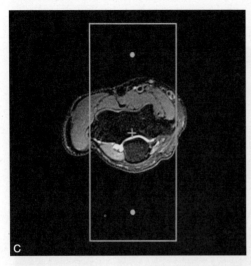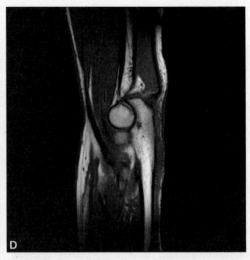

图 5-10-6 肘关节 MRI 矢状位扫描定位

三、腕关节 MR 成像技术

(一) 适应证

腕关节 MR 检查适应证主要有:①腕关节骨与软组织创伤性疾病;②腕关节骨与软组织感染性病变;③腕关节骨与软组织肿瘤及肿瘤样病变;④腕关节组成骨缺血性坏死;⑤腕管与尺管综合征等;⑥腕关节类风湿关节炎。

(二) 射频线圈

腕关节 MRI 扫描首选专用表面线圈,腕关节专用相控阵线圈是目前最常用的线圈。其次,也可以选择包绕式柔软线圈或其他可替代表面线圈,以能实现腕关节高分辨、高信噪比的扫描为选择原则。

(三) 被检者体位及成像中心

可取俯卧位,被检侧上肢上举伸过头侧,掌心向下,固定腕关节于专用表面线圈中或用柔软线圈包绕,置于检查床中央,线圈中心置于腕关节中心并设置为扫描中心。

(四) 扫描技术

1. 定位扫描 采用三平面快速定位成像序列进行定位像扫描,然后在三平面上进行不同成像方位的定位。

2. 扫描序列 根据不同的病情选择合适的序列成像。腕 MRI 常规选择横断位 T_1WI 与 T_2WI 抑脂序列,矢状位 T_2WI 抑脂序列,冠状位 T_1WI 与 T_2WI 抑脂序列。序列参数如表 5-10-3。

表 5-10-3 腕关节 MR 序列推荐参数

脉冲序列	成像平面	TR(mm)	TE(mm)	层厚(mm)	层间隔	FOV(mm)	矩阵
T_1WI	横断位、冠状位	300~700	10~30	3	0.5	140	320×256
T_2WI-FS	横断位、冠状位、矢状位	2000~5000	100~150	3	0.5	140	320×256

(五) MR 图示

1. 横轴位扫描定位 扫描基线在矢状位或冠状位上,垂直于尺、桡骨长轴,扫描范围从桡尺关节近端至掌骨近端(图 5-10-7)。

2. 冠状扫描定位 扫描基线在横轴位上平行于尺、桡骨茎突的连线,范围包括整个腕关节(含腕管)(图 5-10-8)。

3. 矢状位扫描定位 扫描基线在横轴位上,垂直于尺、桡骨茎突的连线,范围包括整个腕关节(内外含尺、桡骨茎突)(图 5-10-9)。

(六) 注意事项

高质量的腕关节 MRI 图像应清晰地显示腕关节的整个解剖结构,在腕关节 MRI 检查中应注意以下几点:

1. 根据需要,选择适当的成像序列、合适的成像参数。

2. 为了提高图像分辨率,通常采用薄层、大矩阵、小视野。

3. 腕关节 MRI 成像以冠状面和横轴面为主。

4. 腕关节的病变通常以平扫为主,必要时可以进行增强扫描。

5. 腕关节 MRI 造影检查能更好地评价肌腱、韧带和软骨的损伤,但临床上不常用。

6. 可加扫 T_2WI,PDWI,重点观察三角纤维软

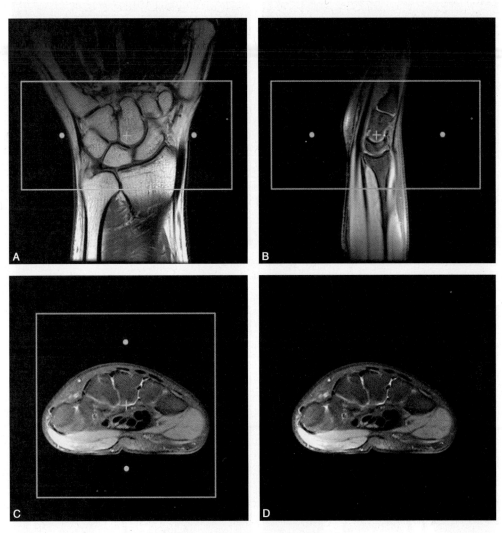

图 5-10-7 腕关节 MRI 横轴位扫描定位

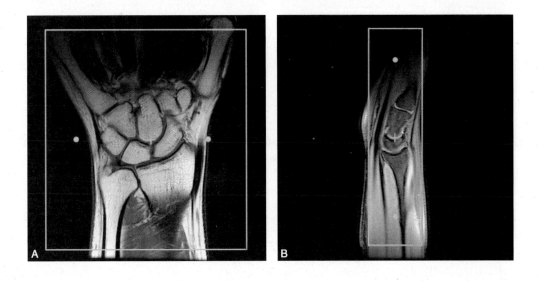

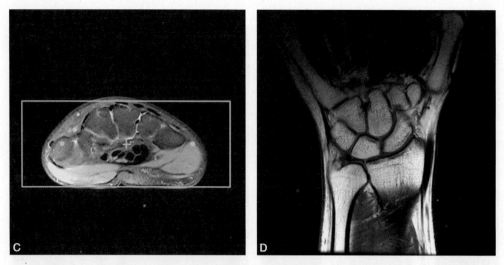

图 5-10-8　腕关节 MRI 冠状位扫描定位

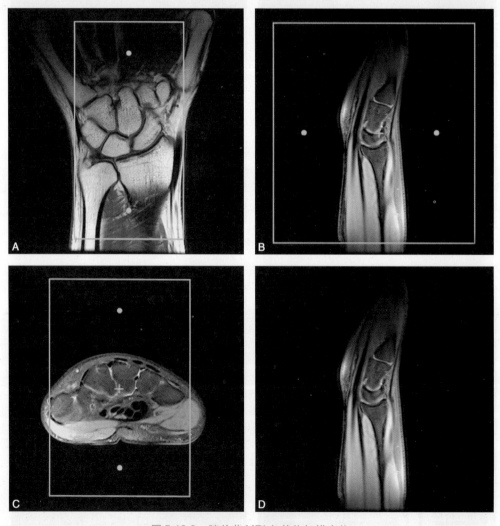

图 5-10-9　腕关节 MRI 矢状位扫描定位

骨复合物。

7. 评价类风湿关节炎或单侧下尺桡关节半脱位的患者,可俯卧位,双手头上位,用足够大的线圈,行双侧同层面对比检查。

8. CE-MRA 对于腕部的血管性病变、骨非缺血性坏死性病变和血管性肿瘤有较高的诊断价值。

四、手 MR 成像技术

(一) 适应证

手 MR 检查适应证主要有:①手的创伤性疾病;②手的骨与软组织感染性病变;③手的骨与软组织肿瘤及肿瘤样病变;④类风湿关节炎。

(二) 射频线圈

手 MRI 扫描首选专用表面线圈,腕关节专用相控阵线圈是目前最常用的线圈。其次,也可以选择包绕式柔软线圈或其他可替代表面线圈。

(三) 被检者体位及成像中心

与腕关节一样取俯卧位,患侧上肢上举仲过头侧,掌心向下。

(四) 扫描技术

1. 定位扫描　采用三平面快速定位成像序列进行定位像扫描,然后在三平面上进行不同成像方位的定位。

2. 扫描序列　根据不同的病情选择合适的序列成像。手 MRI 常规选择冠状位 T_1WI 与 T_2WI 抑脂序列,横断位 T_1WI 与 T_2WI 抑脂序列,矢状位 T_2WI 抑脂序列。序列参数如表 5-10-4。

表 5-10-4　手 MR 序列推荐参数

脉冲序列	成像平面	TR(mm)	TE(mm)	层厚(mm)	层间隔	FOV(mm)	矩阵
T_1WI	横断位、冠状位	300~700	10~30	3	0.5	160	320×256
T_2WI-FS	横断位、冠状位、矢状位	2000~5000	100~150	3	0.5	160	320×256

(五) MR 图示

1. 冠状面扫描定位　参照腕关节 MR 成像,扫描基线通过手指长轴,平行于 2~4 掌骨连线(图 5-10-10)。

2. 横轴位扫描定位　参照腕关节 MR 成像,扫描基线垂直手指长轴(图 5-10-11)。

3. 矢状位扫描定位　参照腕关节 MR 成像,扫描基线通过手指长轴,垂直于 2~4 掌骨连线(图 5-10-12)。

(六) 注意事项

手及手指和之间关节相对较小且结构复杂,为达到足够的空间分辨力最好中高场的设备进行。在手的 MRI 检查中应注意:

1. 根据需要,选择适当的成像序列、合适的成像参数。

2. 为了提高图像分辨率,通常采用薄层、大矩阵、小视野成像,最大程度清晰显示手指和指间关节细节。

3. 尽量使用尽可能小的表面线圈,最大限度接近成像中心。

4. 手的 MRI 成像以冠状面和横轴面为主。

5. 当怀疑某根特定手指损伤时,MRI 检查应将邻近的手指包括在内,作为正常解剖结构的对照。

五、髋关节 MR 成像技术

(一) 适应证

髋关节 MR 检查适应证主要有:①股骨头缺血性坏死;②髋关节的骨髓性病变;③髋关节及周围软组织的创伤性疾病;④髋关节及周围软组织的炎症性病变;⑤髋关节及周围软组织的肿瘤与肿瘤样病变;⑥儿童髋关节疾病。

(二) 射频线圈

建议使用相控阵体部线圈。

(三) 被检者体位及成像中心

被检者仰卧位,足先进,两前臂抱于胸前,防止双手置于身体两侧时图像左右出现卷折。人体长轴与床面长轴一致,尽量保持两侧髋关节对称。髋关节成像线圈中心及定位中心对准髂前上棘与耻骨连线中点下 2.5cm 水平;骨盆成像尽量保持两侧髂骨翼对称,线圈中心及定位中心对准髂前上棘连线下 5cm。

(四) 扫描技术

1. 定位扫描　采用三平面快速定位成像序列进行定位像扫描,然后在三平面上进行不同成像方位的定位。

2. 扫描序列　根据不同的病情选择合适的序列成像。髋关节 MRI 常规选择冠状位 T_1WI 与

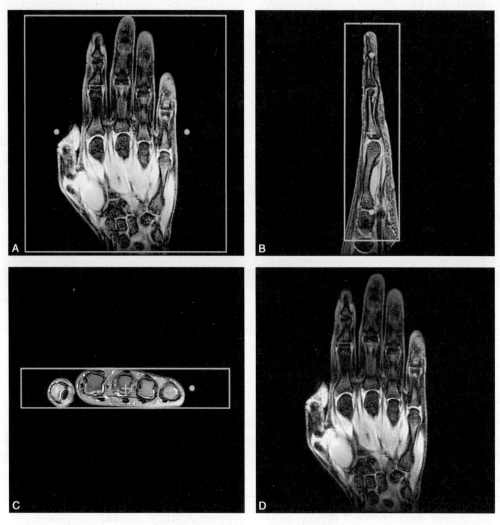

图 5-10-10 手 MRI 冠状位扫描定位

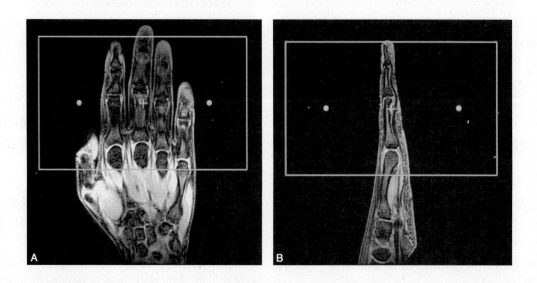

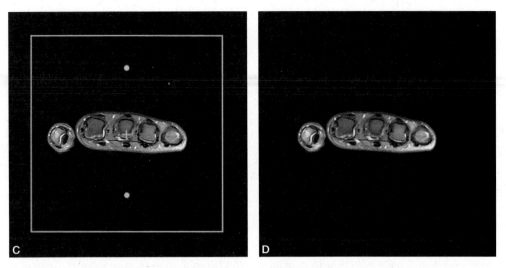

图 5-10-11　手 MRI 横轴位扫描定位

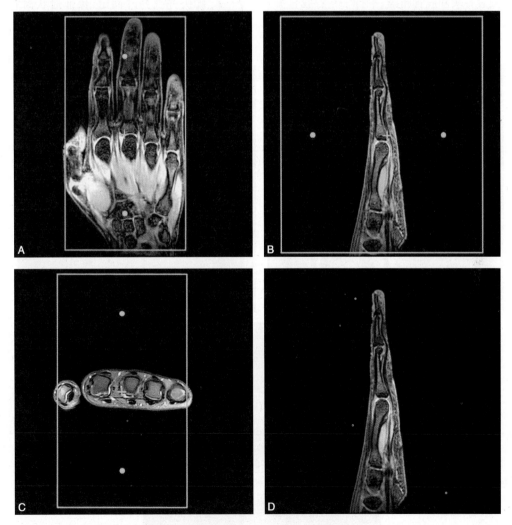

图 5-10-12　手 MRI 矢状位扫描定位

表5-10-5 髋关节 MR 序列推荐参数

脉冲序列	成像平面	TR（mm）	TE（mm）	层厚（mm）	层间隔	FOV（mm）	矩阵
T₁WI	横断位、冠状位	300～700	10～30	4	1	360	320×256
T₂WI-FS	横断位、冠状位	2000～5000	70～150	4	1	360	320×256

T₂WI 抑脂序列，横断位 T₁WI 与 T₂WI 抑脂序列。序列参数如表5-10-5。

（五）MR 图示

1. 横轴位扫描定位　髋关节扫描基线，平行于两侧股骨头中心连线，扫描范围从股骨上部髋臼开始，向下包括股骨大粗隆。骨盆扫描范围上至髂嵴上缘，下达耻骨联合下缘（图5-10-13）。

2. 冠状位扫描定位　髋关节扫描基线在横轴位，平行于两侧股骨头中心连线，扫描范围从前至后包括双侧股骨头和股骨粗隆，平行于左右股骨头而利于冠状面图像上股骨头左右对称比较（图5-10-14）。骨盆扫描基线在横轴位上平行于髂前上

棘连线或两侧股骨头中心连线，范围含髂骨翼前后缘，或病灶感兴趣区骨盆成像后达骶尾骨后缘。

（六）注意事项

1. 髋关节 MRI 针对不同的检查目的，需要选择不同的成像序列及成像参数，骨关节的损伤与感染和肿瘤的检查要求是不一样的。

2. 胃肠道内容物、膀胱内尿液对高分辨率髋关节股骨头图像质量影响严重，必须将膀胱尿液排空。

3. 脚尖并拢并外固定，保证冠状面股骨头及股骨颈显示在一个平面上。

4. FOV 尽可能大一些包括整个盆腔。

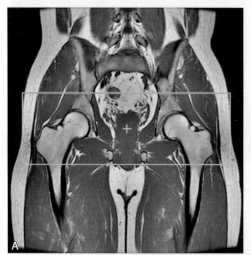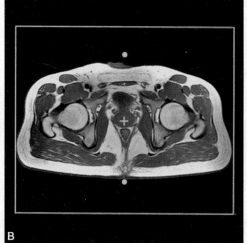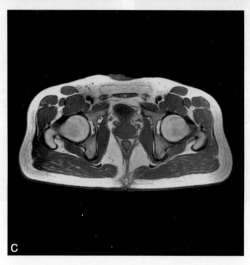

图 5-10-13　髋关节 MRI 横轴位扫描定位

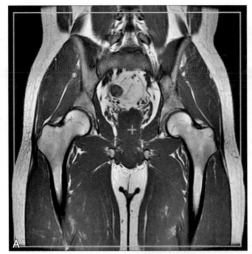
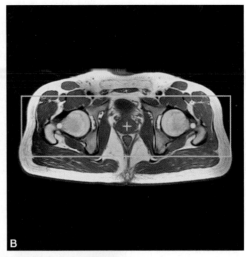
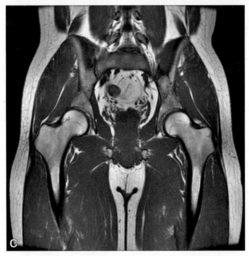

图 5-10-14 髋关节 MRI 冠状位扫描定位

5. 建议使用较短的回波链和较大的接收带宽,以减少波动伪影。

6. 增强 MRI 扫描时,在横轴位、矢状位与冠状位都使用脂肪抑制的 T_1WI。

7. 斜矢状位(平行于股骨颈)可观察髋臼唇的垂直断面;斜冠状面(垂直于前后唇联线)可较好分析上下髋臼唇。

8. 针对髋关节唇及关节软骨病变需要进一步诊断时,可行单侧髋关节 MRI 造影。

9. 3D-FSPGR T_1WI 序列可以实现快速、大范围的扫描,评价病灶的血供,判断病变治疗后的情况。

六、骶髂关节及骨盆 MR 成像技术

(一) 适应证

骶髂关节及骨盆 MR 检查适应证主要有:①骶髂关节与强直性脊柱炎;②骨盆的骨髓性病变;③骨盆及软组织的创伤性疾病;④骨盆及软组织的炎症性病变;⑤骨盆及软组织的肿瘤及肿瘤样病变。

(二) 射频线圈

相控阵体部线圈。

(三) 被检者体位及成像中心

被检者仰卧位,足先进,两前臂抱于胸前,防止双手置于身体两侧时图像左右出现卷折。人体长轴与床面长轴一致,尽量保持两侧髂前上棘对称。线圈中心及定位中心对准两侧髂前上棘连线中点。

(四) 扫描技术

1. 定位扫描 采用三平面快速定位成像序列进行定位像扫描,然后在三平面上进行不同成像方位的定位。

2. 扫描序列 根据不同的病情选择合适的序列成像。骶髂关节 MRI 常规选择斜冠状位 T_1WI 与 T_2WI 抑脂序列,斜横断位 T_1WI 与 T_2WI 抑脂序列。序列参数如表 5-10-6。

表 5-10-6　骶髂关节 MR 序列推荐参数

脉冲序列	成像平面	TR(mm)	TE(mm)	层厚(mm)	层间隔	FOV(mm)	矩阵
T_1WI	斜横断位、斜冠状位	300~700	10~30	4	0.5	300	320×256
T_2WI-FS	斜横断位、斜冠状位	2000~5000	70~150	4	0.5	300	320×256

（五）MR 图示

1. 斜冠状面扫描定位　扫描基线在横轴面,平行于两侧髂前上棘连线,矢状面平行于骶骨长轴,范围包括骶髂关节前后缘(图 5-10-15)。

2. 斜横轴面扫描定位　扫描基线在冠状面,平行于两侧髂前上棘连线,矢状面垂直于骶骨长轴,范围包括骶髂关节上下缘(图 5-10-16)。

（六）注意事项

1. 骨盆 MRI 针对不同的检查目的,需要选择不同的成像序列及成像参数,骨关节的损伤与感染和肿瘤的检查要求是不一样的。

2. 胃肠道内容物、膀胱内尿液对骨盆图像质量影响严重。

3. 充分显示骶髂关节必须横轴位和平行于骶骨长轴的斜冠状面相结合。

4. 斜冠状位 T_2WI-fs(或 STIR)是评价骶髂关节病变骨髓水肿存在与程度的必须序列。

5. 增强 MRI 扫描时,在横轴位、矢状位与冠状位都使用脂肪抑制的 T_1WI,层位置、层厚及层间隔均与平扫一致。

6. 3D 梯度回波序列(3D-T_1-水激励序列)可以进一步分析骶髂关节面的细节改变。

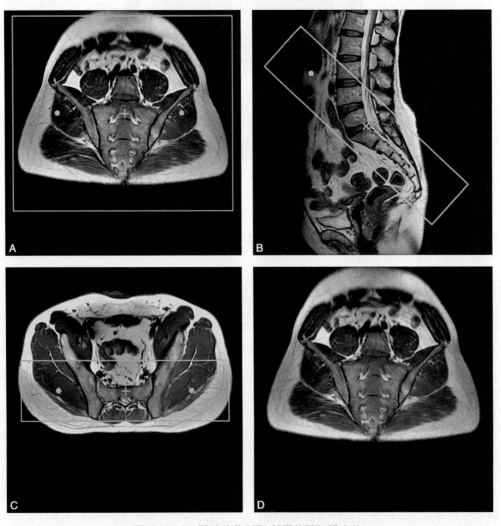

图 5-10-15　骶髂关节 MRI 斜冠状面扫描定位

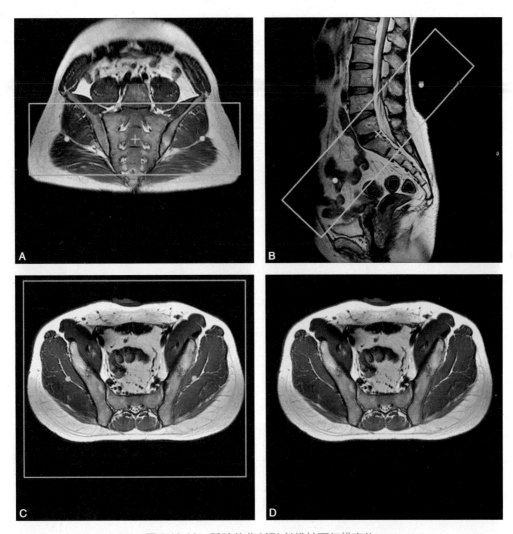

图 5-10-16　骶髂关节 MRI 斜横轴面扫描定位

七、膝关节 MR 成像技术

（一）适应证

膝关节 MR 检查适应证主要有：①各种急性或慢性膝关节内结构或功能紊乱；②外伤导致的膝关节周围软组织的损伤；③膝关节各组成骨骨折；④膝关节退行性骨关节病；⑤膝关节的骨髓性病变；⑥膝关节及周围软组织的炎症性病变；⑦膝关节及周围软组织的肿瘤与肿瘤样病变。

（二）射频线圈

优选膝关节专用相控阵线圈，也可以采用包绕式柔性线圈。

（三）被检者体位及成像中心

被检者体位取仰卧位，脚先进，双手自然放于身体两侧，人体长轴与床面长轴一致，脚尖向上。被测者屈曲膝关节 10°～15°，以使前交叉韧带处于拉直状态。线圈中心及定位中心对准于髌骨下缘。

受检侧膝关节尽量向磁场中心靠近，固定被测膝关节使患者处于舒适体位以减少运动伪影。

（四）扫描技术

1. **定位扫描**　采用三平面快速定位成像序列进行定位像扫描，然后在三平面上进行不同成像方位的定位。

2. **扫描序列**　根据不同的病情选择合适的序列成像。膝关节 MRI 常规选择矢状位 PDWI 与 T_2WI 抑脂序列，冠状位 T_1WI 与 T_2WI 抑脂序列，横断位 T_2WI 抑脂序列。序列参数如表 5-10-7。

（五）MR 图示

1. **冠状位扫描定位**　扫描基线在横轴位上平行于股骨内、外侧髁后缘的连线，矢状位上平行于股骨与胫骨的长轴，扫描范围前面包括髌骨前缘，后面包括股骨内、外侧髁连线后方（图 5-10-17）。

2. **斜矢状位扫描定位**　扫描基线在横轴位上，垂直于股骨内、外侧髁后缘的连线，冠状位上平

表 5-10-7 膝关节 MR 序列推荐参数

脉冲序列	成像平面	TR(mm)	TE(mm)	层厚(mm)	层间隔	FOV(mm)	矩阵
T_1WI	冠状位	300～700	10～30	3～4	0.5	180	320×256
PDWI-FS	冠状位、矢状位	2000～5000	10～30	3～4	0.5	180	320×256
T_2WI-FS	横断位、冠状位、矢状位	2000～5000	100～150	3～4	0.5	160	320×256

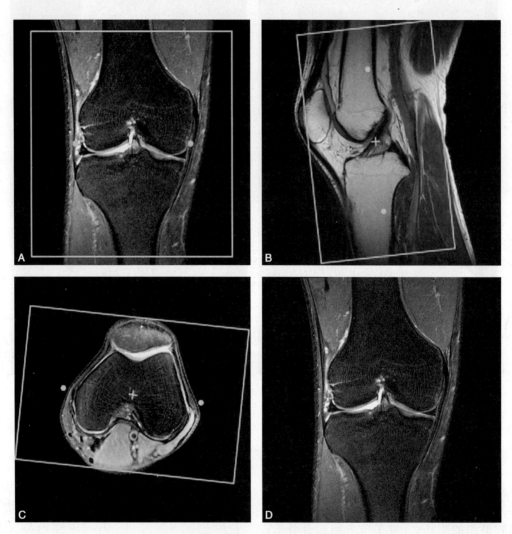

图 5-10-17 膝关节 MRI 冠状位扫描定位

行于股骨与胫骨的长轴,范围含内、外侧髁(图 5-10-18)。

3. 横轴位扫描定位 扫描基线在冠状位或矢状位上,平行于股骨与胫骨的关节面,扫描范围上面包括髌骨,下面包括胫骨粗隆(图 5-10-19)。

(六)注意事项

1. 合理、有效的序列选择是膝关节 MRI 扫描获得高质量图像的基础。

2. 为了提高图像分辨率,膝关节 MRI 扫描通常采用薄层、大矩阵、小视野。

3. 在 TE 较短的序列扫描中,要注意避免魔角效应,以免与韧带断裂等异常现象混淆。

4. 对于关节内游离体的显示、局限性软骨缺损、侧副韧带的部分断裂等病变可行膝关节 MRI 造影检查,但临床较少应用。

5. 为更好显示膝关节软骨,可以加扫软骨成像序列,如 3D 梯度回波序列等。髌骨面的软骨评估以横断面为主,而股骨滑车软骨的观察以矢状面为主。

6. 膝关节 MRI 扫描以矢状面与冠状面为主,

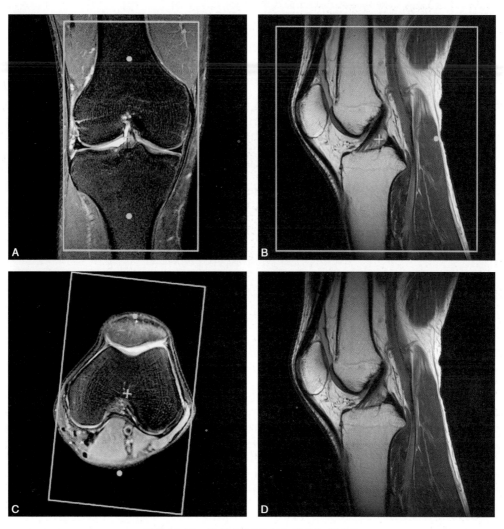

图 5-10-18　膝关节 MRI 斜矢状位扫描定位

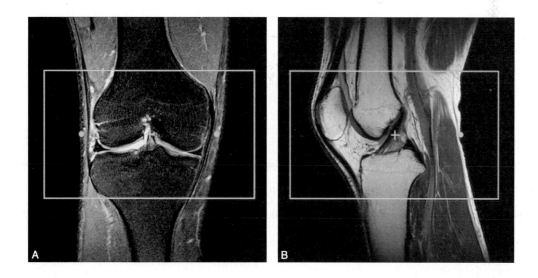

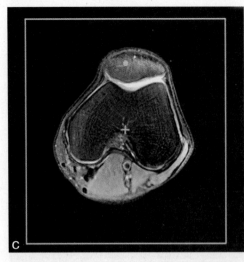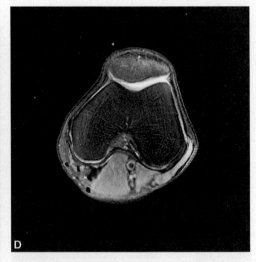

图 5-10-19　膝关节 MRI 横轴位扫描定位

但横断面也有一定作用,主要应用在观察髌股关节及软骨,前交叉韧带重建术时评估肌腱和髌肌腱的截面积等方面。

7. 如需行膝关节增强扫描,在横轴位、矢状位与冠状位都使用脂肪抑制的 T_1WI 序列,层位置、层厚及层间隔均与平扫一致。

8. 脂肪抑制技术在膝关节的 MRI 扫描中应用非常广泛,如矢状位压脂 PDWI 观察半月板及关节软骨比较有帮助。

9. 膝关节扫描以斜矢状面为主,若要平行于后交叉韧带,定位线平行于股骨外侧髁前缘,即向内侧打角度 $10° \sim 15°$。

八、踝关节 MR 成像技术

(一) 适应证

踝关节 MR 检查适应证主要有:①踝关节韧带、肌腱及关节软骨的创伤性病变;②踝关节退行性骨关节病;③踝关节的骨髓性病变;④踝关节及周围软组织的炎症性病变;⑤踝关节及周围软组织

的肿瘤与肿瘤样病变。

(二) 射频线圈

优选踝关节专用相控阵线圈,也可以选用包绕式柔性线圈。

(三) 被检者体位及成像中心

被检者仰卧位,脚先进,双手自然放于身体两侧,人体长轴与床面长轴一致。被检者踝关节自然放松,脚尖向上,固定足与踝关节,防止其在检查过程中产生运动伪影。线圈中心及定位中心对准于内、外侧踝连线。

(四) 扫描技术

1. 定位扫描　采用三平面快速定位成像序列进行定位像扫描,然后在三平面上进行不同成像方位的定位。

2. 扫描序列　根据不同的病情选择合适的序列成像。踝关节 MRI 常规选择矢状位 PDWI 与 T_2WI 抑脂序列,冠状位 T_1WI 与 T_2WI 抑脂序列,横断位 T_2WI 抑脂序列。序列参数如表 5-10-8。

表 5-10-8　踝关节 MR 序列推荐参数

脉冲序列	成像平面	TR(mm)	TE(mm)	层厚(mm)	层间隔	FOV(mm)	矩阵
T_1WI	冠状位	300 ~ 700	10 ~ 30	3 ~ 4	0.5	160	320×256
PDWI-FS	冠状位、矢状位	2000 ~ 5000	10 ~ 30	3 ~ 4	0.5	160	320×256
T_2WI-FS	横断位、冠状位、矢状位	2000 ~ 5000	100 ~ 150	3 ~ 4	0.5	160	320×256

(五) MR 图示

1. 矢状位扫描定位　在横轴位与冠状位上定位,扫描基线在横轴位上,垂直于胫骨内、外踝连线,冠状位上平行于胫骨长轴,垂直于胫距关节面,

扫描范围包括左右含胫骨内、外踝(图5-10-20)。

2. 冠状位扫描定位　在横轴位与矢状位上定位,扫描基线在横轴位上,平行于内、外踝的连线,矢状位上平行于胫骨长轴,垂直于胫距关节面,扫

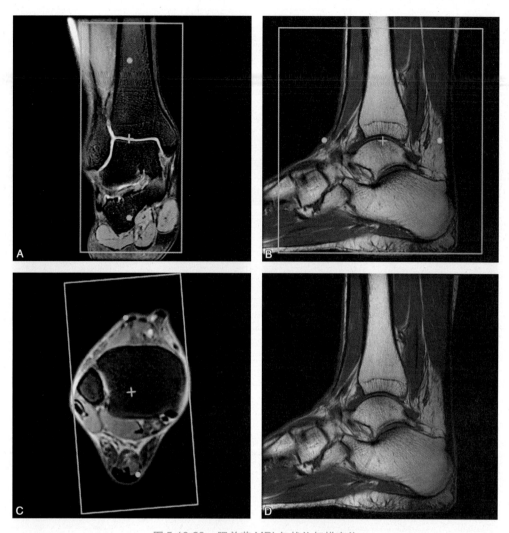

图 5-10-20 踝关节 MRI 矢状位扫描定位

描范围包括踝关节各组成骨(图5-10-21)。

3. 横轴位扫描定位　在冠状位与矢状位上定位,扫描基线垂直于胫腓骨下段,平行于胫距关节面,冠状位上平行于内、外踝连线或胫骨关节面,扫描范围上面包括胫腓关节,下面包括跟骨中份(图5-10-22)。

(六)注意事项

1. 根据需要,选择适当的成像序列、合适的成像参数。

2. 为了提高图像分辨率,踝关节 MRI 扫描通常采用薄层、大矩阵、小视野。

3. 为更好显示踝关节软骨,可以加扫软骨成像序列,如 3D 梯度回波序列等。

4. 如需行踝关节增强扫描,在横轴位、矢状位与冠状位都使用脂肪抑制的 T_1WI 序列,层位置、层厚及层间隔均与平扫一致。

5. 脂肪抑制技术在踝关节的 MRI 扫描中应用非常广泛,能更好地显示病灶。

九、足 MR 成像技术

(一)适应证

足 MR 检查适应证主要有:①外伤导致足的骨与关节、韧带及肌腱的损伤;②足的退行性骨关节病;③足的骨髓性病变;④足及周围软组织的炎症性病变;⑤足及周围软组织的肿瘤与肿瘤样病变。

(二)射频线圈

优选足踝专用线圈,也可以采用包绕式柔性线圈,或头线圈等。

(三)被检查者体位及成像中心

被检查者取仰卧位,脚先进,双手自然放于身体两侧,人体长轴与床面长轴一致。被测者足自然放松,脚尖向上,固定足与踝关节,防止其在检查过程中产生运动伪影。线圈中心及定位中心对准于足中心,或病灶感兴趣区。

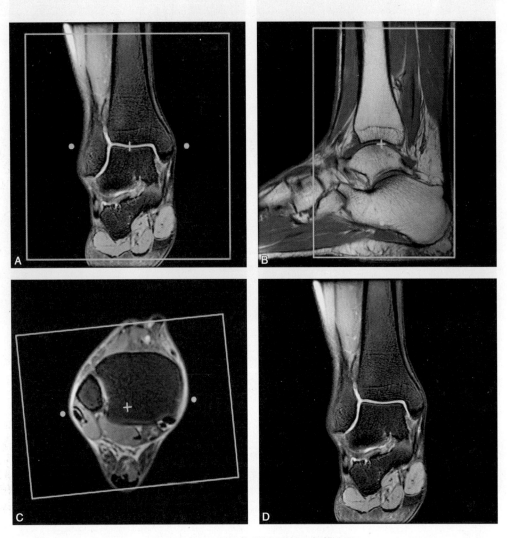

图 5-10-21 踝关节 MRI 冠状位扫描定位

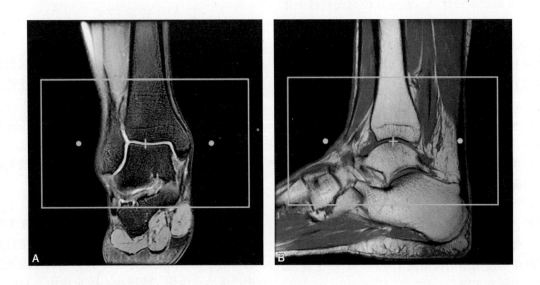

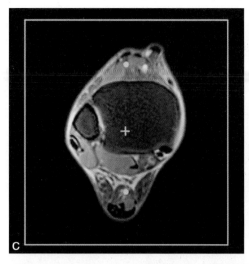
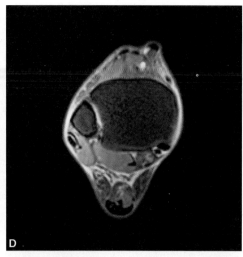

图 5-10-22 踝关节 MRI 横轴位扫描定位

（四）扫描技术

1. 定位扫描　采用三平面快速定位成像序列进行定位像扫描,然后在三平面上进行不同成像方位的定位。

2. 扫描序列　根据不同的病情选择合适的序列成像。足 MRI 常规选择矢状位 T_1WI 与 T_2WI 抑脂序列,横断位 T_2WI 抑脂序列,冠状位 T_1WI 与 T_2WI 抑脂序列。序列参数如表 5-10-9。

表 5-10-9　足 MR 序列推荐参数

脉冲序列	成像平面	TR(mm)	TE(mm)	层厚(mm)	层间隔	FOV(mm)	矩阵
T_1WI	冠状位、矢状位	300 ~ 700	10 ~ 30	3 ~ 4	0.5	180 ~ 200	320×256
T_2WI-FS	横断位、冠状位、矢状位	2000 ~ 5000	70 ~ 150	3 ~ 4	0.5	140 ~ 200	320×256

（五）MR 图示

1. 横轴位扫描定位　扫描基线在矢状位图像上,垂直于足长轴,扫描范围包括病灶或感兴趣区（图 5-10-23）。

2. 冠状位扫描定位　扫描基线在矢状位上平行跖、趾骨的长轴,扫描范围包括病灶或感兴趣区（图 5-10-24）。

3. 矢状位扫描定位　扫描基线在横轴位上,平行于跖、趾骨的长轴,冠状位平行于足长轴,扫描范围包括病灶或感兴趣区（图 5-10-25）。

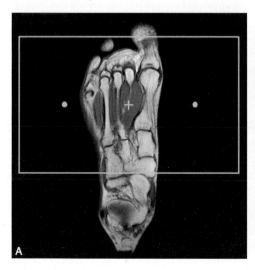
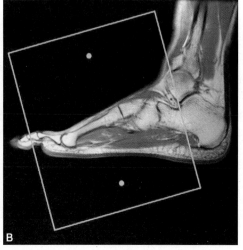

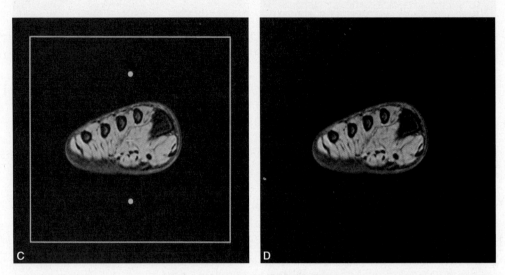

图 5-10-23 足 MRI 横轴位扫描定位

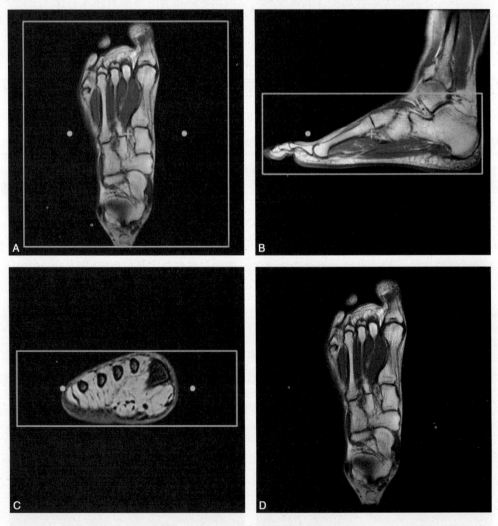

图 5-10-24 足 MRI 冠状位扫描定位

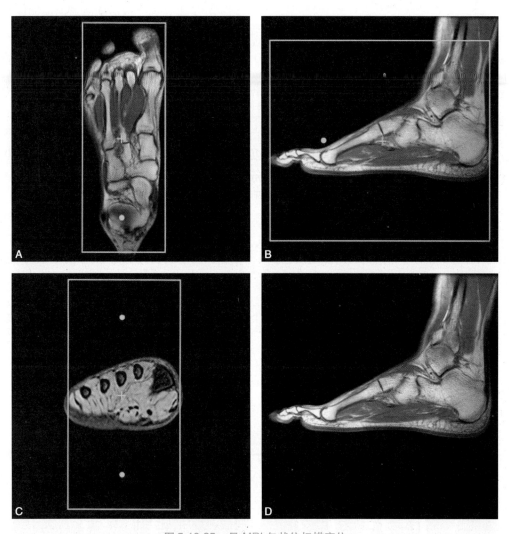

图 5-10-25 足 MRI 矢状位扫描定位

（六）注意事项

1. 根据需要，选择适当的成像序列、合适的成像参数。

2. 为了提高图像分辨率，足 MRI 扫描通常采用薄层、大矩阵、小视野。

3. 为更好显示踝关节软骨，可以加扫软骨成像序列，如 3D 梯度回波序列等。

4. 如需行足的增强扫描，在横轴位、矢状位与冠状位都使用脂肪抑制的 T_1WI 序列，层位置、层厚及层间隔均与平扫一致。

5. 脂肪抑制技术在足 MRI 扫描中应用非常广泛，能更好地显示病灶。

十、上下肢长骨 MR 成像技术

（一）适应证

长骨 MR 检查适应证主要有：①外伤导致的长骨、肌肉及周围软组织的损伤；②长骨的骨髓性病变；③长骨、肌肉及周围软组织的炎症性病变；④长骨、肌肉及周围软组织的肿瘤与肿瘤样病变。

（二）射频线圈

上肢优选包绕式柔性线圈，也可以采用体部矩形相控阵线圈；下肢优选全下肢专用多通道线圈，也可以采用包绕式柔性线圈或体部矩形相控阵线圈。

（三）被检者体位及成像中心

被检者取仰卧位，头先进，双手自然放于身体两侧，人体长轴与床面长轴一致。被测者上肢平放，尽量置于床中心（身体可适当偏斜卧于检查床），如上肢扫描，掌心向上，线圈中心及定位中心对准上臂/前臂长轴中点，或病灶感兴趣中心。如下肢扫描，一般双下肢平放同时扫描，线圈中心及定位中心对准大腿/小腿长轴中心，或病灶感兴趣区中心。

（四）扫描技术

1. 定位扫描 采用三平面快速定位成像序列进行定位像扫描，然后在三平面上进行不同成像方位的定位。

2. 扫描序列 根据不同的病情选择合适的序列成像。常规选择冠状位 T_1WI 与 T_2WI 抑脂序列，横断位 T_1WI 与 T_2WI 抑脂序列，矢状位 T_2WI 抑脂序列。序列参数如表 5-10-10。

表 5-10-10 长骨 MR 序列推荐参数

脉冲序列	成像平面	TR(mm)	TE(mm)	层厚(mm)	层间隔	FOV(mm)	矩阵
T_1WI	横断位、冠状位	300~700	10~30	3~4	1	320	320×256
T_2WI-FS	横断位、冠状位、矢状位	2000~5000	70~150	3~4	1	320	320×256

（五）MR 图示

1. 横轴位扫描定位 上肢扫描基线在冠状位及矢状位上，垂直于肱骨/尺骨长轴，扫描范围包括病灶或感兴趣区。下肢扫描基线在冠状位及矢状位上，平行于股骨/胫腓骨长轴，扫描范围包括股骨/胫腓骨前后软组织或病灶（图 5-10-26）。

2. 冠状位扫描定位 上肢扫描基线在矢状位上，平行于肱骨/尺骨长轴，扫描范围包括肱骨/尺桡骨及前后软组织或病灶，应包括一个邻近关节。下肢扫描基线在矢状面上，平行于股骨/胫腓骨长轴，扫描范围包括股骨/胫腓骨前后软组织或病灶，应包括一个邻近关节（图 5-10-27）。

3. 矢状位扫描定位 上肢扫描基线在横轴位上或冠状位上平行于肱骨/尺骨长轴，范围包

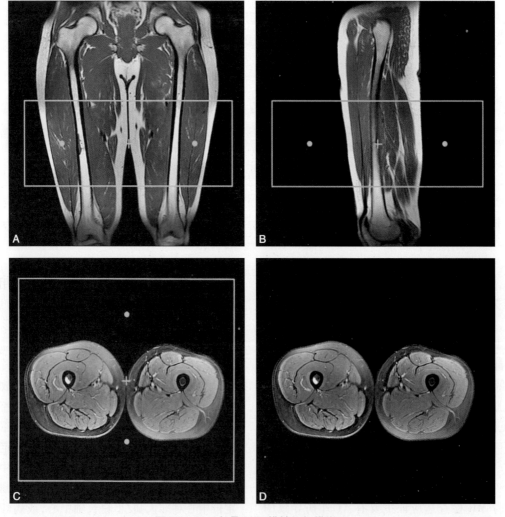

图 5-10-26 长骨 MRI 横轴位扫描定位

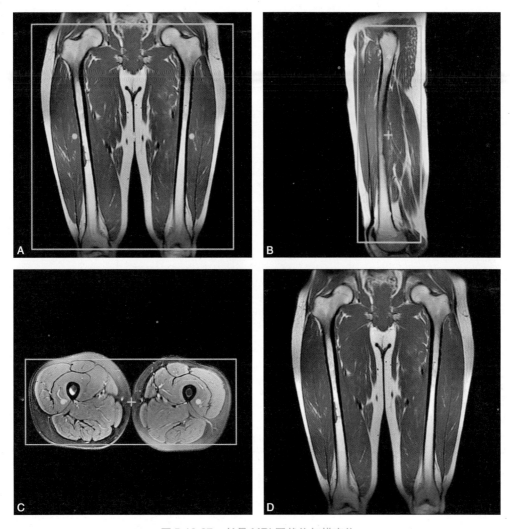

图 5-10-27　长骨 MRI 冠状位扫描定位

含肱骨/尺桡骨及左右软组织或病灶。下肢扫描基线在冠状面上平行于股骨/胫腓骨长轴,扫描范围包括股骨/胫腓骨左右软组织或病灶(图 5-10-28)。

（六）注意事项

1. 合理、有效的序列选择是四肢长骨 MRI 扫描获得高质量图像的基础。

2. 如需行四肢长骨增强扫描,在横轴位、矢状位与冠状位都使用脂肪抑制的 T₁WI 序列,层位置、层厚及层间隔均与平扫一致。

3. 脂肪抑制技术在四肢长骨的 MRI 扫描中应用非常广泛。

4. 扫描参数中可采用流动补偿、相位编码过采样等技术优化图像。

5. 显示相应长骨及附属软组织,或尽量包全病灶或感兴趣区,矢状面或冠状面需包括邻近关节。

十一、相关疾病 MR 检查要点

肌骨关节及软组织 MR 成像时,必须选择合适的视野、成像方位、扫描序列及参数,同时采用脂肪抑制序列以凸显病灶,必要时进行特殊序列、方位或体位扫描,甚至增强扫描,以明确解剖和病理以达到疾病的诊断。

1. 脂肪抑制　脂肪抑制技术(fat suppressed,FS)作为一种辅助成像技术能够应用于各种 MR 扫描序列中,增加软骨和骨髓及液体的对比度,减小化学位移伪影。与 T₁WI 相结合能够改善关节软骨与关节滑液的对比度。目前脂肪抑制技术主要有反转恢复技术、化学饱和技术与水脂分离技术三种。一般情况下,在关节系统常采用 PDWI/T₂WI 加脂肪抑制序列,而长骨采用短时反转恢复的 STIR 序列。

2. 软骨成像磁共振成像　对软组织分辨率

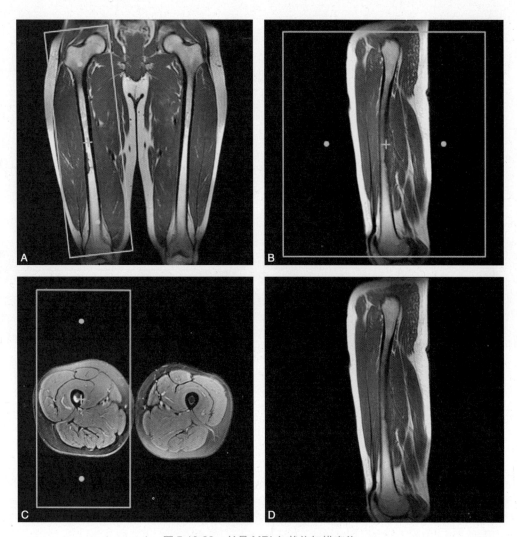

图 5-10-28 长骨 MRI 矢状位扫描定位

高,是目前唯一能直接显示关节软骨的无创性手段。正常软骨在自旋回波(spin echo,SE)中表现3层结构,即表层的低信号、中层的高信号和深层的低信号,这3层结构分别对应于组织学的切线层、过渡层、放射层和钙化层骨皮质,并且认为胶原纤维的排列方向不同是信号不同的主要原因。

MRI 软骨生化成像是目前研究的热点之一,常用的软骨成像序列有多回波梯度回波序列、自选锁定($T_1\rho$)成像、T_2 Mapping、超短 TE 序列(ultrashort time of echo,UTE)成像及 Na 成像等。

3. 韧带与肌腱 MR 成像 MRI 扫描因其良好的软组织对比度和任意平面成像,在关节韧带与肌腱的成像中起着重要的作用。临床上常应用 MR 成像观察关节韧带与肌腱的损伤及其修复或重建术后的随访,以及关节矫形或置换术前对周围韧带、肌腱的评估。

关节韧带与肌腱的 MRI 成像方法除了常规的骨关节与软组织成像外,根据需要采取一些特殊的扫描方法,如针对细小韧带、肌腱的高分辨率成像、超短 TE 序列成像等。

4. 金属植入物 金属植入物是骨关节系统中不可回避的问题,即使是非铁磁性金属,在 MRI 检查中也会产生明显的图像伪影与扭曲,在高场磁共振上更佳明显。

当病人脊柱有金属植入物时,首先必须考虑 MRI 检查的安全性问题,在厂家说明书中未明确标记磁共振检查安全的金属植入物产品,不建议进行磁共振检查。其次要注意尽量减少伪影的形成与干扰,在扫描时要将植入物的长轴和磁力线的方向平行,同时改变频率编码与相位编码的方向等,使植入物的影响降到最低。

5. MR 关节造影 骨关节的关节软骨的病变、韧带或者肌腱的部分撕裂、关节组成骨的撕裂等是进行 MR 关节造影的适应证。MR 关节造影是指将稀释的钆对比剂注入关节腔内,改变关节液与周围组织的 T_1 对比度差异的一种 MR 成像方法。MR 关节造影需要注意:①钆对比剂需要稀释,一般稀释 50 倍,对比剂的量视不同的关节而定;②钆对比剂注入关节腔后,关节需要适当的活动,使对比剂在关节腔内均匀分布,然后再进行 MR 扫描;③根据不同的检查部位与目的,确定 MR 关节造影的扫描时间。

6. 扩散加权成像　扩散加权成像是目前唯一的无创性检测活体组织内水分子运动的技术。应用扩散加权成像能够鉴别肿瘤组织与周围正常组织,对于检出骨肿瘤及软组织肿瘤具有较高的敏感性,并能检测骨肿瘤的治疗结果。但目前,扩散加权成像在骨肿瘤的诊断与治疗中的应用仍处于起步阶段。

7. MR 动态对比增强　MR 动态对比增强是目前常用的成像方法,它采集的是 T_1 信号,不仅能够提供肿瘤的形态学特征,通过分析还能揭示病灶的血流动力学特点,反映肿瘤的微循环,从而来评估骨与软组织肿瘤的良恶性。时间信号强度曲线类型与相关参数,在鉴别肿瘤的良恶性病变间具有较高的敏感性和特异性,同时在骨与软组织肿瘤分期、治疗方案的制订和治疗后随访中发挥着重要作用。

（钟镜联　王世威）

第十一节　外周神经与外周血管成像技术

一、臂丛神经 MR 成像技术

（一）适应证

1. 外伤

（1）牵拉伤:如上肢被皮带卷入致伤。

（2）对撞伤:如被快速汽车撞击肩部或肩部被飞石所击伤。

（3）切割伤或枪弹伤。

（4）挤压伤:如锁骨骨折或肩锁部被挤压。

（5）产伤:分娩时胎位异常或产程中牵拉致伤。

2. 臂丛神经感染

3. 臂丛神经炎症

4. 肿瘤侵犯臂丛神经

5. 放射治疗后臂丛神经损伤

（二）线圈

根据损伤的位置和检查的范围,可选择头颈联合相控线圈或腹部相控线圈等。

（三）体位及成像中心

被检者仰卧位,头先进,肩部或头部稍垫高使颈椎曲度减少,以 C_6 椎体为中心。

（四）扫描技术

1. 平扫臂丛神经的 MRI 检查　主要以自旋回波（SE）序列 T_1WI、T_2WI 加抑脂为基础（图 5-11-1）,扫描方位选择冠状位和横轴位,冠状位扫描线与 $C_4 \sim T_1$ 后缘平行（即标准线与颈椎生理曲度基本一致）,扫描范围包括 C_4 椎体上缘至 T_2 椎体下缘水平,前后包括椎体前缘和椎管后缘（图 5-11-2）,横断面扫描基线垂直于 $C_4 \sim T_1$ 后缘连线,扫描范围包括 C_4 椎体上缘至 T_2 椎体下缘水平,或扫描基线垂直病变范围,然后再根据具体的情况选择一些相关的特殊技术进一步提高病变显示的灵敏性、特异性和准确性,如应用长 TE 3D STIR 序列增强扫描抑制臂丛周围脂肪信号,增加臂丛神经的对比（图 5-11-3）,联合应用 SPIR 序列的脂肪抑制技术和抑制血管信号的快速自旋回波 FSE 重 T_2WI（T_2-SPIR）序列的神经成像术（neurography,MRN）,可获得臂丛及其分支的神经纤维束的高分辨率图像,背景抑制弥散加权成像（DWIBS）可以清晰直观地显示臂丛神经和节后神经的大体走行,对臂丛神经干显示尤为清晰（图 5-11-4）。

2. 增强对比剂　GD-DTPA,剂量为 0.1mmol/kg 体重,采用 T_1WI 序列作横断面抑脂、冠状面抑脂及矢状面增强扫描,扫描层面保持与平扫一致。

3. 扫描参数　常规自旋回波序列 T_1 加权 TR/

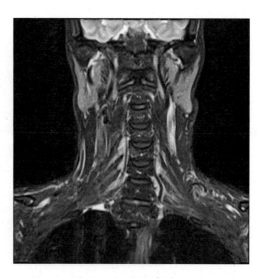

图 5-11-1　T_2W 抑脂图

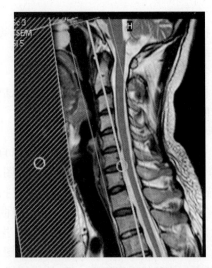

图 5-11-2 臂丛神经冠状面扫描定位图

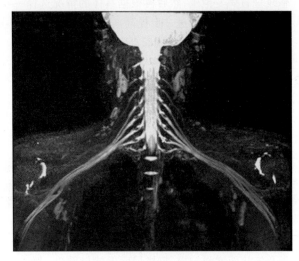

图 5-11-3 3D-STIR 增强图像

TE/NSA = 560ms/30ms/4；T_2 加权（TSE）TR/TE/NSA = 2000 ~ 3000ms/80 ~ 100ms/4；MR 神经成像序列（MRN）TR/TE/NSA = 3000 ~ 5000ms/120ms/4，回波链长度 8，采用 SPIR 压脂，矩阵 256×128，层厚、层间距为 4mm/0.4mm，30 层；背景抑制弥散加权成像（DWIBS）TR/TE/NSA = 6800ms/70ms/10，TI = 180ms；单次激发，EPI 因子 = 47，b 值 = 800s/mm²；层厚/层距 = 4mm/0mm，40 层；矩阵 = 160×256；应用 STIR 压脂。

4. 图像处理 3D 成像　可做 MIP 或 MPR 等后处理。

（五）注意事项

为了更好地显示臂丛神经的走行和形态，扫描方位均选择横轴位和冠状位，当颈、胸椎排列连线为直线或类似直线时，扫描标准线与各椎体后缘平行，当它们排列连线为曲线时，冠状位扫描线与 C_4 ~ T_1 后缘平行（即标准线与颈椎生理曲度基本一致），扫描范围包括 C_4 椎体上缘至 T_2 椎体下缘水平，前后包括椎体前缘和椎管后缘，必要时加扫斜冠位。对于臂丛神经节前神经根的观察，采用轴位扫描较为理想，对于节后神经部分采用冠状位扫描最好。

应用 3D-STIR 序列增强扫描时要在注射造影剂 3 分钟后扫描。

二、腰骶丛神经 MR 成像技术

（一）适应证

1. 外伤。

2. 椎间盘突出、椎间盘疝、椎管狭窄。

3. 蛛网膜及神经根囊肿。

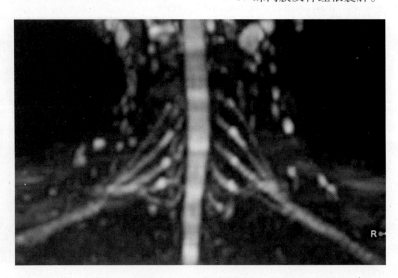

图 5-11-4　DWIBS 图

4. 神经纤维瘤、神经源性肿瘤。

5. 坐骨神经痛。

6. 肿瘤侵犯腰丛神经。

7. 腰丛神经感染、腰丛神经炎症。

（二）线圈

根据检查的范围，可选择脊柱相控线圈或腹部相控线圈等。

（三）体位及成像中心

被检者，仰卧位头先进，如腰部疼痛欠合作者可在双膝位置稍垫高使腰椎曲度平直，以 L_4 椎体为中心。

（四）扫描技术

1. 平扫腰丛神经 MRI 检查　主要以自旋回波（SE）序列 T_1WI、T_2WI 加抑脂为基础，扫描方位选择冠状位和横轴位，冠状位标准线与 $L_3 \sim L_5$ 后缘平行（图 5-11-5），横断面扫描基线垂直病变范围，然后再根据具体的情况选择一些相关的特殊技术进一步提高病变显示的灵敏性、特异性和准确性，如应用长 TE 3D STIR 序列增强扫描抑制腰丛周围脂肪信号，增加腰丛神经对比（图 5-11-6），联合应用 SPIR 序列的脂肪抑制技术和抑制血管信号的快速自旋回波 FSE 重 T_2WI（T_2-SPIR）序列的神经成像术（neurography，MRN），可获得腰丛及其分支的神经纤维束的高分辨率图像（图 5-11-7），背景抑制弥散加权成像（DWIBS）可以清晰直观地显示腰丛神经和节后神经的大体走行，对腰丛神经干显示尤为清晰（图 5-11-8），选择性水激发 PROSET 序列对腰骶丛神经节和节后神经纤维的显示独具优势，并能多平面重建，多角度观察腰骶丛神经的形态及病变情况（图 5-11-9）。

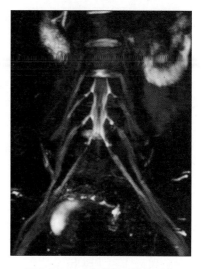

图 5-11-6　3D-SPIR 增强图像

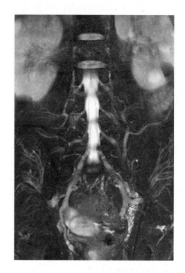

图 5-11-7　T_2W-SPIR 图

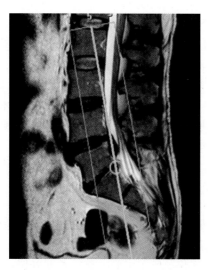

图 5-11-5　冠状面扫描定位图

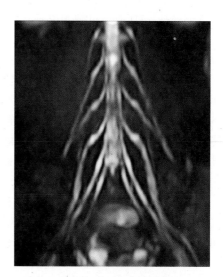

图 5-11-8　DWIBS 图

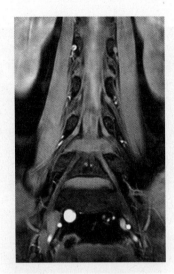

图 5-11-9 PROSET 图

2. 增强对比剂 GD-DTPA, 剂量为 0.1mmol/kg 体重, 采用 T_1WI 序列作横断面抑脂、冠状面抑脂及矢状面抑脂增强扫描, 扫描层面保持与平扫一致。

3. 扫描参数 常规自旋回波序列 T_1 加权 TR/TE/NSA = 560ms/30ms/4; T_2 加权 (TSE) TR/TE/NSA = 2000 ~ 3000ms/80 ~ 100ms/4; MR 神经成像序列 (MRN) TR/TE/NSA = 3000 ~ 5000ms/120ms/4, 回波链长度 8, 采用 SPIR 压脂, 矩阵 256×128, 层厚、层间距为 4mm/0.4mm, 30 层; 背景抑制弥散加权成像 (DWIBS) TR/TE/NSA = 6800ms/70ms/10, TI = 180ms; 单次激发, EPI 因子 = 47, b 值 = 800s/mm², 层厚/层距 = 4mm/0mm, 40 层; 矩阵 = 160×256; 应用 STIR 压脂, PROSET 序列 TR/TE/NSA = 27ms/18ms/2, 层厚/层距 = 1mm/0mm, 40 层; FOV 280mm, Flip Angle = 8。

4. 图像处理 3D 成像可做 MIP 或 MPR 等后处理。

(五) 注意事项

为了更好地显示腰丛神经的走行和形态, 扫描方位为与腰椎长轴平行的直接冠状面, 与骶椎管的长轴 (S_1 椎体上缘中点至 S_2 椎体下缘中点连线) 平行的骶冠状面, 位于二者之间的斜冠状面 (较常用), 斜冠状位标准线与 $L_3 ~ L_5$ 后缘平行, 必要时加扫斜矢状位。骶冠状面对骶$_{1-4}$神经根显示最好, 但三者显示骶$_{1-4}$神经根无显著性差异。直接横断面是指垂直于直接冠状面, 成角横断面 (angled axial imaging) 指垂直于骶冠状面, 斜横断面介于两者之间, 三者显示骶丛结构有显著性差异。直接冠状面和直接横断面显示第 4、5 腰神经根腹侧、腰骶干、沿坐骨神经最大长径走行的坐骨神经, 坐骨神经在直接横断面显示最好, 对坐骨神经扫描还可以采用平行于梨状肌长轴的扫描线, 获得坐骨神经斜冠状面, 在此断面上, 以平行于坐骨神经的扫描线获得坐骨神经斜矢状面, 此断面显示坐骨神经盆腔段最好。应用 3D-STIR 序列增强扫描时要在注射造影剂 3 分钟后扫描。

三、下肢血管 MRA 技术

外周血管是指除心血管和脑血管以外的、分别到胸腹盆腔脏器、以及躯干、四肢的血管, 包括动脉、静脉和毛细血管。外周血管病主要包括血管瘤、动静脉畸形、动脉栓塞、下肢深静脉血栓、静脉曲张、精索静脉曲张、血栓性静脉炎、脉管炎、布加氏综合症、雷诺氏综合症等等。其发病年龄不一, 发病机制较复杂, 总体发病呈逐年增长趋势。其中血栓闭塞性脉管炎和闭塞性动脉硬化多发生在下肢, 临床多见。各种类型的外周血管病例在病变早期血栓形成时和病变晚期, 血管严重狭窄甚至闭塞时, 均是外科治疗适应证。因此各类周围血管疾病的形态学诊断是外科治疗的前提。

(一) 下肢血管增强 CE-MRA 技术

常规血管造影 (DSA) 是目前血管检查的金标准 (图 5-11-10), 但其为有创性检查, 必须使用对比剂, 且有一些禁忌证和并发症。CE-MRA 利用血管内注入顺磁性造影剂, 缩短血液的 T_1 时间, 选用快速梯度回波技术扫描靶血管, 经 MIP 重建, 得到轮廓清晰的高信号靶血管图像, 成像对患者无损伤、无痛苦、安全易行, 图像清晰, 深受临床医生欢迎; CE-MRA 还能根据信号的变化对新旧血栓作出判断。如新鲜血栓如同亚急性血肿呈高信号, 陈旧性呈低信号, 这提示对临床治疗有较大帮助。CE-MRA 对病变形态上的观察很有优势, 有报道 CE-MRA 对血管腔内血栓显示比彩色多普勒超声和血管造影清楚。理论上的新鲜血栓两端膨隆, 陈旧血栓两端呈杯口状, 这种形态上的改变, 也仅能在 MRA 上见到。作为一种非创伤性影像技术, 已经广泛地应用于血管性病变的诊断, 对外周血管性病变诊断的技术应用已经比较成熟。

1. 适应征 下肢血管性病变; 其他病变引起的血管改变或侵犯等。

2. 线圈组合 体部相控阵线圈、下肢组合相控阵线圈或 Q-BODY (体) 线圈等 (由于成像范围较大, 常需要多种线圈的组合使用)。

3. 体位及成像中心 被检者仰卧位, 脚先进, 脚跟平扫描床 0 位, 垫高双脚使双下肢与心脏在同

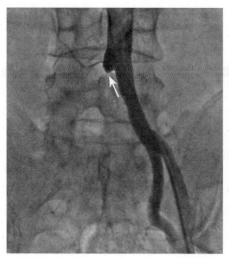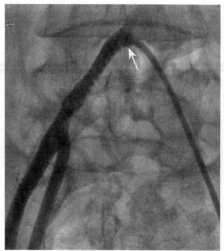

图 5-11-10　DSA

水平面,由于成像范围较大,需应用自动移床多站式扫描,定位线在小腿中部。

4. 扫描技术

(1)移床-运动追踪磁共振对比剂:下肢血管(CE-MRA)扫描技术采用自动移(Mobitrak)技术和自动触发对比剂团注追踪(Bolustrak)软件,扫描范围自腹主动脉下段至足背,全长分三段扫描腹盆段,大腿段,小腿段。

先行横轴位移床 2D-TOF-MRA 定位扫描,分三段腹盆段,大腿段,小腿段,将原始图像重建冠状面和矢状面血管图像,根据重建的矢状面冠状面血管图定冠状面 CE-MRA 三维血管扫描,分两个动态三段(图 5-11-11)进行移床扫描,造影剂为 Gd-DTPA,按 0.25mmol/g(0.5ml/g 约 35～40ml)给药,使用高压注射器,将造影剂分为两组,前 20ml 注射速度稍快为 2.0ml/s,剩余造影剂注射速度减为 0.5ml/s,其后紧接以 0.5ml/s 速度注射生理盐水 30ml。注射造影剂前行第一个动态扫描,扫描顺序为小腿、大腿、盆部,得到的图像可以作为减影蒙片,然后启动第二个动态扫描,扫描程序首先进入二维透视实时重建跟踪造影剂扫描,按提示启动高压注射器注射药物,当造影剂到达感兴趣血管时,启动扫描仪自动触发冠状面三维血管容积扫描,扫描顺序为盆部、大腿、小腿、大腿、盆部,从而获得盆部及双下肢全程的动静脉图像(图 5-11-12)。

(2)CE-MRA 扫描参数:TR 4.2ms,TE 1.5ms,翻转角 20°,层厚 0.8～1mm,视野 400mm,矩阵432×512,激励次数 1 次。

(3)将原始图像与蒙片减影后用最大信号强度投影(MIP)任意方向三维重建血管图像。

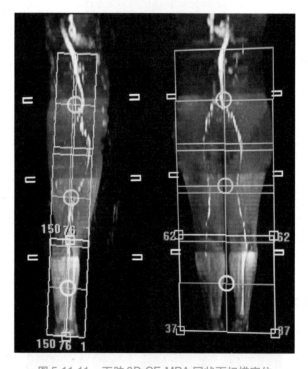

图 5-11-11　下肢 3D-CE-MRA 冠状面扫描定位

5. 注意事项

(1)对比剂的注射剂量和速度在下肢血管成像中很重要。3.0T MR 的 T_1 弛豫时间长,对比剂的用量可适量减少。快速注射意味着造影剂会以团注的形式到达升主动脉,造影剂注射速度越慢,团注就会越舒展,造影剂有非常充裕的时间通过旁系血管,确保狭窄血管中的造影剂浓度,最终会在血液中形成稳定的造影剂浓度,缺点是腹盆动脉的造影剂浓度不够,对比信噪比低,因此,在采集期间,保持稳定的造影剂浓度和对比信噪比可以获得

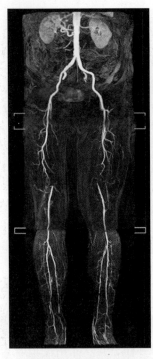

图 5-11-12 下肢 3D-CE-MRA

最佳的影像图片,因此,造影剂的注射时间应与采集时间保持一致,我们的经验是将造影剂分为两组,前 20ml 注射速度稍快(2.0ml/s),以保证腹盆部动脉内造影剂浓度,提高腹主动脉的信噪比,以后注射速度要缓慢(0.5ml/s),维持下肢动脉造影剂浓度,降低静脉强化程度,从而可以清晰显示下肢血管树(图 5-11-13)。对下肢动脉硬化闭塞症的病人,精确的动脉期图像对治疗方案的制订是至关重要的。

(2)存储原始 MR 信号数据的 K-空间中心数

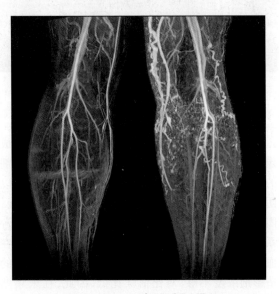

图 5-11-13 下肢 3D-CE-MRA

据决定影像的对比度,周围部分数据决定影像细节及空间分辨力,故 K 空间的填充方式对 CE-MRA 图像质量至关重要。腹盆部血管采集应用线性 K 空间填充的模式,下肢采用 CENTRA 填充的模式。采集腹盆部血管时无静脉出现,应用线性 K 空间填充方式,采集的信息完整,可产生高空间分辨力、高信噪比影像。一般情况下,对比剂团以平均 6 秒/段速度到达盆部、大腿及小腿动脉,踝部静脉大约于肘静脉开始注入对比剂后的 68 秒出现。胫动脉在腹盆部开始采集后 18 秒左右完全被对比剂充盈。对广泛血管病变及有血管再通及旁路引流手术病史的病人,CE-MRA 常出现静脉强化。老年人、主动脉瘤、动脉闭塞症及心脏病人的对比剂通过速度较慢,远端静脉出现可影响图像质量。因此,避免静脉增强的影响是多站式 CE-MRA 需要解决的关键问题。CENTRA 采集技术是在中心填充技术的基础上扩展而来的,该技术有利于保证对比剂的首过时间与 K 空间中心数据采集时间的吻合而不损失影像细节。CENTRA 采集技术将 K 空间 K_y/K_z 分为两部分 K 空间中央部分与周围部分;将对比剂在血管内的变化分为动脉窗及静脉窗。动脉窗时,以随机的方式填充决定图像对比的三维 K 空间的中心部分;静脉窗时,填充决定图像分辨率的 K 空间的周围部分,从而使动脉采集窗由 5 ~ 8 秒延长至 50 秒左右,保证影像质量。CENTRA 采集技术 K-空间中央部分采用的随机填充方式可减少对比剂在目标血管内因浓度变化而导致的环状伪影。

(3)CE-MRA 主要成像参数中 TR 和 TE 对图像质量影响较大,要求尽可能选择短 TR 和 TE。短 TR 缩短采集时间,有利于更好地抑制背景噪声;短 TE 能消除体素内的失相位所产生的伪影。另外,合适的注射时间及最大量的对比剂可产生最短的 T_1 时间,CE-MRA 成像最清晰。

(二)下肢血管非增强 MRA 扫描技术

非增强 MR 血管成像(non-contrast-enhanced MR angiography,NCE-MRA)已成为 MRA 领域的一个研究热点。推动 NCE-MRA 研究的主要原因是 MR 对比剂在肾功能不全患者的使用开始受到限制。过去认为 MR 含钆类对比剂的副作用很小,对人体不构成威胁。但近期大量的研究资料表明,这类对比剂对肾功能有潜在的损害,尤其是肾功能不全的患者可引起一种致命的并发症,称为肾源性系统纤维化(nephrogenic systemic fibrosis,NSF),其发生率为 4.0% ~ 22.3%,该病已引起国内外的广泛关注,美国食品药品管理局(FDA)在 2006 年 6 月颁布一项有关使用含钆对比剂的指南,明确要求肾小球滤过率在正常值(60ml/min)以下时禁止使用该类对比剂。该指南还警告要进行肝移植或刚刚完成肝移植的患者或有慢性肝病的患者,如果他们存在任何程度的肾功能不全也会发生肾源性系统纤维化。这个限制对外周血管疾病的患者显得更为突出,由于周围动脉闭塞性疾病主要是由动脉粥样硬化或糖尿病所致,而这类患者往往合并有肾动脉狭窄以及肾功能损害,他们因此而失去了外周动脉造影检查的机会。

对于外周血管成像,除了对比剂的潜在危害,增强 MRA 本身在技术上还有一定的局限性,尤其是下肢及手部和足部的动脉成像,常常会出现明显的静脉污染(图 5-11-14)。尽管一些新的动态增强血管成像技术的应用,例如西门子的 Twist 和 GE 公司的 Tricks 等可以显著减少静脉显影的机会,但较低的空间分辨率仍然限制了细小血管病变的诊断。

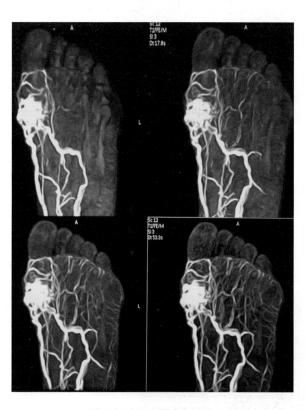

图 5-11-14　3D-CE-MRA

因此,发展一项有效的外周血管非增强成像技术,作为增强 MRA 的补充手段,并将其应用于一些特殊的患者(肾功能不全或其他原因不能使用 MR 比剂的患者)和特殊的部位(如四肢远端的血管),具有重要临床意义和巨大应用潜力。

目前,外周动脉非增强 MR 血管成像技术主要是基于 3T MR 系统。利用动脉血液的流入增强效应来消除静脉和其他软组织的信号。传统的时间飞跃(time of flight, TOF)是这种方法的典型代表。成像容积或层面内的静止组织受到短 TR 梯度回波的反复激发产生饱和形成低信号,而成像容积之外未经饱和的血液流入成像容积层面时形成较高的信号。静脉的消除则通过预饱和技术,在动脉血流的反向方向施加厚层块的饱和带,使流入的静脉血液提前饱和。TOF 是最古老和经典的非增强 MRA 技术,用于脑血管的临床检查比较成熟,目前也用于下肢血管成像,而且图像质量也越来越清晰(图 5-11-15)。

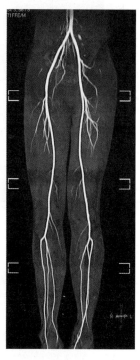

图 5-11-15　下肢 TOF-MRA

1. 适应证　下肢血管性病变;其他病变引起的血管改变或侵犯;肾功能不全或其他原因不能使用 MR 比剂的患者等。

2. 线圈组合　体部相控阵线圈、下肢组合相控阵线圈或 Q-BODY(体)线圈等(由于成像范围较大,常需要多种线圈的组合使用)。

3. 体位及成像中心　被检者仰卧位,脚先进,脚跟平扫描床 0 位,垫高双脚使双下肢与心脏在同一水平面,由于成像范围较大,需应用自动移床多站式扫描,定位线在小腿中部。

4. 扫描技术

(1)移床非对比剂下肢血管(NCE-MRA)扫描技术:应用心电门控(ECG)和自动移床(mobitrak)

技术,扫描范围自腹主动脉下段至足背,分四段扫描腹盆部、大腿、大腿膝关节小腿、小腿。

先行 2D-TOF-MRA 序列移床横轴位定位扫描,分四段扫描腹盆部、大腿、大腿膝关节小腿、小腿,将原始图像重建冠状面和矢状面血管图像。根据重建的矢状面冠状面血管图定横轴面 3D-TOF 血管扫描,扫描顺序为腹盆部、大腿、大腿膝关节小腿、小腿。MRA 扫描块下方系统设置平行预饱和带,抑制静脉回流(图 5-11-16),MRV;扫描块上方系统设置平行预饱和带,抑制动脉回流(图 5-11-17)。

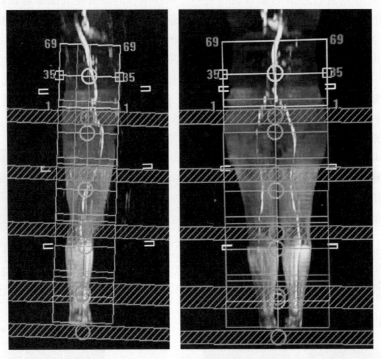

图 5-11-16　下肢 NCE-MRA 横断面扫描定位

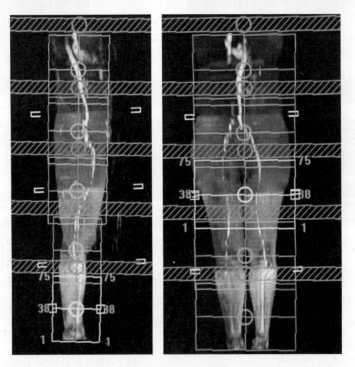

图 5-11-17　下肢 NCE-MRV 横断面扫描定位

（2）扫描参数：MRA TR 27ms，TE（OP）3.45ms/5.76ms/5.76ms/8.06ms/，翻转角 70°；MRV TR 45ms，TE（OP）5.76ms/8.06ms/12.66ms/14.97ms/，翻转角 60°，层厚 3～3.5mm，视野 420mm，矩阵 256×256，激励次数 1 次。

（3）后处理：将所得原始图像用最大信号强度投影法任意方向重建三维血管图像，通过后处理软件把各段血管拼接（图 5-11-18，图 5-11-19）。

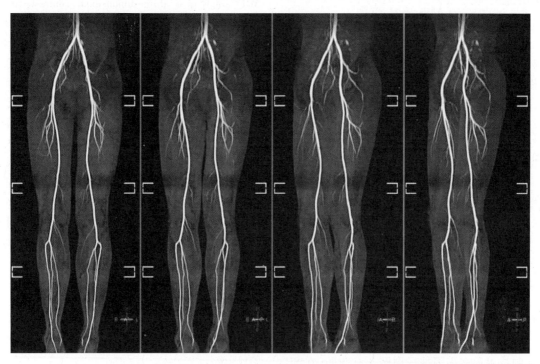

图 5-11-18 下肢 NCE-MRA

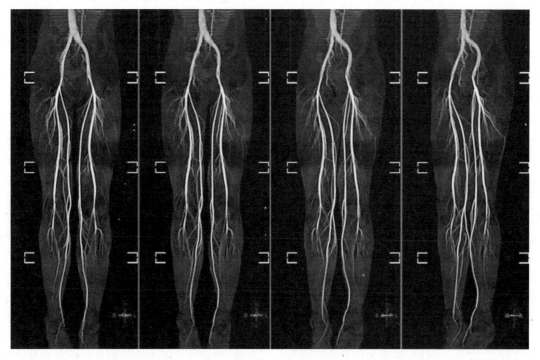

图 5-11-19 下肢 NCE-MRV

5. 注意事项　扫描参数 TE 选择 out-phase，从腹盆至小腿，TE 按 OP 倍数加大，MRV 扫描时 TE 要比 MRA 扫描时 TE 要稍长，翻转角要大（60°～70°），采用心电门控。

四、相关疾病 MR 检查要点

（一）外周神经 MR 检查要点

1. 周围神经及其病变的 MRI 检查　应根据具体的神经、具体的临床表现、临床拟诊的病变类型选择合适的线圈、合理有效的扫描序列，使周围神经及其病变最大程度地得以显示。周围神经系统的 MRI 检查是以自旋回波（SE）序列 T_1WI、T_2WI 和钆剂增强后 T_1WI 为基础，然后再根据具体的情况选择一些相关的特殊技术进一步提高病变显示的灵敏性、特异性和准确性。

2. 多通道相控阵线圈的应用　由多个表面线圈组成的可变形的多通道相控阵线圈可根据患者的情况使线圈与检查区接触较好，图像质量如信噪比、分辨率大大提高，能更清晰地显示周围神经的细微结构和病变，采用此类表面线圈，联合脂肪抑制技术和抑制血管信号的快速自旋回波序列（FSE）重 T_2WI，可显示部分周围神经的纤维束。脂肪抑制技术很多周围神经周围含有脂肪，在 SE T_1WI 脂肪呈高信号，可勾画出周围神经的形态、走行，有助于正常结构及病变的显示，但是脂肪常产生化学位移伪影，使神经显示模糊，影响了显示效果。使用脂肪抑制技术可抑制高信号脂肪，消除脂肪引起的化学位移伪影，使神经及其病变能清楚地显示。脂肪抑制技术有 4 种：短反转时间反转恢复序列（short T_1 inversion recovery，STIR）、频率选择预饱和、Dixon 和 Chopper 方法以及混合法。4 种方法各有优缺点：STIR 抑制脂肪彻底，但信噪比、对比噪声比较低，且不宜与钆剂增强扫描联合使用；混合法是应用频率激发方法和相位敏感法来消除脂肪信号，抑制效果较好，能与钆剂合用；自由水脂肪抑制技术（化学位移脂肪抑制技术和快速液体衰减反转恢复序列联合使用）不仅消除了脂肪高信号的影响，而且消除了脑脊液信号的影响，进一步提高了颅神经病变显示的敏感性和准确性。

（二）外周血管 MR 检查要点

1. 血管瘤 MR 血管成像　软组织血管瘤是常见的良性肿瘤，好发于四肢，绝大多数发生于青少年。位置表浅的血管瘤根据病史及体征容易诊断，而深部的血管瘤靠临床体查难以与其他软组织肿物相鉴别，且常因范围不明确，与周围血管关系不清而给治疗方式的选择及手术切除带来很大的困难。MRI 具有多参数、多方位成像、高软组织分辨率等优点，尤其是近年来发展的单倍三维对比增强 MR（single-dose three-dimensional contrast-enhanced MR angiography，SD 3D-CE-MRA）克服了非增强 MRA 技术由于血流方向和速度不同而产生的伪影，已经逐渐成为血管病变检查的重要手段。

下面简单举例说明扫描方法：以冠状面行 1 次平扫及注射 Gd-DTPA 后延迟触发连续 3 次无间断扫描，TR 3.92ms，TE 1.32ms，层厚 1.4mm，翻转角 25°，Gd-DTPA 用量为 0.1mmol/kg 体重，注射流率为 3ml/s，随后以相同流率注射 20ml 生理盐水。延迟时间根据 bolus 技术（在 3D CE-MRA 采集前，以实际注射流率及生理盐水冲洗为标准，先用 2ml 对比剂进行测试性扫描，扫描序列为快速梯度回波序列，采集时间为 1 秒，连续 60 次，然后复习图像，测定靶血管峰值时间，根据公式 D＝TV-A-TA/4 计算扫描延迟时间，TV-A 为峰值时间，TA 由 3D-FLASH 序列扫描时间）确定，监测点位于肿瘤近端动脉。对各期图像进行增强前后减影，所得数据进行 3D-MIP 重组，获得动脉期、动脉晚期、静脉期的多角度 3D 图像。

软组织血管瘤组成与正常血管十分相似，是一种先天性发育异常，属错构瘤性质，而非真正的肿瘤。常以良性方式生长，组织学上主要表现为血管管道数目的增加及纤维结缔组织、平滑肌、炎症细胞和毛细血管、淋巴管等不同程度的浸润。血管瘤多无包膜，切除不彻底常易复发。故明确血管瘤的实际大小、范围及供血动脉对指导治疗有十分重要的意义。MRI 问世前，血管瘤的诊断主要通过体格检查、X 线和 B 超检查等，虽然能对血管瘤做出初步诊断，但 X 线平片靠发现高密度的静脉石为诊断依据，而静脉石出现率及发现率低，同时由于软组织密度分辨率低，不能清楚显示肿瘤范围。CT 对软组织的检查优于平片，对于静脉石的检出率亦较平片高，但也不能清楚显示病变的范围及与正常组织间的关系，对其治疗缺乏准确的指导价值。B 超检查可以清晰显示肿瘤的形态、轮廓、大小、位置等，对判断肿瘤的性质及其与周围组织的关系有一定的帮助；彩色多普勒血流成像可显示血流方向和性质，对诊断有较大的帮助，但受操作者水平影响及缺乏直观性，对指导手术意义不大。DSA 是血管性疾病定性诊断的金标准，可明确供血动脉，但其为有创检查，操作复杂,且无法显示血管瘤内血管成分以外的其他组织。由于 MRI 具有良好的软组织分辨力,多参数、多方位成像等优点,使其在软组织血管瘤的定位与定性诊断方面明显优于 X 线、CT。有研究表明 MRI 已成为诊断软组织血管瘤的最佳影像学检查手段(图 5-11-20)。

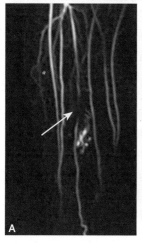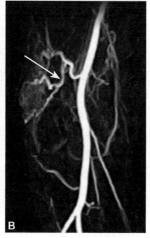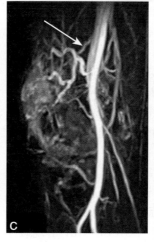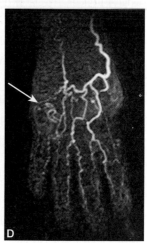

图 5-11-20　血管瘤

2. 动静脉畸形 MR 血管成像　AVM 是先天性血管异常疾病,发病率高。从组成上看,AVM 主要包括供血动脉、畸形血管团和引流静脉 3 部分。但其内部构成及血流动力学复杂,表现在:

(1) 供血动脉的起源、数目及供血方式多样;

(2) 畸形血管团组成各不相同,可由单支或多支动脉供血,由 1 支或多支扩大的静脉引流,其内可伴发动静脉短路、动脉瘤、静脉瘤;

(3) AVM 呈高血流低阻力,低动脉流入压,高静脉流出压,并有盗血现象,使正常血供灌注不足。

这些特点与 AVM 治疗困难,治疗不完全和术后易复发有关。

AVM 的治疗包括手术、放射治疗和血管内栓塞术,后者在 AVM 的治疗中越来越广泛地得到应用,并已证明是十分有效的治疗方法。但不管选择哪种治疗方法,治疗前 AVM 结构组成的全面细致分析,对选择治疗方法及术式极为重要。治疗前应明确 3 个问题:畸形血管团的部位、大小;供血动脉的来源、数目及供血方式;引流静脉的数目、流向及结构是否异常。

(1) 畸形血管团的显示:MRI 对 AVM 畸形血管团的显示较其他影像检查方法具有较大优势,能清晰显示畸形血管团的部位、大小、范围及重要功能区的关系,同时可反映出血、软化灶等 AVM 的并发症,为 AVM 的诊断和治疗提供了大量信息,是术前必不可少的检查手段。但因 MRI 是断面解剖,对 AVM 的全貌显示欠佳。畸形血管团的动、静脉数

量各不相同,最常见的是多单元型,其次是一单元型,见于小的 AVM。

3D-CE-MRA 一般能清楚显示畸形血管团的动、静脉组成及全貌,其对异常扩张增粗血管的三维立体显示优于二维 DSA。但 MRI 及 3D-CE-MRA 难以显示有出血遮盖的微小畸形血管。目前的 3D-CE-MRA 的分辨率不如 DSA,因受采集时间的限制,颅内动脉 3D-CE-MRA 较少用高分辨率扫描,矩阵仅为 151×265,而 DSA 的矩阵达 1024×1042,故 3D-CE-MAR 难以清晰显示颅内动脉周边小血管,对周边小血管 AVM 的诊断准确率不高。因而对临床高度怀疑 AVM 而 3D-CE-MRA 阴性者,仍应行 DSA 进一步检查。

(2) 供血动脉的显示:除极小的 AVM 外,一般 AVM 大多有 1 支或多支供血动脉,粗大的供血动脉迂曲进入畸形血管团。供血方式可以是终末型供血、过路型供血及直接动静脉交通。MRA 对增粗供血动脉的来源显示与 DSA 完全一致,并能清楚显示其全程走行。对细小供血动脉的显示不如 DSA,但在实际工作中,3D-CE-MRA 难以显示的细小供血动脉,在行介入治疗时往往也难以进行栓塞治疗,故对治疗的影响不大。

3D-CE-MRA 对有临床意义的供血动脉的显示已基本达到临床要求。但 3D-CE-MRA 难以判断供血动脉对畸形血管团的供血方式,其原因主要是 3D-CE-MRA 是动脉及早显的引流静脉同时显影,不能反映病变的血流动力学特性。

（3）引流静脉的显示：血管造影上 AVM 的特征性表现是引流静脉早期显影，这一特点在 3D-CE-MRA 上亦得到体现，即在动脉期就可见粗大或呈瘤样扩张的引流静脉早显。由于引流静脉往往较粗大，3D-CE-MRA 对引流静脉的显示较清楚，本组引流静脉的显示率为 80%，并能根据其形态走行显示流向。但 3D-CE-MRA 上粗大的引流静脉有时因与畸形血管团重叠而显示欠佳，引流静脉的狭窄等结构异常亦难以显示清楚。另外，MRI 及 3D-CE-MRA 对 AVM 诊断及其内部构成显示的准确性还取决于操作者对血管影像的理解、图像后处理和阅片能力。

随着 MR 软硬件的进一步发展，操作者认识能力的进一步提高，对 AVM 诊断及显示的准确性将进一步提高，3D-CE-MRA 成像及后处理与 CT 血管成像（CTA）有相似性，尽管 3D-CE-MRA 出现较 CTA 晚，但因其对比剂量小、基本无过敏反应、一般无肾毒性；无 X 线辐射；图像空间分辨率高，不受颅骨遮挡等优点，而得以迅速普及，显示出其强大的发展远景。尽管 DSA 曾是诊断的金标准，能清晰显示各级分支血管和病灶血管构成，并能反映病变内血流动力学特点，但 3D-CE-MRA 与 DSA 相比仍有其优点：

（1）对 AVM 定性定位诊断有高度敏感性和特异性。

（2）对 AVM 的空间立体三维形态显示好直观，对手术方案的设计有指导价值。

（3）一次少量对比剂可显示全部血管，便于发现 AVM 的动脉参与供血及与 AVM 合并存在的其他血管病变。

（4）急性期检查不会引起出血或血管痉挛等并发症。无创、安全、简单、快速，患者易于配合；适合用于术后或终生随访检查。但也存在其缺陷不能反映 AVM 的血流动力学特点；因分辨率较 DSA 低，对 AVM 的某些细节显示不如 DSA，对细小的供血动脉显示差；对被出血遮盖的微小 AVM 难以显示。

总之，3D-CE-MRA 结合 MRI 对 AVM 能无创性准确地定性、定位、对 AVM 内在构成的显示已基本达到临床需要，可作为临床高度怀疑外周血管 AVM 患者的首选影像检查方法。但在显示 AVM 某些细节及 <1cm 的微小 AVM 方面仍需 DSA 检查。

（三）动脉栓塞 MR 血管成像

动脉栓塞是指栓子自心脏或近侧动脉壁脱落，或自外界进入动脉，被血流冲向远侧，阻塞动脉血流而导致相应肢体或器官缺血以致坏死的一种病理过程。此病起病急骤，发病后肢体生命均受到威胁，及早诊断和正确治疗至为重要。动脉栓塞的栓子可由血栓、动脉硬化斑块、细菌性纤维素凝集物、空气、肿瘤组织、异物（如弹片）、折断的导丝、导管、羊水和脂肪等组成，但以左心房血栓最为常见。

下面以肺动脉栓塞为例说明 MRA 的应用。肺栓塞（pulmonary embolism，PE）是一种危害很大的常见病，是第三位常见心血管疾病，仅次于冠心病和高血压，既往此病漏诊率、病死率均较高。多层螺旋 CT 肺动脉成像的应用明显提高了 PE 的确诊率，对于该病的早发现、及时治疗起到了重要作用。随着 MR 设备性能和软件技术的快速发展，磁共振肺动脉成像的空间分辨率明显提高，逐步应用到 PE 的临床诊断中。

MR 检查可以清晰显示 PE 患者的左、右肺动脉及叶肺动脉的栓子。平扫，在横轴位和冠状位或斜冠状位亮血序列上显示为中心或偏心的柱状、不规则或圆形低信号影，段肺动脉部分可见。3D-CE-MRA 可显示肺段及其亚段的栓子或相应节段肺动脉分支的缺如。文献表明采用 SE 序列（黑血序列）、GRE 序列（亮血序列）对主肺动脉和左、右肺动脉主干的栓塞有一定意义，平扫亮血序列清晰显示了叶及以上肺动脉栓子，该组病例或年龄较大、或病情较重、或不适于 CT 肺动脉成像，经 MRA 确诊，治疗后取得了满意的效果。目前，采用屏气超高速快速成像序列，结合并行采集技术，扫描速度快，避免了运动伪影，提高了肺血管成像的空间分辨率，对比剂首过法 3D-CE-MRA 可以有效显示亚段以上肺动脉的栓子。由于 MRA 无创、对比剂过敏率低、无射线辐射，且 MR 肺灌注成像技术、MR 直视栓子成像技术可以更好地显示肺循环状态、识别新旧栓子等，是极具发展潜力的方法。因此，随着 MR 技术的发展，3D-CE-MRA 的临床应用将逐步增多。

MR 检查的质量控制是关键，使用心电门控技术，有效的屏气及选择合理的参数、序列极其重要。但目前 MRA 的清晰度仍不及 CTA，检查时间长、操作相对复杂、各种金属伪影的存在等因素限制了 MR 的应用，是其不足。随着 MR 快速序列和并行采集技术的应用，结合 3D-CE-MRA 技术，提高了肺血管成像的空间分辨率，逐渐应用于 PE 的诊断。部分不适于 CT 检查的患者，MR 平扫即可作出诊断，满足了治疗及随访的要求，弥补了 CTA 的不足。目前,3D-CE-MRA 能确切地诊断段及段以上的 PE,而对亚段水平的 PE 诊断存在困难。3D-CE-MRA 与肺灌注成像相结合,能提高诊断敏感性,有助于诊断亚段水平的 PE。

(四)下肢深静脉血栓 MR 血管成像

深静脉血栓是指血液非正常地在深静脉内凝结,属于下肢静脉回流障碍性疾病。血栓形成大都发生于制动状态(尤其是骨科大手术)。致病因素有血流缓慢、静脉壁损伤和高凝状态三大因素。血栓形成后,除少数能自行消融或局限于发生部位外,大部分会扩散至整个肢体的深静脉主干,若不能及时诊断和处理,多数会演变为血栓形成后遗症,长时间影响患者的生活质量;还有一些病人可能并发肺栓塞,造成极为严重的后果。

急性下肢深静脉血栓形成,静脉充盈缺损、血管腔扩大、血管完全阻塞。慢性下肢深静脉血栓形成,血管内血栓回缩,有血流包绕或血管再通。急性血栓均有下肢软组织肿胀,表现为肌间隙模糊,软组织信号改变,T_1WI 为低信号,T_2WI 为低信号。慢性血栓有下肢软组织肿胀,肿胀程度较急性病例明显轻,慢性血栓形成有血管壁增厚、血管壁不规则表现。

下肢深静脉血栓形成的 MRA 表现有:

(1)静脉充盈缺损:表现为下肢深静脉高信号的血流内长短不一的圆柱形低信号。

(2)静脉闭塞和中断:表现为深静脉主干被血栓完全阻塞,血管腔扩大或不扩大。

(3)静脉再通:表现为静脉边缘毛糙,静脉管腔可呈不规则狭窄或细小多支状。

(4)侧支循环形成:可见不同程度侧支循环形成。

下肢深静脉血栓在临床上并不少见,急性 DVT 采取介入溶栓或血栓消融术的治疗效果较好,同时要防止肺动脉栓塞的发生;慢性 DVT 则多采用内科保守治疗。近年来磁共振血管造影技术发展迅速,作为无创性检查方法已逐渐受到人们的重视。下肢血管常规 MRA 检查主要采用 TOF 法 MRA,TOF-MRA 可分 2D-TOF 和 3D-TOF。3D-TOF-MRA 对慢速血流不敏感,不用于下肢静脉系统的显示。下肢深静脉血栓形成 MRA 表现与 DSA 检查的表现相似,主要显示静脉充盈缺损、静脉闭塞和中断、侧支循环形成等征象,以 DSA 为诊断标准,MRA 有很高的诊断符合率。但是 2D-TOF-MRA 采用的是背景信号抑制、流动相关增强机制,忽略了血栓信号、血管管壁及周围软组织的改变等重要信息。

按照病程,下肢深静脉血栓形成可分为急性血栓和慢性血栓。静脉血栓根据其成分可分为白色血栓、红色血栓、混合血栓,以混合血栓最多见。常规静脉造影主要通过观察血管闭塞程度、侧支循环形成、血管内血栓有无回缩等征象来判断血栓的新旧。MR 检查除了观察上述 TOF-MRA 所表现的征象外,还可以了解血管壁和血管周围的情况。磁共振检查发现急性血栓形成均有下肢软组织肿胀;慢性血栓形成有血管壁增厚、血管壁不规则表现,部分病例有下肢软组织肿胀,但软组织肿胀程度较急性病例为轻。

磁共振高软组织分辨率,可直接显示下肢深静脉血栓的信号。观察血栓的信号特征,可以判断血栓的新旧,其原理是血栓形成后将经历一系列的变化,红细胞内含氧血红蛋白逐渐转变成去氧血红蛋白,而后又转化为高铁血红蛋白。血红蛋白被吞噬细胞吞噬,降解形成含铁血黄素。这些成分的变化,会影响血栓的 MRI 信号。含氧血红蛋白没有不成对电子,不具有顺磁性,对血栓信号无影响。红细胞内的去氧血红蛋白具有顺磁性,可造成血栓 T_2 弛豫时间缩短。高铁血红蛋白为较强的顺磁性物质,造成血栓 T_1 缩短,在 T_1WI 上表现为高信号;对血栓 T_2 弛豫时间的影响较复杂,红细胞内高铁血红蛋白缩短 T_2 弛豫时间,游离的高铁血红蛋白延长 T_2 弛豫时间。含铁血黄素可以造成血栓 T_2 弛豫时间缩短。本组病例,急性血栓多为等、高信号,常在多序列 MR 直接成像检查中 1 个或几个序列中为高信号;慢性血栓多为等、低信号,仅少数表现为高信号,而高信号常出现在 FAST 序列上。急性血栓在 SE 序列 T_1WI、FSE 序列 T_2WI 和 FAST 序列的信号强度明显高于慢性血栓,急、慢性血栓的信号强度在统计学上有明显差异。血栓信号在 MR 直接成像中表现的多样性,反映了血栓成分的复杂性。血栓的信号在各个层面并不完全一致,同一层内信号也有不均匀的现象,考虑为血栓内机化程度不一所致。

磁共振检查作为一种无创性检查,是诊断下肢深静脉血栓的有效检查方法。多序列的下肢深静脉血栓形成直接成像,通过观察血栓信号、血管壁和血管周围软组织的改变,可以作为 MRA 检查的重要补充,帮助判断病情,为临床制订治疗方案提供依据。

(钟镜联　倪红艳)

第十二节 MR 图像质量控制

一、MR 成像参数对图像质量的影响

(一) MR 常见成像参数

在一个脉冲序列中有许多变量,这些变量统称为序列成像参数。在成像中选用不同的成像参数可以得到不同效果的图像,这里我们介绍几个主要的序列成像参数。

1. 重复时间 重复时间(repetition time,TR)是指脉冲序列的一个周期所需要的时间,也就是从第一个 RF 激发脉冲出现到下一周期同一脉冲出现时所经历的时间间隔(图 5-12-1)。在 SE 序列中,TR 即指相邻两个 90°脉冲中点间

的时间间隔;在梯度回波中,TR 是指相邻两个小角度脉冲中点的时间间隔。在单次激发序列中,由于只有一个激发射频脉冲,可认为 TR 等于无穷大。TR 是扫描速度的决定因素之一,TR 越长,则所需的扫描时间就越长。同时 TR 大小对图像对比也有影响。

2. 回波时间 回波时间(echo time,TE)是指激发脉冲与其产生回波之间的间隔时间(图 5-12-1)。在 SE 序列中,TE 指 90°脉冲中点到自旋回波中点的时间间隔;在梯度回波序列中,指小角度脉冲中点到梯度回波中点的时间间隔。在多回波序列中,激发 RF 脉冲至第 1 个回波信号出现的时间称为 TE_1,至第 2 个回波信号的时间叫做 TE_2,依次类推。在常规自旋回波序列中,TE 与 TR 共同决定着图像的对比度。

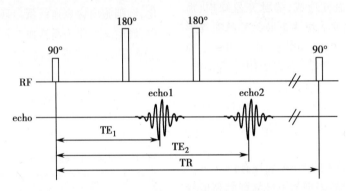

图 5-12-1 重复时间和回波时间

3. 有效回波时间 有效回波时间(effective echo time,ETE)是指与最终图像对比最相关的回波时间。对于具有多个回波的快速成像序列,不同回波分别填充到 K 空间的不同位置,每个回波的 TE 值是不同的,填充到 K 空间中央的回波决定图像的对比,其 TE 值为 ETE。

4. 反转时间 反转时间(inversion time,TI)是指反转恢复类脉冲序列中,例如反转恢复序列、快速反转恢复序列、反转恢复 EPI 序列等,180°反转预脉冲与 90°激励脉冲之间的时间间隔。

5. 翻转角 翻转角是指射频脉冲激励的角度,决定了有多少纵向磁化矢量转变成横向磁化矢量。在射频脉冲的激发下,质子的宏观磁化矢量将偏离平衡状态(即 B_0 方向),即磁化矢量方向发生偏转,其偏离的角度称为翻转角(flip angle,FA)或激发角度。翻转角的角度取决于射频脉冲的能量,能量越大、偏转角度越大;而射频脉冲的能量取决于脉冲的强度和持续时间,增加脉冲的强度或持续时间可加大翻转角的角度。翻转角越小,产生的信

号越弱,信噪比就越低。因为 SE 序列使用 90°射频脉冲,使纵向磁化矢量转变为横向磁化矢量;而在梯度回波脉冲序列中,纵向磁化矢量只能部分转变为横向磁化矢量。因为 SE 序列使用 90°射频脉冲,使纵向磁化矢量转变为横向磁化矢量,之后用 180°射频脉冲使相位重叠;而在梯度回波脉冲序列中,经常采用小角度激励技术,纵向磁化矢量只能部分转变为横向磁化矢量,再利用梯度翻转产生相位重聚。因此,SE 序列获得的信号更强,信噪比也更高。

6. 信号激励次数 信号激励次数(number of excitations,NEX)又叫信号采集次数(number of acquisitions,NA)或信号平均次数(number of signal averages,NSA)。它是指每一个相位编码步级采集信号的重复次数。在数据采集过程中,既有信号成分也有噪声,具体信号位置相对固定,而噪声发生相对随机,通过增加采集次数,可对噪声进行平均,降低噪声对图像的影响,提高图像信噪比(SNR),SNR 大小与信号激励次数的平方根呈正比,当激励

次数从 1 提高到 4 次时,SNR 可提高 2 倍,而扫描时间要增加 4 倍;但是,增加采集次数会增加扫描时间,扫描时间正比于激励次数。

7. 回波链长度　回波链长度(echo train length,ETL)是指每个 TR 时间内用不同的相位编码来采样的回波数。ETL 是快速成像序列的专用参数。在 MRI 扫描中,每个相位编码都需要采集一个回波,因此相位编码方向上的像素越多,所需回波数越多。对于传统序列,每个 TR 中仅有一次相位编码,在快速序列中,每个 TR 可进行多次相位编码,使数据采集的速度成倍提高。回波链越长,扫描时间越短,但信噪比越低,允许扫描的层数越少。

8. 回波间隔时间　回波间隔时间是指快速成像序列回波链中相邻两个回波之间的时间间隔。

9. 视野　视野(field of view,FOV)是指层面内 MR 成像的实际范围,由图像水平和垂直两个方向的距离确定的,即图像区域在频率编码方向和相位编码方向的实际尺寸,如 25cm×25cm。FOV 的选择应根据感兴趣区的大小和所使用的线圈来决定,在细微结构 MR 成像时,应选用较小 FOV,如颞颌关节和腕关节;在胸部、腹部与脊柱成像时,应选择较大的 FOV。在矩阵不变的情况下,随着 FOV 减小,图像空间分辨力将会提高,而信噪比下降。一般情况下,图像的空间分辨力与 FOV 呈反比,而信噪比与 FOV 呈正比;另外,减小 FOV 可导致卷褶伪影,并减少化学位移伪影。

10. 图像采集矩阵　图像采集矩阵(matrix)代表沿频率编码和相位编码方向采集的像素数目,图像采集矩阵 = 频率编码步级数×相位编码步级数,例如频率编码步级数为 256,相位编码步级数为 192,则矩阵为 256×192。采集矩阵可对称,也可不对称。在 FOV 不变的情况下,随着采集矩阵的增加,图像的空间分辨力将会提高,而信噪比则下降;但矩阵增加会延长成像时间,成像时间正比于相位编码步级数。

11. 层厚　层厚(slice thickness)是成像层面的厚度,由层面选择梯度场强和射频脉冲的带宽来决定的,在二维图像中,层厚即被激发层面的厚度,在三维图像中,层厚为容积被激发后重建的层面厚度。层厚越厚,激发质子数量越多,信号越强,图像的信噪比越高。但层厚越厚,采样体积增大,容易造成组织结构重叠,而产生部分容积效应。层厚越薄,空间分辨力越高,而信噪比降低。扫描时要根据解剖部位及病变大小来决定扫描厚度。

12. 层间距　层间距(slice gap)是指相邻两个层面之间的距离,即两层之间没有成像的组织厚度。选用一定带宽的射频脉冲激励某一层面时,必然影响邻近层面的信号,为了杜绝成像之间层面的干扰,通常采用下面解决方法.

(1)增加层间距:过去一般要求层间距不小于层厚的 20%,随着射频技术的提高,层间距可以减小。层间距过大,容易漏掉微小病变。

(2)如果扫描部位或病变比较小,不能选择过大层间距或无层间距时,应采用交叉激励法而不采用连续激励法,以克服相邻层间的相互干扰,提高信噪比。

13. 接收带宽　序列的接收带宽(bandwidth)是指接收信号的频率范围,即读出梯度采样频率的范围。射频脉冲越短,其带宽越宽。减少接收带宽,就减少了信号采集范围,同时更多地减少了噪声接收量,从而提高了信噪比,但是增加了化学位移伪影。

14. 扫描时间　即完成数据采集的时间。常规 SE 序列的扫描时间 = TR×NY×NEX,式中 TR 为重复时间;NY 为相位编码次数;NEX 为激励次数。扫描时间越长则产生运动伪影的机会越多,在 2D 连续采集时仅影响正在采集的层面,而在 3D 采集时将会影响所有层面。在实际操作时并不一定要选择最佳的图像质量,而应在图像清晰,满足诊断或科研要求的情况下尽量缩短扫描时间。

(二)MR 成像参数间与图像质量的相互影响

有关 MR 图像的质量指标很多,常用的有信噪比、对比度、分辨力、噪声、伪影等(图 5-12-2)。影响上述质量指标的因素很多,如检查部位、层面厚度、层间距、脉冲激励次数、相位编码方向、像素多少以及 TR、TE、TI 的选择等。这些因素又相互联系着,MR 成像参数间相互影响,一个因素的提高可使另一个因素变差,下面将就各 MR 图像质量指标以及对其影响的成像参数进行讲解。

1. 对比度　对比度指物质的不同物理性质的差别在图像中形成的灰度或亮度的差别。在 MR

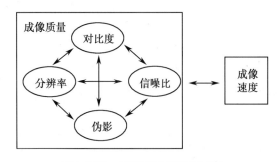

图 5-12-2　影响图像质量的因素

成像中,所谓被成像体物理性质的差别一般指人体相邻组织间的 T_1、T_2 及质子密度的差别,可分别根据这种差别得到具有一定组织对比度的图像,这种对比度是组织间所固有的,通常用两个相邻区域的信号强度的相对差别来表示,即公式 5-12-1:

$$C = \frac{|S_1 - S_2|}{|S_1 + S_2|} \quad (公式\ 5\text{-}12\text{-}1)$$

公式中,C 为对比度,S_1、S_2 分别代表两个感兴趣区内信号的平均值。

对比灵敏度高是 MRI 的突出特征之一,影响 MR 图像对比度的因素很多,如脉冲序列、成像参数(TR、TE、TI、翻转角、ETL、ETS 及 ETE 等)、T_1、T_2、质子密度、流动特性、对比剂。其中 TR、TE、翻转角、TI、ETL、ETS 都是成像序列中的可控参数,可以根据临床需要进行选择。主要影响有:

(1) TR 的影响:TR 对图像对比度的影响分为 T_1 对比度和 T_2 对比度两个方面。

1) 对 T_1 对比度的影响:TR 值越长,纵向磁化矢量就恢复越充分,当所有组织都充分弛豫后,各种组织将产生几乎没有差别的信号,组织间的对比度就无法建立。因此,对于 T_1 对比度来说,TR 的选择应较短。TR 较短时,只有短 T_1 组织得到了弛豫,而长 T_1 组织尚未来得及恢复,下次激发时前者就会较后者产生更强的信号,从而取得图像的 T_1 对比度。SE 序列获取 T_1 对比度时,TR 与 T_1 的比值应在 0.6~2.5 之间;而对于 GE 序列,宜选 TR 与 T_1 的比值小于 1。另外,由于组织的 T_1 值具有场强依赖性,场强的变大而使 T_1 延长时,必须增大 TR,才能保持 TR 与 T_1 的比值不变。

2) 对 T_2 对比度的影响:TR 较长时可以得到 T_2 加权像。实际上,这时图像中仍有 T_1 对比度和质子密度对比度存在。以脑白质和脑灰质成像为例,由于灰质的质子密度高于白质,TR 长的序列比 TR 短的序列能有更好的灰、白质对比度。所以,用长 TR 得到的 T_2 加权像中,T_2 对比度不仅与组织的 T_2 值有关,还会受到质子密度的影响,而 T_1 对比度成分的影响很小。组织的 T_2 值对场强的变化不敏感。

(2) TE 的影响:TE 是 T_2 加权像的控制因素。也就是说,改变序列的 TE 值将主要影响图像的 T_2 对比度。当 TE 值 = T_2 时,信号强度衰减至初始值的 37%;当 TE = $2T_2$ 时,信号进一步衰减至初始值的 14%。TE 越长,信号的衰减就越严重,意味着回波出现之前已有更多的质子失相位。它虽然使组织的信号幅度降低,但由于组织的 T_2 不同,一定组织间的对比度(如脑脊液和白质)则随 TE 值的延长而增加。在长 TE 序列中,长 T_2 的含液体组织信号强度高,短 T_2 的韧带肌腱等组织信号强度低。

T_1 对比度主要是在短 TR 的条件下取得的,实际上还应使 TE 尽可能短,以减少图像中 T_2 弛豫的影响。缩短 TE 比较困难,这是因为脉冲序列在 TE 间期内要完成一系列的工作。缩短 TE 将导致两种效果,一是超短的 TE 有利于得到比较"纯"的 T_1WI;另一结果是 SNR 提高。

质子密度对比度应取尽可能长的 TR 和尽可能短的 TE。TE 值还会影响信噪比,随着 TE 延长,信号会逐渐衰减(图 5-12-3),信噪比也随之下降。

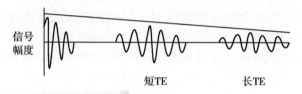

图 5-12-3 TE 与信噪比的关系

(3) TI 的影响:在 IR 序列中,图像的对比度主要受 TI 的影响,因为质子在 180° 反转脉冲后都完成饱和,继而将以不同的弛豫速度(T_1)恢复纵向磁化,反转时间 TI 的长短决定了它们在纵向磁化恢复量上的差异(T_1 对比),从而决定了 90° 脉冲后信号强度的对比。TI 值应与被区别组织的 T_1 平均值相当,这样就可产生 T_1 对比很强的图像。

(4) 翻转角的影响:在 GE 序列中,翻转角的大小决定 RF 激发后横向磁化分量的大小。小翻转角主要产生 T_2^* 加权效应,增加翻转角可使短 T_1 组织进行弛豫,这时的图像的 T_1 加权效应更明显。

2. 信噪比 图像的信号强度与噪声的比值称为信噪比,即公式 5-12-2:

$$SNR = \frac{S}{N} \quad (公式\ 5\text{-}12\text{-}2)$$

式中 S 为某感兴趣区内信号的平均值,而 N 为相应区域内噪声的平均值。信噪比是衡量图像质量非常重要的指标。信噪比越高,图像质量越高,反之图像质量越差。磁共振成像中,噪声可以看作是叠加在信号上的随机成分,噪声增加相当于增加这种随机波动的幅度。MR 图像的噪声源有多种形式,但最基本的噪声源有两种其一来自接收电路的电噪声,其二来自受激发组织的噪声,它们都与共振频率有关,但依赖程度不同,实践证明,随着频率的增加,组织噪声起主要作用,当频率大于 10MHz 时,组织噪声占主要地位。

在一定扫描参数下,MR 信号强度主要来自每个体素,体素体积增大,则导致 SNR 成比例增加,任何影响体素的参数都将影响 SNR。SNR 与扫描参数的函数关系如公式 5-12-3:

$$SNR \propto D_2(d/\sqrt{Np \times Nf}) \times \sqrt{NEX} \quad \text{(公式 5-12-3)}$$

D×D 为视野,Np×Nf 为矩阵大小,d 为层厚,NEX 为信号激励次数。

噪声直接降低了对比度物体的可见度,同时间接降低了图像的空间分辨率。为提高信号强度,必须增大体素,这就限制了空间分辨率,进而限制了细微结构的图像质量。在大多数临床操作中往往采取增加平均采集次数来提高 SNR,这将增加扫描时间。图像 SNR 与空间分辨率呈反比,增加其中一个,另一个则减少。影响 MR 图像 SNR 的主要因素有:

(1) 被检组织特性的影响:被检查区内质子的密度影响信号的量。质子密度高的脑、软组织,能产生高信号,故 SNR 高;质子密度低的致密骨、肺,仅能产生低信号,因而 SNR 低。具有短 T_1 和长 T_2 值的组织,因其在不同的加权图像上信号强度不同,也可获得较高的 SNR。

(2) 体素大小的影响:构成 MR 图像的基本单位是体素,图像中具体像素的亮度代表一定容积的组织或称体素的信号强度,体素容积=像素面积×层厚。任何可改变体素容积大小的参数,也将都影响 SNR 的增减。FOV、层厚与体素容积呈正比,因而与 SNR 也呈正比;矩阵大小与像素面积呈反比,因而与 SNR 呈反比。需要注意的是,层厚增加所导致的部分容积效应可使图像的空间分辨率下降,图像质量下降。

(3) TR、TE 和翻转角度的影响:TR、TE 和翻转角度除决定图像信号的加权特征外,也影响 SNR,因而也影响图像质量。

1) TR 延长,质子可以充分弛豫,因而在下一次激励时将有更多的横向磁化矢量,产生的信号增多。而短 TR 则相反,仅有部分纵向磁化矢量得到恢复,并在下一次时转变为横向磁化矢量,产生的信号少。因而长 TR 增加 SNR,短 TR 降低 SNR。

2) TE 决定着进动质子失相位的多少。TE 越长,采集信号前横向磁化矢量的衰减量越大,回波幅度减小,产生的信号减少,SNR 下降。

翻转角度控制着将有多少纵向磁化矢量能转变为横向磁化矢量,并在接收线圈内感应出信号。翻转角度为 90°时,纵向磁化矢量完全转化为横向磁化矢量,产生的信号强度最大,SNR 最高;反之,角度越小,产生的信号强度越少,SNR 越低。

(4) NEX:在采集的数据中,既有信号成分也有噪声成分。噪声与信号同向时,其强度增加;相反,则信号强度减弱。信号是由被扫描物体的固有特征决定,具体信号总是发生在同一空间位置上,而噪声在发生时间上具有随机性,因而发生的位置可能不同。通过增加数据采集次数,可降低噪声对图像的影响,增加 SNR。但增加 NEX 不一定是增加 SNR 的最好办法,因为 SNR 的变化与 NEX 的平方根呈正比。例如,当 NEX 增加到 4 次时,才能使 SNR 增加为 2 倍,而扫描时间则需延长为 4 倍。

(5) 接收带宽:接收带宽是指读出梯度采样频率的范围。减少接收带宽,将使接收到的噪声量相对减少,SNR 增高。例如将接收带宽减少到原来一半时,SNR 大约增加 40%,但同时增加化学位移伪影。一般情况下,系统的接收带宽是固定的,例如 ±16kHz,仅在少数情况下需作调整。

(6) 线圈类型:射频线圈的几何形状和尺寸对 SNR 也有影响。信号受噪声干扰的程度与线圈包含的组织容积有关,而线圈的敏感容积取决于线圈的大小和形状。在常用的体线圈、头线圈和表面线圈中,体线圈的容积最大,检查时被检者身体的大部分位于敏感区域内,线圈接受的噪声较多;同时线圈与成像组织间的距离也大,减弱了接受信号强度。表面线圈容积较小,置于组织体表,可最大限度地接收 MR 信号,所以使用表面线圈的 SNR 要比其他类型的线圈高。

3. 对比-噪声比 临床应用表明,即使 SNR 很高也不能保证两个相邻结构能有效地区分开来,且如果图像整体的 SNR 太低,良好的组织对比度也很难对图像识别发挥作用,因此有价值的诊断图像必须在特定组织和周围正常组织间表现出足够的对比度。公式 5-12-4 反映了两种组织间的相对信号差,对比度和 SNR 共同决定图像的质量,为此定义为对比度-噪声比(contrast noise ratio,CNR)来评价二者对象的共同作用。CNR 定义为公式 5-12-4:

$$CNR = SNR(A) - SNR(B) \quad \text{(公式 5-12-4)}$$

公式中,SNR(A)及 SNR(B)分别表示由组织 A 和组织 B 测得的信噪比,它表明只有信噪比不同的相邻组织才能表现出良好的对比度。由 CNR 的定义可知,成像参数对 CNR 的影响是其对信噪比及对比度影响的综合作用。

4. **空间分辨力** 空间分辨力是指单个组织体素的大小，反映了图像细节的可辨能力，是决定 MR 图像质量的重要因素之一。图像是由单个像素的亮度表现出来的，单个体素中包含的各组织弛豫特性经过平均后，产生体素的 MR 信号，该信号是体素中所有组织产生 MR 信号的混合，这种信号混合作用是由体素的大小决定的。

成像体素的大小决定了图像的空间分辨力，即体素大的空间分辨率力低，体素小空间分辨率高。体素的大小是由视野、层面厚度及矩阵大小决定（图 5-12-4），成像体中每一个体素对应于图像中相应的像素，一般来说，像素是体素的二维表达方式。设视野为 D×D，矩阵大小为 Np×Nf，层厚为 d，则体素的体积为公式 5-12-5：

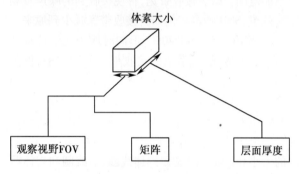

图 5-12-4　影响 MR 图像分辨力的因素

$$V = d \times \frac{D}{Np} \times \frac{D}{Nf} = dD^2/NpNf \qquad （公式 5-12-5）$$

根据上式可分析成像参数对空间分辨率的影响，其参数主要由 FOV、层面的厚度及矩阵。

成像层面越薄则空间分辨力越高；成像层面越厚则部分容积效应影响越显著，空间分辨力就越低。当 FOV 一定时，像素矩阵越大，则空间分辨力越高；像素矩阵越小，则空间分辨力越低。当像素矩阵一定时，FOV 越小空间分辨力越高；FOV 越大则空间分辨力越低。

总之，成像序列参数与图像质量密切相关（图 5-12-5）。

5. **伪影** 除噪声外的非样体结构影像及样本结构的影像异位（鬼影）都属于伪影，其表现多样，是 MRI 检查中应尽量避免的现象。分类及具体内容将在下部分内容讲解。

二、MR 图像伪影及其控制措施

伪影是指在磁共振扫描或图像处理中出现一些人体本身不存在的影像。伪影会使图像质量下降进而影响到图像的定量或定性分析。MRI 伪影按产生的原因，分为设备伪影、磁敏感伪影、运动伪影。

（一）MRI 设备伪影

1. **化学位移伪影**（chemical shift artifact）

（1）伪影特点：常见三种表现形式。第一种脂肪信号在图像上发生空间位移达几个像素宽，最典型的是在含水组织和脂肪组织界面处（例如视神经、肾脏和膀胱周围，间盘和椎骨交界处）出现黑色和白色条状或月牙状影，往往在器官的一侧形成白色亮带，另一侧形成黑色暗带（图 5-12-6）。伪影主要出现于频率编码方向，在 EPI 序列上可出现在相位编码方向上。脂肪组织与其他组织的界面与频

调整参数		利	弊
TR	↑	SNR↑,成像层数↑	扫描时间↑,T₁加权↓
	↓	扫描时间↓,T₁加权↑	SNR↓,成像层数↓
TE	↑	T₂加权↑	SNR↓
	↓	SNR↑	T₂加权↓
NEX	↑	SNR↑	扫描时间↑
	↓	扫描时间↓	SNR↓
层厚	↑	SNR↑,扫描范围↑	空间分辨率↓
	↓	空间分辨率↑	SNR↓,扫描范围↓
扫描野	↑	SNR↑,扫描范围↑	空间分辨率↓
	↓	空间分辨率↑	SNR↓,扫描范围↓,包裹伪影
矩阵	↑	空间分辨率↑	扫描时间↑,SNR↓
	↓	扫描时间↓,SNR↑	空间分辨率↓

图 5-12-5　序列参数与图像质量的关系

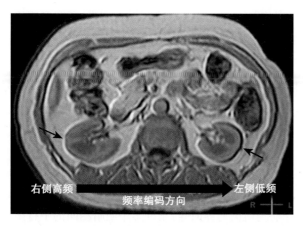

图 5-12-6 化学位移伪影

率编码方向垂直时,化学位移伪影比较明显。第二种在梯度回波序列的反相位图像上,某些物体周围(这些物体的边缘像素既含有水又含有脂肪),例如肌束的脂肪与肌肉交界面上存在黑边,最明显的是脂肪与水的界面,例如某些脏器周边,有一黑晕圈,这种伪影也称为勾边伪影,也称之为化学位移现象,该现象伪影不仅仅出现在频率编码方向。这种表现常常被利用进行鉴别诊断。第三种图像中出现属于不同层面位置的水或脂肪的信号,表现为围绕某些结构的暗的或亮的晕圈,有时不明显,仅造成图像质量稍微降低。

(2)产生原因:这是由于化学位移现象导致的现象。在 MR 成像中,大部分的信号来自于自由组织水和脂肪链上的质子。虽然脂肪与水均含有(氢)质子,但脂肪中的氢与碳相连,而水中的氢与氧相连,水分子中的氢质子的进动频率要比脂肪中氢质子的进动频率要高。两者进动频率相差 3.5ppm,进动频率上的差异与主磁场的强度呈正比,因此这种差异在高磁场设备较显著。当扫描物体在梯度中进行频率编码时,由于进动频率的差异会使脂肪信号在图像上沿频率编码方向移动(相对于水信号),造成空间错位,形成化学位移伪影。在 1.5T 设备,当接收带宽为 ±16kHz(即 32kHz)、频率编码次数为 256 时,则 FOV 频率编码方向上每一个像素的频率宽度为 125Hz;而脂肪中的质子与水中的质子进动频率相差 220Hz,使同一体素内的脂肪和水的信号位置在影像上彼此分离,发生 1.76 个像素距离的位移。

在频率编码方向上,MR 信号通过施加频率编码梯度场造成不同位置上质子进动频率差别来完成空间定位编码的。MRI 一般以水质子进动频率为中心频率,由于脂质子的进动频率低于水质子的

进动频率,在傅里叶变换时,会把脂质子进动的低频率误认为空间位置的低频率,这样在重建后的 MR 图像上脂肪组织的信号会在频率编码方向上向梯度场强较低(进动频率较低)的 侧错位。

肾脏横断面成像时,左右方向为频率编码方向。肾脏图像上均显示出一侧为黑边,另一侧为白边,肾脏左旁的脂肪向左移位,从而在肾脏左缘形成一条信号缺失的黑色条带;肾脏右旁的脂肪向左侧移位并与肾组织的信号叠加,在肾脏右侧缘形成一条信号更高的白色条带。

(3)控制措施

1)增加采集序列频率:编码的带宽频率编码带宽也是采样带宽,在参数调整界面可以进行设置。在主磁场强度一定的情况下,水质子与脂质子的进动频率差别是固定不变的,以场强为 1.5T 扫描机为例,脂肪和水的化学位移约为 225Hz,如果矩阵为 256×256,频率编码带宽为 ±12.5kHz(约 100Hz/像素),那么化学位移 225Hz 相当于移位 2.25 个像素,如果把频率编码带宽改为 25kHz(约 200Hz/像素),则化学位移相当于 1.13 个像素。因此增加频率编码带宽可以减轻化学位移伪影,需要注意的是增加频率编码的带宽后,回波的采样速度还可得到提高,但图像的 SNR 降低。

2)变换频率和相位:编码梯度的方向化学移位伪影主要发生于频率编码方向,特别是在与频率编码方向垂直的脂肪组织-其他组织界面上明显。如果改变频率编码方向,使脂肪组织-其他组织的界面不与频率编码方向垂直。则可消除或减轻化学位移伪影。

3)化学饱和法:采用脂肪抑制或水/脂分离技术,去除脂肪组织信号影响,则抑制化学位移伪影。

4)选用主磁场:场强更低的 MRI 设备进行扫描。场强越高,水质子与脂质子的进动频率差别越大,化学位移伪影越明显,因此选用场强较低的设备进行扫描可以减轻化学位移伪影。

5)根据场强调整 TE 值,可改变第二种化学位移现象。

6)采用自旋回波序列或同相位成像,可改变第二种化学位移现象。

2. 卷褶伪影(wrap-around artifact 或 overfold artifact 或 aliasing artifact)

(1)伪影特点:扫描野以外的解剖部位影像卷褶到图像的另一端,并重叠于 FOV 内,这种伪影仅见于相位编码方向,(图 5-12-7),另外,对于三维成像,该伪影也可出现在层面选择方向。

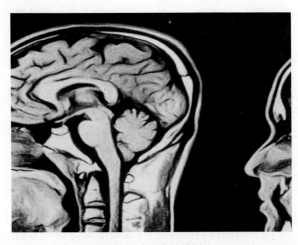

图 5-12-7　卷褶伪影

（2）产生原因：MR 信号在图像上的位置取决于信号的相位和频率，信号的相位和频率分别由相位编码和频率编码梯度场获得。信号的相位和频率具有一定范围，这个范围仅能对 FOV 内的信号进行空间编码，当 FOV 外的组织信号融入图像后，将发生相位或频率的错误，把 FOV 外一侧的组织信号错当成另一侧的组织信号，因而把信号卷褶到对侧，从而形成卷褶伪影。实际上卷褶伪影可以出现在频率编码方向，也可以出现在相位编码方向上。由于在频率方向上扩大信号空间编码范围不增加采集时间，目前生产的 MRI 仪均采用频率方向超范围编码技术，频率编码方向不出现卷褶伪影，因此 MR 图像上卷褶伪影一般出现在相位编码方向上。在三维 MRI 序列中，由于在层面方向上也采用了相位编码，卷褶伪影也可以出现在层面方向上，表现三维容积层面方向两端的少数层面上出现对侧端以外的组织折叠的影像。

（3）控制措施

1）增加 FOV 大小，使相位编码方向 FOV 大于受检部位。

2）相位编码方向过采样，即额外采样（over sampling），是指对相位编码方向上超出 FOV 范围的组织也进行相位编码，但在重建图像时，并不把这些过采样的区域包含到图像中，FOV 外的组织因为有正确的相位信息，因此不发生卷褶。

3）改变频率编码与相位编码的方向把层面中解剖部位径线较短的方向设置为相位编码方向。如进行腹部横断面成像时把前后方向设置为相位编码方向，颅脑横断面成像时把左右方向设置为相位编码方向，不易出现卷褶伪影。

4）施加空间预饱和带给 FOV 外相位编码方

向上组织区域放置一个空间预饱和带，其宽度应该覆盖 FOV 外的所有组织（相位编码方向），把该区域内的组织信号进行抑制，这样尽管卷褶伪影并没有消除，但由于被卷褶组织的信号明显减弱，卷褶伪影的强度也随之减弱。

5）使用具有较小敏感容积的射频线圈。

3. 截断伪影（truncation artifact 或称 Gibbs artifact，ringing artifact，spectral leakage artifact）

（1）伪影特点：在解剖边缘区，特别是在两个信号强度差别较大的组织界面（如颅骨与脑实质、脂肪与肌肉的界面等）出现多个明暗相间的平行组织界面的弧线或细线条纹，伪影自界面向两侧蔓延，它重复出现并随着离开边缘的距离增加而逐渐减弱消失（震铃现象）（图 5-12-8）。该伪影常出现在空间分辨力较低（即像素较大）的图像上；相位编码方向往往更为明显，因为为了缩短采集时间相位编码方向的空间分辨力往往更低。

（2）产生原因：系因数据采样不足所致。MRI 图像是很多像素组成的阵列，数字图像要想真实展示实际解剖结构，其像素应该无限小，但实际上像素的大小是有限的，因此图像与实际解剖存在差别。这种差别实际上就是截断差别，当像素较大时其失真将更为明显；当 MR 信号强度发生突然跃迁时，图像重建的傅里叶变换受到限制，使傅里叶变换系列发生剪短或截断，就可能出现肉眼可见的明暗相间的条带，即截断伪影。

（3）控制措施

1）增加图像空间分辨率，但往往会增加采集时间。

2）减小 FOV，即在空间分辨率不变情况下增大像素。

3）使用原始数据过滤法，即在傅里叶变换前对信号滤过，但此法会使空间分辨率下降。不过该伪影不可能完全消失。

4. 射频干扰伪影

（1）伪影特点：图像中就会出现一条或几条沿相位方向排列，或者沿频率编码方向（0 相位）排列，交替的亮点与黑点组成的中心条带，因形状似拉链，又称拉链伪影（zipper artifact 或 central line artifact）（图 5-12-9）。

（2）产生原因

1）是指与磁共振中心频率接近的外界，随机性射频电磁波进入成像的接收系统，发生在一个（或一系列）特定的频率，则出现一条或几条沿相位方向排列的伪影。例如电视台发射的射频信号、病

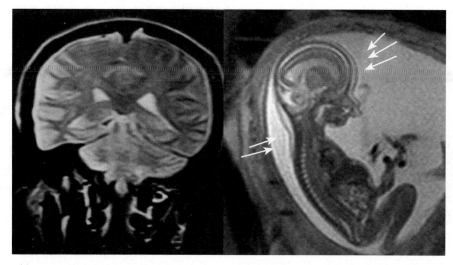

图 5-12-8 截断伪影

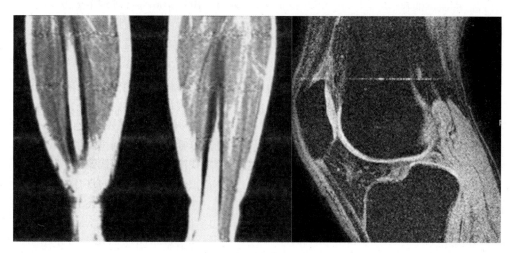

图 5-12-9 拉链状射频干扰伪影

人监护仪、无线电遥控装置、汽车发动机等等,导致信号的丢失或背景噪声的明显增加。

2)直流灯泡接触不良、射频脉冲放大器和接收放大器工作不正常,均可导致图像上出现此伪影。

3)因为射频脉冲轮廓不可能是非常理想的方波状,施加层面选择梯度后在选层方向的层厚周围一定范围内会存在射频作用,最终导致组织受激发;因为受激发回波未受相位编码,因此该信号会出现在图像的中心区,则出现沿频率编码方向(0相位)排列的伪影。

4)自由感应衰减还没有完全衰减之前,180°脉冲的侧峰就与它产生重叠。

(3)控制措施

1)对于外源性射频干扰:完善 MRI 设备的射频屏蔽,避免外界射频对成像的影响;行 MR 扫描期间,必须关闭扫描间的大门;在禁止磁场附近使用移动电话或其他无线电发射装置;对扫描室用于照明的直流灯泡要及时排除接触不良的隐患,以保证射频系统良好的工作状态;去除监护装置;检查病人身上是否有引起射频被屏蔽的物体。

2)对于内源性射频干扰:增大层厚,通过选择更大的射频带宽,使射频信号在时间域内变窄,这样可降低产生重叠的机会;可增大 TE(增大 FID 与180°射频脉冲之间的间隔)。

5. 介电伪影

(1)伪影特点图像各方向信号强弱不均匀,中心信号偏低。高强度磁场(例如 3T)的腹部、盆腔图像更为严重(图 5-12-10)。

(2)产生原因

1)人体内各部位导电性不一致,RF 发射后,各种组织对 RF 吸收能力不同,比如脑脊液导电性

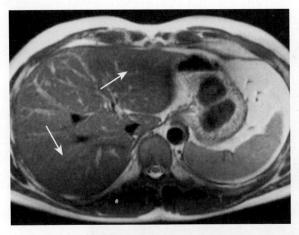

图 5-12-10　介电伪影显示,中心信号偏低

好,脂肪导电性差,从而导致 B_1 场不均匀,RF 频率越高,场强越高,伪影越明显。

2）射频脉冲的浸透力与 RF 频率、受检部位大小、传导率有关。由于 3T 时射频脉冲的波长较短（射频脉冲在空气中传导时,1.5T 波长为 468mm,而 3T 时为 234mm）,与人体很多组织结构的大小接近,故此效应在 3T 条件下更明显。当 RF 波波长小于人体左右径,产生驻波,引起中心区域信号降低,特别是病人体格较大或有腹水时这种情况更加明显。

（3）控制措施

1）使用多源射频 MR 设备（图 5-12-11）。

2）使用饱和介质水衬垫（电解质袋）。

3）采用 B1 filter。

4）增大射频放大器的强度。

5）采用并行激发技术。

6）增加射频接收线圈。

6. 并行采集技术产生的伪影

（1）伪影特点:这种伪影有多种表现,最常见

的类似卷褶伪影,但是多出现在图像中心;有时表现为由一条切割线将暗区与亮区分开;有的表现为整体或一侧或图像两端信噪比偏低（图 5-12-12）。

（2）产生原因:使用并行采集技术（SENSE,ASSET,iPAT）采用 K 空间稀疏采集,得到小视野明显的卷褶图像。故扫描之前需进行 Reference 扫描,获得每个线圈单元的敏感度信息,再利用线圈敏感性数据重建图像并去掉卷褶。当 Reference 的信息与采集的信息不匹配将导致伪影出现。

可能产生并行采集技术伪影的情况:

1）FOV 太小;

2）扫描中病人运动或线圈移动;

3）线圈摆放不正确;

4）Reference 定位偏离中心;

5）Ref/Scan 屏气方式不一致;

6）并行采集方向错误。

（3）控制措施

1）增大 FOV;

2）过采样;

3）设置预饱和带;

4）3D 序列增加层数;

5）叮嘱被检者扫描中勿动;

6）线圈重新用绑带固定好;

7）重新扫描 Reference 扫描。

7. 斑马线伪影

（1）伪影特点

1）覆盖整个图像的斑马线状伪影,可为单一方向,也可为多个方向相交排列。

2）可出现在序列的某一幅图像中,也可出现在整个序列（图 5-12-13）。

（2）产生原因封闭磁体间内某些放电辐射。

（3）控制措施

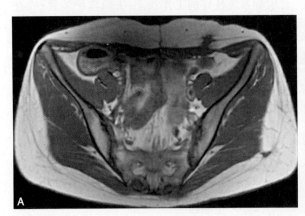

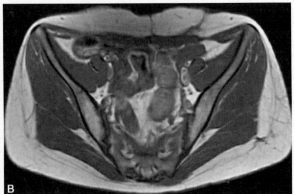

图 5-12-11　盆腔成像
A. 使用单源射频;B. 使用多源射频,图 B 较图 A 介电伪影减少

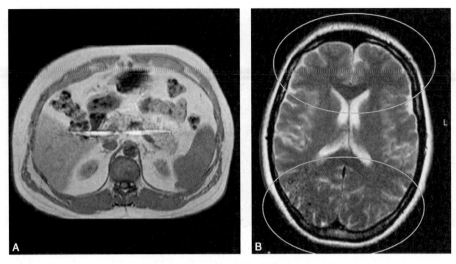

图 5-12-12　并行采集技术产生的伪影
A. 因 FOV 太小时产生的 SENSE 伪影；B. 因采集向错误产生的伪影

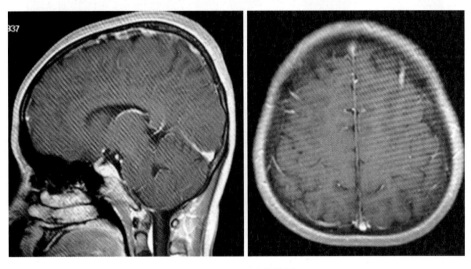

图 5-12-13　斑马线伪影

1）检查噪声滤波器。

2）检查内部有无松动部件，比如磁体间照明灯，检查内部电缆。

（二）MRI 磁化率伪影

1. 磁化率伪影　磁化率伪影也称为磁敏感伪影。

（1）伪影特点（图 5-12-14）

1）组织磁化率差别较大区域图像扭曲、变形、混乱、信号丢失，或异常高信号。

2）平面回波序列和梯度回波序列磁敏感伪影明显。

3）磁化率伪影随 TE 的延长而明显。

4）磁化率伪影在频率选择饱和法脂肪抑制序列明显。

（2）产生原因

1）磁化率相差较大的不同组织会导致局部磁场不均匀，梯度呈现非线性，破坏了频率编码和图像位置的固定关系，产生信号损失或错误记录。

2）有时也与磁场不均匀有关（涡流）。

（3）控制措施

1）感兴趣区域尽量放置到磁场中心。

2）使用小 FOV 或降低分辨率。

3）添加局部匀场（shim）。

4）使用短 TE 减轻伪影。

5）用自旋回波或快速自旋回波代替梯度回波和平面回波序列。

6）增加频率编码梯度场强。

7）增加矩阵，提高空间分辨力。

8）口服顺磁性对比剂，减少胃肠道与周围组织间的磁化率伪影。

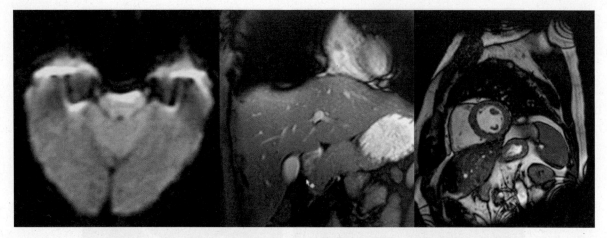

图 5-12-14 磁化率伪影

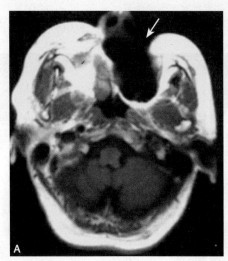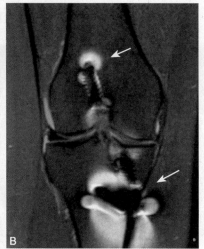

图 5-12-15 金属伪影
A. 义齿伪影；B. 内置钢钉伪影

9）请工程师帮忙检修。

2. 金属伪影

（1）伪影特点：图像变形，或明显异常高/低/混杂信号（图 5-12-15）。

（2）产生原因：受检区域存在金属异物，具有很大的磁化率，导致明显的磁场变形，不同的序列所受金属伪影的影响大小不同。TSE<FFE<EPI。

（3）控制措施

1）去掉被检者身上或磁体洞内的金属物品（特别留意假发、义齿、发卡、硬币、女性被检者内衣等容易遗漏的金属物品）。

2）调整参数，使用金属去伪影技术，使伪影降至最低。

（三）运动伪影

1. 伪影特点（图 5-12-16）

（1）随机运动伪影图像模糊或在相位方向出现很多平行条带，多在相位编码方向。

（2）周期性运动伪影出现在相位方向，等距地出现。

（3）血液/CSF 流动类似一个病变或出现竖条。

2. 产生原因

（1）病人运动（自主或不自主）。

（2）呼吸、心跳、胃肠蠕动等生理运动。

（3）血管/CSF 的搏动性流动。

3. 控制措施

（1）病人制动、镇静。

（2）心电、呼吸门控。

（3）添加饱和带。

（4）流动补偿。

（5）采用 MultiVane 或 Snapshot 等技术扫描。

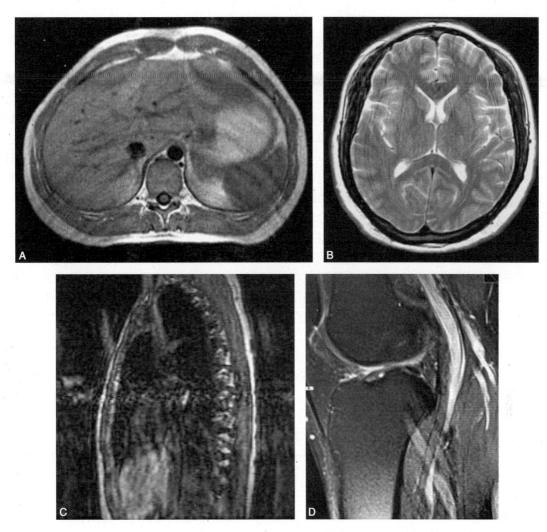

图 5-12-16 运动伪影
A. 呼吸伪影；B. 随机运动伪影；C. 心脏搏动伪影；D. 血管搏动伪影

（6）改变相位编码或频率编码方向以减少伪影。

（倪红艳）

第十三节 MR 成像技术的新进展

随着高场强 MR 设备的广泛应用及硬件技术的更新换代，近年来，新的成像技术得到迅速发展，使 MR 在早期发现疾病、全面评估疾病、疾病疗效评估等全方位临床应用与科学研究中均显示了越来越大的优势。

一、扩散磁共振成像

扩散指水分子无规律的热运动即布朗运动，在扩散磁共振成像中，扩散为不同组织内水分子不断、随机地改变位置和运动方向的现象。扩散磁共振成像（diffusion MRI，dMRI）技术利用扩散敏感梯度从多个方向对水分子的扩散进行量化，从而反映活体组织内的微观结构，该技术属于无创的成像方法。扩散 MRI 技术在中枢神经系统应用较多，目前在全身的应用也逐渐走向成熟，包括大脑、心脏及肾脏等结构的研究，肿块良恶性的鉴别等。自早期的扩散 MRI 的提出，多种扩散模型的应用促进了扩散磁共振成像方法的快速发展，包括扩散加权成像（diffusion weighted imaging，DWI），扩散张量成像（diffusion tensor imaging，DTI），扩散峰度成像（diffusion kurtosis imaging，DKI）等。

（一）扩散加权成像

扩散加权成像通过测量组织细胞内、外及跨膜水分子的布朗运动，能够从分子水平上反映组织内部水分子扩散程度，从而检测出与组织改变有关的形态学和生理学的早期病变。该技术在临床 MRI 检查应用较广，主要用于评估水分子扩散是否受限，如超急性脑梗死、细胞毒性水肿、血肿及肿瘤等的诊断和鉴别诊断。与 T_1WI 和 T_2WI 等常规序列相比，在 DWI 序列上水分子扩散受限表现为高信号，可帮助判断所在组织成分。常见的 DWI 计算模型有单指数成像模型、双指数成像模型和拉伸指数成像模型。

1. 单指数模型　单指数扩散加权成像，即常规 DWI，是基于体素内水分子的布朗运动具有各向同性的假设，采集的数据运用单指数函数拟合的扩散成像技术。在单指数扩散加权成像中，为增加对扩散的敏感性，在 SE 序列 180°聚相位脉冲前后施加两个方向相同强度相等的扩散敏感梯度场，结合回波平面成像技术采集数据。采集的数据运用单指数函数 $S(b)/S_0 = (-b \times ADC)$（公式 5-13-1）拟合的扩散成像技术，其中 b 为扩散敏感梯度因子，S(b) 代表扩散敏感梯度因子为 b 时的平均信号强度，S_0 代表没有扩散敏感梯度时的信号强度，ADC 是表观扩散系数，表征水分子扩散的平均强度。单指数扩散加权成像早期主要应用于中枢神经系统，特别是对急性期脑卒中的诊断。随着磁共振设备硬件和软件的提升，单指数扩散加权成像已被广泛的运用于全身各系统。

2. 双指数模型　对于人体组织而言，水分子的运动主要包括两方面其一，水分子自由扩散，即布朗运动；其二，毛细血管网中的血液微循环，即灌注。随着对 DWI 研究的深入，发现在成像的体素内，毛细血管网缺少空间定位，呈随机分布，即具有各向同性，毛细血管微循环灌注具有了水分子自由扩散的特性，可被看作是"假性扩散"，因此信号衰减不再遵循单指数行为。

为了区分组织内水分子的自由扩散和毛细血管微循环灌注，Le Bihan 等提出了体素内不相干运动（intravoxel incoherent motion，IVIM）理论，假设在每个体素内有两个扩散速率不同的质子池，导致信号按 b 值的双指数形式弛豫，产生的信号衰减符合双指数函数 $S(b)/S_0 = (1-f)\exp(-b \cdot D) + f \cdot \exp(-b \cdot D^*)$（公式 5-13-2），其中 D 代表体素内真性水分子扩散，称为真性扩散系数或慢速扩散系数；D^* 代表体素内毛细血管微循环灌注，称为假性扩散系数或快速扩散系数；f 为灌注分数，代表体素内毛细血管微循环灌注效应占总体扩散效应的百分比。

基于双指数模型的信号衰减，通过 b 值的选择把组织中扩散速率不同的信息区分开。当选用高 b 值（$b>200s/mm^2$）时，灌注效应所产生的信号绝大部分已经衰减完毕，此时信号衰减基本与体素内单纯的水分子扩散相关；当选用低 b 值（$0 \sim 200s/mm^2$）时，DWI 信号对微循环灌注效应更为敏感，所测信号衰减同时反映了组织内水分子的扩散和毛细血管微循环灌注效应。IVIM 双指数模型能够很好的解释 b 值与增大的 ADC 值之间的关系，证实了双指数模型扩散加权成像能够真实地反映组织的实际扩散和灌注效应。

双指数模型 IVIM 在临床应用中，IVIM 不仅能反映组织内水分子扩散的程度，而且能够提供毛细血管灌注的信息。主要应用于腹盆部血供丰富的脏器。在肝脏中，主要用于肝脏良恶性肿瘤的鉴别、肝细胞肝癌分级和疗效评估等；在肾脏中，IVIM 可以鉴别肾脏肿瘤的良恶性，评估肾动脉狭窄对肾脏皮髓质结构和功能的影响，对于肾癌的分型也有一定的帮助，以及反映移植肾功能的变化等；在前列腺中，用于前列腺癌、良性前列腺增生和正常前列腺外周带的鉴别，以及分析前列腺癌的病理分级等；另外，还有 IVIM 在中枢神经系统、胰腺、脊髓等方面的应用研究。

3. 拉伸指数模型　单指数和双指数扩散模型在单或双质子池信号中具有一定的物理基础，但是还必须考虑体素内多个质子池的扩散速率连续分布的可能性，这样就假定扩散发生在一个或两个特定质子池中。Bennett 等人，假设每个体素包含连续分布的扩散速率，开发了拉伸指数模型（也称为 Kohlrausch-Williams-Watts 模型）。

拉伸指数函数为 $S(b)/S_0 = \exp\{-(b \times DDC)^\alpha\}$（公式 5-13-3），$\alpha$ 是异质性指数，表征信号衰减与单指数方式的偏差，其值介于 0 和 1 之间。α 值接近 1 表征扩散的高度同质性，即高度的单指数衰减；α 值接近 0 表示扩散的高度异质性，表征体素内多个单独的质子池引起的非指数行为。DDC 值可以被认为是 ADC 的近似值，表征扩散速率连续分布质子池中水的体积分数加权值。

拉伸指数模型的优势是，它不需要关于表观扩散速率的分布情况的假设或存在的不同表观扩散速率数量的假设，并且它可以只用两个自由参数很好的拟合数据。体素内异质性的两种类型即流体黏度异质性和扩散受限异质性，对扩散相关的信号衰减产生不同的影响。如果扩散时间短，前者效应主导异质性，但随着扩散时间的延长，后者逐渐占据主导地位。目前，已有关于拉伸指数在前列腺癌、宫颈癌、2 型糖尿病慢性脑损伤等方面的研究报道。

(二) 全身类 PET 成像

全身背景抑制扩散加权成像技术 (whole body diffusion weighted imaging with background body signal suppression, WB-DWIBS) 是一种近年研发的可用于全身检查的 MR 成像技术, 由日本学者 Takahara 等于 2004 年首次提出, 因其成像效果与 PET 类似, 故又有 "类 PET" 之称。

WB-DWIBS 是在传统扩散加权成像基础上开发出的一种新的扩散成像方法, 主要采用扩散加权和脂肪抑制技术及多信号叠加技术进行成像。背景信号抑制采用 STIR 技术, 其能够很好的屏蔽体部的背景信号, 包括脂肪、肌肉、骨髓、血管、部分脏器等, 清楚显示淋巴结、肿瘤等多种病变, 使病变组织尤其是恶性肿瘤及其转移瘤的显示率明显增加。该技术可以在自由呼吸状态下可完成人体从颅脑到足部的大范围扫描, 并得到高信噪比、高分辨率和高对比度的图像。

对扫描获得的图像原始数据经 3D-MIP (三维最大信号投影) 重建成全身立体图像, 经图像黑白翻转技术得到类似 PET 图像的效果。双肺、纵隔、脂肪、肌肉、骨髓、肝脏、胰腺等在黑白翻转图像上呈高信号, 而脑实质、淋巴结、脾脏、双肾、胆囊、子宫、附件、充盈的膀胱和肠道、前列腺、睾丸、椎间盘、椎管等在黑白翻转图像上呈低信号。

WB-DWIBS 的临床应用: 目前主要集中在恶性肿瘤及其转移灶的检出、淋巴结转移筛查、恶性肿瘤临床分期、抗肿瘤治疗疗效评估等方面, 有研究表明与 PET-CT 方法相比, WB-DWIBS 对肿瘤性病变有较高的敏感性。

(三) 扩散张量成像

DWI 理论基础的前提是假设水分子在组织内的扩散运动是均匀一致的, 即各向同性, 然而由于人体组织结构的复杂性, 导致水分子在各方向上的扩散程度不同, 具有方向依赖性, 即各向异性。扩散张量成像 (diffusion tensor imaging, DTI) 是在 DWI 的基础上, 利用水分子扩散的各向异性检测组织微观结构的成像方法。DTI 要在 DWI 的基础上施加 6 个以上扩散敏感梯度场, 在每个方向都采集信号, 经过后处理合成而获得扩散张量图像。

基于扩散张量中, 本征向量 (eigenvector) 和本征值 (eigenvalue) 用于描述单个体素中纤维束主要走行的方向及相应方向上的扩散幅度, 通常用 ν 和 λ 表示, 每个本征向量对应一个本征值。目前主要应用 3 个本征向量即 ν_1、ν_2、ν_3, 分别表示单个体素内主要纤维束的主要走行方向; 3 个本征值为 λ_1、λ_2、λ_3。

扩散张量图像主要参数包括:

1. **各向分数异性 (fractional anisotropy, FA)** 扩散张量的各向异性成分与整个扩散张量之比, 定量测量的单个体素内的各向异性值, 其计算公式如下 $FA = [3(\lambda_1 - \lambda)^2 + (\lambda_2 - \lambda)^2 + (\lambda_3 - \lambda)^2]^{1/2} / [2(\lambda_1^2 + \lambda_2^2 + \lambda_3^2)]^{1/2}$ (公式 5-13-4)。在完全各向同性的介质中, FA = 0, 在圆柱状对称的各向异性的介质中, FA 接近于 1, 如锥体束的 FA 值为 0.93, 脑脊液的 FA 值仅为 0.02。

2. **平均扩散 (mean diffusivity, MD)** 代表单个体素内平均扩散, 其计算公式如下 $MD = (\lambda_1 + \lambda_2 + \lambda_3)/3$ (公式 5-13-5)。

3. **相对各向异性 (relative anisotropy, RA)** 本征值的变量与其平均值的比, 其计算公式如下 $RA = [(\lambda_1 - \lambda)^2 + (\lambda_2 - \lambda)^2 + (\lambda_3 - \lambda)^2]^{1/2} / (3\lambda)^{1/2}$ (公式 5-13-6)。RA 值范围为 $0 \sim \sqrt{2}$, 0 表示最大各向同性, $\sqrt{2}$ 表示最大各向异性。对于完全各向同性的介质来说, RA = 0。

4. **容积比 (volume rate, VR)** 椭球体的体积与半径为平均扩散球体的体积之比, 其计算见公式 $VR = (\lambda_1 \lambda_2 \lambda_3)/\lambda^3$ (公式 5-13-7), 其中 $\lambda = (\lambda_1 + \lambda_2 + \lambda_3)/3$ (公式 5-13-8)。VR 的值为 $0 \sim 1$ 之间, 0 为最大各向异性, 1 为完全各向同性。

在中枢神经系统, 脑白质纤维由于髓鞘的存在, 水分子在沿神经纤维走行方向的扩散系数显著大于垂直方向, 即各向异性明显, 所以 DTI 主要用于追踪脑白质纤维束的走行, 也应用 DTI 显示脑肿瘤与周围白质纤维束关系判断肿瘤良恶性, 并有助于胶质瘤的分级; 还有 DTI 关于帕金森病、多发性硬化、精神分裂症等方面的研究。随着该技术的成熟, DTI 在其他组织器官的应用研究, 如心肌纤维、前列腺等也逐渐增多。

(四) 扩散峰度成像

DWI 技术是假定水分子完全自由扩散, 即符合高斯分布模型, 实际上, 水分子的扩散由于受细胞器、细胞膜、细胞外间隙等限制, 其扩散位移及分布将偏离高斯分布, 称为非高斯分布。而且在 b 值较大 (b>1000s/mm^2) 时, 水分子的扩散位移呈非高斯分布, 此时单指数模型将不再适用。Jensen 等提出扩散峰度成像 (diffusion kurtosis imaging, DKI), 用于量化组织内非高斯分布水分子扩散特性。该技术以传统的扩散成像技术为基础, 在同一类型的脉冲序列基础上增大 b 值,同时要求至少施加 15 个方向的扩散敏感梯度。非高斯分布模型更接近于人体的真实情况,对于描绘脑组织微观结构具有独特优势。

DKI 在中枢神经系统,主要应用于肿瘤的分级、早期阿尔茨海默病脑组织改变、脑梗死的分期,目前还有关于 DKI 在帕金森病、多发性硬化、特发性全身癫痫、亨廷顿病等的研究应用。随着技术的进展与研究的深入,在腹部脏器的应用研究也逐渐增多,应用不同 b 值观察正常肝脏和肾脏组织的影像表现,有利于肝纤维化和肾脏病变的早期发现;在前列腺中的应用,能提高良性和恶性前列腺组织鉴别能力。DKI 应用非高斯分布水分子进行成像,能够更真实地反映人体正常和病变组织的扩散特性,已经越来越多的应用于其他各组织器官。

二、灌注加权成像

MR 灌注加权成像(perfusion weighted imaging, PWI)用来反映组织的微血管分布和血流灌注情况,可以提供血流动力学方面的信息。磁共振反映灌注的方法主要有两种,一种是使用外源性示踪剂,常用的是动态磁敏感对比增强(dynamic suscep-tibility weighted contrast enhanced, DSC);另一种是利用内源性示踪剂的动脉自旋标记(arterial spin la-beling, ASL)技术。

(一) 动态磁敏感对比增强

动态磁敏感对比增强灌注加权成像多采用高压注射器将顺磁性对比剂(如 Gd-DTPA)快速注入周围静脉,采用高时间分辨力的快速 MR 成像序列对目标器官进行连续多时相扫描。依赖顺磁性对比剂产生的 T_2^* 缩短效应,观察组织内血流动力学的改变,以判断组织情况。T_2^* WI 中,对比剂通过时,组织信号强度下降,而对比剂通过后,信号会部分恢复。忽略 T_1 效应,则 T_2^* WI 的信号强度变化率与局部对比剂浓度呈正比,与脑血容量呈正比。根据反复扫描得到的图像,可后处理计算得到rcBV、rcBF、MTT、TTP 图。目前 DSCPWI 临床应用于早期发现急性脑缺血灶,观察血管形态和血管化程度的血供情况评价颅内肿瘤的不同类型。也可早期发现心肌缺血,及其他器官的血流灌注情况。

(二) 动脉自旋标记技术

动脉自旋标记技术(ASL)不需要引入外源性对比剂,是一种完全无创性的灌注方法。该技术是对成像平面的上游血流进行标记使其自旋状态改变,待血对组织灌注后进行成像。ASL 技术在神经

系统应用较广泛,如脑血管疾病;在其他组织器官灌注的应用也在逐渐增加。与 DSC PWI 比较,虽然 ASL 技术安全性较高,但由于序列自身原因带来较多的不良因素,使得图像信噪比、空间分辨率及测量准确性均较低,所以有关 ASL 的研究仍需进一步的完善。

三、血氧水平依赖功能磁共振成像

血氧水平依赖功能磁共振成像(blood oxygenation level dependent functional MRI, BOLD-fMRI)是狭义上的功能磁共振成像(functional MRI, fMRI),是探讨大脑神经元活动动态模式的一种方法。该方法的原理是当神经元活动时,局部氧耗量和脑血流量的受影响程度不同,从而改变了局部脑区去氧-氧合血红蛋白的相对含量,以上结果导致了磁共振信号的轻微改变即产生了 BOLD 效应。BOLD 效应最先由 Ogawa 等人于 1990 年提出,目前已广泛应用到脑功能的研究。fMRI 技术可直接显示脑区的激活部位及激活程度,并具有高图像空间分辨率及时间分辨率等优点,fMRI 技术主要包括任务状态下和静息状态下成像两种方法。

(一) 基于任务的功能磁共振成像

基于任务的 fMRI(task-based fMRI)方法需要被试者在磁共振扫描时接受某种特定的任务,以检测被试者参与任务的脑区神经元的活动情况。该方法对被试者要求高,若被试者的配合度差,则同类研究结果重复性差。task-based fMRI 的任务有两种基本设计,组块设计(block-design)与事件相关设计(event related design),前者是指每一个组块内连续呈现同一种刺激,后者是指一次只给一个短暂的刺激,间隔一段时间后再进行下一次相同或者不同的刺激。目前 task-based fMRI 的研究,刺激任务可为视觉、听觉及嗅觉等,观察刺激下相应脑区神经元的活动。

(二) 静息态功能磁共振成像

静息态 fMRI(resting state fMRI, rs-fMRI)不需要任务刺激,要求被试者在安静、闭眼及不作思考的状态下进行扫描。一方面,该技术相对于任务态fMRI 对被试者要求较低,可重复性高;另一方面,该技术具有无创、无辐射及安全性较高等优点,故应用较广泛,尤其在对精神疾病的研究中具有不可替代的优势。静息态 fMRI 的研究常见于阿尔茨海默病,精神分裂症,抑郁症及注意缺陷多动症等。应用 rs-fMRI 研究发现,静息状态下人脑的大量神经元仍处于活动状态,这些具有相似功能的特定脑

区构成默认模式网络(default mode network，DMN)。默认模式网络与任务诱导的脑区激活成动态平衡状态，这种动态平衡的破坏也许可以解释病人行为学的异常改变。

四、磁共振波谱成像

磁共振波谱成像(MRS)是目前唯一在活体组织内，无创性检测人体正常和病变组织细胞代谢变化的技术，需结合 MRI 形态学定位。该技术利用磁共振现象和化学位移作用，对特定的原子核及其化合物进行量化分析。根据测量不同代谢物的水平，临床上对 MRS 的应用不同，包括评价大脑发育程度，肿瘤性病变成分，感染性病变及缺铁性病变等。常测量的代谢物如下，N-乙酰天门冬氨酸(NAA)，肌酸(Cr)，胆碱(Cho)及乳酸(Lac)等。由于人体谷氨酸复合物(Glx)和 γ-氨基丁酸(GABA)含量低，且在常规波谱序列中与其他代谢物波峰重叠，故以往波谱对 Glx 和 GABA 研究较少，新的磁共振波谱技术即 MEGA-PRESS，可对谷氨酸复合物和 GABA 进行定量测量。

1. N-乙酰门冬氨酸 主要存在于神经元及其轴突，可作为神经元的内标物，其含量可反映神经元的功能状态，含量降低见于脑炎，脓肿，肿瘤、缺血、缺氧及脱髓鞘等疾病。

2. 肌酸 由于其在脑组织浓度较稳定，常用作参照物，其他代谢产物与 Cr 的比值可反映这些代谢产物的变化。在缺血、缺氧的环境下含量降低。

3. 胆碱 主要存在于细胞膜，其含量变化反映细胞膜代谢变化，在细胞膜降解或合成旺盛时其含量增加。其含量升高见于婴儿、肿瘤；含量降低见于脓肿、结核及肝性脑病等。在脑肿瘤时，常有 Cho 升高和 NAA 降低，因此 Cho/NAA 升高，尤以恶性肿瘤更为明显。

4. 乳酸 为糖酵解的终产物，含量升高见于缺氧、梗死、出血、感染、脓肿、肿瘤坏死及脱髓鞘等病变。

5. 谷氨酸复合物 谷氨酸复合物(glutamine and glutamate complex，Glx)包括谷氨酸(Glu)和谷氨酰胺(Gln)，Glx 对维持大脑正常功能具有重要作用。含量升高见于脑膜瘤、缺氧及肝性脑病等疾病。

6. γ-氨基丁酸 γ-氨基丁酸(GABA)是中枢神经系统氨基酸类神经递质，具有抑制神经元兴奋性活动、减少能量消耗的作用，含量降低见于帕金森病、癫痫、精神分裂症及运动障碍等神经、精神疾病。

五、MR 分子成像

MR 分子成像是磁共振成像领域中新的发展方向，以磁共振成像为手段无创伤地研究活体条件下生物细胞内的正常或病理状态下的分子过程。它在临床医学和基础研究中都具有广阔的前景，发展迅速。

(一) 基本原理

MR 分子成像是磁共振成像技术和分子生物学相结合发展起来的新技术，即应用 MR 分子成像技术对人体内部生理或病理过程在分子水平上进行无损伤实时成像。进行 MR 分子成像，首先要选择合适的成像靶点。成像靶点一般是某些特殊状态下特异性表达或高表达的物质，主要涉及肽类、受体、特异性酶、抗原，甚至是需要追踪的靶细胞；当确定成像靶点后，MR 分子成像需进一步借助分子生物及生物化学技术，设计、合成可与靶点特异性结合且兼具 MR 信号放大作用的分子探针，探针需具有克服生物屏障如血管壁、细胞间隙、血脑屏障、细胞膜，甚至核膜的能力，从而实现其与靶点的充分结合，最终通过 MR 设备获取检测目标的相关分子信息。

分子成像的重点包括合成分子探针和成像两个方面分子探针可特异性结合选定靶点并被影像技术检测，成像则是通过 MR 技术将检测到的信息呈现出来。

(二) 分子探针

分子探针是一种能与活体细胞内某一靶目标特异性结合，可以检测其结构、性质并能产生信号在原位及体内实时被特定的设备监测的一种分子结构。

1. 常用的分子探针 有两类一类是顺磁性分子探针，产生 T_1 阳性信号对比，以钆离子的螯合物 Gd^{3+}-DPTA 为代表。另一类是以氧化铁为基础的超顺磁性分子探针，能产生信号强烈的 T_2 阴性信号对比。

2. 分子探针的必备条件

(1) 分子探针必须具有生物相容性。

(2) 分子探针必须有特异性。

(3) 分子探针的设计必须考虑它在生物体内的运输过程，即如何引入体内，如何通过屏障到达靶器官。

(4) 考虑分子探针在体内的半衰期。

（5）分子探针对磁共振成像对比度的改变强度。

（三）磁共振分子影像技术分类

1. 以非水分子为成像对象的分子影像技术 指化学位移成像选择磁共振可见的生物体内固有的或外源性的、与体内某一特定分子过程有关的化合物或代谢物作为分子探针，直接通过化学位移成像的方法来测定其在体内的分布。

（1）以生物体内固有的分子作为分子探针的分子影像：磁共振波谱的方法可以从分子水平直接观测到许多与生命过程有关的代谢物或化合物，而用化学位移成像的方法，就可以得到这些生物分子在体内的分布，即影像，并用它来反映生物体内的某些特定的分子过程。这是最简单的一种分子影像方法，这种方法的另一个特点就是可以用不同核的磁共振谱来检测生物体内不同的代谢物，反映不同的分子过程。

（2）运用外源性分子探针的分子影像：有些物质本身并没有磁共振信号，但如果它能作为反应物通过生物体内的某种特定的分子过程，生成一种或多种磁共振可见的物质并被检测到，也可以被用作磁共振分子影像的探针。基于外源性分子探针的 MR 分子影像技术有：①MR 基因成像；②MR 受体-配体成像；③MR 干细胞示踪成像；④MR 新生血管成像；⑤MR 巨噬细胞成像；⑥MR 凋亡成像；⑦MR "分子开关"成像。

（3）运用化学位移造影剂的分子影像技术：分子在不同化学环境下的不同化学位移可以用来进行化学位移成像，并由此可以定量定位的表征出生物素蛋白和抗生素蛋白之间相互作用及其分布，达到分子影像的目的。

2. 以水分子为成像对象的分子影像技术 指用常规的以水分子中质子为成像对象的成像方法来间接地表征体内某一特定的分子过程。水是生物体内浓度最高的化合物，因而就成像的信噪比而言，水分子要远远优于其他分子。例如化学交换饱和传递（chemical exchange-dependent saturation transfer，CEST）——分子影像，肿瘤蛋白成像是一种常用的磁化转移技术，提供了间接反映活体中运动蛋白质空间分布情况的可能性，蛋白质酰胺质子与水质子之间存在交换效应，即蛋白质氨基上的氢质子有可能脱键游离出来，并与水分子的质子进行交换，结合成水分子的一部分，该化学交换过程可以用磁共振成像的技术进行探测，从而实现间接探测人体蛋白质的磁共振成像。

利用 MR 分子成像的研究虽然时间较短，但已取得了可喜的成果。利用分子探针在体显像追踪细胞迁移，可以研究肿瘤、炎症、免疫反应以及干细胞治疗。随着分子生物学理论的不断进步，随着高质量探针的开发，从分子及细胞水平对疾病作出早期诊断，精确定位，准确定性及疗效监测等方面，MR 分子成像技术将大有作为。

六、MRI 定量分析

随着磁共振软硬件技术的发展，临床应用、特别是医学影像科研的趋势逐步从定性研究发展为定量分析，目前的 MRI 定量分析已涉及多个领域。

（一）T_2/T_2^* mapping 技术

横向弛豫时间 T_2/T_2^* mapping 技术是目前磁共振重要定量研究手段，T_2/T_2^* mapping 反映组织的 T_2 值检测依赖于自旋回波序列多回波的采集，T_2^* 值检测依赖于梯度回波序列多回波的采集，稳定和可靠的回波信号是 T_2/T_2^* mapping 精确计算的保障。T_2/T_2^* mapping 主要可以用于临床软骨定量，心脏和肝脏铁沉积，心脏铁沉积等临床疾病程度的定量评估和分析。

横向弛豫率 R2 或 R2* 值的测量也是常用的定量研究手段，$R2 = 1000/T_2$，$R2^* = 1000/T_2^*$，采用因子 1000，是因为 T_2 和 T_2^* 单位常表示为 ms，而弛豫率单位常表示为 Hertz（或 sec^{-1}），T_2 和 R_2 的图像中磁敏感伪影较少，但采集时间较长，相比之下，T_2^* 和 R_2^* 的测量所需时间较短，可用于腹部的屏气扫描。

（二）$T_1\rho$ 技术

$T_1\rho$（或 $T_1 rho$）技术是目前磁共振前沿创新的精确定量技术，该技术定义为旋转坐标系中，在特定射频激励条件下的质子自旋-晶格弛豫时间。$T_1\rho$ 主要表现间盘出细胞外基质分子（例如蛋白聚糖）存在条件下的水中氢质子弛豫特性，可以用于组织中大分子成分及不同分子间质子交换的分析研究。其实，$T_1\rho$ 已被证实对组织的蛋白成分较为敏感，因此可以用于获取组织中大分子的信息，这点利用传统的 T_1 和 T_2 弛豫测量是做不到的。因此，$T_1\rho$ 在临床关节软骨退行性病变，神经退行性疾病，以及肝脏纤维化等与蛋白含量改变相关疾病得到了进一步科研推广和应用。

对于该技术，研究学院与国内高端客户进行了多方面的临床科研合作。例如飞利浦与香港中文大学、山东省医学影像学研究所和南方医科大学珠江医院等合作创新采用 T_1rho 成像技术分别探索了大脑老化、椎退行性病变和肝脏纤维化结构和病理改变。

（三）渗透性定量技术

基于动态增强 MR 图像（DCE-MRI），一般采用对比剂（例如钆对比剂）进行增强成像，从而获取组织中对比剂的浓度随着时间变化情况，进而得到组织灌注半定量参数（曲线下面积，平均通过时间，等）以及，来评估组织的血流与微循环情况，从不同角度和多个参数进行病变组织的检测和鉴别诊断。

动态增强图像的分析通常有三种：

1. 通过观察病灶的强化曲线类型获得病灶定性的评价信息。

2. 根据强化曲线计算半定量参数 如最大斜率、平均通过时间、达峰时间和峰下面积等。

3. 根据药代动力学模型计算相关微循环参数即渗透性（permeability）定量参数（渗透率 Ktrans，速率常数 Kep，细胞外间隙容积 Ve 以及血管内容积 Vp）等，这种定量的分析是当前临床研究的热点。肿瘤主要是动脉血管供血，随着肿瘤的增长，需要更多的供血，血管内皮生长因子在增多，新生血管增多，新生血管并没有完整的血管壁，造影剂就会渗漏到周围组织间隙。通过在对比剂注入前采集不同翻转角的 T_1 序列，即可得到组织的 T_1 信息。再观察在对比剂注入过程中，通过血管渗漏到周围组织中，引起周围组织 T_1 信号强度的变化，可计算出渗漏的对比剂浓度，代入动力学模型（如 Tofts 双室模型）进而得到表示从血管到组织间的 Ktrans，Kep，Ve，Vp 等参数。DCE-MRI 在肿瘤评价具有重要的价值，如肿瘤的分级和预后评估，肿瘤对放化疗或靶向药物的治疗效果评价等，目前在乳腺癌，肝癌和前列腺癌等多个部位的不同肿瘤都得到了广泛的应用。

七、MR 弹性成像

磁共振弹性成像（magnetic resonance elastography，MRE）是在常规 MR 技术上发展起来的新技术，是一种机械化、定量化的触诊手段，具有客观、分辨率高、无创、不受诊断部位限制的优点，被称作"影像触诊"。

（一）MRE 基本原理

MRE 成像分为两个过程第一步利用磁共振成像技术对外力引起的组织内部质子位移进行成像，得到组织的位移图或应变图；第二部将应变图作为输入，对弹性力学的逆问题进行求解，反演得出组织的弹性参数。

1. **外部激发装置** 激发器目前大多数采用电磁装置。波形发生器产生低频率的正弦信号，经放大器放大后，驱动激发器产生振荡，后者耦合于被检体表面，产生低频率横波（剪切波）在介质中传播，横波频率可调。横波传播的应力引起介质内周期性微小位移。

剪切模量在人体组织中的差异较大，MRE 采用动态的横波使组织产生应变。频率在 50～1000Hz 的横波适合 MRE 成像。

2. **MRI 对位移成像** 目前有两种方法利用 MRI 对组织内部质点位移进行成像，分别为自旋标记（spin tagging）法和相位对比（phase contrast）法。

（1）自旋标记法：在对组织进行 MRI 成像之前，用特定的 90°射频脉冲在组织的研究区域中刻上临时的规则纹理，这些纹理实际上是主磁场中的感应信号。一旦 90°射频脉冲结束，马上对组织进行 MR 成像，产生图像称之为磁共振标记图像（tagging MR images）。根据不同时间采集的相同成像区域的磁共振标记图像中的纹理变化，可以计算出成像区各个质点的位移图。然而磁共振标记图只能得到软组织的二维位移图像，且空间分辨力受标记网格尺寸的限制。

（2）相位对比法：相位对比法可以对准静态外力或动态周期外力引起的组织内部质点位移进行三维成像，从而获得三维弹性图。

1）对动态周期外力引起的组织内部质点位移进行成像：在周期外力作用下，首先在组织表面施加一个由 MRI 时钟引发的 50～1000Hz 的机械振动，以横波的形式在组织内部引起质点的位移。然后在相位编码梯度脉冲和回波之间，在主磁场下叠加某一梯度方向的位移监测梯度磁场（motion-sensitizing gradient，MSG），进行 MR 相位对比成像。MSG 是一系列极性振荡梯度，其频率与激发器产生的横波频率一致，且两者保持同步。通常 MSG 的方向与质点的运动方向平行，而与波的传播方向垂直。当 MSG 存在时，横波传播所致质子自旋的周期性移动使接收信号中产生周期性的相位位移。从测得的相位位移就能计算出每一个体素的相位位移值，直接显示介质（组织）内机械波的传播。每个像素的信号代表运动速度的矢量。通过在多个周期内重复采集，可获得累积的相位位移，对周期性的微小位移非常敏感。通过逐渐增加外部激发与 MSG 之间的相位偏置，序列重复 6～8 次，可获得一个完整周期内横波的动态传播图像。

当质点移动与梯度矢量方向一致时产生相位位移,若两者方向垂直则无相位位移产生。沿着梯度矢量方向的质点移动与梯度振荡完全同步时产生最大的相位位移,质点移动与梯度振荡呈90°异相时则无净相位位移产生。因此机械振荡必须与梯度振荡保持同步,这是成像的基础。

2)对准静态外力引起的组织内部质点位移进行成像:在组织表面施加准静态外力,因为外力施加的时间间隔比较长,使得组织内部的变形有足够的时间达到平衡,从而在弹性图的重建过程中可以忽略使问题复杂化的动态影响。该技术需要对磁场方向连续交替取反的位移检测梯度磁场进行修改,即使得邻近的两次取反的梯度脉冲不是连续的,而是有一定的时间间隔。

3. 弹性模量的计算及图像数据处理 由于介质的弹性与在该介质中所传播的横波的波长相关,介质的剪切模量可以由公式5-13-8表示:

$$\mu = \rho \cdot f^2 \cdot \gamma^2 \qquad (公式5\text{-}13\text{-}8)$$

μ 为剪切模量,f 为外加激发频率,γ 为波长,ρ 为介质的密度,由于软组织的密度可假定与水的密度等同为1.0,所以当局部波长作为已知变量时,就可以获得剪切模量的量化值。相位图需用局部频率估算法(local wavelength estimation,LFE)转化为弹性图。

(二)MRE的临床应用

由于具有灵活性、无创伤性和临床应用的可行性等特点,MRE技术迅速应用于临床不同领域。

1. MRE在乳腺的应用 乳腺癌的硬度通常比良性结节和正常乳腺组织高。乳腺癌肿瘤平均硬度较周围组织高4倍。

2. MRE在肝脏的应用 MRE剪切弹性模量能够清楚地分辨出早期肝纤维化的各个阶段。MRE的准确诊断可以避免行穿刺活检等创伤性检查。由于肝恶性肿瘤的硬度分别高于良性肿瘤、纤维化肝组织及正常肝组织,利用MRE测定组织弹性特征参数可鉴别肝脏良恶性肿瘤。

3. MRE在脑部的应用 使用咬合棒经过下颌将横波耦联进入大脑,可成功获得脑实质弹性图。已发现脑白质硬度高于脑灰质,并证明MRE可以在术前通过显示肿瘤的弹性评价肿瘤的硬度。

4. MRE在前列腺的应用 Sahebjavaher等和Arani等分别采用经会阴和经直肠机械振动的方式探索并实现了前列腺MRE扫描。前列腺MRE能够可视化地显示前列腺癌与良性前列腺疾病在弹性和黏滞性方面的差异。

5. MRE在骨骼肌肉的应用 肌肉组织具有高度的各向异性。Basford等发现健康肌肉的弹性随着载荷的增大而增大,并且健康和功能不良的肌肉弹性图有明显的差异。

6. MRE在血管中的应用 Woodrum等发现MRE可以显示和评价机械波在充满液体的体模管道中的传播,并且可以通过测量管壁的弹性来定量评价异常狭窄的病灶。Kolipaka等发现高血压患者的主动脉硬度显著高于健康志愿者。

随着影像技术的发展,影像医学越来越多地由传统的静态、形态学及组织学方面的分析向动态、功能学及生物力学等方面发展。作为一种无创的、能准确反映组织生物力学的检查手段,MRE具有良好的研究和应用前景。

八、介入MRI技术

介入磁共振技术(interventional magnetic resonance)是磁共振成像与介入放射学的产物,该技术在磁共振成像的引导和监控下利用磁共振兼容性设备进行介入操作,使介入放射学进入了一个更新的领域。

介入放射学是现代放射学的重要分支之一,该分支多以X线影像为引导,进行微创治疗,但同时也不可避免的给医生和患者带来放射性损伤,而磁共振成像作为一种无创的检查方式,具有高软组织分辨力、高空间分辨力、三维成像能力以及对流体的敏感性和温度敏感性的优点,还能提供如灌注等功能方面的信息,这些都对磁共振监控介入技术提供了重要依据。随着近年来开放式磁体、各类快速序列以及磁兼容性设备(监视器、麻醉机、手术显微镜、穿刺针、导管等)的大力开发,介入磁共振技术迅猛发展,并逐步进入临床。

(一)硬件系统

1. 磁体 介入磁共振系统的开放性越高,介入性能越好。常见的开放式磁体类型有垂直开放式和水平开放式。前者由上下两个磁体构成,产生垂直磁场;后者由两个垂直放置的超导体线圈构成,产生水平磁场。开放式磁体可使医生可直接接触病人,即使在扫描过程中也不会受到限制。超短磁体和标准磁体也可用于介入磁共振,优势是场强较高,但与患者接触差,无法提供足够的操作空间。

2. 兼容性设备 由于磁共振设备的特殊性,介入器械必须具备磁兼容性,其主要要求包括两点一是此器材用于强磁场环境下不会因电磁感应产生过多的热量从而灼伤病人;二是此器材不会影响磁共振图像质量。

介入器械的关键问题之一是可视化,目前主要有两种可视技术用于解决导管和导丝在磁场中的可见性,即主动显示和被动显示。主动显示需要一个能被介入器械选择性的接收和发射的信号,分为光学示踪法、射频示踪法和 MR 轮廓成像,是目前较常用也较成熟的技术;被动显示则利用在导丝、导管壁中加入顺磁性物质使 T_2 值大大缩短,导致信号降低,不需要任何特殊扫描硬件,便可达到可视的目的,但缺点是显示效果较差。

3. 软件系统

(1) 快速成像技术:磁共振实时成像是在超快速成像技术基础上发展起来的,也被称为 MR 透视或动态 MR 扫描技术,可以通过快速梯度回波、平面回波(EPI)、单激发快速自旋回波和螺旋扫描等技术实现。

(2) 实时温度监控:磁共振在微创导向间质治疗中较 CT 和 US 最大的优势是可以进行实时温度监测,温度值的定量和显示,可通过彩色编码图像或解剖图像迭加等温线获得,等温线用于估计诱发病灶的大小,确保最高温度保持在组织碳化的临界温度之下,既能使病变发生凝固坏死,又不至于损伤周围的正常组织。

(二) 临床应用

1. 经皮活检术(biopsy) 经皮活检是磁共振导向介入最早也是最主要的临床应用。磁共振本身所具有的高软组织分辨力和三维成像能力,以及对关节、软组织、大脑皮髓质、脑干核团,特别是后颅窝和脊髓无伪影的高分辨率成像优势是在介入定位中其他成像手段无法比拟的。该技术除用于穿刺活检外,还可用于脓肿、囊肿和血肿的抽吸引流、白血病患者脑室内置管化疗等。

2. 磁共振导向间质消融术(thermal ablation) 此技术在磁共振导向下,利用激光、射频、微波、超生、冷冻等手段破坏病变组织,取代了某些外科手术,特别是肿瘤切除术。由于其独一无二的温度敏感性,使得磁共振成为监测消融治疗前、中、后病灶变化和引导治疗的理想手段。

(1) 间质内激光消融术:激光消融术是将一条或多条尖端可以发射激光的光纤插到组织内,利用近红外连续激光能量将组织破坏,多用于治疗不能切除的局限性肿瘤。

(2) 射频消融术:射频消融术是将长度不一、有保护套仅头端暴露的电极插入到病变组织内,将 RF 发生器产生的 RF 能量经此电极传递到病变组织,随着组织内热量的蓄积,被治疗组织基质的电阻抗增加,导致电流迅速通过。当病变组织加热到一定温度时便可发生凝固性坏死,主要适用于治疗直径 5cm 以下的良恶性肿瘤。

(3) 微波消融术:微波消融术使用高频(2450MHz)微波震动、旋转水分子,产生热能导致靶细胞热凝固。聚焦微波利用乳腺癌细胞和正常乳腺细胞中水含量不同(乳腺癌细胞含水量约80%,健康乳腺细胞含水量约 20%~60%),优先加热含水量较高的癌细胞,可使肿瘤温度达到 46℃ 而无皮肤烧伤。

(4) 聚焦超声消融术:超声消融术是利用超声穿透性和可聚焦性的特点,将高强度超声波穿过皮肤汇聚于肿瘤内,在焦点处产生高达 90℃ 的高温,导致病变细胞不可逆的损伤、坏死,是一种彻底的无创消融治疗方法。

(5) 冷冻消融术:冷冻消融术是一种用低温冷冻肿瘤组织的消融方法,又称氩氦刀。该技术利用常温高压氩气突然释放进入低压区可以产生超低温以及常温高压氦气突然释放快速升温的原理来调控温度的快速变化,设计范围在 -180℃~+35℃,以针尖为球心形成冰球,由于冰球基本不产生信号,从而可以清晰显示冰球的边界。

3. 术中磁共振成像(intraoperative MR imaging) 微侵袭外科和介入技术的发展要求更精确的影像引导和监视手段,此技术多用于神经外科,术前根据 MRI、MRA 重建出三维图像,将脑、血管、肿瘤等组织分离开来,术中可以更加精准的定位肿瘤的切除范围。

4. 磁共振成像引导血管内介入(vascular applications) 磁共振导向下最具挑战性的介入技术当属血管内介入,主要包括经导管栓塞、球囊阻断、经皮经腔血管成形、经颈静脉肝内门体静脉穿刺等技术。其优势是可以同时显示血管与周围的组织和器官,可在磁共振监视下用导管将药物输送至靶组织(如栓塞、化疗栓塞和溶栓),并直接观察治疗效果。

介入磁共振技术目前仍处于起步阶段,虽然有着其他介入技术不可比拟的优势,但仍然存在诸多不足,例如由于采用开放式磁体和超快速扫描序列而导致的图像尤其是 T_2WI 质量欠佳;磁兼容性设备不够完善;导管和导丝可视性问题仍未完全解决;对细小迂曲血管的显示由于信号丢失而导致分辨力不如 DSA;对栓塞、经皮经腔血管成形术后效果的评价不够直观;检查费用昂贵等,这些都限制了介入磁共振的应用和发展,故目前临床上还应该与 DSA 及 CT 介入技术联合使用,以达到最佳的引导效果。

(倪红艳)

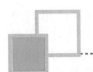

第六章　核医学影像检查技术

第一节　核医学成像原理与要点

一、核医学成像的基本原理

核医学有别于其他医学影像技术,在于成像原理的不同。核医学利用示踪剂作为影像检查的显像剂引起生物体内,具有生物活性、特异性的显像剂可被脏器或组织有选择性摄取,如:^{18}F-FDG 显示以葡萄糖为底物的组织生理代谢。或利用显像剂在某些脏器或组织中的填充,将显像剂带入被观察的靶器官或靶组织中。由于放射性核素在自发地衰变中能发射出射线(如 γ 射线),可利用放射性测量仪器在体外探测并记录,获得显像剂在脏器或组织中的分布及量变规律,从而在体外显示出脏器、组织或病变部位在体内的位置、大小、形态以及对放射性显像剂的摄取情况,了解组织、脏器结构、功能,达到诊断疾病的目的。

核医学成像的方法很多,根据不同的角度可分为不同类型:

(一) 根据影像获取的状态

1. 静态显像　显像剂在脏器内或病变处的浓度分布达到平衡时所进行的显像称为静态显像,适于观察脏器或病变的位置、形态、大小和放射性分布。

2. 动态显像　显像剂引入体内后以一定的速度连续或间断地多幅成像称为动态显像,用于显示显像剂随血流流经和灌注脏器、或被脏器不断摄取和排泄、或在脏器内反复充盈和射出等过程所引起的脏器内的放射性在数量上或位置上随时间发生的变化。

(二) 根据影像获取的范围

1. 局部显像　仅局限于身体某一部位或某一脏器的显像称为局部显像。该方法一般使用与 SPECT 系统分辨率相适应的采集矩阵,如:64×64 或 128×128,得到的信息量大,图像噪声低。

2. 全身显像　放射性探测器沿体表从头至脚做匀速移动,将全身各部位的放射性分布信息整合成为一幅完整的影像称为全身显像。该方法可在全身范围内寻找病灶。

(三) 根据影像获取的投影方式

1. 平面显像　放射性探测器置于体表某个位置显示某脏器的影像称为平面显像。平面影像是由脏器或组织在某一方位上各处的放射性叠加构成。

2. 断层显像　用可旋转的或环形的探测器,在体表连续或间断采集多体位平面影像数据,经计算机重建成为各种断层影像的方法称为断层显像。断层影像在一定程度上避免了放射性的重叠,有助于发现深在结构的放射性分布异常,检出较小的病灶。

(四) 根据影像获取的时间

1. 早期显像　显像剂注入体内后 2 小时内进行的显像称为早期显像。此时主要反映脏器血流灌注、血管床和早期功能状况,核医学常规显像多为此类型。

2. 延迟显像　显像剂注入体内后 2 小时以后进行的显像称为延迟显像。延迟显像可降低本底,获得理想的靶/非靶比值。

(五) 根据病变对显像剂的摄取

1. 阳性显像　病灶部位的放射性活度高于正常脏器组织的显像称为阳性显像,又称热区显像。如心肌梗死灶显像、亲肿瘤显像、放射免疫显像等。

2. 阴性显像　显像剂主要被有功能的正常组织摄取,而病灶区失去正常组织细胞的功能,基本不摄取,影像上表现为正常组织器官的形态,病变部位呈放射性分布稀疏或缺损,又称冷区显像。如心肌灌注显像、肝胶体显像等。

(六) 根据显像剂摄取时机体的状态

1. 静息显像　受检者在没有受到生理性刺激或药物干扰的安静状态下,引入显像剂或采集影像,称为静息显像。

2. 负荷显像　受检者在生理性刺激或药物干预下所进行的显像称为负荷显像,又称介入显像。

通过生理性刺激或药物干预,增加对某个脏器的功能刺激或负荷,可判断脏器或组织的血流灌注储备功能。

核医学基本成像技术是由所使用的示踪剂发出的射线种类决定的,主要包括单光子显像和正电子显像两大类。单光子显像(single photon imaging)是指使用探测单光子的显像仪器(如 γ 照相机、SPECT)对放射性核素发射的单光子进行的显像。正电子显像(positron imaging)是指使用探测正电子的显像仪器(如 PET、符合线路 SPECT)对放射性核素发射的正电子进行的显像。需要指出的是,正电子显像仪器并非直接探测正电子,而是探测正电子湮灭辐射时生成的 γ 光子对。

核医学影像是示踪剂在某一器官、组织或病变部位的分布、摄取、代谢和排出过程,可观察到细胞、分子水平的变化,综合反映器官功能和形态的改变。不同的显像剂在特定的脏器、组织或病变部位中选择性聚集的机制不同,可以反映脏器和组织的生理和病理生理改变,是从代谢和功能的角度观察脏器和组织的结构变化。

二、核医学检查技术的要点

核医学影像是现代医学影像的重要组成内容之一,其显像原理与 X 线、B 超、计算机体层摄影(CT)和磁共振(MR)等检查不同,核医学影像的最大特点是可以反映脏器或组织的功能状态。它以脏器内、外,或脏器内各部分之间的放射性浓度差别为基础,通过探测接收并记录引入体内靶组织或器官的放射性示踪物发射的射线,并以影像的方式显示出来。核医学成像具有多种成像方式,由于脏器对放射性药物的摄取、吸收、排泄等作用,使脏器、病变的血流和功能情况得以动态、定量地显示出来,同时提供多种功能参数以反映机体及组织的血流功能、代谢和受体等方面的信息。这不仅可以显示脏器或病变的位置、形态、大小等解剖学结构,更重要的是可以同时提供有关脏器和病变的血流、功能、代谢甚至是分子水平的信息,有助于疾病的诊断。

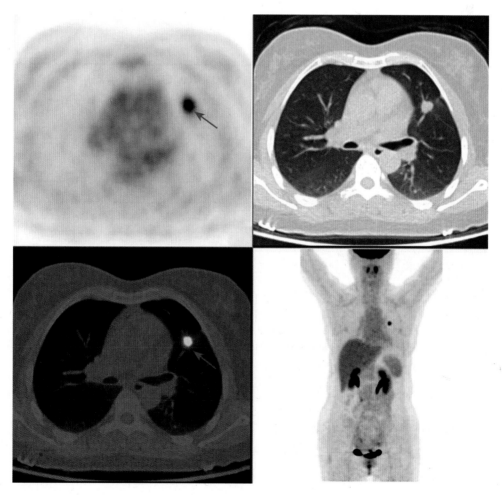

图 6-1-1 PET 图像与 CT 图像融合示意图

示踪剂大多通过静脉注射或口服引入体内,因此放射性核素显像属于无创性检查,所用的放射性核素物理半衰期短,显像剂化学剂量极微,仅为微克至毫克级,不良反应率远低于碘造影剂。病人所接受的辐射吸收剂量低,检查安全。

核医学影像也存在一定的缺点,核素显像技术相对复杂,显像均需要相对应的显像剂,限制了其应用范围。同时,由于采集图像的信息量有限,所得脏器和病变的影像清晰度较差,影响对细微结构的显示。这一方面是由于引入体内的放射性活度受限,致使成像的信息量不足,另一方面也受显像仪器的采集灵敏度和空间分辨率的影响,在显示细微的解剖结构上不及CT、MR和超声检查。近年来图像融合技术(fusion imaging)的应用可将CT或MR提供的解剖结构信息与核医学SPECT或PET提供的功能代谢信息准确匹配(图6-1-1),更有利于病变精确定位和定性诊断。

由于引入体内的示踪剂存在放射性辐射,核医学检查有着较为严格的注意事项。首先,在行核医学检查前,必须严格遵守适应证,儿童、妊娠或哺乳期妇女原则上应避免核医学检查,若因病情需要而必须进行检查时,应详细向患者说明可能对胎儿的影响,并签署知情同意书,哺乳期妇女注射放射性药物后一定时间内避免哺乳;再次,由于部分示踪剂可能受某些药物影响,应根据不同的检查项目停用相关药物、空腹或避免造影检查等;最后,检查结束后应鼓励患者多饮水、排尿,以促进示踪剂尽快从体内排出。

(巴建涛)

第二节 SPECT/CT 的图像采集技术

一、静态显像

静态显像时显像剂在脏器内或病变处的浓度达到相对平衡,这种显像允许采集到足够的放射性计数用于成像,所得图像较为清晰,多用于观察脏器和病变的位置、形态、大小和放射性分布。从静态影像上,根据一定的数学模型,通过各个局部的放射性浓度还可计算出某些定量功能参数,如局部脑血流量、甲状腺重量估算等。以甲状腺显像为例:

(一) 成像原理

正常甲状腺组织具有选择性摄取和浓聚碘的

功能。将放射性碘(^{131}I、^{123}I)引入体内后,可被有功能的甲状腺组织摄取,在体外用显像仪器探测射线分布情况,可获得甲状腺组织的影像,得到甲状腺位置、大小、形态和功能等信息。

锝与碘为同族元素,且^{99m}TcO$_4^-$与无机碘离子类似,也能被甲状腺组织摄取和浓聚,但进入甲状腺组织后不能进一步发生有机化,不参与甲状腺激素的合成。由于^{99m}TcO$_4^-$具有良好的物理特性(物理半衰期短、射线能量始终、发射单一γ射线、甲状腺受辐射剂量小等),且使用方便,目前临床上多使用^{99m}TcO$_4^-$进行甲状腺显像。

(二) 适应证

1. 了解甲状腺的形态、大小、位置、功能和重量估算。

2. 甲状腺结节的诊断和鉴别诊断。

3. 异位甲状腺的诊断。

4. 甲状腺炎的辅助诊断。

5. 判断颈部肿块与甲状腺的关系。

6. 了解甲状腺术后残余组织再生修复情况。

(三) 显像方法

1. 静脉注射99mTcO$_4^-$溶液111~185MBq(3~5mCi)15~30分钟后、口服131I 1.85~3.7MBq(50~100uCi)3~24小时后、123I 7.4~14.8MBq(200~400uCi)6小时后应用SPECT行甲状腺静态显像。

2. 患者取仰卧位,颈部垫高,尽力伸展充分暴露甲状腺。

3. 选用针孔型准直器,能峰140keV,窗宽20%。准直器贴近患者,距颈部皮肤的距离以采集到的甲状腺影像占采集视野的75%~85%,矩阵为128×128为宜,放大倍数为2~4。

4. 采集视野应包括甲状腺和胸骨上切迹等解剖标志,并在采集过程中用少量99mTcO$_4^-$对胸骨上切迹和肿物边缘进行标记。常规采集前位、左前斜位和右前斜位图像,对病变范围较大者加做抬高位。

(四) 图像后处理

静态图像无需特殊处理。

(五) 报告模板

正常甲状腺显像如图所示(图6-2-1)。检查所见:甲状腺不大,形态、位置及摄锝功能正常。双叶内放射性分布尚均匀,未见明显异常放射性减低区或增高区。

二、动态显像

动态显像时显像剂随血流流经或灌注脏器、或

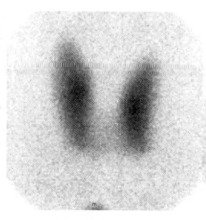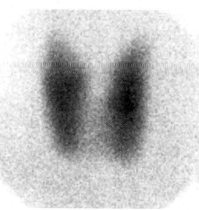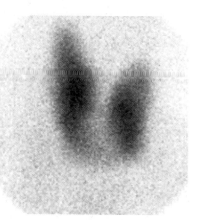

图 6-2-1　正常甲状腺静态显像图像

被脏器不断摄取和排泄、或在脏器内反复充盈和射出等过程,造成脏其内的放射性在数量上或在位置上随时间而变化。用放射性显像装置以一定的速度(如每秒 1 帧)或不同时相连续(或定时)采集该脏器的多帧影像,动态显示脏器功能状态。也可利用计算机感兴趣区(region of interest,ROI)技术提取该影像或影像中某一部分区域内的放射性计数随时间变化信息,生成时间-放射性曲线(time-activity curve,TAC),进而计算出各种定量功能参数,或以不同的灰阶或颜色显示不同的功能状态,即参数图像。以肾动态显像为例:

(一)成像原理

静脉"弹丸"注射经肾小球滤过或肾小管上皮细胞摄取、分泌而不被重吸收的放射性显像剂,用 SPECT 或 γ 相机快速连续动态采集包括双肾和膀胱区域的放射性影像,可获得显像剂经腹主动脉、肾动脉灌注并迅速聚集在肾实质内,随后由肾实质逐渐流经肾盏、肾盂、输尿管进入膀胱的全过程。应用计算机感兴趣区技术,依据双肾系列影像而获得的双肾时间-放射性曲线,称为肾图。该曲线可反映肾脏的功能状态和尿路排泄情况。

本法也可利用双肾早期聚集显像剂程度,通过特定的计算机软件来获得总的和分侧的有效肾血浆流量(effective renal plasma flow,ERPF)或肾小球滤过率(glomerular filtration rate,GFR)。

(二)适应证

1. 了解双肾位置、大小、形态及血供。
2. 肾脏功能的评价。
3. 上尿路通畅状况的判断。
4. 协助诊断肾血管性高血压。
5. 肾移植供体的肾功能评价,受体移植肾的功能监测。

6. 肾外伤。

(三)成像方法

1. 患者准备检查前 30 ~ 60min 饮水 300 ~ 500ml,显像前排空膀胱。记录受检者的身高和体重。

2. 体位常规取仰卧位或坐位,两臂尽量上举抱头,置于扫描野外,后位采集。移植肾的检测取仰卧位,前位采集。探头尽量贴近体表。

3. 图像采集注射前测定注射器内总放射性计数。肘静脉"弹丸"注射显像剂,同时启动采集程序,行连续双肾动态采集。肾血流灌注相:1 ~ 2 秒/帧,共 60 秒;肾功能动态相:30 ~ 60 秒/帧,共 20 分钟。检查结束后测定注射器内残留放射性计数。

4. 采集参数使用 ^{99m}Tc 或 ^{123}I 标记药物为显像剂时,探头配置低能通用型准直器,能峰分别为 140keV 或 159keV;使用 ^{131}I 记药物为显像剂时,探头配置高能准直器,能峰为 360keV,窗宽均为 20%。矩阵为 64×64 或 128×128,Zoom 为 1 ~ 1.5。

(四)图像后处理

使用 ROI 技术分别勾画双肾轮廓,并在双肾下缘外勾画新月形本底区及腹主动脉或心影区,取出各计数率值,代入计算 GFR 或 ERPF 公式内,自动计算出 GFR 或 ERPF。

(五)报告模板

正常肾动态显像如图所示(图 6-2-2)。检查所见:

血流期:腹主动脉显影后 2 秒双肾显影,6 ~ 8 秒显影清晰。双肾位置、大小、形态正常。

功能期:2 分钟双肾实质示踪剂浓聚达高峰,3 分钟双肾集合系统显影。观察至 20 分钟,双肾实质内示踪剂已大部分排出。

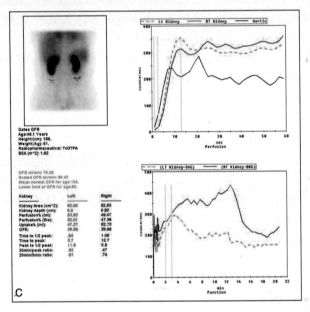

图 6-2-2 正常肾动态显像图像

A. 血流期;B. 功能期;C. 灌注曲线、肾图曲线及分析指标

GFR 为 ml/min(1.73m²)

三、局部显像

局部显像仅局限于身体某一部位或某一脏器。该方法在临床中最为常用。以肾静态显像为例:

(一) 成像原理

静脉注射被有功能的肾小管上皮细胞特定摄取而清除缓慢的放射性显像药物,该药物经血流到达肾脏,并稳定滞留于肾小管上皮细胞中,使肾脏清晰显影,获得相关的肾脏信息。

(二) 适应证

1. 了解肾脏大小、位置及形态状况。

2. 诊断先天性肾脏畸形。

3. 肾盂肾炎的辅助诊断及治疗效果评价。

4. 肾内占位性病变的诊断。

(三) 成像方法

1. 患者准备 无需特殊准备。不合作者(如儿童、意识障碍者)给予适量镇静药物,以确保显像过程中体位保持不变。显像前排空膀胱。

2. 体位 常规取仰卧位,也可取坐位两臂尽量上举抱头,置于扫描野外。平面显像包括前后位、左右后斜位、必要时行左右侧位显像。

3. 图像采集 静脉注射显像剂后 2 小时,行双肾局部显像。

4. 采集参数 平面采集:探头配置低能通用型准直器,采集$(3 \sim 5) \times 10^5$计数或配置针孔型准直器,采集1×10^5计数。断层采集:探头配置低能高分辨型准直器,矩阵为64×64或128×128,360°旋转,$3° \sim 6°$/帧,$20 \sim 40$秒/帧,Zoom为$1 \sim 1.5$。能峰为140keV,窗宽为20%。

（四）图像后处理

局部平面图像无需特殊处理。断层影像需重建,选用适当的滤波函数。

四、全身显像

临床中全身显像常用于全身骨、骨髓显像等,可探寻全身病灶。以全身骨显像为例:

（一）成像原理

骨组织含无机盐、有机物和水等化学成分。无机盐包括羟基磷灰石晶体及碳酸钙,其中羟基磷灰石晶体类似于离子交换树脂,能与体液中可交换的离子或化合物发生离子交换或化学吸附作用。经静脉注射的骨显像剂,通过血液循环到达骨表面,一是与羟基磷灰石晶体经行离子交换或化学吸附;二是与骨组织中的有机质结合。骨组织血流量增加,无机盐代谢旺盛,成骨细胞活跃和新骨形成时,示踪剂摄取增加,呈现异常的放射性增高或浓聚区;反之,骨组织血流量减少,无机盐代谢低下,出现溶骨性病灶时,示踪剂摄取减少,呈现异常的放射性减低或缺损区。

（二）适应证

1. 早期发现恶性肿瘤的骨转移灶,确定疾病分期,评价治疗效果及随诊。

2. 辅助诊断临床疑诊的代谢性骨病。

3. 鉴别诊断急性、陈旧性骨折和近期压缩性椎体骨折。

4. 鉴别诊断骨外摄取,定位诊断软组织钙化和异位骨化。

5. 已知原发骨肿瘤,判断其他骨骼受累情况及转移病灶,评估疗效。

6. 早期诊断骨髓炎。

7. 鉴别诊断骨关节疾病。

8. 应用于骨创伤检查,可定性诊断X线片阴性而临床可疑骨折的病灶。

9. 人工关节成形术后随诊。

10. 缺血性骨坏死的辅助诊断。

11. 监测移植骨存活情况。

12. 辅助诊断反射性交感神经营养不良综合征。

（三）成像方法

1. 患者准备显像前24小时内避免消化道造影

检查,其余无特殊准备。

2. 显像剂注射静脉注射示踪剂,注射部位应远离可疑有病变部位。注射后2小时内,鼓励患者饮水$500 \sim 1000$ml,多次排尿,避免尿液污染衣物。检查前排空膀胱。

3. 体位注射后3小时显像。患者取仰卧位,双臂尽量靠近身体两侧,手指伸直、分开,脚尖相对,脚跟分开(可使胫骨、腓骨显影清晰)。

4. 采集参数探头配置低能高分辨准直器或低能通用型准直器。能峰为140keV,窗宽为20%,矩阵为256×1024,扫描速度$15 \sim 25$cm/min,Zoom为1.0。前位加后位总计数不少于2500k。

（四）图像后处理

全身图像无需特殊处理。注意图像灰阶调整,以便清晰显示中轴骨和外周骨。

（五）报告模板

正常骨全身显像如图6-2-3所示。检查所见:静注示踪剂约3小时行全身骨显像:全身骨骼摄取好,显影清晰,未见明显异常放射性增高及减低区。

五、断层显像

断层显像时探测器在体表连续或间断采集多体位平面影像数据,经计算机重建成为横断面、矢状面、冠状面等图像。断层影像在一定程度上避免了放射性的重叠,能较好地显示脏器内放射性分布的真实情况,有助于发现深在结构的放射性分布异常,检出较小的病灶,并可进行较为精确的定量定位分析。以脑血流灌注断层显像为例:

（一）成像原理

脑显像剂^{99m}Tc-ECD或^{99m}Tc-HMPAO是一种脂溶性化合物,经静脉注射后迅速通过血-脑屏障进入神经元组织,进入量与局部脑血流灌注量呈正比。神经元内的放射性物质在水解酶或脂解酶作用下转变为水溶性物质或经还原型谷胱甘肽作用分解成带电荷的次级产物,不能通过血-脑屏障,从而滞留在脑组织内。局部脑血流灌注的减少及局部脑细胞功能减低或丧失,都会影响显像剂在脑组织中的摄取和滞留,从而呈现SPECT图像中分布异常的放射性稀疏或缺损区。

（二）适应证

1. 致癫灶的定位诊断。

2. 痴呆的辅助诊断。

3. 脑血管疾病的辅助诊断。

4. 其他如:精神病、脑外伤、遗传性舞蹈病、脑动静脉畸形等。

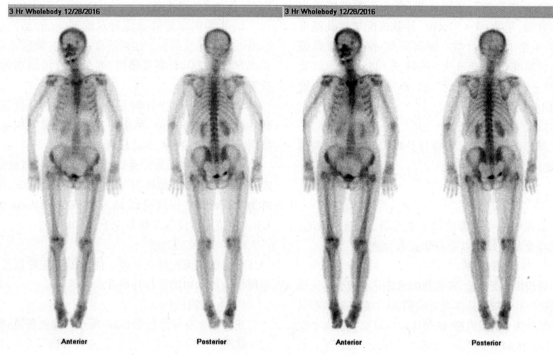

图 6-2-3 正常全身骨显像图像

（三）成像方法

1. 显像剂注射 注射前 15 分钟令受检者闭目戴黑色眼罩、耳塞，封闭视听。静脉注射显像剂后，继续封闭视听 5 分钟后行断层显像。

2. 体位 患者取仰卧位，头部固定于头托中，调节头托使 OM 线垂直于地面。

3. 采集参数 选用低能超高分辨型准直器，能峰为 140keV，窗宽为 20%。探头尽量贴近头部，旋转 360°，6°/帧，20~30 秒/帧，共采集 60 帧图像。Zoom 为 1~1.5。每帧图像计数不少于 100k。

（四）图像后处理

使用计算机软件进行脑断层影像的重建。首先进行 OM 线校正，然后做数据前滤波（Butterworth 滤波）处理，用反投影或迭代法重建横断面图像，使用 Ramp 滤波，层厚 6~8mm（约 2 个像素）。最后在重建横断面图像的基础上，重建冠状面、矢状面的断层图像。必要时重建三维立体影像。

（五）报告模板

正常脑血流灌注断层显像如图所示（图 6-2-4）。检查所见：

血流期：弹丸式注入示踪剂后立即进行动态采集，双侧颈总动脉显影。

平衡期断层显像：横断、冠状及矢状面均示双侧额、颞、顶、枕叶皮质放射性分布基本对称，未见明显异常放射性减低或缺损区。

六、门控显像

由于心脏搏动和呼吸运动的影响，在对心脏、肺和腹部脏器成像时，图像往往会存在运动伪影，消除这种伪影最简单直接的方法是将数据采集与心脏或呼吸周期进行同步，这称为门控（gating）或触发（triggering）。

触发是一种前瞻性门控技术，只有当预定的生理事件（如 R 波、脉搏、或者吸气到一定程度）被探测到时，才会启动数据采集。门控的含义比触发更加广泛，包括前瞻性或回顾性门控。对回顾性门控技术而言，信号始终持续采集，并不会对特定的心电触发或呼吸条件进行响应，所有的 ECG 和呼吸波都与信号采集过程同时记录。然后，数据将进行重排、分组或与心电和呼吸周期的相位进行关联。回顾性门控多用于心脏电影成像。

门控心肌灌注显像就是以受检者自身的心电图 R 波作为门控信号，按设定的时间间隔自动、连续、等时地采集每个心动周期心肌灌注的影像，经专用软件进行图像处理和断层重建，一次检查就可获得左心室在收缩期及舒张期的系列心肌灌注断层影像，获得心室功能指标和室壁运动等信息。以运动负荷门控心肌灌注显像为例：

（一）成像原理

正常的心肌细胞可以摄取正一价的金属阳离

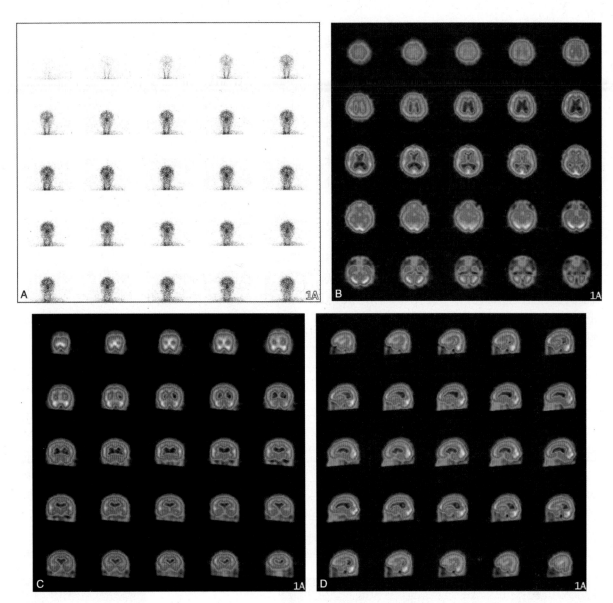

图6-2-4 正常脑血流灌注断层显像图像

A. 血流期;B. 横断位;C. 冠状位;D. 矢状位

子和异腈类心肌灌注显像剂,且心肌细胞对显像剂摄取的量与局部血流量呈正相关,当冠状动脉狭窄时,该血管支配方位的心肌血流灌注减少,对显像剂的摄取较周围正常心肌的摄取减少,血管狭窄程度越严重,其摄取的量减少越明显,在图像上表现为相应区域放射性分布减低甚至缺失。

由于冠状动脉具有一定的自身调节功能,静息状态下50%左右狭窄心肌无明显缺血。给予患者一定量的运动负荷后,正常冠状动脉血流量可增加3~5倍,而存在病变的冠状动脉储备功能受损,血流量不能相应的增加,这种正常部位和异常部位血流量的差异在心肌灌注图像上就表现为相对于正常部位,异常部位为放射性分布减低甚

至缺损区,可以辅助诊断冠状动脉粥样硬化性心脏病,评价冠脉储备功能,并且评估远期发生冠脉事件的风险。

(二)适应证

1. 有冠状动脉性心脏病(coronary artery heart disease,CAD)风险因素患者CAD的诊断与鉴别诊断。

2. CAD危险程度评估。

3. 冠状动脉造影后患者仍需进一步明确心肌缺血的范围和程度。

4. 冠心病患者治疗后的疗效评价和随访。

5. CAD患者的预后评价。

6. 外科手术前患者心脏情况的评价。

7. 其他心脏疾病评价心肌血流灌注情况。

（三）成像方法

1. 患者准备 检查前 48 小时停用 β 受体拮抗剂和钙通道拮抗剂。检查当日空腹,备脂肪餐。

2. 平板运动试验及显像剂注射 采用 Bruce 方案平板运动试验。运动前测量血压,记录 12 导联心电图,建立静脉通路。开始运动并逐级增加运动量。持续心电图监测,每 3 分钟记录心电图和血压。达到次级量运动量或出现终止试验指标,静脉注射显像剂,并继续运动 1 ~ 2 分钟。注射后 30 分钟进食脂肪餐,1 小时后显像。

3. 体位 患者取仰卧位,两臂尽量上举抱头,置于扫描野外。

4. 采集参数 选用低能通用型或低能高分辨型准直器,两探头呈 90°,采集时贴近胸壁。探头从右前斜位 45°至左后斜位 45°,旋转 180°,采用心电图 R 波作为门控信号,每个 RR 间期采集 8 帧或 16 帧图像,允许心律波动范围 20% ~ 100%,3° ~ 6°/帧,25 ~ 30 秒/帧,共采集 30 ~ 60 帧图像,每帧计数不少于 500k。能峰为 140keV,窗宽为 20%,矩阵为 64×64,Zoom 为 1.5 ~ 2.5。

（四）图像后处理

1. 图像重建 采用滤波反投影法或迭代法重建断层图像,滤波函数类型和截止频率根据机器型号及本单位的具体情况经行选择。经计算机专用程序重建图像,获得 8 ~ 9 组心脏垂直长轴、水平长轴和短轴图像,心肌层厚约 4 ~ 6mm。同时可得到左室 EF 值、轴缩短率等左室功能参数。

2. 极坐标 靶心图重建心肌短轴断层图像

时,自心尖向心底部制成连续短轴切面,每一层面形成一个圆周剖面圈,按同心圆方式排列,圆心为左室心尖部,从心尖到心底部的各层圆周剖面圆依次套在外圈,形成左心室展开后的全貌平面图。以不同颜色或色阶显示各室壁段内的放射性百分计数值,形成二维式彩色或不同色阶的靶心图。

（五）报告模板

正常运动负荷门控心肌灌注显像如图所示(图 6-2-5)。检查所见:

运动试验:_____阴性运动时间:_____
基础心率:____ bpm
最高心率:____ bpm　基础血压:____ mmHg
最高血压:____ mmHg

平板运动试验阴性;

左室腔不大,横断、冠状、矢状各层面心肌放射性分布尚均匀,未见异常放射性减低及缺损区。运动静息心肌灌注显像未见异常。EF:%

七、SPECT/CT 显像

SPECT/CT 是 SPECT 和 CT 两种成熟技术相结合形成的一种新的核医学显像仪器,实现了 SPECT 功能代谢影像与 CT 解剖形态学影像的同机融合,两种医学影像技术取长补短,优势互补。一次显像检查可同时获得 SPECT 图像、CT 图像及对位准确的 SPECT/CT 融合图像。同时可用 CT 图像对 SPECT 图像进行衰减校正。

（一）适应证

临床工作中,SPECT/CT 融合显像常用于对病

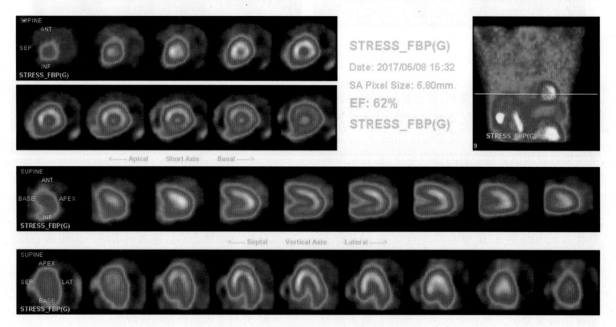

图 6-2-5　正常运动负荷门控心肌灌注显像图像

灶精确定位,如:

1. 各种良恶性骨病变的定位及定性诊断。

2. 心肌缺血和心肌受损部位与面积的诊断。

3. 消化道出血的定位诊断。

4. 异位胃黏膜的定位诊断。

5. 精确定位甲状腺癌转移灶。

（二）成像方法

1. 定位像采集　采集2倍与SPECT轴向视野的X线透射图,利用透射图,选择确定检查部位。

2. CT图像采集　根据不同检查部位选择相应的采集参数。

3. SPECT图像采集　与断层图像采集相同,探头绕患者旋转180°～360°,每隔一定角度(3°～6°)采集1帧图像,获得靶器官各个投影方向的放射性分布信息。矩阵多为64×64。

（三）图像后处理

SPECT/CT融合图像多采用滤波反投影法进行图像重建。投影是断层图像沿投影线的积分,重建则是其逆运算,因此可推导出用投影表示断层图像的解析式。解析法直接套用该公式,并可分为滤波(filter)和反投影(back projection)两个步骤。反投影就是将各投影值均匀分配给投影线经过的每个像素,叠合在一起就生成了模糊的断层图像。滤波则是对投影值做Ramp函数高频提升预处理,使反投影生成的图像清晰化。常用的滤波函数包括:Ramp滤波、Hann滤波、Hanning滤波和Butterworth滤波四种。可根据临床需要选用不同的滤波方法,获得满足临床要求的图像。

（四）报告模板

SPECT/CT融合图像如图6-2-6所示。检查所见:腹部断层融合显像,左肾上腺类圆形软组织密度结节,未见明显放射性分布。扫描野内余组织未见异常放射性摄取增高或减低区。

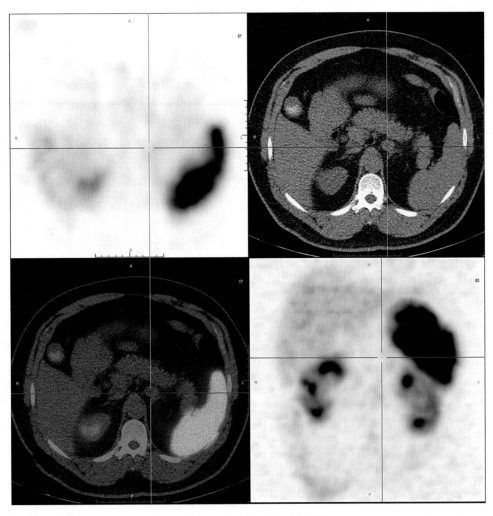

图6-2-6　SPECT/CT融合图像

（巴建涛）

第三节　PET/CT 的图像采集技术

一、头部采集和全身采集

目前临床上常规用于 PET/CT 检查的放射性药物是 ^{18}F-FDG。常规检查项目分为脑显像和躯干显像两部分。

（一）脑显像

葡萄糖几乎是脑细胞能量代谢的唯一来源。脑内葡萄糖代谢率的变化能够反映脑功能活动情况。^{18}F-FDG 为葡萄糖类似物，能穿越血脑屏障进入脑组织，也能在细胞内己糖激酶作用下变成 6-磷酸脱氧葡萄糖，由于分子结构的改变，6-磷酸脱氧葡萄糖不能继续参与进一步代谢又不能很快溢出细胞外，最终导致其在脑内滞留较长时间。

1. 检查流程

（1）检查前需空腹 4～6 小时，或空腹过夜，可适量饮水。糖尿病患者应提前调节好血糖。

（2）建立静脉通路，注射 ^{18}F-FDG 前测量血糖值应低于 6.7mmol/L（120mg/dl），糖尿病患者应控制在 7.4mmol/L（140mg/dl）以下。

（3）称量体重，按 2.6～5.3MBq/kg 经静脉通路注射 ^{18}F-FDG，记录血糖值、药物注射剂量及时间。

（4）注射药物后，患者应在安静、温暖、光线昏暗的环境中闭目休息，避免随意走动或交谈。40～60 分钟后进行显像。

（5）患者取仰卧位，头部固定于检查床头托内，手臂放于身体两侧。检查过程中头部保持不动。患者可自由呼吸。

（6）定位像采集：保证头部位于采集视野中央，扫描范围包括颅顶至颅底。

（7）用于衰减校正的 CT 采集：采集条件：120kV，380mAs，层厚 3.0mm，螺距 0.8。

（8）PET 采集：3D 采集模式，1 个床位，采集时间 10 分钟。

（9）图像重建：PET 图像选择迭代重建算法（6 次迭代，16 子集），高斯滤波，FWHM 为 3.0mm，Zoom 为 2.0，Image Size 为 336（参考 SIEMENS Biograph 64 机型）。

2. 图像特点　大脑皮层、皮层下核团和小脑可见较高的 ^{18}F-FDG 摄取，一般两侧基本对称，皮层摄取连续，在沟回转折处和功能皮层（如视皮层）可相对略高。老年人可能会出现皮层变薄，沟回增宽，基底节摄取相对略增高现象，属于老年性改变。眼肌、鼻咽部、唾液腺、扁桃体和喉部肌肉也可有较高的放射性摄取。

（二）躯干显像

肿瘤细胞由于其增殖较快，多以糖酵解形式供能，对葡萄糖的需求较正常细胞增加，表现在肿瘤细胞表面葡萄糖转运体（动力率常数 K_1）活性增加，细胞内己糖激酶（动力率常数 K_3）活性增加。PET/CT 全身显像在早期发现肿瘤病灶，良恶性肿瘤的鉴别诊断，寻找原发灶及转移癌，肿瘤疗效评估，鉴别肿瘤复发和坏死以及放疗生物靶区定位方面具有不可替代的优势。

1. 检查流程

（1）检查前几天应尽量避免剧烈活动和各种刺激，包括锻炼、长时间走路、提重物和寒冷刺激等。

（2）检查前需空腹 4～6 小时，或空腹过夜，可适量饮水。糖尿病患者应提前调节好血糖。

（3）建立静脉通路，注射 ^{18}F-FDG 前测量血糖值应低于 6.7mmol/L（120mg/dl），糖尿病患者应控制在 7.4mmol/L（140mg/dl）以下。

（4）称量体重，按 4.8～7.4MBq/kg 经静脉通路注射 ^{18}F-FDG，用约 2ml 生理盐水冲洗通道，保证放射性药物完全进入体内。记录血糖值、药物注射剂量及时间。

（5）注射药物后，患者应在安静、温暖、光线昏暗的环境中闭目休息，避免随意走动或交谈。40～90 分钟后进行显像。

（6）显像前 5 分钟嘱患者大量饮水以充盈胃部。检查前排空膀胱，同时避免尿液污染身体和衣物，取下所有金属物品。

（7）患者取仰卧位，两臂尽量上举抱头，置于扫描野外，以减少干扰。检查过程中身体保持不动。患者可自由呼吸。

（8）定位像采集：采集视野包括从颅底至股骨上 1/3 段，怀疑全身骨转移或存在肢体远端病灶时，采集视野可适当延长。为避免膀胱内尿液放射性影响，采集方向应设置为从盆腔底部向颈部进行。

（9）用于衰减校正的 CT 采集：采集条件：120kV，50mAs，层厚 5.0mm，螺距 0.8。

（10）PET 采集：3D 采集模式，5～6 个床位，每个床位采集 2 分钟。必要时对可疑病灶区行延迟显像。对于怀疑来自胃肠道和泌尿系统的病灶,可通过饮水、进食、排尿、排便等进一步排出生理性摄取或放射性尿液滞留的影响。

（二）图像重建:PET 图像选择迭代重建算法（2 次迭代,8 子集）,高斯滤波,FWHM 为 5.0mm,Zoom 为 1.0,Image Size 为 168（参考 SIEMENS Biograph 64 机型）。

2. 图像特点 肺部为含气组织,放射性摄取较低,因此,许多微小病变和放射性摄取不高的病变也较为突出。年龄较大、吸烟或有慢性肺部病变者常有沿气管、支气管分布的基本对称的淋巴结摄取,多为亚临床的慢性炎症,临床症状不明显。儿童及放化疗后的患者,胸腺可有不同程度的摄取,多位于前纵隔,呈盾状。心肌放射性摄取变化较大,可表现为局部摄取增高。当右心室有明显放射性摄取时,应考虑肺心病和左向右反流性心脏疾病的可能。所有患者均可看到乳头摄取,女性患者乳腺摄取一般均匀、对称,哺乳期乳腺摄取明显增高。

腹部脏器中,正常肝脏的摄取略高于脾脏或与脾脏相当。感染性疾病和血液系统疾病可致脾脏放射性摄取高于肝脏。慢性肝炎、脂肪肝和肥胖患者的肝脏可出现不均匀摄取。胃肠道的放射性摄取变化很大:由于常规行空腹显像,皱缩的胃部常有较高的摄取,利用水、造影剂和食物等可撑开胃部,减少生理性摄取的影响。食管下端和贲门区域、幽门和十二指肠区域、回盲部、结肠带和肛门等部位常见局部摄取增高,需结合具体部位、形态和摄取程度进行分析,必要时通过进食、排便等活动改变生理状态后进行延迟显像。泌尿系统,¹⁸F-FDG 主要经泌尿系统排泄,肾脏、输尿管和膀胱内滞留的放射性可能会严重干扰相应病变的检出。特别是输尿管在横跨髂血管时和进入膀胱前,常会有局部滞留。大量饮水和利尿后的延迟显像将有助于诊断和鉴别诊断。

盆腔内膀胱中大量高浓度的放射性可形成伪影,干扰周围病灶的检出,建议患者排尿后先行盆腔显像,再进行其他部位检查。男性患者增大的前列腺可摄取增高并突入膀胱,前列腺局部摄取增高应进一步检查。生殖期女性患者,子宫和卵巢的生理性摄取呈规律变化:子宫内膜呈双相摄取,月经早期和中期各有一个摄取高峰;卵巢只在月经中期有高摄取,可一侧卵巢摄取,也可双侧摄取。子宫和卵巢的生理性摄取可结合部位、形态,以及摄取程度与月经周期的相关性进行鉴别,而延迟显像鉴别意义不大。对于怀疑盆腔病变者,月经刚结束时

进行检查可明显减少生理性摄取的干扰。

¹⁸F-FDG PET 所见的骨骼结构的摄取实际上是骨髓摄取,年轻人骨髓摄取清晰、均匀,老年人骨髓摄取减低,分布欠均匀。贫血、化疗后和使用促造血细胞增生的药物都会使骨髓摄取增加。全身或局部肌肉的摄取增高一般与运动、紧张等因素有关,寒冷和紧张刺激还会导致"棕色脂肪"摄取,一般有特定的典型表现。手术后,局部伤口的修复会有不同程度的摄取增高,且可持续较长时间,有时要与切口部位种植的肿瘤鉴别。

二、动态采集

PET 成像的物理基础是探测正电子湮灭辐射产生的能量相等（511keV）、方向相反的两个 γ 光子。湮灭光子被环形晶体探测并由计算机控制采集数据。所采集的原始数据可表达为两种形式,List Mode 数据和 Sinogram 数据。

PET 动态采集又称表模式（list mode）采集,是相对帧模式而言的。帧模式是将每一帧图像以像素矩阵的格式存储,正弦直方图（Sinogram 图）是最为常用的一种,每一个符合事件按其响应线（line of response,LOR）的角度和径向距离分别对应 x、y 坐标信号被记录在对应的像素单元。表模式采集的原始数据是流式数据,每个符合事件包含的两个 γ光子的时间、能量、位置等信息以数字表格的形式依次记录。

（一）检查流程

1. 患者按不同检查项目要求进行检查前准备。
2. 患者建立静脉通路后平卧于检查床。
3. 定位像采集。根据解剖位置将靶器官置于 CT 视野中心。
4. 用于衰减校正的 CT 采集。采集条件参照上述脑和躯干检查。
5. 根据检查项目的要求,结合硬盘空间的大小,预设 PET 总采集时间。
6. "弹丸"注射示踪剂,示踪剂注入体内的同时启动 PET 采集程序。
7. 检查过程中患者保持体位不变,达到采集时间,程序自动结束。
8. 图像重建。根据临床需求,可对某一时间点或时间段进行重建。重建条件参照上述脑和躯干图像重建。

（二）图像特点

1. 采用 List 数据可实现实时重建 Sinogram 数据 需要对每一对符合事件按 LOR 的角度和径

向距离进行编码,存储于正弦直方图矩阵中,即先对采集的部分或全部数据进行编码,存储成 sino 图,再进行重建。List 数据是流式数据,结合最大似然期望最大化法(MLEM)重建算法的基本原理,数据采集和图像重建可并行进行,节省时间。同时,随着 PET 技术的发展,特别是随着 3D 高分辨率 PET 的出现,探测器的 LOR 的条数大量增加,sino 图的规模变得很大,而在 PET 动态采集中,每帧的计数相对较少。从 sino 图中可以看出,符合事件的个数远少于探测器的 LOR 条数,即很多 LOR 是没有计数的。但用 sino 图进行图像重建时是对所有的 LOR 进行处理,运算量较大。而采用 List 数据重建可直接忽略那些没有计数的 LOR,从而提高重建速度。

2. 采用 List 数据重建保留了最大空间采样频率 当采用 sino 数据重建时,为加快重建速度通常需要对轴向和径向数据进行压缩,即对数据进行合并来减小 sino 图像的大小。例如,在高分辨率 PET 中如果没有进行数据压缩,sino 图的大小约 1.5G 字节。在采用 3D-OSEM 进行图像重建时压缩轴向/径向的数据会影响轴向/横断面的重建图像分辨率,特别是远离视野中心的位置。而采用 List 数据重建时,理论上不需要像 sino 数据那样压缩,从而保留了最大空间采样频率。

(三)适应证

动态采集除了适用于各种动态采集的临床应用外,还适用于科研项目,例如测定脏器时间-放射性曲线,药代动力学研究等。

(巴建涛)

第四节 显像剂合成技术

核医学成像虽然也属于放射影像的一种,但和其他的放射影像成像在机制上有所不同。绝大部分的放射影像成像是依靠设备产生放射线,通过检测放射线在人体不同组织衰减的差别从而得到诊断图像。但核医学成像依靠的是人体摄入放射性显像剂或放射性示踪剂后从自身体内产生的射线被设备检测到后重建的诊断图像,所以核医学成像除了能显示患者的解剖结构外更重要的是能显示患者的功能与代谢情况,而这完全依赖于人体摄入的各种放射性显像剂。核医学的放射性显像剂与常规放射诊断用的对比剂有所不同,常规对比剂一般是密度对比剂,通过静脉注射观察对比剂团注后组织的血供情况进行诊断,其成像窗一般是以血液循环系统的分期来进行的。核医学成像显像剂的代谢情况是依据不同的标记药物自身的理化特性和人体对该类药物的药物动力学特性决定的,所以成像窗也要根据各类药物的代谢情况各不相同。对于常规的显像对比剂,基本上在进入人体之前不会发生变化,所以绝大部分的对比剂均为商品化药物,医院一般自己不会制备。但核医学成像显像剂会随时间发生放射性衰减,对于短半衰期的药物只能就近制备,所以许多核医学成像显像剂需要医院制备,且现代医学更关注精准诊断与精准治疗,对于药物疗效的精准判断也要求核医学成像中能标记各类药物,从而以直观的方式用代谢图像来精准的显示人体对各类药物的代谢情况。所以核医学成像的显像剂合成是从事核医学临床工作人员的常规工作。

核医学显像剂是在规定的药物上标记具有放射性的核素,其保持原有的理化和生物特性,同时又具有放射性示踪的作用,这类药物或化合物称为放射性标记药物或核医学放射性示踪剂也可简称其为核医学显像剂。核医学显像剂可根据原标记药物的特性参与人体的代谢,可以测定该药物在人体内的吸收、分布、排泄等,以此为依据可以无创的、直观、精准、定量的分析病情的发展和评估治疗效果。成为一款适用于临床的核医学显像剂必须具备以下几个要点。首先是该制剂不能破坏原有药物的理化和生物特征,只有这样才能使显像剂反映原有药物在人体内的代谢与摄取情况,也只有这样才能尽可能地降低药物合成中存在的药毒性,使其适用于临床检查。第二,核医学显像剂在制备后能使放射性核素与原有药物的结合稳定,化学键结合牢固。第三,核医学显像剂要有合适的半衰期,这个半衰期不能太长也不能太短,半衰期太长会使摄入该显像剂的患者长时间体内具有放射性,影响患者的正常生活与治疗过程,同时过长的半衰期也会给周围环境造成不良影响。太短的核医学显像剂不利于检查,往往检查还未完成,该药物的放射性活度已很弱,导致无法得到检查结果。第四,核医学显像剂要有利于核医学影像成像设备检测,现在主流的核医学影像成像设备分为单光子设备如 γ 相机、SPECT 等和正电子设备如 PET/CT, PET/MR 等,其都是检定 γ 射线,所以在核医学显像剂中应主要是 γ 射线显像剂。此外核医学显像剂应该具有易于摄取,运输方便,价格合适,合成成本低等特点。

核医学显像剂除了应具有其他临床药物的特

性如药毒性、酸碱度等理化特性外，还应具有核医学显像剂自身特有的一些特性，首先是放射性比活度，指单位质量的放射性物质所具有的放射性活度，比活度常用单位是 MBq/mmol，比活度越高则该显像剂的显像灵敏度越高。第二，放射性浓度，指单位体积溶剂中含有的放射性活度，放射性浓度的常用单位是 Bq/ml。放射性浓度越高则人体摄入的放射性显像剂的体积就越小，药物可能产生的副作用也越小。第三，放射化学纯度，指显像过程中需要的放射性标记物的放射活度占药物总放射性活度的比值，每一种核素的制备放射化学纯度越高，该显像剂就所具有的显像能量灵敏度就越高，能有效提高核医学显像的信噪比。第四，放射性比活度，指规定化学形式的物质中放射性核素在其所属元素全部原子中所占比例大小。

核医学显像剂的制备流程一般可分为核医学显像剂的设计、放射性核素生产、药物标记或合成、药物检验、药物封装、药物摄取这 6 个步骤。所涉及的设备有放射性核素发生器、医用小型回旋加速器、药物合成模块、药物封装系统、放射线屏蔽防护系统、检验系统。其中放射性核素发生器、医用小型回旋加速器的作用是产生放射性核素，药物合成模块的作用是将放射性核素标记在规定化合物上，药物封装系统作用是将合成完成的药物置于可用于存储、运输或易于患者摄取的相应封装中，放射线屏蔽防护系统作用是对药物制备过程中的射线进行必要的防护以保证生产过程的安全，检验系统作用是检验合成后药物是否满足核医学显像剂的各项指标，以保证临床的安全使用。

现在临床上使用比较广泛的是核医学显像剂主要分为单光子药物和正电子药物，单光子药物一般能量较低，半衰期相对较长，比较易于运输与存储，比较典型的核素有 ^{99m}Tc 和 ^{131}I 等，主要用于骨显像和甲状腺、肾功能、肺通量等脏器功能显像。正电子药物一般能量较高、半衰期较短，比较典型的核素有 ^{18}F、^{15}O、^{11}C、^{13}N 等，其更接近人体组织构成，所以合成方便，临床用途更广泛。由于单光子药物和正电子药物在放射性活度、能量谱、分子结构上的区别，所以在制备这两种药物时其使用的设备，工作流程，药物合成方法等都有所区别。下面章节将针对这两类用途最广泛的核医学显像剂制备技术进行说明。

一、单光子显像剂的制备

最早用于核医学成像的放射性显像剂是单光子显像剂，现在临床上 γ 相机、SPECT 等设备依然使用单光子药物显像。目前临床上使用最广泛的单光子核素是 ^{99m}Tc，达到临床使用量的 80%，表 6-4-1 是放射性核素 ^{99m}Tc 的主要物理指标。

表 6-4-1 ^{99m}Tc 的主要物理指标

核素名称	常用滤柱	γ 射线能量	半衰期	母体
^{99m}Tc	Al_2O_3	140keV	6 小时	^{99}Mo

（一）单光子显像剂设计

单光子显像剂在选择核素时应选择发射 γ 线或正电子的，减少核素发射 α 线和 $β^+$ 射线，因为只有 γ 线或正电子可以用于成像，α 线和 $β^+$ 射线会产生干扰散射且对人体的辐射伤害较大。由单光子成像设备探头的系统能量检测谱决定了核素发出的 γ 线的能量必须合适，既不能太低（探头接收的信号太低），也不能太高（超出探头的接收能谱），建议在 100~300keV 之间，以适应探测器对 γ 线的有效检测。核素具有较合适的半衰期，既有利于图像采集又不会长时间影响受检者的正常生活与治疗，显像剂要有较好的代谢能力和排空特性，既要保证检查图像能反映人体的代谢与功能情况，检查结束后又能快速将显像剂排出体外减少毒副作用的聚集。如临床上使用最广泛的 ^{99m}Tc 核素，其为同分异构体过度衰变（isomeric transition，IT）释放的是 140keV 的 γ 线，符合射线种类和射线能量范围，^{99m}Tc 半衰期为 6.02 小时，在显像剂到达摄取峰值时可以满足检查需要，且 10 个半衰期不到 3 天，检查结束后核素可快速衰变不会影响受检者正常生活。可以选择的标记物种类范围很广，在选择使用何种标记药物时就可遵循适用临床诊断的要求，表 6-4-2 是 ^{99m}Tc 常用标记药物及主要临床显像目的。且 ^{99m}Tc 标记药物过程简单经济，便于推广。

表 6-4-2 ^{99m}Tc 常用标记药物

序号	标记物	临床用途
1	MDP 或 HMDP	全身骨显像
2	MIBI	心肌显像及肿瘤
3	DTPA	肾显像

（二）单光子显像剂核素的制备

单光子显像剂所用核素的生产一般有两种方法，一种是使用具有固体靶系统的医用小型回旋加速器，以高能束流轰击固体靶从而得到相应的放射性核素。另一种方法是使用放射性核素发生器通过淋洗母体的方法得到相应的放射性核素。前一种方法由于设备昂贵,生产成本高,且每次生产会造成大量放射性废弃物,所以大部分医院不会采用。第二种方法目前是生产单光子显像剂医院普遍使用的方法。使用放射性核素发生器的缺陷是每种发生器只能产生一种放射性核素,使用范围窄,且发生器受母体的限制产率一般固定,也限制了产量。下面以^{99m}Tc核素发生器为例介绍如何使用放射性核素发生器获得放射性核素。放射性核素发生器的本质是将放射性核素发生器中的较长半衰期的物质作为母体,每隔一段时间从该母体中分离出较短半衰期的子体的核素,从而获得临床上需要的放射性核素。所以每种放射性核素发生器有固定的母体和相应的子体。如^{99m}Tc核素发生器的母体是^{99}Mo,子体是^{99m}Tc,^{99}Mo是一种半衰期为65.94h的核素,^{99}Mo-^{99m}Tc核素发生器的核心是含有(NH_4)$_2$^{99}MoO$_4$溶液和Al_2O_3吸附剂的层析柱,用生理盐水淋洗,利用Al_2O_3吸附剂对^{99m}MoO$_4^{2-}$与^{99m}TcO$_4^-$的结合效果不一致的原理可以将由^{99}Mo离子衰变而来的^{99m}Tc离子淋洗下来,就可以得到富含^{99m}Tc离子的洗脱液,所以使用核素发生器选用合适的母体和合适的吸附剂就可以得到需要的放射性核素洗脱液。从而实现提取核素的作用。在洗脱子体时要根据淋洗曲线设定洗脱速度,例如^{99}Mo在第6小时放射性活度衰变为原活度的94%,同时^{99m}Tc的放射性活度增长为42.3%,在第23小时^{99}Mo放射性活度衰变为原活度的78.6%,^{99m}Tc的放射性活度达到峰值的69.8%,根据这个规律的淋洗曲线,每6小时就应该可以收集一次^{99m}Tc洗脱液。对于不同的核素发生器,可以使用相应的核素分析仪器测定母体与子体的相对放射性活度,从而得到对应的淋洗曲线,再根据曲线设定合适的淋洗速度从而有效利用该核素发生器获得相应的子体洗脱液。应该注意的是,用于临床显像的子体洗脱液对其中母体的含量有相应的要求,例如对^{99m}Tc洗脱液就要求^{99m}Mo母体在其中的含量不得超过0.1%。

(三) 单光子显像剂药物合成

生产相应的放射性核素只是进行单光子显像剂的基础,在获得所需的放射性核素之后,就要将其标记到相应的药物上,这个过程是一个药物合成的过程,一般单光子显像剂的药物合成方法分为络合法,例如^{99m}Tc-MDP就是将^{99m}Tc经$SnCl_2$还原后与MDP络合形成的^{99m}Tc-MDP注射液,在络合过程中还应使用一定的稳定剂和缓冲液。有些单光子显像剂药物合成也可使用商业化的配套药盒,这种药盒已将络合物、还原剂、稳定剂、缓冲液按一定配方配好,使用时只需按药物说明书将新鲜的放射性洗脱液与药盒中的试剂混合、摇匀,就可以得到相应的单光子显像剂药物。单光子显像剂的合成除了可以标记络合物之外还可以标记蛋白和胶体。

(四) 单光子显像剂的检验

单光子显像剂作为这一种可用于人体直接摄取的放射性药物,需要进行相关的检测,一般包括物理检测、化学检测、生物检测三个步骤,物理检测包括物理状态检测、放射性活度检测、放射性纯度检测。

物理状态检测主要是观测药物的颜色与颗粒是否符合该类药物的特点,如^{99m}Tc-MDP应为无色澄明液体,可通过肉眼观察的方法判断合成的^{99m}Tc-MDP是否满足物理检测要求。放射性活度检测主要是使用活度计等检测仪器检定该显像剂是否达到显像所要求的放射性活度,例如用于1个患者全身骨扫描的^{99m}Tc-MDP,放射性活度应达到10~20mCi,用活度计测量就可以得到该指标并进行判断。放射性纯度检测是指检测放射性显像剂中主要的放射性物质的活度占总活度的比例,可用多道核素色谱分析仪测定显像剂中各种放射性活度的比例,从而分析该显像剂的放射性纯度,一般在使用放射性核素发生器配置放射性显像剂时,在配好的溶液中除了子体核素外最主要的杂质放射源是母体的残留,例如,在配置^{99m}Tc的相关药物中一般可以检得^{99m}Mo母体和其他一些杂质的放射性元素,使用多道核素色谱分析仪可以测得^{99m}Tc的能峰和其半衰期,同时测得^{99m}Mo等其他放射性核素的能峰和半衰期,通过分析,合理的结果应该是^{99m}Mo不高于0.1%,^{131}I不高于5×10^{-3}%,^{103}Ru不高于5×10^{-3}%,^{89}Sr不高于6×10^{-5}%,^{90}Sr不高于6×10^{-6}%,α杂质核素不高于1×10^{-7}%,其他β、γ核素杂质不高于1×10^{-2}%。

化学检测,主要包括放射化学纯度检测、化学纯度检测、酸碱度检测。放射化学纯度检测指主要放射络合物在整个化合物中的所占比例,例如^{99m}Tc-MDP中除了含有所需的Na^{99m}TcO$_4$外还会含有^{99m}TcO$_4^-$游离物和水解的^{99m}Tc,使用高效液相测量,合格的放射化学纯度应使^{99m}Tc-MDP中Na^{99m}TcO$_4$含量不低于98%。^{99m}TcO$_4^-$不高于0.7%。化学纯度检测指的是采用化学发光的方法检测显像剂中其他化学成分的比例,例如在^{99m}Tc-MDP中

铝的含量就不能大于 10μg/ml。酸碱度检测,通过酸碱度检测要使显像剂的 pH 值在 4~7 之间。

生物检测,应依据《中华人民共和国药典》规定的要求和方法测定显像剂的各项微生物、热源、毒性指标,使示踪剂达到无菌、无热源和无毒性的要求。

以上检测方法一般只针对医院自己合成核医学显像剂的情况,如直接使用具有药准字的合格成品核医学显像剂则无需做以上检定。

（五）单光子显像剂的封装

一般将络合剂、还原剂、稳定剂和缓冲液制成冻干粉末,低温存放,使用时将放射性核素发生器产生的洗脱液与其充分混合摇匀即可使用。

（六）单光子显像剂的摄取

单光子显像剂的摄取方法一般有直接口服、静脉注射、气溶胶吸入等多种方法,其中用于全身骨扫描的 ^{99m}Tc-MDP 一般采用静脉注射的方法,用于肺通气显像的 ^{99m}Tc-DTPA 放射性气溶胶一般采用吸入 <10μm 的放射性气溶胶微粒的方法摄取。

二、正电子显像剂的制备

正电子显像剂一般用于 PET 的显像,某些带有符合线路的多探头 ECT 也可以进行显像。正电子显像剂一般射线能量较高,如 ^{18}F 药物最大射线能量达到 649keV,γ 光子能量为 511keV;半衰期较短,如 ^{18}F 药物半衰期为 2 小时,而 ^{13}C 的半衰期只有 20.38 分钟,所以和单光子显像剂有所不同的是大部分的正电子显像剂需就近制备,合成方法多,合成效率不高,不能长时间保存,不利于运输,所以使用 PET 或 PET 类核医学设备显像的医院所使用的正电子显像剂一般科室会配有相应的合成系统自己制备。目前临床上使用最广泛的正电子核素是 ^{18}F、^{15}O、^{11}C、^{13}N、^{68}Ga 等。表 6-4-3 是这几种放射性核素的主要指标。

表 6-4-3　部分正电子放射性核素的主要指标

核素种类	衰变形式	射线能量		半衰期	临床用途	典型显像剂
		β$^+$能量	γ光子能量			
^{18}F	EC,β$^+$	649keV	511keV	110min	肿瘤诊断,脑、心肌葡萄糖代谢显像	^{18}F-FDG
^{15}O	β$^+$	1.723MeV	511keV	2.1min	心血流动力学	^{15}O$_2$
^{11}C	β$^+$	960keV	511keV	20.38min	神经受体显像	^{11}C-NMSP
^{13}N	β$^+$	190keV	511keV	10min	心肌与脑功能显像	^{13}N-NH$_3$
^{68}Ga	EC,β$^+$	1.88MeV	511keV	68min	肿瘤定位、炎症疾病诊断	^{68}Ga-EDTA

正电子显像剂的制备也和单光子显像剂一样有正电子显像剂的设计、放射性核素生产、药物标记或合成、药物检验、药物封装、药物摄取这 6 个步骤,但和单光子显像剂不同的是,其显像剂的设计更灵活,放射性核素生产所用设备不同,生产的核素种类更丰富,药物合成的方法更多,药物的封装所涉及的方法也更安全。

（一）正电子显像剂的设计

正电子显像剂在核素的选择上也要遵循和单光子显像剂相同的规则,只是光子能量更高,半衰期更短。不同的是正电子显像剂所用核素一般为小型医用回旋加速器就近生产,所以可以得到更丰富的放射性核素用于标记显像剂,特别是具有碳靶、氮靶、氧靶的回旋加速器,其生产的放射性核素是碳、氮、氧等人体自身分子团的组成部分,由其对显像药物进行标记属于同位素标记,所以具有更稳定的分子键结构和更好的生物特性,一般在设计显像剂时要尽可能使用在人体分子团中大量存在的化学结构进行同位素标记。在选择显像药物时应选择基础代谢物,例如 ^{18}F 标记的 FDG,由于 FDG 本身就是人体循环代谢的基础代谢物之一,所以用 ^{18}F 标记 FDG 更便于对代谢进行显像,更易在人体内进行代谢,也更能体现核医学影像的优势。

（二）正电子显像剂核素的制备

与单光子显像剂核素的制备不同的是,正电子显像剂所使用的放射性核素一般不会使用放射性核素发生器而大量使用的是医用小型回旋加速器,医用小型回旋加速器的工作原理是使用具有高能的粒子束轰击选定的靶材料,由此产生相应的放射性同位素。回旋加速器一般会根据要求配备多种靶,有固体靶、液体靶、气体靶,典型的固体靶有 Cu、Ga 等,典型的液体靶有 F、N 等,典型的气体靶有 C、O 等。使用回旋加速器生产放射性同位素的过程分为预估核素类型与产量、运行参数设定与检查、预放射与清空靶、生产、生产后处理等几个步骤。

1. 预估核素类型与产量 预估核素类型与产量是指在生产前，根据临床诊断要求提供所要生产的放射性核素的类型，如要标记 FDG 进行全身肿瘤检查就可以选择最终的放射性核素为 ^{18}F，靶类型应选用回旋加速器的 F 靶。如要标记氨水进行心肌功能显像，选择的最终放射性核素为 ^{13}N，靶类型应选用回旋加速器的 N 靶。在确定了最终放射性核素的类型之后还应根据需要检查的患者的数量和注射时间确定最终生产的放射性核素的总活度，因为总活度是由轰击靶物质的束流的大小和时间决定的，轰击的束流越大、时间越长则生产的放射性核素的总活度就越大。每次生产的放射性活度应结合当天受检查者的数量与检查项目与时间来决定，活度太小无法满足当天患者的检查需要，活度太大不但加大了回旋加速器靶物质的消耗和靶系统的老化，而且过多的放射性核素无法用完还需放入专用的衰变池进行衰变无害化处理，加大了每次生产的成本和对环境的污染。例如当天有 6 个患者用 ^{18}F-FDG 进行全身扫描，每人使用活度为 10mCi，每人检查用时 55 分钟，则每 2 人的检查时间是 1 个 ^{18}F 的半衰期，所以总的检查所需活度为 255mCi 计算过程见下式：

$$A = A_0 + 1.5A_0 + 2A_0 + 3A_0 + 4A_0 + 6A_0 + 8A_0$$
（A_0 为第一个检查活度）
$$= 10 + 15 + 20 + 30 + 40 + 60 + 80 = 255mCi$$

还要考虑药物合成系统的效率，如效率为 50%，则生产出的放射性总活度为 $255/0.5 = 510mCi$，所以需要生产 510mCi 的 ^{18}F，可以合成 255mCi 的 ^{18}F-FDG，满足 6 人次每人 10mCi 的检查。由此结果可以根据回旋加速器的特性，确定在生产时所使用的靶电流的大小和轰击时间。

2. 加速器运行参数设定与检查 加速器运行参数设定与检查指将加速器的磁场电流加到满足粒子加速的电流，之后可根据推算的靶电流和轰击时间设定真正生产时所需要的电流和轰击时间，此参数决定最终的放射性核素的产量，当然如在生产过程中觉得产量需要修改也可在生产过程中进行修订。在生产参数被确定后并不能直接就进行生产，因为回旋加速器是一种高能的粒子对撞设备，在生产中会产生大量的热和辐射物质，在生产前要进行必要的检测以确保在生产过程中能充分散热并保证放射性物质不会产生泄漏，所以要进行泄漏检测，检测的内容包括冷却气体管路是否存在泄漏，靶系统自身是否存在泄漏，只有在泄漏检测界面中完成所有的泄漏检查才可以进行下一步的执行。例如，大多数加速器都会存在单独的一个泄漏检测界面，在该界面里，会向靶系统内通入专用的检测气体如氦气，然后关闭靶和外界交换的阀门，检测靶和相应的管道外是否有氦气外漏，如没有氦气外泄则界面会显示检测通过，此时转入下一步执行。

3. 预放射与清空靶 由于回旋加速器加速的粒子具有很高的能量，只有具有该能量的粒子轰击到指定的靶物质上才能产生所需的放射性核素，如果靶面上存在过多的杂质，在高能粒子的轰击下，不但不能产生有用的放射性核素反而会产生大量的放射性废弃物，所以回旋加速器在正式生产前一般要进行预放射和清空靶，所谓预放射是指用粒子轰击不能产生放射性核素的靶物质，一般采用的轰击条件与真正条件基本一致只是轰击能量可以偏低、时间可以偏短，主要目的是通过预轰击过程将靶面上的杂质清除干净，并测试轰击过程是否正常。预放射结束后，靶系统会和正式轰击一样将轰击后的物质传输到专用的废物或废液存储罐，同时也将杂质一起带走，从而起到清洁靶面的作用，例如在生产 ^{18}F 之前就可以用 $H_2^{16}O$ 水代替 $H_2^{18}O$ 进行预放射，由此产生的物质不具有放射性，但可以起到检测生产条件和靶清洁的作用。且 $H_2^{16}O$ 比 $H_2^{18}O$ 价格更经济，可大幅节约检测的成本。

4. 生产 生产的过程是正式产生放射性核素的过程，这一过程可分为填充靶物质、正式轰击、放射性核素传输这三个步骤，有些带有化学合成系统的还会进行相应的化学处理。以 ^{18}F 为例，生产 ^{18}F 的核反应分为生产 $^{18}F_2$ 的 $^{20}Ne(d,\alpha)^{18}F$ 反应和生产 $^{18}F^-$ 的 $^{18}O(p,n)^{18}F$ 反应，两种反应选择的靶物质不同，一般在一线临床使用较多的是 $^{18}O(p,n)^{18}F$ 反应，其使用的靶物质又可分为 $H_2^{18}O$ 和 $^{18}O_2$，$H_2^{18}O$ 只能生产 $^{18}F^-$，而 $^{18}O_2$ 除了可以生产 $^{18}F^-$ 外还可以生产 $^{18}F_2$，但由于气体靶产生的泄漏较大，且反应复杂，所以一般选择用 $H_2^{18}O$ 水生产 $^{18}F^-$。流程为将 $H_2^{18}O$ 水作为靶物质打入靶内，接着系统会按预先设定的束流、时间使用高能粒子轰击 $H_2^{18}O$ 水，以此产生 ^{18}F 核素，当设定条件的轰击结束后系统会发出提示，指示生产完成，这时可以将产生的 ^{18}F 核素传输到相应的化学合成模块中去，从而结束一次轰击，在轰击过程中如需要修改参数，可以直接在界面中修改保存可直接生效，如在生产过程中，检查的患者数量增加，则可以临时延长照射时间从而增加核素产量。需要注意的是放射性核素的产量并不是和束流与时间完全呈线性关系，当超过一定阈值后，进一步提高轰击束流或延长轰击时间并不一定带来核素产量的同步提高。所以一定要掌握回旋加速起的性能阈值，尽可能不超阈值生产，如一次生产无法达到要求的产量可以考虑再进行一次生产。

5. **生产后处理**　生产后处理包括填充靶、清空靶、烘干靶、产生报告四个步骤，填充靶是向靶内注入 $H_2^{16}O$ 等清洁剂，然后用气体吹洗靶内的 $H_2^{16}O$ 水或其他规定的清洁剂，直到完全清理干净，最后要将靶加热、吹气、烘干，最终达到清洁靶的目的。最后要生成并保存单次生产的报告，报告应包括生产核素类型、生产日期、生产条件、最终生产的核素总活度等内容，保证合成的放射性显像剂具有可靠的可回溯查询条件。

（三）正电子显像剂药物合成

正电子显像剂的合成一般使用专用的化学合成模块，合成的方法与合成的示踪剂种类都十分丰富。正电子显像剂的合成过程一般可分为合成前准备、药物合成、药物纯化与收集三个步骤。以合成 ^{18}F-FDG 为例，流程如图 6-4-1 所示，^{18}F-FDG 合成流程。

1. **合成前准备**　合成前准备包括了向合成模块添加试剂，安装分离柱与其他纯化滤柱并活化，连接管道，自查系统有无泄漏，清洁系统。在向合成模块添加试剂时，要注意每个试剂管的添加顺序和剂量，因为有些合成模块的多通阀对试剂流动有限制，试剂应按照说明书要求的顺序添加。此外纯化柱的活化要注意温度、时间及活化试剂的，应根据需要决定活化时间与温度，最大可能提高纯化效率。此外选用合适的试剂组套，也是提高药物合成效率的关键因素。

2. **药物合成**　正电子显像剂的合成常用的方法一般分为亲电加成反应、亲核取代反应、亲电取代反应几种。以 ^{18}F-FDG 的合成为例，以乙酰化葡萄烯糖为前体，$^{18}F_2$ 为氟化试剂的一般采用亲电加成反应；以三氟甘露糖为前体，$^{18}F^-$ 为氟化试剂的一般采用亲核取代反应。目前由于亲核取代反应在选择性、放化纯度、比活度方面具有一定的优势，所以一般采用亲核取代反应。

药物合成过程包括了 F^- 离子分离，F^- 离子洗脱，中间体生成，最终产物生成等几个步骤：①F^- 离子分离一般是依靠试剂组套中的分离柱，含有 $^{18}F^-$ 离子的 $H_2^{18}O$ 通过分离柱时，$^{18}F^-$ 被捕获在柱子上，通过合成模块的活度探头检测放化活度以估算捕获的 $^{18}F^-$ 量；②$^{18}F^-$ 洗脱，$^{18}F^-$ 离子被捕获后被洗脱液淋洗至反应池，为保证合成效率，在洗脱过程中需反复向反应池加入挥发剂如乙腈，通过设定合适

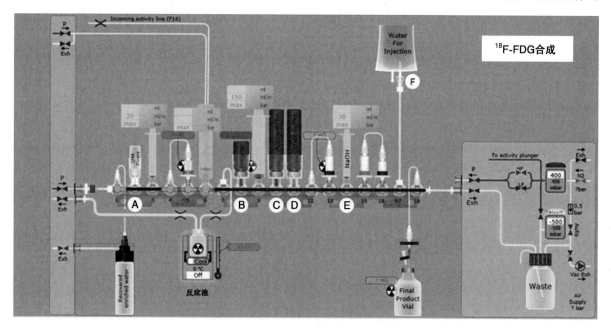

图 6-4-1　^{18}F-FDG 合成流程
图中 13、15、16 分别是 ^{18}C 柱、Al_2O_3 柱、^{18}C 柱

的温度、时间、负压将含^{18}F$^-$试剂中的水分蒸干,此时得到的是用于下一步标记的^{18}F$^-$反应物;③中间体生成,将FDG前体与^{18}F$^-$反应物在反应池中进行合适时间、温度的反应,生成中间体(前体要根据选用的试剂进行选择,合适的前体对合成效率有极大地影响,同时前体也会决定合成过程中的合成条件如温度、时间等)。经过亲核取代反应生成的中间体需要通过真空蒸馏去除反应中的乙腈;④最终产物生成,利用水解反应将中间体中的保护基团去除,生成的是含有一定杂质的^{18}F-FDG。水解反应可分为酸性或碱性水解反应,酸水解一般为高温水解,碱水解一般为低温水解,可根据产品的要求和合成试剂的种类选择水解方式;⑤药物纯化,利用层析纯化柱将稀释后的^{18}F-FDG产物进行纯化处理,一般纯化柱会包括阴离子交换柱、阳离子交换柱、去除未参加反应的放射性核素离子的交换柱、分离有机副产物的滤柱,以^{18}F-FDG合成纯化的滤柱为例,它包括了阴离子交换柱、阳离子交换柱、Al$_2$O$_3$柱、^{18}C柱。最后用淋洗液反复淋洗滤柱,获得纯化后的^{18}F-FDG。以三氟甘露糖为前体的亲核取代反应合成^{18}F-FDG的反应过程见图6-4-2。

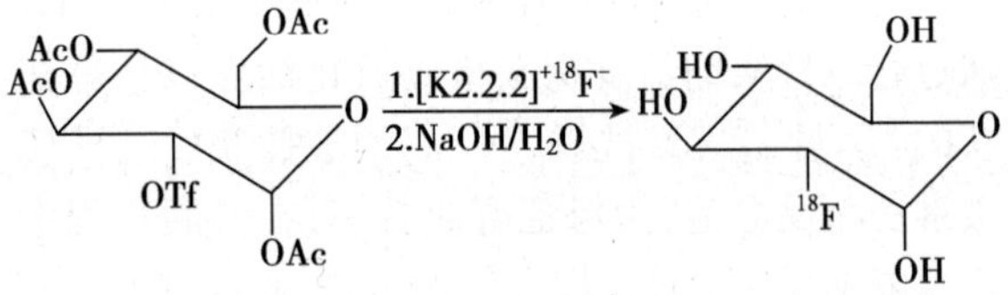

图6-4-2 ^{18}F-FDG的反应过程

在药物合成的过程中要注意控制反应系统的温度、时间,负压,传输气体的压力与流量,这些因素都会影响药物合成效率。因为系统中所有试剂的流动反应都是依赖于气体的吹送,压力或流量过高则试剂不能充分反应,过低则会延长反应时间降低反应效率,有时还会影响合成的药物质量。系统的反应温度与时间也直接影响药物合成效果,特别是反应池的温度和反应时间对药物合成影响尤为明显,可根据环境温度适当调节反应温度和反应时间。总之,在放射性示踪剂的药物合成阶段,由于使用的放射性核素离子不同,选用的制备试剂盒、滤柱及其他耗材的不同,所以应结合实际情况灵活掌握合成步骤中的参数。目前大部分药物合成系统都为全自动系统,可以通过控制电脑自由编写合成过程,这大大增加了药物合成的方便性。在制备过程中,系统在各个环节都有放化活度探头,要经常注意探头的读数,发现读数异常时要及时停止制

备过程。有些合成模块允许使用自制的试剂,在使用自制剂的情况下,要保证自制剂的纯度,避免制剂的污染。合成完成后要及时对管路进行清洁冲洗,保证下次制备过程的顺利。

(四)显像剂检验

正电子核医学显像剂是直接用于人体的放射性药物,在药物的制备完成后要进行相应的检验。正电子核医学显像剂的检验既有和普通药物相同的检验过程,又有自己独特的检验程序。与普通药物相同的检验过程包括生物特性,理化特性等,正电子核医学示踪剂的特殊质控,包括放射化学纯度测定、放射化性比活度、放射性核纯度等。由于正电子显像剂和单光子显像剂有所不同的是其全过程均为开放或半开放式制备过程,很少使用成品或半成品制剂,所以正电子核医学显像剂出现质量问题的概率比单光子显像剂要高,在一些特殊的放化检测上要更为完善。

1. 放射化学纯度 放射化学纯度测定是指测定最终合成的核医学示踪剂中非显像核素在示踪剂中所占比例,如合成的^{18}F-FDG中可能含有^{18}F$^-$等并不能用于显像的无用放射性成分,这种放射性杂质会称为本底计数干扰显像,成为显像噪声源,所以根据《中华人民共和国药典》的规定,无用的放射性杂质需要低于国家标准,一般建议两个月需做一次放射化学纯度测定。测定方法一般有HPLC方法和薄层色谱法,HPLC方法对试剂和设备的要求较高一般用于对示踪剂要求严格的实验室使用,薄层色谱法由于使用展开剂,过程经济、测试效果较好,所以一般临床显像示踪剂的检定大多使用薄层色谱法,薄层色谱法使用的仪器为放射性色层扫描仪,使用的耗材为薄层硅胶纸或固定相色层纸、展开剂等。以^{18}F-FDG为例,一般薄层硅胶纸、固定相色层纸可使用市场上比较常用的产品,如ITLC/SG快速薄层硅胶纸、Whatman No.1等,展开剂可以根据《中华人民共和国药典》的规定进行自制,^{18}F-FDG的常见展开剂配比见表6-4-4。

表6-4-4 ^{18}F-FDG常见展开剂配

序号	展开剂配比	固定相色层纸	检测项目
1	V(丙酮):V(水)=45:20	Whatman No.1	^{18}F$^-$-^{18}F-FDG
2	V(乙腈):V(水)=95:5	ITLC/SG	^{18}F$^-$-^{18}F-FDG
3	V(甲醇):V(氨水)=90:10	Whatman No.1	^{18}F$^-$-^{18}F-FDG

当然展开剂的具体配比可根据所需的展开时间进行微调,最终目标是能充分分离^{18}F-FDG和^{18}F$^-$。用放射性色层扫描仪扫描已充分分离的检测薄层,可以得到放射性示踪剂的放射化学纯度,注意在检测过程中要保证检测仪器的稳定、环境温湿度的稳定、点样大小的一致所导致的测量结果的偏离。所以一般建议在稳定的环境下用不同的点样大小(即不同的样点计数),不同点样时间进行多次重复测量,并对比结果的偏离量,以确定结果的可靠性。

2. 放射性比活度 放射性比活度测定指的是检测单位体积的放射性活度的大小。它反映了规定化学形式的物质中放射性核素在其所属元素全部原子中所占比例大小。放射性比活度值直接决定了显像的灵敏度,比活度越高,显像灵敏度越佳。检测方法为取1ml合成产品用活度计检测其放射性总活度,用总活度除以体积(1ml)可得到放射性浓度。接着用分光光度计测量标记物在总溶剂中的化学浓度,最后用放射性浓度除以化学浓度得到的结果为放射性比活度。

3. 放射性核纯度 放射性核纯度测定是表示放射性样品纯度的一个量,指样品总活度中某一放射性核素的活度所占的百分数。只与放射性杂质的量有关,与非放杂质无关。放射性核纯度的测试方法一般有γ能谱仪测定法和时间跟踪法两种,γ能谱仪测定法测定主要使用的测量仪器为γ能谱仪,测定过程简单但设备昂贵,多为示踪剂生产厂或科研实验室使用。一般的医院核医学临床放化实验室都采用比较经济的时间跟踪法,其测量精度也可达到临床显像剂的国家标准。时间跟踪法主要的测量仪器为井形活度计,将被测示踪剂产品按时间点,从初始活度测量开始,初始测定活度记为A_0,此后每一个半衰期测定一次活度,共测定5个点,将5个点的测定活度按照顺序填入预制的坐标图内,坐标图的纵坐标为测定活度的对数,横坐标为时间,将5个点连成一条直线,此直线会与纵坐标有一交点,计算该交点的活度值,此值为样品原始放射性活度记为A'_0,放射性核纯度为原始放射性活度与初始测定活度的比值。计算公式为公式6-4-1:

$$\frac{A'_0}{A_0} \qquad (公式6\text{-}4\text{-}1)$$

式中A'_0为样品原始放射性活度,A_0为初始测定活度

(五) 显像剂封装

核医学放射性示踪剂在完成药物合成或标记后已成为一种可直接用于人体摄取的具有放射示踪作用的药物。但经过药物合成后,一般放射性显像剂是一种灌装的封装结构,患者进行摄取,就要根据患者的病情、注射时间、患者体重将合适的放射性活度的药物封装起来,以便于患者摄取和根据患者的摄取量进行核医学图像重建。所以显像剂封装也是药物制备的一个重要环节。核医学放射性显像剂的封装要根据患者体重、摄取时间计算所需药物的放射性活度,该活度计算的并不是封装时的活度,而是患者注射时的活度,在封装中还要设计药物容积从而控制药物浓度以便于人体摄取。例如^{18}F-FDG的全自动封装过程,首先要将封装泵管道卡在泵体上,接着就是将带有合金防护卡套的注射空针放入封装泵的吊篮内,然后输入患者的注射时间、所需活度、溶剂体积,启动封装泵,这时封装泵就可以从原料罐中抽出相应的放射性显像剂注入空针内,此时按下测量键,带有示踪剂的空针会进入活度计测量活度,活度合适则可从封装热室内取出空针放入防护三节罐通过输送机送到注射室。完成一只^{18}F-FDG的全自动封装。

(六) 显像剂摄取

核医学放射性显像剂的摄取与其他放射影像学检查的药物摄取方法有所不同,核医学放射性显像剂的摄取一般可分为液态显像剂注射、固态显像剂吞服、气态显像剂吸入三种方法。其中液态显像剂注射是最普遍使用的方法,一般要根据药物动力学推算出注射时间,在此时间进行注射,在药物分布达到峰值时进行检查和数据采集,所以推算提前注射时间十分重要,如^{18}F-FDG的注射时间为检查前1小时,固态示踪剂一般可用于口服药物代谢测定。气态示踪剂吸入一般有直接吸入放射性示踪剂气体,如做心肌成像的^{15}O$_2$气体,或肺通气功能成像的气溶胶吸入是通过气溶胶吸入机将放射性显像剂加温成微颗粒的气溶胶形式被人体吸入。

(张 晖)

第五节 核医学影像检查新技术

核医学影像技术发展至今在许多方面都有了长足的发展,突出表现在新的检查技术的涌现,新的标记显像剂的应用,新的检查设备的运用等方面。现代的核医学检查在心、脑、脏器显像尤其在

血流、功能成像方面已经成为不可或缺的检查手段，特别是在利用正电子药物诊断肿瘤和药物受体功能显像方面的优势尤为明显，有些方面的作用甚至是其他临床检查手段所不能具备的。而充分利用核医学检查技术的进步所带来的临床新应用，可以大大提高核医学诊断的准确性和敏感性，可以有效指导临床科室对新型疾病认知和进行精准的治疗。

一、List-mode 采集模式

（一）概述

核医学影像技术在检查技术上的一个进步是以 List-mode 采集模式取代传统的采集模式，传统的采集是建立在正弦直方图法的基础上的，其工作中采集到的数据按照一定的类别进行存储，一般使用矩阵进行存储，这样的好处是可以将每类数据的相同部分归纳压缩存储，节约了存储空间。List-mode 扫描模式是用列表的方式而不是矩阵的方式存储采集到的数据，这样每个采集到的数据都包含完整的信息，例如在 PET/CT 的采集中每个采集的数据集就可以包括采集时间、采集位置、采集的其他信息等等，其数据存储结构见图 6-5-1 所示，而一个数据集即为一个符合事件，由此可以根据每个符合事件重建图像。

时间	能量	位置	其他(飞行时间,入射程度等)	……	时间	能量	位置	其他(飞行时间,入射程度等)
符合事件1				……	符合事件n			

图 6-5-1 LM 模式数据结构

List-mode 检查方式由于数据之间是独立完整的，所以无需等待一次检查全部完成后再进行图像的重现，很适合进行实时检查和动态检查。目前在 PET/CT 等多模态检查中使用较多的检查项目有 PET 心肌细胞活性检查，心脏灌注检查等，而最新的核医学常规检查也已经开始大量使用 List-mode 采集模式。

（二）List-mode 检查典型适应证

PET 心肌细胞活性检查，心脏灌注检查、其他动态检查和其他常规核医学检查。

由于心肌病的相关核医学检查一般可采用门控方法采集所有时相数据，所以 LM 模式成为了最佳的采集方法，其数据采集时序如图 6-5-2 所示的心电触发的门控采集时序，每个心电脉冲同步采集会产生多组符合事件。

1. PET 心肌葡萄糖代谢检查

（1）检查原理:利用的是糖代谢显像评价心肌存活的评价。

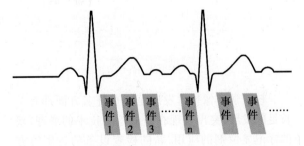

图 6-5-2 PET 门控采集时序

（2）适应证:心肌缺血性疾病诊断,心肌梗死诊断,评价冠脉搭桥或冠脉成形术的效果,扩张型心肌病或肥大性心肌病等心肌疾病的诊断,室壁瘤的辅助诊断,心脏功能的评估。

（3）使用的核医学显像剂:^{201}TI,^{99m}Tc-MIBI,^{18}F-FDG,其中 ^{18}F-FDG 心肌代谢检查,具有极高的准确性,是心肌代谢能力在临床上广泛开展的标准检查。

（4）^{18}F-FDG 心肌代谢检查流程:

1）检查前准备:①常规准备;②心肌代谢检查是一种葡萄糖代谢检查,其十分依赖受检者的饮食状体,所以要得到好的心肌代谢图,需要控制受检者的葡萄糖水平,注射显像剂前禁食至少 12 小时,测定血糖水平,若<150mg/dl,则病人口服葡萄糖50g;若≥150mg/dl,无需口服葡萄糖;③注射 ^{18}F-FDG 5mCi-10mCi(根据患者体重有所不同),并等待 45 分钟,糖尿病患者注射后 2~3 小时;④如使用 SPECT 则需使用超高能准直器,如为 PET 检查则不需要专用准直器。

2）检查步骤:①先用 CT 行常规定位扫描,激光灯定位在剑突上 10mm,CT 对检查部位定位扫描,接着使用 140kV,35mA 进行螺旋断层扫描,该扫描的数据主要用于衰减校正和解剖结构分析和病灶定位,CT 扫描中射线剂量为固定剂量,不添加射线调制功能(不能使用患者体型和射线入射角度自动调整射线剂量功能);②将检查床按 CT 定位的位置进至 PET 采集位,采用心电门控采集,按 10 分钟 1 帧静态采集正电子图像,采集的数据按照 LM-mode 保存,以保存全部采集信息,可以进行多时相的动态重建;③重建心腔短轴位、水平与垂直长轴位的断层图像,采用重建方式为迭代重建,重建建议可采用 8 个子集,4 次迭代以较小的重建计算机资源消耗达到较好的重建效果。由于采用 LM-mode 保存数据所以重建算法可以灵活使用多种方法进行重建;④数据分析。采用 17 节段 5 分评价法对左心室进行分析。

2. PET 心脏灌注检查

（1）检查原理:利用的是显像剂可以通过血流进入冠脉,从而被正常心肌选择性摄取,而其摄取量与血流呈正比,由此可以得到血流灌注图像。

（2）适应证:冠心病诊断,冠心病危险度分层,心功能不全诊断,心肌病诊断,存活心肌判断等。

（3）核医学显像剂:^{82}Ra,^{13}N-NH$_3$,^{15}O-H$_2$O,^{18}F 标记的亲脂性阳离子显像剂,其中 ^{13}N-NH$_3$ 半衰期为 9.96 分钟,^{13}N-NH$_3$ 在正常血流情况下能达到 80% 的心肌摄取,较长的半衰期和摄取水平有利于显像,很适合门控的心脏灌注检查。

（4）检查前准备
1）常规准备。
2）禁食 4~5 小时,停止心脏药物 48 小时。

（5）检查步骤:①先用 CT 行常规定位扫描,激光灯定位在剑突上 10mm,CT 对检查部位定位扫描,接着使用 140kV,35mA 进行螺旋断层扫描,该扫描的数据主要用于衰减校正和解剖结构分析和病灶定位;CT 扫描中射线剂量为固定剂量,不添加射线调制功能;②将检查床按 CT 定位的位置进至 PET 采集位,注射 ^{13}N-NH$_3$ 15~25mCi（根据患者体重有所不同）,注射结束立即采集;③采用心电门控采集,采集时间为 20 分钟;④采集的数据按照 LM-mode 保存,以保存全部采集信息,可以进行多时相的动态重建;⑤重建心腔短轴位、水平与垂直长轴位的断层图像,采用重建方式为迭代重建,重建建议可采用 8 个子集,4 次迭代以较小的重建计算机资源消耗达到较好的重建效果。

二、新型多模态核医学检查技术的应用

随着核医学学科的发展,在多模态成像检查技术方面也有了重大突破,现在比较常见的核医学检查是 PET/CT、SPECT/CT,目前临床上最新的多模态成像检查的代表是 PET/MR。它是将 PET 检查技术与 MR 检查技术整合在一起,构成了新的成像系统,起到了 1+1>2 的作用,其共同作用高于了原

来单一的 PET 检查或 MR 检查。PET/MR 与既往的多模态成像如 PET/CT 比较,在神经系统疾病的研究方面如对脑肿瘤、痴呆、癫痫、帕金森病等方面疾病的早期诊断、分期、疗效监测效果尤为明显。在一些神经内分泌肿瘤方面如腺体瘤;软组织肿瘤方面如对腹部肿瘤、盆腔肿瘤的研究方面,PET/MR 也具有一定的优势,此外 PET/MR 与 PET/CT 相比使用了新的无辐射衰减校正方法,从而减少了患者接收的射线剂量,在临床应用上 PET/MR 在神经系统、肿瘤诊断、心血管疾病、儿科学临床方面都有广阔的应用前景。

对于 PET/MR 来说,由于其需要进行 PET 和 MR 两种检查,所以对检查技术提出了更高的要求,它一方面要考虑 PET 有足够的采集计数值和合适的衰减校正以保证核医学图像的准确性,另一方面要有丰富的 MR 检查序列以保证 MR 多参数成像带来的诊断特异性,同时对某些特殊的检查如功能成像还要保证 PET 和 MR 检查的同步性以保证功能与代谢检查的一致性。所以目前在临床上 PET/MR 检查技术仍然处于摸索阶段。一般现在可将 PET/MR 检查技术分为全身检查和局部检查或单一病种检查。

（一）全身 PET/MR 检查

与 PET/CT 检查相同,PET/MR 进行的一项重要检查是全身 PET/MR 检查,它利用了 MR 高的软组织分辨率进行类似 PET/CT 的全身肿瘤筛查,全身 PET/MR 检查可以参考 PET/CT 检查,一般可包括全身检查和头部检查。但 PET/MR 检查和 PET/CT 检查不同之处在于 PET/CT 检查一般采用非同步检查,先进行 CT 检查,再进行 PET 检查,而 PET/MR 检查可以根据检查的临床目的分为同步检查和非同步顺序检查,采用不同的检查模式必须分别制订检查计划。

1. 全身 PET/MR 检查前准备
检查前准备基本与 MR 检查前准备和 PET 检查前准备相同,尤其注意在注射放射性核医学显像剂如 ^{18}F-FDG 后要保

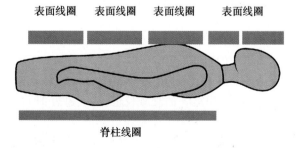

图 6-5-3 全身检查线圈准备

持安静以减少骨骼肌对 FDG 的摄取,以降低衰减校正的误差。所用线圈如图 6-5-3 所示包括头、颈线圈(或头颈联合线圈)、脊柱线圈、表面柔软矩阵线圈 2~3 只。

PET 显像剂一般为^{18}F-FDG,注射活度一般为 10mCi,注射后 1 小时开始采集。

2. 全身 PET/MR 检查计划 顺序检查模式,在 PET/MR 全身检查中采用顺序检查模式,其工作流程与 PET/CT 检查十分类似,其工作流程如图 6-5-4 顺序检查模式流程所示。

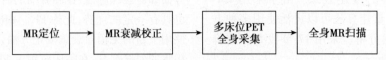

图 6-5-4 顺序检查模式流程

顺序检查模式的优点在于 PET 检查与 MR 检查分别进行,对于 MR 检查没有时间同步的限制,所以 MR 检查序列不需要做特殊的优化,对于初期开展 PET/MR 检查的医院,可操作性较强,同时 MR 检查序列可以根据扫描部位自由增减,增加了 MR 检查的多参数对比,提高了诊断的可靠性。缺点是由于采用顺序检查,所以检查时间较长,其检查时间等于定位扫描、衰减校正扫描、PET 采集、全身 MR 扫描的检查时间之和,以常规 5 个床位的 PET 为例,衰减校正 8 分钟,每个床位 5 分钟,PET 采集为 25 分钟,全身 MR 扫描以 35 分钟,总计检查时间约 70 分钟。此外采用顺序检查可能要多次移床,可能导致 PET 图像和 MR 图像的配准误差增大,带来诊断的不确定性。

同步检查模式,PET/MR 全身检查中采用同步检查模式,其工作流程完全不同于顺序检查模式,它是根据 PET/MR 检查的特点和每个患者的具体诊断要求而制订的个性化检查方案。在 PET/MR 同步检查过程中需要考虑的关键点包括 PET 与 MR 检查的同步问题,选择性增减 MR 序列的问题等等。由于 PET/MR 检查的自身优势就是功能与代谢成像,特别是 PET 检查与 MR 检查对于功能性疾病诊断的互补性特点决定了最佳的 PET/MR 检查应以同步检查方式为主。同步检查的流程如图 6-5-5 同步检查模式流程所示。

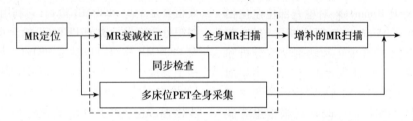

图 6-5-5 同步检查模式流程

目前的 PET/MR 检查一般 PET 一个床位采集时间约 5 分钟,在一个床位的采集时间内基本可以完成的 MR 检查序列可以是一个冠状位 T_2 加权的短反转恢复序列检查或一个冠状位单次激发半傅里叶快速自旋回波序列检查。具体的检查流程如图 6-5-6 所示。

3. 衰减校正 对于全身 MR 衰减校正,可以根据检查部位的不同采用不同的方法,一般 MR 衰减校正方法有 3 种,分别是基于组织分割的衰减校正,基于多点 DIXON 的衰减校正,基于超短 TE 时间的衰减校正。其中基于组织分割的衰减校正将人体组织分为了 3~4 类的衰减组织,只需获取低分辨的图像就可以根据人体组织分类图谱进行衰减校正,所以该方法是用时最短的衰减校正方法。但是该方法的缺点是受人体特异性影响较大,衰减校正的误差较大。基于多点 DIXON 的衰减校正比较适用于软组织的衰减校正,尤其适用于腹部的衰减校正,因为 DIXON 可以比较准确的得到脂像、水像、同相位、反相位信号,通过信号的计算可以得到较好的衰减校正数据,DIXON 方法常用的为 2 点式,在 PET/MR 检查中为了保证衰减校正的准确还可以采用 3 点式 DIXON 方法,但 3 点法比 2 点法会延长一定的检查时间,这一点需要在检查前根据具体诊断要求进行衰减校正计划的设计。基于超短 TE 时间的衰减校正是目前最新研究的衰减校正计划,由于 MR 的检查计划使用了极短的 TE 时间带

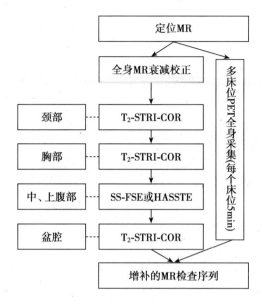

图 6-5-6　同步检查建议计划

来了超高的 T_2 对比,这样可以更精确的区分一些低信号区如骨皮质和空气等。但超短 TE 时间的衰减校正所产生的数据量是其他方法的数倍,检查时间也较长,对信号较强的组织如软组织、脂肪等并不具有明显的优势,所以并不适用于所有部位的衰减校正。

4. **增加的 MR 检查**　在 PET/MR 检查中,当完成全部 PET 采集后,还可以在已完成的 MR 同步检查之外增加部分 MR 检查序列,包括 MR 的增强检查,一般也建议在 PET 采集结束后进行,增加的 MR 检查序列基本与常规 MR 检查相同,但要注意的是,增加的 MR 检查不应太多,因为在完成 PET 采集之后用时已经较长,患者不宜再和普通 MR 检查一样做长时间的 MR 检查。

5. **头部检查计划**　与 PET/CT 检查一样,PET/MR 全身检查需要将头部检查单独进行,因为头部检查无论是选用衰减校正方法,还是 PET 采集的计数要求,都和其他部位的检查有所区别。颅骨的衰减较大,γ 光子穿透颅骨时在晶体上的计数率较其他组织小,所以头部检查需要精确的衰减校正和较高的计数值。在 PET/MR 检查中头部的衰减校正一般建议采用超短 TE 的衰减校正,以提高校正准确性,因为在头部检查中 MR 衰减校正时间长、MR 检查序列多,所以 PET 的采集时间可以较长,一般以 15～20 分钟为佳。

6. **PET/MR 全身检查的局限性**　PET/MR 全身检查具有其他检查所不具备的软组织分辨和功能代谢诊断能力,但是其也有局限性,这主要体现在 MR 对于低信号的肺部,空间分辨率偏弱,影响

PET 在肺部诊断的病灶定位和解剖分辨,这方面可能还是需要其他检查如 CT 的辅助诊断。在全身检查中的 PET 的采集时间较长,不可能进行屏气采集,这需要利用同步进行的 MR 采集进行运动校正,校正中可能会影响 PET 的总计数,所以在 PET/MR 全身检查要充分考虑运动校正和总计数的平衡。

(二) 局部 PET/MR 检查

在 PET/MR 检查中除了比较重要的全身检查外还有一些局部检查是具有其他检查所不具备的优点的。比较重要的独立检查有颅脑检查、乳腺检查、肝脏检查、结直肠检查、心脏检查等。

1. **PET/MR 颅脑检查**　PET/MR 颅脑的检查除了包含在全身检查中的颅脑检查外,对一些特殊的临床颅脑疾病可能有更多的潜在价值。这方面的颅脑检查可以独立进行。尤其在代谢与功能检查、递质浓度、酶表达方面优势尤为突出。

PET/MR 颅脑检查的主要适应证,包括痴呆等神经退行性病变,癫痫,脑肿瘤,脑卒中,脑深部电刺激的理解等。

(1) 检查前准备:检查前准备基本与颅脑 MR 检查前准备和颅脑 PET 检查前准备相同,使用放射性核医学显像剂常见的有 ^{18}F-FDG,对于某些神经退行性病变诊断还可使用的脑乙酰胆碱酯酶活性 PET 显像剂如 ^{11}C-N-甲基 14-哌啶 1-醋酸,对于脑功能显像可以使用 ^{15}O-H$_2$O,所用线圈为表面头线圈或头颈联合线圈。

(2) 检查流程:PET/MR 颅脑检查一般都采用同步检查的模式,使用 ^{18}F-FDG 在注射后 1 小时进行检查,检查过程包括 MR 定位扫描,MR 头部衰减校正(一般采用超短 TE 的衰减校正方法),PET 采集和同步的 MR 检查及增加的 MR 检查如图 6-5-7 所示。

检查过程中的 fMRI、PWI、DWI、MRS、DTI 序列应根据检查目的不同,选择性的列入检查计划中,对其中需要与 PET 做同步采集的还需要调整扫描次序,先进行需要同步的 MR 序列,之后再完成其余 MR 序列。

2. **PET/MR 乳腺检查**　PET/MR 乳腺检查同时具有 MR 对乳腺的软组织的高分辨能力和 PET 对乳腺癌原发肿瘤高灵敏地探查能力,可以在诊断中有效结合功能学和形态学信息,有效提高对乳腺恶性肿瘤的诊断特异性和阳性预期值。

(1) 检查前准备:检查前准备基本与乳腺 MR 检查前准备和乳腺 PET 检查前准备相同,使用放射

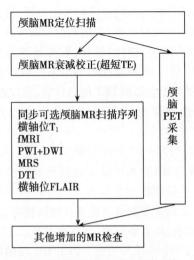

图 6-5-7 颅脑 PET MR 检查流程图

性核医学显像剂常见的有[18]F-FDG,此外还有用于显示肿瘤增殖速率的[18]F-FLT,显示肿瘤乏氧的[18]F-FMISO以及标记雌激素受体的[18]F-FES等。使用线圈根据检查方式的不同可选用专用乳腺线圈或表面柔性矩阵线圈。

(2)检查流程:PET/MR乳腺检查在注射显像剂60分钟后进行,采用同步扫描。检查根据选择的检查目的不同分为两种模式,一种是结合全身检查的模式,一种是专用乳腺模式。正式的乳腺检查需将两种模式结合起来进行。

全身检查中的乳腺检查优点是通过全身检查可以比较容易判断原发肿瘤部位和癌症分期。患者采用仰卧位,使用线圈同全身检查线圈,其中覆盖乳腺的为表面柔软矩阵线圈,检查流程如图6-5-8所示。

专用乳腺 PET/MR 检查的优点在于可以进行疗效监视,乳腺癌再分期,前哨淋巴结筛选。患者

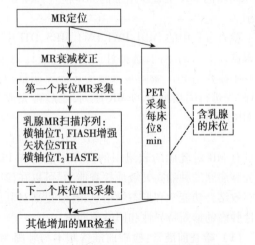

图 6-5-8 仰卧位乳腺 PET MR 检查流程

采用俯卧位,使用专用乳腺硬线圈,检查流程如图6-5-9所示。

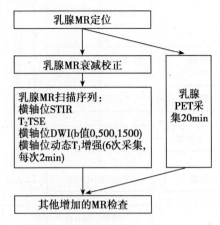

图 6-5-9 专用乳腺 PET MR 检查流程

为了提高乳腺诊断的准确性,需将专用乳腺PET/MR 检查与全身检查中的乳腺 PET/MR 检查结合起来。检查的次序为先进行专用乳腺 PET/MR 检查,再更换线圈进行全身检查。

3. PET/MR 肝脏检查 PET/MR 肝脏检查将敏感性高的 MR 肝成像与 PET 分子成像结合在一起,对肝肿瘤的全身分期和肝脏疾病的精确诊断具有极高的临床价值。

检查前准备:检查前准备基本与肝 MR 检查前准备和肝 PET 检查前准备相同,使用放射性核医学显像剂常见的有[18]F-FDG,此外还有用于诊断高分化肝细胞癌的[18]F-胆碱,用于诊断低分化肝细胞癌的[18]F-choline,也可使用[18]F-FLT 鉴别肝细胞癌,用于鉴别肝腺瘤与局灶性结节增生的[18]F-FCH 等。使用线圈同全身检查线圈,肝部检查使用线圈为表面柔性矩阵线圈。

检查流程:PET/MR 肝检查在注射显像剂60分钟后进行,采用同步扫描。检查根据选择的检查目的不同可分为两种模式,一种是结合全身检查的模式,一种是专用肝检查模式。正式的检查需将两种模式结合起来进行。

全身检查中的肝部检查优点是能针对发现病灶进行检查,并可以显示病变的异常表达,MR 序列选用冠状位 STIR 可以用于发现是否有骨转移,DWI 有助于明确可疑病变,并提高淋巴结诊断准确性。肝部检查的全身检查流程为图6-5-10所示。

专用肝部 PET/MR 检查的优点在于可以根据MR 的多参数成像效果,不依赖血流成像评价肿瘤治疗效果的反应,避免了靶向治疗肿瘤后血液供给造成的[18]F-FDG 假阴性摄取。专用肝检查流程如图

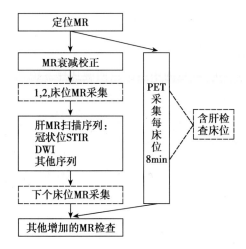

图 6-5-10　全身检查中的肝检查流程

6-5-11 所示。

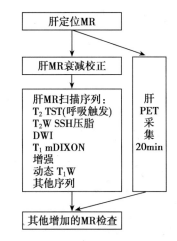

图 6-5-11　专用肝检查流程

4. PET/MR 结直肠检查　在 PET/MR 结直肠检查中利用结直肠的 MR 检查对结直肠癌进行分期,联合 PET 的分子和生物学信息使 PET/MR 结直肠检查有一定的临床优势。在 PET/MR 结直肠检查面临的难点包括衰减校正的准确性、运动伪影的影响、如何有效缩短检查时间等等。因为结直肠在解剖上主要包括了空气、肠道软组织、脂肪、骨骼等,所以衰减校正有一定的难度,一般采用 mDIXON 加组织图谱的方案进行衰减校正。在缩短检查时间方面要合理利用 PET 的采集时间。

检查前准备:检查前准备基本与结直肠 MR 检查前准备和结直肠 PET 检查前准备相同,使用放射性核医学显像剂常见的有[18]F-FDG。使用线圈为表面柔性矩阵线圈。

检查流程:PET/MR 结直肠检查在注射显像剂 60 分钟后进行,采用同步扫描。检查分两步进行,

一种是结合全身检查的模式,一种是专用结直肠检查模式。最终需将两种模式结合起来进行评估,检查结果的可靠性更高。

全身检查中的结直肠检查优点是能可以提供结直肠癌的 M 分期的解剖参考。全身检查的模式工作流程如图 6-5-12。

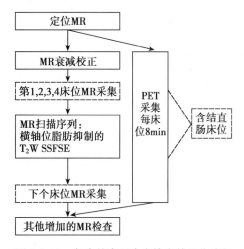

图 6-5-12　包含结直肠全身检查的工作流程

专用结直肠 PET/MR 检查的优点是可以根据 MR 的仿真结肠镜序列检查提高对息肉筛查的发现率,降低由于肠道的生理性摄取导致的[18]F-FDG 摄取的假阴性。所以建议在进行专用结直肠 PET/MR 检查中应增加磁共振仿真结肠镜检查。检查流程如图 6-5-13。

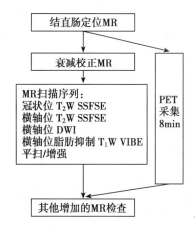

图 6-5-13　专用结直肠检查流程

5. PET/MR 心脏检查　心脏检查尤其是心功能检查一直是 PET 和 MR 检查的强项,但两种检查又有各自的优点,PET 心脏检查可以将心肌组织分为正常组织、部分存活组织、完全无存活组织,但 PET 的空间分辨率较低。MR 分辨率较高,能够分辨透壁和非透壁心梗,还能发现心内膜下小梗死,

两者能提供心脏功能学与形态学的信息,将 MR 成像中的左壁室运动和 PET 检查获得的心功能信息结合在一起进行诊断,可以更准确的预测心肌恢复情况,也能更好地提供心梗的预后情况及治疗指征。

(1)检查前准备:检查前准备基本与心脏 MR 检查前准备和心脏 PET 检查前准备相同,使用放射性核医学显像剂常见的有 ^{18}F-FDG、^{15}O-H$_2$O、^{13}N-NH$_3$。使用线圈为表面柔性矩阵线圈或心脏专用表面线圈。

(2)检查流程:心脏检查不同于其他项目的 PET/MR 检查,在其他项目的检查中,PET 与 MR 既可以进行同步检查,又可以进行顺序检查。但心脏检查既要解决心脏收缩运动和胸部呼吸运动的影响,又要获得准确的 PET 和 MR 配准图像。所以 PET 和 MR 的数据采集一般不建议使用同步采集,而是采用平行采集的方式。PET 采集的数据应该是多次呼吸采集的数据,MR 数据应该选择呼气末的数据。PET 按照时间顺序容积采集,扫描时间根据显像剂的种类从 5 秒至 20 分钟不等,MR 是按层面顺序采集容积数据,扫描为 50 毫秒至几秒的高分辨灌注扫描。

目前心脏的 PET/MR 检查仍存在多个难点,例如如何解决实时运动校正、如何解决部分容积校正、如何获取准确的衰减系数图等等。

PET/MR 检查是一项比较新的检查项目,在影像检查技术上还需要有更多的数据来解决它存在的问题。

三、新型核医学显像剂的制备与应用

随着临床上精准医疗的广泛开展,对核医学的诊断精度要求越来越高,也产生了更多的诊断需求。作为核医学检查技术的重要组成部分,新型放射性显像剂的制备已经成为重要的检查环节,具有更高特异性的显像剂可以更准确地反映病变情况和治疗效果。对于临床上的需求,现代放射性显像剂的制备环节和产品都有了很大的改进。

(一)金属性放射性核素的生产

现在广泛使用的 ^{18}F 分子探针并不是肿瘤特异性显像剂,目前在新型显像剂的研究上,一些金属性放射性核素正被标记在一些精准显像的示踪药物上。在临床上已有较多使用的如 ^{68}Ga、^{64}Cu 等新型核素,这些核素具有合适的半衰期。如 ^{68}Ga 的半衰期为 67.7 分钟,同时具备较高的天然丰度 ^{68}Ga 的天然丰度为 89%,且血液清除快,化学合成过程

简单,合成时间短,所以很适合作为新型的精准显像的肿瘤特异性核医学显像剂。目前制备 ^{68}Ga 的方法主要为 ^{68}Ge-^{68}Ga 发生器淋洗得到 ^{68}Ga,也可以通过具备 Ga 靶的小型医用回旋加速器得到,比较经济的方法是 ^{68}Ge-^{68}Ga 发生器采用固相萃取法,淋洗得到 ^{68}Ga 阳离子,常用的淋洗液为盐酸溶液也可使用一定浓度的硫酸溶液,淋洗得到的产品和其他放射性核素溶液不同,^{68}Ga 溶液含有多种杂质且酸度高不适于直接用于标记,所以在 ^{68}Ga 制备过程中需要对 ^{68}Ge-^{68}Ga 发生器的产品进行纯化,纯化的方法一般有阳离子交换纯化法、阴离子交换纯化法、分段淋洗法,使用的缓冲体系主要包括 HEPES、乙酸盐、注射用水等。

除 ^{68}Ga 等长半衰期的固态核素被大量用于核医学显像外,还有许多短半衰期的核素也被大量使用,这包括 ^{11}C、^{13}N、^{15}O,由于这些短半衰期的核素更接近于人体的组成成分,所以制备的显像剂不会破坏原有药物的理化特性和生物特性,毒副反应小,且极短的半衰期也有利于减少对受检者和医务人员的辐射伤害。

(二)新型显像剂合成技术的应用

目前在临床上使用的核医学显像剂的合成方法主要是利用自动合成系统进行,肿瘤或受体的特异性显像剂正在广泛的用于临床,如随着 PET/MR 的使用,临床对于神经系统代谢的研究正成为主流,早期的影像学检查无论是 MR 的 BOLD 还是 PET 的 ^{18}F-FDG 对于脑功能的显像都不具有脑功能代谢的特异性,针对这一临床需求,一些特异性强的放射性显像剂被用于了临床研究,如一些多巴胺类的显像剂对老年痴呆、帕金森症及一些神经内分泌肿瘤有较强的特异性。这部分新型显像剂,常规的合成模式由于参与反应的试剂种类少、合成过程简单、纯化过程短等原因造成无法合成新型显像剂。所以目前随着自动化合成系统的发展,新的合成技术正在被用于合成新型显像剂和进一步提高合成效率。如 ^{18}F 标记从 ^{18}F-FDG 发展到 ^{18}F-FLT,^{18}F-FECH,^{18}F-DOPA 等,合成效率从不到 40% 发展到 70% 以上,合成模块从单反应池到双反应池、多反应池,可以为各个反应池提供不同的温度、流量、负压等反应条件,每个反应池也可以有更多的试剂连接,这样可以更灵活的进行合成过程的操作。例如 ^{18}F-DOPA 的合成必须依靠多步反应进行合成,流程如图 6-5-14 所示。

新型自动化合成系统的长反应链从早期十几个反应试剂接口到三十几个反应试剂接口,从一个

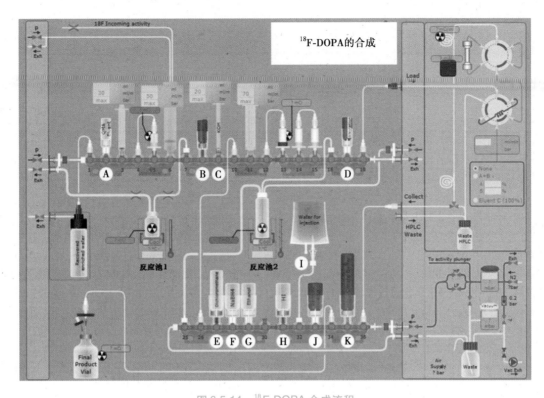

图 6-5-14　^{18}F-DOPA 合成流程
A. QMA 洗脱液；B. 前体；D. 二氧甲烷；E. 烷基化剂；F. 硼氢化钠；J. 抗坏血酸

反应池到两个反应池,保证了多步反应的进行。纯化过程精准,使用 HPLC 泵参与纯化,进一步提高了纯化过程的自动化,缩短了纯化时间,提高了最终产品的放化纯度。新型核医学显像剂在带给临床一个又一个成果的同时也为显像剂提出了更高的要求,如何标记新的药物,如何提高放化纯度,如何降低显像剂的毒副作用,如何提高质控水平等,这些都是核医学检查中的显像剂合成技术必须加以解决的。

影响核医学影像检查技术发展的因素很多,而推动核医学检查技术发展的主要动力来自于临床诊断要求的不断提高,患者对健康的需求。新的核医学检查的开展如 List-Mode 模式的数据采集方法、PET/MR 的使用和新的核医学显像剂的发现如受体类显像剂、固态长半衰期显像剂等,这些都在不断地提高核医学的诊断水平。当今的医学正在向着精准医疗发展,核医学检查作为精准诊断的重要组成部分将要发挥更大的作用。

（张　晖）

参 考 文 献

1. 余建明.中华医学影像技术学·数字 X 线成像技术卷.北京：人民卫生出版社.2017.
2. 高剑波.中华医学影像技术学·CT 成像技术卷.北京：人民卫生出版社.2017.
3. 李真林,倪红艳.中华医学影像技术学·MR 成像技术卷.北京：人民卫生出版社.2017.
4. 石明国.中华医学影像技术学·影像设备结构与原理卷.北京：人民卫生出版社.2017.
5. 余建明.医学影像技术学,第 2 版.北京：科学出版社.2009.
6. 余建明.实用医学影像技术.北京：人民卫生出版社.2015.
7. 余建明,曾勇明.医学影像检查技术学.北京：人民卫生出版社.2016.
8. 张云亭,于兹喜.医学影像检查技术学,第 3 版.北京：人民卫生出版社.2010.
9. 冯骥,倪红艳.实用医学影像设备管理.北京：人民卫生出版社.2017.
10. 黄仲奎,龙莉玲,李文美.医学影像检查操作技术.北京：人民军医出版社.2009.
11. 石明国,王鸣鹏,余建明.放射师临床工作指南.北京：人民卫生出版社.2013.
12. 石明国.医学影像技术学·影像设备质量控制管理卷.北京：人民卫生出版社.2011.
13. 黄林.医学影像技术学·急诊检查技术卷.北京：人民卫生出版社.2011.
14. 王鸣鹏.医学影像技术学·CT 检查技术卷.北京：人民卫生出版社.2012.
15. 李萌,余建明.医学影像技术学·X 线摄影技术卷.北京：人民卫生出版社.2011.
16. 章伟敏.医学影像技术学·MR 检查技术卷.北京：人民卫生出版社.2014
17. 余建明.医学影像技术手册.北京：人民卫生出版社.2011.
18. 余建明,石明国,付海鸿.放射医学技术高级教程.北京：中华医学电子音像出版社.2016.
19. 胡鹏志,陈伟.CT 检查技术规范化操作手册.长沙：湖南科学技术出版社.2015.
20. 刘斌,赵世华.2010 年冠状动脉 CT 血管造影专家共识解读.心血管病学进展,2011,32（1）：39-42.
21. 余建明.广泛凝集专家共识,规范影像检查技术.中华放射学杂志,2016,50（7）：481-482.
22. 赵洁,余建明.128 层螺旋 CT CARE kV 联合 SAFIRE 技术在肺动脉成像质量与辐射剂量中的应用研究.临床放射学杂志,2017,（09）：1348-1354.
23. 郑丽娟,余元蒙.体部 CT 和磁共振学会双能量 CT 白皮书（上）.国际医学放射学杂志,2017,（02）：185-188,194.
24. 中华医学会放射学分会乳腺学组.乳腺 X 线摄影检查和诊断共识.中华放射学杂志,2014,48（9）：711-717.
25. 中华医学会放射学分会头颈学组.鼻部 CT 和 MRI 检查及诊断专家共识.中华放射学杂志,2017,51（9）：660-664.
26. 中华医学会放射学分会头颈学组.耳部 CT 和 MRI 检查及诊断专家共识.中华放射学杂志,2017,51（9）：654-659.
27. 中华医学会放射学分会头颈学组.眼部 CT 和 MRI 检查及诊断专家共识.中华放射学杂志,2017,51（9）：648-653.
28. 中华医学会放射学分会中华医学会影像技术分会.CT 检查技术专家共识.中华放射学杂志,2016,50（12）：916-928.
29. 中华医学会放射学分会中华医学会影像技术分会.数字 X 线摄影检查技术专家共识.中华放射学杂志,2016,50（7）：483-494.
30. 中华医学会影像技术分会与中华医学会放射学分会.MRI 检查技术专家共识.中华放射学杂志,2016,50（10）：724-739.
31. 中华医学会影像技术分会与中华医学会放射学分会.乳腺影像检查技术专家共识.中华放射学杂志,2016,50（8）：561-565.
32. 周帆,陶舒敏.体部 CT 和磁共振学会双能量 CT 白皮书（下）.国际医学放射学杂志,2016,（02）：189-194.

中英文名词对照索引